Brunnstrom's Clinical Kinesiology Sixth Edition

ブルンストローム
臨床運動学

原著第6版

【原著者】
Peggy A. Houglum
Dolores B. Bertoti

【統括監訳者】
武田　功

【監訳者】
弓岡光徳
村田　伸
森　彩子
溝田勝彦

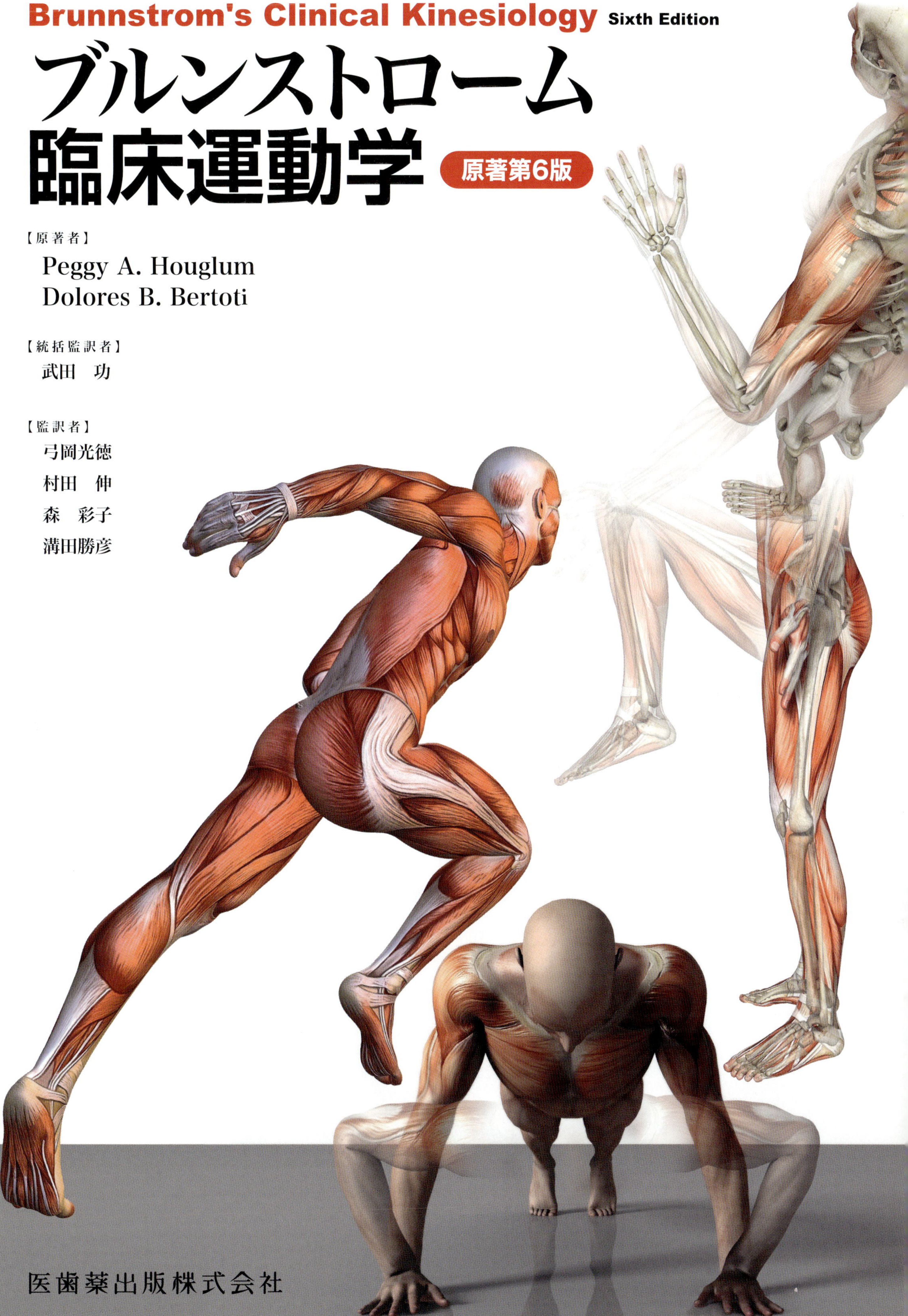

医歯薬出版株式会社

〔統括監訳者〕

武田　功　宝塚医療大学学長

〔監　訳　者〕

弓岡　光徳　宝塚医療大学保健医療学部理学療法学科（第1部）
村田　伸　京都橘大学健康科学部理学療法学科（第2部）
森　彩子　宝塚医療大学保健医療学部理学療法学科（第3部）
溝田　勝彦　西九州大学リハビリテーション学部理学療法学専攻（第4部）

〔訳　　者〕

弓岡　まみ　やよいがおか鹿毛病院リハビリテーション部（第1部　第1章）
弓岡　光也　小波瀬病院診療技術部リハビリテーション科（第1部　第1章）
弓岡　光徳　宝塚医療大学保健医療学部理学療法学科（第1部　第2章）
奥村　裕　宝塚医療大学保健医療学部理学療法学科（第1部　第3章）
大田尾　浩　西九州大学リハビリテーション学部理学療法学専攻（第1部　第4章）
甲斐　義浩　京都橘大学健康科学部理学療法学科（第2部　第5章）
村田　伸　京都橘大学健康科学部理学療法学科（第2部　第5，7章）
横山　茂樹　京都橘大学健康科学部理学療法学科（第2部　第6章）
安彦　鉄平　京都橘大学健康科学部理学療法学科（第2部　第7章）
村田　潤　長崎大学大学院医歯薬学総合研究科保健学専攻（第2部　第8章）
廣瀬　浩昭　宝塚医療大学保健医療学部理学療法学科（第3部　第9章）
金澤　佑治　宝塚医療大学保健医療学部理学療法学科（第3部　第10章）
森　彩子　宝塚医療大学保健医療学部理学療法学科（第3部　第11章）
小幡　太志　宝塚医療大学保健医療学部理学療法学科（第3部　第11章）
古後　晴基　西九州大学リハビリテーション学部理学療法学専攻（第4部　第12章）
田平　隆行　西九州大学リハビリテーション学部作業療法学専攻（第4部　第13，14章）
溝田　勝彦　西九州大学リハビリテーション学部理学療法学専攻（第4部　第15章）

（訳順）

Brunnstrom's
Clinical Kinesiology

SIXTH EDITION

Revised by

Peggy A. Houglum, PhD, PT, ATC
Associate Professor
Athletic Training
Rangos School of Health Sciences
Duquesne University
Pittsburgh, Pennsylvania

Dolores B. Bertoti, MS, PT
Associate Professor and Chair,
Allied Health and Human Services
Alvernia University
Reading, Pennsylvania

F.A. Davis Company • Philadelphia

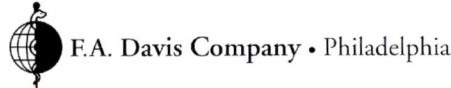

F. A. Davis Company
1915 Arch Street
Philadelphia, PA 19103
www.fadavis.com

Last digit indicates print number: 10 9 8 7 6 5 4 3 2 1

Senior Acquisitions Editor: T. Quincy McDonald
Manager of Content Development: George W. Lang
Senior Developmental Editor: Jennifer A. Pine
Art and Design Manager: Carolyn O'Brien

Library of Congress Cataloging-in-Publication Data

Houglum, Peggy A., 1948-
Brunnstrom's clinical kinesiology. — 6th ed. / revised by Peggy A. Houglum, Dolores B. Bertoti.
p. ; cm.
Clinical kinesiology
Includes bibliographical references and index.
ISBN 978-0-8036-2352-1
I. Bertoti, Dolores. II. Brunnstrom, Signe. Brunnstrom's clinical kinesiology. III. Title. IV. Title: Clinical kinesiology.
[DNLM: 1. Kinesiology, Applied. 2. Joints—physiology. 3. Movement. 4. Muscle Contraction. 5. Muscles—physiology. WE 103]

612.7´4—dc23

2011041199

The original English work
has been published by:

The F.A. Davis Company,
Philadelphia, Pennsylvania

監訳の序

リハビリテーションスタッフにとって身体運動とその分析による臨床応用は，最も根幹となる知識・技術の１つである．なかでも「身体運動」は人間の基本動作から応用動作に至るまで，関わる身体部位のメカニズムは大変奥深く，この方面の研究も盛んである．しかし，一方では，素朴な疑問として“ヒトの筋・骨格系はどのように動くのか，その分析は？”といった根源的な疑問に対しても，各章ごとに，基礎的知識や臨床応用を授けるため，概要，学習目標，臨床事例，臨床的視点などを学習する形式をとっている．また，それらの具体的ノウハウに至るまで，様々なレベルの中心課題に多様な切り口を理論と実践という形で紹介し，そのなかに身体運動機構と諸研究を織り込みながらレビューし，各論を解説していくことで中核の課題のみならず類似の臨床課題にも対応できるように編纂されている．

本書を貫く最も大切なコンセプトとして，第１部に運動学を学ぶにあたり必要な基礎知識を提示し，その情報を基に臨床運動学の理解に必須の重要な理由が述べられている．第２部では，主に臨床運動学的な視点から上肢および体軸骨格の各体節について解説されており，運動力学（kinetics）を学ぶ臨床家にとっても，これらの力を評価する方法が理解しやすいように説明されている．第３部では，臨床的視点から骨盤，下肢の運動学的機能が解説されている．第４部においては，機能的活動に関して，臨床の見地から身体運動学を機能的に応用し提供されている．最終の各章では，概念と機能的解剖学のすべてを，日常および機能的活動のパフォーマンスにあてはめて，適切な結論を身体運動学的に学べるようになっている．

本書は，身体運動学に関して基礎的知識を授ける単なる学術書ではなく，初学者でも学べるように難解な語句や表現も理解しやすく記述されている．この分野における学問研究と臨床応用への広がりによって生じた臨床的実践と研究成果を臨床の場にもフィードバックできるように，即役に立つ翻訳書として，臨床家，スポーツ関係者および研究者などの研究にも幅広く活用していただければ，訳者らの限りない喜びである．

最後に，出版に際し翻訳に携わった先生方と医歯薬出版の労に対し深甚の謝意を表す次第である．

平成25年　晩秋

武田　功

Joe と Rita，Pam と Bob，Joan と Steve，Deanna と Dan，あなたたちを親戚と
呼べることに感謝します．そしてあなたたちを友と呼べることに心より感謝します．
—Peg

乳がん生存者としての25年を祝い，私の人生の贈り物に対する感謝の祈りとして
本書の研究を喜んで捧げます．愛する家族，Willy，Christopher，Beth，
そして私の兄弟と私の全員に互いに愛することの美しさを教えてくれたママへ．
Jack，Carol，Mary，John，Vince，Karina，Andrew，Dien，Pat，Mary，
Michael，Mary Pat，Tim，Andrea，Mauree.
—Dolores

序文

Doloresと私はF. A. Davisに『*Brunnstrom's Clinical Kinesiology*』を書き改めることを勧められたとき，その企画を引き受けるとみなされて光栄だった．距離が州の半分離れている私たち自身のそれぞれのプログラムでは，このテキストでそれぞれ"成長した"．というのは，専門教育プログラムで私たちそれぞれにとって必須の教科書だったからである．

フィクションの世界では，『*オリバー・ツイスト*』から『*ライ麦畑でつかまえて*』まで古典的な小説があるが，特に医療専門職においては，時の試練に耐え"古典"の範疇に入るテキストは極めて少ない．しかし，『*Brunnstrom's Clinical Kinesiology*』はまさにそのようなテキストである．出版50周年を祝っているという事実は，保健医療の世界で無類の存在であることの証拠である．運動学のテキストや運動学に関する研究がほとんどなかったとき，Signe Brunnstromにより初めて著された．テキストはColumbia Universityで自分の学生のための教育マニュアルとして始まり，Office of Vocational Rehabilitationの補助金によるテキストへと発展した．リハビリテーションの分野で専門家が彼ら自身の成果を上げるのを援助する，臨床展望からの運動学情報を提供することが彼女の願望であった．

リハビリテーションの専門家の要望に応じるという彼女の願いは，彼女の原書のこの新しい最新版で今日応じられ続けている．新しいエビデンスに基づく情報，新しい技術に基づく応用，運動学のリハビリテーションへの臨床応用を提供するというBrunnstromの考えを21世紀に持ち込むために，彼女の原書を発展させる新しい知識に基づく章が含まれている．

Doloresと私が初めて会ったのは，この途方もない企画の提案を発展させるために一緒に集中的で生産的な週末を過ごしたときであった．私たちはすぐに気が合い，この企画が夢から現実へ移る過去4年間ずっと同じ考え方であった．

この改訂版の目的は，21世紀へその情報を持ち込む一方，このテキストに古典的なBrunnstromのタッチを保つことである，私たちはまた，学生や臨床家が身体の動きを理解しそれを臨床の世界に応用するのを援助する有益な情報の本という，Brunnstromのこのテキストの考えを維持したかった．現在多く出版されている運動学のテキストに対する1つの批判があるとすれば，臨床的観点よりもむしろ生体力学的計算や工学的観点が多く含まれていることである．これらの計算や情報が含まれるのを好む人たちもいるが，保健医療の専門職になる学生にはそのような情報は不必要であるとわかっている人も多くいる．

したがって，このテキストは一貫して臨床的観点から運動学にアプローチするというBrunnstromの観点を維持している．このテキストの目的は生体力学よりも運動学の臨床応用なので，必要なときは基本的な計算だけを入れている．というわけで，他の運動学のテキストよりも薄いことがわかるだろう．本書で示している運動学は，リハビリテーション治療，予防技術，矯正運動が必要な人への医療提供者として仕事をする人たちに適している．

Signe Brunnstromの初版が出版され，学生が彼女の豊富な情報から学習し始めてから50年が経つ．本書が今日保健医療の学生の教育に貢献し続けているという事実は，Signe Brunnstromが50年前にテキストに注いだ学問，先見性，深みを物語っている．彼女は動きの複雑さを伴う身体の独特の単純性を認識し，身体がいかに驚くほど機能しているかという彼女の認識を他の臨床家が共有することを望んだ．私たちも，この版が身体の動きの強化と理解とともに，Signe Brunnstromの初期の版が提供した方法を皆さんに提供することを望み，期待している．この目的を達成したか否かは皆さんが決めることである．

Peggy A. Houglum
Dolores B. Bertoti

Signe Brunnstromの概略伝記, 1898－1988

Anna Signe Sofia BrunnstromはSwedenのStockholmのKarlberg Castle（Swedish Military Academy）で，1898年1月1日に誕生した．Captain Edvin Brunnstromとその妻Hedwigの二女である．そして，1988年2月21日，Connecticut州のDarienにあるDarien Convalescent Centerで亡くなった．90年の生涯を通して，多くの能力で人々に貢献した．彼女は優れた臨床家であり，学者，翻訳者，研究者，教育者，著述家，講演者，良き指導者，旅行家であり，そして人道主義者であった．

16歳でUppsala Collegeに入学し，科学，歴史，地理，体育を学んだ．1917年，StockholmのRoyal Institute for Gymnasticsの入学試験に合格した．この研究所は1813年，フェンシング教師のPer Henrik Lingによって設立された．Lingは，ヨーロッパ中に広がり後にアメリカ合衆国まで広がった，“スウェーデン体操”という医療体操の体系を発展させた．徒手的な抵抗や介助がセラピストによって加えられたので，彼の体操は当時珍しいものであった．Lingの手技は，Brunnstromがその後の仕事で用いる多くの治療アプローチの基礎となった．大学では，Brunnstromは柔軟体操で優れており，“Gymnastikdirektor”の称号を受けて，1919年5月30日に卒業した．

1920年，Brunnstromは理学療法士と一緒に仕事をするためにSwitzerlandのBerneに行った．1年後，Lucerneに自分自身の“Sjugymnastik Institute”を設立した．そこで彼女は，側弯症とポリオの障害児を治療するセラピストとして名声を得た．また，治療体操を必要とする働く女性のために夜間プログラムも確立した．

1927年，Switzerlandを去ってNew Yorkへ旅立ち，Hospital for the Ruptured and Crippled（後にHospital for Special Surgeryと名称変更）で運動療法の職を得た．理学療法部門には14人のスカンジナビア人が働いており，Brunnstromは寛大で辛抱強い友として，彼ら全員がアドバイスを期待する人となった．不況時代の間収支を合わせるために，彼女はMetropolitan Life Insurance Companyの体育館の体育インストラクターになった．そこで彼女は働く女性のための体育についての自分の考えを適用し，特別な治療体操クラスを始めた．20年間Metropolitanで不定期に働き，また個人負担の患者に“スウェーデン式マッサージ”を提供し，医師から紹介された人を受け入れ，New York Universityで運動のクラスも教えた．

1931年，BrunnstromはBarnard Collegeに入るのを許可され，化学で7単位，英語で3単位をとった．アメリカ合衆国の大学の仕事を上手くこなすことができたと認識したので，New York Universityに登録し，定時制の学生として体育修士と教育学で文学修士の称号をとった．

1934年11月26日，36歳で，Anna Signe Sofia Brunnstromはアメリカ合衆国の市民となり，公式に名前をSigne Brunnstromに変えた．

New Yorkに来てわずか6年後，“Faulty Weight Bearing with Special Reference to Position of the Thigh and Foot”（Physiother. Rev. 15 [3], 1935）を発表した．この論文は22本の臨床論文の先駆けであった．その他，いくつかの本の章，3つの膨大な研究報告，多数の要約と本のレビュー（古典的なヨーロッパの業績の翻訳を含む），何本かのフィルム，義肢装着訓練，運動学，片麻痺の運動療法の3冊の主要な教科書を手がけた．彼女はまた，ヨーロッパとアメリカ合衆国の一流の科学者の業績を読んで翻訳し，運動学の文献に取り入れた．その科学者たちには，Blix，Borelli，Bethe and Franke，Braune and Fisher，Elfman，Duchenne，Fick，Inman，Marey，Magus，Weber brothersが含まれる．

Signe Brunnstromは，現在も理学療法の知識の中身に最も貢献した人の一人である．彼女の教え子や著書を通して，臨床の理学療法士や作業療法士に大きな遺産を残している．

1938年，BrunnstromはNew York Universityで運動療法の教官に任命された．1942年までそこで教鞭をとり，1948年の後半，Veterans AdministrationとNYUが後援する吸着式ソケットの研究に取り組む助手として，Institute for Rehabilitation Medicineの陣容に加わった．

1941年の春，まだ第二次世界大戦に引き込まれていないアメリカ合衆国で，Brunnstromは陸軍病院で民間人理学療法士として勤めるために，アメリカ合衆国赤十字社を通して応募した．Army Air Corps（陸軍航空部隊）があるTexasのSheppard Fieldにおいて理学療法部門に入れられた．2年後Texasを去り，US Army Medical Specialist Corpsに入ることを望んだが，年齢（当時45歳）のため断られた．その後アメリカ合衆国海軍に入隊し，1943年，CaliforniaのMare Islandの海軍病院に理学療法担当の士官として報じられている．若い海軍医官のDr. Henry Kesslerと一緒に働く一方，切断者のリハビリテーションに大きな貢献をしたのはここである．戦後，Dr. KesslerはNew JerseyのWest Orangeに有名なKessler Institute of Rehabilitationを設立した．Brunnstromは1946年大尉の階級で海軍を退官した．

戦後，彼女はUniversity of CaliforniaとNew York Universityで義肢の研究に加わった．さらに，Kessler Instituteで専門教育の指導者であった．また，White PlainsのBurke Foundation，New York，West Haverstrawにある New York State Rehabilitation Hospital，そしてVeterans Administrationの臨床顧問でもあった．また，CaliforniaのStanford Universityの客員教授であった．1951年，ギリシャへのFulbright Lectureshipを与えられ，そこでは理学療法の学校を発展させる仕事に取り組み，切断者の運動プログラムを実行するために助手を教育した．この期間，Brunnstromには継続教育コース，セミナー，ワークショップを行うことに対する多くの要請があった．

1955年から1971年の間，数多い専門的な仕事の1つは，New YorkのColumbia UniversityのCollege of Physicians and Surgeonsで理学療法と作業療法の学生に運動学を教えることであった．US Office of Vocational Rehabilitationの教育助成金によって，学生のための実習マニュアルを作成できた．マニュアルは『*Clinical Kinesiology*』というテキストに発展し，1962年に発行された．このテキストは理学療法と作業療法の学生のために書かれた，初めてのアメリカ合衆国の運動学のテキストだった．それまでは，ほとんどの運動学のテキストは体育と競技活動に向けたものだった．

Signe Brunnstromはたくさんの栄誉と賞を受けたが，それらには1945年のUS Navy Medal of Merit，1965年のアメリカ合衆国理学療法協会（American Physical Therapy Association：APTA）から贈られたMarian Williams Research Award，1973年　のBuffaloのState University of New YorkのUniversity Citation（名誉博士号に相当），1974年のUnion of Swedish Physical Therapistsの名誉会員への指名がある．1987年，APTAの理事会は彼女に敬意を表して，Award for Excellence in Clinical Teachingの名称を与えた．それは現在Signe Brunnstrom Award for Excellence in Clinical Teachingとして知られている．

Jay Schleichkorn, PhD, PT

寄稿者

Christopher R. Carcia, PhD, PT, SCS, OCS
Associate Professor
Department of Physical Therapy
Rangos School of Health Sciences
Duquesne University
Pittsburgh, Pennsylvania

Ingrid Provident, EdD, OTR/L
Assistant Professor
Occupational Therapy
College for Continuing and Professional Studies
Chatham University
Pittsburgh, Pennsylvania

査読者

Leigh Ann Adams, MSEd, ATC
Head Athletic Trainer
Department of Athletics
Emory & Henry College
Emory, Virginia

Jennifer Austin, PhD, ATC
Assistant Professor; Director, Athletic Training Education Program
Department of Exercise and Sport Sciences
Colby-Sawyer College
New London, New Hampshire

Samantha Boudreau, MS, ATC
Assistant Athletic Trainer/Instructor
Department of Kinesiology/Athletic Training
Charleston Southern University
North Charleston, South Carolina

Jason Christopher Craddock, EdD, ATC, CSCS
Program Coordinator, Athletic Training Education
Department of Physical Therapy and Human Performance
Florida Gulf Coast University
Fort Myers, Florida

Amy L. Everitt, EdD, ATC
Professor
Department of Sport and Movement Science
Salem State College
Salem, Massachusetts

Eric J. Fuchs, PhD, ATC, EMT-B
Director, Athletic Training Education Program/Assistant Professor
Department of Exercise and Sports Science
Eastern Kentucky University
Richmond, Kentucky

Xristos K. Gaglias, MA, ATC
Curriculum Director
Athletic Training Education
Stony Brook University
Ridge, New York

Traci Gearhart, PhD, ATC, LAT
Director, Athletic Training Education/Associate Professor
Department of Sport Sciences
Wingate University
Wingate, North Carolina

Bonnie M. Goodwin, MESS, ATC
Chair; ATEP Program Director; Assistant Professor; Assistant Athletic Trainer
Department of Health & Sport Sciences
Capital University
Columbus, Ohio

Brian Michael Hatzel, PhD, ATC
Associate Professor and Chairperson
Movement Science Department
Grand Valley State University
Grand Haven, Michigan

Joseph G. Hayes, Jr., PT, DPT, OCS
Assistant Professor of Physical Therapy
Department of Physical Therapy
Touro College
Commack, New York

Paul Higgs, ATC, LAT, CSCS
Head Athletic Trainer
Department of Athletics
Georgia College
Milledgeville, Georgia

Troy L. Hooper, MPT, ATC, LAT
Assistant Professor
Master of Athletic Training Program
Texas Tech University Health Sciences Center
Lubbock,Texas

Elizabeth Jewell, MA, ATC, LAT
Clinical Coordinator, Athletic Training Education Program
Department of Physical Education and Recreation
North Carolina Central University
Durham, North Carolina

Sherri L. Jones, MS, ATC, LAT
Associate Professor/Athletic Training Education Program Curriculum Director
Department of Education
King College
Bristol,Tennessee

Louis V. Lepak, PT, DPT, MPH, CWS
Assistant Professor
Rehabilitation Sciences
University of Oklahoma
Jenks, Oklahoma

Gary Eugene McIlvain, EdD, ATC/LAT
Associate Professor/ATEP Director
School of Kinesiology
Marshall University
Ashland, Kentucky

John Mercer, PhD
Associate Professor
Department of Kinesiology and Nutrition Sciences
University of Nevada, Las Vegas
Las Vegas, Nevada

Roger D. Newman-Norlund, PhD
Assistant Professor (TT)
Department of Exercise Science
University of South Carolina
Columbia, South Carolina

Doreen M. Stiskal, PT, PhD
Chair
Department of Physical Therapy
Seton Hall University
South Orange, New Jersey

Marilyn Strawbridge, EdD, CSCS
Professor
College of Education
Butler University
Indianapolis, Indiana

Benito J. Velasquez, DA, ATC, LAT
Associate Professor
School of Human Performance & Recreation
The University of Southern Mississippi
Hattiesburg, Mississippi

Luis Velez, MA, ATC, CSCS
Assistant Athletic Trainer/Instructor
School of Health, Exercise, and Sport Science
Lenoir-Rhyne University
Hickory, North Carolina

Stacy Walker, PhD, ATC
Assistant Professor
School of Physical Education, Sport, and Exercise Science
Ball State University
Muncie, Indiana

Marc Willey, PhD, OTR/L, CHT
Assistant Professor
Department of Occupational Therapy
University of Central Arkansas
Conway, Arkansas

Curtis Williams, MBA, ATC
Professor/Head Athletic Trainer
Department of Education
Oklahoma Wesleyan University
Bartlesville, Oklahoma

謝　辞

Peggy Houglum より

この企画を通して，私にとって非常に貴重だった多くの人々がいる．もしその人々に感謝をしないならば，私はいい加減な人間だろう．まず，私と本書を共同執筆することに同意してくれたことに対して，私はDolores Bertotiに感謝しなければならない．私たちは最初から本書の可能性をわかっており，執筆の過程の間ずっと同じビジョンでその発展と完成にアプローチしてきた．新しい友と一緒に仕事をするのは喜びであった．特別な感謝 をDuquesne University's Rangos School of Health Sciencesのメンバーに贈る．この学校のメンバーは同僚であるだけではなく友人でもある親しい専門家の集団である．彼らの直接的または間接的な貢献がなければ，この本を著わすことはできなかっただろう．大学の中で，いつも努力している学部の教職員を支援してくれたRangos Schoolの学部長のDr. Greg Frazerと，大学の教職員全員を支援し励ましてくれたProvost Pearsonに最も感謝する．部門の長であるDr. Paula Turocyと，本書を完成させるために私が研究休暇（サバティカル）をとれるように，私の責任授業時間数を引き受けて並はずれた過大な負担を自分に課した同僚のDr. Jason Scibekに，特別に感謝しなければならない．管理補佐のSusan Vendittiはいつも“私の背中を支えてくれたが”，彼女はプロ中のプロで，私が大学にいないときでさえ数え上げられないほど多くの方法で私を援助してくれた．理学療法士のDr. Christopher Carciaは非常に優れた脊椎の章を作成し，股関節と骨盤の章に多大の貢献をして，本書に付随する細密な付属に責任をもってくれている．Dr. Ingrid Providentは公認作業療法士（OTR/L）で，手と手関節の章とADLでの上肢の運動学の適用の章の著者で，複雑なトピックを理解しやすくしてくれた．Jennifer PineはDevelopmental Editorであるが，限りない“最後にもう1つだけ変更して”という私とDoloresの要求に対する彼女の私たちへの忍耐，私たちの手抜かりを見つける彼女の秘書の細部にわたる注意力，彼女は，私たちのどちらかあるいは2人を窒息させることしか考えていないと私が確信しているときでもいつもと同じ包容力のある態度で接してくれる特別な能力それらは特別な評価に値する．Pete HoudakとBonnie Viragの2人はDuquesne Universityの学生であるが，約1週間の写真撮影の間モデルとしてポーズをとることに時間を費やしてくれた．本書に2人の身体を提供してくれたことに感謝する．Graphic World Inc.のメンバーは最終的な本書をまとめてくれた．2人のメンバーがこの版を完成させた．Senior Art CoordinatorのRose BoulとProduction EditorのGrace Onderlindeは，2人が今手に持っているものの創作に必要な持続性，頑張り，忍耐を提供してくれた．Liz SchaefferはF. A. DavisのDevelopmental EditorでありElectronic Products Coordinatorであるが，すばらしい明快さとビジョンで本書に付随する細密なデジタル資源を管理し，指示し，調整してくれた．これらの資源は本書のすばらしくてユニークな補足物で，これがあるので学生は難しい概念を理解できる．本書をまとめるには，考えをもつ著者よりももっと多くのことが必要となる．資格をもつ専門家の完全な軍団が必要である．この企画に関与した多数の中に，まさしくその最高の一部を有していると信じている．

Dolores Bertoti より

この仕事は非常に多くの友人や同僚の支援がなければできなかっただろう．Alvernia Universityの当局と同僚の教職員の両方からの支援に，そして学生に感謝している．研究と執筆の進行に深く没頭しているとき，半年間の講義の削減も含めて．大学の学部長であるDr. Karen Thackerは，著述がはかどっているかことあるたびに尋ねてくれ，長い経過の間ずっと私の専門的な興奮を分かち合った．本書を執筆しているとき，校正とフィードバックをしてくれたAthletic Trainingの学部の同僚に特に感謝している．それはDr. Tom Porrazzo，Dr. Kim Stoudt，Mr. Jay Mensingerである．本書を読み，その一部に感想を述べてくれた，私のキネシオロジーの学生の貴重な洞察にも感謝したい．私が本書を書いたのは彼らのためであり，私の最大の支えである．一見終わりがないように思える執筆の日々の間，私の前に熱心な彼らの顔の映像があった．2人の学生，Courtney RenshawとMike Lloydは写真撮影に参加するため，

Duquesne に旅立った．Chris Burkert は，写真の追加に際して地元で手伝ってくれた．私たちの developmental editor である Jennifer Pine は，すばらしい仕事ぶりを示してくれた人で，彼女の絶え間ない激励と締め切りに間に合わせるためのやさしい“後押し”に感謝している．最も大事なことだが，本書で Peg Houglum と一緒に仕事をする機会をもてて光栄である．彼女は驚くべき研究者であり，間違いなくこの分野のチャンピオンである．私は彼女と仕事をするというすばらしい名誉を与えられたのである．

目　次

第2部：上肢 155

第 3 部：下肢　335

第 4 部：機能的活動　483

序論

本書は強固な臨床の基盤と展望をもって書かれている．本書の最小限の生体力学的要素は，それらの臨床的適用の重要性を理解できるものだけ入っている．本書は情報を臨床的，機能的，実践的な使用へ直接適用するという意図で書かれている．そのために，各章を通して「臨床的視点」がある．これらは手近のトピックに関連し，臨床的な洞察や情報，あるいは議論されているトピックの適用を提供する特別なコラムである．筆者らの経験が，臨床現場のこれら“とっておきの話”が提示されている情報に意味をもたらしている．各章の冒頭には「臨床事例」を示している．事例の意味を理解するのを援助する洞察と情報を読者が得た後，これらの臨床事例は章の終わりで再び提出される．本書全体を通して示される概念を知り，理解することがなぜ重要なのかを学生がわかるのを促すために，章を通して情報の臨床的意味が繰り返されている．各章の最後には２種類の練習問題が含まれている．確認問題と研究活動である．確認問題はその章のより重要な課題のポイントのメモであるのと同様に，読者に考えさせるものである．研究活動は小グループや個人でできるだろうし，章の範囲内で習得内容の実践的要素を利用することを目的としている．

本書は最終的に生体力学を考ぶことを望んでいる人にとってはおそらく入門的なテキストなので，メートル法でない英国の数値で数学の公式と概念を取り入れている．ほとんどの専門的出版物がメートル法での表記を求めているのをわかっているが，身体に使うか身体によって使われる力や適用に関する数値の意味や大きさを理解するには，多くの学生はまだ学習が進んでいないので，英国の測定システムのよりなじみのある用語で公式を表現することを選んでいる．

本書の情報は４つの部に分けられている．各部には運動学の範囲内で単一の要素の範疇に入る特殊な情報が含まれている．読者が１つの部で得た情報を，次の連続した部をよく理解するために組み立てられるように，運動学はこれらの部に分割されている．第１部は他の部を理解するための基礎的なものである．運動学的観点から身体がどのように機能しているかの理解に関連する基礎的な情報を扱っている．第１章は運動の面と方向の他に，関節と筋の基本的な構造と機能に関する情報を提供している．第２章には力とトルクを産生し，レバーを作成する物理学的概念と，それらが身体運動に影響を与える過程が含まれている．物理学的概念を論じているが，臨床的アプローチについて論じており，数学的方法論にはほとんど重点を置いておらず，機能的応用をより強調している．身体運動に関する全体的な展望を示すために，第３章は，筋に関する情報，筋がいかに構成されているか，神経学的にどのように機能しているか，運動のためにどのようにエネルギーを利用しているかを含んでいる．運動制御と，多数のシステムの相互作用を通してダイナミックに機能する身体の能力が示されている．第４章はこの部の最終章であり，各種の筋収縮と運動の間にその機能がいかに変化するかを示している．第３章が神経学的アプローチから筋の機能を論じているのに対し，第４章は筋の力学的特徴と，筋長の変化と関節角度の変化がいかにして筋の遂行能力を変化させるかを論じている．また，筋力を決定する主な物理学的因子も考察している．

第２部，第３部は，運動学的観点から身体がどのように機能するかの臨床的理解を発展させるために，第１部からの情報を利用している．これら２つの部は，上肢と下肢の間にある軸性骨格とともに，上肢と下肢に分けられている．この２つの部にある各章は，特殊な体節に同じ方法でアプローチしている．すなわち骨と関節が示され，その後に筋の復習が続く．一度この基本的情報が提供され，各体節に独特な詳述を示しながら，体節が機能する過程が述べられる．第５章は肩複合体に関する情報を示している．第６章は肘関節と前腕を探求している．第７章は作業療法士によって書かれており，手関節と手部の複雑さを論じている．第８章は軸性骨格に関する情報を示しており，脊柱に関して専門的知識のある理学療法士が書いている．第９，10，11 章はそれぞれ，股関節，膝関節，足部および足関節，に関する情報を提供している．

第４部は本書の最後の部であるが，それまでの３つの部の情報すべてを，我々が毎日行う活動から特殊なスポーツや余暇活動までの活動に活用している．読者に第１部で紹介した概念の適用を示し，運動学の全体像を確立するためにそれらを第 2 部，第 3 部で示した特定の体節に関する情報と結び付けている．ほとんどの臨床家は，自分たちが治療している人に適切な治療プランを提供するため，運動学的知識を利用することを求められている．読者が情報を理解できるように運動学を小片に分けた後，運動学がどんなものかという完全な像と保健医療でどのように利用されるのかを確立するために，この最後のユニットがすべてを一緒にしている．第 12 章は姿勢，立位，歩行に関する情報を提示している．トピックには，正常歩行でみられる関節運動，筋活動，力，すなわち正常歩行で生じる発達と変化，臨床でよくみられる異常歩行が含まれている．また，歩行の範囲を超えて走行も分析している．第 13 章は日常生活活動の運動学的分析を示している．床を動き回ったり，座位から立位になったり，持ち上げるなどの日常生活に関して，運動の連続，関節の条件，筋活動が分析されている．また仕事と家事の例の分析が示されている．第 14 章は作業療法士が書いているが，上肢作業とその分析に特別の注意を示している．この章の上肢作業は，肩甲帯，肘関節，前腕，手関節の作業に分けられているが，それは読者にこれらの関節で行われる一般的な活動の詳細な分析を提供するためである．スポーツの分析が第 15 章のトピックである．スポーツは競技スポーツと娯楽的スポーツに分けられ，競争のあらゆるレベルで，そして幅広い参加者の年齢範囲で，すべて一般にみられる活動である．

前述したように，本書は運動学に対して強い臨床的アプローチをとっている．生体力学の本ではなく，臨床家の関心やニーズ，そして仕事に直接適用できる情報を示す運動学のテキストである．本書は，人の動きを理解し，関連する運動学的適用を理解し，良好な治療結果をもたらす能力を，現在および未来の臨床家に提供するという目的に役立てるためのものである．

INTRODUCTION TO

第1部：基礎的概念

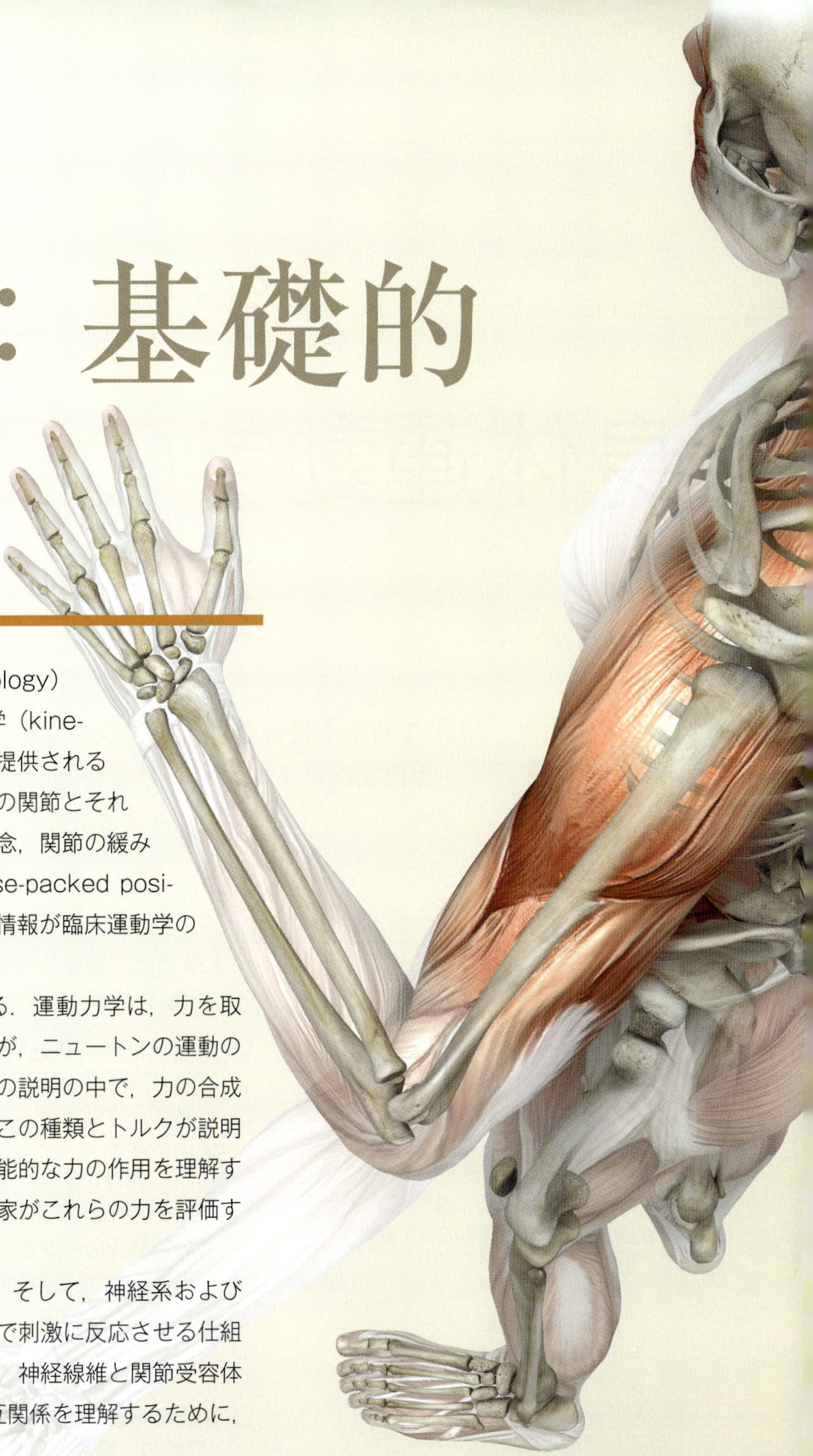

本書の第１部は，身体運動学（kinesiology）の基礎を紹介する．第１章は，運動学（kinematics）に関する情報を提供する．提供される情報は，身体の運動軸と運動平面，様々な種類の関節とそれらの分類，運動連鎖（kinematic chain）の概念，関節の緩みの肢位と関節の固定肢位（open-and close-packed positions），関節の自由度である．また，これらの情報が臨床運動学の理解にとって重要である理由が示される．

第２章は，運動力学（kinetics）を紹介する．運動力学は，力を取り扱う．この章では，身体に作用する力の種類が，ニュートンの運動の法則とベクトルとともに述べられる．ベクトルの説明の中で，力の合成や成分に関して詳細に述べられる．さらに，てこの種類とトルクが説明され，それらの身体の中での例が示される．機能的な力の作用を理解するために，これらの力の身体での作用と，臨床家がこれらの力を評価する方法を説明する．

第３章では，神経筋系の生理学を説明する．そして，神経系および筋系の間の特有の相互作用が，身体を環境の中で刺激に反応させる仕組みを説明する．筋線維の構造と種類，運動単位，神経線維と関節受容体に関しては，これらのシステムの間の動的な相互関係を理解するために，詳細に述べられる．

第４章は，主に筋の強さに関する情報を提供する，また，筋収縮の種類，筋がどのように重力と外力に抗して作用するか，そして，筋の構造と生理学によって，筋の出力の強さをどのように決定するのかについて述べられる．また，筋の強さがどのように計測されるかについて簡潔に説明する．

第1章
身体運動学の基本的概念：運動学

“決して新たな挑戦を恐れてはならない．素人は箱舟を建設し，
専門家はタイタニック号を建造したことを思い出せ．”

―著者不明

本章の概要

学習目標
臨床事例
歴史的な展望：歴史を概観する
はじめに
身体運動学の専門用語
　人の運動：運動力学と運動学
　運動面と運動軸
　身体分節と身体の運動
　関節運動の名称の命名法
骨運動学：肢位と種類に関する関節運動
　定義
　運動の種類の説明
　自由度
　臨床的な角度測定
　最終域感
　運動連鎖
関節運動学：関節面における運動
　定義
　関節の種類
　関節構造
　基本的な関節運動学的運動
　関節の固定肢位と関節の緩みの肢位
　臨床適用

学習目標

本章では，運動学を学ぶにあたり必要な基礎知識を提示している．本章の終わりまでに，以下に示す目標を達成してほしい．

- ❑ 空間における身体や身体分節の動きを述べる際に，基本的な運動学の専門用語を使用する．
- ❑ 運動学，骨運動学，関節運動学を定義し，これらの用語の各々の使用法を示す．そして，運動学を研究する上でのそれらの関係について説明する．
- ❑ 身体の基本的な運動面（矢状面・前額面・水平面）を確認し，3つの運動面の各々での運動と運動軸を示すことができる．
- ❑ 並進運動と回転運動のような，運動のそれぞれの種類を述べる．そして，身体の中でこれらの運動を関連させる．
- ❑ 関節運動の自由度，関節構造の種類と運動の量，そして運動方向について説明し，定義する．
- ❑ 関節でみられる一般的な構成成分を定義して説明する．関節構造（関節包，滑液，靱帯と滑液包〔bursa〕）に対するそれらの機能的重要性を要約する．
- ❑ 一軸性，二軸性，三軸性と分類される関節の例を示し，それらの自由度を定義する．
- ❑ 開放運動連鎖と閉鎖運動連鎖の例を示し説明する．
- ❑ 関節面の間で起こる，関節面運動のそれぞれの種類（転がり，軸回旋，すべり）を挙げ説明する．
- ❑ それぞれの関節形態の例を挙げ説明し，そして凹凸の法則を説明する．

要約
臨床事例の解決方法
確認問題
研究活動
文献

- ❑ 関節の固定肢位と関節の緩みの肢位を定義して例を示す．そして，関節面の圧縮と牽引を比較して述べる．そしてこれらの圧縮と牽引が関節機能にどのように関連するか説明する．
- ❑ 運動学的な用語で関節運動と人間の運動を説明する際に，機能的および臨床的な関連性を説明する．

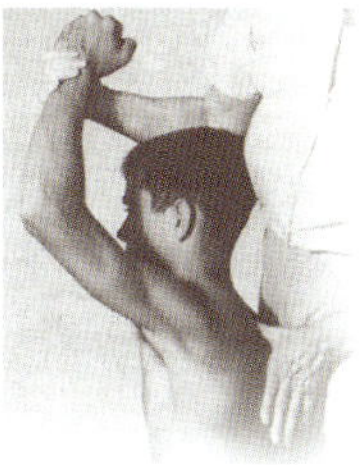

臨床事例

ヘルスケア専門の臨床家の Jamie が，彼女の息子のリトル・リーグの試合に行っていたとき，他の選手が指を負傷した．Jamie は，ボランティアのコーチがその選手の指が動かないと言っているのを，周りから心配し，冷静にみていた．そして，その選手は偶然にも Jamie の近所の男の子だった．コーチは，少年の世話を始めて，彼にじっとしているように言い，そして“指を引っ張れ”と言った．Jamie はジレンマに直面した．この場合の最善のやり方は何なのか，そして Jamie はどのようにするべきなのか？

歴史的な展望：歴史を概観する

身体運動学（kinesiology）の勉強にようこそ！ あなたは，人の身体についての知識を広げ，人の運動の美しさへの認識を提示する冒険に乗り出そうとしている．身体運動学は，解剖学的構造についての事実の一覧を学ぶことを要求するような，平面的な学問ではない．むしろそれは，文字通り*運動*についての学問である．この身体運動学の旅は，あなたの*自発的*な学習を求める．あなたの学習の一部は，自分自身の動きや仲間の動きの中にあるだろう．身体運動学の新たな学生として，あなたは，他の数多くの研究者たちの知識のレベルに到達しなければならない．なぜならば，身体運動学はとても長くて印象的な歴史をもっているからである．

実際に身体運動学の研究は，Aristotle（アリストテレス）と Hippocrates（ヒポクラテス）の古代ギリシャ時代まで遡る．あなたは，古代ギリシャを，オリンピック競技やスポーツに対するギリシャ人の熱意とともによく思い出すことだろう．後世に，解剖学者であり医師としても有名な Claudius Galen（西暦 131～201）は，Alexandria に展示された 2 つの人間の骨格を研究し，何百ものブタやサルの解剖をすることで，身体運動学についての知識を前進させた．このような詳細な研究によって，彼は人の形状の複雑な解剖を記述した．彼が行った，手の筋の詳細な記述は，現在認められているものと非常に近い．2 世紀に，Galen は我々が今日もなお使用し，この第 1 章で述べる用語を導入した．その用語は，あなたが本章を読み進めるにつれよく目にする，可動関節，不動結合，主動筋，拮抗筋といった用語を含んでいる．ルネッサンスの初期に，すべての時代で最も偉大な芸術家の 1 人として現れた Leonardo da Vinci（レオナルド・ダヴィンチ）（1452～1519）は，今日でも人体の美しい芸術的描写によってよく知られている．彼は人体の形状と筋系を理解するために，何百という遺体を解剖した．我々は，人体への知識と賞賛が彼の芸術作品の中に示されているのを見ることができる（**図 1-1A**）．Da Vinci の後に，Galileo（ガリレオ）（1564～1642）と Giovanni Borelli（ジョヴァンニ・ボレッリ）（1608～1679）がすぐに続いた．これらの科学者は，人の動きに関連した事象を数式で示し，筋活動の仕組みや，重心と平衡との関係，筋力とその作用角度の関係，身体のレバーアームと回転モーメントの関係について記した[1]．

したがって，この初期の研究者たちの研究成果を理解するだけでなく賞賛するべきである．これら早期の熱心な研究者たちの運動の研究結果に続いて，のちの研究者は身体の運動について我々の知識を向上させ発展させ続けてきた．あなたが本書を読み終える頃には，あなたは人の運動を理解し賞賛できる優秀な人たちの 1 人になるであろう．

はじめに

あなたは，身体運動学が人の運動の研究であり，数世紀にわたって研究されてきたことをすでに知っている．今日，身体運動学は，人の動きを分析する非常に高度な

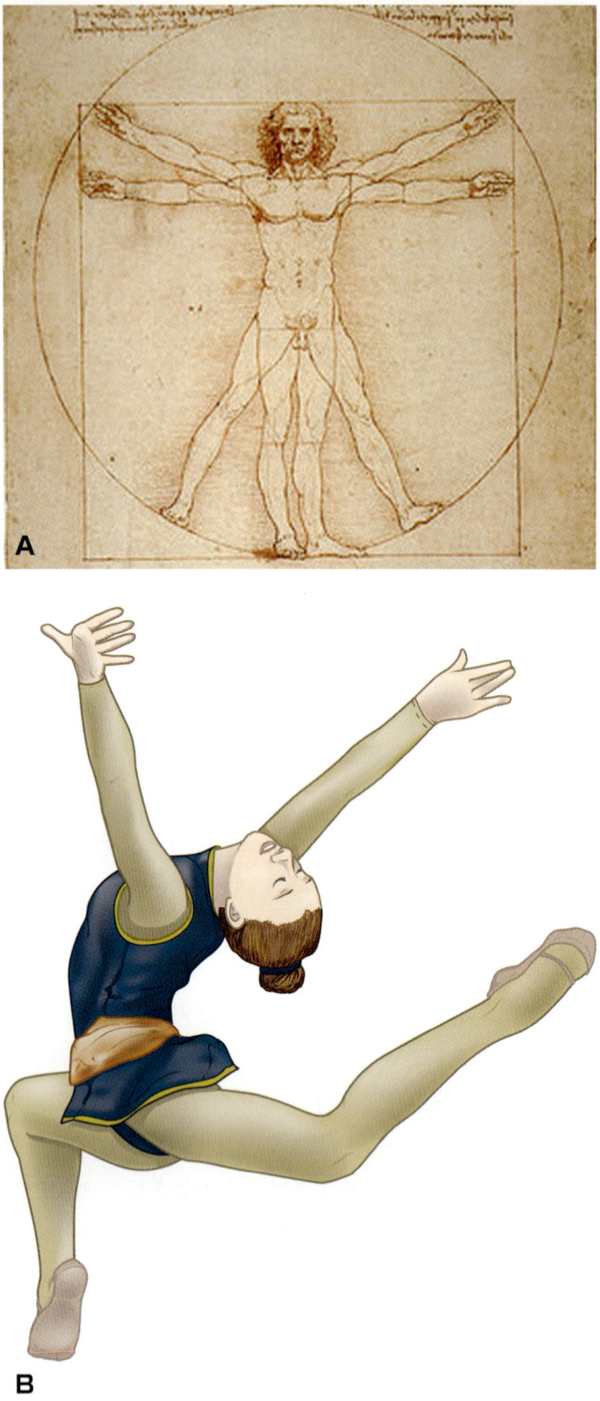

図 1-1　古代から現在まで，運動における人体の美しさは，芸術家，科学者，医療専門職とスポーツマンの心を常に虜にしてきた．

手段を確立するための最新テクノロジーとともに，数世紀にわたって集約された研究結果を用いてきた．1 つの運動と複数の運動の科学的な研究は，多くの疑問を解くことから発展していく．例えばどのように，人は歩くのか？　どの関節や筋が，投げることや，手を伸ばすこと，登ること，ゴルフ・クラブを振ること，服を着ること，車を運転すること，歯を磨くことに関係しているのか？

効果的で効率的な動きを実行するために，どのくらいの動作が各々の関節で求められるか？　手を振るという単純な動作に必要な筋活動の順序はどうなっているのか？　などである．

これらの人の動作の探求は，単なる芸術から芸術と科学の集約に発展し，解剖学，生理学，人類学，物理学，力学，生体力学から集められた理論と原理を統合した．**生体力学**は，生きた人の身体に対する力学の原理の適用である．身体運動学は，実際のところ芸術と科学の統合である．それは，運動に関連する科学的な原理を理解することで，人の運動の美しさの認識を伴う．臨床運動学は，ヘルスケアの専門家による環境への身体運動学の適用である．

ヘルスケアの中で臨床運動学を研究する目的は，人の身体に作用している運動と力を理解し，損傷を防ぐためにこれらの力をうまく使う方法を学び，機能を回復させ，最適な人の能力（performance）を提供することである．本書では，ヘルスケアの専門家のために臨床的適用に重点を置き，身体運動学の基本を示す．

人は常に姿勢と運動を見て感じることができるが，しかし，運動に作用している力（重力，筋緊張，外的抵抗力，摩擦）は決して見ることができない．これらの身体に作用している力は，人の運動を修正する能力の基本である．人の身体は多様な姿勢をとることができる（**図 1-2A，B，C**）．人の運動について述べるために，我々が共通言語を用いるのは避けられない．例えば，あなたがコンピュータ科学の研究に着手する場合，“ハードディスク（hard drive）”，“バイト（bytes）”，“ディスクスペース（disc space）”，“フラッシュドライブ（flash drive）”などの用語を含む言葉を学ぶ必要があるだろう．身体運動学に着手する際も同じである．すなわち，共通言語は，話の内容を理解し，他人と情報交換するために不可欠である．あなたは本書の用語のいくつかは聞き覚えがあるが，それ以外はないかもしれない．これらの専門用語の理解を助けるために，専門用語が最初に使われたページと定義を表し，すべて太字で示された専門用語のための用語集が本書の最後にある．本書を読む際に，この用語集を参照することで役に立つだろう．

身体運動学の専門用語

運動は身体運動学の本質である．運動の研究の中で，人の運動をさらに詳細に描写するために用いられる 2 つ

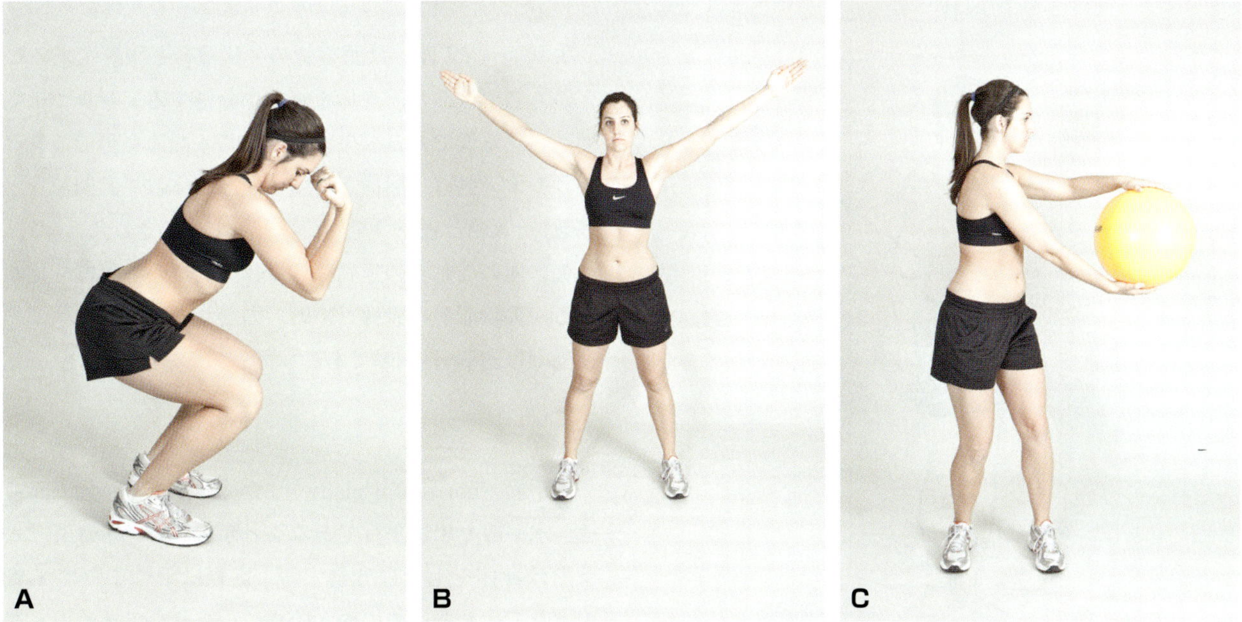

図 1-2　機能的な活動の際に，人の身体がとることができる身体分節や関節の姿勢の例．A）関節の屈曲と伸展を示す，B）外転と内転を強調して示す，C）回旋を示す．三次元におけるこれらの姿勢は，さらに複雑である．

の専門用語がある．これらの専門用語は最初に定義される．

人の運動：運動力学と運動学

我々が用いる専門用語の多くは，人の運動に関する２つの研究分野（運動力学または運動学）のうちの１つに由来している．**運動力学**（kinetics）は，運動を生じさせる力やそれを妨げる力に重点を置いている．一方で，**運動学**（kinematics）は，動作を生じさせる力ではなく，動作や運動の種類を取り扱う．運動学について述べる場合，運動の種類や運動方向，運動の量といった記述を含んでいる．運動の量は運動の角度または身体や身体分節が移動する直線距離の量といった単位で述べられる．人の動きの運動学的な説明は，身体分節の運動と位置を主に述べるのが特徴的である．これらは，各関節間の相互の関係や外的環境との関係を含む．運動学的な説明は，身体の１つの部位の動きや，四肢のいくつかの身体分節の位置，または１つの関節と隣接する関節の位置や動作を強調する．運動学は，空間の中で身体と身体分節の方向を説明するために，数学と物理学で用いられる三次元システムを用いる．この三次元システムの使用は，我々が身体と身体分節の運動を予測し，特定するのに役立つ．

運動学は，運動に対する研究の焦点の違いによって２つの研究領域（骨運動学と関節運動学）に再分割される．**骨運動学**は，関節を構成する骨と骨の運動または各身体分節の運動に関わり，関節運動学は，特に関節内や関節面の間に生じている微細な運動に重点を置く．この章は，骨運動学や関節運動学の用語を用いて，運動学の要素と人の運動を研究し，説明し，評価する方法を述べる．また，骨運動学と関節運動学に関する説明を始める前に，人の運動を理解するための基本的な他の専門用語を確認する．人の運動の生成に関連した運動力学と力については，次の章で述べる．

運動面と運動軸

身体と身体分節は，運動軸の周りを運動面の中で動く．人体はこの世界で，３つの運動面の中を動く．これらの運動面は，**基本的な運動面**と呼ばれている（**図 1-3**）．これらの面が回転する３つの軸は，物理学用語ではｘ軸とｙ軸とｚ軸である．ｘ軸または内側-外側軸は，前額面を左右に走っている．ｙ軸または垂直軸は，水平面を上下に貫いて走っている．そしてｚ軸または前-後方向の軸は，矢状面を前方から後方に向かって走っている[2]．すべての身体と身体分節の運動は運動面に沿って，そして運動軸の周りの面で生じることとして，説明することができる．

これらの運動軸は，解剖学的肢位を参照すると，機能的な専門用語としても説明されている．解剖学的肢位は，静的または非動的肢位における身体の基準的肢位である．解剖学的肢位は，足部，膝関節，体幹，頭部が前面

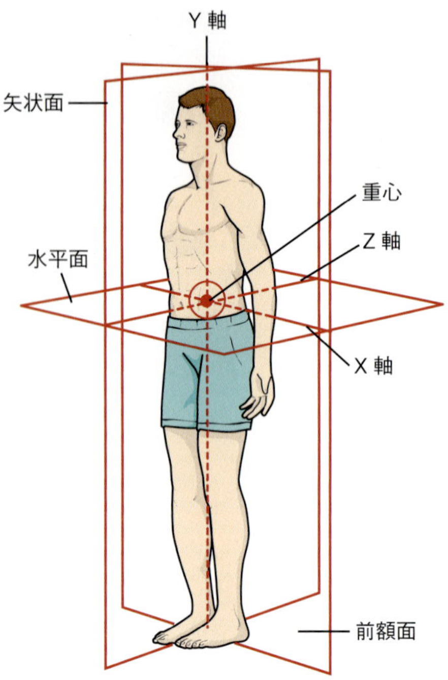

図 1-3　解剖学的立位肢位における身体の 3 つの主要な面と軸.

を向き，手指を伸展し手掌が前方を向くように肩を回旋させた立位姿勢として一般的に説明される．この評価基準から，運動と運動面が定義される．前述したように，運動の 3 つの面は，前額面，矢状面および水平面である．そして，それらに対応する軸はそれぞれ前-後，内側-外側，上-下運動軸を含む．

前額面

前額面は**冠状**面（XY 面）としても知られ，前頭骨の冠状縫合（coronal skull suture）に沿って平行であるため，そのように命名されている．前額面は身体を前後に分割する．前額面はそれと直角をなす前-後軸の周りを回転する．前額面で生じる運動は以下のとおりである（**図 1-3**）．

- 外転と内転（股関節，肩関節，指の関節）
- 尺側および橈側偏位（手関節の外転 / 内転）
- 側屈または側方傾斜（頸部，体幹）

要約すると，これらの動作は前額面で生じ，そして身体の前方から後方へ向かう，前額面に垂直な軸の周りで生じる．

矢状面

矢状面（YZ 面）は頭蓋骨の矢状縫合と平行であることから名づけられ，身体を左右に分割する．写真では側面から見る像である．矢状面で生じる関節運動で最もわかりやすい例は，屈曲と伸展（頸部，体幹，肘関節など多数），背屈と底屈（足関節）として定義される．

矢状面のこれらの運動は，身体の内側から外側を横断する，矢状面の垂直軸（X 軸）の周りを回転する．この運動軸は内側-外側軸である．

水平面

水平面（horizontal plane，または，transverse plane）は，水平線や床に平行であることから名づけられた．水平面は身体を上下に分割する．回転は縦軸または Y 軸の周りで生じる．他の軸と同様に，それらの運動面と関連して，垂直軸は頭尾側方向に水平面に垂直の状態であり，物理学で y 軸，運動学で上下軸，垂直軸，または縦軸として称される．水平面で生じる運動は以下のとおりである．

- 内旋と外旋（股関節と肩関節）
- 回内と回外（前腕）
- 外がえし（eversion）と内がえし（inversion）（足部）

身体分節と身体の運動

前節で運動を説明するために用いられた専門用語のいくつかは，あなたにとって耳慣れないものだろう．この節では，それらの専門用語を定義する．そしてこれらの運動を提示している特定の身体分節を確認する．すべての人間の運動は，運動面と運動軸によって定義される．

関節運動の名称の命名法

関節は，2 つの骨の間の関節または身体分節の間の関節であるので，関節名をつけることはとても単純な規則に従う．関節を形成する 2 つの骨の名前を用いることにより，一般的に最初に近位の骨の名称を挙げることによって関節名をつける．例えば，手関節は橈骨遠位と手根骨の近位列の間にある．したがって，手関節は橈骨手根関節である．後述するように，運動方向を示す専門用語は，関節を構成する 2 つの身体分節の間にみられる運動の種類を説明するために用いられる（**図 1-4**）．

屈曲は，1 つの骨端部がもう一方の骨へ近づくように曲がる動きであり，関節角度の減少が，内側-外側軸の周りの矢状面で生じる．逆に言えば，屈曲と同じ矢状面で生じ，運動方向が反対の運動は伸展である．**伸展**は，1 つの骨端部がもう一方の骨から離れるような運動であり，関節角度が増加する．伸展が解剖学的な基準肢位を超える場合，**過伸展**と呼ばれる．例えば，肘関節（正しくは，身体運動学の命名法を用いて“腕尺関節”という）で，前腕の前面が上腕の前面に近づくとき，関節は屈曲する．懸垂を行う場合のように，上腕を前腕に向けて屈曲するか，口にカップを運ぶ場合のように上腕に向けて前腕の屈曲をするか，どちらの場合でも，腕尺関節がそのことを達成するということに注目してほしい．運動を生じている関節を構成する分節が，動的分節または静的分節としてそれらの役割を変えることができるため，運動の正確な説明が可能であるように，常に運動の基準点を知ることはとても重要である．

屈曲は，一部の特殊な関節または身体分節のために異なる名称をつけられる．例えば，足関節（距腿関節）の屈曲運動は，足部の背側が脛骨の前面へ動くにつれ生じるが，この運動は屈曲よりむしろ**背屈**と呼ばれている．同じ関節で，足部の背側が脛骨から離れていく伸展の運動は，**底屈**と呼ばれている．

外転は正中線から離れた身体分節の肢位または運動であり，**内転**は正中線に向かう身体分節の肢位または運動である．外転と内転は前-後軸の周りで前額面に生じる．通常，正中線について話す場合，身体の正中線を意味する．しかしながら，手指と足指で正中線は異なる．すなわち，手における中指は手指にとっての正中線であり，足部の正中線は第 2 指である．手指と足指において，それらの正中位基準点に向けての動きは内転と呼ばれ，そしてそれらから離れる運動は外転と呼ばれている．屈曲と伸展と同様に，手関節（橈骨手根関節）も一部の外転-内転運動に固有の専門用語をもっている．内転は，尺骨に向かって小指を動かす側方運動であるので，**尺側偏位**または**尺屈**と呼ばれ，外転は，橈骨に向かって第 1 指を動かす側方運動であるので，**橈側偏位**または**橈屈**と呼ばれている．運動における専門用語の変更の他の例としては，軸性骨格（axial skeleton）が関係している．頸部または体幹の前額面での側方への動きは，外転または内転ではなく，**側屈**である．つまり，この専門用語は，右への側屈か左への側屈かを言及することによって，さらに明確になる．

回旋は，水平面における縦軸または垂直軸の周りの骨分節の動きである．**内旋**（medial rotation，または，internal rotation）が正中線または内側へ向かっての回転であり，**外旋**（lateral rotation，または，external rotation）が側方に向かうまたは正中線から離れる回転であるように，回旋は運動方向に名をつけることによってより明らかになる．本書では，それらがより正確に動きを説明するので，「external rotation」および「internal rotation」よりむしろ，外旋（lateral rotation）および内旋（medial rotation）を好ましい専門用語として支持する．この種類の回旋の例は，股関節と肩関節でみられる．**回内**は，前腕の手掌を下にした回旋を説明するために用いられる特定の専門用語である．**回外**は手掌を上に向けた前腕の回旋を説明するために用いられる，回内と対になった特定の専門用語である．また，回外と回内は足部の運動を説明する際に用いられる専門用語であるが，足部の運動と関連したこれらの専門用語は第 11 章でより詳細に示される．**内がえし**（inversion）と**外がえし**（eversion）は足部の回転運動の特定の種類を説明するために用いられる補足的な専門用語である．これらの特定の運動は，第 11 章でも詳細に説明される．

後退（retraction）と**前方突出**（protraction）は，地面に平行な運動であり，第 5 章での肩甲骨の運動や，第 9 章での骨盤の運動を学ぶ際にみることができる．

特別な例

我々は，すでに，“通常”の専門用語から，特定の関節の特有の専門用語までいくつかの変化の例を示した．これらは運動面の位置が変化するので，専門用語が変化する事例もある．このような事例には手指の第 1 指が含まれる．第 1 指は正常の肢位が手掌面から 90° 回転しているため，特別な例である．したがって，屈曲と伸展は矢状面ではなく前額面で起こり，外転と内転は前額面（**図 7-8** を参照）ではなく矢状面で起こる．さらに 2 つの特別な例を追加して説明する．肘関節屈曲を伴う前腕の回外と回内，股関節屈曲を伴う股関節の内旋と外旋である．前腕が回転するにつれて，運動は縦軸ではなく前-後軸の方向で起こる．同様に，屈曲した股関節も前-後軸を中心に回転する．身体運動と肢位について基本的によく理解することは，運動面と運動軸が，肢位の変化によってどのように変化するか理解するために必要である．これらの概念は，本書を通して示される．

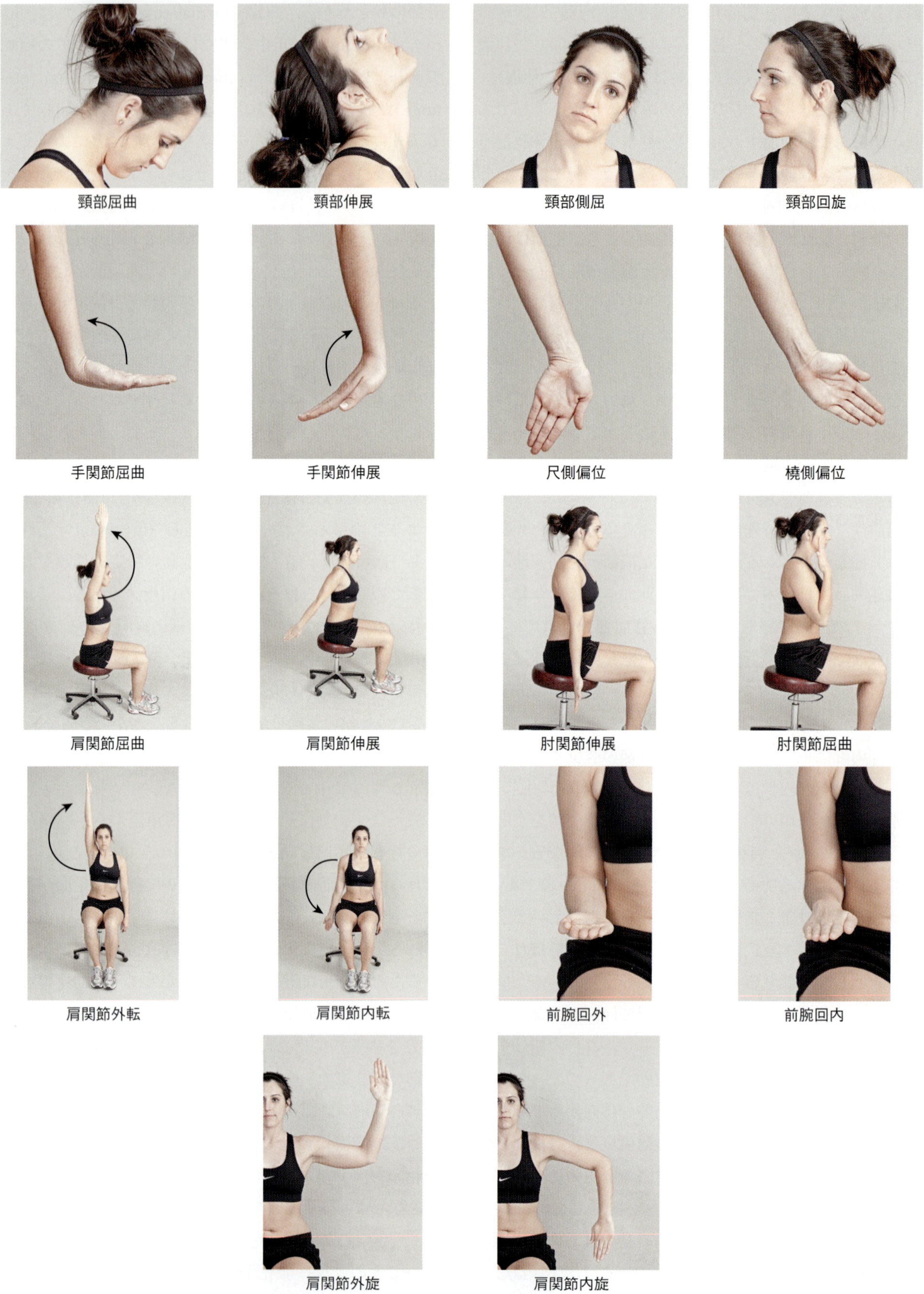

図 1-4　関節運動の種類

（次頁へつづく）

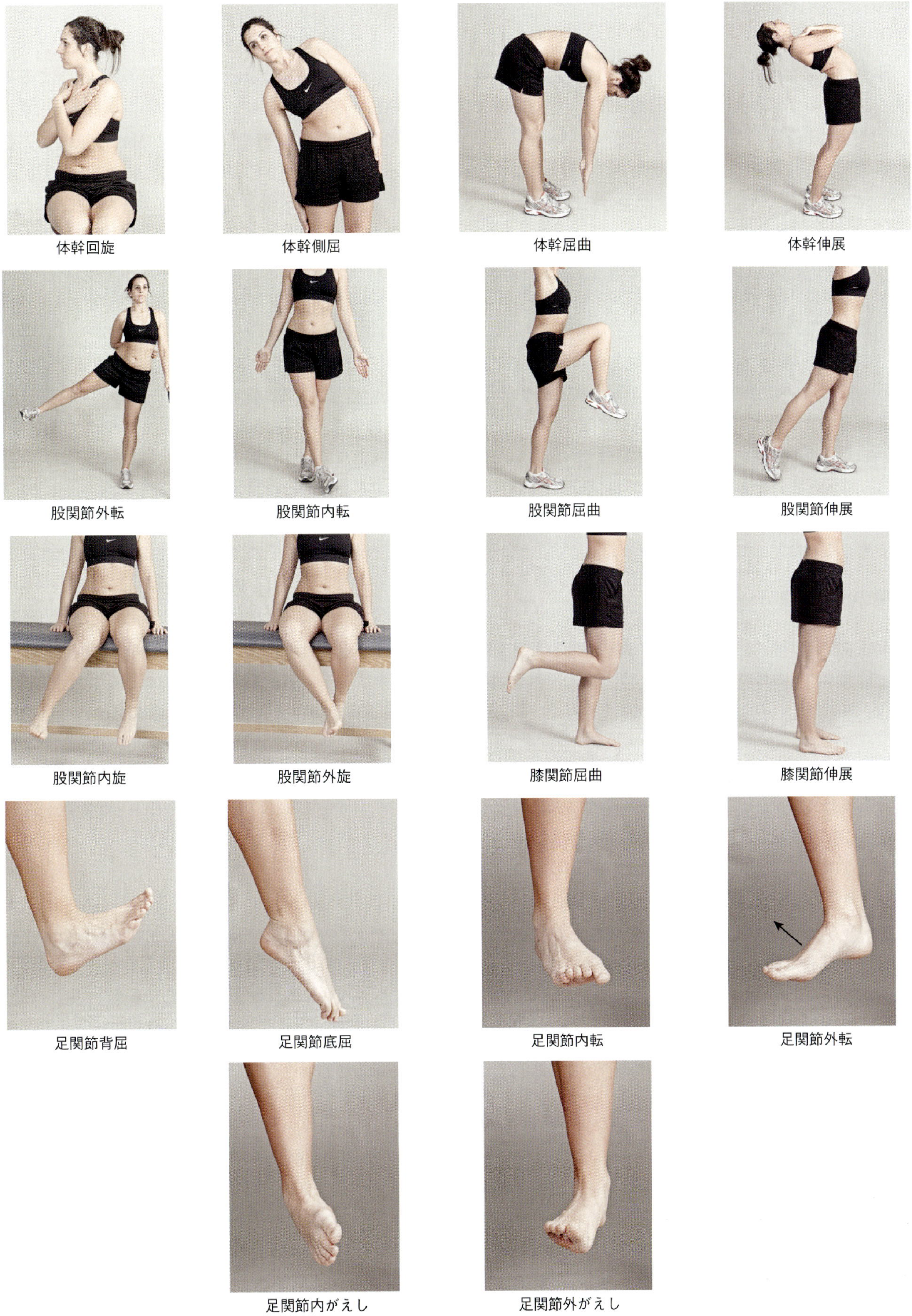
体幹回旋
体幹側屈
体幹屈曲
体幹伸展
股関節外転
股関節内転
股関節屈曲
股関節伸展
股関節内旋
股関節外旋
膝関節屈曲
膝関節伸展
足関節背屈
足関節底屈
足関節内転
足関節外転
足関節内がえし
足関節外がえし

図 1-4（つづき）

骨運動学：肢位と種類に関する関節運動

本節では，骨運動学の観点から運動学の専門用語で運動を説明する．骨運動は，容易に思い浮かべることができ，そして機能的な活動を通じて，骨の運動を感じることができる．骨運動は，今から説明される専門用語を用いて述べられる．

定義

骨運動学は，関節可動域での骨のてこの運動を考える．この運動は筋によってもたらされる．骨運動学は，2つの身体分節がお互いに関与して運動するように，2つの隣接する骨軸（shafts）の間に起こる運動を説明する．骨運動の例としては，肘関節で上腕骨の方へ屈曲した前腕，または膝関節伸展において，大腿骨に対して角度を増加している脛骨である．骨運動は，身体の1つの面（前額面・矢状面・横断面）で，それに対応する運動軸の周りで生じるものとして説明される．

運動の種類の説明

身体と身体分節は，次の2つの方法のうちの1つで動く．運動は，並進運動か回転運動のどちらかである．これらの運動は，この節で定義され説明される．

並進運動

並進運動または**直線運動**において，運動は軸に沿ってまたは平行して起こる．直線運動は，移動する物体のすべての点は，同じ速度，同じ方向では，同時に同じ距離を移動することを意味する．並進運動の例は，エレベーターシャフトの中で垂直に上下に動いているエレベーターがあげられる．この運動は，直線（straight line）にある．別の言い方では**直線**（rectilinear）ともいう．

直線運動の他のサブセット（subset）は**曲線形**であり，例えば友人にボールを投げるときに生じるような曲線の軌跡を物体が移動する場合にみられる．このように，いかなる物体上の点も，すべての物体の軌跡を説明するために用いることができる．

人の身体において，関節運動の純粋な並進運動や直線運動は，ほとんど例がない．並進運動または直線運動に最も近い例は，相互に隣り合う手根骨のすべりである．これらの概念は，第7章で示される．

回転運動

回転または**角**運動において，運動は軸の周りで円状に起こる．回転の動きは軸または中心点の周りで起こるので，軸に取り付けられている物体のあらゆる点は円を描く．物体上の個々の点は異なる速度で動く．そして，各点の速度は運動軸からの距離に関係している．この例は，一般的にアイススケートで遊ばれるゲーム，“crack the whip（鞭を打つ）”である．この運動の支えとなる人（anchor）は，運動の中心または軸である．“鞭”の末端の人は，移動しなければならない距離がより長いので，中心に近い人より速く動く．それにもかかわらず，“鞭”の全員は同時に1つの回転を完了する．あなたがボールを打つとき，同じ概念が当てはまる．バッドの末端は回転軸方向の端の肩関節より非常に速く移動するので，ボールは上肢で投げられるより，バットのほうが非常に遠くまで打たれる．

簡単に説明すると，関節運動は軸の周りで生じ，それは回転運動である．それにより，関節に隣接した骨分節上のあらゆる点は円弧を描き，その中心は関節軸である．回転運動が，固定，または相対的に固定された軸の周りに生じる．この角運動または回転運動の軸点は，**回転軸**と呼ばれていて，関節面の近くまたは内部に位置する．例えば，上腕骨を肘関節の屈曲と伸展において安定させ，前腕は肘関節軸の周りを回転する．運動軸からの距離と関係した各点の速度で，前腕分節の上の個々の点は，異なる速度で移動する．つまり，運動軸からの距離が遠いほど，その点の速度は速い（**図 1-5**）．

並進と回転運動の影響

機能的な運動は，並進運動と回転運動の組み合わせを含む．歩行の際，体幹と身体は全体として前方に移動し，それは前方へ身体の並進運動を生じさせる．しかし，この前方への身体運動は，股関節，膝関節と足関節の回転運動によってもたらされる．野球の投球において，ボールの並進運動の軌道を提供するために，上肢は肩関節，肘関節，橈尺関節，手関節の回転運動を組み合わせる．詳細に機能的な運動を研究するために，全体として四肢または身体の総合的な運動パターンに対する特定の関節における特有な役割を分析することは重要である．以下に続く節で述べられるように，関節運動は，関節面の形態と関節面の一致，外力，それらが移動する運動面の数によって左右される．

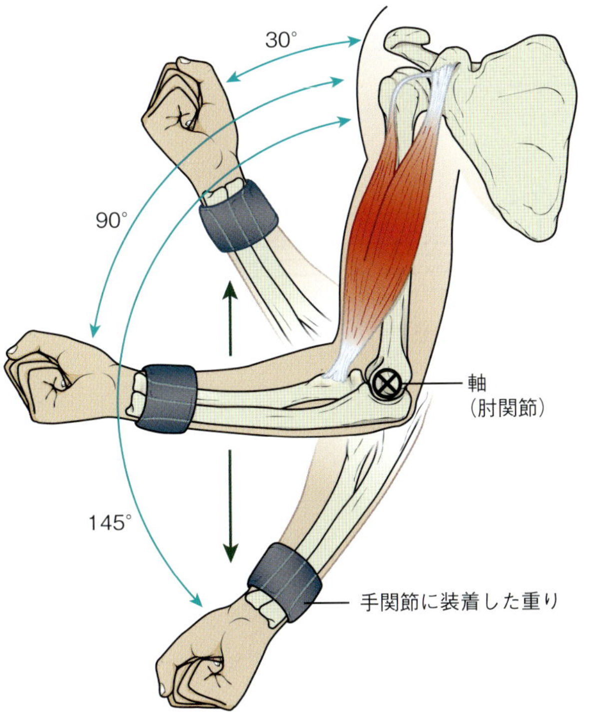

図 1-5　角運動として表示される関節の運動．身体分節の様々な点の移動距離の違いに注目する．

自由度

関節の角運動を身体分節の効率的な並進運動に変える身体の能力に，運動の自由度が関係する[3, 4]．**自由度**は，関節が動く運動面の数である．身体と身体分節が3つの運動面で動くとすると，自由度も同様に3度（degrees）が最大である．次の節を学ぶ際に，関節構造と機能の概要をみるために**図 1-6**と**表 1-1**を参照すること．

1つの軸の周りを1つの面で動く関節は，1つの自由度をもつ．これらの関節は**一軸**で（1つの軸の周りを動く），それらの解剖学的構造により2つの種類を含む．すなわち，**蝶番関節**と**車軸関節**である．一軸性の蝶番関節の例は，指節間関節と肘関節であり，内側-外側軸の周りの矢状面で屈曲と伸展の運動を行う．橈尺関節は縦軸または垂直軸の周りの水平面で回外と回内が可能な，もう1つの一軸性関節である．要約すると一軸性関節は，単一の軸の周りの単一の面での円弧を描く運動に限定される．

関節が2つの軸で動く場合，身体分節は2つの面で動き，関節は運動の自由度2をもつ．これらの関節は二軸で，3つの構造上の種類を含む．すなわち，**顆状関節**（condyloid），**楕円関節**（ellipsoidal），そして**鞍関節**（saddle）である．“condyloid（顆状の）”・“condyle（顆状突起）”の起源は，中手指節間関節（knuckle）を意味するので，手の中手指節間関節や足の中足指節間関節でみられるように，顆状関節（condyloid joint）の形態は，対向した凹面と対になった球状の凸面である．楕円関節（ellipsoidal joint）の構造は，手関節の橈骨手根関節でみられるような，1つのやや平らな凸面が，かなり深い凹面と関節を構成する紡錘のような形態をもつ．顆状関節と楕円関節は，内側-外側軸の周りの矢状面で屈曲と伸展ができる．そして前-後軸の周りの前額面で外転と内転ができる．鞍関節は，馬の鞍に乗った騎手のように，各骨の対になった骨が相互に垂直に（直角に）向き合う凹状と凸状の面をもつ2軸関節である．母指の中手指節間関節は鞍関節である．しかし，この関節は実際のところ，第7章で述べられる変更された（modified）二軸性関節である．

股関節と肩甲上腕関節のような**球**関節は，三軸で自由度3をもつ．運動は3つの主な軸の周りで生じる．そしてそのすべての軸は関節の回転の中心を通る．股関節と肩関節で同様の運動の軸をもつ．すなわち，屈曲-伸展のための軸は，内側-外側方向を向く．外転-内転のための軸は，前-後方向を向く．そして回転軸は解剖学的肢位の上下方向を向く．運動の自由度3は，関節が所有できる最大の運動度である．**図 1-6**は，様々な関節構造の種類を示す．

特に明記しない限り，関節運動は固定された近位の身体分節と，移動する遠位の身体分節で生じる．例えば，肘関節が屈曲または伸展する際，遠位の身体分節（前腕）が移動するにつれ，関節の近位の身体分節（上腕）は固定されるか安定化される．

複雑であるが，身体分節が滑らかな機能運動を行う十分な自由度を得ることができるのは，2つ以上の関節の組み合わせとそれらの関節の自由度によっている．よく協調された，連続した運動の組み合わせの例は，分回し運動（circumduction）である．分回し運動は，移動する身体分節が円軌道をたどる運動である．**分回し運動**は三軸関節で生じ，まっすぐな面運動の組み合わせである．

正常な機能は，複数の運動面と運動軸で組み合わされた運動を必要とする．身体分節の複数の自由度は，運動パターンの広い選択を可能にする．背臥位から立位に起き上がる1つの運動において，健常な若年成人で上肢，下肢，頭と体幹の21の異なる構成部位の運動の組み合わせで起こることが報告されている．

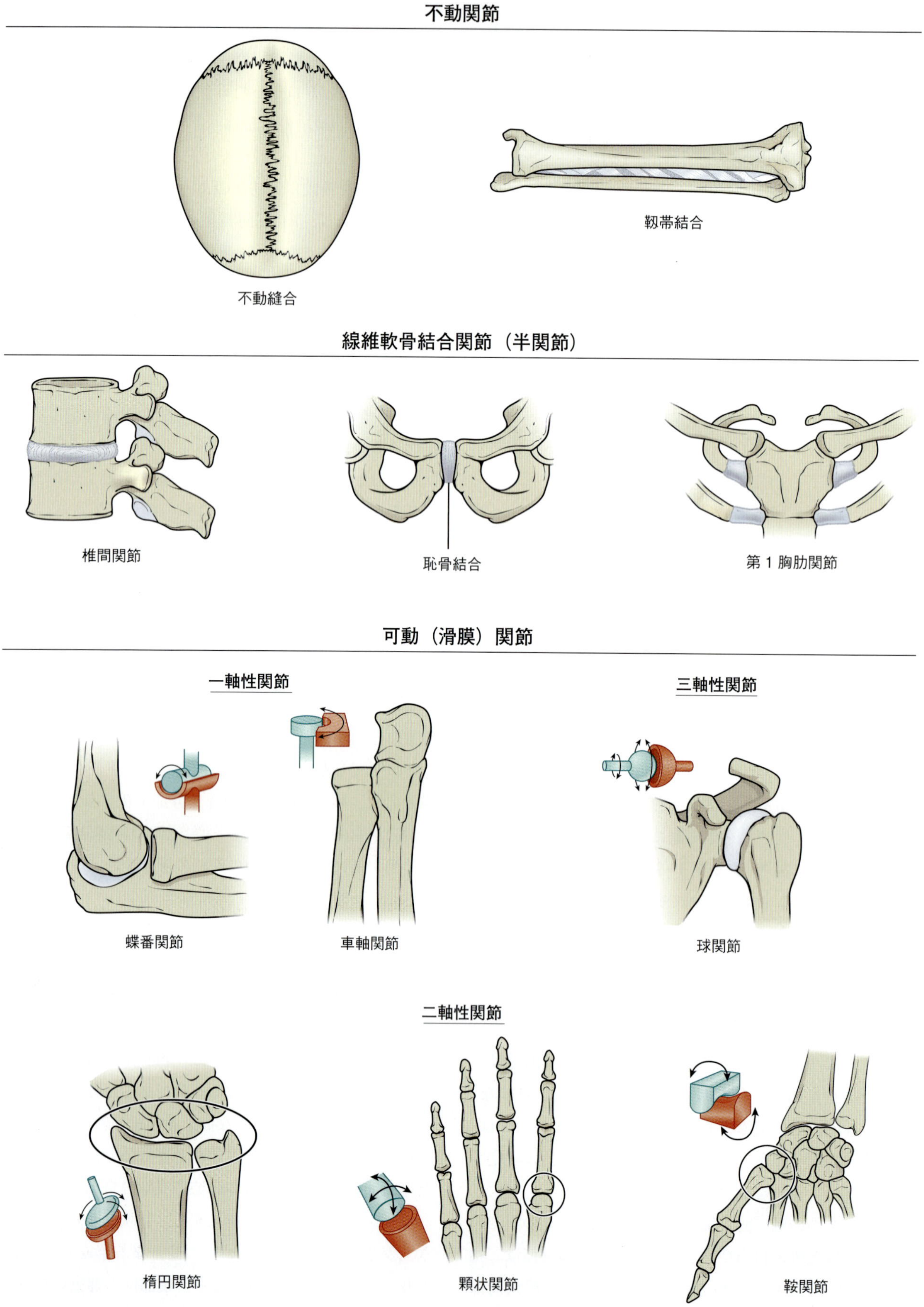

図 1-6　様々な関節構造のタイプ．不動関節，線維軟骨結合関節（半関節），可動（滑膜）関節―蝶番関節，顆状関節，楕円関節，鞍関節，車軸関節，球関節．

表 1-1　構造と機能による関節分類

種類	構造 / 形態	主要な機能	運動	例
1. 不動結合 靭帯結合	線維性	安定性，衝撃吸収と力の伝達	ごくわずかな	脛腓関節
2. 線維軟骨結合関節（半関節）	軟骨	特殊な限られた可動性による安定性	制限される	恥骨結合 椎間関節 第 1 胸肋関節
3. 可動関節	滑膜 W/ 靭帯	可動性	自由度に基づいて自由に動く	
a.　無軸	不規則な表面	運動に寄与する		足根骨間 手根骨間
b.　一軸 自由度 1				
	蝶番〔ginglymus：ギリシア語：hinge（蝶番）〕	矢状面の運動	屈曲，伸展	肘関節，手指と足指の指節間関節，膝関節，足関節，
	車軸〔trochoid：ギリシア語：wheel shape（車軸形態）〕	水平面の運動	回外，回内，内反，外反	前腕，足の距骨下関節，環軸関節
c.　二軸 自由度 2				
	顆状：通常，球面の凸状の表層は，浅い凹面と対になっている．	矢状面と前額面の運動	屈曲と伸展，外転と内転	手と足の中手指節関節
	楕円：やや平らな凸状の表層は，かなり深い凹面と対になっている．	矢状面と前額面の運動	屈曲と伸展，橈側および尺側偏位	手関節の橈骨手根関節
	鞍：馬の鞍に乗った騎手のように，各骨の対になった骨が相互に垂直に向き合う凹状と凸状の面をもつ．	多少の水平面の運動を伴った，矢状面と前額面の運動	屈曲と伸展，外転と内転（第 1 指への対立）	母指の手根中手関節
d.　三軸 自由度 3	球：球状のタイプの“球”は，凹面の臼蓋と対になっている．	すべての 3 つの運動面における運動—矢状面・前額面・水平面	屈曲と伸展, 外転と内転, 回旋（内側および外側）	肩，股関節

臨床的な角度測定

角度測定（ギリシャ語：*gonia*，英語：angle（角度），*metron*，measure〔測定〕）は，自動または他動により，関節運動の量を明確にするために用いられる有用な臨床上の測定方法である．2 つの骨分節の相対的な位置を評価するので，角度測定は，関節で骨運動を評価し記録する方法である．高性能の関節運動分析装置が臨床検査室で利用できるにもかかわらず, 手動角度計（goniometer, **ゴニオメーター**）は最も頻繁に使用される道具である．角度計は，2 本の腕木（arm，アーム）を支点または軸で動くようにしていて，分度器のように見える．角度計の腕木は，関節軸の上に角度計の軸を重ね合わせて，関節の 2 つの身体分節と平行して配置される（**図 1-7**）．角度計は，肩甲上腕関節の屈曲，股関節の外転，前腕回外といった各運動面での身体の関節可動域を測定する．

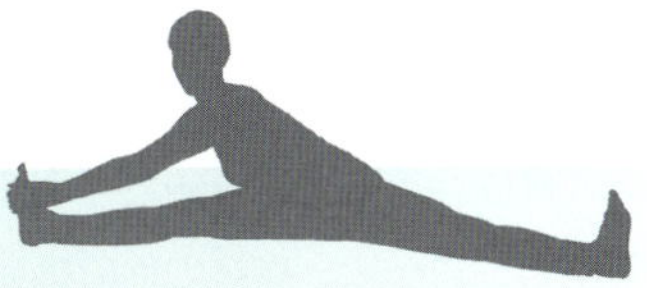

臨床的視点

関節可動域が制限される場合, 身体分節の機能において，それに相当する制限が生じる．この機能的な結果は，機能障害と負傷するリスクを増大し, 最適な機能を低下させる．時には，自由度 1 の運動の損失さえ高度な機能障害となる．それは，プロのタイピスト，バイオリン奏者または野球のピッチャーの手指関節で生じる．

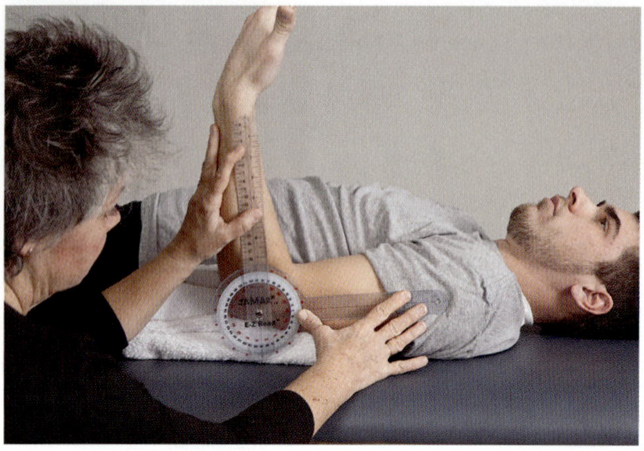

図 1-7　矢状面での肘関節の角度を測定するための角度計の使用．角度計の固定軸は，被検者の上腕の長軸と並行にする．角度計の移動軸も前腕の長軸と並行にする．角度計の軸または支点は肘関節軸の上に置く．

角度測定の手技の詳細については，Norkin と White による著書のような，役に立ついくつかの総合的な教科書がある[2]．

角度計による測定は，病的状態の治療の間，運動の変化や経過を記録し，評価することにおいてヘルスケアの専門家にとっての役立つ道具である．多くの教科書は，成人における可動域の正常値を示しているが，年齢，性別，体格，運動（自動か他動か）の種類を含むすべての変数を比較した標準化された正常値の表は示されていない．**表 1-2** に，健常成人における，正常な関節可動域の概算値のガイドラインとして用いることができる角度計の値を示す．体型と体格の個々の相違のため，これらの標準化された値を参考として使用することは役立つが，より信頼性の高い比較のために，反対側の損なわれていない四肢を評価して，その人自身の“正常値”を使用することが最も重要である．**表 1-2** において，太字の値は，四肢関節の正常な運動の値として記憶するために便利な四捨五入された値である．括弧の値は，いくつかの出典で報告される平均的な正常運動の範囲である[6−12]．

正常な個々の関節可動域は，骨の構造，筋の発達，体脂肪，靱帯の健全性，性別と年齢によって変化する．ほっそりとした人物の，正常な関節のゆるみは，筋の発達した人や肥満の人と比べより大きな可動域をもつだろう．例えば，Dubs と Gschwend は 2,000 人以上で示指の過伸展を測定し，10°～100° までの広い可変性を見つけた[13]．彼らは，関節のゆるみが男性に比べ女性のほうが大きく，年齢とともに低下することを発見した．男性は，女性と比較して思春期の関節可動域に急速な減少を示し，さらに年齢全体を通して女性より大きな減少を示した．乳児期と幼児期の間，一部の関節可動域は，平均的な成人の値と著しく異なるだろう．

最終域感

正常な関節が，関節可動域の終わりまで他動的に動かされるとき，最終域を示す抵抗は，検査者によって触診される．Cyriax[14] によって最初に解説されたこの抵抗は，**最終域感**（end feel，エンドフィール）と呼ばれ，一般的に関節の構造により影響される．抵抗は**固い**（hard），しっかりしている（firm）または，柔らかい（soft）として説明される．肘の伸展で，尺骨の肘頭突起が上腕骨の肘頭窩でぴたりと止まるように，**骨性で固い**（hard）**最終域感**は，骨と骨の接触により運動が止められる場合に感じられる．**しっかりした**（firm），または**被膜性**（capsular）**の最終域感**は，被膜や靱帯組織

臨床的視点

浮腫や疼痛，軟部組織の短縮に起因するような関節運動の病的な制限は，正常な機能を制限する．四肢の複数の身体分節や関節による機能的な運動への貢献は，1 つの関節の機能障害において，機能を維持するのに役立つ．例えば，完全な前腕の回内ができない人は，手関節，肘関節，肩関節そして体幹運動さえも代償的に増加させることによって，正常な手の機能を得ることができる．膝関節が屈曲できない人は，足関節，股関節，腰背部または反対側下肢の代償的な運動を使用し歩くことができる．しかしながら，このような代償は，エネルギー消費の増加という大きな代償を払って生じ，さらに，身体の他の構造に対するストレスを増加させる．長年の代償的な使用は，代償している身体分節において，繰り返し小さな外傷を起こし，機能不全を生じる可能性がある．

表 1-2　関節可動域の要約

肩関節	屈曲 **0°〜180°**（150〜180°） 伸展 **0°** 過伸展 **0°〜45°**（40°〜60°） 外転 **0°〜180°**（150°〜180°） 内旋 **0°〜90°**（70°〜90°） 外旋 **0°〜90°**（80°〜90°）
肘関節	屈曲 **0°〜145°**（120°〜160°） 伸展 **0°**
前腕	回外 **0°〜90°**（80°〜90°） 回内 **0°〜80°**（70°〜80°）
手関節	中間位は，屈曲と伸展の間の正中位が 0° の場合，または前腕と第 3 中手骨が一直線に並ぶ場合． 屈曲 **0°〜90°**（75°〜90°） 伸展 **0°〜70°**（65°〜70°） 橈側偏位 / 外転 **0°〜20°**（15°〜25°） 尺側偏位 / 内転 **0°〜30°**（25°〜40°）
指	MCP 屈曲 **0°〜90°**（85°〜100°） MCP 過伸展 **0°〜20°**（0°〜45°） MCP 外転 **0°〜20°** MCP 内転 **0°** PIP 屈曲 **0°〜120°**（90°〜120°） DIP 屈曲 **0°〜90°**（80°〜90°） IP 伸展 **0°**
母指	MCP 屈曲 **0°〜45°**（40°〜90°） MCP 内転と外転（ごくわずか） IP 屈曲 **0°〜90°**（80°〜90°）
股関節	屈曲 **0°〜120°**（110°〜125°） 過伸展 **0°〜10°**（0°〜30°） 外転 **0°〜45°**（40°〜55°） 内転 **0°**（正中線を超えて 30°〜40°） 外旋 **0°〜45°**（40°〜50°） 内旋 **0°〜35°**（30°〜45°）
膝関節	屈曲 **0°〜120°**（120°〜160°） 伸展 **0°**
足関節/足部	膝関節屈曲位で下腿に対して直角の位置が足部の中間位である． 底屈 **0°〜45°**（40°〜50°） 背屈 **0°〜15°**（10°〜20°） 内反と外反（第 11 章参照）
足指	MTP 屈曲 **0°〜40°**（30°〜45°） MTP 過伸展 **0°〜80°**（50°〜90°） MTP 外転（わずかに） IP 屈曲 **0°〜60°**（50°〜80°） IP 伸展 **0°**

太字の値は，一般的に示されている正常運動の可動域の概算値であり，記憶するのに便利である．括弧の値は，いくつかの出典で報告されている平均的な正常運動の可動域である．

略語一覧

DIP＝遠位指骨間関節

IP＝指骨間関節

MCP＝中手指節関節

MTP＝中足指節関節

PIP＝近位指節間関節

American Academy of Orthopaedic Surgeons, 1965 ; Departments of the Army and Air Force, 1968 ; Kendall, Kendall, and Wadsworth, 1971 ; Daniels and Worthingham, 1986 ; Gerhardt and Russe, 1975 ; and Kapandji, 1982 and 1987. より

が接触することによる抵抗から生じるので，弾力性のある制限を感じる．手関節の屈曲は，しっかりした最終域感の例である．**柔らかい**（soft）**最終域感**は，肘関節屈曲の最終域で前腕の筋のふくらみと，上腕の筋のふくらみが接触する場合のように，有効な関節可動域の終わりに，軟部組織が互いに近づいたときに感じられる．これらすべての最終域感は，正常であり，関節構造により影響される．

病的な最終域感は，予想される関節可動域よりも異なる場所で生じるか，またはその関節の特徴ではない最終域感をもつかのどちらかである．**空虚な**（empty）**最終域感**は，抵抗の欠如以外の運動時痛を意味する病的な種類である．空虚な最終域感は，正常な軟部組織の安定性がなく，支持構造が完全でない場合にみられ，重篤な関節損傷を示す．もし正常な最終域感であっても，そうあるべきでない場合に生じるものは病的である．例えば，関節内の骨片による膝関節屈曲で生じる骨性最終域感は正常ではなく，過剰な浮腫により生じる肘関節伸展での柔らかい最終域感も正常ではない．

運動連鎖

機能的運動学において，連続した身体分節を結合させるいくつかの関節の組み合わせは，**運動連鎖**（kinematic chains）を構成する．人の身体において，運動は求められた結果をもたらすために協力して作用している複数の関節の組み合わせにより生じる．図書館で棚の本に手を伸ばすことはこの概念の例である．上肢は，肩甲骨，胸部，肩関節，肘関節，前腕と手関節から手指と母指への関節の連鎖であり，意図した運動をもたらすための運動連鎖としてすべて一緒に作用する．さらに，この例をもう 1 歩進めて考えてみると，棚の上の本に手を伸ばす際に使用される，頸部，体幹，骨盤，下腿の連結を確認することができる．この例では，上肢の連結部は動くために自由（開放）であり，課題を実行するために必要な可動性を提供する．しかしその際，下肢の関節は固定（閉鎖）されるが，この課題にとっては同様に重要である．

人の運動が開放運動連鎖（open kinematic chains）と閉鎖運動連鎖（closed kinematic chains）の組み合わせであることを認識することが重要である．これらの開放運動連鎖と閉鎖運動連鎖は，熟練した運動を説明するか分析するために用いられる．運動連鎖は，開放運動連鎖（OKC）か閉鎖運動連鎖（CKC）かのいずれかである．

開放運動連鎖と閉鎖運動連鎖

開放運動連鎖（OKC）において，連鎖の遠位身体分節は空間を動くが，**閉鎖運動連鎖**（CKC）では遠位身体分節は固定されており，近位部が動く[15]．開放運動連鎖は，物に手を伸ばすときや，口に手を持っていくとき，またはボールを蹴るときなどに生じる（**図 1-8A**）．開放運動連鎖において，身体分節運動は他の運動連鎖の身体分節に依存していないため，運動連鎖の他の身体分節が何をしているかに関係なく，1 つの身体分節が動くことも，動かないことも可能である．全体としての 1 つの運動に対して，関与している関節のすべてが，多くの運動の自由度を与えるために，開放運動連鎖は非常に可変的である．開放運動連鎖は，多くの熟練した四肢の運動で要求され，可変性が非常に高いので，安定性が可動性のために犠牲になり，未熟な運動になったり，損傷の危険性もある．開放運動連鎖はまた，閉鎖運動連鎖よりも速い運動をもたらす．

同様に，閉鎖運動連鎖は，日常の機能にとって重要である．閉鎖運動連鎖は，遠位身体分節が固定され，近位

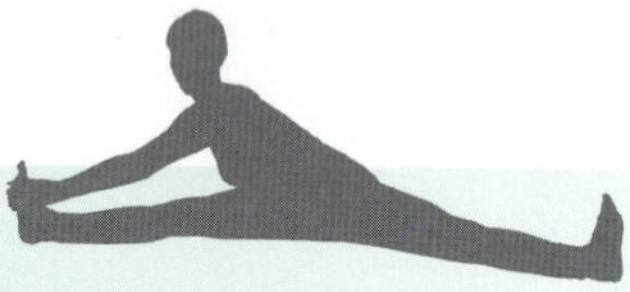

臨床的視点

胸部から手指まで，少なくとも 19 の運動の自由度が確認される[15]．運動のこのような自由度は，手の巧緻運動の能力と上肢の広い用途の力学的な基礎を構成する．下肢と体幹において，骨盤と足指の間に 25 以上の自由度がある．これらの関節と自由度の総計は，立っている足の狭い支持基底面内に身体重心を維持するために，でこぼこした面や傾斜した面に足が適応できるようにして，日々の機能多くのを可能とする．すべての運動連鎖で自由度の正確な数を議論することは，臨床の目的のためには実際は必要ではない．しかし，このような認識は，日々行う単純な運動でさえ，身体の極度の複雑性や要求に対してさらなる理解を提供する．人間の身体は何てすばらしいのだろう！

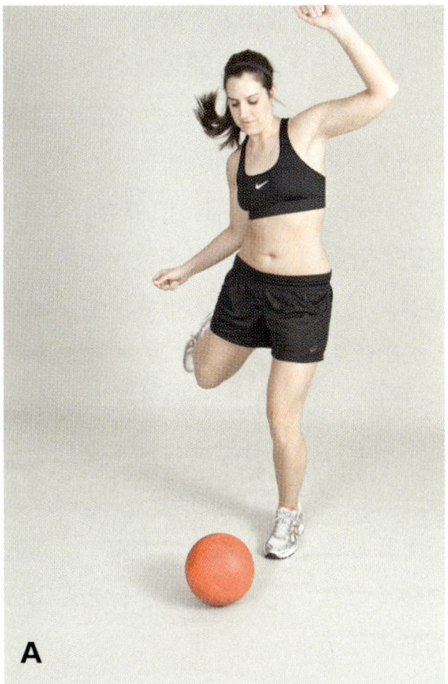

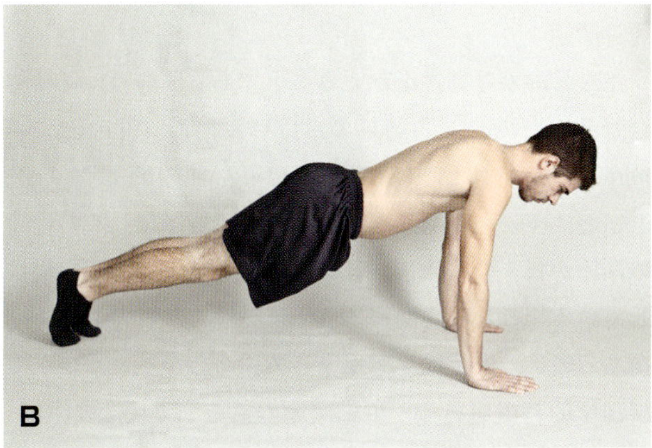

図 1-8　A）選手がボールを蹴るために右下肢を後方に振り上げるにつれて，上肢の遠位身体分節は自由に動く（開放運動連鎖）．右下肢の遠位端もまた開放運動連鎖であるが，一方で左下肢の遠位端は立位で固定される（閉鎖運動連鎖）．B）腕立て伏せを行う際に，上下肢の遠位身体分節は固定される（閉鎖運動連鎖）．

身体分節が動くときに生じる．閉鎖運動連鎖は，懸垂，腕立て伏せ，座位からの立ち上がり，または浅いスクワット運動などの活動で生じる（**図 1-8B**）．閉鎖運動連鎖において，1つの分節の運動は，すべての分節を動かす必要がある．足関節が動き始めるとき，膝関節，股関節もまた動かなければならない．すなわち，足関節は，下肢の他の2つの関節から独立して動くことができない．人が椅子から立ち上がる際に，補助として肘掛を用いる場合（またはプッシュアップする場合），手は固定され，前腕と肩関節は手に関連して動く．上腕は前腕から離れるよう動き（肘関節伸展），上腕は体幹の方へ動く（肩関節内転）．閉鎖運動連鎖の活動は，開放運動連鎖がもたらすほどの運動速度をもたないが，機能的な活動に対してより大きな力と強さを提供する．

開放運動連鎖と閉鎖運動連鎖の運動は，**図 1-2** や**図 1-8** のように機能的な身体運動の間，異なる身体分節で生じる．人の身体の大部分の活動は，開放運動連鎖と閉鎖運動連鎖の組み合わせを必要とする．歩行はこの良い例である．すなわち，我々が立脚側下肢に体重をかける際は，閉鎖運動連鎖であり，遊脚側下肢を前方に振る際は開放連鎖運動である．

関節運動学：関節面における運動

人の関節は，幾何学的な形状や，蝶番，車軸，平面，球そして円錐などの機械的な関節と比べられてきた．しかし，これらの単純で幾何学的な物と比較すると，人の関節機能のほうが非常に複雑である．身体全体を通じても，人の関節の複製が，いかなる人工関節置換の型でもまだ満足に再現できていないという事実が，身体の関節の複雑さや精巧さを証明している．人工関節に対する人の関節の著しい優位性は，生物の関節における，摩擦係数の低さや，知覚と固有受容感覚的フィードバックの存在，そして摩耗や消耗に対する活発な成長反応など，生物学的能力だけでなく，人の関節の力学的な複雑さにも起因する．

定義

骨運動学が主に随意的制御に基づく骨軸の運動に関与するのに対し，関節運動学は，どのように2つの関節面が各々実際に運動するかに関与する．人の関節の複雑さを示す1つの要因が，これらの関節運動である．随意的でないにもかかわらず，これらの運動は，正常な関節機能と可動性にとって必要不可欠である．

関節の種類

関節は形状と運動方向の数により，構造的に，そして機能的に分類することが可能である．構造は運動における機能的な目的を考慮しており，機能的に必要な条件が構造を決める．このように，構造と機能は密接に関連する．機能的にみると，関節の種類には，主に運動性を提供するものと，安定性を提供するものがある．

関節構造

関節学（arthrology）（ギリシャ語：*arthron*，英語：joint〔関節〕）は，関節の分類，そして構造と機能の研究である．我々が，関節の解剖または構造を理解することは，その関節がどのように機能するかを理解することであり，逆の場合も同じである．関節構造と機能が密接に関連することを以下の項を通して明確に示す．最も一般的で簡単な関節分類方法は，主に 3 種類（**不動関節**，**線維軟骨結合関節**［半関節］，**可動関節**）ある関節の構造に着目するものである（**表 1-1**）．

不動関節

安定性を与えることが主目的の関節は，ほとんどが線維性構造の関節である．これらの関節は，不動結合（synarthroses）（名詞〔複数〕）または不動関節（synarthrodial joints）（形容詞）である．これらの名前は，簡単に思い出せないといけない．なぜなら接頭語の syn は，この種類の関節機能を明確に表した“together（一緒に）”または“joined（結合した）”[16] の意味で，ギリシア語からきているからである．以前にあなたが一般的に使用した同じ接頭語の他の用語での使用を考えてみよう．これらの関節は，強固な線維性結合組織で結びつく．そして，ぴったりと一致した関節面により，2 つの骨間部分は非常に堅固である．不動関節における構造の例は，頭蓋の縫合である．これらは本当によく合ったパズルピースのように非常にしっかりと固く適合している．不動関節は，さらに構造と機能の関係によって他の主要な種類に区分される．

1 つは**靱帯結合関節**で，橈骨と尺骨の間，そして，脛骨と腓骨の間にみられるような不動関節である．靱帯結合関節は強い骨間膜でつながれており，そこでは，各々の隣の骨との関係は，ほとんど可動性を与えないことが必要とされる．

もう 1 つは，歯と歯槽の堅い適合である．これは，不動関節の**丁植**関節である．不動関節の総合的な機能は，安定性を重視することで，非常によく適合した関節面により，力の分散を可能にしている．

線維軟骨結合関節（半関節）

安定性と運動性の両方を提供する関節は，線維軟骨結合（半関節）（amphiarthrosis）（名詞）または線維軟骨結合関節（amphiarthrodial joints）（形容詞）と呼ばれている．接頭語の *amphi* は，“on both sides（両側の）”または“double（2 つの）”[16] の意味で，この種類の関節機能を明確に表したギリシア語からきている．例えば円形劇場（一部は屋内，一部は屋外）や両生類（時には地上で，時には水中で生活する）のような，以前にあなたが一般的に使用した同じ接頭語の他の用語での使用を考えてみよう．線維軟骨結合関節（半関節）は線維および硝子（または関節）軟骨を組み合わせた軟骨構造という特徴をもち，一般的に骨間部に円板を有する．円板は，骨間部の適合を強め，緩衝作用の役割を担う．線維結合関節（半関節）として，脊椎の椎間関節，恥骨結合，第 1 胸肋関節が挙げられる．これらの関節のすべては，強い安定性と非常に特徴的な可動性か限定的な可動性をもっている．例えば，恥骨結合は通常は動かない．しかし妊娠中に，円板（恥骨結合）は軟化し，出産が差し迫ってくると，それらを支える靱帯はホルモンの変化によって段階的に緩くなり，乳児の出産を行えるように必要な可動性を関節に与える．

可動関節

主な目的が可動性を与えることである関節は，可動結合（diarthrosis）（名詞）または可動関節（diarthrodial joints）（形容詞）と呼ばれている．接頭語の di は“twice, double, two,”[16] を意味しており，機能的に，この種類の関節が我々の関節における可動性のほぼすべてを提供している．これらの関節には，可動性としての機能を発揮する際に，安定性を確保するのに必要な，いくつかの解剖学的特徴がある．可動関節の構造上重要な要素は，それらすべてが関節包をもっているということである．関節包は，1 つの関節分節の遠位端を他の関節分節の近端部に接続する．関節包は，関節腔の中に液体（滑液と呼ばれる）を少量保持している．このため，可動関節は**滑膜性関節**（synovial joints）とも呼ばれている．

関節包

関節包（joint capsule）は大きや厚さでそれぞれ大いに異なるにもかかわらず，いくつかの共通した特徴がある．関節包はしばしば多くのヒダがある二重層をなした袋のように描かれる．外層は内層より厚く，主に密集した不揃いの線維組織から成り，**線維層**と呼ばれている．線維組織は強度を必要とする場所に存在するので，道理にかなっている．線維外層は補助的な関節安定性を与えることで，関節を保護する．そのヒダの中に，多数の関節の神経受容器がある．これらの求心性受容器は固有受容器である．そして，それは中枢神経系のために関節角度や関節の位置，さらには関節位置の変化を知覚する．関節の固有受容器については，後の第 3 章で述べる．内

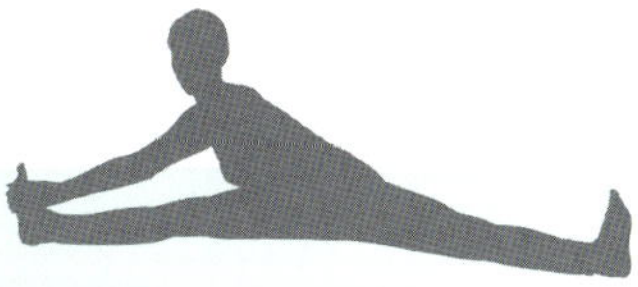

臨床的視点

関節包の解剖は，構造と機能がどのように密接に結びつくかという興味深い対比を示す．関節包の内層にある血管は，関節面への栄養供給にとって重要である．しかしながら，この層は，神経が十分に分布していない．一方で，外側の滑膜層は関節受容器に多くの神経を分布している．そして，それは関節の位置や運動を知覚するために重要である．どのような病理的所見が加わることで，急性捻挫における関節の腫脹や，うっ血性心不全のある人々の中でみられるような足関節の著しい慢性腫脹などが起こるか想像してみよう．腫脹は関節包を拡大させる．そしてそれが，求心性の関節受容器を歪める原因になる．その結果，関節の位置と運動を知覚しにくくしてしまう．そのような問題が機能面に与える影響と，リハビリテーションにおけるバランスの練習や固有受容感覚向上の練習の重要性を考えてみよう．慢性関節腫脹をもつ高齢者の場合，転倒の危険性とバランスの練習の必要性を考慮する．足関節を捻挫して，関節固有受容器に怪我を負ったバスケットボール選手の場合，あなたは再損傷の危険性が増す可能性があると思うだろうか．選手が問題なく走ったりジャンプしたりする能力を損ねる可能性があると思うだろうか．

側の滑膜層はより薄く，非常に血管が多く，**滑膜**（stratum synovium）として知られている．それは，関節腔に粘着性の薄い色の（pale）**滑液**を生産して，分泌する．滑液は，常に可動性のある関節面に栄養分を与え，潤滑性を与えている．

可動関節と滑膜性関節は，同じ意味で用いられる．これらの関節は人の関節の中で最もよくみられる種類であり，これらが動く運動軸の数によってさらに分類される．これらの関節の運動軸の数は，骨の関節面における構造，つまり構造と機能の関係を示す要素によって決まる．一軸性，二軸性，三軸性関節とそれらの種類の分類については，前述している．**表 1-1** は，構造と機能における関節分類の全体の概要を示す．

滑膜性関節の表面は，平坦か，円筒状か，円錐形か，球形をしており，純粋に幾何学的ではない．すべての関節面は**卵円形**（ovoid）であるか，**鞍状**（sellar）（ラテン語，saddle，サドル〔鞍〕）であるといわれる[17, 18]．大部分の滑膜性関節は卵円形である．卵円形において，曲率半径は次から次へと変化する[19]．関節を形成している 2 つの骨の卵円形の関節面は，凸凹の関係をつくる．凹凸の関係は，“ほぼ平面（手根骨や足根骨の関節のように）”から“ほぼ球状（肩甲上腕関節や股関節のように）”まで広範囲にわたる．工学の分野では，凸状の弯曲は雄型，凹状の弯曲は雌型と呼ばれている．回転中心は，関節面から少し距離をとった凸側である．肩関節で明確にみられるように，多くの場合，一対の骨の卵円形の表面はその受け皿より大きい（**図 1-9**）．この構造によって，関節面の効率的使用と関節の大きさの減少を図りつつも，大きな可動域を確保できるようになっている．一部の関節は，騎手が鞍に乗った状態に似ているので，鞍関節と呼ばれている．前述のように，各関節面は各々に対して垂直で，その相対する身体分節（its partner segment）で関節面と適合する凸凹面をもつ（**図 1-10**）．鞍関節の例としては，母指の手根中手関節，胸鎖関節や足関節（距腿関節）などが挙げられる．

滑膜性関節に関与する他の組織

一般に滑膜性関節に関与している組織には，軟骨，靱帯，関節円板，関節包，滑液および滑液包が含まれる．関節包と滑液は前述のとおりであるが，以下にこれらの他の重要な関節構造の特徴の要点を説明する．

線維軟骨，硝子軟骨，弾性軟骨という 3 種類の軟骨があり，これらのすべては，基本的な解剖学の教科書で記述されている．ここで人体（関節）の動きのために，硝子軟骨が非常になめらかですべりやすいのに対し，線維軟骨はその強靱さと緩衝作用で知らていることを覚えておくとよいだろう．また，硝子軟骨は関節を形成している骨端を覆うので関節軟骨としても知られている．関節は，線維軟骨でできた円板を含む場合もある．例えば，膝関節の半月板である．これらの線維軟骨の円板は，関節における骨表面の適合性を改善したり，関節に加えられる衝撃の吸収に役立つ．また，股関節や肩関節などにみられる関節の表面は，関節の凹側の外側端周辺を，輪状もしくは唇状の線維性の関節唇で縁取られている．関

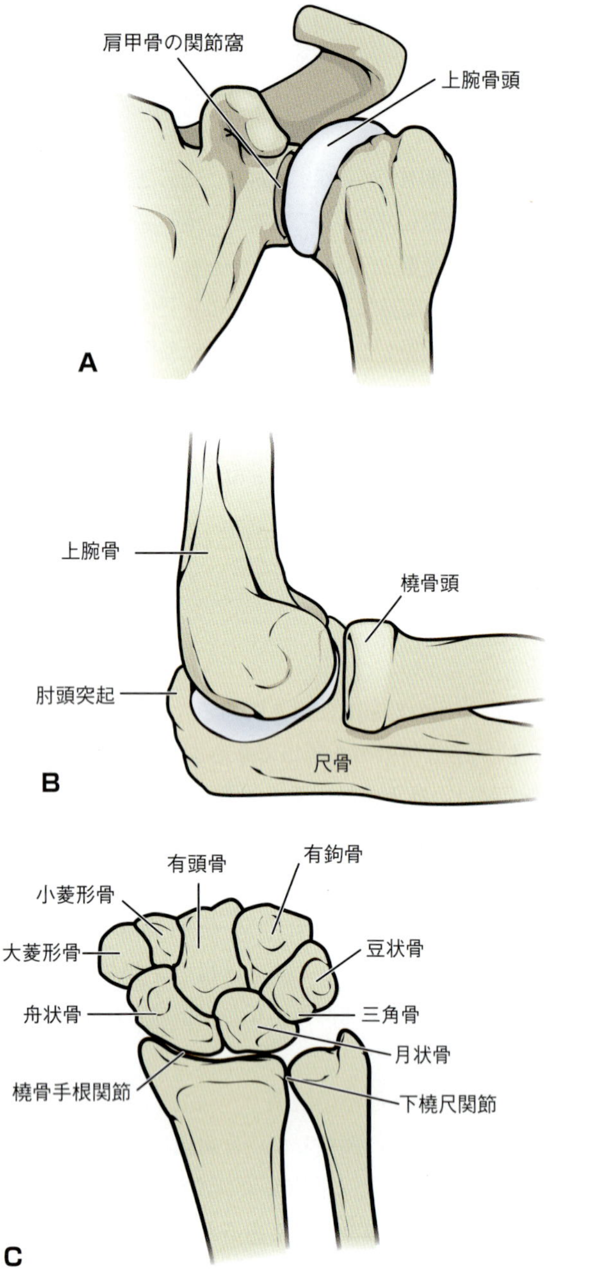

図 1-9　X 線写真から見直される関節面の凹凸の関係の例. A）肩甲上腕関節（前後図），B）腕尺関節（側面図），C）手関節の橈骨手根関節と手根間関節（前後図）

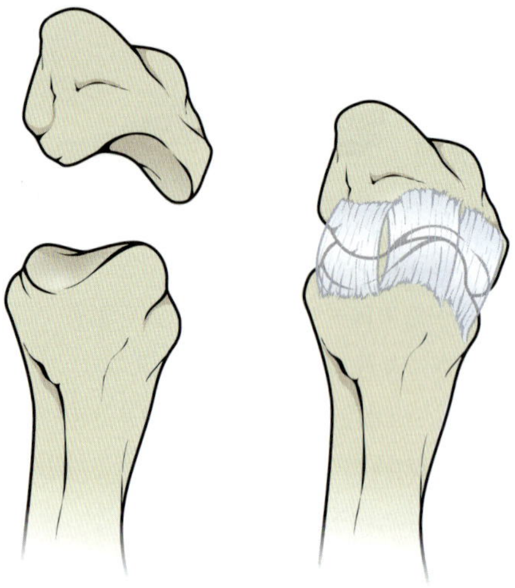

図 1-10　鞍関節におけるそれぞれの骨の凹凸面（母指の手根中手関節）

節唇は，関節窩を深くして関節の安定性を向上させている．

あなたが解剖学で学んだように，靱帯は骨同士をつないでいる．その目的は，安定性を与えることであり，特定の運動面における関節運動を制限することで，負傷の原因となるような過剰な運動を妨げる．靱帯は，それらの付着する場所や付着する骨に由来した名前が付いている．靱帯を伸張する方向に運動が起こると，靱帯は緊張し最終可動域においてその運動を止める．したがって，我々が靱帯の名前と付着場所を知っている場合，それらの機能を予測することは容易である．例えば，掌側橈骨手根靱帯は橈骨手根関節の手掌面にある．したがって，それは手関節の過剰な伸展を妨げる．もう１つの例は，膝関節の内側側副靱帯である．これは膝関節の内側側面にあり，脛骨が大腿骨に対して外側に動くのを防ぐ役割を担っている．いくつかの靱帯は，関節包に付着する（blended）ことで関節包を強化しており，さらなる強度と安定性を与えている．これらの靱帯は，関節包内靱帯と呼ばれている．関節包から分離している靱帯は関節包外靱帯である．

滑液包は液体を満たした袋であり，その役割は関節面の抵抗を減らすことと，関節面の保護や緩衝作用を与えることである．我々は，身体の中に多くの滑液包をもっている．滑液包が少ない関節もあれば，多い関節もある．例えば，肘関節に位置する肘頭関節包は，肘で机の表面などにもたれたときに肘頭突起と表面の間の摩擦を減らす．そして，肘関節を伸展したり，伸展してロックするたびにその衝撃を吸収する．滑液包は通常独立した構造である．しかし，膝関節の前方にある膝蓋骨上滑液包のように，関節包の滑膜とつながっている場合もある[20]．身体は必要に応じて，新たな滑液包をつくる場合がある．これらの後天的な滑液包は，身体が機能上必要なものに対応するため，その構造を適応させた主な例である．腱は筋を骨に付着させるが，その中には腱鞘と呼ばれる鞘状の袋に包まれるものがある．

臨床的視点

関節脱臼と関節亜脱臼を区別することは，重要である．脱臼は，文字どおり関節を形成している２つの骨が各々から完全に分離されることを意味する．通常，このような損傷は，関節包の重大な損傷が起こったことを意味する．脱臼は，通常，急性外傷に伴って起こる．肩関節または股関節脱臼の場合には，関節唇が破れていることもある．一方，亜脱臼は，２つの骨が部分的に分離されることによって起こる．亜脱臼は，時間の経過とともに起こる場合がある．例えば，脳性麻痺の小児における股関節亜脱臼や脳血管障害による片麻痺での肩関節亜脱臼の場合にみられる．あるいは，関節を安定させている構成要素のいくらかを破綻させるのに十分な力が加わるものの，完全に関節分節を分離するわけではないときに，急激に起こる場合がある．急性亜脱臼は，スポーツで最も多くみられる．これらの場合，部分的に分離された身体分節は，通常自然に元の位置に戻る（relocates）．

基本的な関節運動学的運動

滑膜性関節の運動は，各関節面におけるお互いの構造形状に沿ってどう動くかでその機能が決まる．我々は構造と機能が密接に関連するということを再確認してみよう．関節構造は関節の機能的な目的を可能にし，機能は関節の構造的特徴により手に入れることができる．我々は，関節における主な骨運動が実際は回転であるということがわかったとはいえ，関節面が動くか，お互いの周りで回転するとき，関節面にも同時に関節運動学的運動が起こることに気づくことは重要である．関節運動学的運動が起こるとき，3種類の基本的な動きが関節に起こりうる．すなわち，(1) 転がり（rolling or rocking），(2) すべり（sliding or gliding），(3) 軸回旋（spinning）である[19]．ほとんどの関節運動は，これらの運動の組み合わせを伴う．前述のように，関節が動くとき，通常，関節面の一方は安定として働き，他方の関節面はこの比較的固定された基部の上を動く[21]．

転がり運動とは回転運動であり，角運動である．例えばボールを床面で転がしたときのように，一方の関節面の部位と他方の関節面の部位が接触し，また新しい部位と部位が接触するように，関節面相互の接触部位が一対一の割合で変わりながら動くことである（**図 1-11**）．**すべり運動**とは，並進運動であり，直線運動である．一方の関節面の接触部位は変わらずに，他方の関節面の接触面を変えながら運動が起こることである．例えば，氷上でのフィギュアスケート選手の滑走のように，スケートの刃の接触部位は変わらずに地面の氷と平行に移動するが，地面の氷の接触部位はどんどん場所が変わっていく．**軸回旋運動**とは回転運動であり，角運動である．両方の関節面の1カ所だけが接触し，一方の関節面の固定された接触場所に対して，他方の関節面の接触場所が変化しながら回転することである．大部分の正常な関節運動は，転がり，すべり，軸回旋の組み合わせである．膝関節は，最も明確にこれを示す．大腿骨顆で転がり運動だけが脛骨高原（tibial plateau）上に起こる場合，大腿骨は脛骨から転がり落ち，膝関節は脱臼してしまう（**図 1-11A**）．そのため，大腿骨が脛骨の上で伸展していくとき，つまり座位から立位になるとき，大腿骨顆は脛骨上（tibial condyle）で，転がり運動につれてすべり運動を行う．（**図 1-11B**）．閉鎖運動連鎖（closed kinetic chain）における膝関節伸展の最後の数度において，大腿は完全な膝関節伸展を達成するために，回旋する（脛骨に対して内旋）．限られた関節面において，転がり，すべり，軸回旋を組み合わせて，可動域の拡大を図っている．もし関節にこれらの関節運動のうち1つしかない場合，その可動域は制限される．そうでなければ，その関節面は同じ可動域を確保するために，より大きくなる必要がある．

関節における運動の随意的および能動的制御を行うには，これらの関節運動学的運動はなくてはならない[21]．言い換えれば，大きな骨運動学的運動（例えば屈曲や外転）は，わずかな動きであるこれらの関節運動学的運動（例えば，たった数ミリの並進運動）が伴わなければ，完全な可動域を確保することは不可能である．これらのわずかな関節運動学的な運動は，**副運動**（accessory movements），構成運動（component movements）[22]，または，**関節の遊び**（joint play）[23] と呼ばれる．これらの

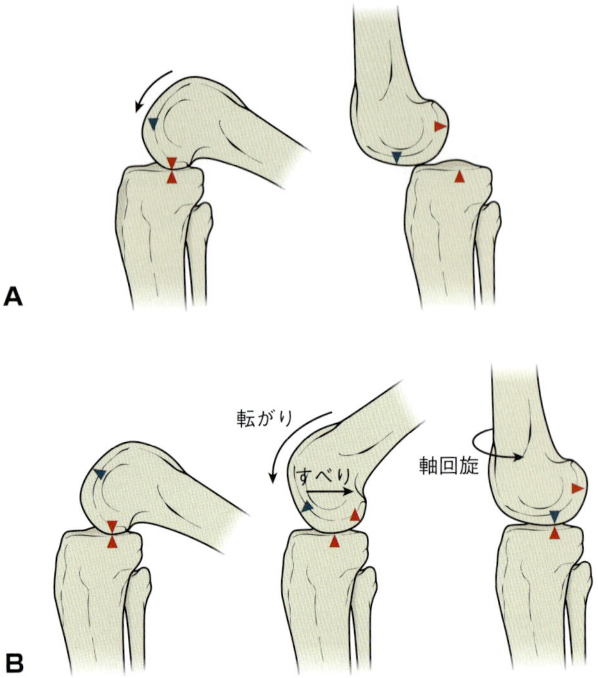

図 1-11　関節面での運動．A）大腿または脛骨の純粋な回転運動は，関節の脱臼を引き起こす．B）膝の正常な動作は，転がり，すべり，伸展の最後の 20° での軸回旋（膝関節の最終域における回旋）という組み合わせである．

副運動なしで，正常な生理学的運動は不可能である．

転がり，すべり，軸回旋に加えて，関節の遊びまたは関節運動学的運動とみなされる副運動が他にもある．それは，関節圧縮と関節牽引の並進運動である．これらの副運動が起こるとき，関節面は，お互いに近づいたり，牽引によって引き離されたりする．手関節の近くに付着している腕橈骨筋の力について述べるとき，我々が第 6 章で学ぶように，関節の圧縮や牽引は関節面の付近（across）にある筋の作用により引き起こされる場合がある．他にも，関節の圧縮と牽引は臨床家による徒手的な関節モビライゼーションテクニックの一部として牽引や，徒手的な，または機器による脊椎牽引などによって引き起こされる場合がある．関節の圧縮は関節の固有受容器を促通し，関節の安定性を改善する可能性がある．関節の牽引は関節内で滑液の循環を促し，関節の可動性を改善する可能性がある．

いかに小さな運動とはいえ，ほとんどの関節で起こるこれらの他動的な並進運動は，並進運動の方向を明確にすることによって説明できる．最も一般的には，前後方向，内外側方向，上下方向の三方向で区別される．この並進運動の大きさは，靭帯の正常性を評価するのにしばしば用いられる[17]．例としては，中手指節関節における関節面の牽引，または離開（separation）である（**図 1-12**）．関節の牽引に加えて，正常な滑膜性関節における関節面は，横方向や前後方向のすべり，回旋が引き

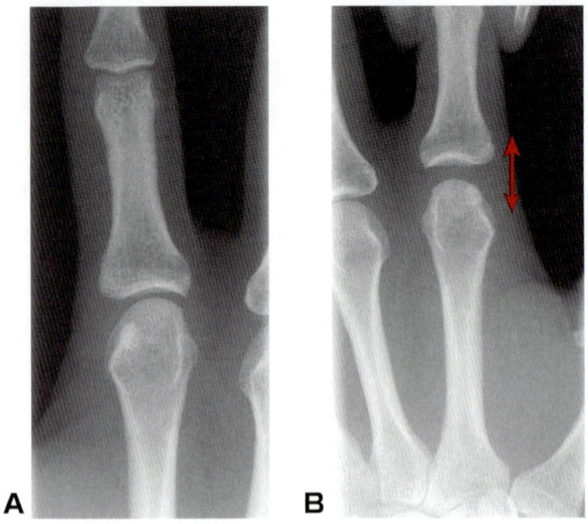

図 1-12　示指の中手指節関節の X 線写真．A）は安静時の状態，B）は長軸方向における関節牽引の制限を示している．B）における骨の関節面と，A）の安静時における骨の関節面の状態を比べてみよう．矢印は検査者による関節の牽引方向を示している．

臨床的視点

Mennell[23] は，関節機能障害によって疼痛を伴った関節の正常な関節の遊び（運動）の損失条件を明確に示した．彼は，関節機能障害の悪循環を以下のように説明した．

（1）関節の運動ができないとき，それを動かす筋が動けるはずがない．
（2）筋が動かすべき関節の運動ができないとき，筋は正常な状態に戻ることはできない．
（3）正常な筋活動は，正常な関節運動に依存している．
（4）筋機能の障害は，関節の障害を悪化させて永続させる可能性がある[23]．

起こされる場合がある．これらの運動は自分自身で随意的に行うことができず，臨床家による筋のリラクゼーションや他動運動が必要である．これらの小さな運動は，関節運動機能障害の評価や治療において，臨床家が日常的に行っている．

関節運動学的運動と関節形状の関係

関節面の形状は，平面から曲面まで様々である．曲面を描く関節面は，一方の関節面が比較的凸状で，その対となる関節面は凹状となっているものがほとんどである[17]．一部の関節（例えば股関節）で凹凸の関係ははっきり示されている．他にも，手指の指節間関節などで，凹凸の関係がわずかではあるが示されている．明らかにわかるものからほんのわずかなものまで幅があるにもかかわらず，関節面の関節運動学的な運動は，骨軸の運動（骨運動学）と関係して，**凹凸の法則**として知られている力学的な性質の法則に従う．すべての関節にあてはまる法則ではないことが生体力学的に示されてはいるが[24-27]，この法則では，凸側の骨が凹面で運動する場合，凸側の関節面は骨の転がり運動とは反対方向にすべる（**図 1-11，1-13**）．凹側の骨が凸面で運動する場合，凹側の関節面は骨の転がり運動と同じ方向にすべる．示指の近位指節間関節が，**図 1-13** の中で例として使われている．近位指節間関節において，基節骨側が屈曲するとき，凸側の関節面は基節骨が動く方向とは反対側に移動する（**図 1-13B**）．反対に中節骨の凹面が固定された基節骨の関節面上を移動する場合，中節骨の関節面は中節骨が動く方向と同じ方向に移動する（**図 1-13C**）．

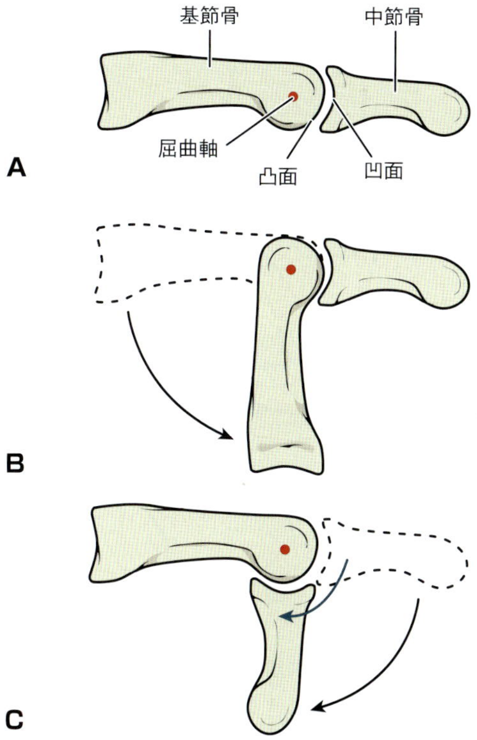

図 1-13　示指における近位指節間関節の側面図．(A) 伸展，(B) と (C) 屈曲．B では，凸関節面の骨が屈曲するとき，凸関節面は骨軸の運動方向と反対方向に移動する．C では，凹関節面の骨が屈曲するとき，凹関節面は骨軸と同じ方向に移動する（黒の矢印は，骨分節の回転方向を意味する．青の矢印は，関節面のすべる方向を意味する）．

関節軸の機能

人の関節軸は，関節面が一致していないことに加えて，転がり，すべり，軸回旋などの運動が起こるため，複雑である．関節軸は，力学的なドアの蝶番のように動かないままではない．むしろ，人の関節における中心軸は関

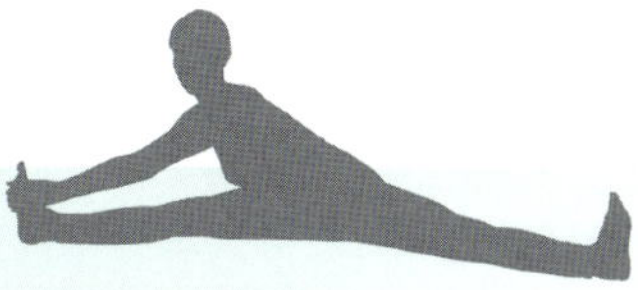

臨床的視点

角度計，装具，運動機器等のように，機械的な器具や関節を身体に適用するとき，身体の斜めになった運動軸や関節の回転中心軸の位置の変化は，難問を生じさせ，妥協を必要とさせる．機械的な関節は，通常，可動部分に対して垂直な一定の運動軸をもつ．機械的な関節と解剖学的な関節を結びつけるとき，完全なアライメントは可動域の中で 1 カ所だけしかない．それ以外の可動域では，機械的な器具は身体部分へのストレスや関節に対して異常な方向への力を与えることがある．このように，大きな可動域が要求されるところで，機械的な関節を使うことは重大な意味をもつ．多くの前進がなされたにもかかわらず，機械的な関節の研究は，複雑な人の関節により近づけるために続けられている．

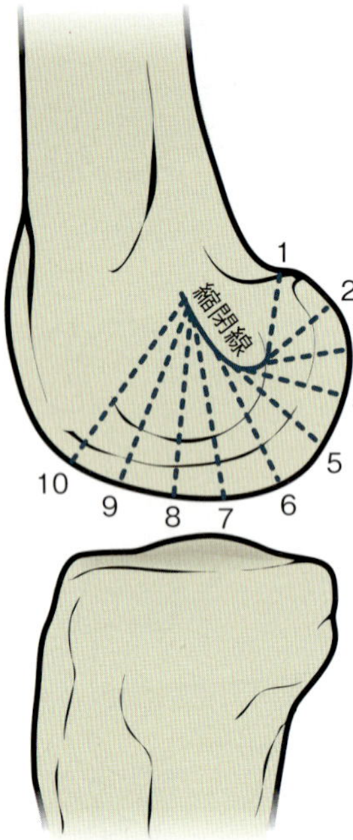

図 1-14　大腿骨顆の曲線における半径の変化．屈曲と伸展における運動軸の移動．１番は屈曲における半径，10 番は伸展における半径を表している．

節角度の変化とともに移動し，通常，曲線軌道をたどる（**図 1-14**）．回転軸の中心位置の変化は，瞬間的運動軸（instantaneous axis of rotation）と呼ばれている．この軸で最も大きな運動は，膝関節，肘関節そして手関節で起こる．さらに関節の瞬間的な軸や回転は，必ずしも骨の長軸と直角をなさず，しばしば斜めである．これは小指が手掌側へ曲げられる場合などに顕著である．指の先端は，第５中手骨の底よりもむしろ親指の基部（base）を指している．他にも，肘関節の前腕が完全屈曲位から回外を伴って伸展する場合，前腕は外側に 0°～20° の範囲で偏位する．上腕骨に対する前腕のこの外側への偏位は，運搬角（carrying angle）と呼ばれていて，第６章（図 6-2 を参照）で説明される．

関節の固定肢位と関節の緩みの肢位

通常関節の表面は，関節の一つの位置でのみ完全に適合する．この位置は関節の**固定肢位**（close-packed positions）と呼ばれている[19]．この位置では，(1) 関節面の接触面積が最も大きい，(2) 靱帯が最も伸張され緊張している，(3) 関節包が最も緊張している，(4) 相互の関節面が力学的に圧縮され，離開することができない．他のすべての位置では，関節面は完全に適合しておらず，これらは関節の**緩み**の肢位（open-packed positions または，loose-packed positions）と呼ばれている．関節の緩みの肢位では，靱帯および関節包は緩んでおり，関節面は数ミリメートル離開する場合もある．関節の緩みの肢位は，一般的に，副運動の増加や関節における摩擦の減少とともに，転がり，すべり，軸回旋などの運動が起こる．関節面相互の接触面積が最も小さく，関節包と靱帯が最も緩んでいる位置は，**安静肢位**（resting position）といわれる．通常，関節における可動域の中間付近において，１か所だけ安静肢位が生じる．特に早期の治療期間において，関節の可動性を改善するために関節モビライゼーションを行うときは，安静肢位が好ましい関節位置としてよく使われる（**図 1-15**）．

関節の固定肢位は，通常，関節の可動域における最終域がそれにあたる．例えば，肘関節，手関節，股関節，膝関節における完全伸展位，および足関節背屈位，中手指節関節における完全屈曲位が関節の固定肢位である．これらの位置では，関節包や靱帯が緊張しており，力学的な安定性を得るため，その肢位を保つための筋力はあまり必要としない．例えば，中手指節関節が屈曲 90° であるとき，外側の運動（外転）は起こらない．これは何かを握るときに，手指の外側に広がる運動を抑える筋力は必要なく，手指の屈曲に専念できるという利点がある．股関節と膝関節の，関節の固定肢位は伸展位である．これらの関節の固定肢位は，股関節や膝関節における筋収縮をほとんど用いずに，直立した立位をとることができるようにする．筋力ではなく，関節の靱帯によって肢位を保つことにより，エネルギー消費は減らされる．

臨床適用

関節運動における原理の適用は，関節構造の健全性の評価と**可動域制限**もしくは痛みを伴う軟部組織の治療における関節モビライゼーションテクニックを使用するための基礎である．通常，靱帯と関節包は，関節の緩みの肢位で他動的な副運動を制限する．靱帯が断裂した場合，関節の**可動域が過剰**になり，靱帯は関節運動の制御がで

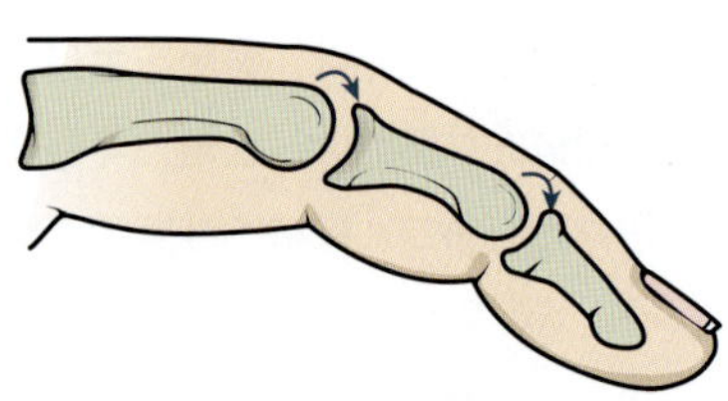

図 1-15　正常な指節間関節の安静肢位

きなくなる．関節軟部組織に強い炎症症状がある場合，関節の副運動は痛みを伴い，可動性も低い．例えば，手関節の屈曲や伸展などの関節運動における角度変化は，いくつかの関節の洗練された協調運動によって生じる．手関節は，手根中央関節および橈骨手根骨関節の間に，少なくとも12の関節があり，完全な手関節の運動のためには，これらが適切に機能しなければならない（**図1-9C**参照）．手関節の屈曲制限や疼痛がある人において，機能障害の責任部位の確認は，これらの関節における副運動を含む詳細な評価によって得られる．

関節運動が制限されていて，関節運動を増加させるために運動（exercise）が用いられる場合，関節面の関係性は臨床家によって評価されなければならない．例えば，皮膚，関節包，腱または靱帯に影響を及ぼしている瘢痕組織が指節間関節の屈曲に影響し，手指屈曲の制限を引き起こしている場合，臨床家は正確にその問題に対して治療することが必要である．凹型をしている指節骨の底部で屈曲ができないとき，指節骨において遠位に作用する牽引力は関節を引き離す場合があり，手掌側の組織が過度に伸展され，手背側の組織が圧迫される．これは，関節構造にさらなる損傷を引き起こす可能性があった．このような場合には，関節部分の近くを関節面に対して直線的にやさしく牽引することで，より良好な治療結果をもたらす（**図1-12B**）．

要約

この第1章は，身体運動学を学習するための基礎的な章である．この章の主な目的は，運動学の専門用語で人の運動を説明し分析することである．我々の動きに関して，機能的な動作に携わっている身体分節と身体の両方で，その種類（運動の方向や量）に目を向けることによって研究される．運動学はさらに，一つ一つの骨の運動を説明する骨運動学と，互いの骨が関節面においてどのように運動するかを説明する関節運動学に分類される．関節は，運動軸や運動面の数によって，どのくらいの運動の量，または自由度を提供するかが決まる．また，関節の分類が説明されている．これは，運動の量と関節の構造を示し，運動の説明をわかりやすくしている．これらの運動概念と原理がどのように機能的運動に関係するのかという例が，章の全体を通じて述べられている．

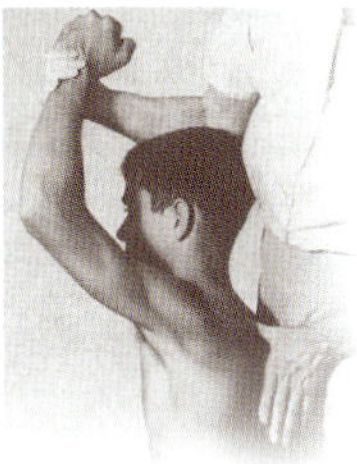

臨床事例の解決方法

Jamieはボランティアのコーチが助けになろうとしているにもかかわらず，この男の子の治療のために必要な知識や技術をもっていないことがわかっていた．彼女はコーチに上手に話して，起こりうる損傷の今後の結果について理解させる必要があった．コーチは彼女を知って以来，彼女の申し入れを受け入れている．Jamieはコーチの選手に対する献身的な対応を知っていたが，コーチに関節構造の複雑さについて簡単な図による説明をした．それによって，コーチはすぐに選手へ応急処置（アイスパックを行うことのみ）の知識を得て，選手の両親へ治療を受けるよう勧めた．

確認問題

1. 関節構造によって人の身体は，どのように安定性と運動性を得ているのか？
2. 関節構造と機能は，お互いどのように関与しているのか？　実際の例をいくつか挙げなさい．
3. 臨床において，人の身体の運動を説明するとき，なぜ国際的な用語体系を使用することが重要なのか？
4. 関節運動について述べるとき，慣例として解剖学的肢位を使用することの意義は何か？
5. 開放運動連鎖と閉鎖運動連鎖での運動（exercises）における長所と短所は何か？　また，それぞれの機能的な関連は何か？

研究活動

骨運動学

1. あなたの相手と一緒に，**図 1-3** と **1-4** を使用して，すべての運動面における運動を行って観察しなさい．解剖学的肢位の立位から各動作が始まっているのを覚えておきなさい．あなたの相手が，頸部，体幹，肩関節，肘関節，手関節，手指の関節，股関節，膝関節，足関節，足指の関節で，前額面での運動を行うときに，正面から観察しなさい．運動軸の方向を確認すること．さらに，矢状面，水平面，前額面の各面から運動を観察することを繰り返しなさい．
2. 人の身体のすべての関節において，どの運動面と運動軸が含まれるかということを適切な骨運動の用語（各運動の名前，解剖学上の関節名，そして関節の種類や自由度の関係など）を使用して説明し，実際に運動を行ってみせなさい．その際，**図 1-4** と**表 1-1** を参考にすること．
3. あなたの相手とまたはグループで，それぞれの関節における活発な運動とほとんどの運動の自由度を含むダンスまたは運動（exercises）の準備運動を考えて，指導しなさい．**図 1-4** と**表 1-1** と **1-2** を参考にすること．
4. 他の学習課題（coursework）や教科書で詳しく取り上げられてはいるが，骨運動学的な骨運動と，異なる運動面における関節での可能な運動を明確にするために，角度計と**表 1-1** を参考にすること．
5. 関節の正常な可動域を説明して実際に行ってみなさい．そして，それらの正常な最終域感覚を感じなさい．
6. 開放運動連鎖と閉鎖運動連鎖を実際に（関節を）動かしてみなさい．そして，今までにあなたが解剖学で学んだ関節運動や筋活動そして筋収縮の種類などと，この章で得られる新しい知識を融合させなさい．
7. あなたの相手または小グループで，肩関節，肘関節，手関節，股関節，膝関節，足関節などで可能な開放運動連鎖と閉鎖運動連鎖の運動を考えてみなさい．そしてそれらを比較してみなさい．

関節運動学

1. 骨標本などを利用して，不動関節（靱帯結合を含む），線維軟骨結合関節（半関節），可動関節（単軸，2軸および三軸関節のすべてを含む）などの異なった種類の例を見つけること．その際，**表 1-1** を参考にすること．また，これらの異なった種類の関節構造において，安定性と運動性のバランスがどうなっているのかという点に焦点を当てて比較しなさい．
2. 基本的な関節の構造を目で見て学ぶために，骨標本などを利用して正常な関節運動を行ってみなさい．関節を動かすときに，関節面をしっかりと観察し，a）転がり，b）すべり，c）軸回旋の運動がいつ起こっているのかを学習すること．関節面と運動軸の方向に注意し，凸面の骨，そして凹面の骨を動かす場合のそれぞれで，凹凸の法則を観察すること．
3. 関節の固定肢位における関節の安定性と，関節の緩みの肢位における関節の運動性について説明しなさい．どういう運動を行ったときに，関節面が圧縮されたり，牽引されるのかを検査し，書き記しなさい．また，様々な関節運動を行うとき，外力による徒手的な圧縮や牽引を加える臨床的な意味について説明しなさい．
4. あなたの相手を被検者として机の椅子などに座らせ，手指が机の端からたれさがった状態になるように前腕と手掌を机に接地させる．検査者は被検者の前か横に座り，片方の手で被検者の親指とその他の指の間で，第 2 中手骨（示指）を保持し，もう片方の手で被検者の示指の基節骨を保持すること．被検者は以下の運動全体を通じて，手と前腕の力を緩めておくこと．
   - **a．** 凹凸の法則：
     中手骨を固定しつつ，何度か基節骨を屈曲位から伸展位まで他動的に動かしなさい．このとき，関節面と骨軸の運動方向を思い浮かべること．次に，基節骨を保持して，中手骨を屈曲位から伸展位まで他動的に動かしなさい（**図 1-12**）．
   - **b．** 関節の固定肢位と関節の緩みの肢位：
     中手骨を固定して基節骨を動かしなさい．そのとき，伸展位においては，関節の内外側方向への緩みがある（関節の緩みの肢位）．しかし，90°屈曲位においては，関節面がしっかりと適合し，関節の内外側方向への動きは制限され，関節は安定する（関節の固定肢位）．
   - **c．** 副運動または関節の遊び：

中手骨を固定して，関節の緩みの肢位で関節を保持しなさい．そして，以下の他動的な運動を穏やかに行う間，被検者はずっと力を抜いた状態でいること．

i） 関節の牽引：指を穏やかに 1～2 mm 牽引すると，関節裂隙を触診することができる（**図 1-12**）．

ii） 転がり：基節骨をゆっくりと各方向に転がす．

iii） 関節の前後方向へのすべり：検査者は被検者の示指の基節骨底の背面に親指を置き，手掌側に示指を置いてしっかりと保持する．基節骨は，屈曲や伸展の角運動を起こさないように，穏やかに上下に他動的に動かされる．この運動を，被検者が能動的に行うことはできないことに注意すること．また，関節の固定肢位にあるときや，被検者が力を入れているときは行うことができない．

文献

1. Hirt S. What is Kinesiology? A Historical Review. *The Physical Therapy Review* 35(8) : 1-11, 1955.
2. Norkin CC, White DJ. *Measurement of Joint Motion : A Guide to Goniometry*, 3 ed. Philadelphia : FA Davis, 2003.
3. Reuleaux F. *Theoretische Kinematik*. Braunschweigh : F. Vieweg & Son, 1875.
4. Fischer O. *Kinematik Organischer Gelenke*. Braunschweig : R Vierweg ; 1907.
5. Van Sant A. Rising from a supine position to erect stance. *Physical Therapy* 68 : 185, 1988.
6. Kapandji IA. *The Physiology of the Joints, Vol 1, Upper Limb*. 5 ed. Edinburgh : Churchill Livingstone, 1982.
7. *American Academy of Orthopaedic Surgeons : Joint Motion Method of Measuring and Recording*. Chicago : American Academy of Orthopaedic Surgeons, 1965.
8. *Departments of the Army and the Air Force : Joint Motion Measurement TM 8-640/AFP 160-14*. Washington, DC : Department of the Army, 1968.
9. Kendall HO, Kendall FP, Wadsworth GE. *Muscles : Testing and Function*, 2 ed. Baltimore : Williams & Wilkins, 1971.
10. Daniels L, Worthingham C. *Muscle Testing : Techniques of Manual Examination*, 5 ed. Philadelphia : WB Saunders, 1986.
11. Gerhardt JJ, Russe OA. *International SFTR Method of Measuring and Recording Joint Motion*. Bern, Switzerland : Hans Huber, Year Book Medical Publishers, 1975.
12. Kapandji IA. *The Physiology of the Joints, Vol 2, Lower Limb*, 5 ed. Edinburgh, Scotland : Churchill Livingstone, 1987.
13. Dubs L, Gschwend N. General joint laxity : Quantification and clinical relevance. *Archives of Orthopaedic and Trauma Surgery* 107 : 65, 1988.
14. Cyriax J, Cyriax P. *Illustrated Manual of Orthopaedic Medicine*, 1 ed. London : Butterworth-Heinemann, 1983.
15. Steindler A. *Kinesiology of the Human Body Under Normal and Pathological Conditions*. Springfield, IL : Charles C Thomas, 1955.
16. *Tabers Cyclopedic Medical Dictionary*, 20 ed. Philadelphia : FA Davis Company, 2005.
17. Neumann DA. *Kinesiology of the Musculoskeletal System : Foundations for Physical Rehabilitation*. St. Louis : Mosby Inc, 2002.
18. Levangie PK, Norton CC. *Joint Structure & Function : A Comprehensive Analysis*, 4th ed. Philadelphia : FA Davis, 2005.
19. MacConaill MA, Basmajian JV. *Muscles and Movements : A Basis for Human Kinesiology*. Baltimore : Williams & Wilkins, 1969.
20. Muscolino JE. *Kinesiology : The Skeletal System and Muscle Function*. St. Louis : Mosby Inc, 2006.
21. Levangie P, Norkin CC. *Joint Structure and Function A Comprehensive Analysis*, 4 ed. Philadelphia : F A Davis, 2005.
22. Maitland GD. *Peripheral Manipulation*, 2 ed. Boston : Butterworths, 1977.
23. Mennell JM. *Joint Pain : Diagnosis and Treatment Using Manipulative Techniques*. Boston : Little, Brown & Co, 1964.
24. Novotny JE, Beynnon BD, Nichols CE. Modeling the stability of the human glenohumeral joint during external rotation. *Journal of Biomechanics* 33 : 345-354, 2000.
25. Novotny JE, Nichols CE, Beynnon BD. Normal kinematics of the unconstrained glenohumeral joint under coupled moment loads. *Journal of Shoulder and Elbow Surgery* 7(6) : 629-639, 1998.
26. Soslowsky LJ, Flatow EL, Bigliani L. Quantification of in situ contact areas at the glenohumeral joint : a biomechanical study. *Journal of Orthopaedic Research* 10 : 524-534, 1992.
27. Oatis CA. *Kinesiology : The Mechanics & Pathomechanics of Human Movement*, 2 ed. Philadelphia : Lippincott Williams & Wilkins, 2008.
28. Fick R. *Anatomie und Mechanik der Gelenke : Teil III, Spezielle Gelenk und Muskel Mechanik*. Jena : Fisher, 1911.

第2章
力学的法則：運動力学

"十分に長いレバーとそれを置く支点があれば，私は地球を動かしてみせる．"

—*Archimedes-BC 287-BC 212*

ギリシアの数学者，物理学者，エンジニア，発明家ならびに天文学者

本章の概要

学習目標

本章では，人間の運動に関連する力の適用の力学的および物理学的原理を確認する．本章の終わりまでに，以下に示す目標を達成してほしい．

- ❑ 身体に作用する４つの力を理解する．
- ❑ てこの３つの種類と，人体におけるそれぞれのてこの例を説明できる．
- ❑ ニュートンの運動の法則を列挙して，その法則がどのように人体に適用されるか説明できる．
- ❑ 力ベクトル線図の要素を確認して，関節運動における接線方向の力とその重要性を説明することができる．
- ❑ 運動学で自由身体線図とその作用を説明できる．
- ❑ なぜ，筋力と関節反力が，身体に作用する外力よりしばしば大きいかについて説明できる．
- ❑ 直角三角形の法則を確認する．
- ❑ 力とトルクの違いを説明できる．
- ❑ ニュートンの運動法則を適用した臨床事例を提示できる．
- ❑ 重量を増加させずに，患者に作用する抵抗を増加させるために，どのように大腿四頭筋のエクササイズを変えればよいかを臨床事例として提示できる．

本　章　の　概　要

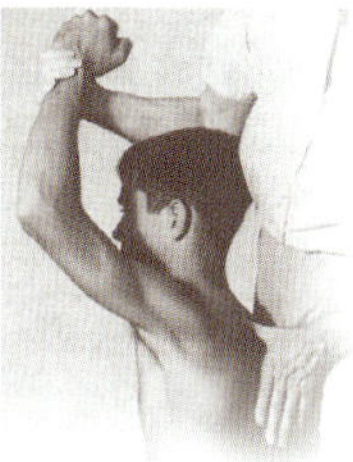

臨床事例

Williamは，2年生のときの物理学の教授の授業をもっと熱心に聞いておけばよかったのにと後悔している．現在，彼は実際楽しみながら運動学の授業を受けているが，運動学の教授が説明している物理学概念の多くを思い出せないでいる．彼は，Violet教授が説明している，どのように筋が骨をてことして，骨を動かすトルクを提供するかということを忘れていた．彼は，トルクと力の違いさえはっきりしない．Violet教授が講義を続けて，仕事をする筋に対して外力の作用点を変えることによって，筋がしなければならない仕事量を変えることができると説明したとき，Williamはとても興味をそそられた．Williamは，“それはどんな場合に起こるのか？　そして，それは物理学的にどうするのか？”不思議に思った．

はじめに

筋とその神経支配がどのように運動を起こすかについて理解するために，身体分節に外力が作用したときの筋の反応を研究する必要ある．**運動力学**は，全体としての身体か個々の身体分節の運動を，起こしたり，止めたり，修正する力を論じている．**運動学**は，第1章で学んだように，運動を起こすために作用している力を考慮せずに，全体としての身体やその身体分節の運動を論じている．この章では，第1章で学んだ運動の概念から，さらに進めて，それらの運動が様々な力によっていかに生じるかを理解する．身体の内側で作用する力と身体の外側で作用する力は，両方とも身体の運動に作用する．筋は身体を動かす力を生じさせる．我々が周囲の環境と相互作用するために，多くの因子が，筋の可動性，活動性，可変性に影響を与えて，身体が直面する要求に応じた活動を行う．幸いにも，我々が必要な運動を予測するのに役立つ運動の法則がある．本章の全体を通して，この運動の法則を学び，それがどのように運動とその結果に影響するかについて確認する．この法則がどのように，身体運動と環境要因との相互作用を決定するかを理解することが，後の章で論じられる身体分節の運動を理解する助けとなる．物理学の恐怖症の人々のための注意：この章はいくつかの基本的な物理学の事柄を含むが，それらはこの章の中で十分に説明されている．さらに，本章は必要に応じて，臨床に応用するために，いかに運動の法則が身体と関連し，いかに臨床で役立つかを述べている．

運動の決定要素

力の作用を理解するために，まず身体運動を理解する必要がある．運動とは，単に身体の位置の移動や身体分節がある位置から別の位置へ移動することである．5つの決定要素によって，身体や身体分節の運動が決定され説明される．

1）運動の種類
2）運動の場所（運動面）（location of motion）
3）運動の大きさ
4）運動の方向
5）運動の速度と加速度

以下に，これらの決定要素を簡潔に要約する．これらの原理を理解すれば，身体に作用する力をより明確に理解できるだろう．

運動の種類

第1章で述べたように，身体は固い分節からなり，それらは関節によって互いに連結されているので，身体に起こる運動には，並進運動と回転運動の２つの種類がある．**並進運動**は，線上の変位（移動）として起こる．いい換えれば，運動は直線上で起こる．例えば，あなたが鉛筆を取るために机に手を伸ばすとき，並進運動が起こる．あなたの上腕，前腕，手関節，手は，机に向かってまっすぐに運動する．並進運動が身体で起こる時はいつでも，いくつかの回旋運動が並進運動に伴って起こる．例えば，あなたが鉛筆を取るために机の向こうに手を伸ばすとき，前腕，手関節，手は直線上を移動する．しかし，肩関節は回転している．**回転運動**とは，軸の周りの固い分節の運動である．これは，角変位（angular displacement）として知られている．真の回転運動においては，軸の周りを回転する固い分節の各部が，同時に同じ角度を運動するように，軸は固定される．身体においては，運動の際に関節軸が少し動くので，真の回転運動は通常起こらない．すでにあなたが理解したように，身体運動は直線運動および回転運動の組み合わせである．歩行がその良い例である．身体はある位置から他の位置に直線上を移動するが，股関節，膝関節と足関節の回転運動がこの身体運動を達成する．

運動の場所（運動面）

身体は３次元であるので，３次元の身体運動の座標系をつくらなければならない．これらの運動の３つの次元や運動の軸は，第１章で示されている．x 軸（または，冠状軸，前額軸，内側外側軸（左から右に）と名づけられる）が水平軸であり，y 軸は垂直軸または縦軸である，そして，z 軸は矢状軸または前後方向の運動軸である．身体運動は，運動の面の中でこれらの運動軸の周りで起こる．運動の面は，それが回転する運動軸と直角をなす．

身体分節運動は，３つの運動面で起こる．各身体分節は，いくつの運動面を運動することができるかで違いがある．身体分節が運動する運動の面の数は，主に関節の形状次第である．以後の章では各身体分節を通して，運動における関節面について論じる．

運動の大きさ

力が身体をどれだけ遠くに動かしたかを**距離**という．これはまた，身体または身体分節が動かされた大きさとして知られている．それは，直線距離か回転距離で測定される．直線距離は，メートルまたはフィートで測定される．関節運動について述べるとき，回転距離は度（円の角度のように）で測定されて，**可動域**として記載される．完全な円運動は 360° である．

運動の方向

身体運動が関節軸の周りで起こるので，最初に回転運動に焦点をあてることにする．ここで運動軸を考えれば，運動の方向を理解することは容易である．運動は，正と負の成分をもっている．一般的なグラフと同様に，x 軸に沿って右に動くことが正で，左へ動くことが負である．y 軸に沿って上に動くことが正で，下方へ動くことは負である．最後に，z 軸に沿って正面（前方）に動くことが正で，後方へ動くことは負である．解剖学的立位姿勢では，x 軸（内側-外側軸）の運動は，矢状面で行われ，屈曲と伸展が起こる．z 軸（前-後軸）の運動は，前額面で行われ，外転と内転を含む．そして，回旋運動は，y 軸（上-下軸または垂直軸）の水平面で起こる．

次に，並進運動を説明する．我々は，並進運動が身体とその分節によって生じるということをすでに学んでいる．回転運動と同様に，並進運動は３つの運動軸のいずれかに沿って起こることがある．しかし，直線運動は，それが起こる運動軸の方向によって記載される．すなわち，運動が正方向か負方向に向かっているかである．例えば，並進運動が内側-外側軸（x 軸）に沿って右，前後軸（z 軸）に沿って前，垂直軸（y 軸）に沿って上に

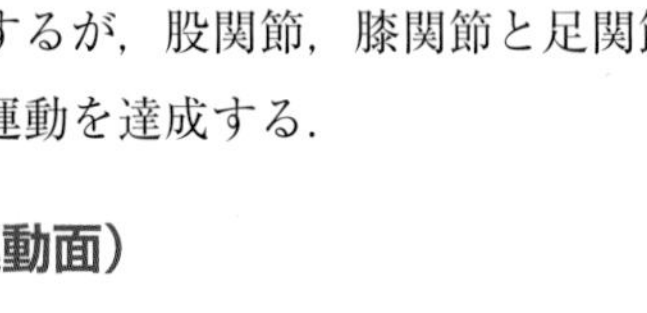

臨床的視点

運動軸の周りの運動面の概念は理解するのが難しいので，おそらく，以下に述べることを行えば，あなたの理解を助けることに役立つだろう．紙の中心に穴を開け，その中に鉛筆を置くと，運動軸（鉛筆）と運動面（紙）ができる．そして，鉛筆を３つの運動軸のうちの１つに置いて，各運動面に起こる運動を確認するために，鉛筆の周りで紙を回転させる．そこで，鉛筆の運動軸と紙が回転している運動面を確認すること．運動面は，運動軸と常に直角をなしている．各運動軸に鉛筆を置いて，それを回して，紙の動きを観察することで各運動面を確認する．

起こる場合，並進運動は正である．負方向の運動は，これらの軸の反対方向で起こる．

運動の速度と加速度

運動が起こるとき，運動の**速度**は重要な考慮点である．速度は，身体や身体分節が動く率である．並進運動において，速度は1秒間に動いたメートル（m/s）またはフィート（ft/s）で測定される，しかし，回転運動においては，1秒間に動いた角度（°/s）で測定される．**加速度**は，速度の変化率である．加速度は，正か負の数をもつ．加速度が正である場合，身体分節はより速く動く，しかし，それが負である場合，身体分節はより遅く動く．直線運動の場合，加速度は1秒間のm/sの変化（m/s^2）またはft/sの変化（ft/s^2）で測定される．回転運動の場合，加速度は1秒間のo/sの変化（o/s^2）で測定される．我々は，力の定義についてはすでに述べている．しかし，軸の周りで起こっている運動について話すとき，その力はトルクと名づけられる．したがって，トルクは単に軸の周りの円運動に作用する力だけを示す用語である．

力

運動力学では，身体に作用する力を研究する．力が作用して運動が起こる．力について述べるとき，力とその作用を説明するために，一般的に用いられるいくつかの用語がある．**変位（displacement）**は，力が作用して起こる身体または身体分節の運動である．**力**は，押すことと引くことで変位を生じさせる．力には，大きさと方向という2つの側面がある．いい換えると，作用する力は，例えば5ポンドとか，特定の大きさまたは量をもつ，また，あなたが頭上に物を持ち上げる場合，上という特定の運動方向をもつ．おそらく，押すことまたは引くことを思い浮かべる最も簡単な方法は，綱引きを想像することである（**図2-1**）．両方のチームが同じ力で綱を引っ張る場合，綱の運動は起こらない．両方の力が等しいので，釣り合いが保たれる．これが**平衡状態**である．一方のチームがより激しく引く場合，または，一方のチームの手足が滑る場合，力が均衡を失い運動はより強い力の方向に起こる．

力の種類

身体が動くときはいつでも，力に直面する．機能的な観点から，4つの主要な力が身体運動に作用する．

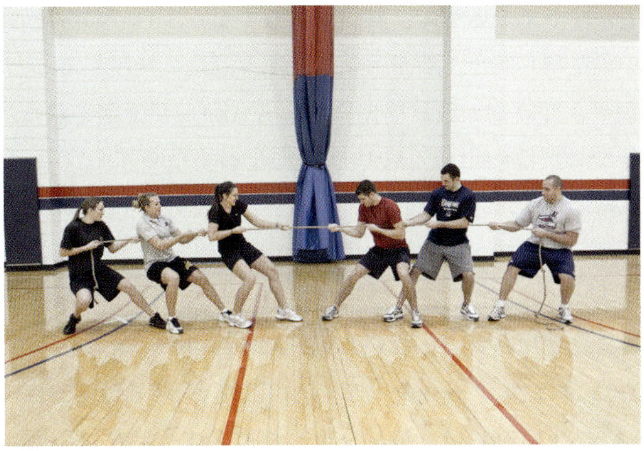

図2-1　綱引きの平衡状態の力．

- **重力**．重力は，すべての構造物が直面する最も一般的な力である．重力は，一般に物体，身体または身体分節の"重量（weight）"と呼ばれている．例えば手のダンベルまたは下肢のギプス包帯など，器具または物を身体分節に取り付ける場合，その物体は，その身体分節の重量（または重力の引く力）を増加させる．重力は身体運動における重要な要因であるので，以下に詳細に述べられる．
- **筋**．筋は，能動的な収縮か他動的な伸張によって，それらが付着する骨で力を生じる．筋力は，身体分節や全身の運動を行う．
- **外部から加えられた抵抗（荷重）**．多くの器具（devices）があり，筋が外部からの力に抗して働かなければならないものはすべてあてはまる．外部（から加えられた）抵抗（荷重）の例は，運動用の滑車，手動抵抗，ドアまたは窓の開け閉めを含む．
- **摩擦**．摩擦は，接触している2つの物体の間の運動に対する抵抗である．摩擦が適切であれば安定性を提供し，強すぎれば運動を妨害し，弱すぎれば不安定となる．

力は，質量に作用する．"質量（mass）"と"重量（weight）"はしばしば混同されるが，それらは同じ意味ではない．**質量**は物体に含まれる物質の量であるが，**重量**は物体に作用している重力の大きさである．重量は，実際のところ32 ft/sec/ secまたは32 ft/s^2（9.8 m/sec/ secまたは9.8 m/s^2）の加速度をもつ重力の引く力の大きさである．赤道の海面の高さであなたの体重を量るほうが，エベレスト山の頂上で体重を量るより，体重はより大きくなる．それは，あなたの質量が変化しなかったにもかかわらず，地球の中心から離れたときの重力の引力が小さくなるので，体重が少なくなるからである．この混乱は，誤って質量と重量を取り違えて使用することからきている．質量はキログラム（kg）で測定される，しかし，この用語（kg）は重量を示すためにしばしば使用される．米国単位系において，ほとんどの人は質量の正しい用語を知らないので，実際には，重量である“ポンド（pounds）”が，質量の単位として使われている．あまり使用されていないが，質量の適切な米国単位系の用語は**スラグ**（**slug**）である．1 スラグ（slug）は，14.59 kg に等しい．質量として使用されるとき，1 ポンドは 0.031 スラグに等しい．**ニュートン**（**N**）は，メートル法のなかでの力の用語である．9.8 ニュートンは，1 キログラム重（kgf）に等しい．メートル法と米国単位系の定義と単位換算については**表 2-1** と**表 2-2** を参照すること．

モーメントは，力が運動の支点または運動軸から離れて作用することで起こる．数学的用語で表せば，モーメント（M）は，距離（d）と力（F）の積である．すなわち M＝d×F．並進運動の力において，d は**レバーアーム**（**てこの腕**）（または力ベクトルから運動の中心）までの垂直な距離）の長さである，しかし，回転力において，レバーアームは**モーメントアーム**（**モーメントの腕**）（または力ベクトルから関節運動軸までの垂直な距離）である．このモーメントの式をみれば，運動軸から力までの距離がなぜ力の作用を決定することに重要か理解できる．例えば，10 ポンド（4.45 kg）の質量が，運動中心までの距離が 12 インチ（30 cm）の位置にある場合，10 ポンド×12 インチ（4.45 kg×30 cm）または 120 インチ - ポンド（133.5 kg-cm）のモーメント（force-arm）が起こるということがわかる．しかし，てこの腕が 6 インチ（15 cm）まで短縮する場合，モーメント（force-arm）は 60 インチ - ポンドまたは 66.75 kg-cm に減少する．さらに，回転運動にこの式を適用すると，モーメントアームの長さがいかに力に影響するかがいっそう明確になる．例えば，**図 2-2** のように，25 ポンド（11.36 kg）の重さがある下肢の足関節に 5 ポンド（2.27 kg）の重量を載せることを想像する．足関節（重量 5 ポンドが取り付けられている）から股関節（運動軸）までの距離は，3.5 フィート（1.067 m）である．したがって，下肢と足

表 2-1　換算因子（CONVERSION FACTORS）

質量	
1 スラグ（sg）	＝14.59 キログラム（kg）
1 グラム（gm）	＝0.001 キログラム（kg）
力	
1 ポンド（lb）	＝4.448 ニュートン（N）
1 ニュートン（N）	＝0.225 ポンド（lb）
1 ダイン	＝0.00001 ニュートン（N）
1 ポンド（lb）	＝0.45 キログラム（kg）*
1 キログラム（kg）*	＝2.2 ポンド（lb）
距離	
1 フィート（ft）	＝0.3048 メートル（m）
1 インチ（in）	＝2.54 センチメートル（cm）
1 センチメートル（cm）	＝0.01 メートル（m）
トルク（モーメント（bending moment））	
1 フィート-ポンド（ft-lb）	＝1.356 ニュートン-メートル（N-m）
1 ダイン-センチメートル（dyne-cm）	＝0.0000001 ニュートン-メーター（N-m）

* キログラムは質量の単位である，しかし，それは正しい単位（ニュートン）の代わりに力の単位として一般的に用いられる．

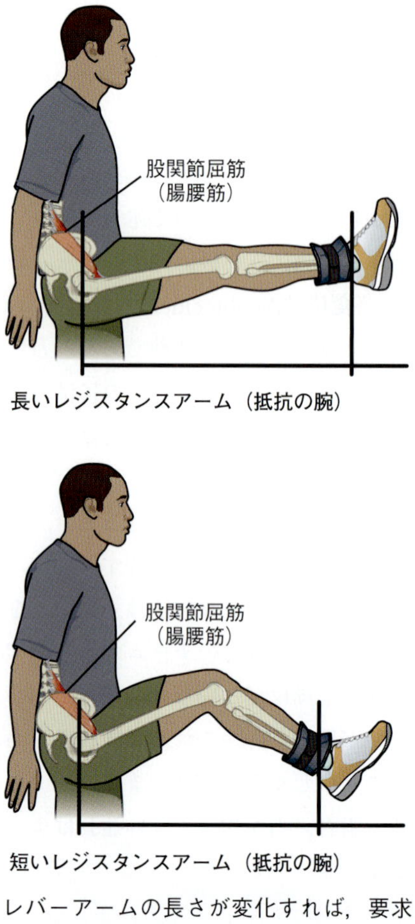

図 2-2　レバーアームの長さが変化すれば，要求される力が変化する．膝関節を屈曲すると，下肢を持ち上げる筋に対して，下肢を下に引いている力のレバーアームの長さが減少するので，下肢と重りを持ち上げるのに，筋はそれほど働く必要はない．

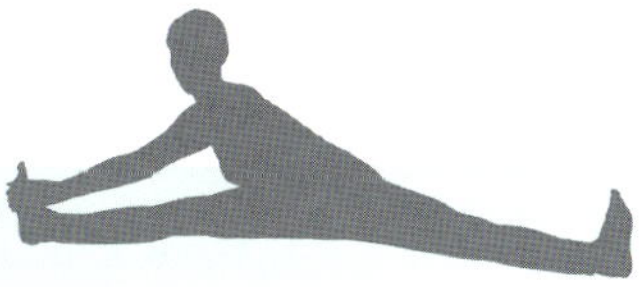

臨床的視点

臨床において，患者に外部の抵抗（例えばカフの重量）に打ち勝つ十分な筋力がない場合，外部の抵抗を減らす簡単な方法は，カフの重量のモーメントアームを短くすることである．より簡単な他の方法は，重量を減らして，四肢の上に取り付ける重りの位置を，患者が外部の抵抗に打ち勝てる範囲で，より遠位にすることである．例えば，利用できる最も小さいカフの重量が 5 ポンド（2.3 kg）である場合，その外部の抵抗は四肢の上でカフの位置を変えることによって容易に調整することができる．

関節の重りの重量を上げるために股関節屈筋が要求されるモーメントの合計は，3.5 フィート ×（5 ポンド + 25 ポンド）または 1.067 m ×（2.27 kg + 11.36 kg）である．重りをつけて下肢を上げるために，股関節屈筋は，105 フィート-ポンドまたは 14.52 m-kg のモーメントを生じさせなければならない．しかし，膝関節が屈曲して重りから股関節までの距離が 3 フィート（0.91 m）になった場合，股関節屈筋の必要なモーメントは 90 フィート-ポンドまたは 12.39 m-kg である．

力は，その大きさと方向の変化の割合または加速度の組合せとして表される．力の数式をよく調べると，それはより多くの意味をもっていることがわかる．力の数式は F = m × a である．F が生成される力の合計であり，m は物体の質量である．そして，a は物体の加速度である．力は，英国単位系（時々，米国単位系と呼ばれる）かメートル単位系で表される．また，メートル法が大部分の科学者と専門誌が使用する単位系であるので，メートル単位系は国際単位系（SI）と呼ばれる．SI 単位系がグラム，キログラム，メートルとセンチメートルを使用するのに対して，米国単位系はオンス，ポンド，フィートとインチを使用する．力の理解をより容易にするために，両方の単位系を本書に示す．我々は，力の数式より，力が 2 つの成分である質量と加速度で表されるということを知っている．国際単位系において，質量がニュートン（N）として表される．そして，米単位系において，質量はポンド（lb または #）である．1 ポンド = 4.448 ニュートン．力が質量と加速度の組合せであるので，それぞれ，力は SI 単位系では，ニュートン-メートル/s^2（N-m/s^2），または米国単位系では，フィート-ポンド/s^2（ft-lb/s^2）である．

ニュートンの運動の法則

Sir Isaac Newton（1643-1727）は，すべての運動を支配する法則を発見して，明確に説明した数学者であった．彼は，力が物体に作用したとき，その質量の運動が予測できると述べた．我々が現在も使い続けている運動を支配している 3 つの基本法則は，慣性，加速度と作用-反作用である．

ニュートンの第 1 の運動の法則：慣性

ニュートンの運動の第 1 の法則は，**物体が静止している場合，外力が物体に作用するまで，物体は静止し続ける．そして，物体が等速運動している場合，外力が物体に作用するまで，物体は等速運動を続ける**と述べている[1]．慣性は，運動または平衡状態の変化に抵抗する物体の性質と定義される．したがって，この第 1 の法則は慣性の法則である，そして，しばしば平衡の法則と呼ばれる．それは奇妙なことに思えるが，この 2 つは基本的に同じことである．この運動の法則の 1 つの名称（平衡の法則）は，この法則によって起こることから名づけられている．そして，もう 1 つの名称（慣性の法則）は，この法則に打ち勝つための見地から名づけられている．最初に，平衡の観点から考える前に，慣性の観点からこの法則を考えてみる．物理学によれば，慣性とは，物体が静止しているか等速運動しているかにかかわらず，物体が現在の状態の変化に抵抗することである．例えば，机の一方から他方まで書類棚を動かしたい場合，書類棚を動かすまでのほうが，動いた後よりも大きな力が必要である．それが慣性である．慣性とは，物体の（この場合は書類棚の）位置の変化を引き起こすために打ち勝たなければならないものである．

平衡の法則としてニュートンの運動の第 1 の法則を捉

える人は，法則の条件を満たすために何が妨げられなければならないかと考える．物体が静止しているとき，それは静的平衡状態にある．すなわち物体に作用する力がすべて等しければ，運動は起こらない．例えば，車道に駐車している重量が1,500ポンド（675 kg）ある車は，重力が1,500ポンドで下に引いているが，車道が1,500ポンドで上に押し上げているので，静的平衡状態にある．また，物体が等速運動しているとき，それは同じ速度で動いているので，動的平衡状態にある．例えば，自動車のクルーズ・コントロールが毎時50マイル（mph，毎時約80 km）でセットされる場合，車は一定の速度（等速運動）で道路を移動する．静的平衡状態か動的平衡状態であっても加速は起こらないので，この場合，自動車の加速度はゼロである．しかし，力が静的平衡状態や動的平衡状態にある車に作用する場合，平衡状態はもはや存在しない，そして，物体の加速度はもはやゼロではない．例えば，毎時50マイル（毎時約80 km）で走行中の車が，急に後ろの毎時70マイル（毎時約113 km）で走行している車から衝突される場合，外力が前の車の等速運動に作用して加速度を起こすので，前の車は衝突後に毎時50マイル（毎時約80 km）より速く走行している．もう1つの例をあげる．屋内スケートリンクに置かれているアイスホッケー用円盤は，氷を押す円盤の重さまたは力を，氷が等しい力で上に押し上げて釣り合いをとっているので，静的平衡状態にある．円盤に外力が加えられたら（加速されたら），外力は力が作用した方向に円盤を加速する．いったん円盤が動いたら，他の力が作用するまで，円盤は再び平衡状態（動的平衡状態）になり，一定方向に，等速運動する．この外力は，円盤の速度を減速する氷と円盤との間の摩擦や，円盤の進行方向と速度を変えるアイスホッケー用のスティックまたは壁との衝突を含む．

ニュートンの運動の第1の法則は，次のように最も単純に説明できる．力は，運動の開始と，運動の方向または速度の変化，そして運動の停止に必要である．数学的用語において，運動の第1の法則は以下のように示される．

$$\Sigma \mathrm{F} = 0$$

この式において，Fは力であり，Σ（シグマ）はすべての力の合計である．物体が平衡状態にあれば，力の合計はゼロに等しい．いくつかの力が物体に作用することがあるが，氷の上にあるこの円盤の例では，わずかに2つの力が作用する．1つの力は氷の上の円盤の下方への力または重量と，もう1つの力はそれと等しい上方への力である．もし2つの力が等しくないならば，$\Sigma \mathrm{F} \neq 0$であり，その場合物体は加速するか，減速する．

人が車椅子や，ストレッチャー，または自動車に乗っているとき，この乗り物が急に停止したとき，この法則の並進作用は悲惨な結果を招く．もし人が乗り物に固定されていない場合（例えばシートベルトで），物体は，別の力によって止められるまで前方へ進み続ける（もし物体が等速運動である場合，外力が作用するまで，物体は動き続ける）．自動車と同じく，車椅子とストレッチャーの急停止に起因する損傷を防止するために，シートベルトまたは制動ストラップが薦められる．後方からの車の追突によって，支持されていない頭部が静止している間に，自動車のシートと人の身体が1つの構成単位として前方へ押し出されるので，頸部のむち打ち損傷が起こる．頸部への暴力的なストレッチは，急速に“むち打ち”のような力を頭頸部に発生して，最初に屈曲に，そして伸展に動かす．その結果として頭頸部の前方と後方の両側に損傷が生じる．

ニュートンの運動の第2の法則：加速度

同じ力が，質量の異なる物体に作用したら，その物体は異なった運動を起こす．ニュートンの運動の第2の法則によれば，**物体の加速度（a）は，物体に作用している力の合計（F）の大きさに比例して，物体の質量（m）**

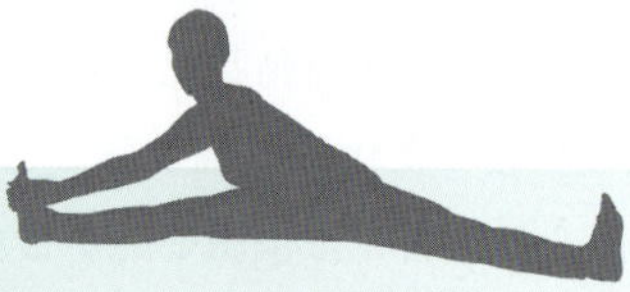

臨床的視点

股関節屈筋の筋力がグレード3/5である患者が，下肢の膝関節を伸展させたままで下肢を上げようとして（straight leg raise）失敗するとき，運動の第1の法則を臨床で応用することができる．臨床家がこの運動の開始を助けると，患者は運動を完全に行うことができるだろう．この場合，まず臨床家が患者の下肢の慣性に打ち勝てば，それから患者は助けなしで下肢を上げることが可能であることを示している．

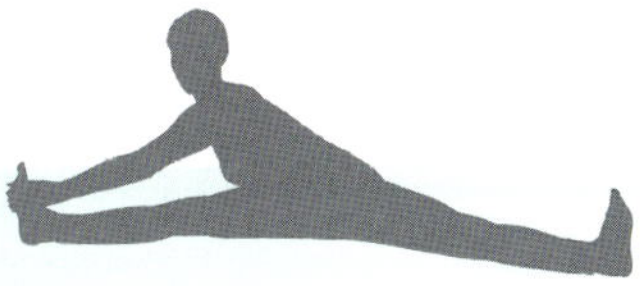

臨床的視点

慣性の法則の臨床への応用は，身体分節の質量の変化で考えることができる．例えば，下肢にギプス包帯を巻いたことで下肢の質量が増加した場合，歩行における下肢の遊脚の開始と停止でより大きな筋力が要求される．筋の弱化（十分な筋力を生じることができない）を有する患者にとって，重要な考慮点の1つは，器具（例えばスプリントと装着器材）の質量をできるだけ軽くすることによって，器具を動かしたり制御するのに必要な筋力を減らすことである．

と逆比例する．方程式として，それは以下のように示される．

$$a \propto \frac{F}{m}$$

より簡単にいえば，より大きな力は，より大きい質量を動かす（または，より大きい質量の運動を止める）．ここでは，ニュートンの運動の第1の法則で使用した例をさらに発展させる．運動の第2の法則によれば，より大きな質量（より大きい物体）は，それが静止していればそれを動かすために，またそれが動いていればそれを止めるために，より多くの力が必要である．今，あなたは，2つ引き出しのある書類棚（file cabinet）と4つ引き出しのある書類棚を持っている．床の向こうに，2つ引き出しのある書類棚を動かすことは，4つ引き出しのある書類棚を動かすより非常に容易である．ニュートンの運動の第2の法則によれば，書類棚の加速度を引き起こすために，より大きい4つ引き出しのある書類棚を動かすには，より小さい2つ引き出しのある書類棚を動かすより多くの力が必要である．

この法則は，臨床に関係している．例えば，あなたは腓腹筋の筋力テスト5/5を有する2例の患者を受けもっているとしよう．まず，1人目の患者は体重が250ポンド（112.5 kg）あるフットボール選手である．そして，2人目の患者は体重が100ポンド（45 kg）あるダンサーである．しかし，彼らの筋力の強さが両方とも正常であるにもかかわらず，あなたは彼らの各々が踵挙げエクササイズで重量250ポンド（90 kg）を持ち上げると予想するべきではないだろう．

運動のニュートンの第3の法則：作用-反作用

ニュートンの運動の第3の法則によれば，**すべての作用する力は同じ大きさで逆方向の反作用の力をもつ**．これは，第1の物体が第2の物体に力を作用させるときはいつでも，第2の物体は，第1の物体が作用させた力と同じ大きさで正確に反対方向の等しい力を生成するということを意味する．すなわち第1の物体または対象物が作用する力を生成し，そして，第2の物体または対象物は反作用の力を生成する．この法則を理解する最も簡単な方法は，以下のような例を示すことである．あなたがノートを手で持つ場合，ノートに作用している2つの等しい力がある．すなわちノートを重力が地面の方へ引っ張っているが，あなたの上肢の筋はノートを望む位置に保つ．本は床に落下せず，ノートの位置も変わらないことから，ノートに作用している力は等しい．もう1つの例をあげる．2人のフットボールの前衛の選手同士が互いに押し合っていずれも動かない場合，彼らは，すべての作用する力は同じ大きさで逆方向の反作用の力をもつという法則に従っている．選手Aは選手Bの方へ力を作用させ，そして，選手Bは選手Aの方へ等しい反作用の力を返す．選手の1人がもう1人の選手に押し勝つまで，彼らはニュートンの運動の第3法則に従っている．もう1つの例は，より大きい質量と小さい質量がどのように相互に作用するかについて示す．バスケットボール選手が反動で跳び上がるとき，彼は地面を押し，地面は逆に彼を押し返す．地球の質量は，バスケットボール選手の質量より非常に大きいので，地球が選手を押し返すにつれて，選手が空中に飛び上がる．しかし，選手は地球と比較してとても小さいので，選手の質量は地球の運動に影響を及ぼさない．

力のベクトルとその考慮点

物体に作用する力や物体から作用する力は，大きさと方向という2つの特徴（dimensions）をもつので，力の

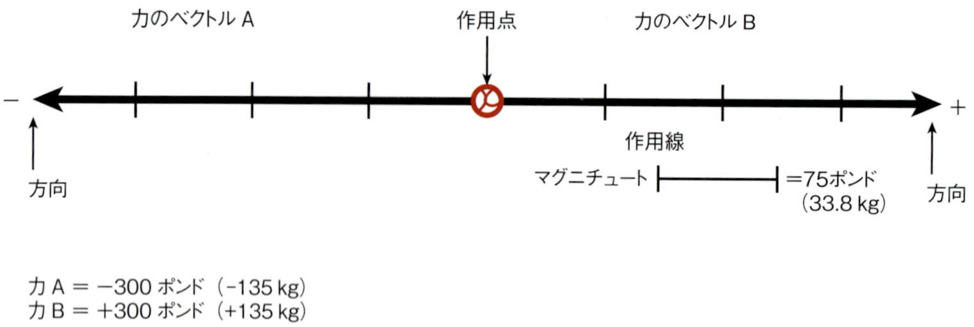

図 2-3　力は，大きさと方向をもつ．綱引きを表すこの図式は，合力が各個人が提供する力の大きさと方向（または綱を引く力の合計）の結果として起こることを示している．両方向での力の大きさが等しい限り，運動は起こらない．

表 2-2　重さと測定単位を表すために一般的に用いられる方式

方式	質量	力	距離	トルク	時間
BE/US	スラグ	ポンド	フィート	ポンド-フィート	秒
SI	キログラム	ニュートン	メートル	ニュートン-メートル	秒
cgs	グラム	ダイン	センチメートル	ダイン-センチメートル	秒

BE/US＝英国単位系/米国単位系（フィート，ポンド，秒），SI＝国際単位系，cgs＝センチメートル，グラム，秒

ベクトルである．大きさだけまたは1つの特徴だけをもつ量は，スカラー量である（例えば2台の車，5マイルまたは第7椎体）．上述したように，力のベクトルは，モーメントとして表される．力のベクトルは，図式で，そして，数学的に表されることができる（**図 2-3**）．図式では，力のベクトルは矢で表される．矢の始まりは，物体上の力の作用点を表す．矢じりは，力の方向を示す．軸は力の作用線である，そして，その長さは力の大きさを表している．この力系（force system）は，直交座標系（rectangular coordinate system）の上に配置されていて，空間上にあり，力の方向が上または右で，正の（＋）記号が付き，下または左で，負の（−）記号が付く．力の大きさは，ポンド，ニュートン（N）またはダインで表される（**表 2-2**）．

力ベクトル線図

複数の力のベクトルが身体または身体分節に作用するとき，力のベクトルを合成することができる．これらのベクトルの合成は結果的に新しいベクトルをつくるので，**合成ベクトル**（**resultant vector**）と呼ばれる．2つ以上の力を加えるか，減らすことによって，それらの力の合成は，1つの合力をつくる．合力は，すべての力が同時に作用するとき，結果として合成される単一の力である．もし2つ以上の力が直線上または並行している直線上に沿って作用する場合，力は1つの合力をつくる．このような複数の力の大きさと方向を簡単により視覚的にわかりやすくするために，**力の合成**の方法が用いられる．**図 2-4A** を参照して，ベクトル A とベクトル B を確認すること．この2つのベクトルを合成する場合，**図 2-4B** で示すように，第2のベクトルの尾部を第1のベクトルの頭部に付けて置き，合成ベクトルを作製する．

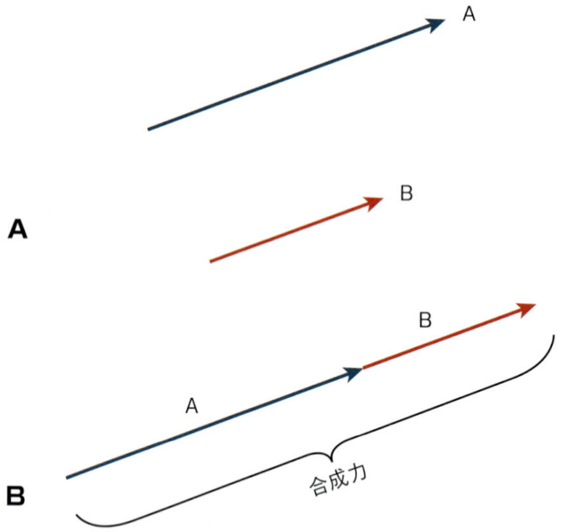

図 2-4　力のベクトルが同じ方向にあるとき，2つの力のベクトルは付け加えられる．綱引きと同様に，力が同じ方向で起こるとき，それらの大きさは合計される．

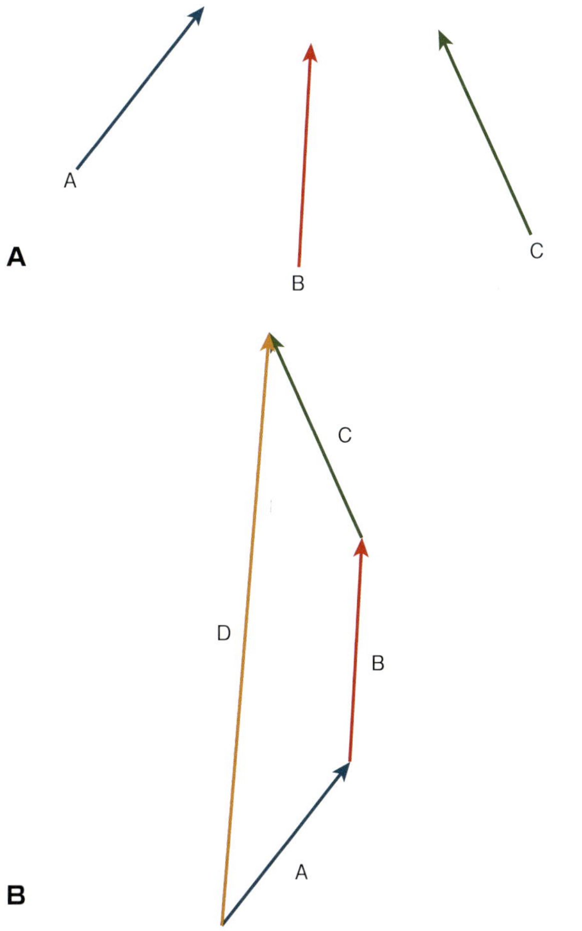

図 2-5　すべての力のベクトルが合計されるまで，1 つの力のベクトルの尾部（または，開始点）はもう 1 つの力のベクトルの頭部（または，力のベクトルの大きさと方向の終点）に付け加えられる．

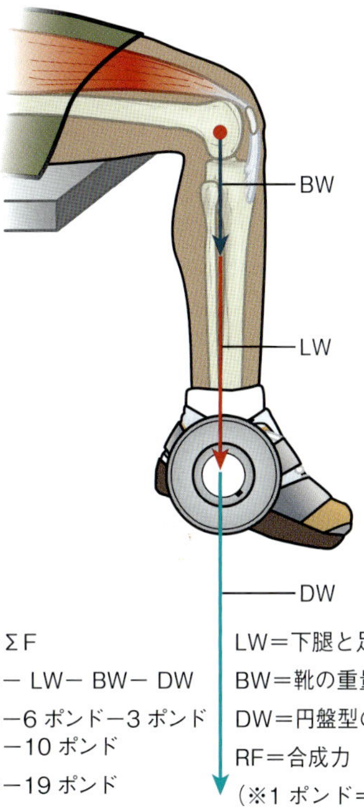

RF＝ΣF
RF＝－ LW－ BW－ DW
RF＝－6 ポンド－3 ポンド －10 ポンド
RF＝－19 ポンド

LW＝下腿と足の重量＝6 ポンド
BW＝靴の重量＝3 ポンド
DW＝円盤型の重りの重量＝10 ポンド
RF＝合成力
（※1 ポンド＝0.45 kg）

図 2-6　被検者が足関節に重りをつけて座っているときの膝関節に作用している力．合成力の代数的構成が示されている（負の記号は，力が下を向いていることを示す）．

この例では，2 つのベクトルが同じ方向に向かっているので，それらの力と大きさが加算された合成ベクトルが作製される．その合成ベクトルは，同じ方向で，しかし，より大きい力の大きさをもつ．**図 2-5A** を参照して，3 つのベクトルを確認すること．今回は，ベクトルは同じ方向を向いていない．しかし，**図 2-5B** に示されているように，それらは，合成することができる．合成ベクトルは第 1 のベクトルの尾部と第 3 の最後のベクトルの頭部の間の線で表される．

力の合成

いくつかの力が，しばしば同時に身体に作用することがある．臨床場面でこれまでの概念を身体に適用する場合，力の合成はより意味があることになる．ここで，**図 2-6** に示すように，いくつかの力が下肢に作用している場合を考える．この図において，下肢にかかる力は下肢の重量，靴の重量，そして靴に付ける重りの重量を含む．これらの 3 つの力すべてが同じ方向にあるので，3

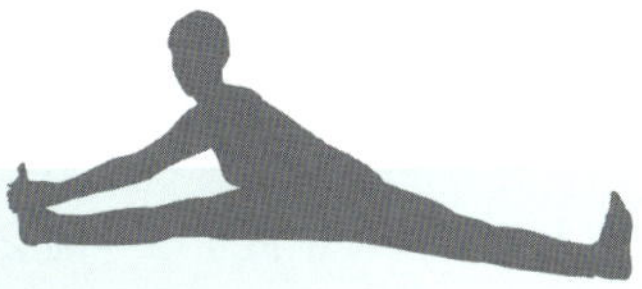

臨床的視点

力が反対方向で作用するとき，合成力を直線上で求めることができる．**図 2-7** の臨床例において，患者が頸椎牽引を受けている場合を考える．この例の牽引力は 25 ポンド（111 N, 11.3 kg）である．しかし, 頭頸部の重量（10 ポンド〔4.5 kg〕）は，実際に作用する牽引力を減らす．この場合，頸椎の有効な上方への牽引力は，実際は 15 ポンド（67 N，6.8 kg）である．頭部の重量が約 10 ポンド（4.5 kg）であるので，それより少ない牽引重量は有効な頸椎牽引を生じるために有効な釣り合った重量を提供しない．

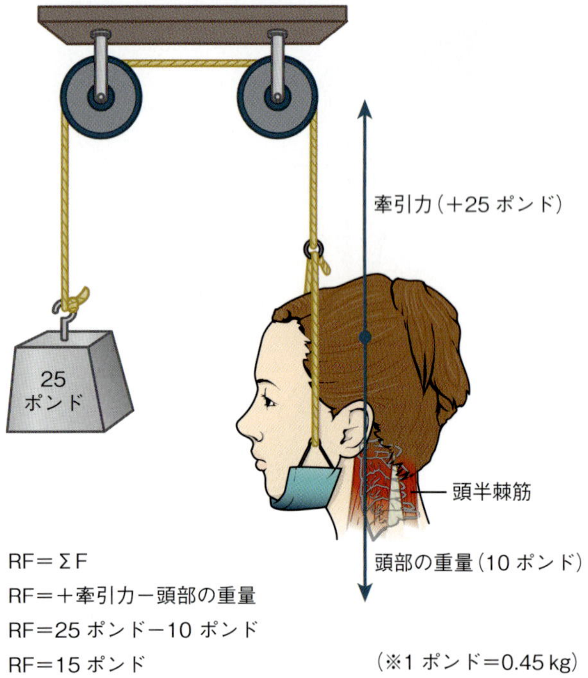

図 2-7　力の向きが反対の場合の合成された力のベクトル．牽引が上方への力を生じるのに対して，頭部の重量は下方への力を生じる．牽引力から 10 ポンド（4.5 kg）の頭部の重量を除くので，頸椎に作用した実際の牽引力は 15 ポンド（6.8 kg）である．

つの力を合計して縮尺したベクトルを**図 2-6** に描くことができる．または，個々の力を合計して全体の力を求めることができる（RF＝ΣF）．どちらの方法でも合力は同じである．膝関節は，これらの力で引かれても動いていないので，合力が，適切な位置に関節を支持している関節の靱帯，筋膜と関節包の力に等しく，方向が反対であることがわかる．これらの軟部組織はこれらを牽引する力と等しい力を生じさせることができない場合，関節は脱臼する．身体分節が安定していて運動が起こらないとき，力は釣り合っていて平衡状態にある．このような場合には，力の合計はゼロである（正の力は，負の力に等しい）．

てこ

筋は，身体のてこの運動を起こす力を生じる．**てこ**は，軸または支点の周りを回転する固い棒からなる単純な器械である．生体力学において，てこの原理は，身体で回転運動を起こす力のより複雑な仕組みを目に見える形にして（視覚化して），理解を助ける．また，てこに関係する身体分節を減らすことで，患者の治療におけるてこの原理の適用の基礎を理解するのを助ける．

力学的なてこの３つの要素は，軸（A）と，てこを動かす（または，てこを保持する）荷重力（R）と，力（F）の２つの力を含む．軸から荷重力の作用線までの直角をなす距離（垂直距離）は，**レジスタンスアーム**（**resistance arm　荷重〔抵抗〕の腕**）である．軸からてこを動かす力までの直角をなす距離（垂直距離）は，**フォースアーム**（**force arm　力の腕**）である．身体のてこの仕組みは，てことしての身体分節と軸としての関節からできている．身体分節に作用する力は，荷重力としての外力とてこを動かす力としての筋力（または内力）を含む．てこの種類は，軸と，レジスタンスアームと，フォースアームの互いの相対的な位置によって定義される．**図 2-8** は，それぞれのてこの種類の一般的な例と身体内部の例について図示している．

第１のてこ

第１のてこ（例えばシーソーまたは天秤〔**図 2-8A, B**）〕は，フォースアームとレジスタンスアームの相対的長さに応じて，力やてこの端の移動距離が得られる．第１のてこの両側の２つの力が等しい場合，より長いアーム（力が加わる点から軸までの距離）を持つ力のほうが有利である．第１のてこの一般的な例は，シーソーでみることができる．体重が異なる２人が釣り合いをとるためには，体重が重いほうの人がレバーアームを短くするために軸により近づく必要がある（**図 2-8B**）．身体の第１のてこの例は，環椎後頭関節（軸）でみることができる．この関節において，頭部の重量（荷重力）は頭部の伸筋の力と釣り合っている（**図 2-8C**）．てこの両側で，てこの有利性（advantage）がある側は，より大きい力とより長いアームレバーを持つ側である．てこの両側とも等しいアームレバーと力である場合，このてこは平衡状態にある．

第２のてこ

第２のてこは，荷重（抵抗）力のレバーアームが力のレバーアームより常に短いように，荷重（抵抗）力の作用点が力点と軸の間に位置する（**図 2-8D**）．したがって，第２のてこは，より大きい重量がより小さい力によって支持されるか，動かされることができるように，力の優位性を提供する．手押し車（**図 2-8E**）は，第２のてこの例である．手押し車の設計において，前方はより深く，後方はより浅くなっている．それは，最も重い荷重（容器の前方の積荷場所）がハンドルから最も遠く

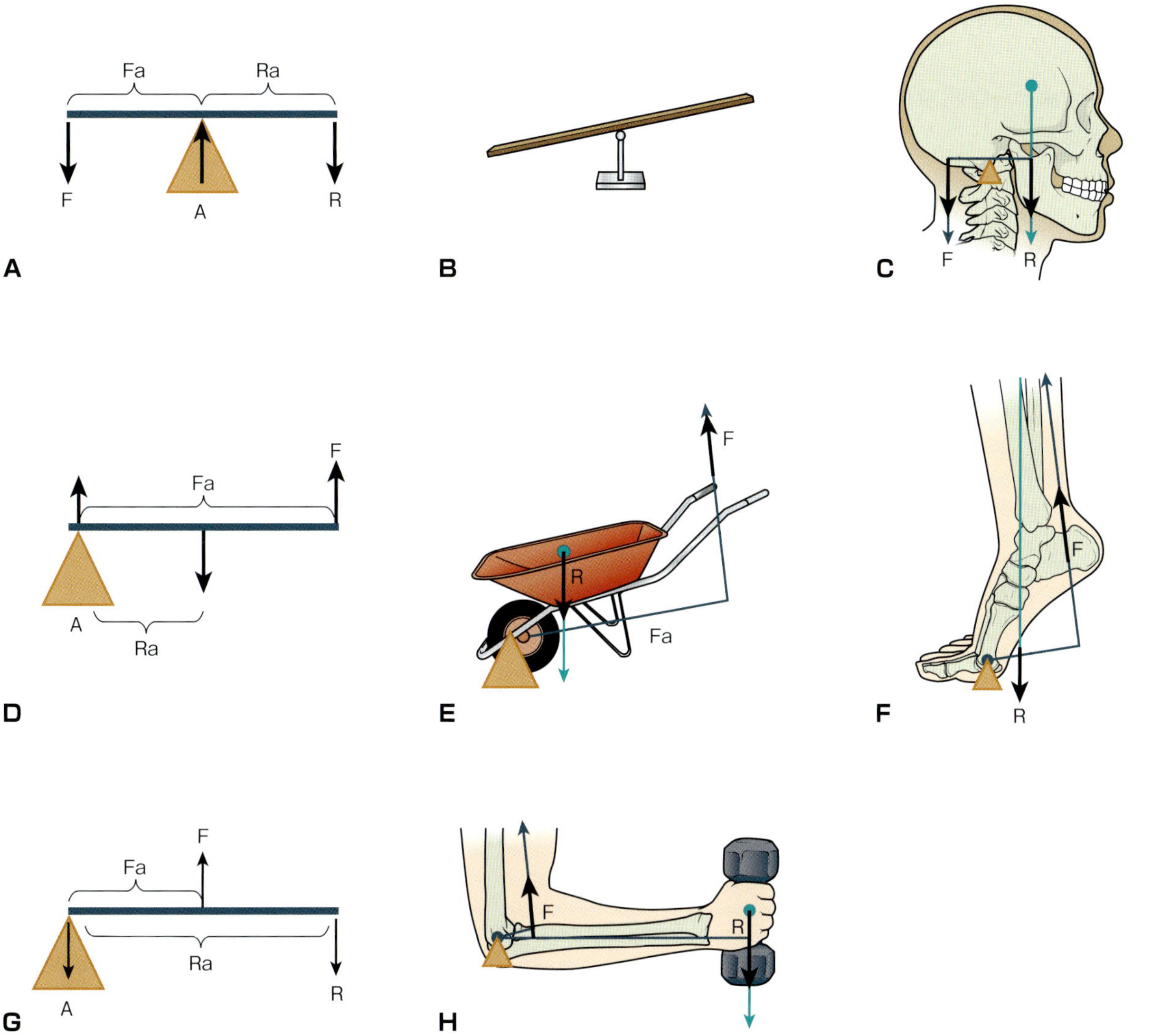

図 2-8　てこの種類が，一般的な活動や道具類，身体内部の例で図示されている．A-C＝第 1 のてこ，D-F＝第 2 のてこ，G-H＝第 3 のてこ，F＝力，Fa＝フォースアーム，R＝荷重（抵抗）（レジスタンス），Ra＝レジスタンスアーム．

なり，運動軸（車輪）に最も近くなるようにして運ぶためである．したがって，荷重が非常に重いときでも，手押し車を動かしている人は力学的有利性（mechanical advantage）をもっている．身体の第 2 のてこの例は，つま先立ちをしている人でみられる（**図 2-8F**）．しかし残念なことに，第 2 のてこは身体の内部にはあまりみられないが，まれに，第 2 のてこによって荷重力に勝る力学的利点をもつ．

第 3 のてこ

第 3 のてこは，荷重と軸の間に位置する力点をもっている（**図 2-8G**）．第 3 のてこは，人体で最も一般的にみられる．第 3 のてこにおいて，レジスタンスアームはフォースアームより常に長いので，力学的な利点は荷重力にある．このてこの配置は，遠位分節を速く動かし，少ない重量を長距離動かすように設計されている．したがって，身体の筋（例えば上腕筋）のわずかな収縮が，関節（例えば肘関節）の先端（例えば手）の大きな円弧を描く運動を起こす．この種類のてこは，四肢の大部分の**開放運動連鎖**（open-chain motion）で起こる．開放運動連鎖は，四肢の遠位部分が自由に動き，その関節の運動が他の関節の運動に影響しない非荷重の活動で起こる．開放運動連鎖の例を以下に述べる．

- 身体側面から上肢を挙上するために肩甲上腕関節に作用している三角筋．
- ボールの周りで指骨間関節を屈曲している深指屈筋．

- 手を振るときの手関節を伸展させている橈側手根伸筋．
- 足を床から持ち上げるために足関節を背屈している前脛骨筋．
- 口にカップを運ぶために肘関節を屈曲している上腕二頭筋と上腕筋．

これらの筋はすべて，より少ない筋の運動でより大きな可動域を生じている（**図 2-8G**）．

これら３つのてこは，移動距離が得られる場合は力を失い，反対に，力を得られる場合は移動距離が失われることを示している．すなわち，てこは力か移動距離を得する．第１のてこ，第２のてこ，第３のてこの分類は，単に各々の軸と荷重点と力点の相対的な位置関係によって決まるだけである．軸が荷重点と力点の間にある場合は，第１のてこである．すなわち荷重点が軸と力点の間にある場合は，第２のてこである．そして，力点が軸と荷重点の間にある場合は，第３のてこである．

力学的有利性

てこの力学的有利性（MA）は，フォースアームの長さとレジスタンスアームの長さの比である．したがって，数式は以下の通りである．

$$\mathrm{MA} = \frac{\text{フォースアーム長}}{\text{レジスタンスアーム長}}$$

フォースアームとレジスタンスアームの長さが等しいてこの比は１である．レジスタンスアームより長いフォースアームをもつてこの比は１より大きい．そして，フォースアームより長いレジスタンスアームをもつてこの比は１より小さい．比の値がより大きいほど，力学的有利性はより大きい．フォースアーム長の増加，またはレジスタンスアーム長の減少は，より大きな力学的有利性となる．力学的有利性がアームの長さだけに関係があることを考慮に入れる．つまり，作用している力の大きさに関係なく，より長いアーム長はより容易に課題を行うことができる．例えば，力Ａが荷重Ｂより短いアーム長をもつ場合，荷重Ｂの力の大きさに関係なく，力Ａは荷重Ｂに対してより大きな力を作用させる必要がある．一方では，力Ａがより長いアーム長をもつ場合，それは荷重Ｂより少ない力を作用させればよい．明確に理解するために，以下の例で数値を入れて考えてみる．力Ａのアーム長が１フィート（0.3048 m）で，荷重Ｂのアーム長が２フィート（0.6096 m）である場合，力Ａが 10 ポンド（4.5 kg）または 30 ポンド（13.5 kg）のとき，荷重Ｂは力Ａと等しい力を出す必要はない．力Ａのモーメントが 10 ポンド×1 フィートで，10 ポンド-フィートであるが，しかし，荷重Ｂが，力Ａと同等のモーメントを生成するには，わずか５ポンド（2.3 kg）の重量でよい（5 ポンド×2 フィート＝10 ポンド-フィート）．力Ａが 30 ポンド（13.5 kg）である場合，そのモーメントは 30 ポンド-フィートである（30 ポンド×1 フィート）．しかし，力Ａに等しいモーメントの生成ために，荷重Ｂは 15 ポンド（6.8 kg）必要なだけである（モーメントは 15 ポンド×2 フィート）．

第１のてこにおいて，２つの力が大きさにおいて等しいと仮定すると，力学的有利性はより長いてこのアームをもっている力の方にある．第２のてこにおいて，フォースアームがレジスタンスアームより長いので，力は荷重力より大きな力学的有利性を常にもつ．しかし，第３のてこにおいては，逆の結果となる．つまり，レジスタンスアームがフォースアームより長いので，荷重力は力より大きな力学的有利性を常にもつ．身体分節に対する臨床適用において，筋のフォースアームが身体分節のレジスタンスアームより短いときはいつでも，筋は身体分節を動かすために，より多くの力を及ぼさなければならない．反対に，筋のフォースアームが身体分節のレジスタンスアームより長いとき，筋は身体分節を動かすために，多くの力を及ぼす必要はない．すでに言及されているように，身体の大部分の筋は第３のてことして作用する．これは，筋が通常，身体分節を動かすために，四肢の重量より多くの力を出す必要があることを意味する．

静的平衡状態

基本的なニュートンの方程式，$F = ma$ において，F は身体または身体分節に作用しているすべての力の合計を示す．身体または身体分節が動いていないとき，それは静的平衡状態にある．そして加速度はゼロである（$\Sigma F = 0$）．力は２つの特性をもつので，力の大きさと方向を考慮しなければならないことを思い出してほしい．時計回りの力が正であり，反時計回りの力が負であると仮定すると，関節は円運動を行うので，力の方向を知ることができる．**図 2-8** の３つのてこにおける力の静的平衡状態の数式は，以下のように示すことができる（方向を示すために正および負の記号を使用する）．

静的平衡状態：　$\Sigma F = 0$

第１のてこ：　　　　　ΣF＝－F＋R＝0

第２のてこ：　　　　　ΣF＝－F＋R＝0

第３のてこ：　　　　　ΣF＝－F＋R＝0

（詳細は**図 2-8** を参照）

このように，これらの力のうちの２つがわかっている場合，不明な第３の力を計算することができる．

通常，臨床で使用する力は，身体分節がその可動範囲で動くにつれて動的に連続して変化するので，その力を計算するのが非常に難しい．したがって，静的平衡状態は，通常，定められた関節の位置で身体に作用する力を測定するために用いられる．この章では，2，３の数式を示して，それらがいかに臨床的に起こる力を理解することに役立つかを説明する．これらの力は，日々の患者の治療によく使われるので重要である．例えば，一側下肢で立ったとき，その立脚側の足関節にかかる力は，全体重より大きい．これは，身体の重心線が足関節ではなく，わずかに外側踝の前を通過するからである．したがって，脛骨を後方に引く腓腹筋-ヒラメ筋の収縮力によって人が前方へ倒れることを防いでいる．**図 2-9** でわかるように，重力の下方へ力と筋の収縮力の合成された力は，足関節への圧縮力を提供する．筋が収縮して，その結果，関節にかかる力の合計が体重以上であるとき，特に計算をしなくても，筋が関節の圧縮力を生成することは十分理解できる．

トルク

すでに述べたように，トルクは軸の周りで作用する力である．したがって，トルクは関節運動を起こす．力に対する数式と同様に，トルク（τ）またはモーメント（力が軸の周りで作用する場合）は，力×力の作用線から運動軸までの直角をなす距離（d）である．また，対象が現在動いていない場合は，その運動の潜在的な可能性を示す．

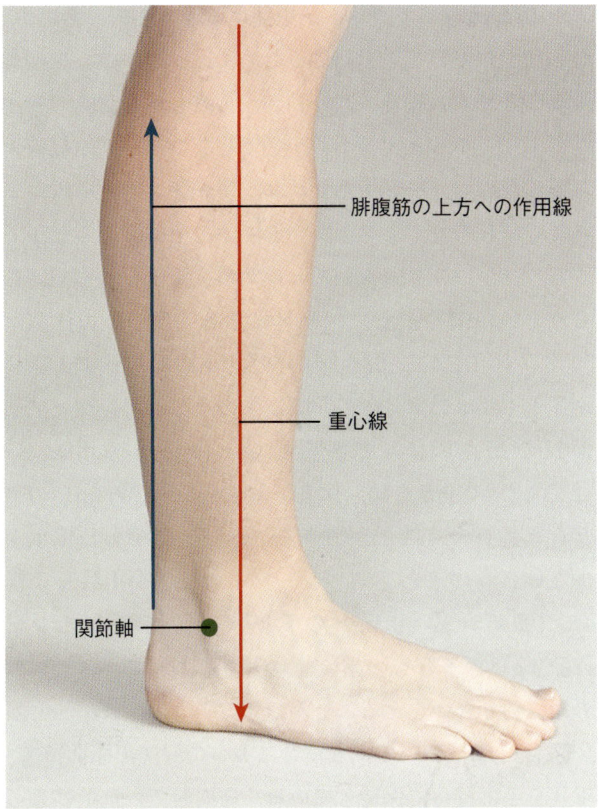

図 2-9　筋が収縮すると，関節に作用する力が追加される．立位になると，下腿後面筋が収縮して身体を直立に保持し，足関節（距腿関節）の関節圧縮力を増加させる．

$$\tau = F \cdot d.$$

身体分節は関節の周りで動き，関節がその運動の軸であるので，身体に作用する筋と力はトルクを生成する．そして，これらの筋と力のレバーアームはモーメントアームである．したがって，数式の“d”は，身体分節上の力が作用する点から関節までのモーメントアーム長である．身体について考察する前に，トルクの数式がどのように毎日の動作に適用できるかを確認するために，一般的な例をあげる．トルクの数式が適用でき，力が作用する点から関節までの距離が重要であることを理解す

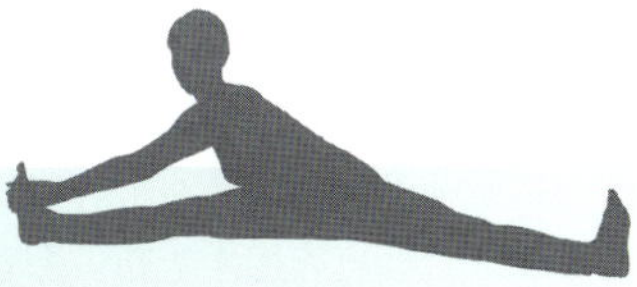

臨床的視点

フォースアームとレジスタンスアームは，リハビリテーションの臨床において重要な役割を果たす．患者を背臥位にして，患者の横で股関節外転筋に徒手抵抗を加える場合，患者の膝関節よりも足関節に抵抗を加えた場合の方が，レジスタンスアームはより長くなる．抵抗を加えるために手を足関節に置くことは，膝関節に手を置いた場合に必要となるさらなる力を加えることなく，適切な荷重（抵抗）力を提供することができる．

（次頁へ続く）

るために，大きくて重いドアを開ける場合を例にあげる．もし，この重いドアを開けるために，ドアの中心を押す場合は，ドアの蝶番（回転軸）から最も離れた所で押す場合より，ずっと大きな力が必要となる．ドアの蝶番から離れた点で力を作用させれば，モーメントアームがより長くなるので，より少ない力でドアを開けることができる．フォースアーム長とトルクの重要性を示しているもう1つの例として，シーソーをあげる．もし体重が50ポンド（222 N，22.5 kg）の子どものレバーアーム長が体重100ポンド（445 N, 45 kg）の子どものレバーアーム長の長さの2倍である場合，体重が50ポンド，(22.5 kg）の子どもは，体重が100ポンド（45 kg）の子どもと釣り合うことができる（τ＝F・d）．もし体重が少ないほうの子ども側のシーソーの長さが十分長い場合，100ポンド（45 kg）の子どもの荷重は，50ポンド（22.5 kg）の子どもの指の軽い圧力によって，シーソーの端で釣り合いをとることができる！

図2-10において，被検者は3つの肩関節屈曲位で，重りを手に持って保持している．肩関節で，重量によって生じるトルクは，力（重量）の作用線から関節軸までの直角をなす距離によって変化する．直角をなす距離は，レジスタンスアームである．このように，手が身体から離れていくにつれて，重量によって生じるトルクは増加する（**図2-10A**）．重量のトルクは，肩関節屈曲90°で最大に達する（**図2-10B**）．肩関節屈曲が最終域へと続くにつれて，重量のトルクは再び減少する（**図2-10C**）．一般に，力の牽引線（line of pull of a force）が90°か，モーメントアームに直角をなすとき，最大のレジスタンストルクを生じる．

平行力系

身体分節に作用しているすべての力が互いに平行であるときに，平行力系がみられる．これらの力は，同じ方向か反対方向であり，互いに加算することができる．しかし，これらの力は，作用の方向を示す，＋（正）または－（負）の符号をもっていることを考慮する必要がある．例えば，力Aが物体を右に，上方に，または，時計回りに動かしている場合，それは正の力である，しかし，力が物体を左に，下方へ，または，反時計回りに動かしている場合，それは負の力である（**図2-11**）．すでにトルク（$\Sigma\tau = 0$）と力（ΣF＝0）の静的平衡状態の数式を知っているので，未知の力をみつけるために数式を使うことができる．例えば，**図2-12**の線図における前腕にかかる各力は，筋力を計算するために用いることができる．各力によって生成されるトルク（τ＝F×d）は，(τM)＋(τx)＋(τW)＝0になるように，平衡状態の数式（ΣF＝0）に代入される．この式で，τMは筋トルク，τxは前腕と手の重量のトルク，そしてτW

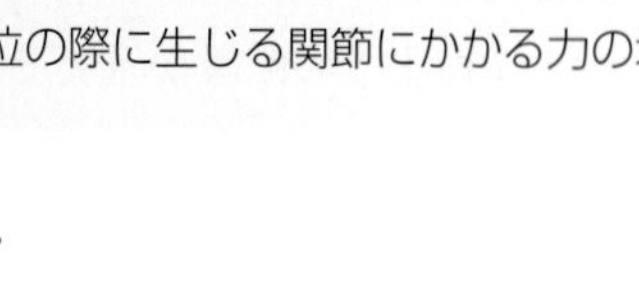

臨床的視点

足関節炎を治療している患者が，ゴルフのパットをした後，ホールからゴルフボールを取り出すためにゴルファーのリフト（golfer's lift）*をしたときに痛みを感じた場合，もし一側下肢立位の際に生じる関節にかかる力の増加についての知識があれば，なぜ痛いのか，そして，どのようにゴルフボールの取り方を変えるべきかを患者に説明することは容易である．

* 訳注：一側の上肢をゴルフボールにリーチしながら，反対側の下肢を空中に挙上すること．

（前頁より続き）

臨床家は，筋の強さを評価する際（徒手筋力テスト）に，そして，徒手抵抗運動を行う際に，しばしばこのトルクの原理を用いる．例えば，肘関節屈筋の強さを評価するとき，臨床家は抵抗を前腕の中央よりも末端（手首）で加える．臨床家がどの部位で抵抗を加えても，患者の肘関節屈筋によって生じるトルクは同じである．しかし，臨床家によって，患者の力に合わせて加えられる手首部分の抵抗は，より長いレジスタンスアームのため，前腕の中央部の抵抗の約2分の1である．

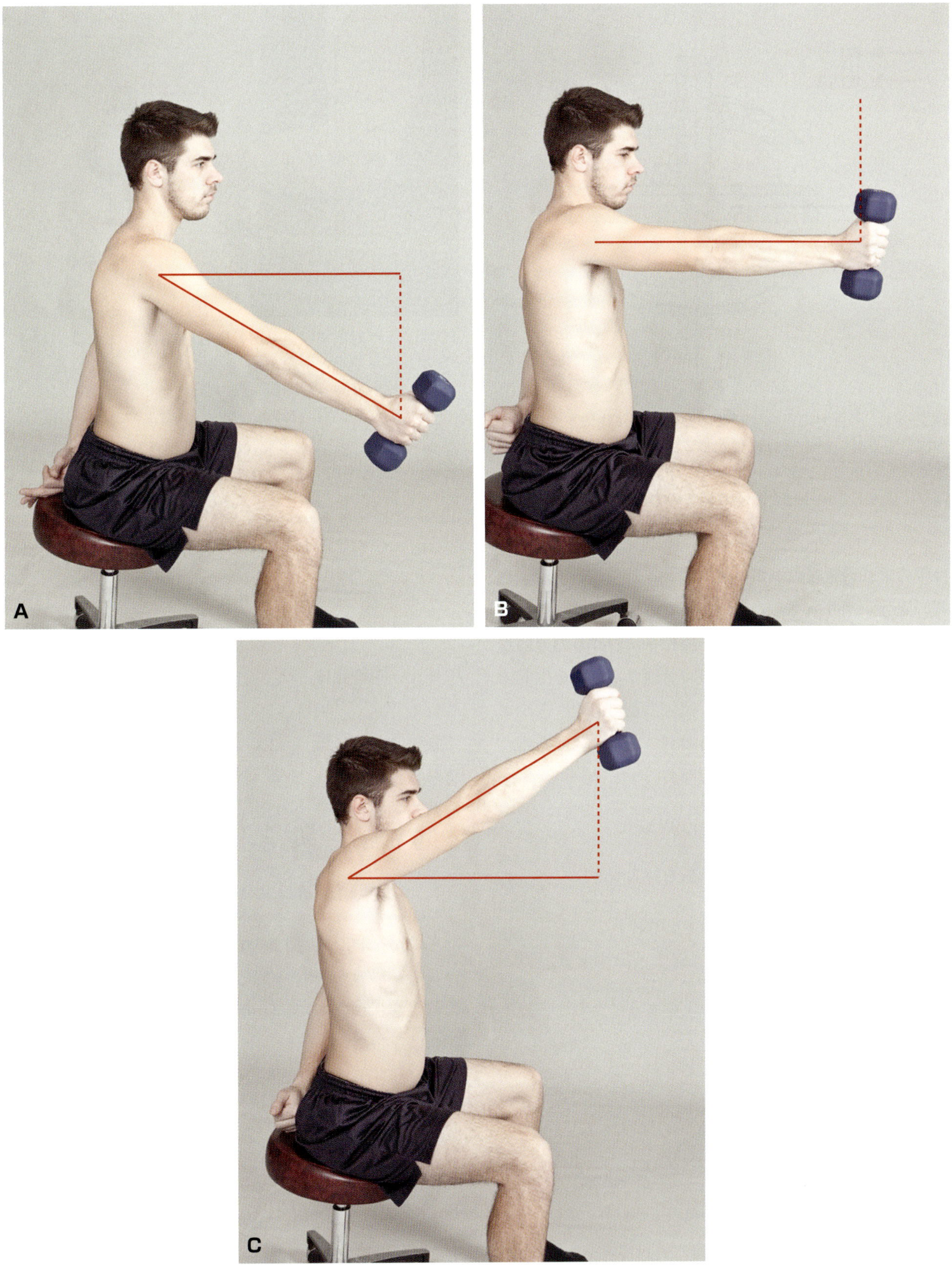

図 2-10　肩関節屈曲 60°，90°，120° で，10 ポンド（4.5 kg）の重りを手に持って保持している場合の，肩関節にかかるレジスタンス・トルクの変化.

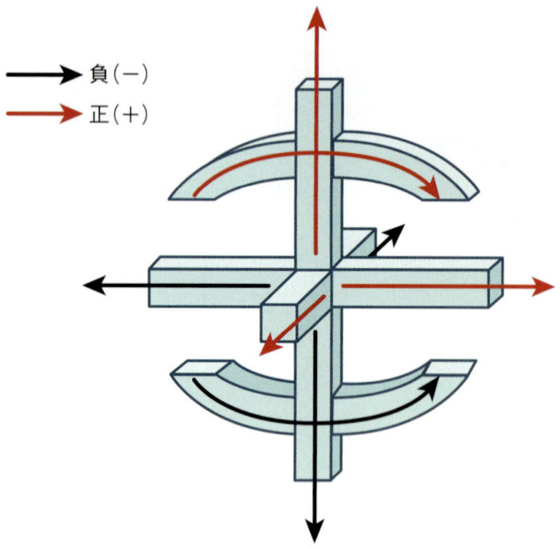

図 2-11 平行力の正および負の方向．力が物体を右に，上方に，または，時計回りに動かしている場合，それは正の力である，しかし，力が物体を左に，下方へ，または，反時計回りに動かしている場合，それは負の力である．

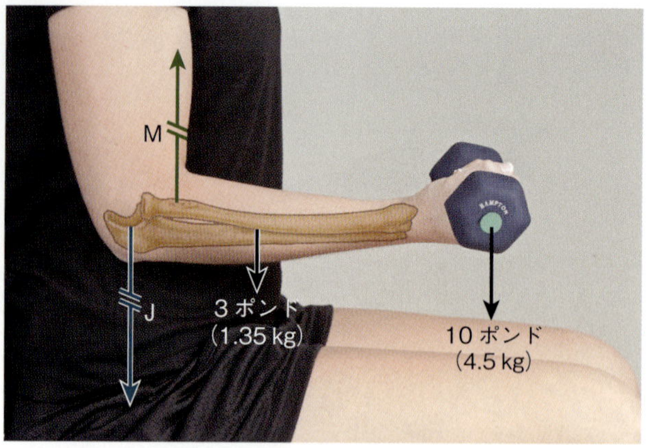

10 ポンド＝対象物（重り）の重量
3 ポンド＝前腕と手の重量
M＝筋力（肘関節屈筋の収縮）
J＝関節力（Joint force）（尺骨上の上腕骨の反力）

図 2-12 手で 10 ポンド（4.5 kg）の重りを持ったときに，前腕に作用する力．

は手の重りの重量のトルクである．それらに，正および負の記号が割り当てられる．**トルクの数式では，これらの記号は力の方向ではなくて，座標系における力の回転作用を示す**．トルクが座標系の時計回りの運動を生成するか，その方向に向かう場合，記号は正である．トルクが反時計回りの運動を生成する場合，記号は負である．

それで，数式は以下のようになる．

$$-(\tau M)+(\tau x)+(\tau W)=0.$$

次に数式の各々の代数に，数値を挿入する．

−(2 インチ×M)＋(6 インチ×3 ポンド)
＋(12 インチ×10 ポンド)＝0.

各かっこの中を計算すると以下のようになる．

−(2 インチ×M)＋(18 インチ-ポンド)
＋(120 インチ-ポンド)＝0.

それから数式は，(M)（筋力）を導き出すために解析される．

数式の右側に，−(2 インチ×M）を移動させると，符号は正となる．

数式の左側の 2 つのかっこを加算して，それから，2 インチでその合計を割ると

答えは，69 ポンド（31 kg）である．

したがって，肘関節 90° 屈曲位で，手で 10 ポンド（4.5 kg）の重りを持っている場合，肘関節屈筋は重りの位置を保つために，69 ポンド（31 kg）の力を出さなければならない！

臨床的視点

臨床的に，患者を持ち上げて移動する際に，トルクを減らすことは，介助者に対する負担または損傷を防止するために重要である．例えば，介助者が 2 人または 3 人で，患者を持ち上げてベッドからストレッチャーまたは車椅子へ移動させる場合，患者を持ち上げる前に，介助者の身体の近くに患者を近づけることを指示すべきである．次の指示は，介助者の胸部の方へ患者を持ち上げてすぐに転がすことである．この最初に患者を介助者に近づけて，それから患者を介助者の胸部に転がしていく動作は，介助者の重心に患者の重心を近づけることになる．このようにして，トルクを減らし，過剰な負荷による介助者の損傷の可能性を減らす．

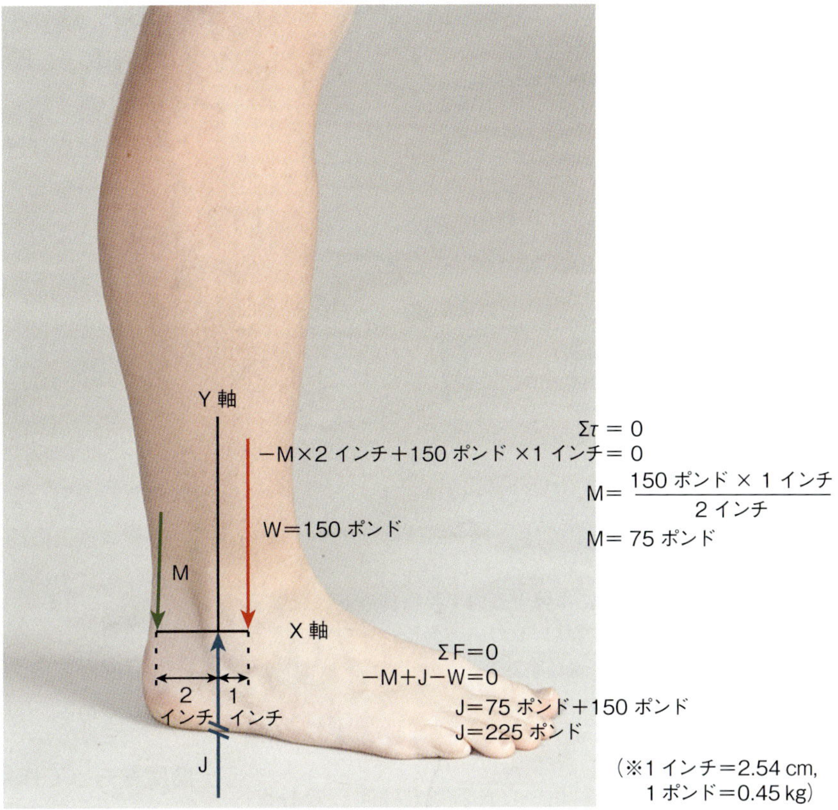

図 2-13　一側下肢立位で脛骨に作用する力を示す線図と式．筋力（M）と関節圧縮力（J）の大きさの概算を示す．

これは理論的な例であるが，その位置を維持するか運動を起こすために，筋で対抗しなければならない身体に作用する力を測定して評価するのに役立つ．いままでに検討した図の例と同様に，身体の大部分のてこは第3のてこである．これは，遠位に置かれたわずかな荷重を支持するか動かすために，筋は非常に大きな力を生成しなければならないし，関節は非常に大きい力に耐えなければならないということを意味する．**図 2-10** における肩関節屈曲で，肩関節の可動域に応じて荷重のトルクが変化することがわかる．これは，肩関節の動きに応じて，モーメントアーム長が変化するので，荷重トルクの変化が起こる．上肢が水平のとき，荷重トルクは20フィート-ポンドで最大である．肩関節がその可動域の任意の位置で止まる場合は，平衡状態である．したがって，肩関節が運動を止める各点で，肩関節屈筋は，荷重トルクに等しいトルクを生成しなければならない（$\Sigma\tau=0$）．しかし，筋のモーメントアームは，わずかな長さである．したがって，筋は可動域のどの位置でも，重りを支持するために非常に大きな力を出さなければならない．例えば，肩関節屈曲90°または水平位での最も大きな荷重トルクがかかる位置で，筋トルクは荷重トルクの10倍以上でなければならない．

一方，第1のてこは力が効率的に作用するので，より小さい筋力でより大きい荷重を支えることができる．例えば，**図 2-13** は一側下肢で立っているところを示している．てこの種類が異なるにもかかわらず，作用して

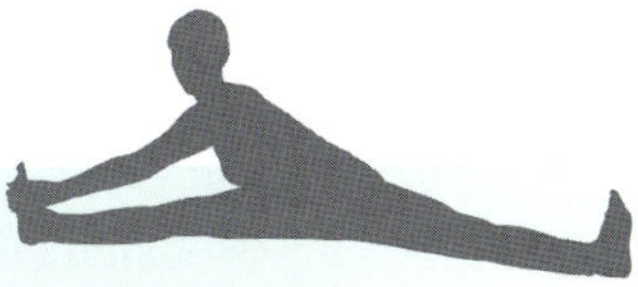

臨床的視点

モーメントアームの概念の臨床適用は，スプリント（副子）の設計と作製において重要である．**図 2-14** は，手指の伸展を（ゴムバンドで）動的に援助するように設計された前腕スプリントに作用する力を図示している．前腕のレバーアームを短くすることは（**図 2-14B**），手関節と前腕への圧迫を増加させる．最適なスプリントの長さを設計することは，関節圧縮力を減らすために重要である．

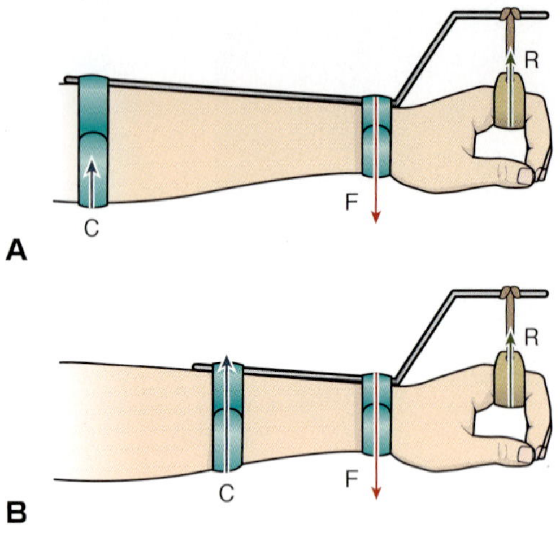

図 2-14　A）前腕と手に作用する力で手指伸展を援助する前腕スプリント．B）スプリントの前腕のレバーアーム長が減少するとき，反力 C が増加する．

いる力を決定するために用いられる数式は同じである．自分で計算したい人のために，数式と数値と力の作用線が図に示されている．しかし，単に結果を理解するだけにしたい人は，次の数行で，関節に作用する筋の必要な力を説明する．150 ポンド（67.5 kg）の体重（荷重力）の人は，それに抗する 75 ポンド（34 kg）の力を下腿三頭筋から生成しなければならない．この場合，筋のモーメントアームが荷重アームの長さの 2 倍なので，下腿三頭筋は例にあげた肘関節屈筋ほど強く活動していない．しかし，距骨の上で脛骨を圧縮している力の合計は，体重より大きい 225 ポンド（101.3 kg）である．

もし，荷重アームか筋のモーメントアームの運動軸からの距離が変化する場合，この力の大きさは変化する．レバーアームを長くすることは身体に作用する力を増加させて，それによって関節への圧力を増加させる．例えば，重心線が足関節の運動軸の 2 インチ（5 cm）前方に落下するように，身体をわずかに前方に傾かせる場合，要求される筋力は 200 ポンド（90 kg）に増加して，関節圧縮力は 300 ポンド（135 kg）まで急増する．さらに体重が重い場合，これらの力がどれくらい多く増加するか想像できるだろう．

力の分解

身体の内外で，作用する力の多くは，身体分節に対して平行であるよりも，むしろ角度をもって作用する．**図 2-15** は，各々の力（W は荷重力，M は筋力，そして，J は関節反力）がモーメントアームに平行でもなく直角でもない例を示している．力を分解することは，この種の力の作用を理解するのに役立つ．**力の分解**は力を 2 つの成分に分解する．力の分解によって，(1) 身体の上で角度をもった力の作用を視覚化でき，(2) 力によって生成されるトルクを確定し，(3) 未知の筋力と関節にかかる力（joint forces）の大きさを計算することができる．この方法は，どんな数でも 2 つ以上の異なる数によって示されるという数学上の原理に基づく（例えば，7 は 6＋1 または 5+2 と示すことができる）．力のベクトルは数であるので，この原理を拡大すれば，どんなベクトルでも 2 つ以上のベクトルによって示すことができる．したがって，力のベクトルの分解は，2 つ以上のベクトルの構成成分への分割である．**成分ベクトル**は，その大きさと方向が組み合わされて，1 つの合成ベクトルを生成する力である．

角度をもって作用する力

同じ平面上で各々に角度をもって作用している力ベクトルの合成力は，単純に加算と減算によって解くことができない．残念ながら，それは図式か三角法を用いて解かなければならない．2 つの力が同じ点から始まっている場合，合成力は平行四辺形をつくることによって図式で見つけることができる．合成力は，平行四辺形の対角線であり，2 つの力の合計でない．これは，**一点に集まる力系**（**concurrent force system**）である．いい換えると，2 つの力は合成力をつくる．そして，この合成力はその起点が同じ場所から始まる 2 つの力の組み合わせである．2 つの力と平行して描かれる線は，平行四辺形をつくる．力ベクトルが一定の比率のとき，ベクトルの始点から平行四辺形の中心を通って交差している線（対角線）は，合成力ベクトルの大きさと方向を示す．例えば**図 2-16** では，同じ点から異なる方向に作用する 2 つの力がある．平行四辺形がこれらの力ベクトルで描かれるとき，作用点から中心を通り抜けている線は合成力である（**図 2-17**）．もし，今までにパチンコや弓矢を使ったことがあれば，この概念を用いたことになる．

2 つの力の間の角度が増加するにつれて，合成力は減少する．角度が 180° になるとき，すなわち 2 つの力が一直線に並んで互いに反対方向に作用するとき，合成力は最少となる．これは，基本的に一方の力は正であり，他方の力は負である平行座標系（parallel system）であ

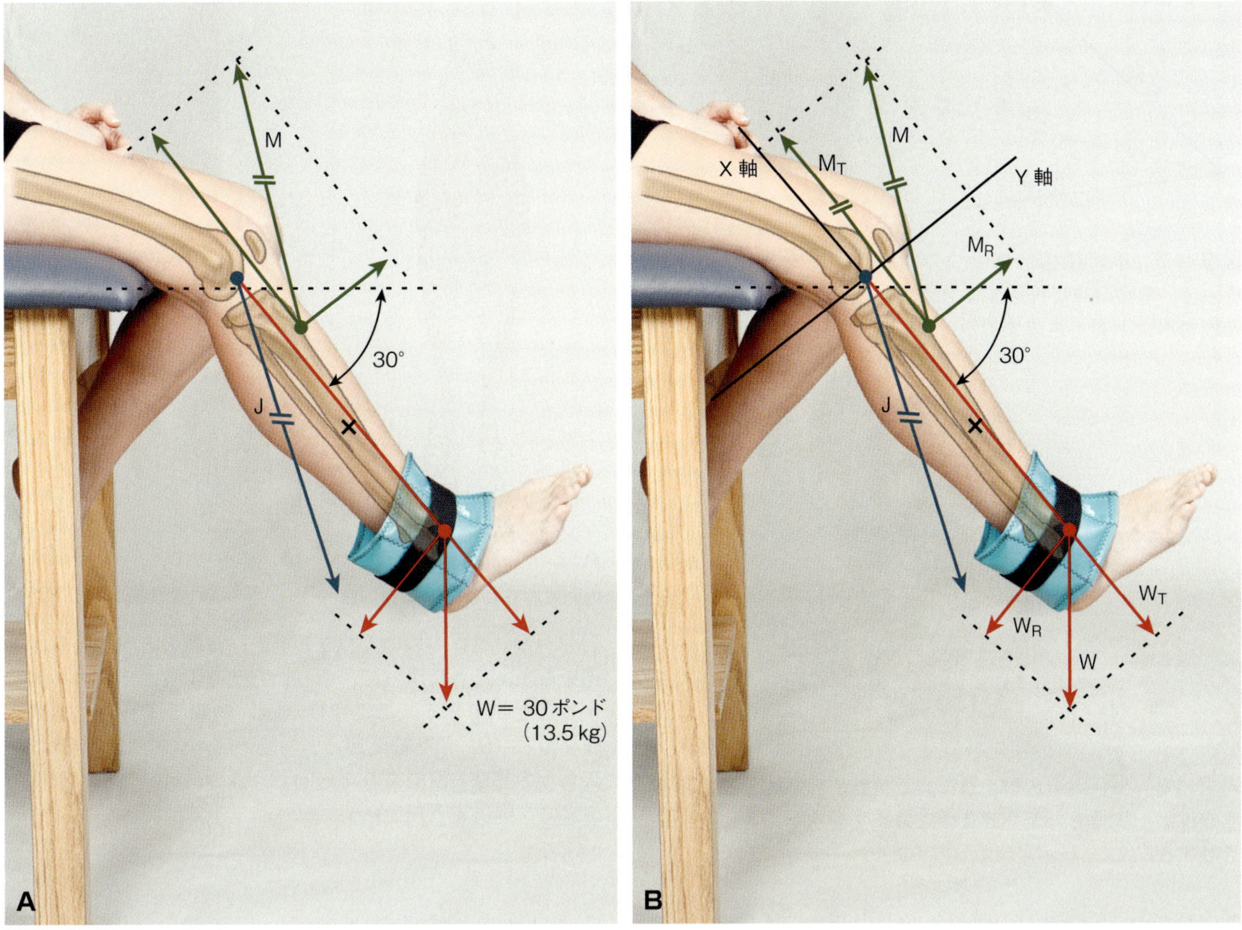

図 2-15　治療台に座っている被検者が足部に重りを付けて，膝関節屈曲 30° で運動をしている場合，下肢（脛骨）に力が作用している．A）膝関節に作用する荷重力と筋力の分解線図．B）筋力（M）と荷重力（W）は，接線方向の力の成分をもっている．この図の場合，筋の接線方向の力は関節を圧縮する，そして，荷重の接線方向の力は関節を牽引する．また，身体分節と直角をなす力の成分は，常に身体分節の回旋を起こす．

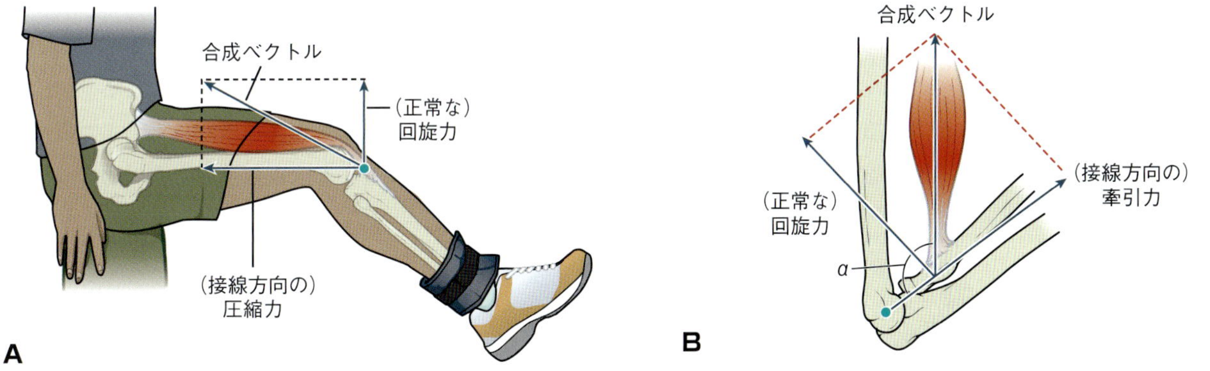

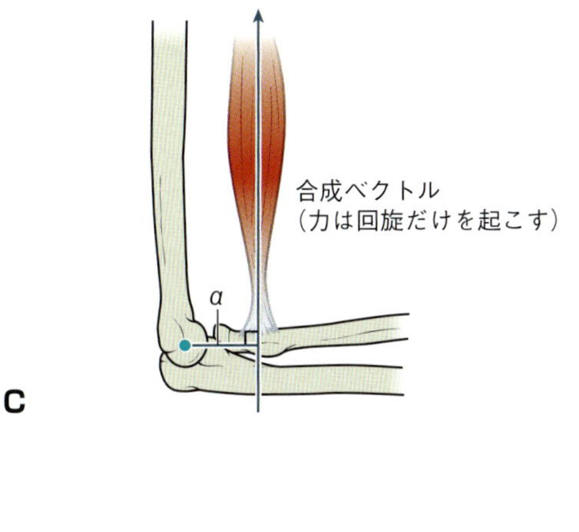

図 2-16　同じ起点から異なる方向に作用する 2 つの力は，合成ベクトルを生成する．合成ベクトルは，回旋力と関節を圧縮する力か牽引する力から成り立つ．A）は，より大きい圧縮力ベクトルと小さい回転力ベクトルを示す．B）は，ほぼ等しい力の大きさの回転力および牽引力を示す．しかし，それらのどちらよりも大きい合成力を生成する．C）は，力ベクトルがてこに直角に作用している．牽引力や圧縮力がないので，すべての筋力は身体分節を回転させるように作用する．

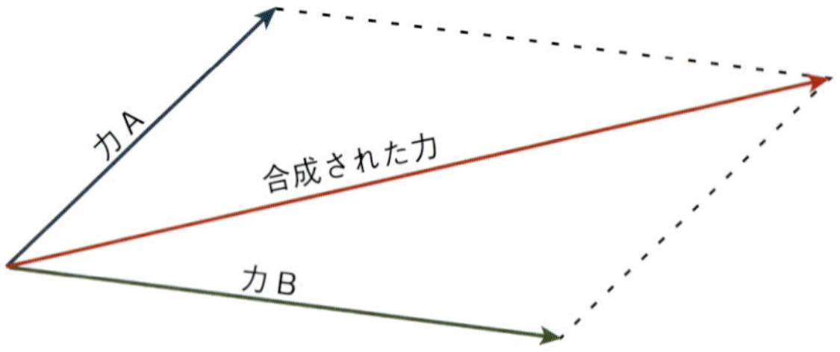

図 2-17　平行四辺形は 2 つの力ベクトルから成り立つ．そして，1 つの点に作用する 2 つの力ベクトルがどのように合成力ベクトルを生成するかについて，図式で示されている．

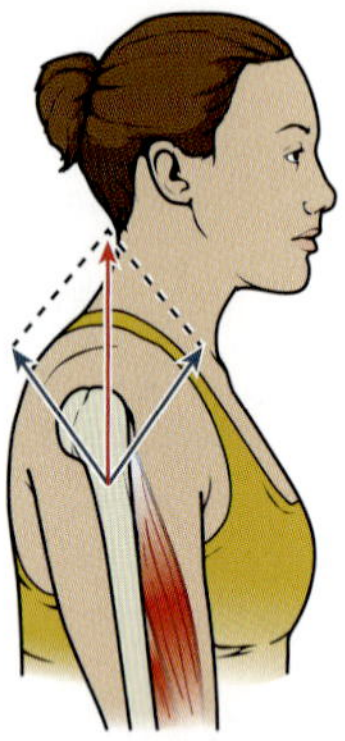

図 2-18　平行四辺形のように，三角筋前部線維と三角筋後部線維は上腕骨を外転させる合成力を生成するために互いに活動する．

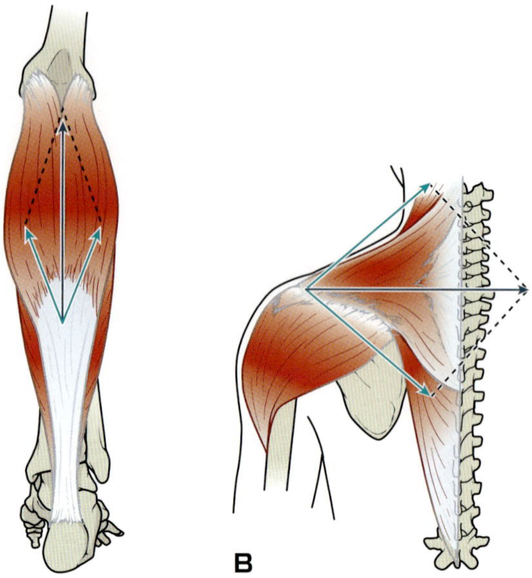

A　内側腓腹筋頭と外側腓腹筋頭

B　僧帽筋上部と僧帽筋下部

図 2-19　身体内のいくつかの筋が，複数の方向の筋の付着部をもち，それによって，新しい方向でより大きな力を提供することができる．ここでは，(A) 内側腓腹筋頭と外側腓腹筋頭と (B) 僧帽筋上部と僧帽筋下部，の 2 つの例を示す．これらの筋は，変更された方向で，身体に有利に働くより大きな力を提供する．

る．反対に，2 つの力の間の角度が少なくなるにつれて，合成力は増加する．角度がゼロになるとき，2 つの力は一直線に並んで（または平行で）互いに同じ方向に作用するので，合成力は 2 つの力の合計となる．

2 つのベクトル成分が合成ベクトルを生成する．そして，身体分節の運動中心が関節であるので，合成ベクトルを生成する 2 つの既存のベクトルが身体分節を回転させるか，関節から牽引するか，関節を圧縮するために作用するということがわかる．例を思い浮かべて，この点をより明白にする線図を描いてみよう．線図は，**図 2-22** の中でみられる．膝関節は屈曲 45° である．適切な位置に膝関節を支持するために収縮している筋に加えて，他に膝関節に作用している 2 つの力がある．つまり，下肢の重量と足関節部の重りである．各々の力の中で，1 つのベクトル成分は，身体分節を回転させる．他のベクトル成分は，筋の接線方向の力にみられるように，身体分節を関節の方へ引くように作用するか，または，下肢の重量と足関節の重りの重量の接線方向の力にみられ

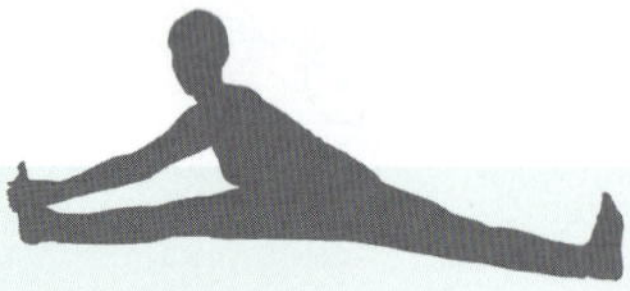

臨床的視点

一点に集まる力系（concurrent force system）が，身体の全体に数多くある．良い臨床例は，三角筋である．**図 2-18** のように，三角筋の前部および後部は異なる方向から三角筋粗面に停止する．それらが等しい力で引くとき，その合成力は肩関節を外転させるレバーアームを生じる．3 つの三角筋の成分のバランスが，矢状面上の最適な肩関節挙上を生じさせる．**図 2-19** で示されるように，より大きな合成力をつくるために筋の角度を組み合わせている身体の他の臨床例は，腓腹筋と僧帽筋でみられる．これらの筋の成分が異なる方向であるにもかかわらず，それらが互いに働くとき，それらは 2 つのベクトルの間に位置する新しい角度でより大きな力を生成することが可能である．いくつかの点で，この設計は，筋を 1 つの力の方向だけにするより大きな強さをもたせることができる．

臨床的視点

図 2-20 は，それぞれ角度がより少なくなるか，より大きくなるにつれて，合成力が増減することを示す良い例である．ベッドの頭側へ患者が移動した場合，滑車のロープの間の角度はより少なくなり，牽引力は増加する．ベッドの足元へ患者が移動した場合，滑車のロープの間の角度はより大きくなり，牽引力は減少する．

この概念のもう 1 つの臨床例は，膝蓋大腿関節でみられる．立位において，大腿四頭筋と膝蓋靱帯の力ベクトルは方向が反対であるので，それらは各々の力ベクトルを中和する．したがって合成ベクトルを生成しない．どのくらい大きく（深く）スクワット運動（squat exercise）を行うかで，合成ベクトルの大きさに違いを生じる．**図 2-21** の A と B で示されるように，スクワットの大きさ（深さ）と膝関節屈曲角度が増加すると，合成力はより大きくなって，膝蓋骨を大腿骨に対して圧縮する．もし，バレーボール選手が膝蓋大腿部痛症候群（patellofemoral pain syndrome）である場合，この選手は膝関節 90° 屈曲のスクワットを行うことを要求されるかもしれない．しかし，この選手の疼痛を解消できるまで，スクワットを疼痛のない範囲の運動に制限する必要がある．

るように，身体分節が関節から離れるように作用する．回転を生じるベクトルは**垂直の力**ベクトルである．そして，圧縮ベクトルまたは牽引ベクトルは**接線方向の力**ベクトルである．力ベクトルが身体分節と直角をなす場合，合成ベクトルによって生じるすべての力は回転だけを起こす．そして，接線方向の力は少しも起こらない（**図 2-16C** を参照）．合成力ベクトルが身体分節に直角であるとき，2 つのベクトル成分は平行で同じ方向を向いている．**図 2-20** は，身体分節の位置と滑車による牽引角度によって，力ベクトルが変化することを示している．最大の重力による荷重が牽引角度のどこで起こるかについて決定するとき，このことを考慮する必要がある．重力による荷重を変えるために，身体の位置を変えることについては，後に述べる．

図 2-15 の例において，x 軸が脛骨の長軸と一致するように，座標系は下腿に置かれている．大腿四頭筋筋

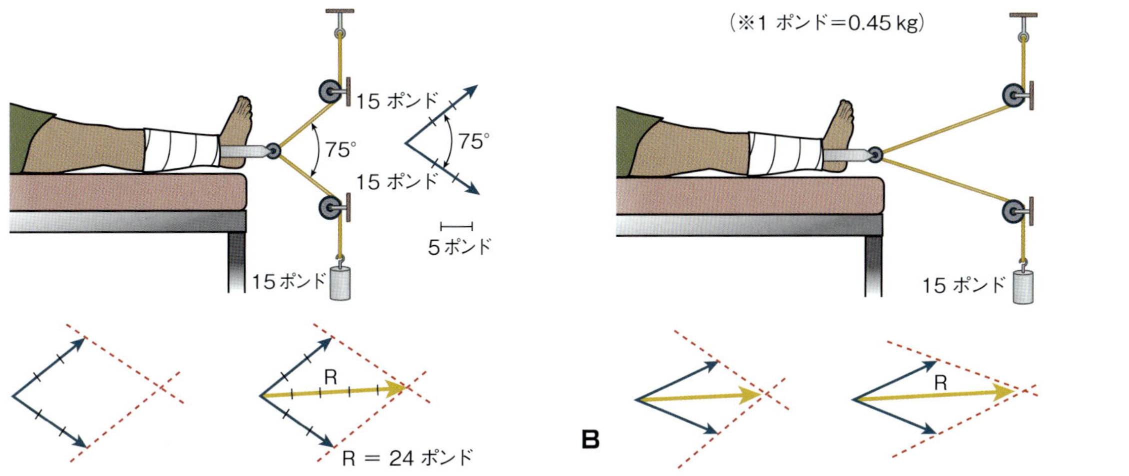

図 2-20　合成力は，力の成分の角度変化で変わる．また，下肢に作用する合成された牽引力は，牽引装置によって形成される平行四辺形の変化で変わる．合成力は力の作用点からの対角線である．**A）** 合成力ベクトルは，2 本の滑車の牽引線間の大きい角度では小さくなる．**B）** 滑車の牽引線間の角度がより小さくなると，合成ベクトル力または下肢の牽引力は，増加する．

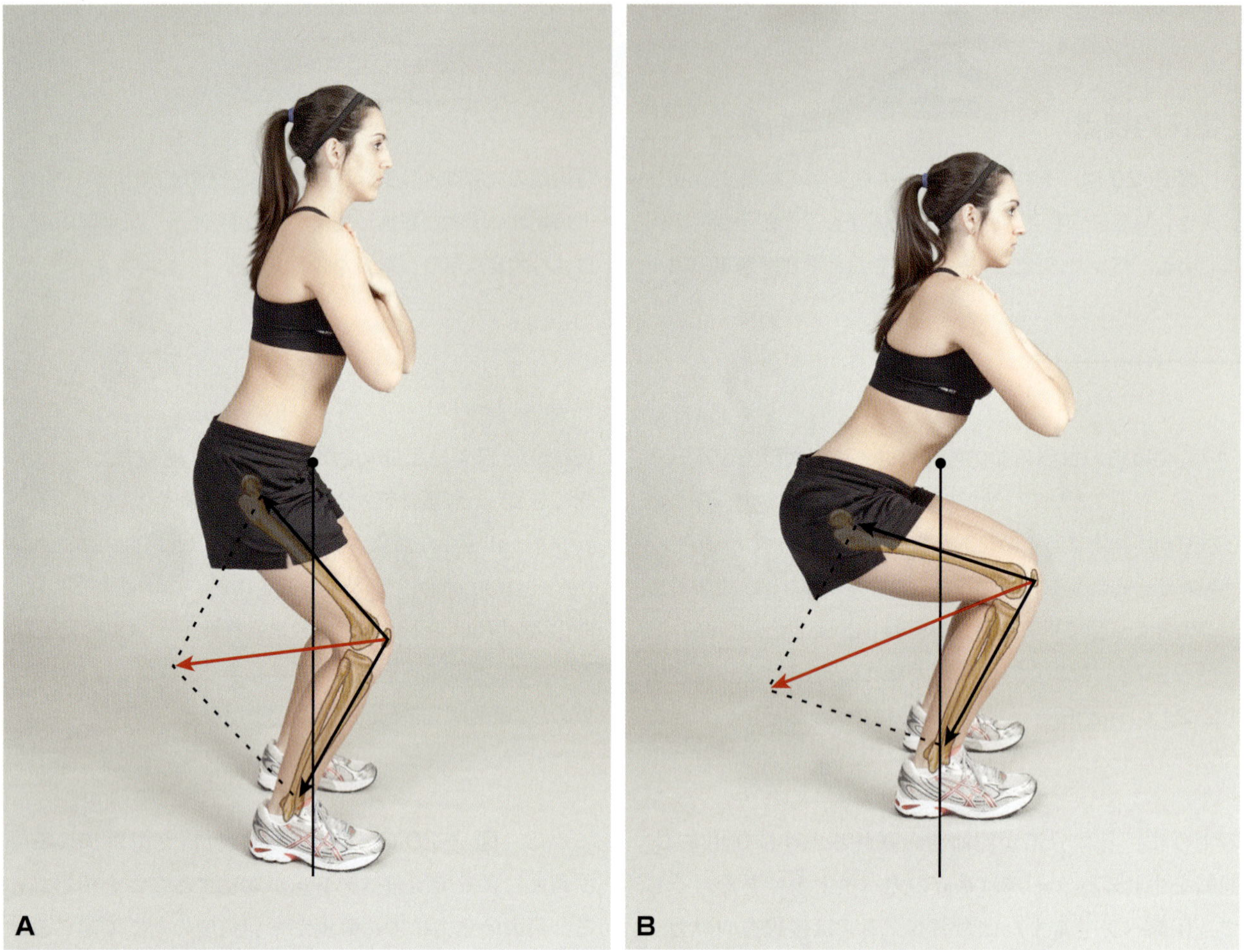

図 2-21　膝蓋大腿関節に作用する平行四辺形を用いた合成力ベクトル．スクワットの角度を，A）浅いスクワット（half squat）から B）深いスクワット（full squat）に変化させると，大腿骨に対する膝蓋骨の圧縮力は，大腿四頭筋と膝蓋靱帯によって生成される合成ベクトルによって増加する．

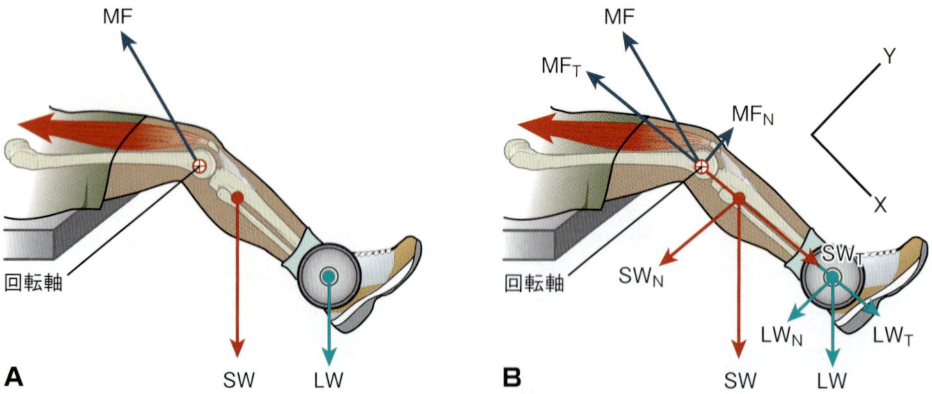

図 2-22　成分ベクトルによって力が生じる．成分ベクトルは関節を回転させて，関節を牽引するか圧縮する．図では，自由身体線図が下肢の上に重ね書きされている．数式は，筋として M，接線方向の力として M_T，回転力として M_N，重量ブーツとして W，接線方向の力として W_T，回転力として W_N，下肢重量として L，接線方向の力として L_T と回転力として L_N を含む．

力（M）と荷重（重量）力（W）は，直交した成分に分解される．すでに述べたように，（M または W の）**直角をなす成分**は，**回転成分**または**垂直方向**の力である．それは，軸の周りで身体分節の回転運動を引き起こす筋力や荷重力の成分である．**図 2-15** の例において，大腿四頭筋（M）は，脛骨に対する鋭角の牽引線で，膝関

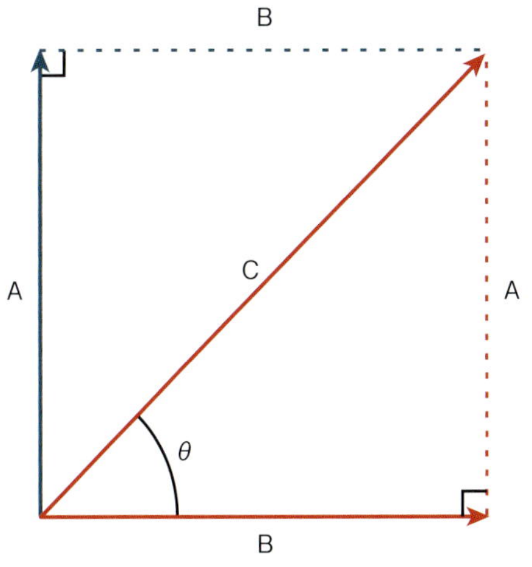

$$C = \sqrt{A^2 + B^2}$$

図 2-23　直角三角形のピタゴラスの定理．直角に対して反対側の辺（斜辺）の長さは，直角の近くの 2 つの辺の二乗の合計の平方根である．

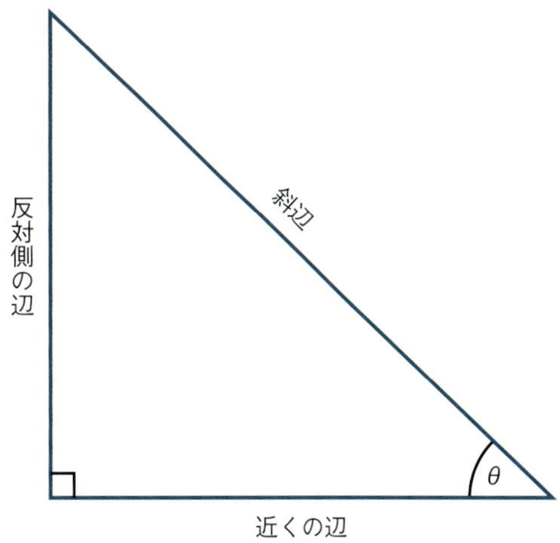

図 2-24　SOH-CAH-TOA．以下の 3 つの数式は，トルクの大きさと，筋活動と関節構造に影響を与えている未知の力を計算するために用いられる．S＝sine（サイン），C＝cosine（コサイン），T＝tangent（タンジェント），O＝opposite（〔直角の隣辺で角度 θ の〕反対側の辺），A＝adjacent（〔直角の隣辺で角度 θ の〕近くの辺），H=hypotenuse（〔直角の反対側の〕斜辺）．以下のどの式も，第 2 の文字は比の分子で，第 3 の文字は比の分母である．

節を伸展させるために十分な大きい回転成分（M_R）をつくるために，比較的大きい力を生成しなければならない．反対に，身体分節の長軸に鋭角で作用している重量（W）は，30 ポンド（13.5 kg）の最大の力ではなく，荷重力の回転成分（W_R）だけで膝関節の伸展に抵抗する．重量が身体分節に 90° の角度（直角をなす）である場合だけ，回転力は荷重力のすべての大きさである．回転成分は長軸と直角をなすので，トルク（τ=F・d）を計算するための距離の測定は簡単になる．この例では，荷重力のトルクは，てこの実際のレジスタンスアームの長さに回転成分（W_R）を掛け算することによって求められる．力の接線方向のベクトル成分が，その方向によって，関節の圧縮か牽引を生じることを思い出しなさい．**図 2-15** の例において，大腿四頭筋（M）によって生成される張力のより大きい成分は，大腿骨に対して脛骨の圧縮を生じることで，大腿骨に向けられる．このようにベクトル成分が関節を圧縮するとき（M_T），それは時々，筋力（M）の安定成分（stabilizing component）と呼ばれる．一方では，荷重（W_T）の接線方向の成分は，関節面を牽引する．この種の力は牽引成分（distracting component）として知られている．垂直成分と同様に，牽引および安定させている接線方向の成分の大きさは，関節の位置によって，全体の力の 0%から 100%の間を変化する．安定成分および牽引成分の大きさは，反比例の関係にある．一方が 0%に近づくにつれて，他方は 100%に近づく．

直角三角形の法則

力の計算で製図法を用いるのは，必ずしも実際的でないか便利でない場合があり，力ベクトルは，三角法を用いて計算することがある．直角三角形による三角法は，身体のベクトルを計算するために必要なすべての情報を提供する．高校時代に学んだ基本的な三角法を思い出しなさい（**図 2-23，2-24**）．

- **ピタゴラスの定理（三平方の定理）（Pythagorean theory）**．直角三角形の斜辺は，その他の 2 つの辺の二乗の合計の平方根に等しい．数学的に示すと，C は直角三角形の斜辺または直角と反対側の辺であり，A と B はその他の 2 つの辺である．

$$C = \sqrt{A^2 + B^2}$$

- **SOH－CAH－TOA**．サイン，コサインとタンジェントの法則を覚えるために，**図 2-24** を参照すること．この割り算は分母に対する分子の比であるので，実際のところ，直角三角形の各辺間の比である．これらの略語は，直角三角形の角度（シータ（θ））と辺に関するものである．
- **SOH．サイン θ** は，三角形の**斜辺**で割られる，直角に隣接している**反対側**の辺に等しい．

- CAH．コサイン θ は，直角の**斜辺**で割られる，直角に**隣接**している辺に等しい．
- TOA．タンジェント θ は，直角に隣接している辺で割られる直角に**隣接**している**反対側**の辺に等しい．

数学的用語を使って，これらの式を示す．

$$\mathrm{Sin}\,\theta = \frac{（直角の隣辺で角度\theta の）反対側の辺}{（直角の反対側の）斜辺}$$

$$\mathrm{Cos}\,\theta = \frac{（直角の隣辺で角度\theta の）近くの辺}{（直角の反対側の）斜辺}$$

$$\mathrm{Tan}\,\theta = \frac{（直角の隣辺で角度\theta の）反対側の辺}{（直角の隣辺で角度\theta の）近くの辺}$$

トルクと未知の筋力と関節力（joint forces）の大きさを計算するために，直角三角形のこれらの法則を用いることができる．そして，治療とリハビリテーションに関して，これらの力の影響をさらに理解することができる．長方形は，2 つの直角三角形に分割することができる．成分ベクトルと合成ベクトルを用いて長方形を作成すると，合成力が斜辺となる（**図 2-23**）．辺と直角三角形の斜辺の比は，どんな直角三角形でも，同じ角度であれば常に同じである．**表 2-3** は，いくつかの角度の比率の一覧を示す．例えば，0.500 の値は，30° の角度のサインである．これは，反対側の辺が斜辺の 2 分の 1 の長さ（または大きさ）であることを意味する．したがって，1 つの辺の長さと 1 つの角度，または 2 つの辺の長さがわかっている場合は，残りの辺の長さと角度を見つけることができる．

これらの数式を用いて，どんな角度のトルクでも計算することができる．また，筋によるトルクや他の力によって身体に作用するトルクの合計を計算することができる．患者の外傷を治療するときは，いつでもこれらのことに対応しなければならないので，この概念を把握することは，重要である．三角法の使用に不安を感じる人がいるにもかかわらず，これらの概念を簡潔に理解しておき，臨床的に適用できるようにすることが必要である．

身体に作用する力

臨床的に，いくつかの方法が，関節にかかる荷重の作用を減らすために用いられる．関節にかかる荷重を減らす場合，損傷のある身体分節または関節に作用する力を減らす．身体部分が正しい位置にセットされて，地面に平行な面で動かすために支えられるとき，重力の作用が減少し，筋力が 3/5 より弱い筋が身体分節を動かすことが可能となる．この平面の運動は，しばしば「重力のない」，「重力を除去された」，または「重力を最小限に抑えられた」運動と呼ばれる．身体または身体分節の重量は，吊りひもとスプリングで上から懸垂したり，下から支えることができる，それによって弱化した筋に運動をさせたり，痛みのある関節を免荷することができる[2]．もう 1 つの無重力環境は治療プールである．ここで，浮力に関するアルキメデスの原理が用いられる．**液体に沈められた物体は，物体が押し出した液体の重量に等しい力によって浮かされる**．この水中の運動で重力が減少することは，様々なリハビリテーションの場面で適切に用いられる．水中の運動は，陸上の運動より，弱い筋の重力の抵抗を減らすために用いられる．また，陸上で運動できない非常に痛みを伴う関節は，水の中でしばしば適切に運動できる．さらに，非荷重の身体分節は，疼痛のない活動，歩行，走行と他の水中の運動ができる．

表 2-3　実用的な三角関数と一般的な角度の比率（他の角度については，通常の三角関数表を参照すること）

角度	sin	cos	tan
0°	0.000	1.000	0.000
10°	0.174	0.985	0.176
20°	0.342	0.940	0.364
30°	0.500	0.866	0.577
45°	0.707	0.707	1.000
60°	0.866	0.500	1.732
70°	0.940	0.342	2.747
80°	0.985	0.174	5.671
90°	1.000	0.000	∞

重量と重心（質量中心）

重力は，すべての物体に作用する力である．したがって，重力が力の 1 つであることと，重力による身体と身体分節の運動への影響を理解しなければならない．

重力または質量中心

重力が身体分節にどのように作用するかを測定するために，重力が作用する中心の位置を見つけなければならない．**物体の重心**（COG）は，物体の質量がバランスを保つ理論的な点であり，重力が作用するのは，この中心である．また，この点は**質量中心**（COM）と呼ばれる（**図 2-25**）．もし，物体の重心の下に直接指先を置

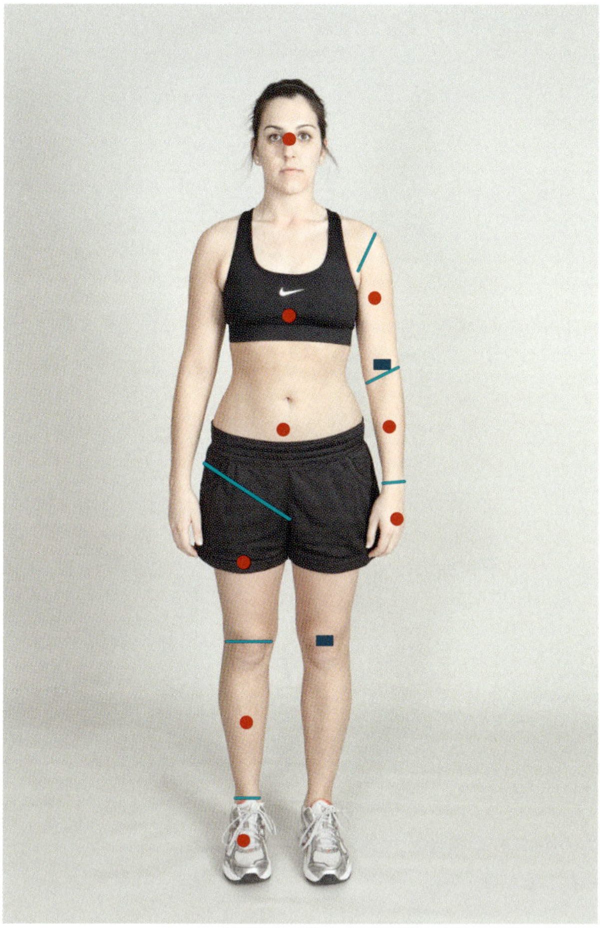

図 2-25　身体と身体分節の重心の位置．赤い円は，各分節の質量中心を示す．長方形は，上肢と下肢の質量中心を示す．臍の下の円は，身体の質量中心を示す．

いた場合，物体は指先の上でバランスを保つだろう．この質量中心は，重力ベクトルの起点である．質量中心の位置は，非対称の物体より，対称的な物体で見つけるのが容易である．対称的な物体の重心は，物体の幾何学的な中心に存在する．しかし，非対称な物体の重心は，物体の外側に存在することさえある．例えば，一側下肢で立ち，他側の下肢を後方に伸展して挙上し，体幹を前傾して頭上に両上肢を上げた場合，重心は身体の外側に，おそらく大腿の前で腰部(torso)の下に位置するだろう．**図 2-26** では，姿勢の変化や器具を追加することで起こる質量中心の位置の変化を示している．質量中心と重心は，本書の全体を通して互換性をもって用いられる．

全体としての身体の重心は，個々の身体分節の重心の合計である．身体分節の重心の位置とおよその重量についての知識は，運動負荷の程度や，牽引の程度，身体各部間のバランスを調整するために，臨床的に有用である．**図 2-25** は，解剖学的立位肢位（anatomical position）での身体分節と身体の重心を示す．身体分節のパラメータは，遺体で測定されている[3, 4]．詳細については，原著か Drillis らの研究を参照すること[5]．

伸展した上肢の重心はちょうど肘関節の上にあり，伸展した下肢の重心はちょうど膝関節の上にある．上肢，前腕，大腿と下腿は近位部が遠位部より大きく，各々の重心は近位部に位置する．この重心点は身体分節の長さの約 4/9 (45%) であり，近位部の端から測定されている．

頭と上肢と体幹（head, arms, and trunk：HAT）の重心は第 11 胸椎付近の前方で，ちょうど胸骨の剣状突起の下に位置する[6]．HAT の重量は体重の約 60%である．**図 2-27** の A と B では，体幹の前傾が増加することによって，股関節から HAT の重心線までの距離が増加することに注意してほしい．この姿勢は，体幹の重量を支えるために，腰背部伸筋と股関節伸筋のより多くの力を必要とする．

解剖学的立位肢位の成人の重心は，第 2 仙椎の少し前にあり[4]，また，身長の約 55%の高さにある[7]．また通常，重心は，上前腸骨棘の高さくらいに位置する．身体の寸法と重量の配分における変化は，重心点の位置を変化させる．通常，男性は幅広い肩をもち，女性は幅広い殿部をもつので，重心は，男性が女性より少し高い．

個々の身体分節の位置の変化によって，四肢と全体としての身体の重心の位置の変化が起きる．例えば，（背臥位で）下肢を屈曲すると，その重心は，下肢の近位部の各々の身体分節の重心間の直線上の点に移動する（**図 2-29**）．四肢の荷重トルク（荷重に運動軸までの直角をなす距離をかける）を変えるための，身体分節の重心の計画的な移動は，運動療法でよく使われる．例えば，抗重力の肩関節屈曲は，肘関節が伸展しているときより，屈曲しているときのほうが，より容易に行える．また，起き上がり運動は，上肢を体幹の側面に置くときが，最も容易に行うことができる．そして，手を胸の上で組んだり，頭の上に手を置いたときは，しだいにより難しくなる．下肢のトルクを変えることによって，腹筋運動の難易度を変える方法を提供することができる．背臥位で両下肢を上げるとき，腹筋群が骨盤を安定させるために収縮する．腹筋が対処しなければならない荷重は，下肢を挙げる前に下肢を屈曲させることによって減少する．また，荷重は，一側下肢だけを挙げることによって減少することができる．トルクの減少の大きさは，**図 2-29** に図示されている．この 2 つの例で，一側下肢の重量が同じであるにもかかわらず，重心は股関節から 15 イン

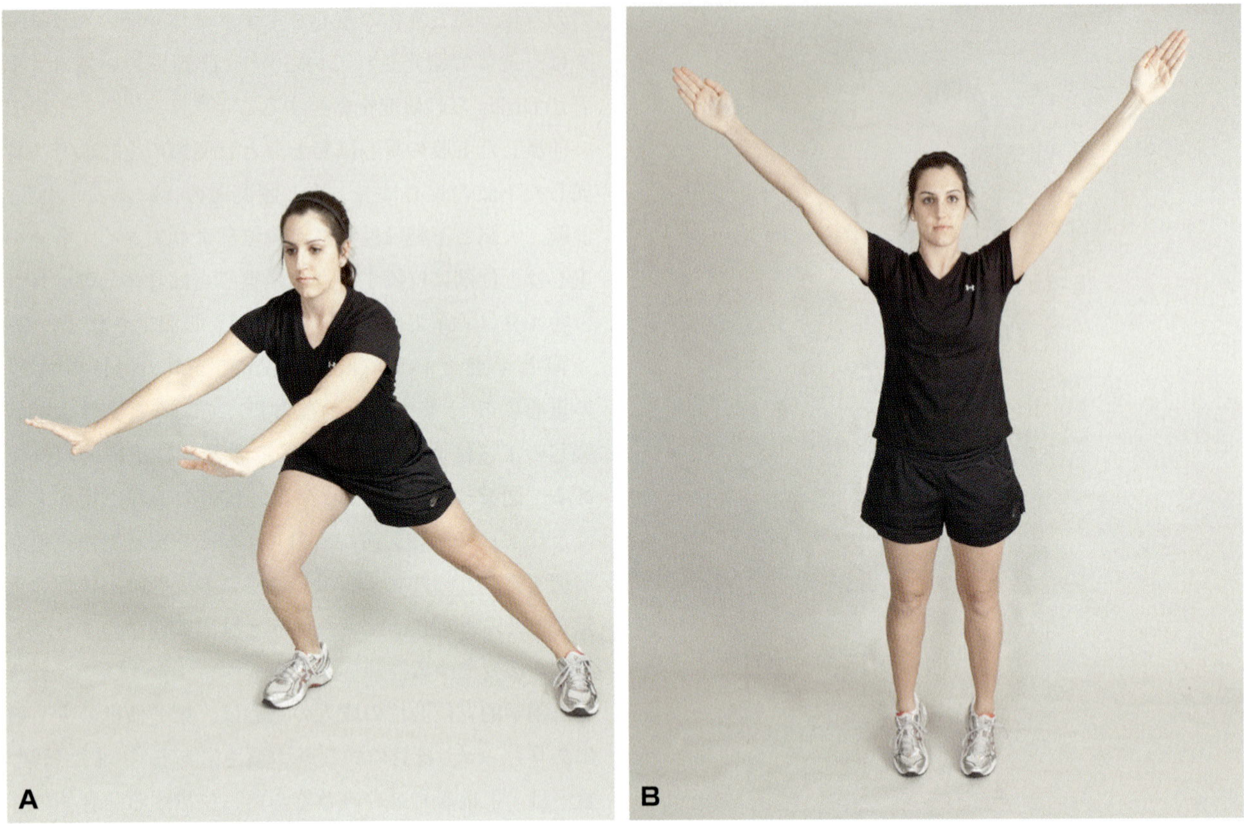

図 2-26　姿勢の変化で身体の重心の位置が変化する．重心が身体の中にある場合と，外にある場合がある．

チ（37 cm）の位置から，8 インチ（20 cm）の位置へと移動した．それによって，トルクは 360 インチ-ポンド（40.6 N）から 192 インチ-ポンド（21.7 N）まで減少した．トルクのこの減少は，骨盤を安定させるために必要な腹筋群の力を減少させるだけでなく，股関節屈筋が下肢を持ち上げるために生成しなければならない力もまた減少させる．

レンガやボールのような固体の重心を思い浮かべることは，困難ではない．しかし，人の身体は，多くの不規則に形づくられた身体分節をもつので，その重心を決定するのは，より困難である．さらに事態を難しくすることは，各々の身体分節の位置の変化が，全身の重心の位置の変化を引き起こすことである．もし，重心線が支持基底面の外側に移動した場合，筋の弱さを有する患者は，たちまち転倒するだろう．重力がどこでどのように，身体や身体分節に作用するかという知識は，運動を促したり，運動の荷重量を変化させたり，身体の各部分のバランスを保つために，臨床的に重要である．

安定，不安定，および中間の平衡状態

身体の重心の位置が少し乱されたとき，身体が重心を元の位置に戻そうとする場合，身体は安定した平衡状態にある．ロッキングチェアに座って揺れることは，**安定した平衡状態**の例である．重心が元の位置に戻らず，新しい位置に移動する場合，身体は落下する．例えば，狭い支持基底面の腰掛けに座っている人が前方へ身体を傾ける場合，身体は**不安定な平衡状態**にある．**中間の平衡状態**（**neutral equilibrium**）の例は，転がっているボー

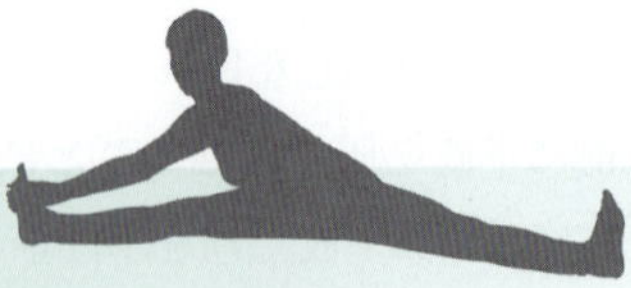

臨床的視点

対麻痺患者や四肢麻痺患者のように股関節筋群を麻痺している患者において，HAT の重心のコントロールは，座位の安定性にとって重要である．上肢の運動の際の HAT の安定性は，さらに外部の支持を必要とする（**図 2-28**）．

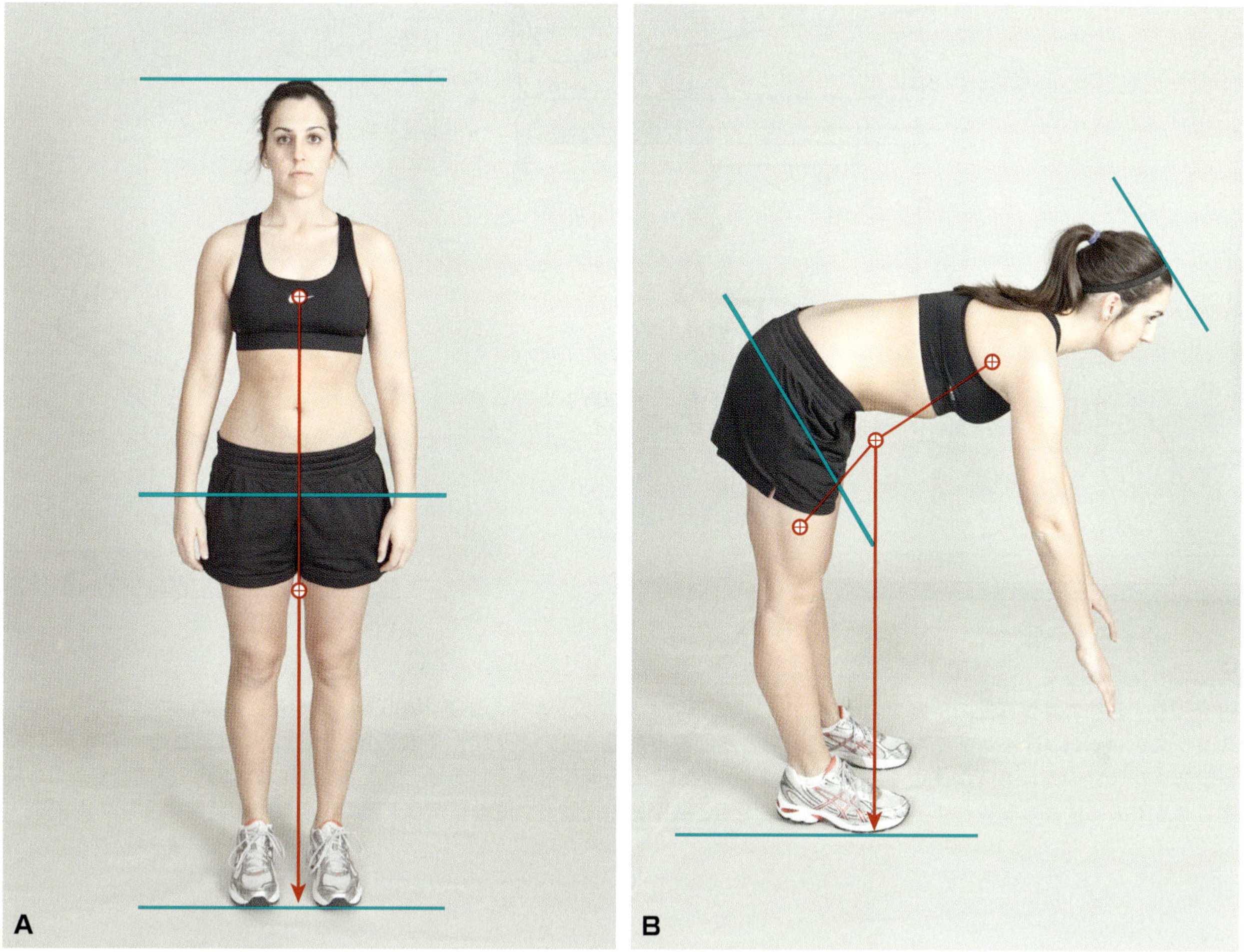

図 2-27　頭部と上肢と体幹（HAT）の重心が股関節の前方に移動するにつれて, HAT のレジスタンスアームは増加するので, 腰背部伸筋群と股関節伸筋群は，HAT の重量を支えるためにそれらの力を増大する必要がある.

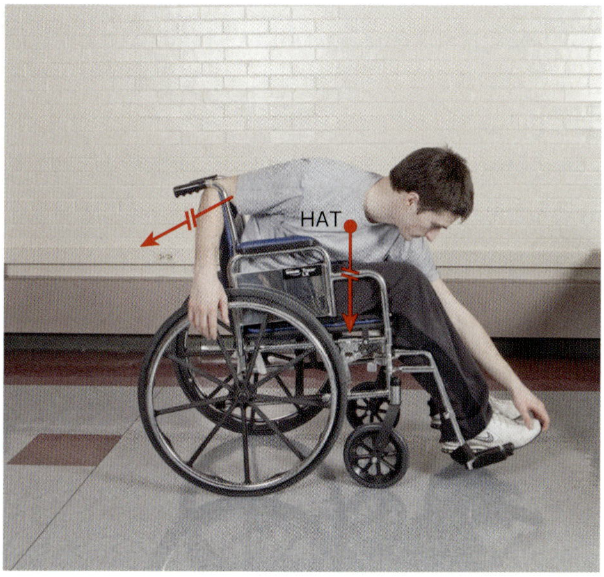

図 2-28　脊髄損傷者のような，股関節周囲筋群と体幹筋群が麻痺している人における，頭部と上肢と体幹（HAT）の重心のコントロールを安定させる方法．この例では，対象者はハンドル周辺に上肢を引っかけて，肘関節屈筋が体幹を下げたり上げたりするために使われている.

ルや車椅子で運ばれている人でみられる．つまり，中間の平衡状態は，重心が同じ高さで移動するときにみられる．すなわち，重心は落下もせず，元の位置にも戻らない.

身体の安定性（転倒への抵抗）の程度は次の 4 つの要因によって決まる.

1）支持基底面上の重心の高さ
2）支持基底面の大きさ
3）支持基底面の中の重心線の位置
4）体重

これらの因子のどれか 1 つでも変えることは，安定性を向上させるか減少させる．安定性は，低い重心の位置，広い支持基底面，支持基底面の中心に重心線があること，そして重い体重によって増加する．一方，高い重心の位置，狭い支持基底面，支持基底面の中心から重心線が離

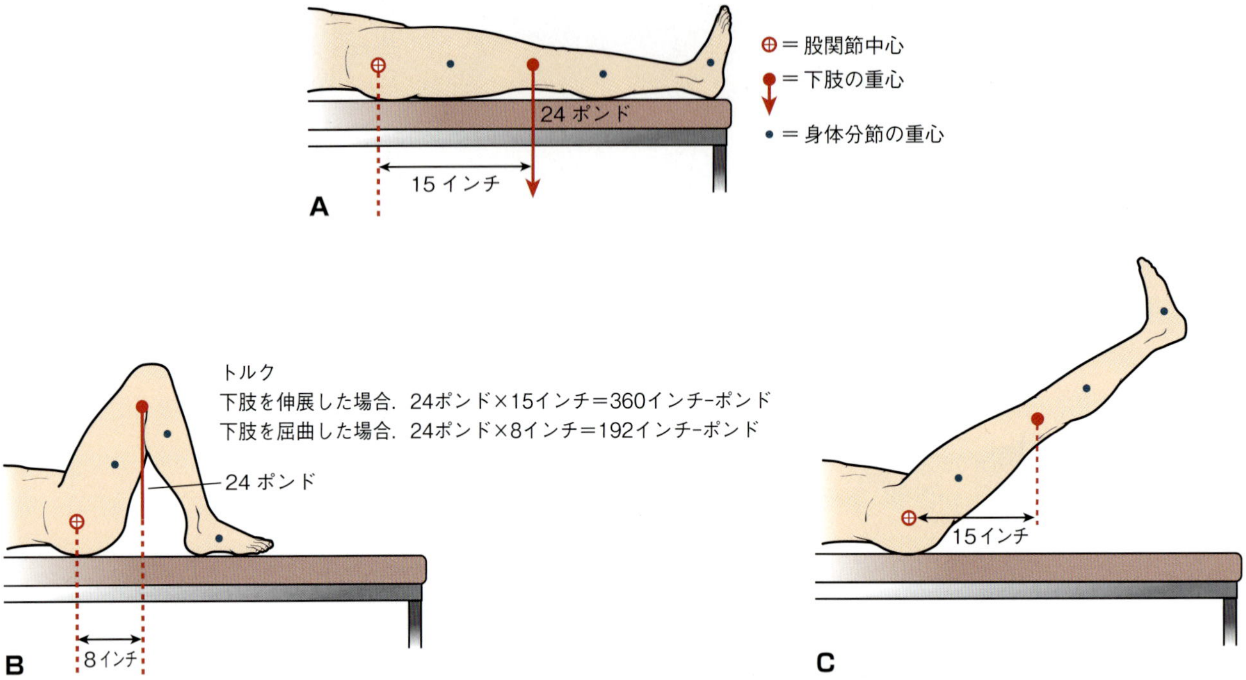

図 2-29　各々の身体分節の位置を変えることによる下肢にかかるトルクの変更．A）下肢は完全に伸展しているので，レジスタンスアームは 15 インチである．B）股関節と膝関節が屈曲しているので，下肢の重心が近位に移動する．したがって，レジスタンスアームは 8 インチとなる．C）被検者が治療台から両下肢を上げる場合，どのくらいの力を，腹筋群が体幹を安定させるために生成しなければならないかは，股関節と膝関節の位置と，運動軸から下肢の重心までの距離によって決まる．

れること，そして体重が軽くなることによって，安定性は減少する．

解剖学的立位肢位からの姿勢の変化が重心を移動させる．上肢を胸部の上で組むか，頭上に挙げる場合，重心は上昇する．被検者が，頭部と体幹と股関節を屈曲させる場合，重心は足部の方へ移動する．身体の重心が比較的高いので，立っている人は不安定な平衡状態にある．したがって，小さい力で，身体の変位を起こすことができる．これは，良い要素でもあり悪い要素でもある．歩行を始めるために多くの力を必要としないという点で，それは良い要素である．一方，他の要素が存在しない場合，身体は転倒する危険がある．幸いにも，正常で自動的に働く神経筋制御系が，支持基底面の中に身体の重心を維持することによって転倒が防止される．したがって，歩くことは実際のところ，重心の位置を乱して，元に戻すことの連続である．身体を制御してバランスをとる能力は，支持基底面を増加させるために両足の間の距離を広げることや，重心を低下させるために膝関節を屈曲させて歩くことによって変化する．しかし，重心のそのような変化は，より大きなエネルギーを必要として，さらにバランスを失うだろう．例えば，スキーの初心者は，滑降の際にスキーより前方へ傾くよりは，むしろ後方に座り込む．バランスに自信がない患者のように，暗くて不慣れな場所を歩こうとする人は，通常，股関節と膝関節を屈曲させるか，両足を広げる傾向がある．臨床家は，患者が安全で効果的な運動課題の遂行を学ぶことを援助する，身体的および心理的サポートを提供する責任をもっている．

重心は運動で変化するだけでなく，身体分節へ何かを装着したり，または身体分節が減ったりすることで変化する．重心が変化する場合，重心線も変化する．例えば，右下肢にギプス包帯を装着している場合，右下肢へのさらなる荷重は重心を右へ移動する．そして，それに伴って，LOG（重心線）も右に移動する．膝関節より上での下肢切断者は，立位で重心が上方かつ反対側に移動するので，重心と重心線の位置の変化に適応するまで，転倒する大きな危険性がある．また，長い休暇で重いスーツケースを家に運ぶとき，スーツケースはそれを運んでいる身体の一側に荷重するので，重心はそちら側へ移動する．そして，そちら側に倒れることを防ぐために，身体と重いスーツケースの合わさった重量が支持基底面の中にあるように，体幹を反対側へ移動する．

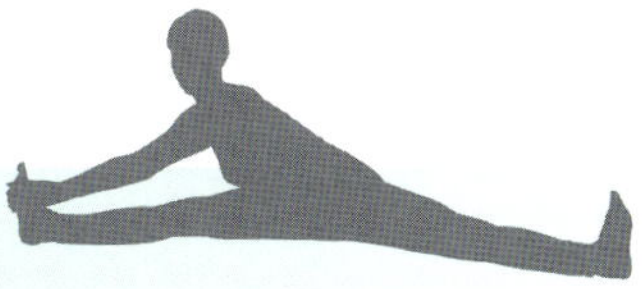

臨床的視点

フットボールのラインマン（前衛）の大きい体型と前後に広く歩幅をとった低い立位姿勢は，安定性を提供し，相手チームの選手の攻撃によって倒されることに抵抗する．一方，フットボールのランニングバックの姿勢と動きにみられるように，不安定性は，高い重心の位置，狭い支持基底面，軽い体重によって増加する．

支持基底面

重力は力ベクトルであるので，それが作用する軸（運動の中心）だけでなく，長さ（大きさ）と方向をもたなければならない．長さまたは大きさは，身体または身体分節の重量である．重力の方向は，常に垂直下方であり，地球の中心に質量中心を牽引する．この力線は，**重心線**（line of gravity：LOG）と呼ばれる．LOG がその支持基底面の中心を通るとき，身体は安定している．身体の**支持基底面**（base of support：BOS）は，身体と様々な支持物の接地点の範囲内の面積である．例えば，**図 2-30** でみられるように，肩幅で両足を広げて立っている場合，支持基底面は足の下の領域と足の間の床の面積である．上記の下肢にギプス包帯を装着している患者が歩くために杖を用いる場合，患者の BOS が両足の間の面積と杖の接地点の面積と杖と両足の間の面積を含むので，より安定する．支持基底面がより大きいほど，対象はより安定する（COG を BOS の外側に動かすために，より大きな運動をできるので）．反対に，より小さい BOS は対象を不安定にする．これが，一側下肢で立つことが両下肢で立つことよりも難しい理由の 1 つである．COM が BOS の外側に位置する場合，対象の位置を維持するために，BOS が対象の下で動くか，または力が重力に打ち勝たない限り，対象は不安定となり倒れる．一側下肢で立つことは，BOS が小さいだけでなく，COM を BOS の外側に動かすためにより少ない運動しかできないためより難しい．

より大きい支持基底面によって安定性が増加する．つまり，より大きい支持基底面によって，外力によってバランスを失ったり倒されたりすることがより少なくなる．また，外力が側方から作用するとき，BOS の上に LOG と COG を維持することはより難しくなる．しかし，外力を予想できる場合，来るべき力に対応するために，より安定した支持基底面を準備することができる．例えば，来るべき力が，前後方向であると予想される場合，支持基底面の中で COM を維持するためにより良好な位置にいるように，身体の前後に足を置く．同じく，外力が側方から来ると予想される場合，BOS の中で COM と LOG を維持するために，左右の BOS を広げる．我々は，この概念を一般的な経験に適用することができる．もし，あなたが満員のバスまたは電車に立って乗ってい

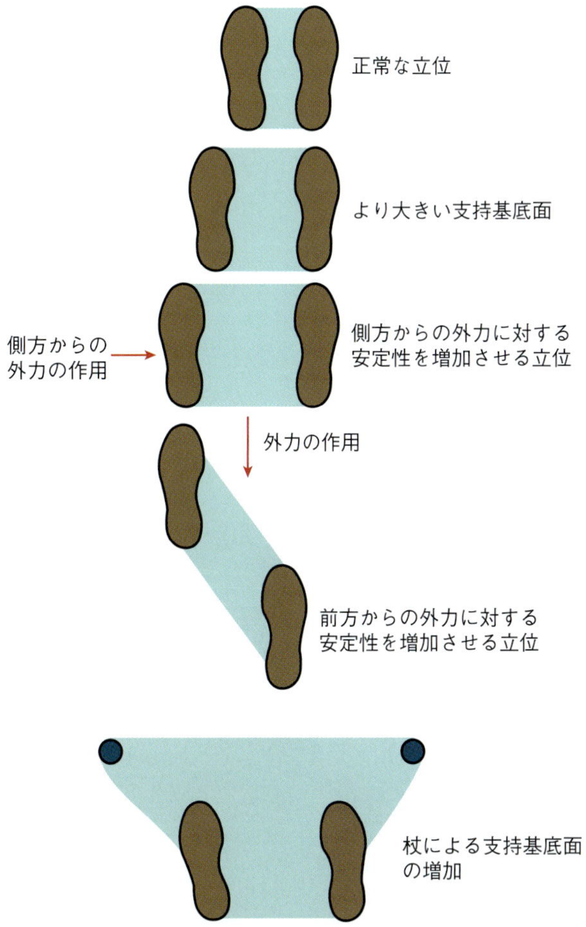

図 2-30　支持基底面における変化．支持基底面は，両足間の面積と支持している物や，頼っている物の間の面積を含む．両足を閉じた場合，両足と両足の間の面積は，両足を離して広げたときより小さい．杖を使う人は，支持基底面が杖と身体の間の面積に拡大するで，その支持基底面を著しく増加する．

臨床的視点

あなたは，相手（パートナー）に支持基底面の大きさの重要性を次のように示すことができる．あなたの相手（彼または彼女）を両足で立たせて，バランスを失わせるためにどれくらいの力を作用しなければならないかを確かめる．次に，相手の両足をより離して立たせて，再度確かめる．両足が離れている場合，BOS はかなり大きいので，BOS がより小さいときのようには，容易に COM は BOS から外に移動しない．バランスをとるのが難しい患者が，歩行補助具を用いなかった場合，どのように患者はこの概念を用いて歩くだろうか？

るとき，乗物の停車と発車時の外力の方向である乗物の前方と後方に足を置くだろう．

大きい支持基底面は，有利な場合と不利な場合がある．例えば，いくつかの重量プレートを装着した，オリンピック競技の大きいバーベルを頭上に持ち上げる重量挙げ選手は，BOS の中で，頭上で重量を支持するために，彼の体重とバーベルを保持する彼自身の安定性を準備する幅広い支持基底面をもたなければならない．同様に，相手に投げられたくないレスラーは，彼自身でより大きい支持基底面をつくる（**図 2-31A**）．一方では，支持基

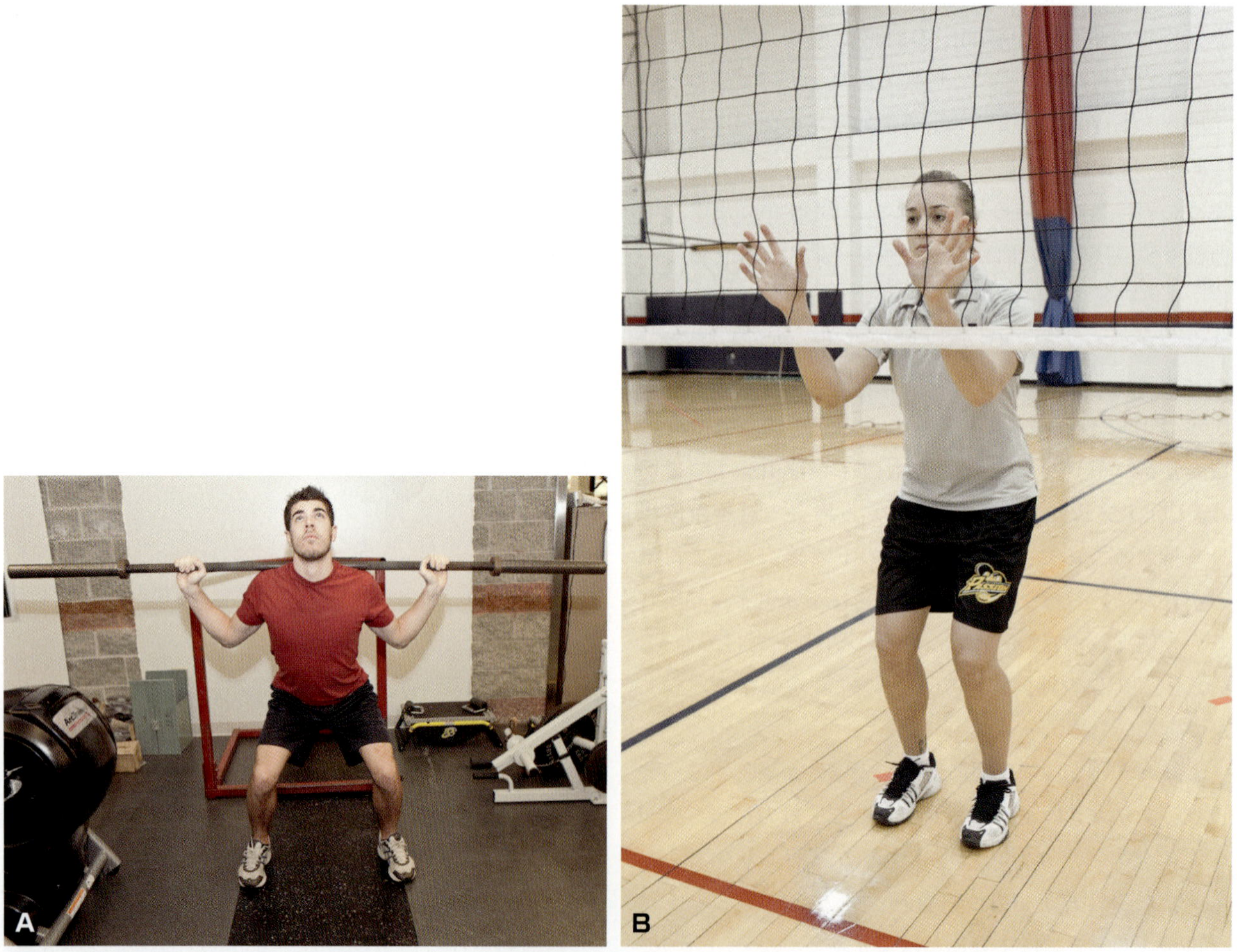

図 2-31　大きい支持基底面をもつことは，有利な場合と不利な場合がある．**A**）特に重い重量を支えるとき，大きい支持基底面は安定性を提供するために必要である．**B**）迅速な運動が必要とされる場合，人は小さい支持基底面によって，迅速に支持基底面から移動することができる．小さい支持基底面は，運動方向の急激な変化を必要とするいくつかのスポーツで有利である．

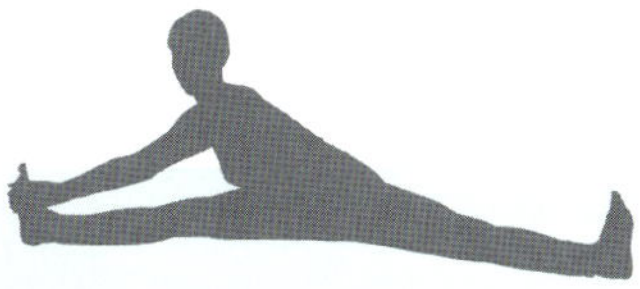

臨床的視点

COG と BOS の概念を適用するために，もう一度あなたの相手（パートナー）に登場してもらう．そして，相手に両足を肩幅に広げて直立してもらう．あなたが相手の側面から力を作用させるとき，相手を BOS から押し出すにはどれくらいの力が必要かということに注目せよ．次に，両足を同じ位置にして踵を床に着けたままで，相手の COM を低下させるために，スクワットをしてもらう．再度，側面から相手を押してバランスを失わせるには，どれくらいの力がより多く必要かということに注目せよ．一般にこれらの概念は，日常生活や様々なスポーツ活動で用いられている．例えば，フットボールのラインマン（前衛）は，COM を低下させるために，股関節と膝関節を屈曲して姿勢を低くして立っている．そして，BOS を増加させるために，足を前後に広げて立っている．そして，敵の選手がラインマンを倒すためにより時間がかかるように，選手は前後方向に敵の選手の力が向くように彼自身の位置を整える．あなたが治療している患者がフットボールのラインマンであった場合，この概念が患者の治療にどのように用いられるか確認せよ．もし，患者がレジ係であった場合は，あなたは，仕事での患者の安定性を改善するために，どんな指示を与えるだろうか？

底面からすばやく動かなければならないバレーボール選手は，運動するために，より大きい支持基面を望まない（図 2-31B）．したがって，どんな方向にも迅速に運動を起こすために，選手は準備しなければならない．この選手にとって大きい支持基底面は，安定した支持基底面の中で，ボールに対処する反応時間を遅延させてしまう．

てこと筋活動

身体の大部分のてこが第 3 のてこであるので，筋は望ましい運動を提供するために，荷重力より強く活動しなければならない．実際に，筋のレバーアーム長またはモーメントアーム長は，筋に対抗して作用している荷重力のレジスタンスアーム長またはモーメントアーム長より短く，筋は荷重力より多くの力を生成しなければならない．例として上腕二頭筋について考えてみよう．上腕二頭筋は肘関節に非常に近い前腕に付着する．しかし，前腕と手の質量中心は，前腕の中央に位置するので，肘関節からの上腕二頭筋の付着部よりかなり遠くになる．したがって，上腕二頭筋は，仮にそれが前腕の質量中心より遠位に付着した場合より，前腕と手の重量を持ち上げるためにより強く活動しなければならない．例えば，肘関節を屈曲して，10 ポンド（4.5 kg）の重量を持ち上げるために，上腕二頭筋（他の肘関節屈筋は無視する）は合計 81.55（36.7 kg）ポンドを生成しなければならない（図 2-32）．

臨床家として，この概念を有利に用いることができる．

筋力×筋ムーブメントアーム＝外力×外的ムーブメントアーム

$$\text{筋力}=\frac{\text{外力}\times\text{外的ムーブメントアーム}}{\text{筋ムーブメントアーム}}$$

$$\frac{(10\ \text{ポンド}\times 14\ \text{インチ})+(3.3\ \text{ポンド}\times 7\ \text{インチ})}{2\ \text{インチ}}$$

$$\frac{140\ \text{ポンド-インチ}+23.1\ \text{ポンド-インチ}}{2\ \text{インチ}}=81.55\ \text{ポンド}$$

（※1 ポンド＝0.45 kg，1 インチ＝2.54 cm）

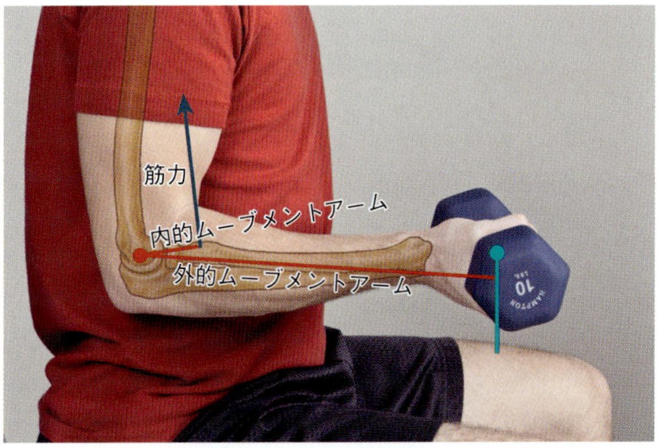

図 2-32　大部分の筋は第 3 のてこであるので，外力に抵抗するために，また，運動を生じさせるために，より多くの力を生成しなければならない．上腕二頭筋は，筋が荷重より非常に大きな力を生成しなければならないことを示す良い例である．

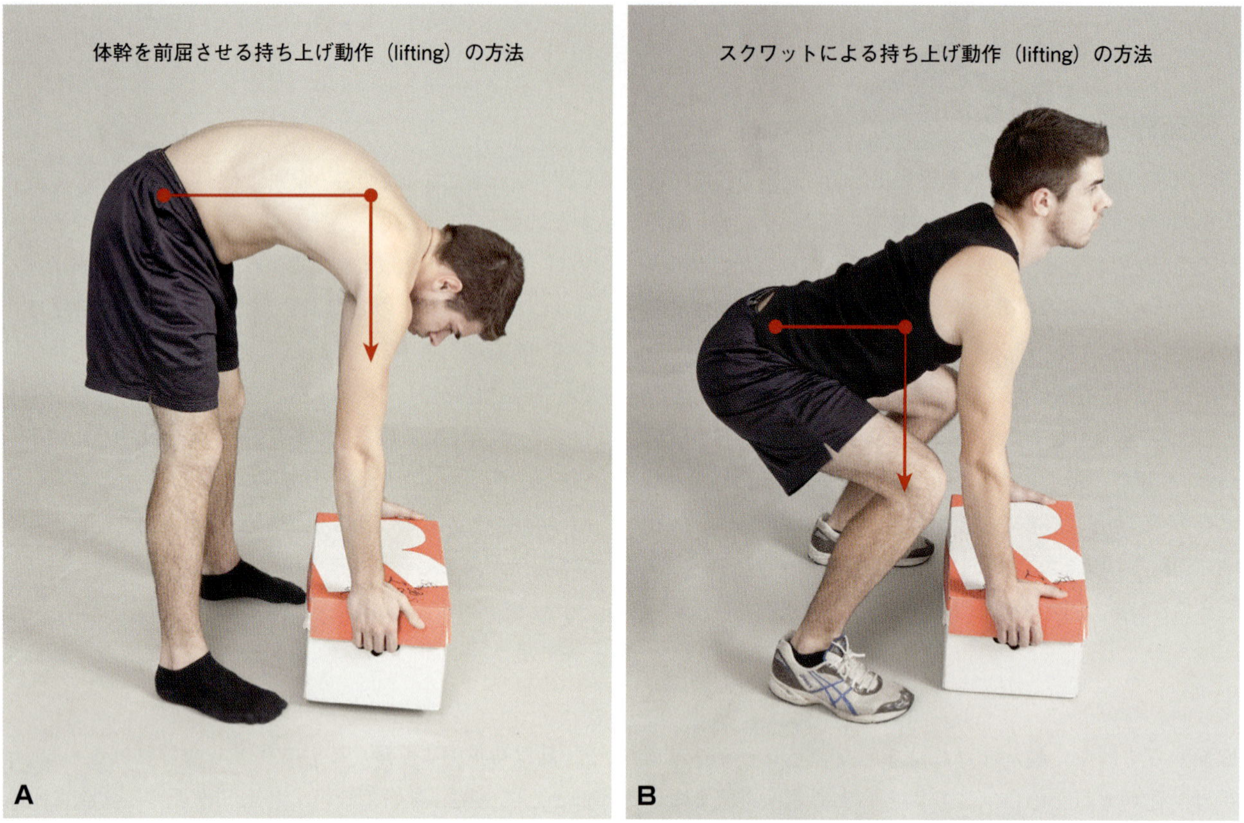

図 2-33　正しい身体力学を用いることは，身体の近くに対象物を動かすことを含む．（A）において，対象物は長いレバーアームを持っていて，（B）の対象物より，身体に，非常に大きな力を作用させる．（B）のように，対象物を身体のより近くに持ってくれば，レバーアームが短くなる．

以前の例について，我々が患者に徒手抵抗を行う場合，徒手抵抗を身体分節の遠位部に作用させることによって，患者が運動する間適切な抵抗を供給することができるので，患者ほど強く活動しなくてもよいために我々にとって有利な条件になる．また，我々は，運動それ自体の多くを変えることなく運動を変化させるために，この概念を用いることができる．例えば，股関節屈筋の十分な筋力がないので，患者がSLR（下肢の膝関節伸展位での挙上）を行うことができない場合，この運動ができるように，患者に少し膝関節を屈曲させるように指示することによって，レジスタンスアームを短くすることができる．患者の股関節屈筋の筋力が増加すると，さらなる荷重を提供するために，膝関節は完全伸展することができる．

臨床的視点

例えば，持ち上げ動作のような，正しい身体力学の知識が必要な手技を行う際に，レバーアーム長の影響を理解することは重要である．正しい持ち上げ動作は，持ち上げ動作が行われる前に，身体の近くに持ち上げられる対象を持ってくることを含む．この準備を行うことは，持ち上げられる対象のレバーアームを減少し，レジスタンスアームを減少する．この準備運動によって，より少ない応力を身体分節に作用させることで，より安全な生体力学を提供する．**図 2-33A** の中でみられるように，（膝関節を伸展したまま）体幹を前屈している人は，頭と両上肢と体幹と持ち上げられた物の重量の長いレバーアームを生じる．しかし，対照的に**図 2-33B** では，頭と両上肢と体幹と持ち上げられる物のレジスタンスアームを短くする，より正しいスクワットの方法で，腰背部に作用する力が急激に減少する．

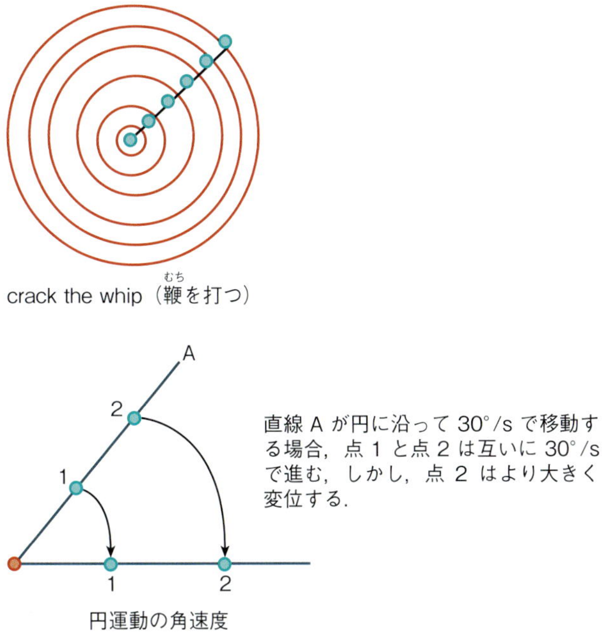

crack the whip（鞭を打つ）
A
2
1
1
2
直線 A が円に沿って 30°/s で移動する場合，点 1 と点 2 は互いに 30°/s で進む，しかし，点 2 はより大きく変位する．
円運動の角速度

図 2-34　軸の周りを回転する直線上の各点の角速度は等しい．しかし，直線速度（linear velocity）は，運動軸からより離れている点はより速くなる．円運動を続けるために，運動中心から最も離れている点は，より近い点より速い速度で，円を移動しなければならない．

身体の第 3 のてこは，筋によって生成される大きい力を必要とするにもかかわらず，それらは，活動の際の運動の多くの部分を受けもつ．上腕二頭筋が力に関して有利な条件をもたないにもかかわらず，上腕二頭筋自体はわずかに動くだけで，肘関節を動かすことができる．いいかえると，上腕二頭筋は，手の大きな円弧を描く運動を行うために，あまり収縮する必要はない．この概念は，“crack the whip（鞭を打つ）”で遊んでいる子どものグループと似ている．（この遊びで，円の中心から伸びている直線上にいる）子どもたちは，すべて同じ角変位と角速度で一緒に円の上を移動する，しかし，子どもたちの直線速度（linear velocity）と変位は互いに非常に異なる．運動の中心軸により近い子どもは直線的には大きく動かない，しかし，運動の中心から離れている子どもは，より中心に近い子どもたちと同じ角変位を保つために，より速く動かなければならない（**図 2-34**）．

したがって，身体のてこは，力の有利性より運動の速度のために設計されているように思われる．ゴルフクラブ，野球のバット，テニスラケットまたは船を漕ぐ櫂のような道具を上肢の遠位にある手で持つとき，この運動の速度のために，さらなる力が追加されて，行いたい活動のためにより良い結果をもたらす．ボールを投げることは，大きな運動と速度を提供している上肢力のもう 1 つの例である．サッカーボールやフットボールを蹴ったり，走行したりすることは，下肢による同じ概念を意味する．身体分節がより長いほど，角速度はより大きい．したがって，例えばテニスラケットのような道具が用いられる場合，対象（テニスボール）は，レバーアーム長の増加とそれに伴う角運動の速度の増加によって，より遠くにより速く進む（**図 2-35**）．

自由身体線図

もう少し，てこと力を理解し，これらの力学的な構成がどのように我々の日々の運動に影響するか理解するために，次の段階に進もう．本項では，幾何学，数学と計算法を含む様々な学問領域の適用を述べる．あなたがパニックを起こす前に，ここで用いられる学問領域の適用が基本的で，十分に説明されるために，容易に理解できることをわかっていただきたい．日常活動やリハビリテーションの間，外力によって荷重されるのと同じく，身体が生成しなければならない力の量を理解することが重要であるので，これらの計算は必要である．一度あな

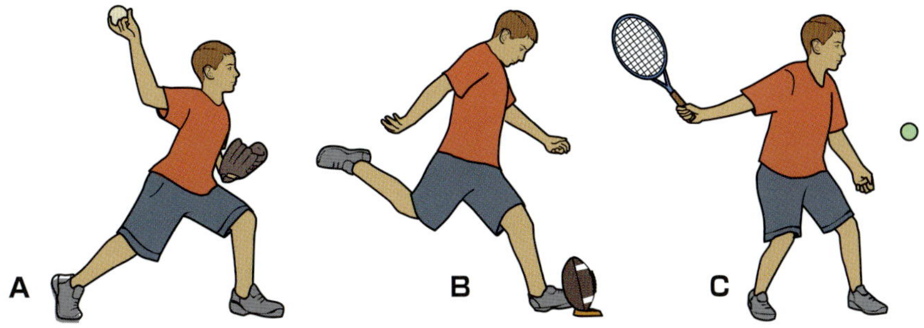

図 2-35　道具を使用する場合と使用しない場合での，上下肢の角速度の増加による運動速度の増加．A）ボール投げは，ボールの角速度を増加するために，体幹と上肢の合計した力を使っている．B）ボール蹴りは，フットボールの角速度を増加するために，体幹と下肢の合計した力を使っている．C）ラケットを手で握って，肘関節をできるだけ伸展させてボールを打つとき，ボールにより多くの角速度を加えることができる．

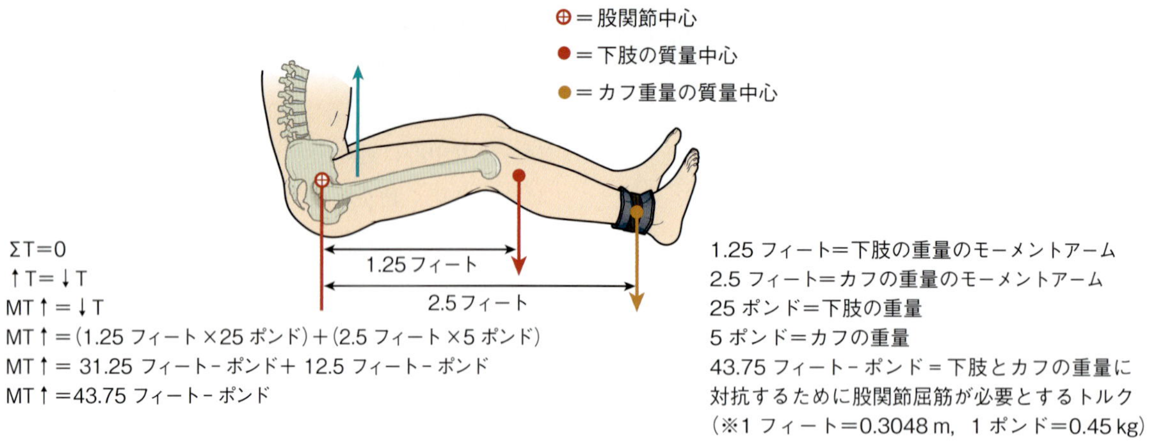

図 2-36　各々に対して作用している力ベクトルの臨床適用．下肢の遠位部に荷重することは，荷重力ベクトルをかなり増大する．もし患者が加えられた重りによって，下肢を持ち上げることができない場合，重りを運動軸のより近くに移動して，レジスタンスアームを短くすることによって，患者が重りを持ち上げることができるようになる．
MT＝筋トルク，T＝トルク

たが本項を読み終えたときは，これらの概念が考えたほど，難しくないことがわかるだろう．そして，あなたは，人間の活動と動作に関してより大きな理解を得るだろう．

人間の活動と動作に必要な筋活動量を理解するための最も簡単な方法は，**空間線図**または**自由身体線図**と呼ばれる工学で使われる線図を用いることである．自由身体線図は，身体または身体分節に作用している力ベクトルによる身体の単純化された図である．我々は，本章の初めに，すでに単純化されたバージョンでこれらの線図を用いている．身体に作用する力とトルクを研究するとき，これらの力とトルクが 2 つの要素をもつことを思い出さなければならない．つまり，身体分節に作用する力とトルクの，方向と大きさの両方を考慮する必要がある．我々が自由身体線図を描くとき，最初に，身体分節についての研究を確認する必要がある．最初に簡単な例を考えよう．**図 2-36** は，下肢を示している．我々は，まず，身体分節に作用している力を確認する．この例では，内力と外力が存在する．内力は，身体分節に作用している筋力であり，この例では，股関節屈筋群である．外力は，筋群に対抗して作用している力である．**図 2-36** では，外力は，下肢（下肢の重量）と足関節に装着しているカフの重量を含む．下肢は動いていないので，全体としての力は静止状態にある．これは，内力と外力が平衡状態にあることを意味する．下肢をテーブルから離れた位置で静的に保持するためには，内力と外力は等しくなければならない．いい換えると，下肢をテーブルから離して保持するために必要な筋力は，下肢（下肢の重量）とカフ重量に作用する全体の引力に等しい．この例では，重力は股関節を中心軸として時計回りに下肢を引いていて，股関節屈筋群は反時計回りに下肢を引いている．あなたが覚えているように，トルクは質量と運動軸からの距離の積であるので，数式は力の合計と運動軸から質量中心までの距離を含まなければならない．力が作用する点と運動軸の間の距離は，モーメントアームである．**内的モーメントアーム**は，関節軸から筋までの直角をなす（垂直）距離である．同様に，**外的モーメントアーム**は，関節軸から外力まで，または身体分節の重心までの直角をなす距離である．外力は，身体分節の重量と筋に対抗して作用している他の様々な力も含む．**図 2-36** の例では，下肢の運動がみられないので，すべてのトルクの合計はゼロになる．筋によって上方に作用するトルクは，下肢の重量とカフの重量によって下方へ作用するすべての引力によるトルクと等しくなければならない．**表 2-4** を参照すれば，体重 150 ポンド（67.5 kg）の人の下肢の重量が約 25 ポンド（11.3 kg）であることと，下肢の質量中心の位置も記載されているので，足関節に 5 ポンド（2.3 kg）の重量を装着して，テーブルから離して下肢を保持するために必要な股関節屈筋群のトルクを計算することができる．

次に，**図 2-37** の中で必要とされる筋力を計算してみよう．この図において，どんな力が手の中のダンベルの重量と一緒に前腕に作用しているか計算しなさい．もし計算できたら，そのベクトルに力の単位を付けてみよう．図中でも問題が解答されているが，あなた自身で解答を見る前に解いてみなさい．

表 2-4　体重が 150 ポンドの男性の，個々の身体分節の平均的な重量と解剖学的な重心の位置

身体分節の重量と全体重に占める割合	およその解剖学的な重心の位置
頭 : 10.3 ポンド（6.9%）	頭．蝶形骨洞のトルコ鞍縁の前下方 4 mm に位置する（側面で，ナジオン〔鼻根点〕-イニオン〔後頭点〕線の上付近で側頭窩の上に位置する）
頭頸部 : 11.8 ポンド（7.9%）	頭頸部．後頭骨基底突起の下面，または，鞍背の稜から 23±5 mm の範囲内に位置する（側面で，下顎頭より上の上耳珠切痕の 10 mm 前方に位置する．）
頭頸部と体幹 : 88.5 ポンド（59.0%）	頭頸部と体幹．第 11 胸椎の前方に位置する．
上肢	**（ちょうど肘関節上に位置する）**
上腕 : 4.1 ポンド（2.7%）	上腕 : 橈骨神経溝に隣接して，上腕三頭筋の内側頭に位置する．三角筋付着部の遠位部より 5 mm 近位に位置する．
前腕 : 2.4 ポンド（1.6%）	前腕 : 円回内筋付着部の大部分の遠位端より 11 mm 近位に位置する．前腕骨間膜より 9 mm 前方に位置する．
手 : 0.9 ポンド（0.6%） 上肢 : 7.3 ポンド（4.9%） 前腕と手 : 3.3 ポンド（2.2%）	手（安静位），第 3 中手骨の運動軸上で，通常，手掌面から 2 mm 内部に位置する．また，近位手掌皮線より 2 mm 近位に位置する．近位手掌皮線（proximal transverse palmar skin crease）と橈側皮線（radial longitudinal crease）の間に位置する．
下肢	**（ちょうど膝関節上に位置する）**
大腿 : 14.5 ポンド（9.7%）	大腿 : 短内転筋（または大内転筋や内側広筋）の付近にあり，粗線に対して 13 mm 内側で内転筋管の中にあり，大腿三角の下端の下 29 mm と短内転筋の遠位部から 18 mm 近位に位置する．
下肢 : 6.8 ポンド（4.5%）	下肢 : 膝窩筋の下 35 mm（後脛骨筋の後の部分），アキレス腱の近位部より 16 mm 上方，骨間膜より 8 mm 後方に位置する．
足 : 2.1 ポンド（1.4%） 下肢 : 23.4 ポンド（15.6%） 下腿と足 : 9.0 ポンド（6.0%）	足 : 底側靱帯の中で，隣接した足筋の表面で，第 2，第 3 楔状骨の近位 1/2 の下方にあり，足関節中心と母指球（ball of foot）間で，第 2 中足骨の平面上に位置する．
全身	**（第二仙椎の前方に位置する）**

出典 : Williams M, and Lissner HR. Biomechanics of Human Motion. Philadelphia : WB Saunders, 1962, p 15 より許諾を得て掲載.
（1 ポンド＝0.45 kg）

筋力と関節力の計算

力は一方向性であり，トルクは双方向性である．すでに言及したように，力はポンドまたはキログラムで示される．また一方では，トルクはフィート-ポンドまたはメートル-キログラムとして示される．力とトルクは筋と関節に影響を与えるので，本節では両方への影響を考えていきたい．

筋

すでに言及されているように，身体分節に作用するトルクは内的トルクと外的トルクを含む．内的なトルクは，身体分節に作用している各筋によって生成されるすべてのトルクの合計である．外的トルクは，身体分節に作用しているすべての外部の荷重によるトルクの合計である．トルクはモーメントアームと質量の積であるので，内的トルクと外的トルクのすべてを決定するためには，前もって，いくつかの情報が必要である．我々は，x 軸と y 軸によって，力の方向を定めることができる．自由身体線図の中で，x 軸は身体分節の長さと一致している，そして，y 軸はその身体分節と直角をなす．身体分節が静止しているとき，すべての力とトルクは等しく，互いに釣り合っている．数式で示せば，$\Sigma F_x=0$ と $\Sigma F_y=0$，したがって，$\Sigma T=0$ である．これらの数式において，ΣF_x は x 軸に作用しているすべての力の合計である，ΣF_y は y 軸に作用しているすべての力の合計である，そして，ΣT は身体分節に作用しているすべてのトルク合計である．

静止している身体分節に作用しているすべての力の合計はゼロとなるので，運動は起こらない．もし身体分節が運動する場合，運動を起こすためには，一方の力はもう一方より大きくなければならない．ここでは，身体分節が静止しているので，すべての力と，すべてのトルクは釣り合っている．つまり，正方向の力は負方向の力に等しく，そして，内的トルクは外的トルクに等しい．

関節がその可動域を動くにつれて，内的モーメント

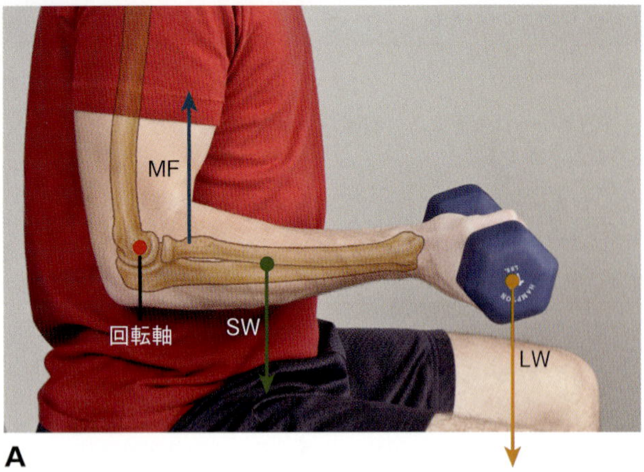

A

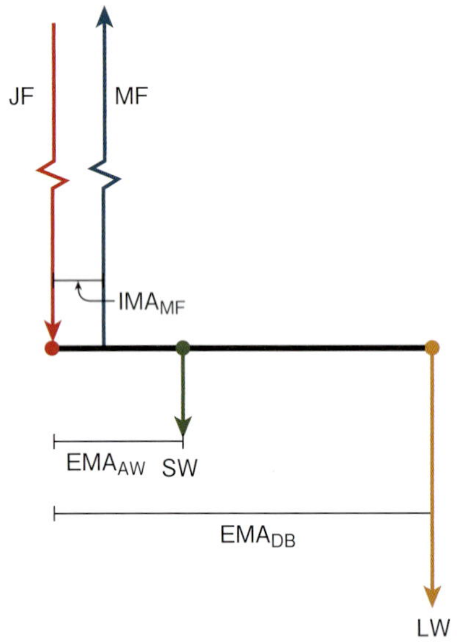

MF＝筋力＝未知数
AW＝前腕重量＝7.4 ポンド
DB＝ダンベル重量＝5 ポンド
IMA_{MF}＝筋力の内的モーメントアーム（0.33 フィート）
EMA_{AW}＝前腕重量の外部モーメントアーム（0.83 フィート）
EMA_{DB}＝ダンベル重量の外部モーメントアーム（1.67 フィート）

解答：

ΣF＝0
内的トルク＝外的トルク
MF×IMA_{MF}＝（AW×EMA_{AW}）＋（DB×EMA_{DB}）
MF（0.33 フィート）＝（7.4 ポンド ×0.83 フィート）＋（5 ポンド × 1.67 フィート）
MF（0.33 フィート）＝6.14 フィート-ポンド＋8.35 フィート-ポンド
MF＝14.49 フィート-ポンド /0.33 フィート
MF＝43.90 ポンド

B

図 2-37　自由身体線図を用いた力の計算．**A）** 荷重力を生成する重り（ダンベル）を手に持って，肘関節を屈曲位で保持すると，肘関節の位置を保持している筋力と等しいトルクで前腕重量とダンベル重量が下方に牽引する．**B）** これらの力を計算するために，身体線図に含まれる特定の値で，身体線図を用いればより容易である．

アームおよび外的モーメントアームは長さを変える．身体分節アームの長軸は x 軸である．そして，そのモーメントアームまでの直角をなす距離は y 軸である．我々が筋またはレジスタンスアームの牽引角度を知っている場合，既知のベクトル，そして，サイン，コサイン，タンジェントの直角三角形の法則を用いることで，それらの合成トルク（筋またはレジスタンス・トルク）を確定することができる．これらの数式がどのように働くか確認するために，**図 2-38** をみてみよう．いったん，**図 2-38** の下の図のように自由身体線図を描いて，x 軸と y 軸を特定すれば，各々の力の身体分節への作用をみることができる．この例では，三角筋は，上肢の重量とダンベル重量の合成トルクと等しいトルクを提供している内力（筋力）である．体重が 150 ポンド（67.5 kg）の人において，上肢と手は，7.4 ポンド（3.4 kg）の重さである．この例では，ダンベルの重量は，5 ポンド（2.25 kg）の重さである．また，上肢の質量中心は，ちょうど肘関節付近にあり，肩関節軸から 0.83 フィート（0.25 m）の位置にある．手の中のダンベルの質量中心は，肩関節軸から 1.67 フィート（0.508 m）の位置にある．三角筋の付着部は上腕骨の三角筋粗面であり，肩関節軸から 0.33 フィート（0.102 m）の位置にある．線図によれば，上肢とダンベルにかかる重力による下方への力と上肢の長軸の間の角度は，45° である．次に静的トルクを保つように，これらの数を数式に代入してみよう．

ΣT＝0　したがって，内的トルク＝外的トルク

それで，

$$MF_R \times IMA_{MF} = (AW_R \times EMA_{AW}) + (DB_R \times EMA_{DB})$$

すでにわかっている数を代入する．

$$MF_R = \frac{[(\cos 45^\circ \times 7.4\ \text{ポンド}) \times (0.83\ \text{フィート})] + [(\cos 45^\circ \times 5\ \text{ポンド}) \times (1.67\ \text{フィート})]}{0.33\ \text{フィート}}$$

（cos 45° ＝0.707）
数式を解くために，cos 45° に数字を代入する．

$$MF_R = \frac{(5.23\ \text{ポンド} \times 0.83\ \text{フィート}) + (3.54\ \text{ポンド} \times 1.67\ \text{ポンド})}{0.33\ \text{フィート}}$$

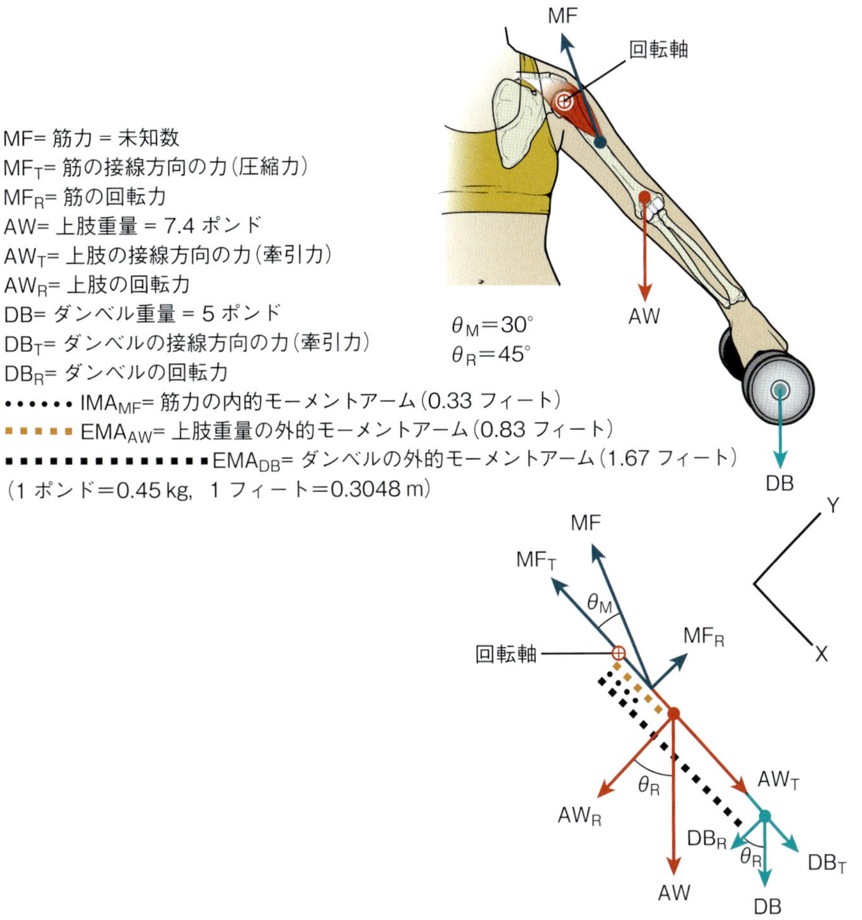

図 2-38　自由身体線図を用いた力の成分の計算．力が作用する角度が平行か直角でないときは，付加的な計算が必要となる．そして，これはしばしば人体で起こる．

$\mathbf{MF_R}$ = 筋の回転トルク
$\mathbf{IMA_{MF}}$ = 筋力の内的モーメントアーム
$\mathbf{AW_R}$ = 前腕重量の回転トルク
$\mathbf{EMA_{AW}}$ = 前腕重量の外的モーメントアーム
$\mathbf{DB_R}$ = ダンベルの回転トルク
$\mathbf{EMA_{DB}}$ = ダンベルの外的モーメントアーム

現在の位置に身体分節を保持する筋の回転トルクは，以下のとおりである．

$$\mathrm{MF_R} = 31.06\ ポンド$$

三角筋の回転トルクがわかっているので，三角筋の他の分力を計算することができる．

三角筋の合成力ベクトルは，以下のとおりである．

$$\mathrm{MF} = \frac{\mathrm{MF_R}}{\sin 30^\circ} \rightarrow \mathrm{MF} = \frac{31.06\ ポンド}{0.500}$$

$$\rightarrow \mathrm{MF} = 62.12\ ポンド$$

三角筋の接線方向の力ベクトル（この場合，関節への圧縮力）は，以下のとおりである．

$$\cos 30^\circ = \frac{\mathrm{MF_T}}{\mathrm{MF}} \rightarrow \mathrm{MF_T} = \mathrm{MF} \times \cos 30^\circ$$

$$\rightarrow \mathrm{MF_T} = 62.12\ ポンド \times .866$$

$$\rightarrow \mathrm{MF_T} = 53.80\ ポンド$$

もし数値を IU（1 ポンド = 4.448 N）に変換する場合，三角筋が生成する力は，上肢が外転 45° で，5 ポンドの重量を持ち上げている場合, $\mathrm{MF_T}$（圧縮力）の 239.30 N，MF（合成力）の 276.31 N と $\mathrm{MF_R}$（回転力）の 138.15 N である．

上記の計算より，筋の必要とされる力が外力より大きいことを，もう一度確認することができる．前述のように，筋は通常，外力が作用する点より関節に近く付着す

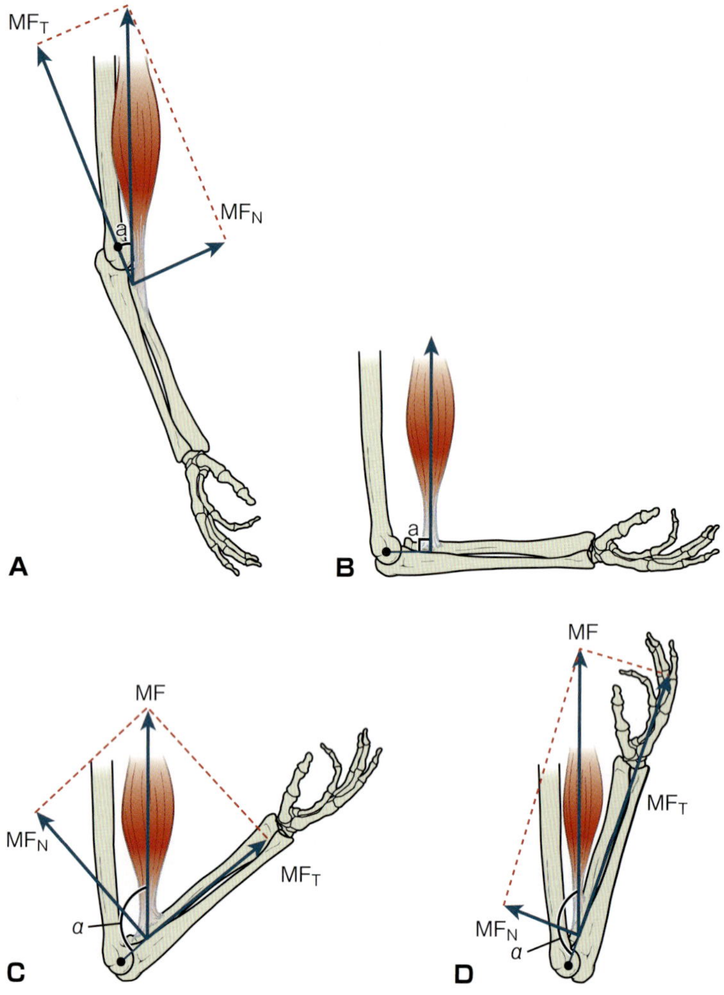

図 2-39　筋ベクトルと筋モーメントアームは，関節位置の変化によって変わる．これらの図は，関節が可動域内で動くにつれて，モーメントアーム長が変化して，運動を行うのに必要な筋力が変化することを示す．

るので，これは大部分の身体分節についてあてはまる．この外力と筋の位置関係は，筋モーメントアームを外的モーメントアームより短くする．したがって，筋出力は，これらのモーメントアームの長さの違いを補うために外力より大きくなければならない．

図 2-39 からわかるように，関節の位置が変わるとき，内力および外力による牽引角度もまた変化する．しかし，牽引角度が変化するだけではなく，身体分節が可動域内で動くにつれて，力のベクトルの生成が変化する．**図 2-39** の中で，肘関節が異なる位置になるにつれて，上腕二頭筋の回転ベクトル成分が変化しているのがわかる．同様に，圧縮力のベクトルも変化する．すでに述べたように，合成力は，関節に回転と牽引か圧縮を提供する2つの力の合成によって成り立つ．身体分節に対してより垂直に近い合成力は，その力のより多くが回転力となる．合成力が身体分節に対して90°の位置にあるとき，その力のすべては身体分節を回転させるだけである．そして，その力のいずれも関節を牽引も圧縮もしない．力の計算がこのような静的な状況でなされる場合，ベクトルと合成力の変化の概念は，内力および外力の両方に適用される．

関節

我々は，直接的に関節面に作用する力を正確に計測することができない．しかし，臨床家が損傷した関節の応力（stresses）を減らすことができるように，少なくともこの関節面に作用する力を予想することは重要である．関節は，筋収縮，重力，外部の荷重と摩擦などの関節に作用する力に直面する．その原因とこれらの関節力の結果を理解することは，運動療法とリハビリテーションの理論的根拠の主要な基礎を形づくる．手でスーツケースを持つときや（**図 2-40A**），牽引するとき，重りを装着した下肢を伸展して保持する場合（**図 2-40B**），関節に作用する主要な力は牽引である．牽引されたとき，靱帯と関節包は，緊張する．しかし，ほとんどの活動は，関節面の圧縮を起こす．圧縮は，座位，立位

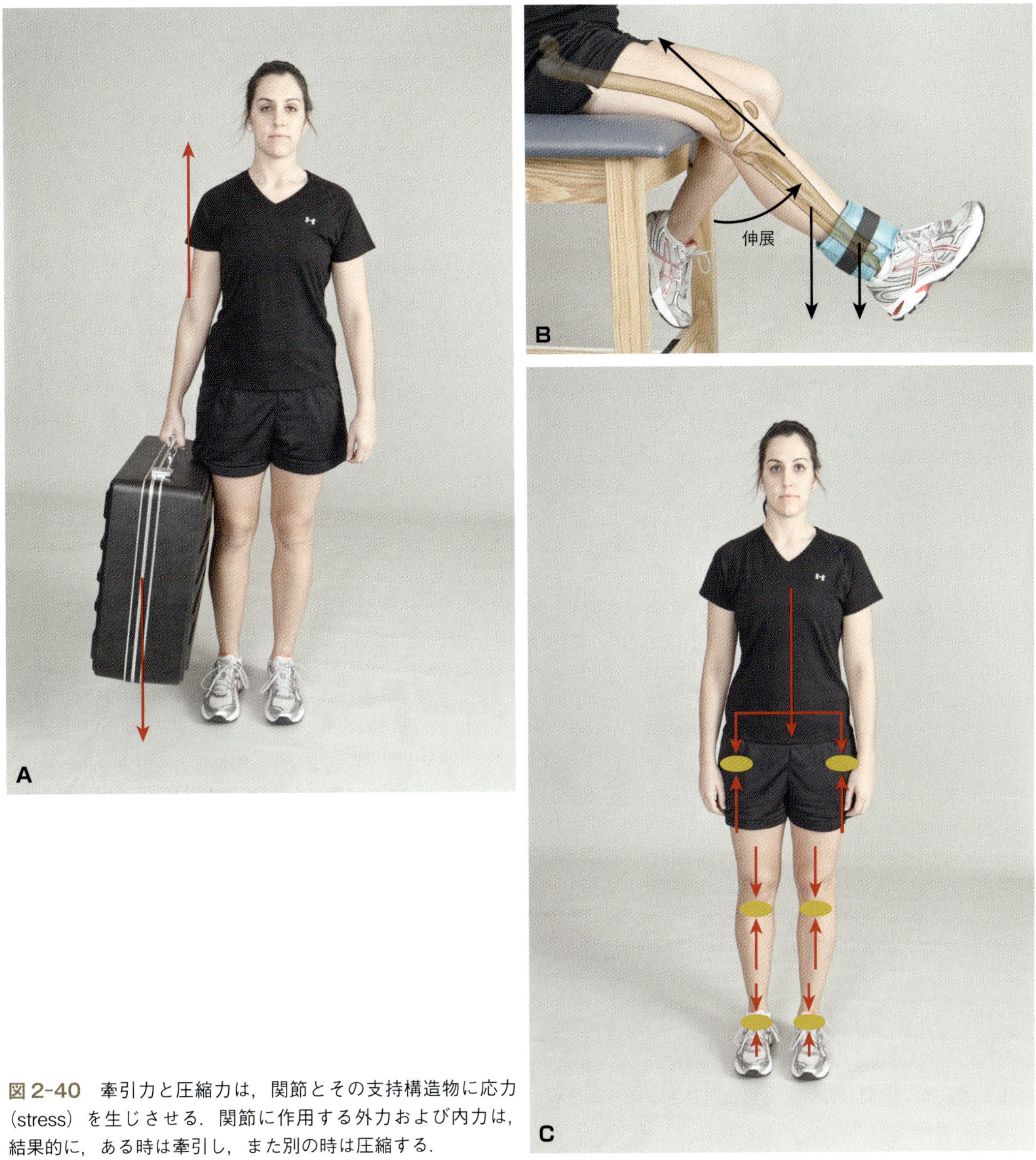

図 2-40　牽引力と圧縮力は，関節とその支持構造物に応力（stress）を生じさせる．関節に作用する外力および内力は，結果的に，ある時は牽引し，また別の時は圧縮する．

または歩行において，荷重された関節で容易に認められる（**図 2-40C**）．健常人がなかなか認識できないことは，能動的な筋収縮と機能的な活動で生じるそれらの力と同様に，これらの活動で生じる関節圧縮力の大きさである．関節力（joint force）（J）は，接している関節面の**関節反力（joint reaction force）**である．関節炎のような関節疾患において，大きい圧縮力が耐えがたい痛みを引き起こすので，関節の機能が失われる．

あなたは関節反力を認識することができない．しかし，我々はすでに，これらの関節反力を計算する方法を知っている．この関節反力の情報は，釣り合い（平衡）の数式（$\Sigma F = 0$ と $\Sigma t = 0$），直角三角形の三角法の比，力の合成と分解を用いて得ることができる．この計算過程の例は**図 2-41** の中でみられる．被検者が端座位で，足部に 30 ポンド（13.5 kg）の重りを装着して膝関節を伸展しているとき，未知の大腿四頭筋の筋力と膝関節圧縮力の大きさを得る方法を示す．**図 2-41** の中で，この例は，未知の関節力の起点と一致している座標系上にあ

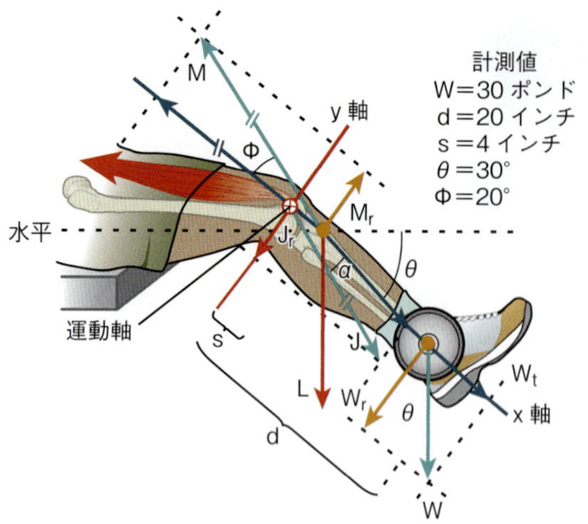

$$\Sigma y = 0$$
$$+[(W \times \cos\theta) \times (d)] - [(M \times \sin\theta) \times (s)] = 0$$
$$+30\text{ ポンド}(0.866)20\text{ インチ} - M(0.342) \times 4\text{ インチ} = 0$$
$$-M = \frac{-520\text{ インチ-ポンド}}{1.37\text{ インチ}}$$
$$\boxed{M = 380\text{ポンド}}$$

$$\Sigma F = 0$$
$$-J + M - W = 0$$
$$-J = -380\text{ ポンド} + 30\text{ ポンド}$$
$$\boxed{J = 350\text{ポンド}}$$

$$\Sigma Fr = 0$$
$$-J_r + M_r - W_r = 0$$
$$-J_r + M\sin\Phi - W\cos\theta = 0$$
$$-J_r = -380\text{ ポンド}(0.342) + 30\text{ ポンド}(0.866)$$
$$-J_r = -130\text{ ポンド} + 26\text{ ポンド}$$
$$J_r = 104\text{ ポンド}$$
$$\sin\alpha = \frac{J_r}{J}$$
$$\sin\alpha = \frac{104\text{ ポンド}}{350\text{ ポンド}}$$
$$\sin\alpha = 0.297$$
$$\boxed{\alpha = 17^\circ}$$

（1 ポンド＝0.45 kg，1 フィート＝0.3048 m）

図 2-41　関節反力を計算するために用いられる自由身体線図．いったん内力および外力が計測されたら，関節反力は計算できる．一般的に臨床では関節反力を計測しないが，臨床家が，患者に関節力（関節反力）を減らす活動を勧めるとき，関節圧縮力を軽減する関節の位置を知っていることが役に立つ．

り，各々の 3 つの力（W＝荷重力，M＝筋力，J＝関節反力）は互いに直角をなす成分に分解されている．また，身体線図には，計測した重量と角度と長さが示されている．関節力の方向（＝17°）と同様に，筋力（M＝380 ポンド）と関節力（J＝350 ポンド）のおよその大きさは，前述の平衡の式と三角法による比を用いて得られる．以下の数式は，**図 2-41** と同じ問題の段階的な解法をみせるために並べられている．それらは，例えば，荷重の回転力，荷重のトルク，または筋力などの間の関係の詳細を図解して，問題の各部分の解法や説明をしている．

30 ポンド（13.5 kg）の荷重の回転成分（W_r）を最初に得るために，力の分解のために数式を用いる．

$$W_r = W \times \cos 30^\circ$$
$$W_r = 30\text{ ポンド} \times 0.866$$
$$W_r = 26\text{ ポンド}$$

荷重によるトルク（τ_w）を得るために，トルクを求める数式を用いる．

$$\tau_w = W_r \times d$$
$$\tau_w = 26\text{ ポンド} \times 20\text{ インチ}$$
$$\tau_w = 520\text{ インチ-ポンド}$$

筋によるトルク（τ_m）を得るために，平衡の式を用いる．

$$\Sigma\tau = 0 \qquad \tau_w - \tau_m = 0$$
$$\tau_m = \tau_w$$
$$\tau_m = 520\text{ インチ-ポンド}$$

筋力（M）を得るために，まず回転成分 M_r を得なければならない．筋の回転成分（M_r）の大きさを得るために，トルクの数式を用いる．

$\tau_m = M_r \times s$
または，
$\tau_m \div s = M_r$
M_r＝520 インチ-ポンド÷4 インチ
M_r＝130 ポンド

いったん，M_r を得れば，筋力（M）を得ることができる．そして，直角三角形の三角法による比の式を用いる．サイン（正弦）の表から，角度が 20° のサインは，0.342 である．

$\sin 20° = M_r \div M$
$M = M_r \div \sin 20°$
M＝130 ポンド÷0.342
M＝380 ポンド

関節反力（J）のおよその大きさを得るために，平衡の式を用いて，既知の数値を代入する．

$\Sigma F = 0$
$-J + M - W = 0$

−J＝−380 ポンド＋30 ポンド
J＝350 ポンド

J が作用する角度を得るために，J の成分の 1 つを得なければならない，もし平衡状態であれば力の合計はゼロである．また，直交した成分の合計もゼロでなければならない．

$\Sigma F_y = 0$
$-J_r + M_r - W_r = 0$

J の大きさを得るために，釣り合い（平衡）の数式を用いる．

$-J_r = -M_r + W_r$
$-J_r$＝−130 ポンド＋26 ポンド
$\Sigma F_x = 0$ または $\Sigma F_y = 0$.
J_r＝104 ポンド

関節力（関節反力）の角度を得るために，サイン（正弦）の三角法による数式を用いる．

$\sin\alpha = J_r \div J$

角度を得るために，サインとコサインの表を参照する．

$\sin\alpha$＝104 ポンド÷350 ポンド
$\sin\alpha = 0.297$
$\alpha = 17°$

もし，この例題が膝関節完全伸展位で計算される場合，荷重の回転成分（W_r）はより大きくなり，荷重トルク（τ_w）と筋トルク（τ_m），筋力（M）と関節力（J）も増加する．一方では，膝関節屈曲角度が 60° まで増加される場合，W_r，τ_w，τ_m，M，と J のすべての数値はより減少するだろう．

今回初めてこれらの計算をより容易にするために，下肢と足部の重量が省略された点に注意しなさい．あなたは，今や計算過程をより理解しているので，より正確な答えを得るために，重りと下肢の荷重を持ち上げるために必要とされる全体の推定された力と，その後に股関節に続いて作用する力を，計算に加えることができる．その重心にかかる下肢と足部の重量（w）は約 9 ポンドである．そして，それは垂直方向の座標系の起点から 8 インチである．この力が加算されるとき，修正された平衡の式の全体のトルクはゼロのままであるので，あなたが予想できるように，筋力要求はより大きく，関節に作用している力はより大きい．以下の計算に，以上のことを示す．

A. 最初に M を求めるために　$\Sigma\tau = 0$
［(30 ポンド×0.866)×20 インチ］
＋［(9 ポンド×0.866)×8 インチ］
−［(M×0.342)×4 インチ］＝0
M＝425 ポンド

B. それから，J を得る　$\Sigma F = 0$
−J＋425 ポンド−30 ポンド−9 ポンド＝0
J＝386 ポンド

ベクトル式の $\Sigma F = 0$ は，関節力（J）を得るために式を単純化するの用いられた．しかし，この数式を用いることで，この問題に 2％の誤差をもたらす．本書は臨床運動学の教科書であるので，正確な計算を確認することより，比較的穏やかな抵抗に対して筋が作用する力が，大きな荷重を関節に与えることを認識することの方が重要であると思う．

しかし，正確な計算を確認したい人々に対して，あやふやな状態にするつもりもない．正確な関節圧縮力を得ることは J の成分の両方とも得る必要がある．そして，その場合ピタゴラスの定理を用いる．すなわち $J=\sqrt{Jx^2+Jy^2}$．この計算を完了すると，下肢の重量が無視される場合は J は 396 ポンドであり，下肢の重量が含まれるときは 357 ポンドである．他の活動，肢位，関節周囲の計算の例や力学的な力の計算については，LeVeau[8] と Soderberg[9] を参照すること．

身体への荷重

今あなたは，力が身体とその分節にどのように作用するのかを考えているので，この知識が重要である理由をすぐに認識することができる．臨床的に，身体に作用する外力は，ギブス包帯，装具，肩掛けかばん，皿，滑車，ダンベル，松葉杖，ドア，運動機器，または臨床家による徒手抵抗によって生じる力を含む．これらの外力は小さいかもしれないが，それらは通常四肢の遠位の部分に作用している．したがって，筋が等尺性活動を行って運動が起ころうとするのを制止するために，筋は比較的大きいトルクを生成する．これらの力の知識をもつ臨床家は，患者のリハビリテーション・プログラムで，それらの力を最適な結果になるように適用することができる．例えば，個々の筋に抵抗運動を行わせることが目的の場合，ほぼ，その筋が生成することができるトルクに合わせて，荷重トルクは選択されなければならない．しかし，非常に弱い筋の機能的な使用を助けることが目的の場合，荷重トルクはできるだけ小さくしなければならない．

すべての物体に重力が作用するので，患者の肢位への影響，そして損傷した身体分節への外力の作用の影響を知る必要がある．重力がすべての物体を垂直下方へ引くので，身体分節の重量と同様に，ダンベルや本なども作用する．四肢または身体分節が水平のとき，四肢の重量の最大の荷重トルクが生じる．この水平の位置で，重力の作用線から運動軸までの直角をなす距離は最も長い（**図 2-39** 参照）．そして，水平の位置以外の運動範囲のすべての重力の作用点で，荷重トルクはより少ない．

四肢に作用する重量は，しばしば関節構造物を牽引する．そして，それは望ましい場合も望ましくない場合もある．力の合成の知識によれば，力の方向が重力と平行，または，下方を向いている場合，すべて力が関節の牽引力である．このように，**図 2-39** における立位で伸展している肘関節では，上肢の重量は完全に牽引力として作用して，回転成分をもたない．Codman の振り子運動はこの作用に基づいて，肩の運動を改善するためにリハビリテーションの初期に用いられている[10]．Codman の振り子運動を行うために，患者は股関節を屈曲させて，体幹を前傾する．そして，テーブルの上に他方の前腕を置いて自分自身を支持する．この位置は，肩関節が屈曲の位置である．上肢は，一側下肢から反対側下肢への重量移動により，他動的に振り子のようにスイングする．その結果，肩関節の疼痛のない範囲で，手がより大きい円を描く．上肢の重量の牽引成分は，関節窩で上腕骨骨頭を下方へ動かし，肩関節の屈曲と外転の運動を起こす．また，この他動的な運動による関節の牽引は，関節内での滑液の循環を改善する．さらに牽引力を増すために，カフによる重りが，患者の手関節に装着される．

しかし，病的な状況では，牽引力が疼痛やより大きなストレスを生じさせたり，関節構造物に損傷を与えたりするので，重量の牽引成分の作用は不要である．例えば，特にリハビリテーション・プログラムの初期に，膝関節の前十字靱帯の捻挫で，大腿四頭筋を強化するために，足部に重りを装着するのは禁忌である．そのような場合，

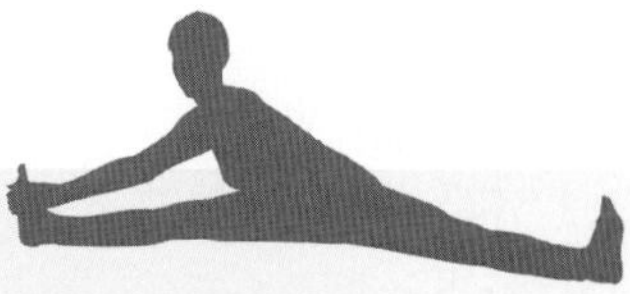

臨床的視点

重力による最大の荷重トルクが，関節の可動域内で変化するということを知っていることは，患者のリハビリテーションを行う上で重要である．例えば，患者にダンベルを肩関節屈曲で持ち上げさせる場合，その運動のために患者に開始姿勢を取らせる前に，可動域のどこで最大の荷重が起こってほしいか，最初に決めなければならない．我々が重力の最大の作用が運動の初めに起こることを望む場合，患者の開始姿勢は背臥位である．しかし，我々が運動終了時に最大の荷重が欲しい場合，患者の開始姿勢は腹臥位である．一方では，我々が重力の最大の作用が可動域の中間であってほしい場合，患者の開始姿勢は立位か，座位である．

臨床的視点

関節構造を損傷せずストレスにならない軽度の関節牽引は，実際に靱帯損傷の痛みを軽減する．グレードⅠおよびⅡの関節モビライゼーションは，関節の軟部組織を伸張せずストレスにならない範囲で軽度の牽引を提供するが，皮膚感覚受容器を刺激して疼痛を軽減する[11]．

それに代わる大腿四頭筋を強化する方法は，関節または靱帯にストレスを与えないようにする必要がある．

一方では，関節の圧縮は，有益だろうか，または禁忌だろうか．関節の固有受容感覚が，関節損傷や関節内腫脹のために低下した患者は，固有受容感覚が回復しない限り，繰り返し損傷する危険がある．荷重する活動は，関節受容固有感覚を回復するために用いられる運動の 1 つである．そのような活動が，これらの感覚受容体を促通することが示されている[12]．肩関節のための関節圧縮活動は，腕立て伏せのような荷重活動や，側臥位での肩関節外転 45°の運動のような非荷重活動を含む．

概念の臨床適用

徒手抵抗，滑車を使った運動，杖歩行，車椅子を駆動すること，またはドアを開けることで生じる多くの外部から作用する力は，身体に装着された重りのように，垂直方向に作用しない．その代わりに，力はそれが作用する角度によって変化する．他の力と同様に，これらの力もまた，回転成分に加えて，牽引するか安定させる成分をもつ．滑車装置において，身体分節がその可動域を通して運動するときに，力が作用する角度が変化する（**図 2-42**）．力の角度（または方向）の変化は，その力の回転成分の大きさを変化させる．要するに，荷重トルクは，可動域の異なった位置で変化する．力の作用方向が，身体分節や四肢に直角であるとき，トルクの最大の大きさが生じることを思い出してほしい．

滑車

滑車は，力の方向を変えることによって，身体分節の運動の強化と牽引の両方に用いられる．これらの滑車は，1 つの定滑車からなっている．また，滑車は，力の大きさを増減するために用いることができる．これらの滑車は動滑車を使った装置で，しばしばブロック巻き上げ装置（block-and-tackle systems）と呼ばれる．

1 つの定滑車

力の作用線は，滑車によって変えることができる（**図 2-43**）．下方へ作用している力（F）は，上方に重りを

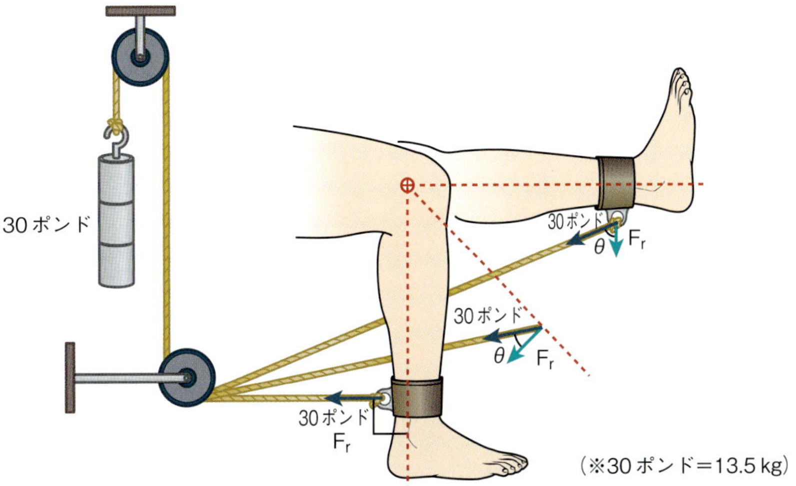

図 2-42　滑車は，関節の可動域の中で様々な荷重力を提供する．滑車装置の牽引線が身体分節に対して 90°の角度をなすとき，すべての力が回転成分として作用するので，最大の荷重が生じる．

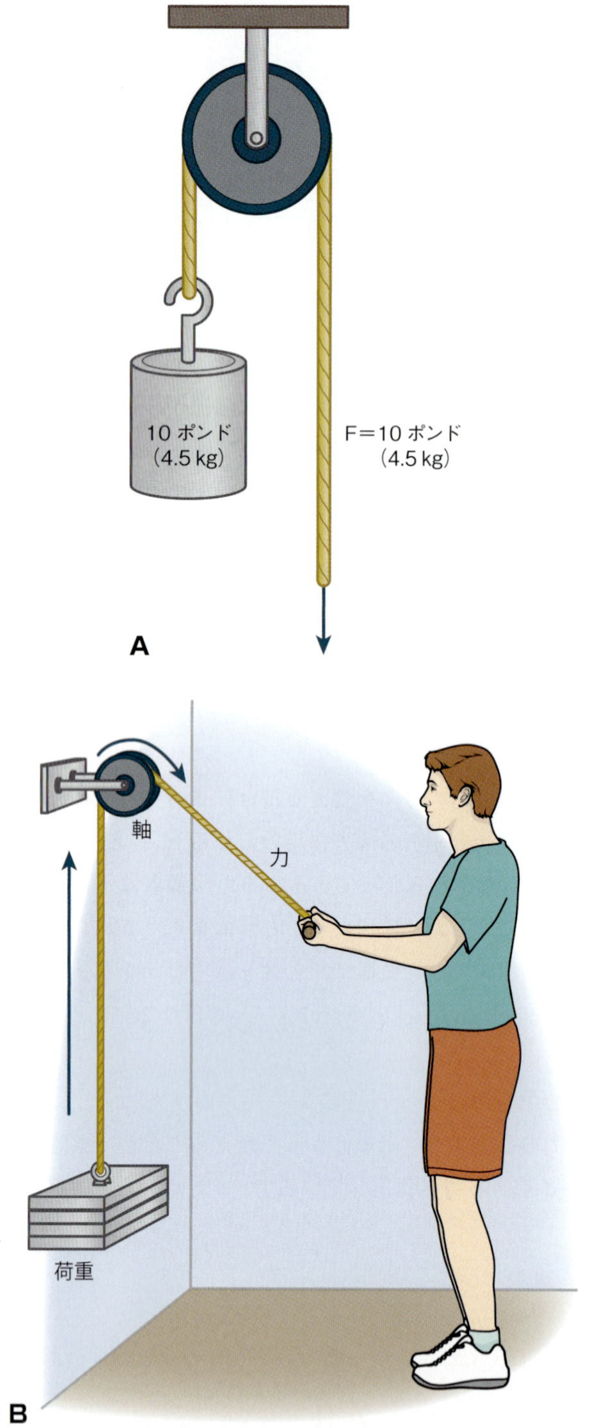

図 2-43　定滑車装置は，どんな力学的有利性も提供することなく，牽引力の方向を変化させる．定滑車装置は，可動域のある特定の位置で，力をより増加させたり減少させたりしたいときに，臨床的に有用である．

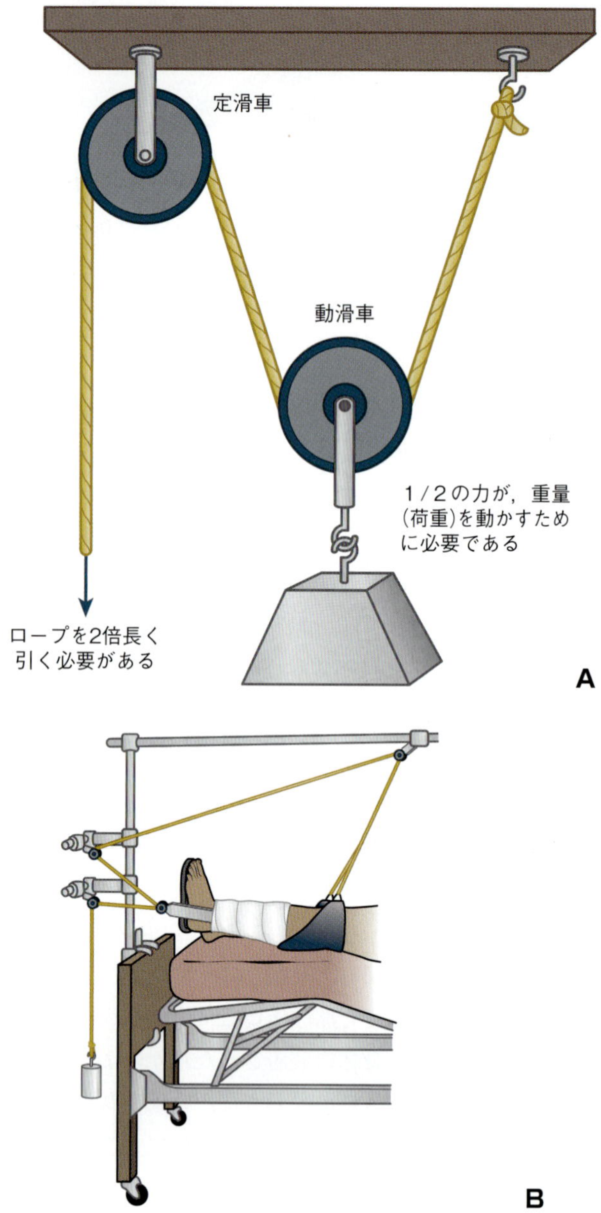

図 2-44　動滑車装置は，力を増加したり減少させるために，力学的有利性を提供する．A）動滑車は，重い物体を持ち上げることをより容易にする．B）動滑車は，大きな荷重をかけることなく，関節牽引を増加するために有効である．

動かすために用いられる．固定された定滑車は，力に対する少しの力学的有利性もない．しかし，力の方向を変化させることができる．この原理は，頸椎牽引の例で示されている（**図 2-7** 参照）．**図 2-43B** で示されているように，1つの定滑車は運動を強化する際にしばしば用いられる．

動滑車

重りが動滑車に装着される場合（**図 2-44A**），重量の 1/2 は固定されたフックに取り付けられたロープによって支持される．また，残りの重量の 1/2 は，反対側の動滑車のロープで支持される．したがって，力（F）の力学的有利性は，2 である．しかし，ロープは，重量を持ち上げるために 2 倍の距離を動かさなければならない．つまり，力を得すれば距離を失うことになる．**図**

2-44B で示されている下肢牽引装置は，動滑車が牽引する重量を減少して，十分な牽引力を供給する例である．足部に装着している滑車は動滑車である．そして，寝台の柱の滑車は定滑車である．足部の動滑車がロープの 2 つの部分から力を受けるので，この滑車は，下肢を牽引する 15 ポンド（6.8 kg）の重りを超える牽引力を発揮する．**図 2-43B** の運動器具において，滑車は固定されているので，それは力の大きさでなく方向を変えるだけである．

解剖学的な滑車

身体内にはいくつかの定滑車装置がある．これらの定滑車装置は腱のコースを変えることができる．また，関節からのフォースアーム長を増大することによって，筋の力学的有利性を改善することができる．足関節内果は，長指屈筋腱と後脛骨筋腱の牽引の角度を変える．同様に，踵骨の外側上の腓骨結節と外果は，長腓骨筋と短腓骨筋の腱の牽引角度を変える（**図 2-45**）．長指屈筋の腱に関係する別の定滑車装置は，指節骨の掌側でみられる．深指屈筋が収縮するとき，それらの腱は関節軸から浮き上がる．その際，それらの腱は，腱の運動の方向を修正する 7 つの定滑車のような輪によって浮き上がるのを防げる．筋の牽引角度は，それらの定滑車装置によって変化するにもかかわらず，筋の力ベクトルはまっすぐなままである．通常，筋の作用線は筋の骨への付着部から，力の大きさによって空間へ伸びる．力ベクトルはまっすぐで，すべての筋の解剖学的な方向に従わない．

筋トルクを増加させる解剖学的滑車の 1 つの例は，膝蓋骨である（**図 2-46**）．膝蓋骨が膝関節から離れて大腿四頭筋の腱を動かすので，それによって，大腿四頭筋のモーメントアーム長が増加し，大腿四頭筋のトルクが著しく増加する[13]．大腿四頭筋腱と膝蓋腱は大腿四頭筋のトルク生成を増加するだけでなくて，膝関節屈曲に伴って腱の牽引の方向を変える．その他の筋力を増加させる滑車は，踵骨と大腿骨頸部と指骨顆状突起を含む．踵骨は，2 インチ（5 cm）のレバーアーム長を下腿三頭筋に提供する（**図 2-47**）．大腿骨頸部によって，股関節外転筋が股関節から数インチ離れて大腿骨に付着する．指節骨の顆状突起は，指屈筋のフォースアーム長を

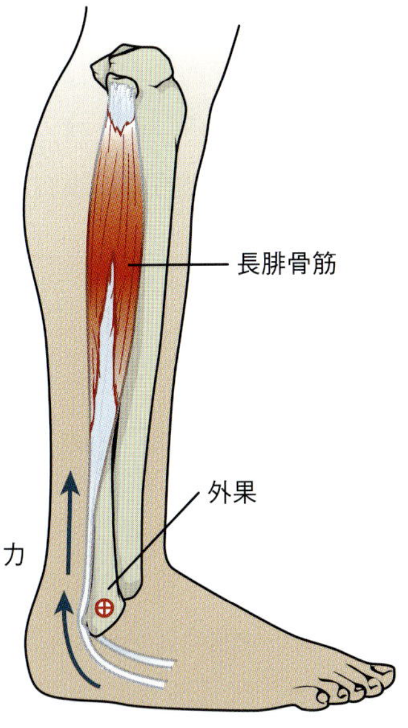

図 2-45　身体は，筋の牽引方向を変化させるために，身体内にいくつかの滑車をもっている．1 つの例は外果と腓骨結節であり，それは足関節で腓骨筋腱の牽引方向を変化させる．

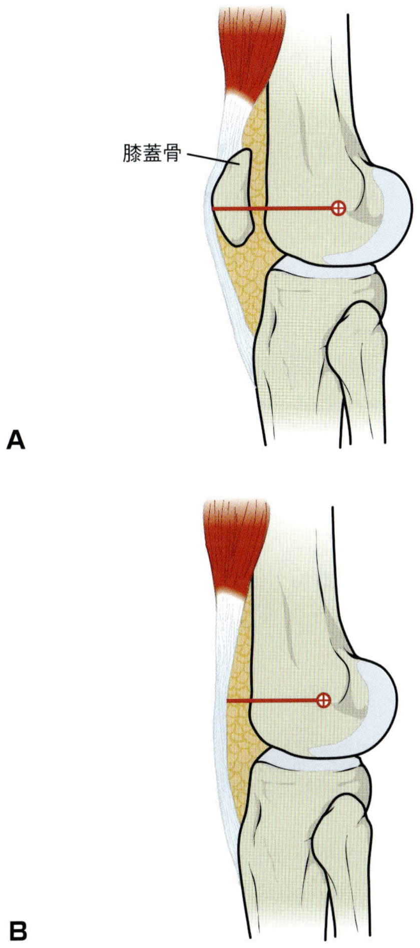

図 2-46　解剖学的滑車は筋の牽引角度を変えて，筋のトルク生成を増加させる．A）膝蓋骨は，大腿四頭筋のトルクを増加させて，筋の牽引角度を変えるために，運動軸から離して大腿四頭筋を動かす．B）膝蓋骨がなければ，大腿四頭筋が運動軸により近くなるので，大腿四頭筋は同量のトルクを提供することができない．

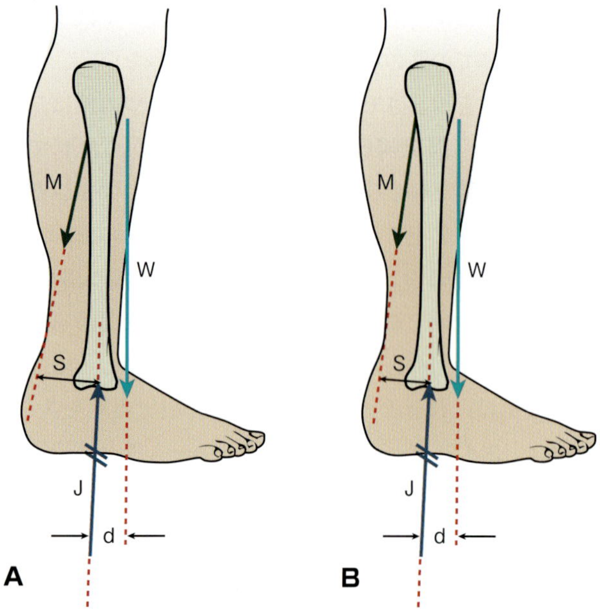

図 2-47　踵骨はアキレス腱の牽引角度を変えて，運動軸から離れてアキレス腱を動かすことによって，アキレス腱のトルクを増加する．A）正常な長さの踵骨．B）短い踵骨は，アキレス腱のモーメントアームを減少する．

増加させる．疾患，損傷または手術などで起こる小さい変化は，筋が生成するトルクの著しい変化を起こす可能性がある．

てこの作用の因子

力学的に，筋の作用線と関節軸の間の直角をなす距離（モーメントアーム長）が大きくなれば，その関節の筋によって生成される回転成分は大きくなる．この原理は，しばしば筋の**てこの作用の因子**と呼ばれる．このように，骨の隆起は，筋のフォースアーム長を増加させ，そして，腱が骨に付着する角度を増加させるために，重要な役割を果たす．

てこの作用の因子または原理は，運動が生じるにつれてモーメントアーム長が変化する筋において，そのトルク出力が可動域の異なる位置で変化するので，考慮すべき重要な問題である．てこの作用の原理の，この変化の良い例として，上腕二頭筋が示されている（**図 2-39**）．肘関節が伸展されるとき，上腕二頭筋の作用線は関節軸に最も近い．それから，肘関節を 90° まで屈曲するとき，筋の作用線が関節軸から離れていき，90° でその最大距離に達する．肘関節屈曲 90° を過ぎても屈曲を続けると，肘関節屈曲 120° に達するにつれて，上腕二頭筋の作用線は関節の近くに戻り始める．このように，**同じ筋力で，上腕二頭筋は肘関節屈曲 90° で最も大きなトルクを生成する**．肘関節が伸展しているとき，上腕二頭筋は肘関節屈筋として最も非効果的である．てこの作用の要素が，すべての筋のトルク出力に作用するにもかかわらず，その作用はある特定の筋，関節と運動によって変化する．上腕二頭筋，腕橈骨筋とハムストリングは，上腕三頭筋，三角筋または腓腹筋-ヒラメ筋のような，関節軸までの直角をなす距離が可動域内で最小限の変化しか示さない他の筋より，上記の作用を示す．

ストレッチ　対　関節モビライゼーション

骨折，手術または関節疾患後の関節運動を増加させる他動的ストレッチ運動は，多くの臨床家と医師によって長い間禁忌であるとみなされていた．この警告には，生体力学的にしっかりした理由がある．骨の遠位端で作用する力は，損傷した関節よりその力学的有利性が大きいため，重大な関節ストレスを生じさせる長いレバーアームをもっている．この力学的有利性は，10 倍から 20 倍，関節に作用する力を増幅する．例えば，臨床家がわずか 10 ポンド（4.5 kg）の力で他動的に膝関節または肘関節

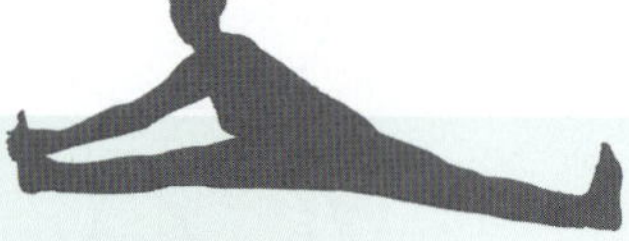

臨床的視点

てこの作用の因子に影響を受ける筋は，その可動域内で筋トルク出力が最少の位置で抵抗することができるのと同じ荷重力だけを持ち上げることが可能である．例えば，上腕二頭筋が肘関節屈曲 90° で，最大 10 ポンド（4.5 kg）の力に抵抗することが可能である場合，肘関節の他の可動域では，その最大 10 ポンド（4.5 kg）の力に抵抗できない．レジスタンス・トルクが運動を通して変化しない限り，患者が一定の荷重に対してその全可動域で肘関節を動かす場合，二頭筋への荷重は 10 ポンド（4.5 kg）未満でなければならない．患者の上腕二頭筋に徒手抵抗を加える場合，肘関節が伸展位や完全な屈曲位に近づく場合よりも，患者の肘関節が 90° に達する場合に，より多くの徒手抵抗を提供しなければならないことに気づくだろう．

をストレッチして，関節軸から10インチ（25 cm）の位置で力を作用させる場合，関節軸から2インチ（5 cm）の位置で50ポンド（22.5 kg）の力を作用させるか，または，関節軸から1インチ離れて100ポンド（45 kg）の力を作用させる場合と，結果は同じだろう．

一方では，関節運動の原理に従う関節モビライゼーションの作用は，病的な状況で疼痛を軽減して正常な関節運動を回復することが，しばしば示されている．基本的なモビライゼーション・テクニックのいくつかの生体力学的な共通性は，以下のとおりである．

- 作用させる力の方向は，その関節の正常な関節運動学に従う．
- 力の大きさは，基礎病理学に従って，注意深くていねいに制御される．―"力まかせでない運動が用いられなければならない，そして，異常な運動は決して用いられてはならない．"[14]
- 関節面の運動は小さく，やっと認知可能な距離から数mmまでの距離で変動する．

そのような正確な制御は，非常に短いフォースアームを用いることにより得られる．ほとんどの場合，力は関節のごく近くで作用する．

圧力

生体力学的な問題を単純化するために，力は身体の中心点で作用するものとして示される．しかし，身体の組織は，これらの中心点に作用する力によって生じる圧力に耐えることができない．ほとんどの場合，皮膚，筋，関節面や骨への力の作用は，圧力を減少するために，より広い領域にわたっている．

圧力は単位面積当たりに作用する力（P＝F/A）であり，平方インチ当たりに作用するポンド（PSI），または平方センチメートル当たりに作用するキログラムで記録される．このように，1平方インチ当たり10ポンド（4.5 kg）の力が身体に作用する場合，圧力は10 PSIである．しかし，同じ力が2平方インチの面積に作用する場合，圧力は5 PSIに減少する．例えば，動脈や静脈の血液のような液体の圧力は，水銀（Hg）のmmで記録される．1 PSIは50 mm Hgにほぼ等しくて，それは，心臓の高さで小動脈（60～30 mm Hg）と毛細血管（30～10 mm Hg）の閉塞を引き起こす圧力の大きさにほぼ等しい．立位における足部のように，身体分節が下になる場合，足部への圧力は静水圧によって増加する．この圧力の増加は，圧力が指の爪に作用して，毛細血管床を閉塞して爪を白くするときに，観察することができる．

皮膚，筋，筋膜，靱帯，軟骨や骨は，圧力による最適な作用に反応して，正常な増加と活動性肥大を示す．例えば，足底の皮膚は荷重と歩行によって，より厚く，より丈夫になる．乳児の足底は，足部への荷重や圧力をまだ受けていないので，柔らかくて皮膚肥厚（胼胝）がない．一方では，過剰な圧力によって，水疱，うおのめ，皮膚肥厚，"足底の挫傷（stone bruises）"，潰瘍，損傷や疲労骨折を含む組織の損傷を引き起こす．また，圧力が組織に作用する時間の長さは，組織の損傷を左右する要因である．例えば，1 PSIのような低い圧力でさえ，数時間にわたって作用すれば，組織壊死を起こす可能性がある．この種の損傷は，靴下のしわや固い靴などのような無害な物から起こることがある．神経系を損傷した人々は，不快感や痛みを感じることができないので，これらの損傷をより受けやすい．このような患者は，脊髄損傷，末梢神経損傷，糖尿病またはハンセン病の患者を含む．

単位面積当たりの圧力は，次の3つの因子の中の1つを変えることによって減少する．

- 力の大きさの減少．
- 力が作用する面積の増加，　または，
- 力が作用する時間の減少．

通常，適切な機能を維持していれば，上記の因子のうちの1つか2つは変えることができる．例えば，レジス

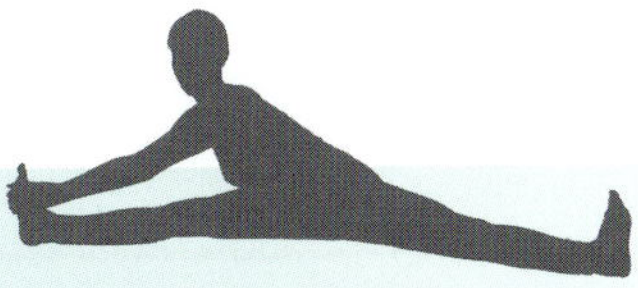

臨床的視点

圧力の違いは，また徒手抵抗運動の際，重要である．指を離した手で徒手抵抗を行うよりも，むしろ指を閉ざした手を使用することが，患者にとってより快適な荷重の作用点を提供する．さらに，マッサージ手技を行うとき，指先よりも，手の平全体を使用する方が患者にとってずっと快適である．

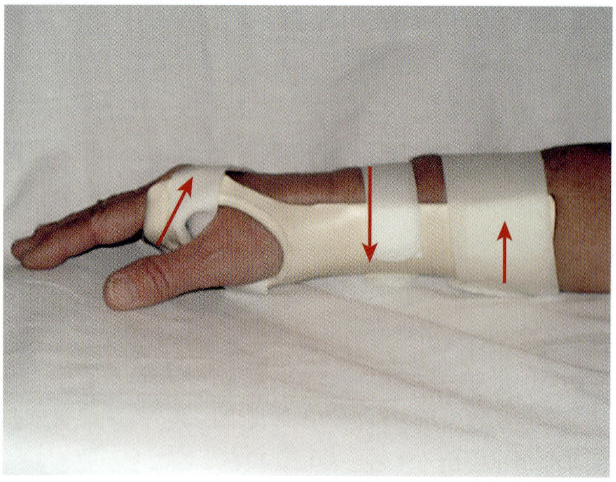

図 2-48　圧力がより広い面積に作用するとき，単位面積当たりの圧力は減少する．

タンスアーム長が変化すれば，力の大きさが減少する．また，前腕装具を，前腕の中間から肘関節のちょうど下まで長くすることは，装具のフォースアームを長くして，より少ない力が作用点にかかる（図 2-48）．力をより広い面積に分配する例は，睡眠のための，回旋状フォーム・マットレス・カバーまたはウォーターベッドに用いられている．夜間副子を一晩中ではなく夜の半分だけ装着することは，力が加えられる時間を減少させる１つの例である．しかし結果は，あまり効果的ではない．

要約

本章では，身体運動に対する力の影響が示されている．並進力と回転力の違いや，ニュートンの３つの運動法則と，てこの３つの種類は，身体の運動と機能へのそれらの影響について説明されている．関節がその可動域を通して動くにつれて，モーメントアームとトルクは変化する．重力は，どんな運動であっても考慮すべき主要な問題である．身体または身体分節が床面上を動くとき，摩擦もまた運動に影響を与える力である．本章は，身体に作用する力（外力）と身体によって作用する力（内力）とを決定するために，生体力学によって使用される自由身体線図と数式を示した．臨床運動学を学ぶ人は，正確な力を決定することよりも，むしろ臨床に役立てるために，力とその作用の理解により関心をもつ必要がある．

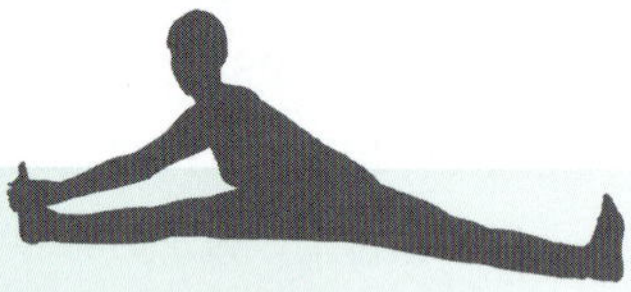

臨床的視点

矯正器具（スプリントや装具）が患者に適用されるとき，皮膚の発赤を確認することは重要である．発赤は，その箇所に過剰な圧力があることを示す．発赤がより長く残るほど，軟部組織がより多くの圧力を受けたことを示している．矯正器具（スプリントや装具）は，発赤を予防するために，変更する必要がある．もし変更されない場合，発赤の箇所は軟部組織が損傷し潰瘍が発生する．

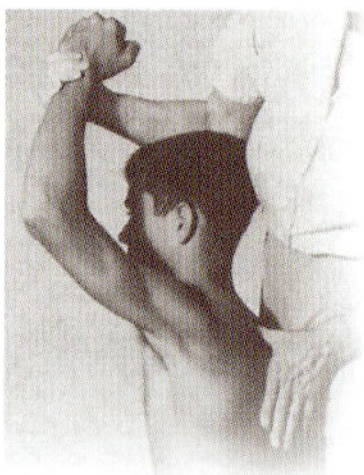

臨床事例の解決方法

Violet 教授が，身体の筋の働きと筋が打ち勝たなければならない力の関係を説明したので，William は，機械としての身体の理解だけでなく，身体の位置を変えることで，いかに力の向く方向を変えることができるかについての理解も得ることができた．William は，筋の骨への付着部位と，筋が身体部分を動かすために打ち勝たなければならないものとの間の関係の理解を得た．彼は，次に，運動の物理法則や異なるてことして身体の分節を使用することを理解する真の意義は，運動のために患者の肢位を決めることや，または患者の運動をより容易にするか，より難しくするかの臨床方針決定をする際に重要であるということがわかった．

確認問題

1. 身体が毎日行う 6 つの回転運動と 6 つの並進運動の一覧を示しなさい．これらの運動が身体によって行われる場合の主な違いは何か？
2. 運動は，その運動が起こる平面と軸に関して述べられるにもかかわらず，特定の身体分節の位置を移動させる場合，運動の平面と軸は変化する．例えば，解剖学的肢位では，股関節回旋は，垂直軸の周りの水平面で生じる．被検者が座っている場合, 何が運動の平面と軸に起こるか？　身体分節の位置が変化する場合，どんな他の関節と運動が，それらの軸と運動の平面を変えることができるか？
3. あなたが下肢損傷患者の筋力を増強するために，5 ポンド（2.3 kg）のカフ式の重りを 1 つだけ使うことができる場合，どのように，そのカフ式の重りだけを使って漸増抵抗を提供することができるだろうか？
4. 身体には，第 3 のてこが，第 1 のてこや第 2 のてこよりはるかに多く存在する．1 つの例は，本章の初めに示されている．しかし，あなたはどれくらい他の第 1 のてこや第 2 のてこを確認することができるだろうか？
5. 力は方向と大きさの 2 つの要素をもつ．身体に作用する力や身体から作用する力もまた，これらの 2 つの要素をもつ．軸に付いているレバーアームに，力が直角に作用するとき，力のすべては軸の周りでアームを回転させるために使われる．しかし，力がレバーアームに直角に作用しないとき，どのように力は変化するか？　いい換えると，力は軸とそのレバーアームに対してどのように作用するか？
6. カフ式の重りが手関節に装着される場合，上肢の質量の中心に何が起こるか？　それは，筋が上肢を持ち上げる際にどのような影響を及ぼすか？　あなたは，身体で，この原理を適用することができるもう 1 つの例について考えることができるか？

研究活動

1. 空間で物体または身体を動かすために，関節で生じる角運動は，直線運動を起こさなければならない．被検者を観察して，すでに記述された直線運動を達成するために生じる角運動を説明しなさい．
   - **A.** テーブルの表面の向こうへ本を押す．
     - **a.** 肩関節 :
     - **b.** 腕尺関節 :
   - **B.** ボールを蹴る．
     - **a.** 股関節 :
     - **b.** 膝関節 :
   - **C.** 平泳ぎで泳ぐ．
     - **a.** 肩関節
     - **b.** 膝関節
2. 腹臥位で，相手が最大抵抗をあなたに加えるとき，膝関節屈曲 0°，45°，90° と 120° で，ハムストリングスを等尺性収縮させる．これらの角度で生成された力を比較する．これらの違いがなぜ起こるかについて説明しなさい．
3. てこと力 : 3 点のてこの装置（three-point lever system）を，長さ 40 インチ（101 cm）で幅 6 インチ（15 cm）の板を使用して作る．板の中心と両側に 6 インチの間隔を作る．中心から 18 インチ（46 cm）離れた板の両端で，体重計の上で木の三角形の部品によって板を支持して，体重計の目盛をゼロに合わせる．

   板の中心の上に, 円形か正方形の 10 ポンド（4.5 kg）の重量を載せる．板の左の力を A, 中心の力を B, そして右の力を C と呼ぶことにする．てこの自由身体線図を描く（体重計と重量を除いて，力ベクトルに置き換える），そして，既知の力を力ベクトルに代入する（概数を使用する）．

   てこの中央にさらに 10 ポンド（4.5 kg）を追加する．A と B と C の間の力の関係はどうなっているか？　正および負の記号を使用する数式で，この力の関係を書き，そして，それを確認するために，力のポンド値を代入する．中心から右に 6 インチ（15 cm）重量 B を動かす．この力関係は，まだ保たれているだろうか？　次に，中心へ重量を戻して，体重計 C を 6 インチ（15 cm）中心に動かす．これは前と同じ関係だろうか？　1 つの力の大きさの変化またはフォースアームの長さの変化がその他の 2 つの力の大きさの変化を起こす，しかし，力の合計は前のままであることに注意すること（平衡状態式：ΣF＝0）．

4. 以下のベクトル成分をもつ平行四辺形を描き，合成ベクトルを書きなさい．あなたは，各々の線図の合成ベクトルを説明するために，何を言うことができるか？

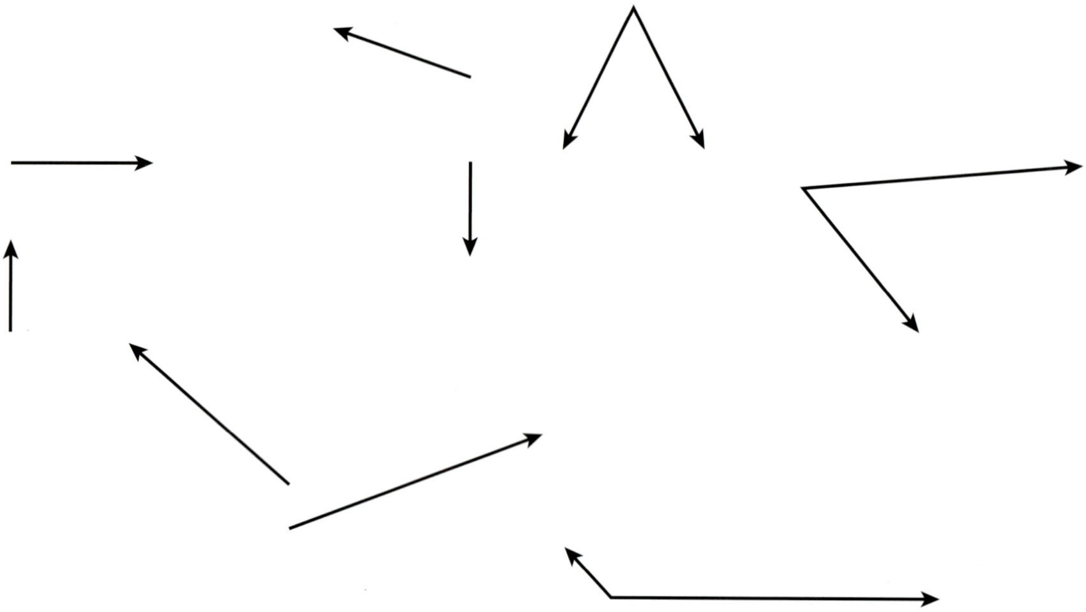

5. 以下の図で，所定の位置にダンベルを保持するために必要な筋力を計算しなさい．

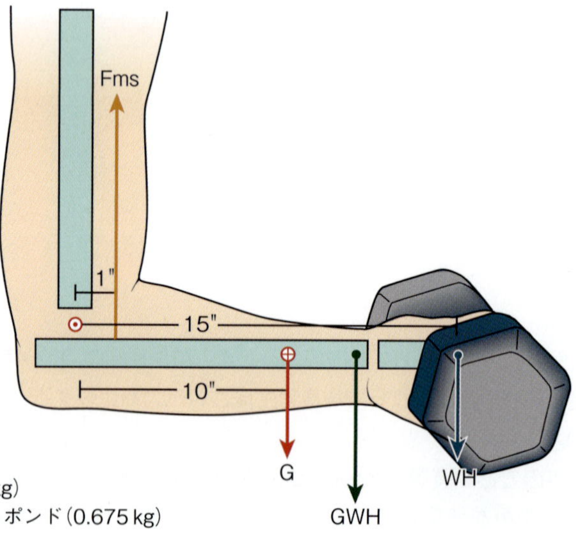

ダンベル＝15 ポンド（6.75 kg）
G（前腕の重量）＝8 ポンド（3.6 kg）
WH（手関節および手の重量）＝1.5 ポンド（0.675 kg）

6. 不正行為をすることなく以下のパーティ・トリック（party tricks）をすることは，なぜ不可能か？

A． 背中と踵を壁に着けて立ち，床に触れるために股関節を屈曲する．そして，転倒するか，足を動かすことなく，立位に戻る．

B． 開いているドアの端に，鼻と腹部を着けて，両足でドアを挟み，手は身体の横に置いて立つ．そして，つま先立ちを試みる．

これらの活動が支障なく行われるとき，どんな身体運動が支持基底面の中に重心を保つために生じるか観察する.

7. 座位から立位になる際の，身体重心の運動を描きなさい.

8. 以下の運動は，座位で肘関節を伸展して行う.
手に 5 ポンド（2.25 kg）の重りを持って，肩関節屈曲 90° の運動を行う.
肘関節より上に 5 ポンドのカフを装着して，肩関節屈曲 90° の運動を行う.
どちらの運動が，より容易に行えるか？　それはなぜか？

9. 以下の 3 つの腕立て伏せ姿勢を難しい順に並べなさい．そしてその理由を説明しなさい.

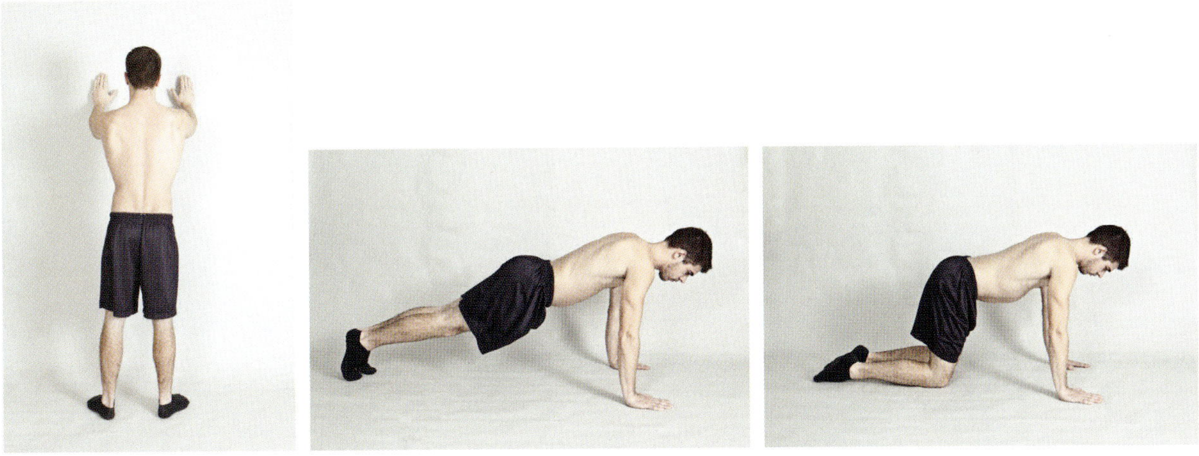

10. それがどれくらい強く打たれるかに関係なく，または，どの角度まで傾くかに関係なく，パンチバッグがなぜ倒れないかについて説明しなさい.

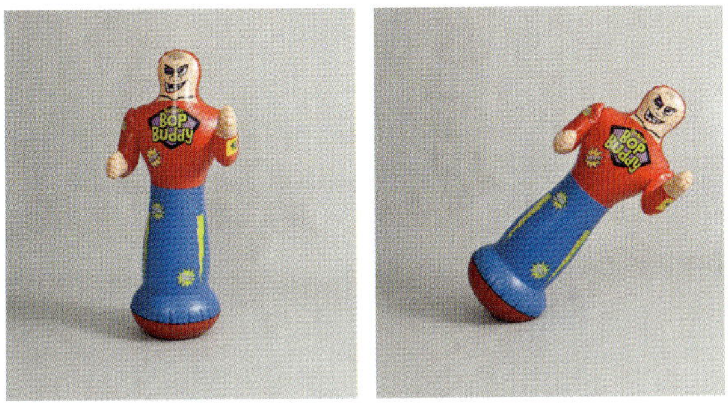

11. 下記の２つの異なる肢位で膝蓋骨に作用している圧縮力の違いを示すために，力ベクトルを図示しなさい．また，これには，どんな臨床的な意味があるか考えなさい．

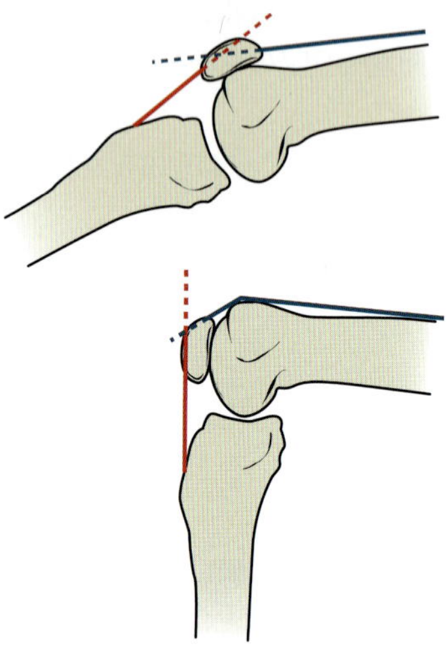

12. 大胸筋の胸骨部と鎖骨部の合成された力ベクトルを図示しなさい．肩関節はどんな運動を起こすか？

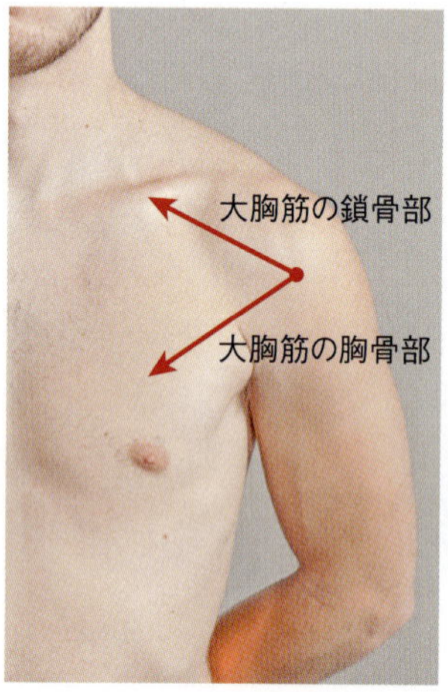

13. 下記の図の各々の姿勢に，重心の位置を推定して図示しなさい.

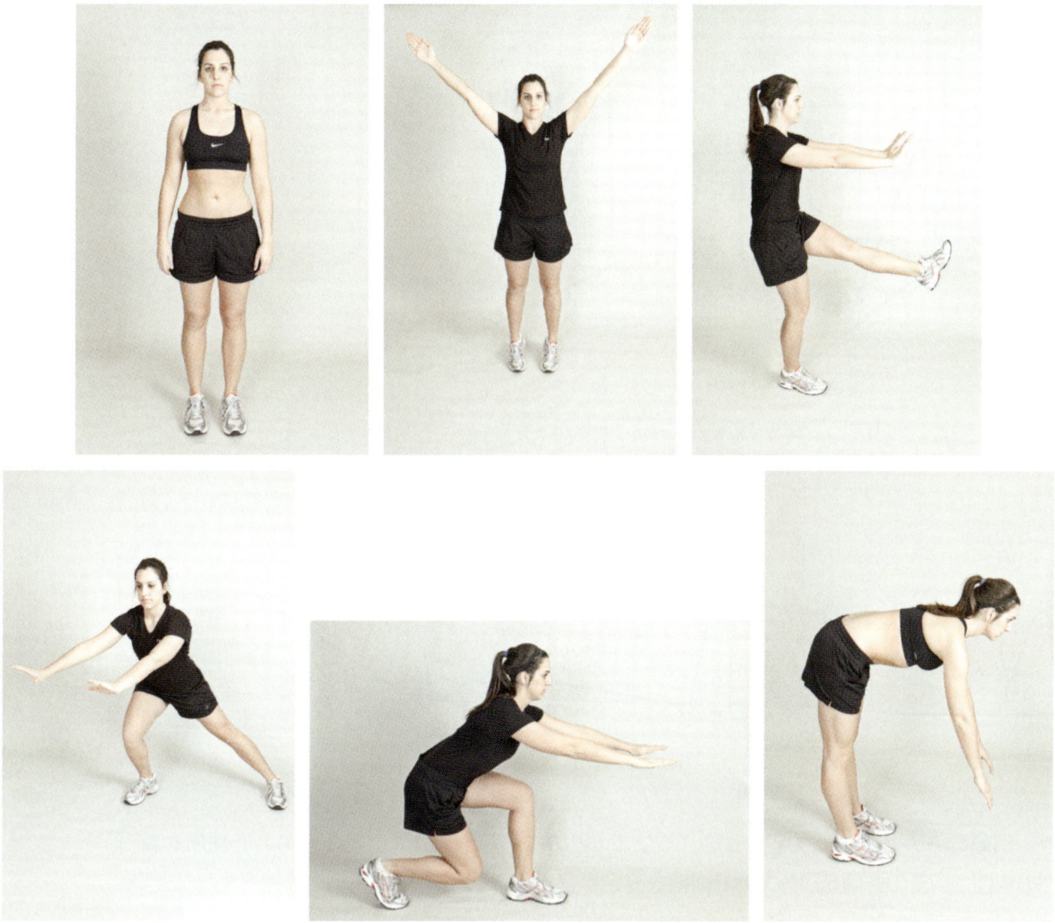

14. 以下の三角筋の 2 つの図に基づいて，どの肢位で筋は上肢を持ち上げるために，より多くの力を生成するか？
またそれはなぜか？

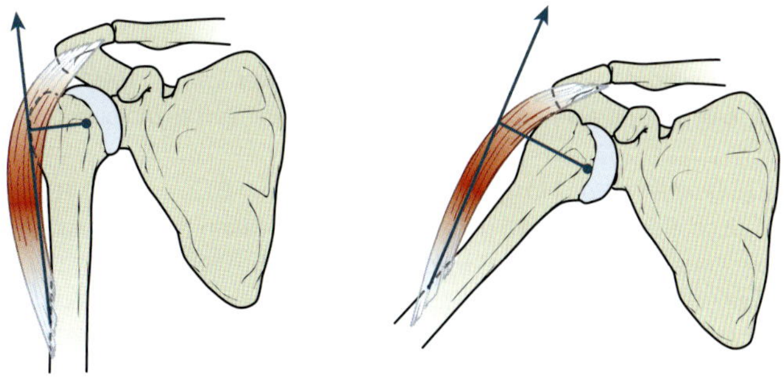

15. 力のトルクは，回転成分と非回転成分をもっている．下記の各々の角度について，回転成分と非回転成分を確認しなさい．

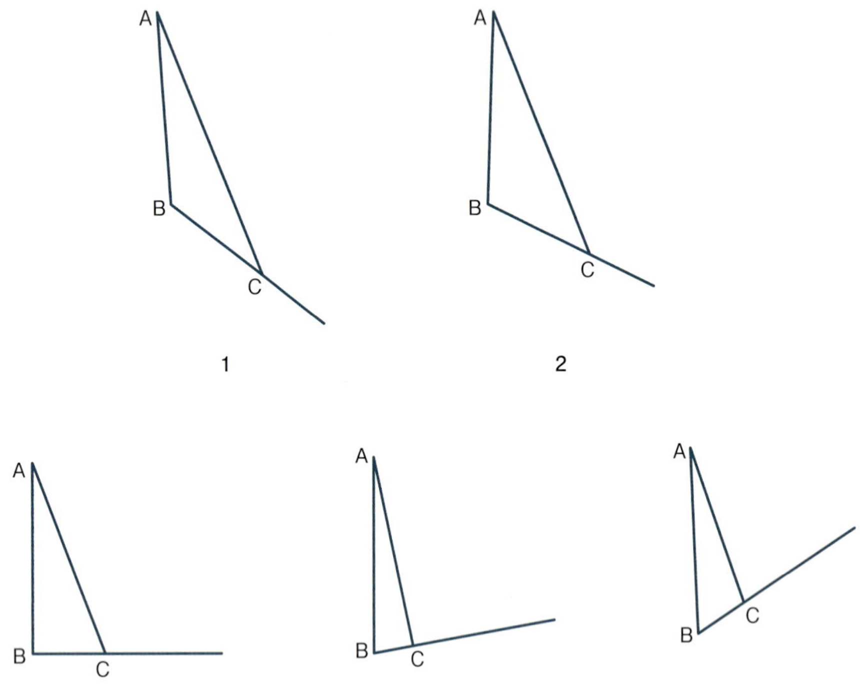

どの線図が，回転のみの力のトルクをもっているか？　どの線図が，その非回転成分の力で関節を牽引するか？　どの線図が，その非回転成分の力で関節を安定させるか？

文献

1. Resnick D, Halliday R. *Physics for Students of Science and Engineering*. New York : John Wiley & Sons, 1963.
2. Kelsey DD, Tyson E. A new method of training for the lower extremity using unloading. *Journal of Orthopaedic and Sports Physical Therapy* 19(4) : 218-223, 1994.
3. Dempster WT. Space requirements of the seated operator. US Department of Commerce, Office of Technical Services : 55-159, 1955.
4. Braune W, Fischer O. *On the Centre of Gravity of the Human Body*. Berlin : Springer-Verlag, 1984.
5. Drillis R, Contini R, Bluestein M. Body segment parameters : A survey of measurement techniques. *Artificial Limbs* 25 : 44-66, 1964.
6. Elftman H. Knee action and locomotion. *Bulletin of the Hospital for Joint Diseases* 16(2) : 103-110, 1955.
7. Hellebrandt FA, Tepper RH, Braun GL. Location of the cardinal anatomical orientation planes passing through the center of weight in young adult women. *American Journal of Physiology* 121 : 465, 1938.
8. LeVeau BF, ed. *William & Lissner's Biomechanics of Human Motion*, 3 ed. Philadelphia : W.B. Saunders, 1992.
9. Soderberg G. *Kinesiology : Application to Pathological Motion*. Baltimore : Williams & Wilkins, 1986.
10. Zohn DA, Mennell J. *Musculoskeletal Pain : Diagnosis and Physical Treatment*. Boston : Little, Brown & Co, 1976.
11. MacDonald CW, Whitman JM, Cleland JA, Smith M, Hoeksma HL. Clinical outcomes following manual physical therapy and exercise for hip osteoarthritis : A case series. *Journal of Orthopaedic and Sports Physical Therapy* 36(8) : 588-599, 2006.
12. Konradsen L. Factors contributing to chronic ankle instability : Kinesthesia and joint position sense. *Journal of Athletic Training* 37(4) : 381-385, 2002.
13. Grelsamer RP, Klein JR. The biomechanics of the patellofemoral joint. *Journal of Orthopaedic and Sports Physical Therapy* 28 : 286-298, 1998.
14. Mennell JM. *Joint Pain : Diagnosis and Treatment Using Manipulative Techniques*. Boston : Little, Brown & Co, 1964.

第3章 運動系：神経筋生理学と人の運動制御

"成功への鍵は自己を鍛錬することだが，10代の若者たちは，そんなこと聞きたくもない．彼らは指を鳴らすように簡単に成功できると思っている．ほら，こんなふうに！しかし自己を鍛錬することにより，知識，協調性，バランス，動作の習得，自信を得ると，3回連続で的の中心に当てることができるようになる．"

—*Carlos Santana*，ミュージシャン，*1947*

本章の概要

学習目標

本章では，神経や筋肉の相互作用の概要と，それらがどのように一緒に機能するかを説明する．本章の終わりまでに，以下に示す目標を達成してほしい．

- ❑ 神経や筋組織の過敏性，興奮性，伝達など特徴的な能力について説明する．
- ❑ 神経系の生理学的，解剖学的，機能的な概要を理解し，その機能を説明する．
- ❑ 骨格筋の基本的な構造とどのように骨格筋が収縮するかを述べる．
- ❑ 筋線維タイプによって異なる機能的な運動への寄与について述べる．
- ❑ 固有感覚受容器の機能を述べ，ゴルジ腱器官，関節受容器と筋紡錘がどのように人の運動制御に関与するかについて説明する．
- ❑ 運動制御の意味について定義し，説明する．
- ❑ 脊髄領域，脳幹，小脳，大脳基底核，運動野の運動制御への機能的な役割を述べ，それらの領域への損傷によりどのような症状が現れるかを説明する．
- ❑ 運動制御機能の障害，筋力低下，異常筋緊張，協調性の問題と不随意運動について述べる．

本章の概要

機能的な適用および臨床的考察	運動系機能に影響する一般病態	要約
筋の弱化	末梢神経損傷	臨床事例の解決方法
異常筋緊張	脳性麻痺	確認問題
協調運動の問題	脳血管障害	研究活動
不随意運動	大脳基底核疾患	文献
	小脳障害	

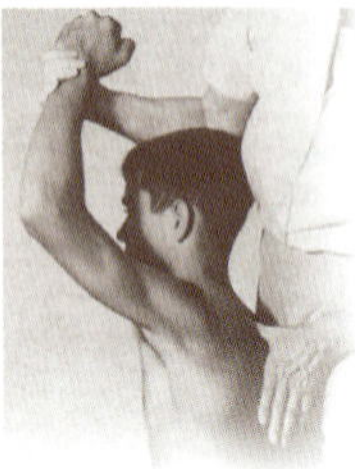

臨床事例

Joseph は，脳性麻痺（痙直型両麻痺）の５歳の子どもである．彼は体幹の筋の弱化があり，両下肢に痙縮を呈しているが，歩行器を使用して学校と家の周辺を歩くことができる．外で遊んでいるとき，彼は転倒し，壊れたガラス瓶の上に肘をつき左内側上顆の尺骨神経を部分的に断裂した．主治医の Jay は，左手の筋の弱化と下肢にみられる痙縮の違いを Joseph の母に説明する必要がある．

はじめに

本書は臨床運動学の教科書であるので，あなたは生理学と運動理論の基礎的知識に関する本章が何を意味しているかについて疑問に思うかもしれない．臨床家である我々にとって，身体がどのように作用するのか，何が作用させているのか，について理解することは重要である．また，我々が患者のために作成した運動とリハビリテーションプログラムを実行する上で，それがどのように働き，影響を与えることができるかについて理解することは重要である．身体運動学は人の運動の研究であるので，我々は運動を生み出す要素を認識しなければならない．人の運動は，解剖学と生理学の深い関係の結果生じる．本章では，これらの２つのシステム間の接続に関連する情報を提示する．以後の章と本章の情報を統合させることで，人の運動についての明確な理解を得ることができる．

人の運動学的機能の発達と認識のために神経生理学の基本を理解することが本章の目的である．興奮性神経と筋組織の基礎生理学を最初に確認する．そして，神経筋系の神経単位，骨格筋，感覚受容器などの構成要素の基本的単位について説明する．その上で全システムが機能的，意図的な運動をもたらすためにどのように動力学的に系統化されるかについて検討する．その後，運動野の運動への機能の概要を説明する．臨床検討事項として，運動制御機能不全に起因する一般的な障害の概要を含む運動障害とその機能的な影響について討議する．中枢神経系と末梢神経系の機能障害を比較，討議する．本章の一部は，以前に神経筋系の解剖学と生理学を勉強した人のための手短な復習として役立つ．もし不十分であれば，人体解剖学と生理学と神経科学に関する教科書を神経筋系の機能のより完全な理解のために参照すると良い．

意図的な運動は，人の行動の基本的な特徴である．調整された人の運動は骨格に作用している組織化された筋活動の結果である．この組織化された筋活動は神経系によってしっかり管理され，力学的な反応をもたらすために，複数の知覚機構によって調整される．人の運動は一瞬の内に複数のシステムの多くの部分での活性化と統合を必要とする．運動は１つの筋が１つの関節に作用した結果ではなく，継続的なフィードバックに応答し，実行し，解釈して，調整される脳と体の統合システムである．「システム」という用語は，身体の運動に関する議論において適切な用語であり，機能的単位を構成する部分の集合または組み合わせである．人の運動を神経，筋，骨格および感覚系のようないくつかの関連している要素から成り立つシステムとしてみることは，同時に構造と機能を研究することである．実際，通常別々のシステムは，期待された結果をもたらす，より大きいシステムの構成要素である．いい換えると，複数の機能に関与するそれらの構造またはシステムは，目的のある複数のシステムの一部である[1]．

したがって，人の運動系は，動くという行為に関与する機能的な相互作用を含む[2]．この相互作用には，筋骨格を促通する神経系の体性感覚とそれを中継する構成要素が含まれる[3, 4]．身体の運動系は成長，成熟，老化，疾患または環境変化などを通じ，ライフサイクルによって変化する．

運動はこの神経学的な入力に対する生体力学的な反応によって起こる．この生体力学的な反応は，骨格筋の収縮を含む．この骨格筋の収縮は，骨や腱や靱帯によって構成される，てこや滑車などの身体のシステムを始動させる．個人の運動の特徴は，その人特有の筋収縮パターンによって表現される．これら個人的な特徴は，顔の表情，姿勢，微細運動（例えばタイピングや楽器を演奏すること），歩行やランニングといった身体全体を使う粗大運動も含まれる．正常な機能を有する神経筋骨格系をもつ人は，コンタクトレンズの装着や，多くの重い教科書を教室へ運ぶことなど，数限りない運動課題を遂行するために必要な，正確な筋力を適切に生成する優れた能力がある．

どのような筋活動であっても，それは骨格筋と神経系の間の複雑な情報伝達を通して達成される．精巧な神経系は，長さ，緊張，速度と負荷など，広範囲にわたる繊細な筋収縮の制御をする．神経系は非常に複雑で，様々な感覚や運動機能を含む数多くの機能をもっている．感覚神経系は**求心性**（afferent）（ラテン語：*ad*，英語：to〔～へ〕，ラテン語：*ferre*，英語：carry〔運ぶ〕）の受容器を介し，各身体部位の状態や周囲の環境についての正確で適時な情報を伝達する．これらの求心性の受容器から入力される感覚の情報は，神経系の様々な部分に伝わり，以前脳に記憶された情報と関連して，認知，解釈，応答される．神経システムが求心性の情報を受け取ると，**遠心性**（efferent）（ラテン語 *ex*：英語：out〔外部〕，ラテン語：*ferre*，英語：carry〔運ぶ〕）運動神経は，望ましい運動を引き起こす選択された筋群に活動電位を送る．このように，目的とする運動は主に運動および感覚系の共同の相互作用と協調によって達成される．

適切な反応をもたらす身体能力は，多数の因子に依存している．これらの要因には活動に対する張力の量を段階的に発揮する筋の能力，収縮過程を促進するような成分を供給する心血管，呼吸，消化器系の能力，他の部位を安定させてその動きを抑制し，特定の身体部分の運動に必要な収縮の適切な割合や量を調節する神経系の能力も含まれる．この求心性刺激から運動反応への全過程は，ミリ秒の範囲内で起こる．

興奮性組織の生理学：神経と筋

生理学的に，すべての生きている細胞は連続したリン脂質二重層で形成される膜によって囲まれている．様々な特徴をもつ蛋白質はこれらの膜に包まれている．本節の目的は，あなたの神経筋機能に関する記憶を新たにするために，短時間で細胞生理学を概説することによって，さらに身体運動学の理解を増すことにある．

神経と筋組織の膜は独特な興奮性をもつ．すなわち，それらの膜は過敏であり，電気化学的変化によって影響を受ける．さらに，この興奮性は組織と領域もしくは別の系の間を伝達する．この独特の特徴のために神経細胞と筋細胞は興奮性だけでなく，運動を起こすための電気化学的な情報を伝達する．神経系と筋系との間の相互作用の特性を議論する前に，これら組織がどのように働いているのか理解する必要がある．

電位の違いはすべての生きている細胞膜全体に存在する．組織液は，各細胞の内外を満たしている．これらの細胞内外の組織液はイオンと呼ばれる陰性か陽性の荷電粒子を含んでいる．これらのイオンは主に，細胞内部では陰性であり，細胞外部では陽性である．細胞膜の内部と外部のイオンの不均衡は**電位差**と呼ばれている．2つの要因によって細胞膜は電位差を維持することができる．

- 細胞膜は，選択的透過性をもつ．これは特定のイオンには比較的不透過性を示し，その他のイオンは細胞膜を透過することができることを意味する．しかしながら，後述するように，細胞膜のイオン透過性は，神経終末から放出される特定の化学物質により一時的に増加し得る．
- 細胞は必要な静止電位を維持するために，能動的にイオンが膜を透過するようにする．

細胞膜内の電位は細胞膜外液との電位を相対的に比較し計測された（**図3-1**）．何も活動していない静止条件下では，膜電位（**静止電位**と呼ばれている）は陰性である．神経細胞，筋細胞と感覚受容器は，それらの膜の内部と外部との間に－60～－90mV（平均－85mV）の範囲で，負の静止電位を維持する．

骨格筋に分布する神経や骨格筋には，刺激されるとそれらの膜が反応する特徴を備えている．刺激があると反応することは，**被刺激性**（irritability）と呼ばれている．

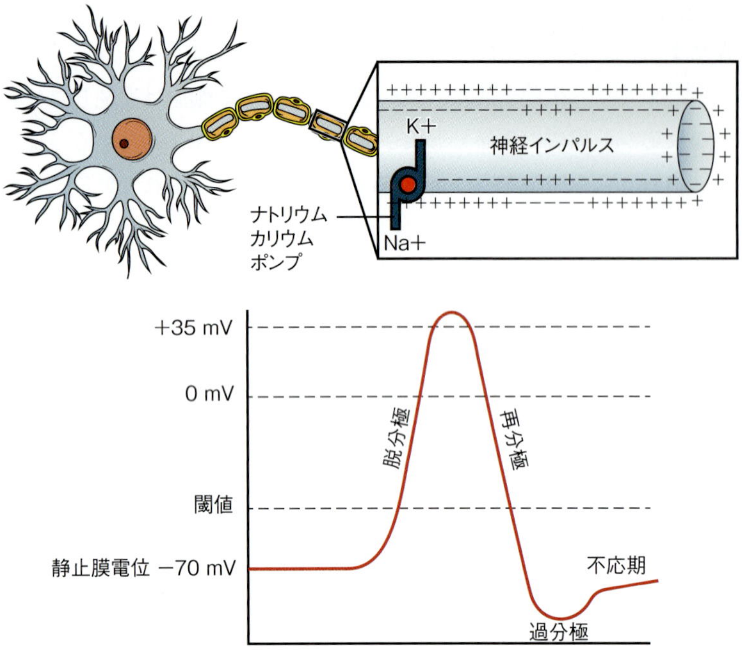

図 3-1　活動電位の生成

いったん神経と筋組織が刺激に反応すると，細胞膜は静止電位をより陽性へと変化させる．この過程は**脱分極**（depolarization）と呼ばれている．神経や筋の細胞膜が脱分極したとき，それらは*興奮*となり細胞膜に沿って電気化学的インパルスが伝導する．そのため，細胞膜に沿って脱分極が伝導していく．この脱分極が伝導し続けるときのインパルスは**活動電位**（action potential）として知られている．活動電位は運動系を介して伝導された電気化学的メッセージであり，*言語*である．この過程を段階的に検討していく．

天井のライトをつけるスイッチについて考えてみる．スイッチが「オン」になったときに信号が電線を介して電球に送られる．身体は，これと同様の方法で刺激に反応する．神経や筋細胞への十分な刺激（電気的，機械的，化学的，熱）によって，細胞膜で特定のイオンがより浸透するようになる．透過性が増加した結果，刺激が膜を移動する時，分離された陽性イオンと陰性イオンの迅速な交換を起こす．この迅速なイオンの動きは膜がより正に帯電し，脱分極を引き起こす（**図 3-1**）．この脱分極による電流は，隣接した分極している領域を興奮させる．隣接した領域の興奮が連続して起こり，活動電位は振幅の変化なしに軸索に沿って移動し伝達，波及する．いい換えると，刺激によって生成された興奮は神経や筋線維に沿って急速に移動し，各線維の電位の局所的な変化と関係し，電気化学的活動の波をつくりだす．神経線維上を伝導する活動電位は*神経インパルス*であるが，筋線維の上を伝導する活動電位は*筋インパルス*である．脱分極の直後に，実行される過程（**再分極**と呼ばれる）は，その膜を静止電位に戻す．

ニューロン（neuron：神経単位）は他のニューロンや筋に**神経伝達物質**と呼ばれる少量の化学物質を放出することによって「制御信号」を送る．神経インパルスが**シナプス**（synapse）（ギリシャ語：*synapsis*，英語：connection〔接続〕），神経間の接合部または運動ニューロンと筋線維との間の接合部に到達するたびに，神経伝達物質がシナプスから放出される．2 つのニューロンの間の化学シナプスは興奮性であるか，抑制性である．興奮性シナプスはシナプス後膜の脱分極により活動電位を生成する．対照的に抑制性シナプスはシナプス後膜の**過分極**が生じる．この抑制は活動電位の生産を困難にするように必要な電圧量を増大する[5)]．

神経系の解剖学の概要

我々は，今や，神経と筋がどのように「会話」しているのかを理解している．機能的な運動システムのなかで神経系と筋系がどのように共同しているのかを調べる前に，神経系と筋系の解剖学的な構成要素を調べる．

神経系の分類

神経系で最も基本的な構造は，ニューロンである．ニューロンは神経系の場所や機能によって，多くの異なる形状と大きさをもつ．典型的なニューロンは核を含む

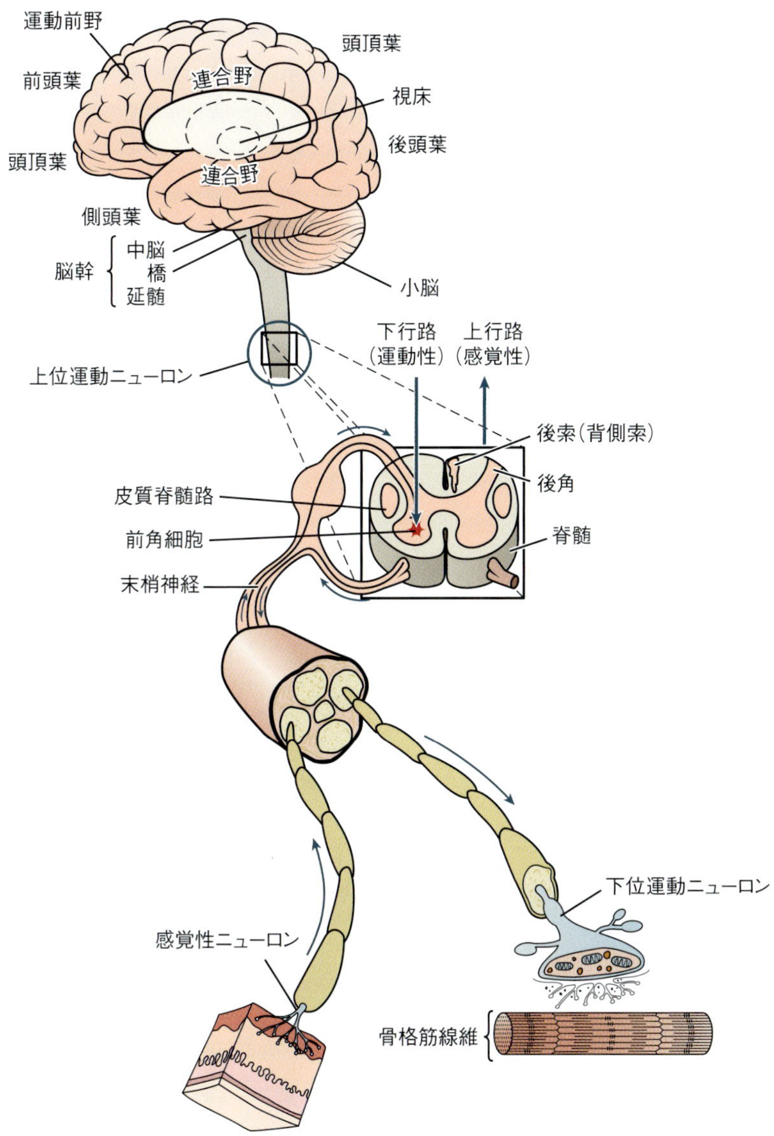

図 3-2　骨格筋線維を活動させるインパルスの伝達に関する主要な構造．大脳皮質から脊髄や筋への下行路（運動性）における中枢部と末梢部の構成要素．胸髄レベルの脊髄の横断面．中心の灰白質と末梢の白質，上行路と下行路を表示する．末梢神経線維は感覚および運動の構成要素を説明するため，拡大して表示する．構造や器官は，左側と右側の両方に存在するが，簡略化のため一側のみを示す．

細胞体から成る．いくつかの短い放射状の突起は樹状突起と呼ばれる．長い突起（軸索）は小枝様の分枝で終わる．軸索は分枝や側枝が突出しているものもある．軸索は鞘に覆われており，神経線維を形成する．

ニューロンを理解すること以上に，非常に複雑な神経系を理解することは困難である．そのような複雑なシステムを簡単に理解するために，学問上，神経系をより小さい単位に分けた．神経系は多くの機能をもち，様々な構造から成るので，種々の方法により細かく分けることができる．神経系を議論するために用いられる最も一般的な方法は，生理学的，解剖学的，機能的な分類からである．神経系は，*生理学的*に体性神経系と内臓神経系に分けられる．体性神経系は筋や皮膚を支配しているすべての神経や受容器が含まれる．内臓神経系は自律神経系であり，さらに交感神経と副交感神経系に細分される．生理学に関するさらなる議論は，生理学のテキストで学習してほしい．しかしながら，本書では運動に関する神経系の解剖学的，機能的な分類に焦点を当てている．

*解剖学的*に，神経系は中枢神経系（central nervous system：CNS）と末梢神経系（peripheral nervous system：PNS）に分けられる．中枢神経系は脳と脊髄から成っており，それらの領域のなかで各々と連絡する神経のすべてを含んでいる．これらの神経系の構造は，脊椎と頭蓋骨で囲まれている．一方，末梢神経系は脳神経を含み，脊髄までの求心性感覚神経，脊髄から筋までの遠心性運動神経を含む．胸髄の横断面と主要な運動路，知覚路の場所は**図 3-2** に図示される．「**路**」（tract：トラクト）という言葉は，共通の場所から始まり，機能し，終結する軸索群のことである．多くの場合，「路」の名前は，その「路」を作る軸索が始まる場所と目的地を示

す．例えば，脊髄小脳路は脊髄から小脳まで知覚インパルスを伝える．同様に皮質脊髄路は，大脳皮質から下降し，脊髄内で終わる．脳から個々の筋線維まで伝達している神経路の一般的な解剖学的特徴を，概略的に**図 3-2** に図示する．**上位運動ニューロン**の軸索は大脳皮質から下降し脊髄に終わる．これらの上位運動ニューロンは，皮質脊髄経路または皮質脊髄路として軸索束を形成する．皮質脊髄路は脊髄の外側，内側部分であり（**図 3-2**），それぞれ外側皮質脊髄路，内側皮質脊髄路である．皮質脊髄路の軸索はシナプスを介し，通常，介在ニューロンを経て**下位運動ニューロン**につながる．下位運動ニューロンは，脊髄の前角灰白質にある．各下位運動ニューロンは，筋線維を神経支配する．これら神経と筋間の接続は，**図 3-2** に図示する．

*機能的*に神経系は解剖学的な基本システムと同様に区分され，さらに明確にされている．例えば，末梢神経系は求心性神経と遠心性神経を含んでいる．機能的な面では，求心性システムは中枢神経系への感覚情報の伝達に関するすべての神経を含む．求心性神経は一次求心性神経と呼ばれ，受容器から起こり脊髄後角に締結する末梢の軸索を含む．一度脊髄に入力されたシナプスの信号は，脊髄と皮質の間の様々な神経領域で，二次，三次求心性神経を経て中枢神経系に伝達される．

遠心性神経系は動作（movement）や運動行動（moto behavior）を調整する神経が含まれる．中枢神経系内の一次遠心性神経は脳と脊髄の中の細胞体や軸索に接続する上位運動ニューロンである．**介在ニューロン**は脊髄の前角と中間にあるニューロンである．介在ニューロンは遠心性に α，γ 下位運動ニューロンへ伝達する．α，γ 下位運動ニューロンはそれぞれ錘外筋線維と錘内筋線維に分布している．筋線維についてはこの章の後半で詳しく説明する．介在ニューロンは上位および下位運動ニューロン間の神経*連絡*として機能する．

神経線維

ニューロンは神経系の機能的な組織として知られている．求心性神経や遠心性神経は効果的に作用するために伝達を速く中継しなければならない．運動および感覚神経は，必要な伝播速度をもたらすために髄鞘で包まれる．ミエリンは，神経軸索を絶縁する白い脂質である．この髄鞘に沿って，規則的なくぼみがある．これらはランビエ絞輪である．フランスの組織学者 Loui Ranvier（1835～1922）から名づけられている．髄鞘は興奮が軸索を流

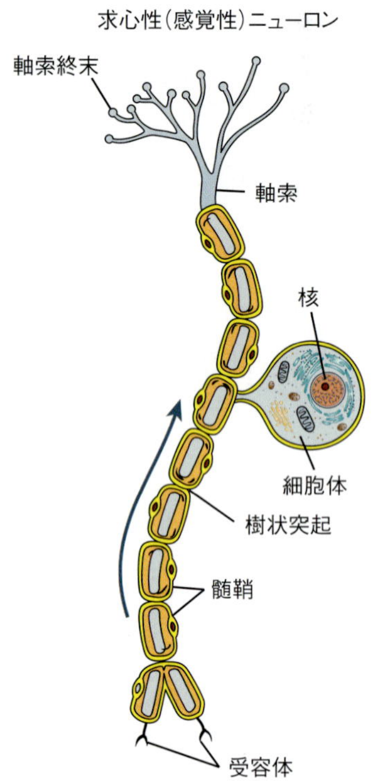

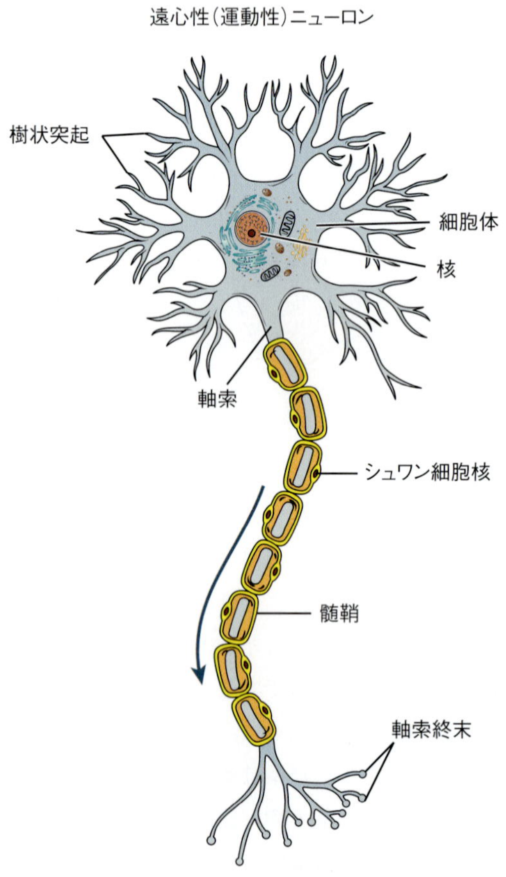

図 3-3 感覚性ニューロンと運動性ニューロンの概略．

れるよりもランビエ絞輪を次々に軸索に沿って跳躍させることで神経伝達の速度を向上させる．感覚神経と運動

表 3-1　神経線維型

筋線維型	筋線維直径（μm）	伝導速度（m/sec）	末梢器官	機能
Aα（運動性）	12-20	70-120	骨格筋	運動，骨格筋 遠心性
Aα　Ⅰa（感覚性）	12-20	70-120	筋紡錘 求心性	固有感覚受容
Aα　Ⅰb（感覚性）	12-20	70-120	ゴルジ腱器官 求心性	固有感覚受容
Aβ　Ⅱ（感覚性）	5-12	30-70	筋紡錘と触/圧覚受容器	感触，圧力，振動
Aγ（運動性）	3-6	15-30	筋紡錘の錘内筋線維	運動，筋紡錘 遠心性
Aδ（感覚性）	2-5	12-30	皮膚	痛みと温度 求心性
B 線維	1-3	3-15	自律神経性 交感神経性	自律神経 遠心性
C 線維 Ⅳ	.5-1	.5-2	皮膚，自律神経性 神経節後	痛みと温度 求心性

出典：Bertoti, DB. *Functional Neurorehabilitation Across the Life Span*. Philadelphia : F. A. Davis Company, 2004.[1]

神経の特徴を**図 3-3** に示す．

末梢神経系の神経線維

脊髄から離れている末梢神経幹は多くの感覚と運動の神経線維から成り立っている（**図 3-2**）．機能的に末梢神経は以下の線維を含む．

- 感覚神経は，機能的に求心性神経線維と呼ばれる．それらの細胞体は，特別な神経節にある．感覚神経は皮膚，筋，特別な感覚器官など様々な受容器で発したインパルスを中枢神経系に伝達し，そこで認識される．
- 運動神経は，機能的に遠心性神経線維と呼ばれる．これらの運動線維は，随意筋活動制御のために，脊髄から骨格筋線維までインパルスを伝達する．それらの細胞体は脊髄と脳幹の灰白質に位置する．下位運動ニューロンという言葉は，脊髄前角やシナプスから始まり直接に骨格筋に分布する，細胞体と軸索であり，運動神経（遠心路）を述べるときに用いられる．それは，神経系と筋系の間の*最終共通路*と呼ばれる．
- 自律神経は，筋内の細動脈や細静脈で囲まれた平滑筋や腺の活動の不随意制御に関わっている．包括的な自律神経系の説明は本書の範囲外であるが，生理学や神経科学のテキストに説明されている．

末梢神経系の軸索直径に基づいた運動神経線維と感覚神経線維の分類

組織学者と解剖学者が神経系の特徴を研究し始めたとき，身体の様々な運動と感覚組織に供給されるニューロンは軸索の直径によって分類された．それらの分類体系は，今日も使用されている（**表 3-1**）．最大の軸索はＡ型と分類される，そして，最も小さい線維はＣ型である．中間の直径はＢ型と呼ばれる．Ａ型とＢ型線維は髄鞘があるが，Ｃ型線維は無髄である．Ａ型線維は線維直径に基づきさらに分けられる．Ａ型線維は，Aα，Aβ，Aγ，Ａδに細分化される．

大きさに従う分類が重要な理由は，神経伝導の速度と関係がある．神経インパルスが軸索に沿って移動する速度は軸索の直径，髄鞘で囲まれているかどうかが関係している．より大きな軸索は，より速い速度でインパルスを伝達する．直観的で簡単な比較はこの概念を理解するのに役立つ．もし一番太い直径の神経をホース，一番細い直径の神経をストローとすると，1 ガロン（3.78 *l*）の水を移動させるのにはストローよりホースを通す方が速い．すでに議論したように，軸索に髄鞘があるとインパルスを速く伝達する．Aα型は最大の有髄軸索（直径＝20 μm）で，約 12 m/s の最大速度で，インパルスを伝達する．最も長い感覚と運動の軸索は，平均身長の成人では約 1 m あり，腰髄部分から足部の筋に及ぶ．したがって，最低 8 ミリ秒（0.008 秒）で神経インパルスが

Aα型軸索を伝達する．**表3-1**にみられるように，最小の神経線維，C型（直径0.5 μm）は，刺激されたとき，皮膚の感覚終末からインパルスが伝わると，痛みの感覚が作り出される．痛みのインパルスは，約0.5 m/sの速度で伝達される．

末梢神経系内の線維の起始による感覚線維の分類

末梢神経系内の求心性神経線維は，インパルスを伝達する感覚受容器の種類によって分類することができる．この方法で4つのグループに分けられる．最初のグループ（Ⅰ群）はⅠaとⅠbに細分される．Ⅰa線維は，筋紡錘の一次終末からインパルスを伝達する．Ⅰb線維は腱に位置する**ゴルジ腱器官**（Golgi tendon organs：GTO）と呼ばれる感覚受容器からインパルスを伝達する．ゴルジ腱器官は，腱と筋の境界に位置する．ⅠaとⅠb線維の直径は，約12～20 mmである．筋紡錘とゴルジ腱器官は，Aα線維である．Ⅱ線維は直径サイズ（4～12 μm）でAβ線維であり，筋紡錘の二次終末からインパルスを伝達する[6]．筋紡錘とゴルジ腱器官の構造と機能は受容器の節で説明する．

末梢神経系内の運動線維の分布先に基づいた運動線維の分類

遠心性神経線維はそれらが支配する筋線維に基づいて2グループに分類される．α運動神経は錘外筋に分布する．γ運動神経は収縮に関連し，錘内筋線維に分布する．名前が示すように，錘内筋線維は筋紡錘内にある．一方，錘外筋線維は骨格筋線維である．

中枢神経の神経線維

末梢神経系分類と同様に，中枢神経系（CNS）にも神経を分類する別の方法がある．中枢神経系では，神経の大きさや形状などの特徴によって分類される．例えば，巨大皮質ニューロンはそのサイズにちなんで命名されており，錐体神経は，その細胞体の形状にちなんで名付けられた．

もう1つは機能によって分類をする方法である．例えば，連合ニューロンは脳の皮質の神経である．これらの神経は脳内で各々と連絡しており，文字通り神経領域の間の関係を確立している．そして，脊髄内の介在ニューロンのリンク機能と類似しているので，連合ニューロンと名付けられた．

前述のように，すべての感覚および運動軸索は，CNS内を伝達する．系路は軸索の束によって成り立っており，名前の由来はそれらの出発部位と到達部位である．多くの神経線維が髄鞘で覆われているので，系路は染色していない組織切片では白くみえる．したがって，**白質**という用語は，主に神経線維の系路を含む中枢神経系の領域を述べるのに用いられる．中心神経系の様々な領域のなかで，解剖学的に，そして，機能的に関係があるニューロン（細胞体）の集合体は互いに区別することができ，これらの集合体は**核**または**神経節**と呼ばれる．髄鞘に覆われていない神経細胞体が集中している中枢神経系の領域は灰色にみえる．これらの部分は，**灰白質**と呼ばれる．神経細胞体（灰白質）を含む脊髄の中心領域は，有髄軸索（白質）路によって占められる（**図3-2**）．いくつかの系路は上行性の感覚性インパルスが伝達するのに対して，他の系路は下降性の運動性インパルスを伝達する．大脳では細胞体と系路の位置は左右逆になる．皮質ニューロンの細胞体は大脳の表層にあるので，皮質は灰色にみえる．灰白質の下の組織は，皮質ニューロンとCNSの他の領域を接続する有髄軸索が位置するため白い．

上位運動ニューロンは中枢神経系内にあり，脳から脊髄の運動ニューロンにインパルスを伝達し，末梢神経系の**下位運動ニューロン**は骨格筋を活動させるために脊髄から運動性インパルスを伝達する．いくつかの**介在ニューロン**は脊髄内で，1つのニューロンから付近の別のニューロンの樹状突起や神経細胞へインパルスを伝達する．

大部分のニューロンは，断続的に神経インパルスを発射する．すなわち，「安静」である間でさえ発射されている．発火頻度は，他の神経の影響によって変化する．促進性および抑制性刺激は，脊髄の介在ニューロンを通じて，脳の運動中枢から絶えず伝達されている．運動ニューロンは，何千もの他のニューロンからシナプス接続を受けている．運動ニューロンがより活発であるかないかは，その瞬間の促進性刺激と抑制性刺激の正味の合計の影響による．

求心性神経が脊髄に入るとき，様々な経路がある．脊髄後角を介して入力した後，感覚性軸索は分枝を出し，脊髄内の介在ニューロンとシナプスを形成する．しかしながら，主な線維は通常脊髄中を上行し，中枢神経系で他のニューロンとシナプスを形成する．このような連続的な軸索による末梢神経は，**第1次ニューロン**である．末梢感覚性ニューロン（第1次ニューロン）からシナプスへの入力を受け取り，そして，中枢神経系でインパルスを脳幹と他の下位中枢へ伝達する感覚性ニューロンは，**第 2 次ニューロン**である．第 2 次ニューロンは，しばしば中枢神経系の高位中枢にある**第 3 次ニューロン**にインパルスを伝達する．

筋系

神経系および感覚系が常に運動を調整し洗練している．次に筋の構造と機能に関して説明する．神経のように筋は興奮性であり，動力学的に反応する．活動電位が神経の 1 つの興奮の応答として起こるのと同様に，筋収縮も筋の 1 つの興奮の応答として起こる（**図 3-4**）．

骨格筋の構造

ニューロンが神経系の基本的な要素であるのと同様に，筋線維は筋系の基本的な要素となる．しかし，ニューロンとは異なる点が多く，筋線維は複雑な構造をもつ．

筋と筋線維の構造

身体の各部分は，いくつかの骨格筋を含んでいる（**図 3-5A**）．筋は，**筋外膜**（筋上膜）と呼ばれる薄い結合組織によって囲まれている．筋外膜は，各筋を隣接した筋と分けている．さらに筋は，筋周膜と呼ばれる結合組織によって分けられている．**筋周膜**は，すべての筋のなかで筋を細かく分ける役割をもつ．細区分されたものは，筋束である（**図 3-5B**）．より詳しく調べると，筋束は多くの筋線維から構成されている．**筋線維**は，筋の基本的な構造であり，**筋細胞**である（**図 3-5C**）．各筋線維は全長にわたり複数の棒状の筋原線維から構成される（**図 3-5D**）．**筋原線維**は，筋線維内のフィラメントの

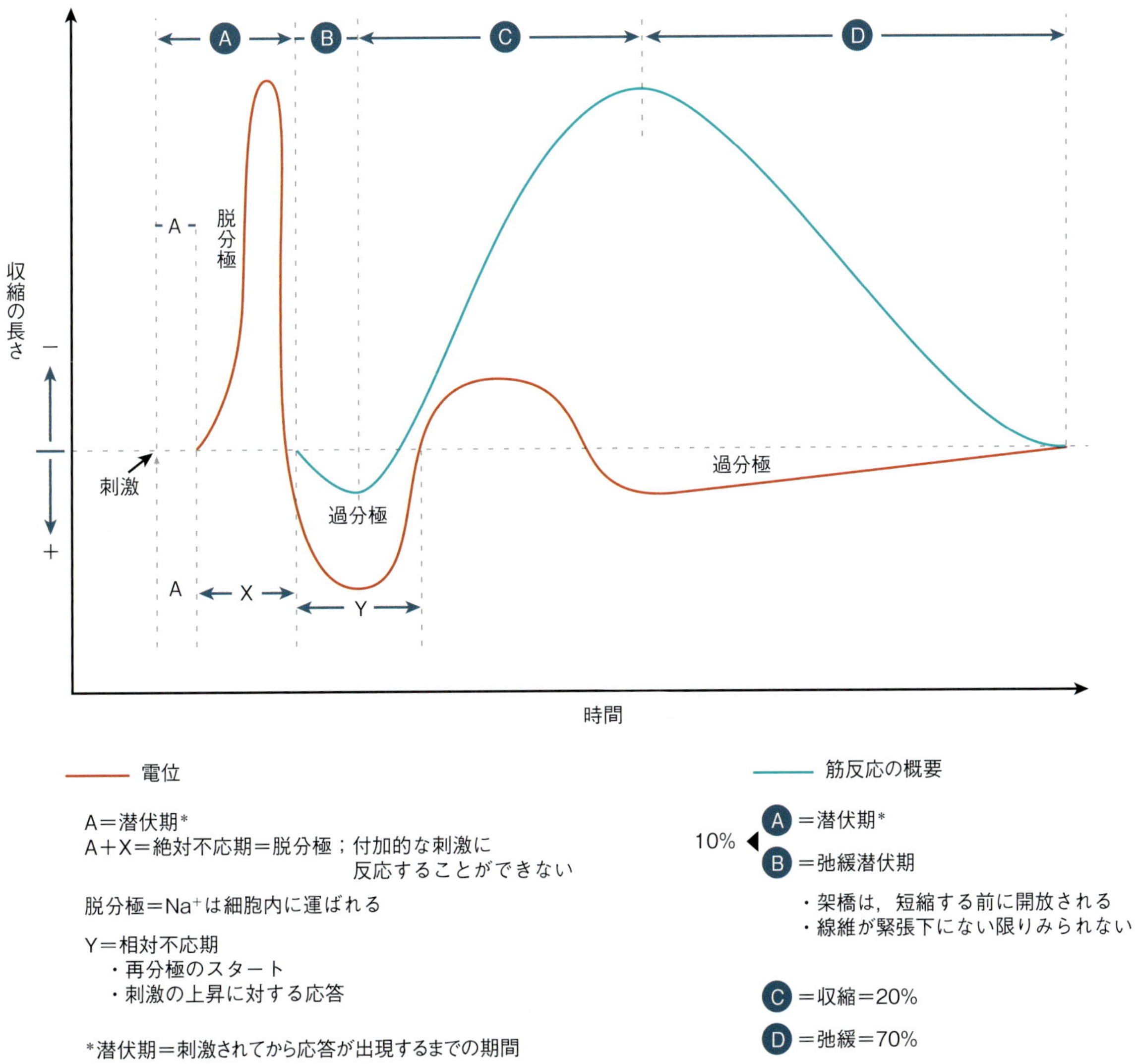

図 3-4　単収縮における電気的，化学的，機械的，応答の時間関係

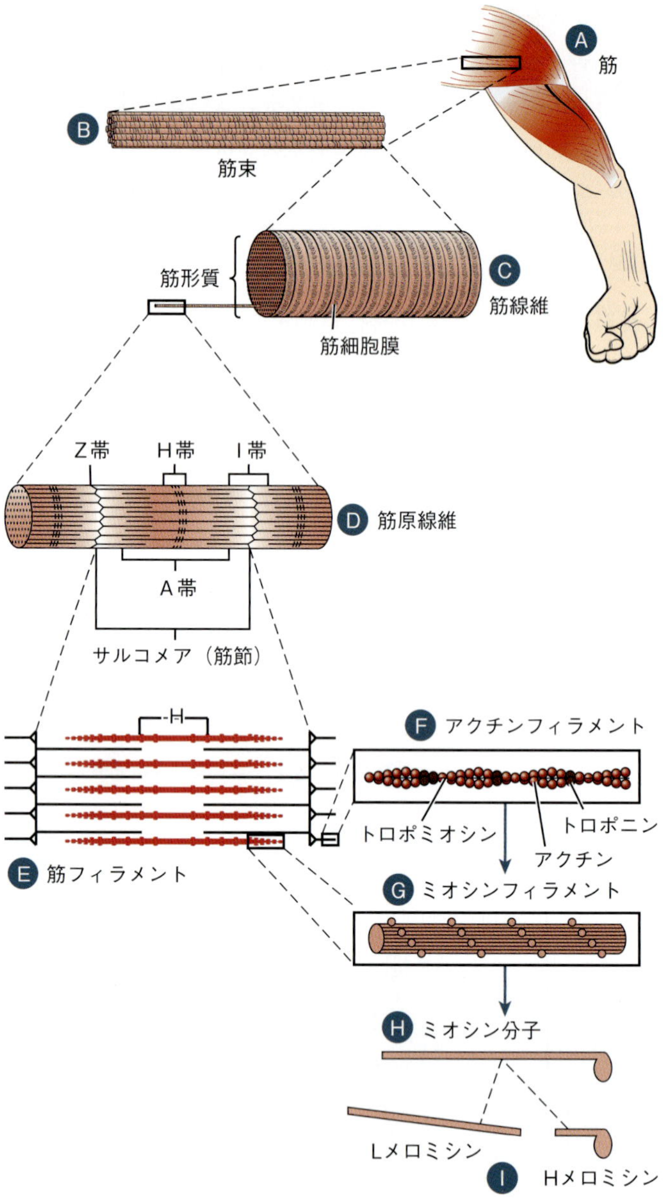

図 3-5　安静時の骨格筋の組織図．A）の筋の全体像から E）の筋レベルで記載．F，G，H は，示された分節の筋原線維の横断面である．I は，筋フィラメントの構成図である．（Bloom, W, and Fawcett, DW : *A Textbook of Histology*, ed 10. WB Saunders, Philadelphia, 1975, p 306.）

束である．筋原線維は，**筋フィラメント**とも呼ばれている．筋線維の長さは，数ミリメートルから長いものまである．筋線維の直径は，10～100 **マイクロメートル**（μm）である．各筋細胞は，いくつかの核をもっている．各**筋原線維**には，筋細胞膜があり，ゼラチン様の物質である筋形質から成る（**図 3-5C**）．何百もの筋線維とミトコンドリアや筋小胞体のような重要な器官が筋形質内にある．ミトコンドリアは，代謝が起こる「小さい工場」として役立っている．

筋原線維は**サルコメア**と呼ばれる収縮単位から成る（**図 3-5D**）．サルコメアは 2 つの Z 帯の間にある．これらの Z 帯の間に，多くの筋フィラメントがある．**筋フィラメント**は，蛋白分子であり，**アクチン**（細いフィラメント）と**ミオシン**（太いフィラメント）の 2 つから構成される（**図 3-5E**）．骨格筋は 2 つのフィラメントによって明暗の横紋にみえる．それは骨格筋が「横紋」筋と呼ばれる理由である．横紋筋は明るい所と暗い所が交互に並んでおり，顕微鏡で観察すると明帯，暗帯が交互になっているのがみえる（**図 3-5D**）．

骨格筋の暗帯は A（anisotropic）帯と呼ばれ，アクチンとミオシンフィラメントの両方を含む（**図 3-5F～I**）．これらのフィラメントの三次元配列では，6 つのアクチンフィラメントは各ミオシンフィラメントを囲んでいる．そして，3 つのミオシンフィラメントは各アクチンフィラメントを囲んでいる（**図 3-5**）．A 帯は，ミオシンフィラメントだけを含む H 帯という中間帯をもつ（**図 3-5D，G**）．骨格筋内の明帯はアクチンフィラメントだけを含むＩ（isotropic）帯であり，Ｚ帯によって垂直に二等分されている．明帯内の各アクチンフィラメントの一端は，Ｚ帯と接合している．

Ｉ帯の薄いアクチンフィラメントは，２つの蛋白質，トロポニンとトロポミオシンを含む（**図 3-5F**）．アクチンは重合した二重らせんの形状をしている．トロポミオシンは長い棒状の分子であり，２つの別々のポリペプチド鎖から成る．互いに疎水結合でつながり二重らせん構造をとる．トロポミオシンは，長さ約 40 nm である．１つのトロポミオシンが約６つのアクチン分子と結合されるように，直線状にアクチンフィラメントに沿って配置される（**図 3-5F**）．トロポニンは，トロポミオシンフィラメントの特定の領域に密接に結びつく調節蛋白質である．この配置は，40 nm のトロポミオシンフィラメント当たり，１つのトロポニンを提供する．トロポニンのような調節蛋白質は，アクチンフィラメントとその隣接したミオシンフィラメントの間の相互作用に影響を与える．トロポニンの機能は，収縮過程の際に重要となる．それは，多量のカルシウムイオン（Ca^{++}）との結合である．アクチン，トロポミオシン，トロポニンの配列は，サルコメア（筋節）でアクチンフィラメントを形成する．簡単に言えば，アクチンの機能的な目的は，筋収縮の間，ミオシンと結合することである．

ミオシンフィラメント（**図 3-5G**）はアクチンフィラメントより厚く，ミオシン分子（**図 3-5H**）から成る．ミオシンは１対の重鎖と２対のより軽鎖から成るポリペプチド鎖であり，それらがらせん状になり１つの大きな鎖を構成している（**図 3-5G～Ｉ**）．ミオシン分子は，長さ 1.6 μm，直径 1.5～2.0 nm であり，髪の毛の１万分の１の直径である．各重鎖の終末には，球状の２つのミオシンが形成されている．これらの終末は，ホッケーのスティックの末端部と類似している（**図 3-5**）．これらの球状構造は，ミオシンを「腕」とする終末に「蝶番：hinge」として接続されている．これらの「蝶番」は筋が活性化している間，ミオシンフィラメントから横方向に突出する．筋が活動している間，細いフィラメントと太いフィラメントを架橋するので，これらは**架橋部**と呼ばれている（**図 3-8**）．架橋部はミオシンフィラメントの中心部にはなく，ミオシンの架橋部は両端で反対方向に突出する．これらの３つのグループによる架橋部は「crown」と呼ばれている．ミオシンの上で回転するように，連続的に配置されている．この配置により，ミオシンに隣接しているアクチンと架橋する．約 300～400 の架橋が，長さ 1.6 μm のミオシンフィラメントにある[7]．ミオシンは，アデノシン三リン酸（ATP）をアデノシン二リン酸（ADP）とリン酸塩（PO_4）とエネルギーに分解することができる酵素様の特性を示す．この反応の有意性は，筋収縮のエネルギー論を扱っている節で説明する．

筋収縮と弛緩

光学顕微鏡と電子顕微鏡法を使用し，筋組織の弛緩時と収縮時の状態を観察した．筋が弛緩するとき，連続するサルコメアの長さは約 2.5 μm である（**図 3-6A**）．筋が完全に収縮するとき，サルコメアの長さは約 1.5 μm に減少する（**図 3-6C**）．それに反して，筋が伸張するとき，サルコメアは約 3.0 μm に増加する（**図 3-6D**）．

前述したように，サルコメアはＺ帯によって囲まれる部分である（**図 3-5D** および **3-7**）．収縮の間，それぞれのＡ帯の幅は変化しない．しかしながら，アクチンフィラメントだけがみられる明帯はより狭くなる，そして，Ａ帯の中でみられるミオシンフィラメントだけのＨ帯はみられなくなる．これらの観察によって，筋が収縮するとアクチンフィラメントの自由端が，Ａ帯の中心のＨ帯の方へ滑走することが示される．アクチンフィラメントが明帯を短縮する方向へ動き，Ｚ帯はより近くに引き寄せられる（**図 3-6A，B，C**）．サルコメアの短縮が少ない（0.5～1.0 μm）にもかかわらず，直列に連結されるこれらの数千もの各サルコメアが短縮すると，筋長は大きく減少する．例えば，上腕二頭筋のような長さ 10 cm の筋線維は，約 40,000 のサルコメアが端から端まで配列されている*．これらの 40,000 のサルコメアの各々が１μm 短縮する場合，筋線維の全長は 40,000 μm（または４cm）短縮する．このように，筋肉の全長が 40%短縮する．

この筋収縮時におけるアクチンとミオシンフィラメントの滑りは，**滑走機構**として知られている[8,9]．筋が緊張や短縮するときの，ミオシンフィラメントにアクチンフィラメントが引き寄せられるこの機構は複雑である．簡単に要約すると，ミオシンの頭部を接続して引くことにより，筋収縮の間，アクチンフィラメントがミオシンフィラメントのＨ帯まで滑走し，サルコメアが短縮す

---

* $1\ cm = 10^4\ \mu m = 10{,}000\ \mu m$；つまり，長さ 10 cm の筋線維は長さ 100,000 μm である．100,000 μm には 2.5 μm の単一サルコメアが 40,000 ある．

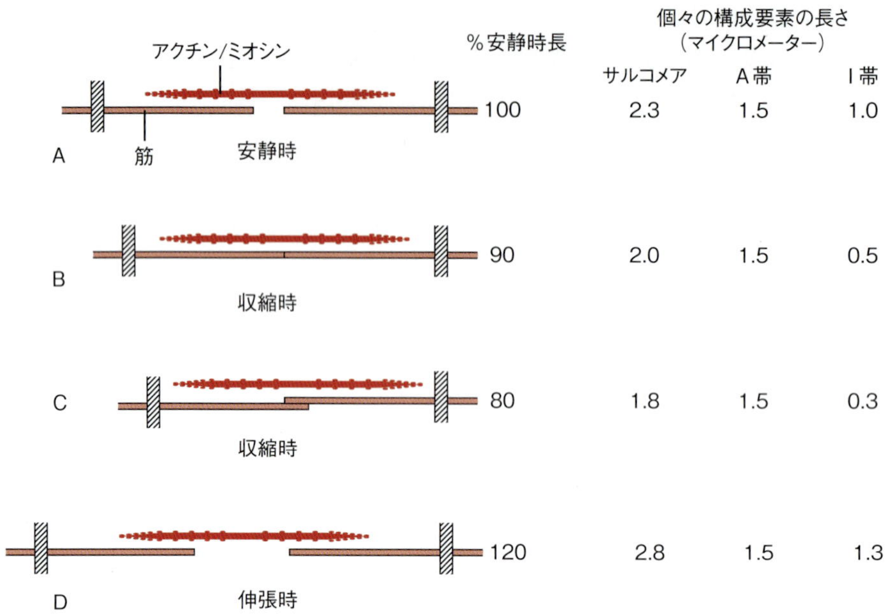

図 3-6　筋長の変化時の基本的構造．A）サルコメアの安静時長，B, C）収縮の程度による各線維の配列，D）伸張時の配列．サルコメアの長さの相対的な変化は左側に示す．そして，サルコメア，A帯，I帯のおおよその長さ（マイクロメーター）は右側に示す．A帯の長さは変わらない（Schottelius, BA, and Schottelius, DD：*Textbook of Physiology*, ed 17. St. Louis：CV Mosby, 1973, p 87.）．

る（**図 3-5E，3-8**）．筋がどのように収縮するかというさらなる理解を得るために，筋収縮の滑りのモデルをより深く調べる．

神経筋接合部：神経から骨格筋線維へのインパルスの伝達

神経系は，活動電位の形で制御信号を送ることによって，筋線維の活動を調整する．しかし，神経インパルスから筋インパルスへと変換するには複雑な過程によって起こる．神経線維は運動終板を形成するためにその末端で分岐し，筋線維膜を透過しない範囲で筋線維の表面に強固に接合する（**図 3-2**）．この接続は，**神経筋**（myoneural）（ギリシャ語：mye，英語：muscle〔筋〕，ギリシャ語：neuron，英語：nerve〔神経〕）**接合部**と呼ばれる一種のシナプスである．運動ニューロンの運動終板は，神経伝達物質（アセチルコリン）を合成するミトコンドリアを含んでいる．アセチルコリンの分子は運動ニューロンの終末，接合部前部に位置するシナプス小胞に保管される．神経筋接合部への神経インパルスの伝達により，いくつかのシナプス小胞からアセチルコリンの放出が生じる．アセチルコリンは運動終板と筋線維膜のわずかな隙間に急速に放出される．その後，アセチルコリンは筋線維膜上の受容器と相互作用する．筋細胞へのこれらのイオンの動きは，筋線維膜を脱分極して，神経インパルスと類似した電気化学的機序によって筋線維に伝わる筋活動電位を起動させる（**図 3-4**）．

接合部後の筋線維膜で透過性の増大を引き起こした後，アセチルコリンは酵素（コリンエステラーゼ）によって，急速に不活性化される．コリンエステラーゼはシナプスとの間の液体に存在しており，接触すると直ちにアセチルコリンを分解する．アセチルコリンが筋線維膜と接触している時間は通常，非常に短く２ミリ秒であるが，筋線維を刺激するのには十分である．コリンエステラーゼによるアセチルコリンの急速な不活性化は，筋線維が再分極した後の再興奮を防止する．

筋線維内のインパルスの伝達：小胞体

アクチンとミオシンフィラメントの周辺の電位の変化は，各サルコメアを短縮することにつながる過程を誘発する．筋線維内には，筋線維の興奮と収縮において重要な役割を果たす管が交差した２つの機構がある（**図 3-7**）．１つは**横行小管系**（**T系**）であり，筋線維のすべての部分に筋原線維に対して垂直に走っており，筋肉活動電位の伝播を促進する．もう１つは筋細胞膜より深部にある**筋小胞体**（**SR**）であり，筋原線維の表層を平行に走っている．筋小胞体はカルシウムイオンを貯蔵し，

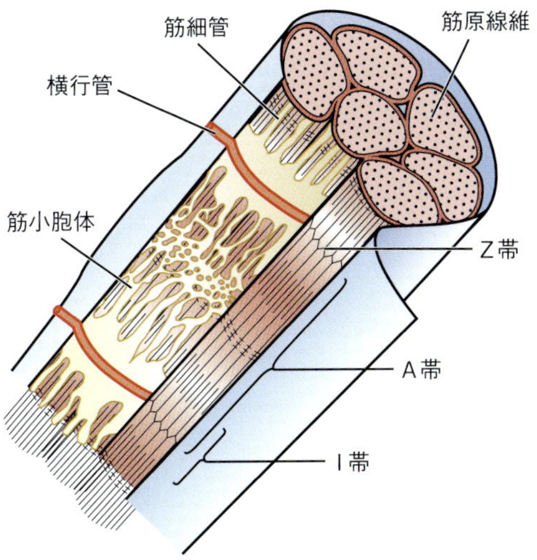

図 3-7 骨格筋線維の小胞体．電子顕微鏡写真に基づく筋線維の一部の微細構造．細胞膜にはZ帯の位置で線維内を横行管が横切る．Z帯と筋原線維に平行する筋小胞体は，引き伸ばされた包状（末端は槽状）であり，横行管に隣接する．

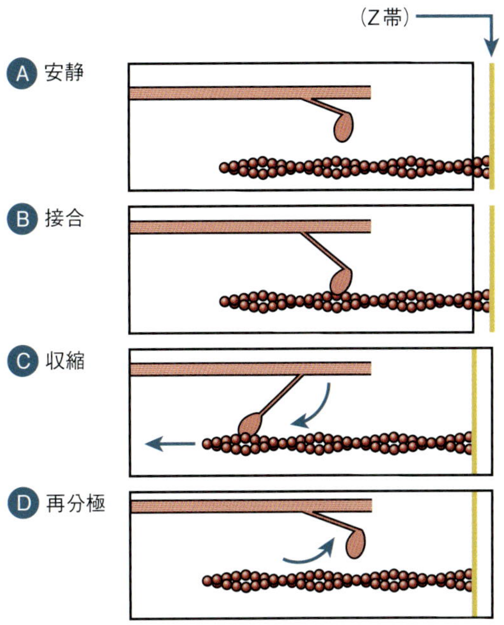

図 3-8 アクチンとミオシンフィラメント間での経時的な活性部位の反応．サルコメアが短縮を生じると，ミオシンフィラメントがアクチンフィラメントを引く．回復過程も示す．強い収縮をもたらすためには，活性部位の多くの反復が必要である．A）安静時，架橋はミオシンフィラメントから突出するが，アクチンフィラメントに結合しない．アデノシン三リン酸（ATP）は，架橋の先頭付近に接着され，トロポニン，アクチンフィラメントの活性点を覆う．カルシウムイオンは筋小胞体に格納されている．B）接合時，筋活動電位が伝達されると，筋鞘とT管が脱分極する．カルシウムイオンが放出されトロポニンと反応する．トロポニンとカルシウム複合体の形状変化は，アクチン上の活性部位の覆いを取る働きをする．架橋は隣接した活性サイトと結合し，それによってミオシンフィラメントとアクチンフィラメントを連結する．C）収縮時，架橋と活性サイトの結合は，ミオシンのアデノシン三リン酸フォスファターゼ（ATPase）活動を誘発する．ATPはアデノシン二リン酸（ADP）とリン酸とエネルギーに分割される．この反応は，架橋の一時的な屈曲を生じる．アクチンフィラメントはミオシンのフィラメントに沿って少し引っ張られる．Z帯は互いにより近くに動かされる．D）再分極，架橋は活性サイトから外れて元の位置に戻る．ATPは架橋の上で置換される．再結合，屈曲，脱共役，後退，再分極の過程は毎秒数百回繰り返される．

収縮過程の間に遊離させる．横行小管系と筋小胞体の2つの機構は，小胞体を形成する（**図 3-7**）．

興奮収縮連関

エネルギーは，アクチンフィラメントの変化を引き起こすためにA帯の中心の筋フィラメントへ供給されなければならない．この目的のためのエネルギーは，ミオシン架橋に結合しているアデノシン三リン酸（ATP）分子から入手可能である．ミオシンがATPの分子をアデノシン二リン酸（ADP）と無機リン酸（P_i）に分解する**触媒**として作用するとき，エネルギーが供給される．カルシウムは，ミオシンを刺激しATPを分解するように働きかける．このプロセスは，ミオシン**ATPase活性**と呼ばれている．以下の節では，このプロセスがどのように機能するかについて説明する．

筋収縮の滑走説

緊張や短縮によってどのようにフィラメントが滑走するかを説明する（**図 3-8**）．架橋の突起は，ミオシンフィラメントにある．安静時では，ミオシンとアクチンフィラメントの間の架橋は，ミオシンフィラメントに対して垂直な状態のままで，調節機構によりアクチンフィラメントと接触するのを防止される（**図 3-8A**）．また，安静時では，カルシウムは筋小胞体に保管され，ATP分子は各架橋の端の近くに結合している（**図 3-8A**）．アクチンフィラメント上の反応部位は，ミオシン架橋ができないようにトロポニンによって覆われている．

脱分極の興奮がT管を下るとき，多量のカルシウムが筋小胞体から放出される．カルシウムイオンのいくつかはトロポニンと反応し，トロポニン分子は構造変化を起こす（**図 3-8B**）．カルシウムとトロポニンの相互作用によって構造変化が起こり，アクチンフィラメントの活性部位が現れ，静電気的にミオシン架橋を引き付ける．このように，カルシウムの存在下では，ミオシンとアクチンは互いに引き合う．ミオシンフィラメントの球状の頭部とアクチンフィラメント上の活性部位はアクトミオシンを形成し架橋する．次に，アクトミオシンによる架橋は，ATPがADPと無機リン酸に分かれて，エネルギーを発生させるために，ミオシンのATPase活性を誘発する．この化学エネルギーは，筋細胞によって運動を生じさせる機械的エネルギーに変換される．このATPの加水分解（ADPとP_iに分かれる）は，機械的にアクチンフィラメントを近くへ引くために，架橋（**図3-8C**）を一時的に「屈曲」させる．この動きがいったん起こった後は，解放されたADPとP_iから，もう一度ミオシンと結合するATPが再合成される．ATPの存在下ではアクチンとミオシンの親和性が減少し，架橋は外れる(**図3-8D**)．カルシウムとATPが存在する限り，共役，屈曲，脱共役，収縮，再分極，再共役のサイクルを毎秒数百回繰り返す．カルシウムが筋線維質から除去されるか，ATP供給が使い果たされた場合，アクトミオシンの架橋形成のサイクルは終わる．

筋弛緩

筋線維の脱分極が終わる（5～10ミリ秒）につれて，細胞内カルシウム濃度は非常に急速に低下し，弛緩が起こる．細胞内カルシウムの急速な低下は，カルシウムイオンの活発な「汲みだし」により，筋フィラメント領域から筋小胞体へと戻ることによる．筋フィラメントを満たしている細胞内液の中に残っているカルシウムの濃度が非常に低い安静時状態レベルに達するまで，濃度勾配に対するカルシウムの能動輸送は続く．アクチンフィラメント付近からカルシウムイオンを除去することは，最初の状態に戻り，アクチンフィラメント上の活性部位をカバーしているトロポニンに帰着することである．このように，アクチンとミオシンフィラメントは，リラックス状態である「安静」に戻る．実質的に，細胞内カルシウム濃度が低下すると，アクチンとミオシンの筋フィラメント相互作用が働かなくなる．

筋線維の型

最も効率的に様々な機能を実行するために，異なる骨格筋線維の型が存在する．筋線維の初期の研究では，筋収縮の速度に基づきすべての筋を速筋であるか，遅筋であると分類した[10,11]．最近の研究により，主となる線維型を識別するとⅠ型とⅡ型の2つの型を含むことがわかった．Ⅱ型はより細分化すると，Ⅱa型とⅡb型に分けられる[10,11]．一部の研究者は筋線維の種類のより詳細な分類を記載しているが，本書では主に2つの筋線維型について述べる[11-14]．各筋線維型には，異なる特性がある．大部分の骨格筋は，一方の型より比率の多い型があるが，両方の型が混在しているものもある．より重要なのは，筋収縮の機能的単位（**運動単位**），すなわちα運動神経が支配しているすべての筋線維は，収縮速度に基づいて分類することができるということである． 詳しいことは以下に述べる[10,15,16]．

Ⅰ型線維は多数のミトコンドリアとミオグロビンを高濃度を含むので，暗く（濃い色をした鶏肉のように*）みえる．ミオグロビンは，酸素を貯蔵する筋肉へモグロビンである．生化学的にⅠ型線維のエネルギー代謝は，有気的，酸化的であるので，**遅筋**または**SO**（slow oxidative）**線維**と呼ばれている[11,12,18]．

Ⅱ型線維は，ミトコンドリアとミオグロビンの量は微量なので薄い色にみえる（白い色をした鶏肉のような*）．Ⅱ型は速筋であるが，さらに解糖系（無気的）と酸化的（有気的）代謝過程によって，Ⅱa線維とⅡb

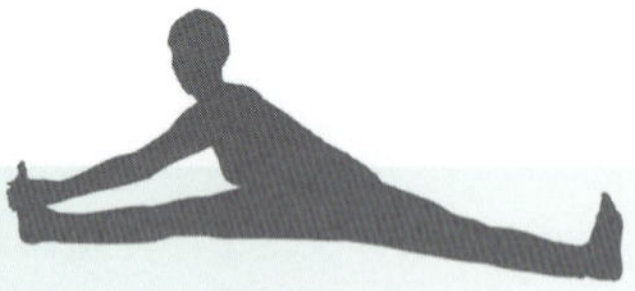

臨床的視点

生体筋は筋活動のためのATPを継続的に得ることができる．死後硬直は，ATPの欠乏に起因し，カルシウム存在下で2つの筋フィラメントとアクトミオシンが架橋するサイクルが停止することによって起こる．ATPが生成されないので，筋肉組織が分解し始めるまで，アクチンとミオシンフィラメントはつながったままである．死体硬直は，死亡のおよそ3時間後から起こり，最高72時間程度続く．

---

* 飛ぶことが多い鳥では異なる状況もみられる．

表 3-2　物理的および代謝的な特性に基づく骨格筋線維の特徴

筋線維型 特性	Ⅰ型 収縮の遅い SO 線維	Ⅱa 型 収縮速度が中間の FOG 線維	Ⅱb 型 収縮の速い FG 線維
筋線維直径	小さい	中間	大きい
色	赤（暗い）	赤	白（淡い）
ミオグロビン含有量	高い	高い	低い
ミトコンドリア	多数	多数	少数
酸化酵素	高い	中間	低い
糖分解酵素	低い	中間	高い
グリコーゲン含有量	低い	中間	高い
ミオシン ATPase 活性	低い	高い	高い
ATP の主要供給源	酸化的リン酸化	酸化的リン酸化	解糖
収縮の速度	遅い	中間	速い
疲労速度	遅い	中間	速い

SO＝slow oxidative；FG＝fast glycolytic；FOG＝fast oxidative-glycolytic
出典：Burke, RE and Edgerton, VR. Motor unit properties and selective involvement in movement. *Exer Sport Sci Rev* 3 : 31, 1975.[107)]

線維に細分化される．Ⅱ型線維はⅠ型線維より直径が大きく，**FG**（fast glycolytic）**線維**や **FOG**（fast oxidative glycolytic）**線維**とも表現される．Ⅱa 型は FOG 線維であり，Ⅱb 型は FG 線維である．Ⅱa 線維はⅠ型とⅡb 型各々の特徴を備えていることから，両型間の「移行型」であるかもしれない．Ⅱb 線維はⅠ線維に比べ，短い時間により大きな収縮力を発揮する．しかしながら，Ⅱb 線維は，Ⅰ型線維より疲労するのが早い．Ⅰ型線維は，細い軸索の運動神経が分布しており，筋収縮では最初に動員される．一方，Ⅱb 線維はより太い軸索の神経が分布しており，Ⅰ型とⅡa 線維の後に動員される[17)]．**表 3-2** に各線維の特徴を要約する．

人の筋はすべて，これらの異なるタイプの筋線維が様々な比率で含まれている．長期間立っているような状態で，身体を安定させるために不可欠な姿勢筋であるヒラメ筋と脊柱起立筋は，主にⅠ型線維から構成されるが，例えば上腕二頭筋のような大きくて速い急激な活動に関する筋は主にⅡb 線維から構成される．一部の研究者は，特定の筋における速筋と遅筋の筋線維の割合が変化する可能性があることを示唆している[20–23)]．Ⅰ型線維の比率は，ヒトの脚のヒラメ筋のように姿勢制御筋 85％程度と高く，眼輪筋のように速く動き，精密な運動をする筋で低い（10%）[18)]．通常，筋内に多くのⅠ型線維を含む筋は，姿勢を安定させ，Ⅱb 線維をより多く含む筋は，急速な運動を短期間に行う．

これらのことは，筋線維の発達と適応は，要求に対して変化することができるという良好な例である．筋線維は，筋内の線維型の比率を変えることによって，要求に対し適応することができる[10, 19)]．例えば，出生時の典型的な特徴である，速いぎくしゃくした動きにみられるように，新生児にはⅡ型線維が多い．乳児が姿勢制御を発達させるにつれて，Ⅰ型線維の増加が起こる．約 2 歳で，立位での姿勢制御，バランス，抗重力制御を獲得する頃には，Ⅰ型とⅡ型線維の比率は成人の比率と似てくる[1, 20)]．脳性麻痺のような発達障害である小児であっても，骨格筋の形態学的特性の違いを示す筋線維の発達と適応は示唆される[21)]．線維型は加齢によって，もう一度変化する．結果としてⅠ型線維とⅡ型線維の両方の線維の数は減少し，Ⅱ型線維は選択的に萎縮し線維型の変換が起きる[10, 22–27)]．これらの高齢者にみられる年齢変化は，姿勢制御，協調性，器用さの低下に加えて，運動能力低下と頻回な転倒のような機能的な問題と関連している．筋線維型は，運動または電気刺激によって，急速に速筋から遅筋へ変化することが示されている[21, 28)]．また反対に，筋が廃用することにより，遅筋から速筋へと変化することも示されている[21, 28)]．

この筋線維の変化はリハビリテーションと密接な関係があり，生理学に基づいた多くの治療や科学的な介入プログラムに重要である．線維型の仕様は遺伝的に決定されるとされているが，トレーニングやリハビリテーションは，筋線維の収縮様式や代謝特性を変化させ，改善を可能にする．例えば，持久力トレーニングのような高い代謝要求を課すことは，結果として，すべての筋線維型の酸化能が増加し，FG 線維から FOG 線維への変化を

表 3-3　人の筋内の運動単位，運動線維，運動単位当たりの筋紡錘

		多くの筋線維		多くの筋紡錘	
筋	多くの運動軸索	筋当たり×10^3	運動単位当たりの平均	筋当たり	運動単位当たり
上腕二頭筋	774	580	750	320	0.4
腕橈骨筋	330	130	390	65	0.2
第 1 背側骨間筋	119	41	340	34	0.3
第 1 虫様筋	98	10	110	53	0.6
母指対立筋	133	79	595	44	0.3
咀嚼筋	1,020	1,000	980	160	0.2
側頭筋	1,150	1,500	1,300	217	0.2
内側腓腹筋	580	1,000	1,720	80	0.1
前脛骨筋	445	270	610	284	0.6

出典：Buchthal, F, Schmalbruch, H. Motor unit of mammalian muscle. *Physiol Rev* 60 : 95, 1980.[108] より改変

もたらす．いい換えれば，持久力トレーニングによって，Ⅱb 線維の割合は減少し，Ⅱa 線維の割合は増加する[12, 34, 35]．研究者らは，Ⅰ型線維が速筋化することや，持久運動によってより酸化型になり，Ⅱ型線維が遅筋化することをつきとめた．これに反して，体調偏移によってⅠ型線維は増加し，収縮速度はより遅くなる[29-31]．

運動単位

遠心性運動を活性化させる運動ニューロンは，脳幹または脊髄にある．脳幹からは，顔面と頭部の筋に，脊髄からは，頸部，体幹，四肢の筋にインパルスを送る．具体的には，脊髄の運動ニューロンは腹側（前角）の灰白質に位置している（**図 3-2**）．様々な運動ニューロンが存在する．大多数の骨格筋に分布する神経は，大きさによる分類で Aα であり，**α 運動ニューロン**として知られている．運動の指令は，神経細胞体から末梢神経線維を通り，神経筋接合部へ伝わる．1 つの運動神経線維によって神経支配される筋線維の数は，眼筋のように，わずか 5 から，腓腹筋のような大きな筋の場合のように，1,000 以上になるものもある．より筋制御の必要性が増えると，神経線維に対する筋線維の数は少なくなる．いい換えれば，精密な制御の必要がない大きな力を生み出す筋は，神経線維が支配する筋線維の比率は大きくなる．運動単位の数と運動単位当たりの筋線維の平均数を**表 3-3** にまとめる．

「運動単位」という用語が意味することは，すべての筋線維は 1 つの単位として作用し，それらは同時に収縮，弛緩する．1 つの運動単位の筋線維は互いに隣接しない．筋線維は筋の長さ全体に分布する．さらに，神経が筋線維を収縮させる場合，それらの線維は最大限収縮する．これが**全か無かの法則**である．

筋収縮の強度の段階的変化

筋収縮の強さの増加は，3 つの異なる法則に基づく．

- サイズの原理：最も小さい運動単位は，最初に動員される．
- リクルートメントの原理：運動単位の動員数を同時に増加させることは，筋全体の緊張を増加させる．
- 興奮性入力 / レートコーディングの原理：個々の運

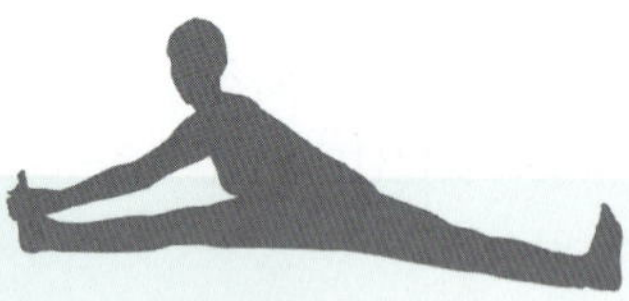

臨床的視点

線維型の組成変化は，高齢者にみられるいくつかの機能障害と能力障害の原因となる場合もある．活動的な高齢者がけがをしたとすると，臨床家はこの年齢層の筋線維の組成から，リハビリテーションを行うことで可能となる最大強度やバランス能力を確認する必要がある．高齢者でも，強化練習は若年者と同様の筋型が増加して有益であるとされているが，最大レベルは若年患者より低い値となる[32]．また，特に持久力トレーニングの介入によって，筋線維型の改善をもたらし，運動の調整，バランス，実行に影響を与える[33]．

動単位の刺激の回数を増加させると，最大の緊張をもたらす筋線維の割合が増加する．

サイズの原理によると最初に最も小さい運動ニューロンが動員され，最も大きい運動ニューロンは最後に動員される[38]．小さい運動ニューロンは持続的運動に関与し，疲労速度の遅いⅠ型線維である遅筋を神経支配する傾向がある．筋機能がより大きな強さを要求するとき，より早く疲労する運動単位である最も大きい速筋が活発になる．リクルートメントの原理は，より小さい運動単位が最初に動員される．これらの小さい運動単位は神経当たりの筋線維数が少ないので，一定力以上の力を発生するためにはより動員されなければならない．例えば，小さい運動単位が0.05 kgの力を生じることができる場合，5 kgの力を発生するには100の小さい運動単位が必要である．一方，各運動単位における筋線維の数が多い大きな運動単位は，より大きな力を発することができる．例えば，大きな運動単位が0.20 kgの力を生じることができる場合，100の大きな運動単位は20 kgの力を発生する．もちろん，これらの数は誇張されているが，概念を説明するのに役立つ．要約すると，筋は小さい運動単位から連続して働く．一度これらの単位がすべて動員されると，大きな運動単位は小さいものから大きなものへ大きさの順に動員される．いい換えると，通常，運動単位は最初に弱い力を出し，続いてより大きな力が必要であれば，強い力を出すという規則正しいパターンで動員される[39]．

1回の運動単位の発火により，結果として，筋線維が刺激され単収縮が起きる．発火の割合が増加すると，これらの収縮は増加し出力は加算される．活発な運動単位の数と発火頻度を増加させることによって，必要な運動を行うことができる．

関節，腱，筋の受容器

関節内の特別な受容器は腱と骨格筋に存在する．これらの求心性受容器は，自分自身の関節の状態と関節運動の情報を集めるので**固有受容器**（proprioceptor）（ラテン語：*proprio*，英語：one's own〔自分自身の〕，ラテン語：*captive*，英語：to receive〔受ける〕）と呼ばれる．これらの受容器は，それが位置する組織の張力や関節位置の変化を検出する．神経インパルスのパターンは，受容体で発生して，神経系の他の部分に伝達される．その結果，その瞬間の関節角度（関節の位置）の変化，関節運動の速度，関節圧縮量または牽引量ならびに筋長とその変化率，筋収縮の力の変化は，脊髄と脳に中継される．これらの情報は中枢神経系で，他の感覚器から入力されたものと統合される．さらに追加される他の感覚受容器は眼の網膜と内耳の前庭器である．そして，その両方は姿勢とバランスと運動に関しての入力を提供する．適切な筋緊張が望ましい運動を行うために生成されるように，統合された感覚信号は，脳の運動制御中枢によって使われ，自動的に筋を活動させる場所，筋の種類，数と運動単位の活性化の頻度を調整する．

関節受容器

いくつかの異なるタイプの感覚受容器は，関節包と靱帯である．様々な感覚受容器の主要な解剖学的な所見は，**図3-9**に図示する．ほとんどの感覚受容器は，「安静時」であっても毎秒活動電位を発するので，身体はいつでも位置感覚をもっている．受容器は，変形すると刺激される．関節や受容器に作用する変形させる力の位置や大きさに応じて，特定の受容器が刺激されると，神経インパルスを高頻度に発火させる．一般的に受容器は刺激に適応する．運動が停止した後はインパルスの頻度が減少し，その後の神経インパルスは安定したものになる．関節の

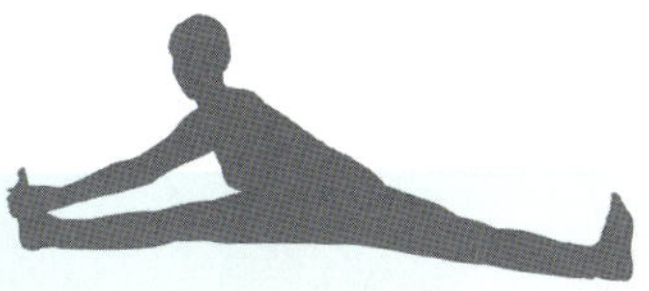

臨床的視点

最大の運動単位は，普通の日常活動では動員されない．これらの運動単位は自発的に動員されないという徴候がある．その証拠として，これらの運動単位は極度のストレス下にて動員されることが示唆される．例えば，スポーツマンタイプではない人が住宅火災のとき，誰かを救うために8フィート（2.4 m）のフェンスを跳び越えるなど，自律神経系は並外れた機能を発揮することがある．

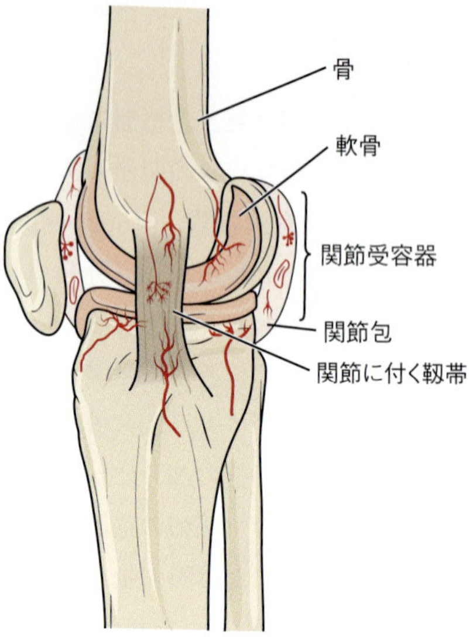

図 3-9　通常関節でみられる感覚受容器の略図．図は膝関節で，様々な受容器の分布が関節包と靭帯にみられる．関節包への付着部以外に，半月板には神経線維がみられない．

さらなる動きは，受容器からインパルスの放出を止めるか，活発にするかどちらかを引き起こす．この情報の継続的な流れによって，神経系は絶えず関節位置や関節の運動率を認識する．

ゴルジ腱器官

ゴルジ腱器官（GTO）は，筋に移行する付近の筋腱に存在する（**図 3-10**）．通常，平均 10〜15 の筋線維が，各 GTO に接続される．腱や筋線維のコラーゲン線維は連続しているので，GTO は筋か腱のコラーゲン線維の力と緊張を検出するのに適している．しかし，筋長は変化しない[40]．GTO はそれに接続する筋線維やコラーゲン性の腱の緊張によって刺激される．生理学的データでは筋線維によって生成される力に選択的に敏感であるため，GTO は力の関連の神経発火によって応答することを示す．ゴルジ腱器官によって放電される神経インパルスは，脊髄と小脳へ求心性軸索（Ⅰb 線維）によって迅速に伝導される．次に，いくつかの遠心性信号が送られる．遠心性の伝達は主動作（収縮）筋へ伝わり，主動作筋の筋活動を抑制し，拮抗筋を促通する．抑制により，主動作筋は収縮による組織の緊張に耐えうるレベルまで筋力の産生を制限する．それにより，GTO は主動作筋を抑制し，拮抗筋を促通する非相互的な抑制，**自原抑制**（**autogenic inhibition**）をもたらす．

筋紡錘

通常，骨格筋は**錘外筋**（extrafusal）（ラテン語：*extra*，英語：outside of or in addition〔外側に，付け加える〕，ラテン語：*fusus*，英語：spindle〔紡錘〕）**線維**から成る．筋内の錘外線維と平行してある固有受容器は形状にちなんで，筋紡錘と呼ばれている．これらの小さい複雑な器官には，運動と感覚両方の多様な機能がある．

錘内筋線維（intrafusal muscle fiber：IFMF）と呼ばれる非常に特別な筋線維が筋紡錘内にある．各筋紡錘は，これらの特別な筋線維を 3〜10 本含む．筋紡錘の錘内筋線維は，結合組織の被膜によって包まれている（**図 3-11**）．錘内筋線維核には核袋線維と核鎖線維の２種類の形態学的な種類がある．これらの錘内筋線維名は，それらの特異的な解剖学的形状を述べている[42, 43]．核袋

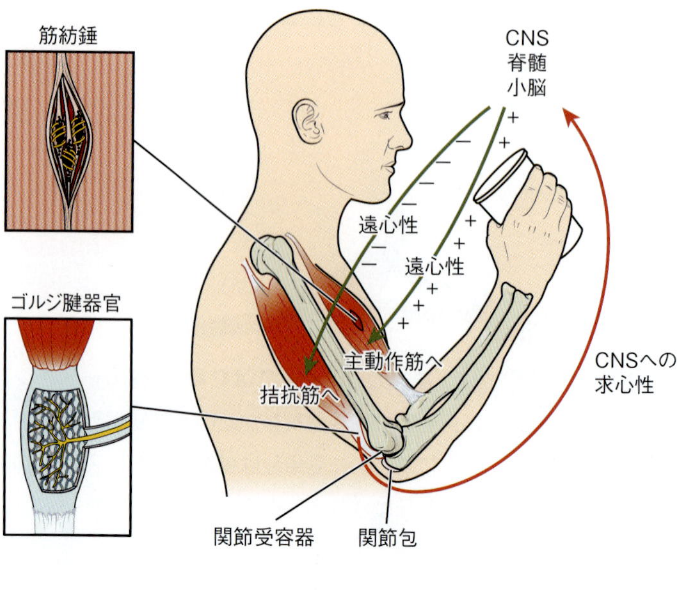

図 3-10　求心性の運動時における，錘外筋線維，運動単位，筋紡錘，ゴルジ腱器官間での解剖学的関係図．錘外筋線維の収縮によって力や緊張が発生し，（コラーゲンとエラスチンの）線維の構造的なネットワークを弛緩させ，ゴルジ腱器官や筋紡錘の活性を抑える．筋紡錘は拮抗筋を抑制している間，主動作筋を促通するが，ゴルジ腱器官は反対に，主動作筋を抑制して，拮抗筋を促通する．

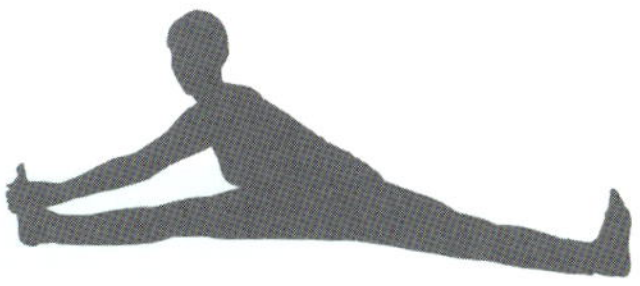

臨床的視点

特に患者が痛みのため運動を極度に心配している状況では，自源抑制は治療のためのストレッチ技術に効果的に適用することができる．最大筋伸張位の状態で患者に対し，臨床家の抵抗に抗して筋を等尺性収縮するように指示する．筋はGTOによって一時的に弛緩するので，ストレッチすることが容易になる．この手技は，ホールドリラックス（hold-relax）と呼ばれている．臨床家は四肢を筋の最終伸張位（例えば，ハムストリングス）まで伸張した状態にし，患者に等尺性収縮をするか「保持」するように指示する．等尺性収縮の保持に続いて弛緩が起こると，新しく獲得された運動範囲に容易にもっていくことができる[1, 41]．

線維は，核が線維の中央（バッグのように見える）にあり，核鎖線維は核が一列に並んでおり，鎖状である．核袋と核鎖は，求心性のⅠa（一次終末とも呼ばれる）群線維によって，らせん状に囲まれている．二次終末は求心性のⅡ群線維によって形成され，主に核鎖線維でみられる[44]．

これら２種類の線維には運動神経であるγ線維が分布している．静的γ運動神経線維は核鎖線維に終止し，動的γ運動神経線維は核袋線維に終止する．これらのγ神経軸索は，錘外筋線維を供給しているα運動神経より細いので，錘内筋線維は錘外筋線維よりゆっくり刺激に反応する．しかし，この独特な，解剖学的構造は，筋紡錘が感覚と運動の両機能をもつということを示している．

筋紡錘の感覚機能

求心性または感覚系の一部として，筋紡錘は伸張受容器として機能する．筋紡錘は，錘外筋の長さや筋の伸張の割合を脊髄や脳内の他の神経へ「伝える」．また，Ⅰaや Ⅱ型求心性線維へ感覚性インパルスを送るこの筋紡錘の受容器の機能は，錘外筋線維と並んでいるため起こる．したがって，錘内筋線維長の変化は，錘外線維の長さの変化と関係している．

異なる筋内の筋紡錘の数は様々である．筋紡錘は骨格筋に存在し，上肢よび下肢の筋に非常に多い（**表3-3**）．筋紡錘は特に眼，手と足の小さい筋で豊富である．これらのすべての筋は，動きの細かい変化に常に注意を払う必要があるので筋紡錘密度が高い．

筋の伸張や短縮といった錘内筋線維の伸張と弛緩の程度は，感覚神経であるⅠa型やⅡ型線維の活動を変化させる．Ⅰa型求心性線維は伸張の量と速度を検出する．そして，それによって**相動性**（phasic）（ギリシャ語：

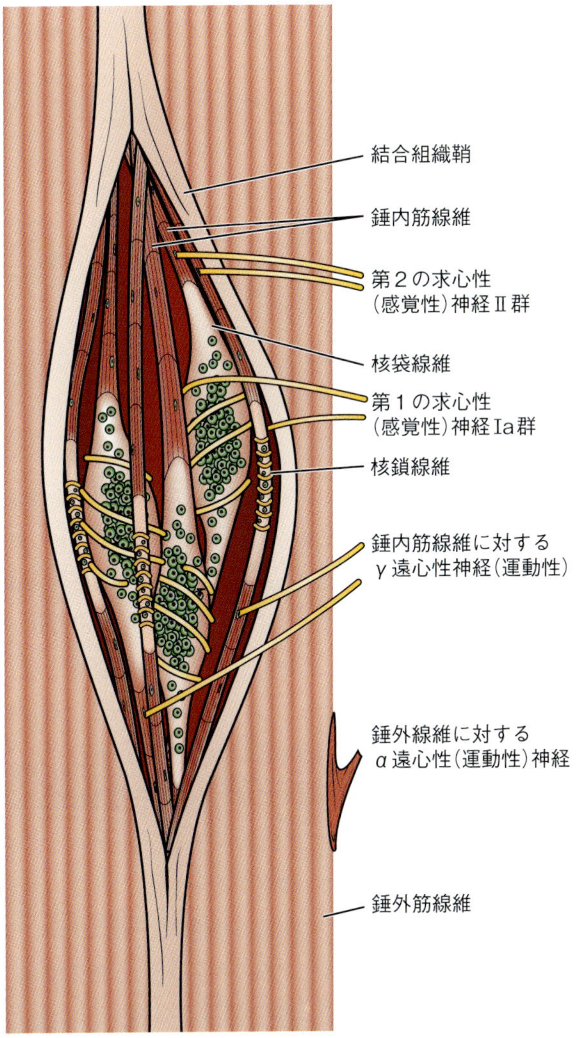

図3-11　筋紡錘．この図は，筋紡錘の主要構成要素間の解剖学的な関係を表す．大部分の筋紡錘は，3〜10本の錘内筋線維をもつが，簡略化のために３本のみ記載する．求心性と遠心性神経，核袋線維と核鎖線維も示す．筋紡錘と錘外筋線維，錘外筋線維に対するα運動ニューロンも示す．

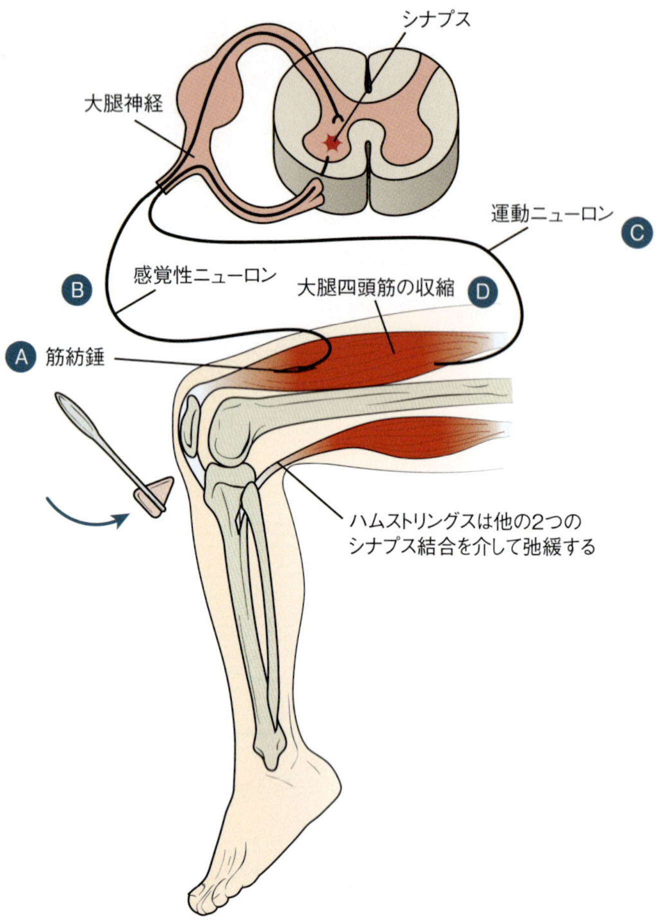

図 3-12　打腱によって引き起こされる伸展反射．単純な伸張反射弓の４つの基本的な部分は，以下のとおりである．
A）筋の受容器は，変形の程度に比例して，神経インパルスを発生させる．B）求心性ニューロンは，受容体から脊髄まで知覚インパルスの伝達を行う．C）遠心性ニューロンは，脊髄から錘外筋線維まで運動インパルスを伝達する．D）効果器（筋）は，運動インパルスに反応する．

Phasis，英語：an appearance〔状況〕，a distinct stage or phase〔異なる段階，位相〕）および**持続性**（tonic）（ギリシャ語：*tonikos*，英語：continuous tension〔持続的な緊張〕）の特性を示す．一方で，もう１つ（Ⅱ型）の受容器は持続性を示す．そして，主に伸張の長さを検出する．したがって，これら２つの受容器は，異なる反応を示す．筋収縮するか，錘外筋線維の長さが伸張されて変わるにつれて，筋紡錘はこの長さの変化を検出して，各筋紡錘内のⅠa 型求心性感覚線維を脱分極する．このⅠa 線維には重要な速度の閾値があるので，長さの変化が特定の割合または速度を超える場合だけ検出する．この感覚神経はある一定以上の筋の伸張や脱分極を検出すると，脊髄後角（すべての感覚情報が脊髄に入る場所）にインパルスを送る．単シナプス反射を経て，それは前角細胞にて遠心神経である α 運動ニューロンに直結をする．そして，筋紡錘と同じ筋である錘外筋線維へ信号を送る．伸張が終わるとこの過程は終わる．入力される求心性神経がとるもう１つの経路は，拮抗筋に信号を送る，異なる遠心性 α 運動ニューロンから介在ニューロンに通じて，その筋を弛緩させるためにとる経路である．

この単シナプス性の要素は深部腱反射または**伸張反射**としても知られている．そして，この反射弓は脊髄レベルで起こる．受容体からの求心性神経（Ⅰa 群）は，同じ筋で錘外筋線維を制御する運動ニューロン（A 型，α 運動ニューロン）に，即時にシナプス接続をする．したがって，筋の突然の伸張は，筋紡錘の伸張受容器からインパルスを発射させる．そして，それは脊髄に伝達され，同じ筋の運動単位に反応を引き起こす（**図 3-12**）．医師が打腱器を腱に軽く打ちつけることによって深部腱反射を検査するとき，この反射的な接続を体験することができる．また，筋が短縮すると筋とその筋紡錘の伸張は軽減される．そして，それによって伸張受容器の刺激を除去する．

伸張反射に関与する神経および筋の構造は，**図 3-12** に膝蓋腱を叩く例によって示されている．腱を軽く叩き伸張されると，筋の 100〜200 ミリ秒の反射的な収縮が起きる．さらに，反射的な収縮の強さと相対的な振幅は，伸張された筋に神経を分布している α 運動ニューロンの興奮性のレベルを反映している．

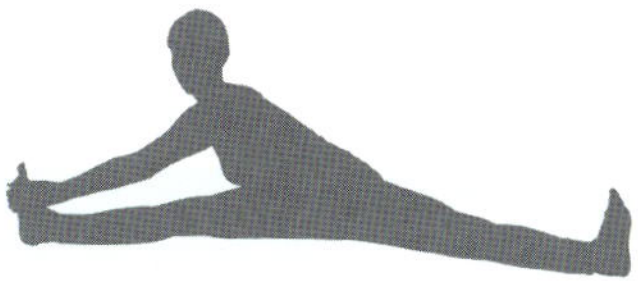

臨床的視点

自動的および，他動的なストレッチ技術は，前述した神経解剖学的関係を利用する．これらの関係は，自動的ストレッチの理論的根拠を提供する．これによって，患者に拮抗筋が働かないように，自動的な収縮を指示することによって，より効果的に拮抗筋を伸張させることができる．例えば，患者が大腿四頭筋を自動的に収縮させる場合，ハムストリングスに弛緩が起こる．そして，ハムストリングスをより伸張させることができる．この神経の相互作用から生じる短縮した筋のストレッチによる改善に加えて，主動作筋の収縮が拮抗筋を弛緩させるために重要な影響を与える．これは相反抑制として知られていて，運動時にみられる滑らかな動きを可能にする．例えば，大腿四頭筋が強力なキックを行うために活動するとき，ハムストリングスは運動範囲の中間では弛緩する信号を受け，損傷を防止するために最終域では再び活動して運動を遅くする（**図3-13および3-14**）．

筋紡錘の運動機能

前述したように，遠心性のγ運動神経の細胞体は，脊髄の腹部または前角に位置する．これらのγ神経細胞は，皮質，小脳と脳幹を含む神経系の全領域からのシナプスの接続と影響を受ける．筋紡錘の収縮による短縮の量は，筋紡錘の伸張受容器を制御する．錘外筋の短縮による筋紡錘の長さは，さらに伸張されたときの感度を維持するように調節される．この関係は，筋紡錘の非常に重要な特性である．本質的には，α運動ニューロンが錘外線維の収縮を刺激すると，γ運動ニューロンから放電し，錘内筋線維の収縮を引き起こす．錘内筋線維の収縮は，筋の長さの変化の感度を調整する．

錘内筋線維に運動インパルスを供給するので，γ運動ニューロンは，**紡錘運動**（fusimotor）（ラテン語：*fusus*，英語：a spindle〔紡錘〕，ラテン語：*movere*，英語：to move〔動く〕）ニューロンと呼ばれている．このように筋紡錘の非収縮性の中間部は，2つの異なる機序によって伸張させることができる．第1に，すべての骨格筋が伸張されるとき，筋紡錘も伸張される．第2に筋紡錘の両端の収縮部分が，γ運動ニューロンに届くインパルスによって活動するとき，収縮部分は短縮する．それによって筋紡錘の中央の「袋」になった部分は伸張される．いずれの状況においても，筋紡錘の核袋線維の伸張は，筋紡錘内の一方または両方，すなわち，第1（Ⅰa）と第2（Ⅱ）の伸張受容器である感覚受容器を起動させる（**図3-11**）．

筋紡錘の錘内筋線維への一定の連続した制御入力によって，筋が活動していなくても，必要に応じて筋が活動する準備ができている．この準備ができている状態を**筋緊張**と呼び，生来のこわばりや安静時の緊張によって特徴づけられる．この緊張は筋を制御しているすべての運動ニューロンの興奮性のレベルや筋自体の固有の**固さ**（stiffness）と多くの異なる反射の感受性のレベルで決定される．したがって，筋紡錘の関与は，筋緊張と呼ばれている現象のパズルの一片である．

触診時に正常な筋は典型的，または「通常の」筋緊張であると考えられるこわばりを示す．よくリラックスした被検者の筋であっても，安静時のこわばりはみられる．しかし，筋に供給されている運動神経が損なわれている場合や筋が萎縮している場合に，筋のこわばりは減少する．弛緩した筋は少なくとも触知可能な量の筋緊張を示すが，研究者はこの筋緊張を説明するための筋活動電位をみつけることはできなかった[45-47]．したがって，正常な神経筋骨格系をもつ人の弛緩した筋の緊張は，例えば組織の弾力性，粘性，可塑性と生来のこわばりなど，筋の基本的な物理学的特性の結果であるようにみえる．

姿勢緊張は，姿勢を維持するために，適切な関係で身体分節を保持する特定の筋の緊張の発現を述べるのに用いられる用語である．姿勢緊張は，活動している運動単位からの電気的活性が同時に起こる．多くの場合，立位を維持するのに用いられる筋は，**抗重力筋**である．体幹の筋，上肢の屈筋と下肢の伸筋は，抗重力筋と考えられる．運動中枢は，脊髄で抗重力筋に分布している下位運動ニューロンの興奮性に影響する神経インパルスを伝達する．これらの運動中枢は，大脳皮質や基底核を含み，それらは，中脳，脳幹網様体，小脳を促通したり抑制している（**図3-15**）．姿勢緊張は，感覚受容器からの求心性インパルスとγ運動ニューロンからの遠心性機構に

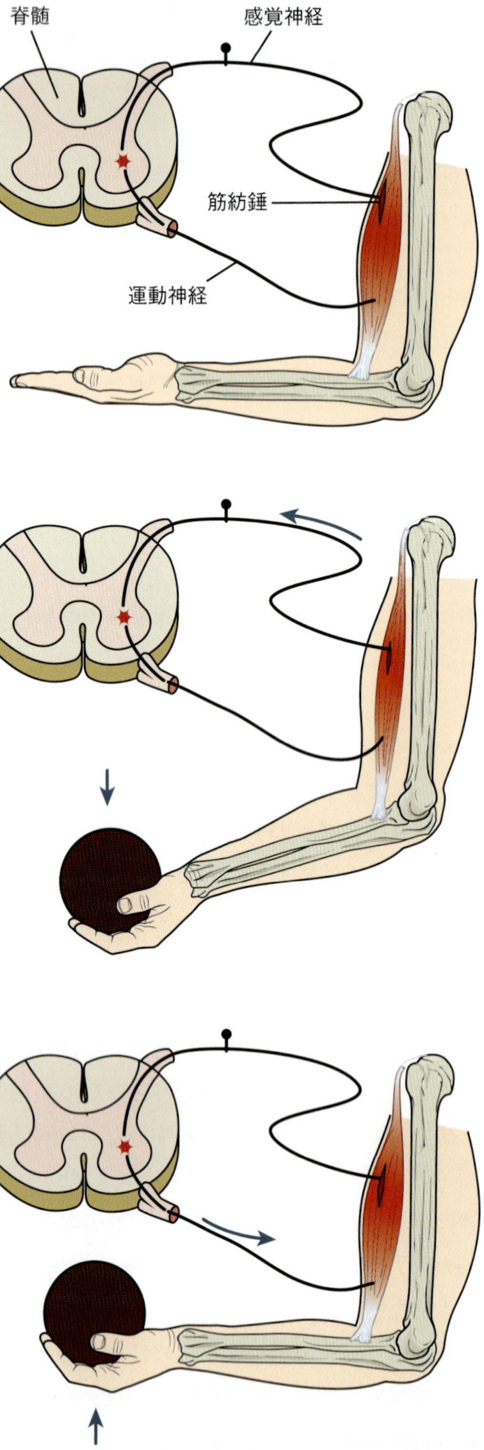

図 3-13　筋長による伸張反射調節の概略図．肘関節が屈曲するとき，その安定した収縮に関わっている筋は伸張反射の影響を受けている．予想外の筋の伸張負荷の増大が起きると，筋紡錘の感覚神経終末は脊髄へ神経インパルスを送る．インパルスは運動ニューロンを刺激する．その結果，運動インパルスは筋に送り返されて筋の収縮が起こる．図示されているものよりも複雑な神経経路も伸張反射に関与している．もちろん，実際の筋には多くの運動神経線維と筋紡錘が接続している．さらに，1 つの運動ニューロンに多くのシナプスが接続している．

よって影響される，反射的な現象である．

機能的な用語として，健常人における姿勢緊張は，「頭部，体幹と四肢を重力に抗して保持するのには十分高いが，運動するには十分低い」ことを示している[48]．適切な筋緊張は，筋が姿勢の維持をするために，どのような姿勢変化にも耐えることができる．正常な神経筋骨格系をもつ人は，脳幹からの下行運動路，特に網様体脊髄路および前庭脊髄路から，連続する低周波インパルスを直接または間接的に介在ニューロンを通して，脊髄性運動ニューロンに伝達する（**図 3-16**）．局所的なシナプス後部の脱分極は細胞からの発火や完全な脱分極を十分起こさないので，これらの下降運動路は，シナプス前部からの集中した入力に反応しやすく，高い興奮性ニューロンを維持させている．適切な筋緊張があるということは，適切な制御信号が運動ニューロンに到達したとき，筋は収縮するか，速やかに弛緩する準備ができているということである．筋緊張は神経系の様々なレベルに影響を及ぼしている疾患または損傷によって影響され，その結果として，不十分な筋緊張（低緊張）または過剰な筋緊張（**高緊張**）の症状となる．両方ともこの章の後の節で詳しく述べられる．

筋紡錘機能の概要

本質的には，筋紡錘はその長さを筋紡錘を囲む骨格筋線維の長さと比較して，「サーモスタット」として機能する（**図 3-11，3-13**）．周囲の錘外筋線維の長さが筋紡錘の長さ未満である場合，促通されず，筋紡錘から発射される神経インパルスの頻度は減少する．しかし，筋紡錘の中心部が γ 運動ニューロンの遠心性活動によって伸張されるとき，筋紡錘の感覚受容器は α 運動ニューロンを刺激して，錘外筋線維を収縮させるためにより多くの神経インパルスを発射する．この機構は，特に姿勢の調整と筋緊張を持続するのに重要である．

運動感覚と固有感覚

ほとんどの状況下で，人は意識的に，身体のある部分が他の部分に対してどの位置にあるのか，また，特定の部分が動いているのか静止しているのかを認識できる．この認識は**運動覚**（kinesthesia）（ギリシャ語：*kinen*，英語：to move〔動く〕，ギリシャ語：*aisthesis*，英語：perception〔認知〕と**位置覚**である．これら 2 つの用語は，しばしば同義語として扱われ，静的または動的にかかわらず，このような認識のすべての側面をカバーするためにしばしば使用される．しかしながら厳密にいって，運

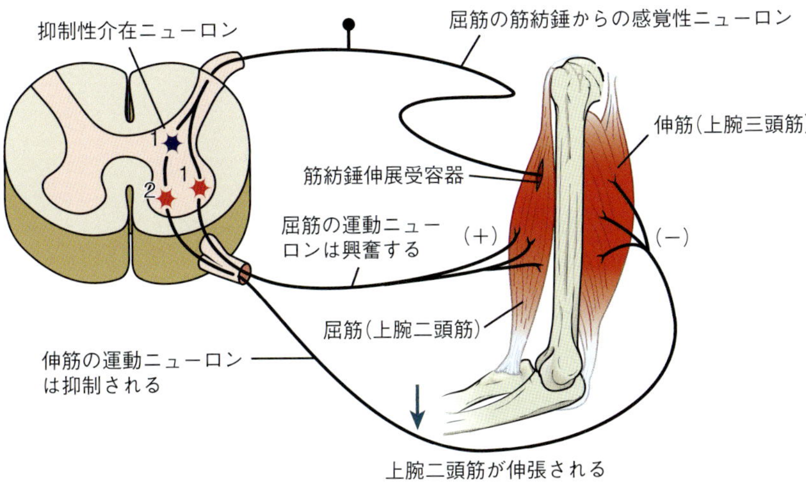

図 3-14　拮抗筋に対する運動ニューロンの相反抑制の略図．伸張された筋からのインパルスは，同一筋の運動単位を刺激し，介在ニューロンを介して拮抗筋の運動単位を抑制する（興奮性シナプスの影響は，［＋］で示し，抑制性シナプスの影響は［－］で示す）．

動覚は動的な関節運動の認識であり，位置覚という用語は静的な位置の認識を示す．運動覚の信号は筋，腱，関節にある様々な感覚受容器で発生して，身体運動と緊張に反応する．受容器で発生されるインパルスは，脊髄，小脳，知覚核に，主にⅡ群線維によって伝達される．このように，中枢神経系の感覚中枢や運動中枢には，身体の各部分の正確な位置が伝達され，各瞬間の姿勢や運動を制御するのを助ける．

固有感覚（proprioception）（ラテン語：*proprio*，英語：one's own〔自分自身の〕，ラテン語：*ceptive*，英語：to receive〔受け取る〕）は運動感覚よりも包括的な用語であり，関節位置や関節の動き（方向，振幅，速度）と腱内での相対的な緊張などを識別するために筋紡錘の受容体，腱，関節から入力される感覚のことである．固有受容性のインパルスは，主にⅠ群線維に伝達されて，自動的に姿勢筋を制御して，姿勢平衡を維持するために，各々の知覚運動の中枢で統合される．

数種類の**体性感覚**（somatosensory）（ギリシャ語：*soma*，英語：body〔身体〕，ラテン語：*sensorius*，英語：pertaining to sensation〔知覚に関する〕）入力は，姿勢平衡を維持するために重要である．例えば，足底からの圧覚は，両足間の負荷の分布に関する情報や，体重が足部の前方にかかっているか後方であるかなどの情報を提供する．

姿勢の平衡は，静止姿勢や運動のために重要であり，それがなくては身体は機能することができない．その重要性は，身体が静的および動的な活動の間に平衡を保つために数多くのシステムが関与することからも理解される．身体は平衡を保つために，固有感覚受容器と体性感覚受容器に加え，さらに前庭系と視覚系の２つの入力機構が使用される．内耳の前庭受容体は，頭の方向と運動を認識する．中耳炎を呈した人は誰でも，バランスと前庭系が重要な関係にあることを知っている．視覚は，周囲の環境に対して身体と身体分節がどのような状態であるかを知覚して，平衡の維持を助ける．実際に，固有感覚系が損傷されるとき，視覚入力は平衡を維持する主要な手段として時々用いられる．平衡の重要性は日常活動だけでなく，様々なスポーツを行うときの平衡の機能障害を評価して，バランス問題の解決を示唆するときにもみられる．静的平衡でさえ，視覚に影響を受ける．あなたが開眼と閉眼で一側下肢立位を行うとき，平衡のためにいかに視覚に頼っているかを理解できる．

動きまたは“運動”の制御

運動の制御を考慮するとき，姿勢と運動が非常に複雑に関わっており，様々な因子に影響を受ける可能性があることを理解する必要がある．例えば，いくつかのシステムは，姿勢と運動の適切な調節のために完全でなければならない．つまり，筋紡錘，ゴルジ腱器官，神経筋接合部，筋に分布する末梢神経，脊髄の上行経路と下行経路，皮質運動中枢など，これらのシステムの相互接続による筋の興奮または抑制を含む神経筋系は，完全でなければない．骨，靱帯，関節，関節包と関節受容器を含む骨格系についても，完全でなければならない．さらに，呼吸器系，心血管系および消化器系は，筋収縮を行う神経筋骨格系を維持するためのエネルギー源を供給しなければならない．また，身体内および外環境の正確な感覚入力も必要である．

熟練した運動を行うためには，いくつかの筋が適切な方法と順序で収縮や弛緩（促進や抑制）されるといった，

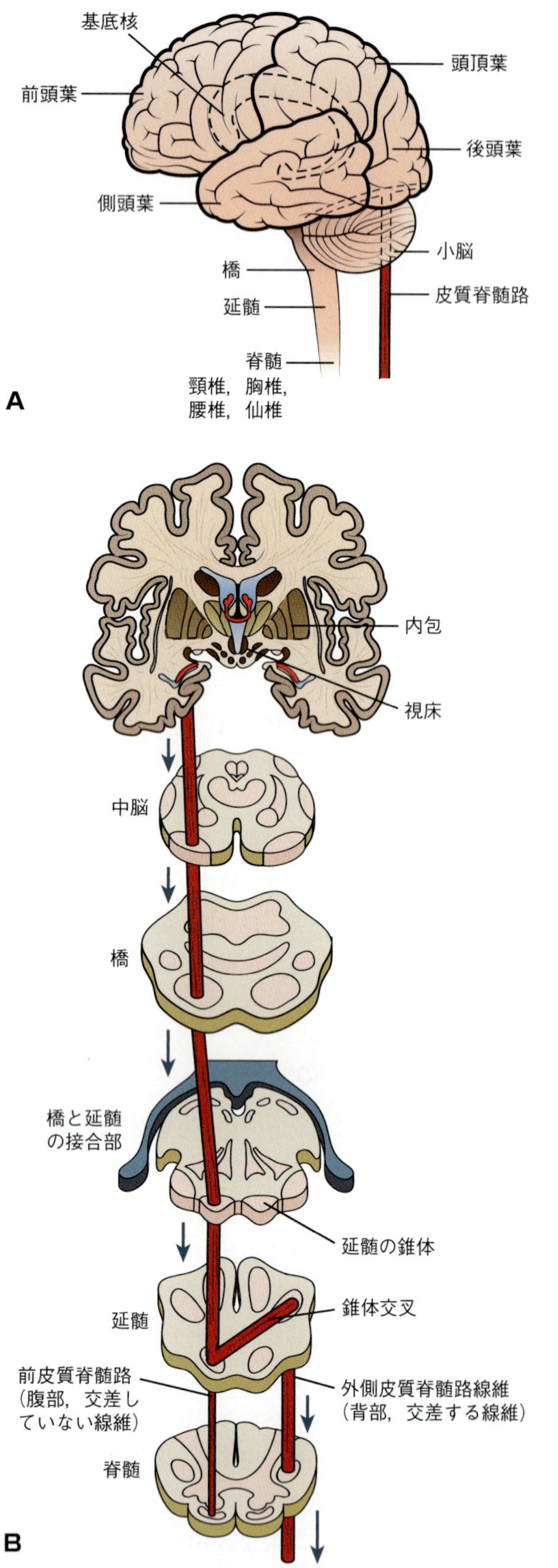

図 3-15　A）主に運動制御に関係する中枢神経領域．B）内包と視床の断面と中脳，脊髄の下方の構造を示す．

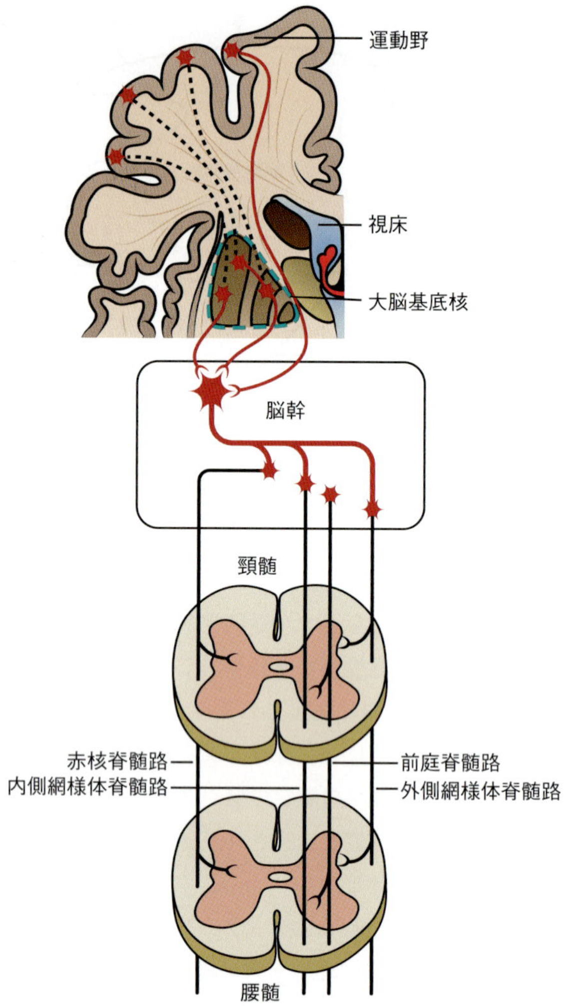

図 3-16　脊髄上位における運動制御に関与する，延髄で錐体交差しない重要な経路の概略図．脳幹の太い神経軸索に特徴付けられるように，錐体外路のほとんどが反対側へ交差する運動線維である．運動野から脳幹内の神経核への下行経路は，皮質脊髄路の側枝である．運動に関する脳幹の相互の連結の詳細はとても複雑であるが，この図では簡略化して示す．図に示した構造と経路が左右両側に存在することに注意すること．この図では，簡略化のために一側のみ示す．

高度に統合された運動指令が要求される．運動を単に課題を遂行する様々な系としてみることはできず，非常に複雑な機構や調節が必要である．**運動制御**とは，このような動的な姿勢と運動の調節を指す．**共同**（synergy）（ギリシャ語：*synergia*，英語：together〔ともに〕）筋とは機能的に協調された筋活動を述べるのに用いられる用語であり，筋がグループとして協力して機能するときにみられる[49]．

運動制御は姿勢の変化や維持を必要とし，運動の反応は，個々の課題と環境の間の相互作用に基づく．この相互作用は，協調運動を調整するために，多くのシステムを利用する．これらのシステムは，一方が他方より重要であるというような**階層**（hierarchy）（ギリシャ語：*hierarchia*，英語：rule or power of the high priest〔高位の聖職者の支配，権力〕）で配置されない．むしろ，**ヘテラルキー**（heterarchy）（ギリシャ語：*heteros*，英語：other〔他の〕，ギリシャ語：*archos*，英語：rule〔支配〕）として機能しており，そこで活動するシステムは各々平行して機能する[1]．

ヘテラルキーでは，運動制御の異なる神経系のレベルが存在し，相互に作用する．運動制御のヘテラルキーにおいて，皮質中枢は皮質中枢同士だけではなく，中枢神経系である脳幹と脊髄領域，末梢神経，上行，下行経路においても相互作用する[50,51]．ヘテラルキーにおいて身体の内側や外側の環境に関する情報が中枢神経系である大脳皮質，基底核，小脳へ伝達される．中枢神経系は運動と姿勢の計画，開始，実行，協調，調節をする．これらの中枢神経系は，単純であれ複雑であれ，特定の運動のタイミング，運動の連続性と同調性，発生する力の量も調整する．与えられた時間で中枢神経系に提供される情報や要求された運動課題によって，コントロールをする神経領域は変化すると考えられる．したがって，1つの領域がすべての運動と姿勢制御に責任があるわけではない[52]．脳幹と脊髄はパターンジェネレーター（パターン発生器）と呼ばれ，運動のパターンを生成する．これらは，しばしばセントラルパターンジェネレーター（中枢パターン発生器），または，ステッピングパターンジェネレーター（歩行パターン発生器）と呼ばれる[5,49,53]．運動制御に関係する他のシステムは，フィードバックとフィードフォワードを行う上行経路と下行経路を含む．

様々な神経の領域間の相互作用は，姿勢と運動の最も有効で効果的な調節を行う．したがって，このヘテラルキーのモデルは，CNS内の複数の領域の相互作用の重要性と，運動を予測し環境の変化に適応する個人の能力を考慮する．ヘテラルキーは，情報の流れが一方向だけではないことを示唆している．相互作用は神経系のレベル間で起こっており，その相互作用は相反的である．そして，情報はフィードバックシステムとフィードフォワードシステムによって修正される．

したがって，運動は，多くのシステムの関与によって可能となる．さらに，他のシステムから孤立して1つのシステムだけで運動を起こすことはできない．いい換えると，運動は多くのサブシステムの自己組織化と相互作用を通じて現れるが，運動行動は個々のシステムの単独作用の合計よりもより良い結果を示す[54]．運動が起こらないか，運動が異常な場合は，運動神経系か感覚神経系，または骨格系，個人の環境に問題が生じているかもしれない．リハビリテーションでは，臨床家が観察する患者の動きは，すべての関与しているシステムによってもたらされる**制約**や，すべての可能性の最終結果として示される．単純な例では，腓腹筋が短縮している場合，患者は膝関節を過伸展させて立つ可能性がある．

したがって，正常な運動は，感覚経路や運動経路だけによって決められる筋活動パターンではなく，このヘテラルキーの協調しているシステム間の相互作用から発生する運動戦略によって調整される．この相互作用の複雑なシステムが，環境や課題といったサブシステムと関連していることは重要である．これら要素のすべては運動実行にとってとても重要である．運動している環境下において，特定の課題に最適な運動を理想的に選択し，実行，修正している．複数のサブシステムによる相互作用は，環境や課題に適切な行動を作り出している[55]．個人のこれらのサブシステム間の相互作用，要求される課題，環境の特徴は，運動に影響を及ぼす．

運動行動は，特定の筋群または個々の筋群よりも，むしろ，機能的な共同作用（共同筋群）によると考えられる．人間の運動システムはとても柔軟で，非常に機能的で，変化に対応する．また課題や環境に対し可能な限り最も有効な運動をもたらす努力をする[1,56]．

運動制御を理解するための
ダイナミックシステムアプローチ

これらのシステムへの貢献は，時とともに変化することを本質的に理解することは重要である．**ダイナミックな活動システム**は時間の経過とともに変化する[57]．**ダイナミックな活動システムモデル**は，中枢神経系における予定または定められたパターンの展開だけではなく，特定状況の課題を遂行するために多くのサブシステムが共同して働く[54]．多くのシステムは，運動をもたらすために，自己組織化する[58]．運動行動は，特定の課題の状況内で，中枢神経系ならびに生体運動学的，心理的，社会的，感情的な構成要素を含むすべてのサブシステムの動的な協力から発生する．

それにより，運動は多種多様な運動の組み合わせや，運動に関係するすべての関節の自由度の合計によってみられる．関節の自由度は，特定の関節における可能な運動を意味するという第1章の記述を思い出してほしい．

多種多様な運動の組み合わせによって，人の運動は非常に変化に富んでいる．例えば，肩関節の自由度は，3平面の中を移動することができるため3つであり，肘関節と前腕は1つであり，手関節は2つである．手指と母指を除くと，上肢は7つの自由度から成る．もし自由度が1つ増えると，これらの関節にまたがる筋の異なる方向への働きにより，可能な運動の組み合わせの総数は非常に多くなる[59]．関節の自由度の数が多いと，より多様な運動ができる．そのため，どんな機能的な運動でも，起こりうるすべての組み合わせの結果，行えるかもしれない．前述されているように，これらの機能的な共同運動は，個人，課題，環境間の相互作用に従う自己組織化である．

脊髄領域における運動制御

脊髄内の神経接続は，運動の自動制御に大きく貢献している．具体的には脊髄領域では，反射運動や筋の共同作用を行い，また，セントラルパターンジェネレーターが存在する．本章で前述したように，反射運動の制御は，伸張反射，相反抑制，自源抑制を含んでいる．局所的な脊髄回路内の伝達は，ごくわずかな遅延しかなく，急速な反応をもたらす．脊髄の介在ニューロンは筋の機能的な協調活動をするために，運動ニューロンに連結する．

反射

脊髄反射は，主に皮膚，筋，関節受容器から生じる感覚情報による反応として，運動を引き起こす．これらの運動は，本来は定型的であり予測可能であるが，中枢神経系によって修正することができる．例えば，意識の覚醒状態は，伸展反射の反応を変化させる．

パターンジェネレーター

脊髄レベルでの神経接続を介して，意図的な運動をもたらす複雑な筋活性化パターンは，**パターンジェネレーター**と呼ばれている．介在ニューロンのこれらの柔軟なネットワークは，ステッピングや歩行パターンを発生させるが，これらのパターンは，大脳皮質の指令によって修正することができる．柔軟な脊髄の介在ニューロンネットワークは，股関節，膝関節，足関節での屈筋と伸筋の交互の活動を起こすために，下位運動ニューロンを活動させる[60−63]．この機構は効率的な運動を可能にする．これらのパターンは，課題と環境の変化に応じて，身体反応を適応させる．例えば，小児の成長に伴う体重増加は，歩行パターンを変化させる[49, 64]．

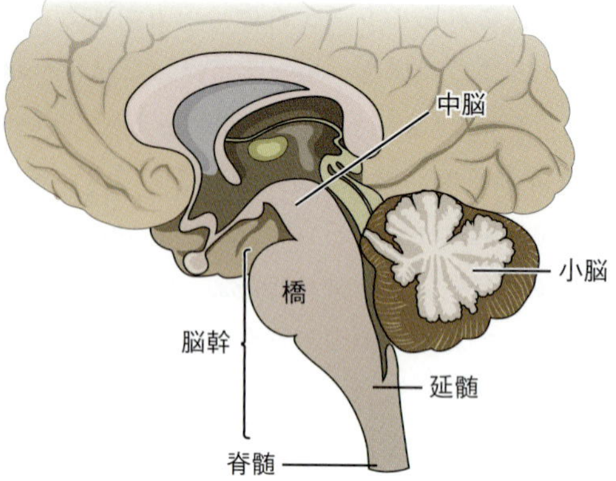

図 3-17　矢状面からみた細分化された脳幹．

脳幹における運動制御

解剖学によれば，脳幹は中脳，橋，延髄から成る（**図3-17**）．脳幹は，多数の上行路と下行路ならびに神経核を含む．これらの脳幹の要素は，非常に複雑な脊髄より上位の統合されたシステムとして機能する．これら脳幹の遠心路は，主に自動姿勢制御を行う．大部分の姿勢制御と近位筋の運動は，脊髄より上位にある脳幹の中枢によって制御される[49]．これらの脳幹の中枢に至る中枢神経系からの下行路は，上位運動ニューロンである．脳幹網様体から生じて脊髄内で終了する軸索の束は，*網様体脊髄路*を形成する．同様に，前庭神経核から始まり，脊髄内で終了している軸索の束は，*前庭脊髄路*を形成する（**図3-16**）．網様体脊髄路は，興奮性入力を上肢の伸筋，下肢と体幹の屈筋に送る．対照的に，前庭脊髄路は，上肢の屈筋，下肢と体幹の伸筋に興奮性入力をもたらす[5]．運動は，体幹と四肢の全体からの十分な姿勢支持を必要とする．運動は，同時に広範囲に相互作用する多くの制御システムの最終結果である．網様体脊髄路からの遠心性の入力に反応して，主に姿勢筋が姿勢を制御している．

大脳の運動中枢

神経系の運動機能を考えると，運動中枢は，環境における身体の状態に関する求心性または感覚性の連続的な情報を受け取る場合にのみ，適切に機能することができる．姿勢と運動の制御で，感覚器の役割を強調するために，協調運動に必要な求心性と遠心性の制御の過程を意味するのに，感覚運動システムという用語がしばしば用いられる．

集団で運動皮質から下行する神経線維は，*皮質脊髄路*を形成する（**図 3-2**，**図 3-15**）．名前が示すように，大脳皮質の運動野の細胞体から生じた軸索の大部分は，脊髄内を下行し脊髄前角灰白質にて運動ニューロンとシナプスを形成する．運動皮質の断面を染色し，光学顕微鏡下で観察すると，運動皮質に存在する細胞体の多くは，小さな**ピラミッド**（**錐体**）のような三角形の形状をしており，皮質脊髄路または錐体路とも呼ばれる．大部分の皮質脊髄路は脳幹で反対側へ渡り，脊髄の外側皮質脊髄路を下行する（**図 3-2**，**3-15**，**3-18**）．左右の運動皮質からの交差線維も，脳幹で錐体を形成する．脊髄分節レベルでは，主に皮質脊髄路は介在ニューロンの上で終了する．介在ニューロンは，α運動ニューロンの上で終了する．皮質脊髄路の構成は，個々の筋群の正確な制御をすることを示唆している．運動皮質の同じ領域から生じている他の皮質ニューロンは，短い軸索をもち，基底核または脳幹に存在する二次運動ニューロンとシナプスを形成する（**図 3-18**）．

運動野

前頭葉は，複雑な運動行動と認知機能，例えば判断，注意，気分，抽象思考，攻撃性などの意識的制御に対して責任がある．しばしば運動皮質と呼ばれる前頭葉は，一次運動野，運動前野，補足運動野に区分される．これら３つの領域は，自身の体性局在の地図をもっている，そのため特定の運動皮質部位が刺激される場合，特定の筋と身体部分が動く．しかしながら，３つの運動野が個々のそして協調した働きによって，運動制御を行うことは，運動制御の組織におけるヘテラルキーの優れているところである．

一次運動野は，身体の反対側の**随意運動**の制御を行う．例えば，反対側の上肢と顔の運動の随意的調節をする．運動前野は，予測的姿勢調整を行う．例えば椅子から立ち上がるときに備えて，正しい「姿勢の構え」をつくる際に必要な体幹筋と四肢の筋を制御する[1]．補足運動野は運動の開始，頭部と眼の方向づけ，（両側体幹を含む）両側性の運動を制御する[65, 66]．また，補足運動野は，運

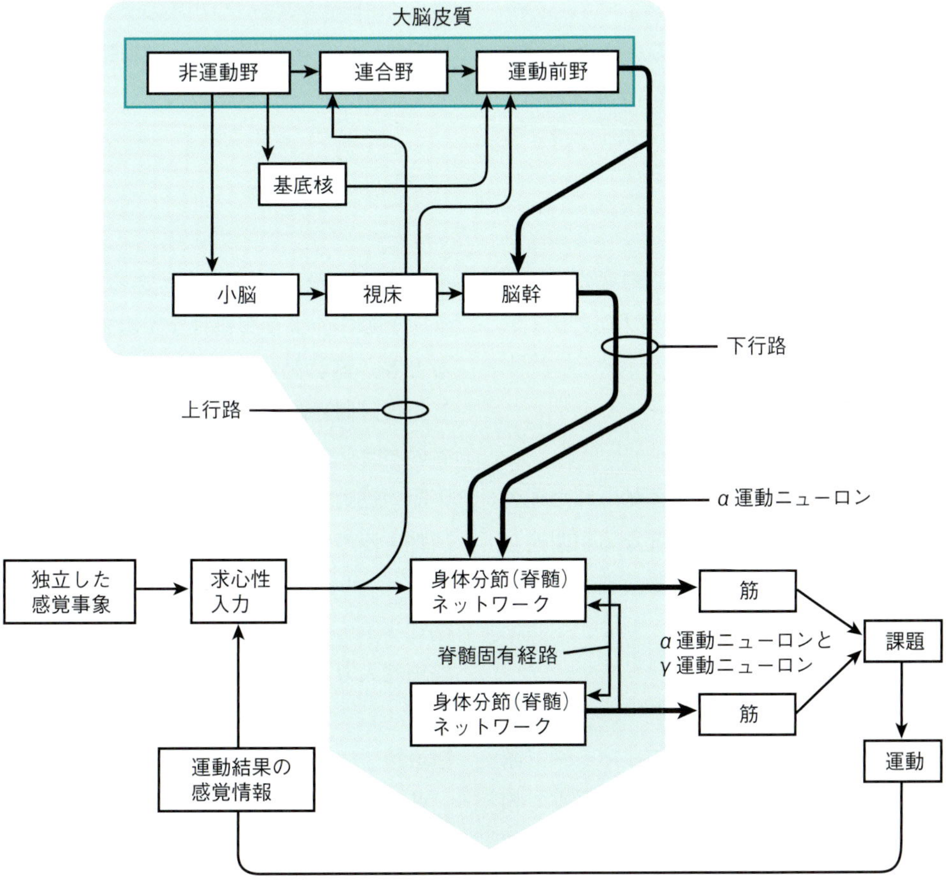

図 3-18　運動皮質から脊髄への外側および内側皮質脊髄路の概略図．簡略化のために，基底核，小脳と脳幹の運動中枢に至る経路は省略した．構造と経路が左右両側に存在することに注意すること．この図では，簡略化のために一側のみ示す．詳細については，専門書を参照すること．

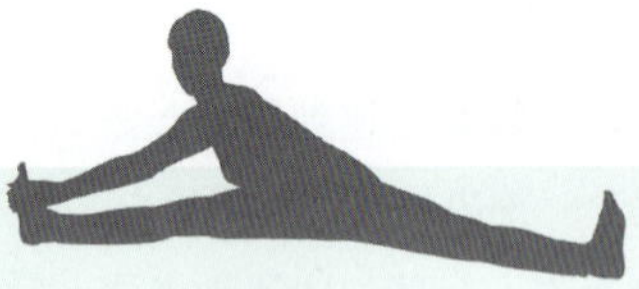

臨床的視点

一次運動野の損傷（脳卒中後にみられる）は通常，反対側の弱化や麻痺を生じさせる．一般的に，初期の弛緩期に重度の**筋緊張低下**がみられる．臨床的にはこのタイプの損傷は急性期における姿勢反応の低下と伸張反射の減弱が起こる．しばしば，この後に筋緊張は徐々に回復するが，最終的に過剰な反応を起こし，伸張反射の亢進が生じる．回復は一般的に緩徐であり，不完全である．

補足運動野の損傷は，重篤な**無動**（運動の欠如）や両手を協調して行う課題遂行の困難といった複雑な運動障害を引き起こす．患者は自主的に課題を実行するのは難しいが，運動を開始するために感覚的手がかりを与える治療アプローチが有効である．

運動前野の損傷は非特異性の運動障害または**失行**を引き起こす．患者の運動は緩徐で不器用であり，近位関節周辺における軽度の筋の弱化と協調性の低下がみられる．タイピングをする，叩くといったリズミカルな運動が損なわれ，また，**保続**（吃音や繰り返し）が起こる場合がある．補足運動野の損傷を有する患者とは異なり，これらの患者は，自主的に課題を遂行することはできるが，感覚によって引き起こされる課題を扱うことは難しい．また，以前に獲得した連続した課題の遂行が難しくなる場合であっても，連続した課題を構成する個々の課題は遂行することができる[1, 67]．

小脳の損傷によって，特徴的な運動症状が起きる．通常，小脳症候は，バランスと協調性の障害を含む．これらの障害は，**運動失調**（下肢のワイドベースでの運動），企図振戦（意図的な運動を伴う振戦）と**測定障害**（**ディスメトリア**）（距離を測定する，手を伸ばすか下肢をステップする際に適切に必要な力を調整することができないこと）をもたらす可能性がある[68]．小脳の損傷はタイミング，正確さ，協調性，力の強さの調節など運動制御の要因に多くの誤りを生じる[1]．

動の順序性や，個人に記憶されている運動形態の一部もしくは習熟した運動を行う準備的な運動のプログラミングを行う[49]．

中間制御中枢

小脳と大脳基底核は，大脳皮質により開始された運動パターンをプログラムする際に，互いに異なるが関連した機能をもっており，運動制御に不可欠な重要な運動制御中枢として働く．

小脳

小脳は，運動活動の機能全体の「コーディネータ（調整する人）」として，中枢神経系とすべてのレベルで相互接続する．小脳は，主に速い運動をプログラムし，運動過程の修正や姿勢と運動を相互に関係づける．小脳は，バランスと協調性を調整する．それは，特定の運動課題によって必要に応じて正確さ，強さ，運動のタイミングを調整する役割を果たす．ある筋群がステップ動作やリーチ動作のような複雑な課題を遂行するために協調するとき，筋活動の順序を決定する[66]．大脳皮質に関連した**反対側**の制御機能とは対照的に，小脳経路は，**同側**でのバランス，協調性と正確な運動を制御する．小脳は，実際の運動に要求される筋出力を常にモニターし，比較，調整するので，小脳は「優れた比較測定器」と呼ばれている[1]．小脳は運動が生じると運動に関する受容器から感覚フィードバックを受け取る能力をもっており，**再帰性感覚入力**（reafference）と呼ばれている．

基底核

基底核はその名称の通りに大脳の基底部にあり，尾状核，被殻，淡蒼球，黒質と視床下核を含む．それらの機能のすべてが知られていないが，基底核は姿勢と筋緊張の調節に重要な役割を果たす．基底核には脊髄からの入力はないが，大脳皮質からの直接の入力がある．そして，自動的および随意的な運動両方の制御をするという重要な役割をもつ．さらに，運動皮質の運動を計画する領域に影響を及ぼす．基底核は，意識的な運動を変化させるために，大脳皮質からの出力を抑制するか促通することができる．基底核の核は，緩徐な運動の開始と実行に関して特に重要である（**図 3-18**）．

機能的運動を行うための運動制御の統合

これまで学習したすべての章で，運動を引き起こすための，筋骨格系と神経系の統合に関する生理学的，解剖学的情報を提示してきた．たぶん，あなたは，現在，運動が多くのシステムとサブシステムの複雑な相互作用の結果であると理解しているだろう．例えば，筋からの知覚インパルスは，その筋の運動ニューロンだけに影響するわけではない．求心性入力は一次感覚神経の側副枝を介し広がる．そしてより近くの筋の運動ニューロンへ介在ニューロンの回路を介し広がる．求心性入力はより遠くの筋の運動ニューロンへも介在ニューロンの回路を介しある程度広がる．したがって，1つの筋の伸張や収縮は，最も強くそれ自身の運動ニューロンに影響を及ぼすが，より少ない範囲で，逆の作用を行う筋の運動ニューロンにも影響を及ぼす．逆の作用を行う筋への効果は，それらの筋の活動を抑制することである（**図 3-14**）．運動を支援する他の筋の運動ニューロンも影響を受けるが，より少ない範囲である．運動を支援する筋に対する効果は，その筋の活動を促通することである．このように，あらゆる一次性のループまたは経路は，筋群に影響を及ぼす大きいフィードバックネットワークの一部である．

このように即時に反応が起こる一方，同じ感覚信号は，側枝，投射路を介し，高位中枢へ送られる．この二番目の中継は，情報のより詳しい分析をするため，広範囲の神経系へ伝達される．この上行路は，身体と環境の状態に関して情報統合をする．腱，関節，皮膚だけでなく，視覚，聴覚，前庭などの多くの受容器から身体と環境に関する感覚情報を同時に伝達する．その後，運動信号が多数の身体分節レベルへまた送られ，姿勢を調整し，他の活動を行う．

筋骨格の正確な機能や運動制御のために不可欠な神経系だけでなく，認知も重要な役割を果たしている．認知は感覚情報を理解する上で必要であり，情報を処理し統合して，瞬時に適切な運動と姿勢を決定する．さらに，運動の記憶と運動情報を思い出す能力は，姿勢と運動の調節に対する必要不可欠な構成要素である．さらに，運動の実行性と効率性は，視覚的，聴覚的，精神的，感情的な注意力散漫の有無，習熟度，動機付けなど，物事に集中できる能力のような要因によっても影響される．このように，認知的戦略は，運動制御に影響する[70-74]．

運動パターンが学習されればされるほど，大脳皮質レベルからの入力は少なくなり，正確さを作り出すために意識的な思考は必要ない，皮質下の運動パターンになる．歩行時にこのことがわかる．幼児は，一側の足の前に反対側の足を出し，重心の位置を変えて前進するときに，足にのった体重のバランスを取るためのフィードバックを行うために，大いに大脳皮質を使用する．我々は歩行を完成させているので，意識的な修正なしで歩くことができる．それは，ある環境下で安全，確実に運動を行うために，皮質下での神経支配によって運動を修正しているからである．運動学習は，正確な自動運動を可能にするために，姿勢の保持と動きに関してどれくらい運動技能が獲得され，習熟したかに関係する．**運動学習**をより理解するための文献を示す[75,76]．

健康管理の専門家は患者における運動制御および運動性能を向上させることや，健常者の競技やレジャースポーツ活動，健康プログラムの立案に従事している．介入プログラムは筋ストレッチや筋力強化，持久力の向上，バランスや筋緊張の改善，姿勢や動きを調節する能力の向上を目的としている．また，これらの専門家は，技能

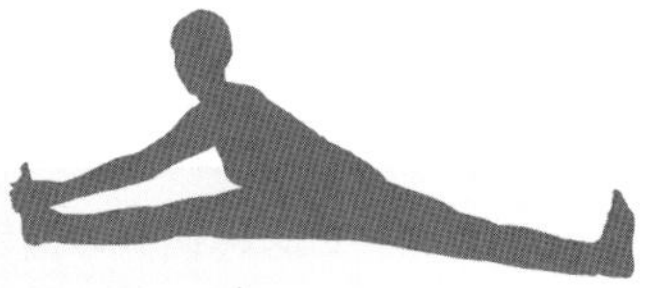

臨床的視点

基底核における病状から生じる最も頻度が高いパーキンソン病の臨床症状は，静止時振戦，開始動作困難（**無動**），運動の緩慢さ（**運動緩慢**），筋強剛（muscular rigidity）と身をかがめた姿勢（stooped posture）である．この進行性の病気は，平均発症年齢は58歳で，基底核でドーパミン（神経伝達物質）を産生するニューロンが徐々に減少することに起因する[69]．

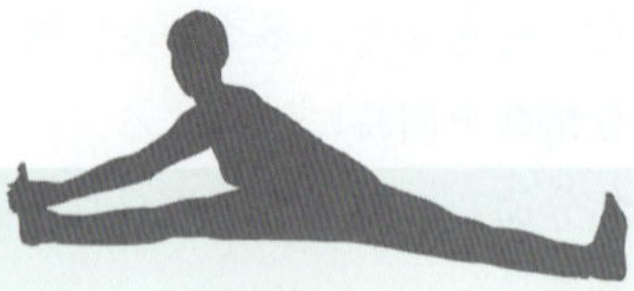

臨床的視点

運動技能を例にとると，これらのすべての要因はより容易に理解することができる．目標へボールを蹴ることは，複雑な運動技能である．多くの認知の構成要素が，最初に理解される．ボールを蹴る前に，ボールの重さ，目標までの距離，風の速さと方向が，意識的に考慮される．この技能習得の初期は，ボールを蹴る下肢を，股関節伸展から屈曲まで動かしている間は，確実に反対側の下肢で立っていることが必要であり，それには協調性やバランスの感覚入力に頼らなければならない．その上，股関節の外転から内転，内旋から外旋の動きが，この動作に含まれている．神経系が運動制御しなければならい他の関節は，膝関節と足関節である．また，ボールを蹴っている間，姿勢の制御のために体幹筋の同時収縮が必要である．そして，筋の長さ，筋緊張，そしてそれらの変化などの感覚入力は，神経筋系によって絶えず入力，受信，応答されている．いったんボールが蹴られると，神経系はその成績に関してフィードバックを得る．ボールは十分遠くに蹴られたか，目標に対してどこに着地したか，足部のどの部分がボールと接触したか，ボールと接触したとき，下肢と足部は身体に対してどの位置にあったか，神経系はこれらすべての情報を集める．サブシステムはこの入力に基づき，運動計画をまとめ（self-organize），次の試みを変化させる．

を高めるための練習の重要性を理解している．そして，運動成績を向上させるために神経筋骨格系がより強化されなければならないことを認識している．また，メンタルトレーニングやイメージするような認知戦略がクライアントの成功にとって重要である[75-77]．運動成績を改善するために使用される認知の原理は，臨床的に使うことができる．したがって，リハビリテーションのための認知的方法は，回復を促進することに有効である．

機能的な適用および臨床的考察

神経筋障害は，機能運動の重大な制限を引き起こす．運動制御の障害は，多くの疾患，損傷，発達障害から生じる場合があり，病理学的に運動システムのどの部分でも生じる．運動，感覚，知覚，認知要素を含む，神経筋系に影響を与える病的状態が，関連徴候や症状，機能障害である[78]．他の因子として，骨格，認知，視覚または前庭系が運動制御の機能不全に関係している可能性がある．本章では，これらの構造に影響を及ぼし，運動を変化させる機能障害に注目し，運動制御に関与する神経筋について言及する．

機能障害は疾患または病理学的過程の典型的な結果であり，組織，器官，システムレベルで，機能の喪失または異常と定義され，不自然な運動が生じる．一次運動の機能障害の例は，筋の弱化，筋緊張の異常，運動協調性の問題である[1, 68]．一次性機能障害に加えて，二次性機能障害も，運動の問題の原因となる．これらの二次性機能障害は直接，病理学的原因から生じているわけではなく，一次性機能障害の結果として発現しており，予防できる場合がある．二次性機能障害の例は，可動域制限または拘縮である[78]．

適切な運動応答をもたらし，調整する能力は，筋力，筋の活性化と筋活動の持続，筋活動のパターンの調節とタイミングを必要とする．運動機能を阻害する一次性運動系の機能障害は，筋の弱化，筋緊張の異常と協調性の問題である[68]．

筋の弱化

筋の弱化（muscle weakness）は，筋力の正常レベルを生成することができないことと定義され，神経系または筋系の損傷患者における運動機能の重大な障害である[68]．中枢神経系，末梢神経系，筋系の損傷は，筋の弱化をもたらす．筋の弱化をもたらす損傷が，運動系のどこに位置するか識別することが重要である．定義上，中枢神経系から下行する運動制御系への障害は，脊髄より上位にあり，上位運動ニューロン（upper motor neuron：UMN）に影響を及ぼしている損傷を伴う[68]．これは，上位運動ニューロンの損傷の徴候をもたらす．損傷部位と発症（急性であるか慢性的であるか）の時間によって，上位運動ニューロン障害は過緊張または低緊張を伴う．損傷の範囲によって，上位運動ニューロン障害患者における筋の弱化は，筋活動の完全な消失（完全麻痺〔paralysis，plegia〕）から筋活動の低下や部分的な減少（不全麻痺〔paresis〕）まで重症度は変化する[68]．不全麻痺は，脳の運動単位への興奮性が阻害されるような，下行路が損傷を受けた結果であり，それによって下位運動ニューロンの下行性の制御が障害される[79]．結果として，運動ニューロンを動員し，調整することができず，運動が障害される．

上位運動ニューロン損傷は，損傷に続いて起こる二次的な筋緊張の異常を伴い，運動制御を破綻させる[68, 80]．患者には，上位運動ニューロンが支配する範囲に，完全な弛緩（緊張の消失）から痙縮（過緊張）までの広い範囲の筋緊張の異常がみられる[68]．筋緊張は，損傷部位によって変化する．上位運動ニューロンの損傷により，筋の弱化は運動単位の動員の消失により起こり，動員されるパターンや，発火頻度で変化する．さらに，筋緊張の変化は運動単位の特性と，筋の形態学的，力学的な性質で生じる．これらの二次的な変化は，神経支配の喪失，可動性の低下，筋の廃用によって起こる．上位運動ニューロン損傷において，運動単位の減少と発火頻度の低下が報告されている[14, 81]．脳卒中による不全片麻痺患者は，損傷して2カ月以内に患側で運動単位の50%の減少がみられる．脳卒中が起こると，麻痺側の運動単位において萎縮を示す．残りの運動単位は，収縮により多くの時間を必要とし，急速に疲労する．変化した運動単位の動員と発射頻度の低下により，明らかな筋の弱化がみられる[82]．異なった筋群において，筋の弱化の程度は異なる．錐体路が随意的な目標指向性の運動のための主要な経路であると想定すれば，この経路の損傷が主動作筋のより大きな機能障害をもたらすことが示唆された[83]．一次性神経筋機能障害による不全麻痺は，二次性筋骨格機能障害をもたらす．上位運動ニューロン損傷に起因する筋組織の変化は，除神経された筋線維の存在や筋の特性の変化による筋の弱化によることが示唆される[82]．上位運動ニューロンの損傷に起因する運動ニューロンの特定の変化は，患者の筋力を発生する能力を減少させる．

筋の弱化は，多くの場合筋の直接的な損傷から生じる．挫傷や破裂による広範囲にわたる損傷は，最初に損傷自体，次に回復時期に不活性や廃用に続く損傷として，筋の弱化が起こる．損傷した筋や筋が作用する関節の痛みは，筋を動かしたいという個人の意欲を減らす．筋が正常な機能的レベルで使われないときに筋の弱化が起こる．

根本的な病因または病理学的原因に関係なく，筋が使われないか，鍛えられないとき，筋の弱化と萎縮が起こる．筋が長期間機能しないとき，筋線維のアクチンとミオシンフィラメントの量は減少する．この変化は個々の筋線維の直径や筋横断面積を減少させる[91]．少なくとも1つは，筋の消耗は，蛋白質分解酵素が結合し蛋白質合成が減少することに起因する．これらの筋の変化は，収縮特性の変化を引き起こし，筋緊張を高めて維持する筋の能力を結果的に損失する[31, 92]．筋使用の減少によって，骨格筋も適応した再形成を受ける．この過程は萎縮された筋内にみられる，遅筋から速筋へのミオシン線維の移行，解糖系への移行，脂肪酸化の減少，エネルギー基質蓄積である[93]．最高筋力と機能的な筋力の喪失は，これらの変化から生じる[31]．**廃用性萎縮**という用語は，人または四肢を安静に動かさずにいるとき，例えばベッド上安静の間や，四肢が装具固定やギプスで動きを制限されるときに起こる萎縮を述べるのに特に用いられる[94−96]．最近の研究では，この廃用性萎縮は4時間のベッド上安静で始まることが証明されている[97]．

異常筋緊張

すでに簡単に前述したように，一般的に，筋緊張は要求された課題を実行するための準備状態によって特徴づけられる．筋を制御している運動ニューロンの興奮性の

臨床的視点

臨床家は，以前は筋力トレーニングを処方すると，上位ニューロン損傷を持つ患者には適していないと信じていた．強さの改善は，機能的な能力の改善の一因となるだけでなく，痙縮の増加に関連する兆候ではないということを研究によって証明した[79−89]．筋力トレーニングは，随意的な運動制御を向上させるだけでなく，上位運動ニューロン損傷後の筋組織にみられる物理的変化と脱神経変化を防止または進行を遅くするようである[87, 90]．中枢神経系損傷患者にみられる筋の弱化という機能的な意味の変化は，中枢神経系損傷を受傷した成人や小児に対する筋力トレーニングプログラムに注目を集めている．

表 3-4　異常筋緊張用語

用語	用語の起源	定義	臨床例
弛緩（Flaccid）	ラテン語：*flaccidus*，英語：弱い（weak），柔らかい，緩い（lax）	筋緊張の完全な消失	弛緩はしばしば，中枢神経系損傷の後に，急性期にみられる．また，下位運動ニューロン障害に続発する可能性もある．弛緩を呈する患者は深部腱反射（deep tendon reflexes：DTRs）が脱失している．
低緊張（Hypotonia）	ギリシャ語：*hypo*，英語：under（下の），ギリシャ語：*tonos*，英語：tension（緊張）	筋の緊張の減少	頸部や体幹の制御低下，筋の弱い同時収縮，安定性の低下など，筋緊張の低下がみられる．筋緊張の低下や筋の弱化を呈する患者は，筋の持続的活動性や同時活動性が減少し，関節可動性パターンの異常，正常な姿勢応答の遅延や効果的でない応答がみられる．
過緊張（Hypertonia）	ギリシャ語：*hyper*，英語：over，above，（真上に，上に）ギリシャ語：*tonus*，英語：tension（緊張）	過剰な筋緊張	痙縮を参照
痙縮（Spasticity）	ギリシャ語：*spastikos*，英語：tug or draw（引く，引っぱる）	伸張反射の増大，腱反射の亢進など興奮性の増大による運動不全であり，伸張や運動の速度への依存性によって特徴づけられる．	上位運動ニューロンの典型的な臨床症状．運動性下行路の損傷に伴って，α運動ニューロンの興奮性の増大，筋緊張の亢進，伸張反射の亢進，が生じる．痙縮という用語は，以下を含む広範囲にわたる異常な運動行動を述べるのに用いられる． 1）伸張反射の機能亢進，2）異常な肢位，3）拮抗筋の過剰な同時収縮，4）連合反応*，5）クローヌス，6）定型的な共同運動
固縮（Rigidity）	ラテン語：*Rigidus*，英語：inflexible（柔軟性がない），rigid（固い）	伸張や運動の速度に影響されない，他動運動に対する抵抗の増大．	固縮は，大脳基底核の損傷を伴っており，脊髄上位から正常な脊髄反射に影響を及ぼす結果と思われる．固縮は体幹や四肢の屈筋群に優位な傾向があり，結果的に重篤な機能制限がみられる．鉛管様と歯車様の2つのタイプの固縮がある．**鉛管様**では運動範囲全体に及ぶ一定の抵抗がみられ，**歯車様**では抵抗感と弛緩が交互にみられる．一般的に固縮はパーキンソン病にみられる．

* 訳者注：associated movements は，連合運動であるが，ここでは associated reactions のことを述べていると思われるので，連合反応と訳す．

レベル，内在筋の短縮，神経病理学的な欠損，反射的な感度のレベルは，筋の準備状態を決定する．中枢神経系の病理学的特質は，異常な筋緊張の存在である．異常に高い（過緊張〔hypertonia〕）または異常に低い筋緊張（低緊張〔hypotonia〕）は，神経系病理学的な臨床徴候である．痙縮と固縮が過緊張の状態であり，弛緩と緊張の低下は低緊張の状態である．一般的に，上位運動ニューロンは過緊張，下位運動ニューロン病変でしばしば低緊張となる障害が起こる．異常筋緊張に関連した用語は，**表 3-4** に記載する．

協調運動の問題

協調運動は，なめらかで効果的な正確な運動が起こるように，適切な時間に適切な力の量で起動する複数の関節と筋によって行われる[68]．したがって，協調運動の本質は，単に筋収縮を起こす能力だけでなく，目的運動のための複数の筋の共同作用（synergistic）で構成されている．協調性運動障害は，運動皮質，基底核と小脳を含む様々な神経構造の，病理学的な原因から生じる．協調されていない運動は，異常な共同運動（synergy），

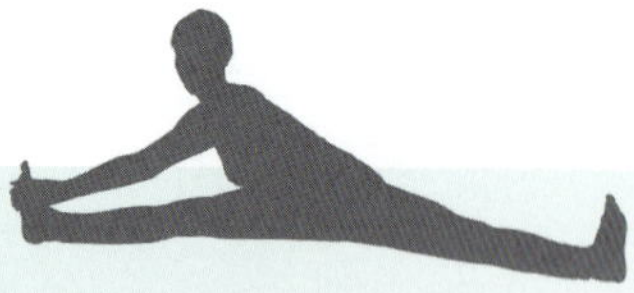

臨床的視点

骨格筋の萎縮が，筋の不使用によって急速に起こることを知るのは重要である．廃用性筋萎縮は，動かせない状態やあまり動かせない状態の時期であっても，等尺性筋収縮をしばしば行うことによって，重症になるのを遅らせ，減少させることができる[98]．運動と適切な栄養は，リハビリテーションにおいて明らかに密接な関係があり，筋腱の蛋白質の合成を促す[99]．一方，臨床家は，萎縮がすでに起こっている場合，萎縮した筋の激しい運動が，筋原線維の収縮要素である筋細胞膜の破壊と歪みを伴う筋損傷につながることに注意する必要がある[97]．早期介入による予防は，最善の治療である．

不適切な同時収縮のパターンとタイミングの問題として示される．

上述したように，**共同運動**は，結合した1つの単位であるかのように，共同で活動する筋群のことである．Nicolai Bernstein[100]は，適切に運動行動を生み出す機能的な筋群を記述するために，共同運動という用語を使用している．皮質脊髄路の損傷は，運動を制御している限定された数の筋だけを動員させる．その結果，異常な共同運動と呼ばれる定型的な運動パターンが出現する．異常な共同運動とは，1つの関節だけを動かすことができず，他の関節も同時に動いてしまうことをいう．異常な共同運動は，環境あるいは課題の要求に対し，変化したり適応できない定型的な運動パターンである[1, 68]．

また，協調性の問題は，筋活動パターンの異常と筋活動の順序付けの困難さとして示される． 筋の不適切な同時収縮（coactivation）は，問題のある筋活動の順序付けの例である．主動作筋および拮抗筋の両方が同時に収縮する同時収縮は，通常は，巧緻運動の学習する際の初期にみられる．同時収縮は，幼児では，通常，初期の歩行やバランスの学習時にみられる．成人も，新しい動作を学習するとき，同時収縮をしばしば示す．神経学的に正常な成人において，新しい技術を学習するときの初期でない限り同時収縮は一般的にみられない．同時収縮は不必要なエネルギー消費を必要とし，非効率的な運動を起こす．不適切な同時収縮は，小児と成人の中枢神経系障害でみられる．主動作筋と拮抗筋の不適切で段階的でない同時収縮は筋力の機能的な生成を制限する．同時収縮は，脳卒中後の成人や脳性麻痺の小児では歩行時や一般的な機能的運動をする間にみられる[101, 102]．

協調性のない運動は，適切な時間内に適切な順序で筋を活動させることや，必要な力の調整や段階付けなど，適切な筋の働きができない．運動のタイミングの誤差は，運動の開始時，運動実行時の遅れ，運動終了時の問題など多くの側面をもっている．これらのすべてのタイミングの誤差は，神経系損傷患者で観察される．協調性の問題は，筋の活動性，順序付け，タイミング，調整の問題に特徴づけられるように，効果的な機能運動に対する障害となる．

協調運動には筋の十分な強さと関節可動域を必要とし，協調性のない運動は，ある程度の，筋の弱化，易疲労性，不安定性によってしばしば特徴づけられる．同様に，損傷または筋の不使用によって弱化した身体分節は，不十分な協調性と間違った筋活動の順序付けがみられる．患者がリハビリテーションの間に疲労すると，協調性はより難しくなる．前述したように，筋の動員は，1つの関節から複数の関節の筋まで正常な筋に起こる．適切な筋の活動順序の決定は日常活動においても重要である．しかし，正しい順序が存在しない場合，少なくとも非効率的な運動であり，負傷の危険にさらされている．その結果，付加的なストレスを他の身体分節に及ぼす．例えば，研究において，筋の動員と活動順序が腰痛患者と健常人グループの間で異なることを示した[103, 104]．しかし，動員における変化が痛みの原因または痛みの結果であるのか不明である．どちらの状況でも，適切な筋活動と動員の順序が機能障害を起こしている場合は，最適に機能することはできない．

不随意運動

不随意運動は神経系損傷の一般の運動徴候で，多くの形態をとる．**筋緊張異常**は持続的な筋収縮によって支配される症候群である．そして，しばしば，ねじれるような，のたうつような運動と反復した姿勢異常を引き起こす．ジストニーは，通常，基底核障害から生じる[1]．

振戦は，体の周期的な無意識の振動する動きと定義される[106]．振戦は，中枢神経系の損傷から生じる．**静止時振戦**は，随意的な活動では生じず，重力に抗して支持

臨床的視点

伸張反射は速度に依存しており，筋緊張の増加により，痙縮はすばやく移動する患者の能力を制限する．その複雑な神経基盤にかかわらず，痙縮は単に神経系損傷のいくつかの症状の1つで，機能を阻害するものとして治療されなければならない．機能的な治療アプローチは，痙縮が運動を制限するときに，痙縮を減少させることに加えて，筋活動の制御能力を向上させることに焦点を当てるべきである．

する部位に起こる振戦である．静止時振戦は，パーキンソン病の症状であり，大脳基底核の機能不全によって生じる．**企図振戦**は，四肢の意図的な動きを試みるときに生じる．企図振戦は小脳損傷に伴ってしばしば生じる．

運動系機能に影響する一般病態

人生のどのような段階であっても，運動系は神経系，筋系，骨格系のどんな構成要素にでも影響を及ぼす多数の病態によって影響を受ける．一般に遭遇する病態に関連する機能障害や機能的な制限を以下の節に簡潔に述べる．本節では，運動に関連する機能的な障害をいくつか選択し例示する．

末梢神経損傷

末梢神経は，疾患または外傷によって損傷を受ける可能性がある（**図 3-2，3-3**）．急性損傷は，裂傷または他の原因によって神経の部分的な断裂か完全な断裂が起こる．他の急性または反復性の損傷は，末梢神経の圧迫から起こる場合がある．神経の完全な損傷が起こり，筋が遠心性の信号を受けとれないとき，損傷部より下部の運動神経軸索によって支配される筋線維の弛緩性麻痺が起こる．

一般的にみられる上肢の末梢神経損傷は，正中神経である．正中神経は手関節部で損傷をしやすく，手根管内で圧迫される可能性がある．解剖学的に長指屈筋腱と正中神経が屈筋支帯（retinaculum）（ラテン語：*retinaculum*，英語：a rope or cable〔ロープ，ケーブル〕）の下を通過する．解剖学的な手根管の基本的な狭窄の例として，手根管内の軟部組織の増大，腫脹によって正中神経が圧迫され手根管症候群が起きる．正中神経の圧迫に伴う症状は，感覚低下と疼痛であり，状態が進行すると筋の弱化と萎縮がみられる．より近位部の上肢の末梢神経も骨折に伴って損傷する．例えば，上腕骨骨折によって橈骨神経の損傷が起きる場合，肘関節と手関節伸筋の筋の弱化または完全な機能喪失が起きる．下肢では坐骨神経の損傷がしばしばみられる．

末梢神経損傷は，筋活動の不均衡を引き起こす．障害のある筋群に対して他の筋群が活動するとき，筋活動の不均衡が起こる．この状態は，二次的な関節変形につながる．例えば，尺骨神経損傷の後，「鷲手」変形を呈する．この場合，長指屈筋と長指伸筋は，尺骨神経損傷に影響を受けない．しかしながら，長指屈筋と長指伸筋の間の釣り合いは崩れる．それは手内在筋の機能不全によって引き起こされる．時々運動が行われないと，腱とそれらを囲む腱鞘の間や隣接した筋線維間が癒着する．関節をまたぐ組織が長期間同じ状態であるとき，組織がその短縮した状態に適応して，関節可動域が正常より減少する．それよって拘縮が起きる．

脳性麻痺

脳性麻痺（cerebral palsy）（ラテン語：*cerebrum*，英語：brain（脳），ラテン語：*palsy*，英語：paralysis〔麻痺〕）は，一般的に，発育中の脳の損傷に起因する運動機能障害のグループを記述するために使用される一般的用語である．脳性麻痺は，最も頻度の高い発達障害の 1 つとして，出生前（prenata）（ラテン語：*prae*，英語：before〔前の〕，ラテン語：*natal*，英語：birth〔出生〕），周産期，出産後早期に脳が損傷することによって生じる．脳の 1 つ以上の領域に非進行性の永続的な脳損傷が起こる．脳性麻痺が神経病学的に非進行性の状態（static condition）と定義されるにもかかわらず，事実上，整形外科的に進行性であるとみなされる．神経性損傷の部位によって，脳性麻痺は，種々の運動障害や他の機能障害を示す可能性がある．なぜならば，他の神経機能と運

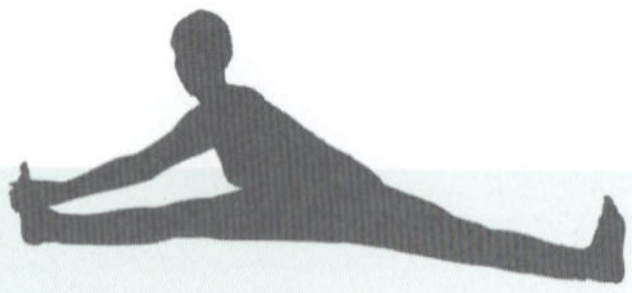

臨床的視点

末梢神経損傷において，感覚の消失は筋力の喪失より深刻な問題である．感覚機能の障害は，特定の身体分節位置の認知の消失，圧覚の減少，不十分な体温検出，痛覚の消失を示す可能性がある．そのような感覚機能に障害がある場合，外圧によって血流の閉塞が起こったときや，極端に熱い物や冷たい物に触れたときに，それらを認識できないかもしれない．様々な感覚消失は，身体への外傷，虚血（ischemia）（ギリシャ語：*ischein*，英語：to suppress〔止める〕，ギリシャ語：*haima*，英語：blood〔血液〕），熱傷，褥瘡とそれに続く感染症など危険な状態を引き起こす．

動機能の密接な関係があり，損傷が広範囲に影響を及ぼす可能性がある．脳性麻痺は，感覚，コミュニケーション，知覚，認知における機能障害を呈する．

脳血管障害

中枢神経系は，その血液供給の減少に非常に弱い．中枢神経系の領域への血液供給が途絶するとき，脳血管障害（cerebrovascular accident：CVA）または脳卒中（strokes）（ギリシャ語：*streich*，英語："to strike"〔打つ〕）は起こる．脳卒中後の後遺症は，脳卒中の原因，影響を受けた中枢神経系領域，損傷の範囲，損傷領域の機能など多くの要因によって異なる．臨床的な機能不全は，顔面，体幹または四肢の筋の弱化や麻痺，表在感覚と固有感覚の障害，視覚の欠損，認知機能の問題，言語障害，知覚の問題を含む可能性がある．運動および感覚のインパルス伝導の機能障害は，片麻痺と呼ばれる臨床症状を引き起こし，損傷と反対側の麻痺を引き起こす．

大脳基底核疾患

一般的に，基底核は姿勢や筋緊張の調節に関与している．特に運動の開始と実行に関して，運動野の運動計画を立てる領域に影響を及ぼし，運動のためのプログラムを変更する．大脳基底核の障害に起因する最も一般的で複雑な症状は，パーキンソン病である．パーキンソン病は，動きの緩慢さ，無表情，身振りによる伝達の減少，すくみ足，小刻み歩行，手の静止時振戦によって特徴づけられる運動を示す．

アテトーゼは，大脳基底核が関与するもう１つの運動障害である．しかし，アテトーゼは，上肢で特にみられ，動きが緩徐でのたうつ運動がみられる．また，大脳基底核の疾患には舞踏病（chorea）を含み，不随意に起こる突然の目的のない複雑な運動を生じる．

小脳障害

小脳は，バランスと協調運動を調整する．特定の運動課題が要求されたとき，正確さ，強さ，運動のタイミングを調整する役割を果たす．例えば，歩行または手を伸ばすことなど，筋群が複雑な作業を遂行するために協働するとき，それは筋活動の順序を決定する[66]．大脳皮質が反対側の身体の制御機能と関連するのと対照的に，小脳経路は同側の身体のバランス，協調性，運動の正確さを制御する．小脳損傷によって，特徴的な運動症状が起きる．小脳損傷は，運動のタイミングの困難さ，正確さ，強さの調節などの運動制御の要因において多くのエラーを引き起こす．

要約

本章では人間の運動機構とその主要な構造の構成要素の概要を説明した．筋組織の解剖学と生理学について確認し，人の神経系を研究するための組織的枠組みについて説明した．人の機能的な運動を制御する，動的およびヘテラルキーシステムによる制御機能が述べられた．運動機能障害とそれらの機能的な結果を定義し説明した．人間の運動に影響を及ぼす一般的で主要な機能障害について説明した．いくつかの一般的な病態が引き起こした運動障害を，機能的な運動の結果に焦点をあて説明した．

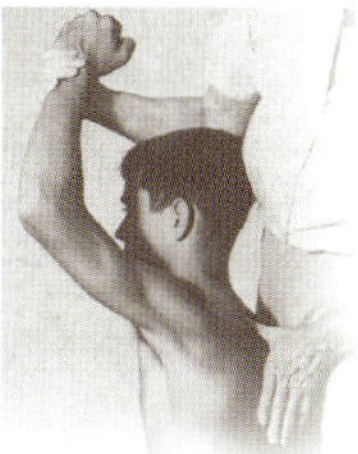

臨床事例の解決方法

Joseph は脳性麻痺であり，彼の下肢の筋の弱化は，二次的な発達障害に起因する運動制御の欠如による．脳性麻痺を生じさせた病態に伴う痙縮は，上位運動ニューロン障害の症状である．Joseph の左上肢の尺骨神経損傷は，損傷部以下の尺骨神経によって支配される筋の運動および感覚機能の喪失を起こす．そして，それによって，完全な把握のために必要とされる多数の筋の神経支配が失われる．尺骨神経損傷は下位運動ニューロン病変であるので，再生するには数カ月要する．尺骨神経損傷のこの一過性の性質は，脳性麻痺のために彼の下肢にみられるような，永続的な筋の弱化と痙縮とは対照的である．

確認問題

1. 以下を検討する際に，筋線維型について考えなさい．
なぜ，鶏の胸部の肉は，キジやカモの胸部の肉と比べて対照的に白いか？
同様に，なぜ家禽類（鶏と七面鳥）の脚の肉は黒っぽいか？

2. 以下の筋の主要線維組成について考えなさい．
それらの主要な機能に基づくと，主に持続性，相動性のどちらであるか？
1）背部伸筋群，2）上腕二頭筋，3）ヒラメ筋，4）指の屈筋群．

3. 神経系の全体の構造は，解剖学的に，また生理学的にどのようになっているか？

4. 神経系は信号を変換して伝達するために，以下の生理学的過程をどのように使用して伝達するか？
活動電位，受容器電位，閾値，興奮性および抑制性シナプス後電位，加重（summation）．

5. 運動制御とは何か？　運動制御に関係するシステムの動的な性質とは何か？

研究活動

1. 伸張反射（打腱器を用意すること）：
二人一組で行う．被検者は台座の端に座り，足部を地面から離し，股関節と膝関節を楽に屈曲する．被検者は眼を閉じ，力を抜いて座ること．検者は，大腿四頭筋で伸張反射を引き出すために，打腱器を使用する．**図 3-12** を説明すること．この授業の中で最も重要な部分は，単シナプス反射，相反神経支配，正常な筋緊張の基礎的な理解を含む神経系の機構を相手に説明することができるようになることである．打鍵した後の伸張反射の出現までの反応時間の長さに注意すること．また，反応の「速度（crispness）」を観察しなさい．さらに，異なる被検者でこの変動を観察しなさい．

2. 固有受容感覚：
検査者は，被検者に眼を閉じるように命じる．検査者は，他動的に被検者の上肢を新しい位置に持っていき，少しそこで保つよう命じる．いったん被検者は休止位置に上肢を戻した後，眼を閉じ，先ほど検査者がもって行った位置まで上肢をもっていくように命じられる．この結果を考察すると，固有感覚と運動感覚の重要性について理解することができる．

文献

1. Bertoti DB. *Functional Neurorehabilitation through the Life Span*. Philadelphia : F. A. Davis Company, 2004.
2. *Stedman's Medical Dictionary for the Health Professions and Nursing*, 6 ed. Baltimore : Lippincott, Williams & Wilkins, 2008.
3. Sahrmann S. The Twenty-ninth Mary McMillan Lecture : Moving Precisely? Or Taking the Path of Least Resistance? *Phys Ther* 78(11) : 1208-1218, 1998.
4. Sahrmann SA. *Diagnosis and treatment of movement impairment syndromes.* St. Louis : Mosby, 2002.
5. Burt AM. *Textbook of Neuroanatomy*. Philadelphia : WB Saunders, 1993.
6. Adal MN, Barker D. Intramuscular diameters of afferent nerve fibres in the rectus femoris muscle of the cat. In Barker D (ed). *Symposium on Muscle Receptors*. Hong Kong : Hong Kong University Press, 1962, p 249.
7. Berne RM, Levy MN. *Physiology*. St. Louis : Mosby, 1998.
8. Hanson J, Huxley HE. Structural basis of the cross-striations in muscle. *Nature* 172 : 530, 1953.
9. Huxley HE. The mechanism of muscular contraction. *Science* 164 : 1356, 1969.
10. Scott W, Stevens J, Binder-Macleod S. Human skeletal muscle fiber type classification. *Physical Therapy* 81(11) : 1810-1816, 2001.
11. Pette D, Peuker H, Staron RS. The impact of biochemical methods for single fibre analysis. *Acta Physio Scand* 166 : 261-277, 1999.
12. Burke RE. Motor units : Anatomy, physiology and functional organization. In Brooks VS (ed). *Handbook of Physiology, Section I, The Nervous System* (*Motor Systems*). Baltimore : Williams & Wilkins, 1981.
13. Staron RS. Human skeletal muscle fiber types : Delineation, development, and distribution. *Can J Appl Physiol* 22 : 307-327, 1997.
14. MacIntosh B, Gardiner P, McComas AJ. *Skeletal Muscle : Form and Function*. Champaign, IL : Human Kinetics,1996.

15. Burke R. Motor unit types of cat triceps surae muscle. *J Physiol* 193 : 141-160, 1967.
16. Sieck GC, Prakash YS. Morphological adaptations of neuromuscular junctions depending on fiber type. *Can J Appl Physiol* 22 : 197-230, 1997.
17. Milner-Brown HS, Stein RB, Yemm R. The orderly recruitment of human motor units during voluntary isometric contractions. *J Physiol* 230 : 359-370, 1973.
18. Johnson MA, Polgar J, Weightman P. Data on the distribution of fibre types in thirty-six human muscles : An autopsy study. *J Neurol Sci* 18 : 111, 1973.
19. Glenmark B, Hedberg G, Kaijser L, Jansson E. Muscle strength from adolescence to adulthood—relationship to muscle fibre types. *Europ J Appl Physiology & Occup Physioiology* 68 : 9-19, 1994.
20. Cech DJ, Martin S. *Functional Movement Development across the Life Span*. Philadelphia : WB Saunders, 2002.
21. Ponten E, Friden J, Thronell LE, Lieber R. Spastic wrist flexors are more severely affected than wrist extensors in children with cerebral palsy. *Devel Med Child Neurol* 47 : 384-389, 2005.
22. Lee WS, Cheung WH, Qin L, Tang N, Leung KS. Age-associated decrease of type IIA/B human skeletal muscle fibers. *Clin Orthop Related Res* 450 : 231-237, 2006.
23. Roos MR, Rice CL, Vandervoort AA. Age-related changes in motor-unit function. *Muscle Nerve* 20 : 679-690, 1997.
24. Lexell J, Taylor CC, Sjostrom M. What is the cause of ageing atrophy? Total number, size, and proportion of different fiber types studied in whole vastus lateralis muscle from 15- to 83-year-old men. *J Neurol Sci* 84 : 275-294, 1988.
25. Perle SM, Mutell D, Romanelli R. Age-related changes in skeletal muscle strength and modifications through exercise : A literature review. *J Sports Chiropract Rehabil* 1193(97-103) : 131-132, 1997.
26. Pette D, Staren RS. Mammalian skeletal muscle fiber type transitions. Int rev Cytol 170 : 143-223, 1997.
27. Porter MM, Vandervoort AA, Lexell J. Aging of human muscle : Structure, action, and adaptability. *Scand J Med Sci Sports* 5 : 129-142, 1995.
28. Ito M, Araki A, Tanaka H, Tasaki T, Cho K, Yamazaki R. Muscle histopatholgy in spastic cerebral palsy. *Brain Dev* 18 : 299-303, 1996.
29. Larsson L, Li XP, Berg HE, Frontera WR. Effects of removal of weight-bearing function on contractility and myosin isoform composition in single human skeletal muscle cells. *Pflugers Arch* 432 : 320-328, 1996.
30. Widrick JJ, Trappe SW, Blaser CA, et al. Isometric force and maximal shortening velocity of single muscle fibers from elite master runners. *Am J Physiol* 271(2 pt 1) : C666-C675, 1996.
31. Thompson LV. Skeletal muscle adaptations with age, inactivity, and therapeutic exercise. *J orthop sports phys ther* 32(2) : 44-57, 2002.
32. Frontera W. Aging muscle. *Crit rev phys rehabil med* 18(1) : 63-93, 2006.
33. Holzer N, Menetrey J. Muscle fiber types and sport medicine : An update in 2005. *Switzerland Journal for Sports Medicine & Sports Trauma* 53 : 40-44, 2005.
34. Edwards RHT. Human Muscle function and fatigue. In Porter R, Whelan J (eds). *CIBA Foundation Symposium #82 Human Muscle Fatigue : Physiological Mechanisms*. London : Wiley, 1981, p 1.
35. Bennett RL, Knowlton GC. Overwork weakness in partially denervated skeletal muscle. *Clin Orthop* 12 : 22-29, 1958.
36. Hickok RJ. Physical therapy as related to peripheral nerve lesions. *Phys Ther Rev* 41 : 113, 1961.
37. Johnson EW, Braddom R. Overwork weakness in facioscapulohumeral muscular dystrophy. *Arch Phys Med Rehabil* 52 : 333, 1971.
38. Henneman E. Recruitment of motoneurones : The size principle. In Desmedt JE (ed). *Progress in Clinical Neurophysiology*, Vol 9. Basel : S Karger, 1981, p 26.
39. Carr R, Shepherd J. *Neurological Rehabilitation : Optimizing Motor Performance.* Oxford : Butterworth Heinemann., 1998.
40. Macefield VG. Physiological characteristics of low-threshold mechanoreceptors in joints, muscle and skin in human subjects. *Clin and Experimental Pharmacol and Physiol* 32 : 135-144, 2005.
41. Chalmers G. Re-examination of the possible role of Golgi tendon organs and muscle spindle reflexes in proprioceptive neuromuscular facilitation muscle stretching. *Sports Biomechanics* 3(1) : 159-183, 2004.
42. Taylor A, Prochazka A. *Muscle Receptors and Movement.* New York : Oxford University Press,1981.
43. Matthews PBC. Proprioceptors and the regulation of movement. In Towe AL, Luschel ES (eds). *Handbook of Behavioral Neurobiology, Vol 5, Motor Coordination*. New York : Plenum Press, 1981, p 93.
44. Palastanga N, Field D, Soames R. *Anatomy and Human Movement.* 4 ed. Boston : Butterworth Heinemann, Elsevier Science, 2004.
45. Clemmesen S. Some studies of muscle tone. *Proc R Soc Med* 44 : 637-646, 1951.
46. Basmajian JV. Electromyography. *University of Toronto Medical Journal* 30 : 10-18, 1952.
47. Ralston HJ, Libet B. The question of tonus in skeletal muscle. *Am J Phys Med* 32 : 85, 1953.
48. DeMauro GJ. Personal Communication, June, 1994.
49. Lundy-Ekman L. *Neuroscience : Fundamentals for Rehabilitation*, 3 ed. St Louis : Saunders Elsevier, 2007.
50. Davis WJ. Organizational concepts in the central motor networks of invertebrates. In Herman RM, Grillner S, Stein

PSG, Stuart DG, (eds). *Neural Control of Locomotion : Advances in Behavioral Biology*, Vol 18. New York : Plenum Press, 1976, p 265.

51. Horak FB. Assumptions underlying motor control for neurologic rehabilitation. In Foundation for Physical Therapy : *Contemporary Management of Motor Control Problems : Proceedings of the II STEP Conference*, 1991.
52. Montgomery PC, Connolly BH. *Motor Control and Physical Therapy : Theoretical Framework and Practical Applications*. Hixson, TN : Chattanooga Group, 1991.
53. Grillner S. Control of locomotion in bipeds, tetrapods, and fish. In Brooks VB, (ed). *Handbook of Physiology : The Nervous System*. Bethesda, MD : American Physiological Society, 1981, pp 1179-1236.
54. Thelen E, Kelso S, Fogel A. Self-organizing systems and infant motor development. *Dev Review* 7(1) : 39-65, 1987.
55. Horak FB. Assumptions underlying motor control for neurologic rehabilitation. Paper presented at Contemporary Management of Motor Control Problems : Proceedings of the II STEP Conference, 1991.
56. Bertoti DB. Functional Neurorehabilitation across the Life Span. Paper presented at Australian Physiotherapy Association, 2007, Cairns, Australia.
57. Heriza C. Motor development : Traditional and contemporary theories. Paper presented at II Step Conference : Contemporary Management of Motor Control Problems, 1991, Alexandria VA.
58. Heriza C. Implications of a dynamical systems approach to understanding infant kicking behaviors. *Phys Ther* 71 (3) : 222-234, 1991.
59. Janeschild ME. Integrating the dynamical systems theory with the neurodevelopmental approach. *Developmental Disabilities, Special Interest Newsletter* 19(1) : 1-4, 1996.
60. Butt SJ, Lebret J, M. Organization of left-right coordination in the mammalian locomotor network. *Brain Research Reviews* 40(1-3) : 107-117, 2002.
61. Edgerton VR, Tillakaratne NJ, Bigbee AJ, de Leon RD, Roy RR. Plasticity of the spinal neural circuitry after injury. *Annu Rev Neurosci* 27 : 145-167, 2004.
62. Lanuza GM, Gosgnach S, Pierani A, Jessell TM, Goulding M. Genetic identification of spinal interneurons that coordinate left-right locomotor activity necessary for walking movements. *Neuron* 42(3) : 375-386, 2004.
63. Stecina K, Quevedo J, McCrea DA. Parallel reflex pathways from flexor muscle afferents evoking resetting and flexion enhancement during fictive locomotion and scratch in the cat. *J Physiol* 569(1) : 275-290, 2005.
64. Thelen E, Fisher DM, Ridley-Johnson R. The relationship between physical growth and a newborn reflex. *Infant Behav Dev* 7 : 479-493, 1984.
65. Morecraft RJ, Van Hoesen G, W. Cortical motor systems. In Fredericks CM, Saladin LK (eds). *Pathophysiology of the Motor Systems : Principles and Clinical Presentations*. Philadelphia : F A Davis Company, 1996, pp 158-180.
66. Martin S, Kessler M. *Neurological intervention for physical therapist assistants*. Philadelphia : W B Saunders, 2000.
67. Cohen H. *Neuroscience for Rehabilitation*, 2 ed. Philadelphia : Lippincott, Williams & Wilkins, 1999.
68. Shumway-Cook A, Woollacott MH. *Motor Control : Translating Research into Clinical Practice*, 3 ed. Philadelphia : Lippincott, Williams & Wilkins, 2007.
69. Jankovic J. Pathophysiology and clinical assessment of motor symptoms in Parkinson's disease. In Koller W (ed). *Handbook of Parkinson's Disease*. New York : Marcel Dekker, 1987, pp 99-126.
70. Nideffer RM. *Athletes Guide to Mental Training*. Champaign, IL : Human Kinetics Publishers, 1985.
71. Nideffer RM. Concentration and attention control training. In Williams JM (ed). *Applied Sports, Personal Growth and Peak Performance*. Mountain View, CA : Bayfield Publishing, 1993, pp 243-261.
72. Schmidt RA. *Motor Control and Learning : A Behavioral Emphasis*. Champaign, IL : Human Kinetics Publishers, 1988.
73. Green LB. Developing self talk to facilitate the use of imagery among athletes. In Sheikh AA, Korn ER (ed). *Imagery in Sports and Physical Performance*. Amityville, NY : Baywood Publishing, 1994, pp 43-57.
74. Green LB. The use of imagery in the rehabilitation of injured athletes. In Sheikh AA, Korn ER (eds). *Imagery in Sports and Physical Performance*. Amityville, NY : Baywood Publishing, 1994, pp 157-174.
75. Schmidt RA, Lee T, D. *Motor Control and Learning : A Behavioral Emphasis*. 6 ed. Champaign, IL : Human Kinetics, 1999.
76. Utley A, Astill S. *Motor Control, Learning and Development*. New York : Taylor & Francis Group, 2008.
77. Feltz D, Landers D. The effects of mental practice on motor skill learning and performance : A meta-analysis. *J Sports Psychol* 5 : 25, 1983.
78. American Physical Therapy Association. Guide to physical therapist practice, 2 ed. *Physical Therapy* 81(1) : S305-S461, 2001.
79. Ghez C. Voluntary Movement. In Kendel E, Schwartz JH, Jessell TM (eds). *Principles of Neuroscience*. 3 ed. New York : Elsevier, 1991, pp 609-625.
80. Fredericks CM, Saladin LK. *Pathophysiology of the Motor Systems : Principles and Clinical Presentations*. Philadelphia : FA Davis Company, 1996.
81. Rosenfalck A, Andreassen S. Impaired regulation of force and firing pattern of single motor units in patients with

spasticity. *Journal of Neurology, Neurosurgery, and Psychiatry* 43 : 907-916, 1980.

82. Craik RL. Abnormalities of motor behavior. Paper presented at Contemporary Management of Motor Control Problems : II Step Conference, 1991, Alexandria, VA.
83. Burke D. Spasticity as an adaptation to pyramidal tract injury In Waxman, SG (ed). *Advances in Neurology : Functional Recovery from Neurological Disease*, 47 ed. New York : Raven Press, 1988, pp 401-423.
84. Andrews AW, Bohannon RW. Distribution of muscle strength impairments following stroke. *Clin and Rehabil* 14 : 79-87, 2000.
85. Bohannon RW, Walsh S. Nature, reliability, and predictive value of muscle performance measures in patients with hemisparesis following stroke. *Arch Phys Med Rehabil* 73 : 721-725, 1992.
86. Bohannon RW. Is the measurement of muscle strength appropriate in patients with brain lesions? A special communication. *Phys Ther* 69(3) : 225-236, 1989.
87. Light KE. Clients with spasticity : To strengthen or not to strengthen. *Neurology Report* 15(1) : 19-20, 1996.
88. Nwaobi OM. Voluntary movement impairment in upper motor neuron lesions : Is spasticity the main cause? *The Occup Jl Res* 3(3) : 132-140, 1983.
89. Bourbonnais D, Vanden Noven S. Weakness in patients with hemiparesis. *AJOT* 43 : 313-219, 1989.
90. McCartney N, Moroz D, Garner SH, McComas AJ. The effects of strength training with selected neuromuscular disorders. *Medicine and Science in Sports and Exercise* 20(4) : 362-368, 1998.
91. Symonds BL, James RS, Franklin CE. Getting the jump on skeletal muscle disuse atrophy : Preservation of contractile performance in aestivating Cyclorana alboguttata. *Journal of Experimental Biology* 210(5) : 825-835, 2007.
92. Jackman RW, Kandarian SC. The molecular basis of skeletal muscle atrophy. *American Journal of Physiology : Cell Physiology* 56(4) : C834-C843, 2004.
93. Stein TP, Wade CE. Metabolic consequences of muscle disuse atrophy. *Journal of Nutrition* 135(7) : 1824-1828, 2005.
94. Gutmann E, Hnik P. *The Effect of Use and Disuse on Neuromuscular Functions*. New York : Elsevier, 1963.
95. Browse NL. *The Physiology and Pathology of Bed Rest*. Springfield, IL : Charles C Thomas, 1965.
96. Berg HE, Eiken O, Miklavcic L, Mekjavic IB. Hip, thigh and calf muscle atrophy and bone loss after 5-week bedrest activity. *Eur J Appl Physiol* 99 : 283-289, 2007.
97. Kasper CE, Talbot LA, Gaines JM. Skeletal muscle damage and recovery. *AACN Clin Issues Adv Pract Acute Crit Care* 13(2) : 237-247, 2002.
98. Hislop HJ. Response of immobilized muscle to isometric exercise. *J Am Phys Ther Assoc* 44 : 339, 1964.
99. Rennie MJ. Exercise- and nutrient-controlled mechanisms involved in maintenance of the musculoskeletal mass. *Biochemical Society Symposia* 035(5) : 1302-1305, 2007.
100. Bernstein N. *The coordination and regulation of movement.* London : Pergamon, 1967.
101. Bertoti D. Cerebral Palsy : Lifespan Management. In *Orthopaedic Interventions for the Pediatric Patient, Orthopaedic Section Home Study Course.* Alexandria : American Physical Therapy Association, 2000.
102. Knutsson E, Richards C. Different types of disturbed motor control in gait of hemiparetic patients. *Brain* 102 : 405-430, 1979.
103. van Dieën JH, Cholewicki J, Radebold A. Trunk muscle recruitment patterns in patients with low back pain enhance the stability of the lumbar spine. *Spine* 28(8) : 834-841, 2003.
104. Ng JKF, Richardson CA, Parnianpour M, Kippers V. EMG activity of trunk muscles and torque output during isometric axial rotation exertion : A comparison between back pain patients and matched controls. *Journal of Orthopaedic & Sports Physical Therapy* 20 : 112-121, 2002.
105. Laufer Y, Ries JD, Leininger PM, Alon G. Quadriceps femoris muscle torques and fatigue generated by neuromuscular electrical stimulation with three different waveforms. *Phys Ther* 81(7) : 1307-1316, 2001.
106. Deuschl G, Bain P, Brin M. Consensus statement of the Movement Disorder Society on tremor. *Mov Disord.* 1998 ; 13 : 2-23.
107. Burke RE, Edgerton VR. Motor unit properties and selective involvement in movement. *Exer Sport Sci Rev* 3(31) : 31-81, 1975.
108. Buchthal F, Schmalbruch H. Motor unit of mammalian muscle. *Physiol Rev* 60 : 90-142, 1980.

第4章 筋活動と筋力

“偉大さというのは強さではなく，強さを正しく使うことである.”

—Henry Ward Beecher, 1813-1887

組合教会主義者，聖職者，社会改革運動家，奴隷制度廃止論者，弁論家

本章の概要

学習目標

本章では，筋力に影響を及ぼす要因と筋の構造および筋活動について述べる．本章の終わりまでに，以下に示す目標を達成してほしい．

- ❑ 様々な筋活動様式の違いを説明することができる．
- ❑ 筋活動における筋線維の種類の違いを理解できる．
- ❑ 筋収縮の違いを説明できる．
- ❑ 筋組織を伸張した際の応力-歪み曲線の関係を説明できる．
- ❑ 自動運動での機能不全（active muscle insufficiency：自動不全）と他動運動での機能不全（passive muscle insufficiency：他動不全）の例を挙げることができる．
- ❑ 筋力を決定づける要因を示して説明することができる．
- ❑ 筋出力において，レバーアームと筋の長さの重要性を説明できる．
- ❑ 遠心性収縮がどのように筋損傷へと至るのか，その過程を説明することができる．

本章の概要

要約	確認問題	文献
臨床事例の解決方法	研究活動	

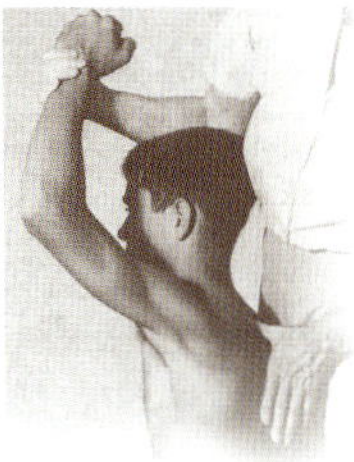

臨床事例

ロチェスター州立大学の奨学金を取得しているアイルランド出身の有望な陸上選手が2週間滞在した．彼らは，キャンパスに到着してからすぐに，新任のコーチによって，これまで経験したことのない多くのトレーニングを開始した．しかし，選手のOwainとXavierは，翌朝，負傷したと言ってクリニックに行った．彼らは同じ症状を呈していた．昨日の長い坂道のトレーニングでハムストリングスと下腿三頭筋を痛めたのだ．彼らは，ベッドから出ることすら難しいと苦痛を訴え，特にハムストリングスの痛みに困っていた．彼らを診察した臨床家は，2人とも同じ症状で苦しむことを不思議に思ったが，何が原因であるかは想像がついた．

はじめに

我々は，第3章において，筋活動を提供する筋の構造に関する微細な構成要素と神経の構成要素について述べてきた．本章では肉眼レベルで観察できる筋について述べていく．あなたは，今や神経筋系の生理学的な機能を理解している．第3章で学習した構造が日常生活動作に使われるとき，身体に何が起きているかを理解することができるだろう．本章は，筋活動を意識することなく，筋がどのように関節と四肢を動かすのか，理解を助けるだろう．第3章では，生理学について述べてきたが，この章では力学について記述する．

筋の力学を理解しやすいように，筋力の作用点を一点で示した．この簡略化は，生体力学の原理を理解するうえで有効であるが，多くの複雑な力が機能に影響を与えていることに留意しておいてほしい．筋は，運動に作用しているただ1つの力ではない．骨に付着する軟部組織は筋と同様に，筋膜，靱帯，腱，軟骨，関節包などを介して筋力を伝達している．本章では，運動に作用する自動的構造や他動的構造（active and passive structures）についても言及する．

筋活動

第3章では，運動単位などの筋活動を提供する神経筋の生理学について理解を深めてきた．いくつかの運動単位がそれぞれ発火することにより筋収縮が起こり，筋収縮の大きさは発火する運動単位の数とその回数に依存している．これらは筋活動に大きく影響するが，最終的に筋力の強さがどの程度発揮できるかは他の要因に影響されている．しかし，筋力について説明する前に，我々は筋活動の種類を確認しておかなければならない．その知識とともに，ある筋が他の筋とどのように相互作用するのか，その筋自身の日常生活動作にどのように反応するのかを理解しなければならない．本章では，これらのことについて扱うこととする．

筋活動の記録

筋活動は，表面電極，針電極，筋内ワイヤー電極を用いて記録され，筋電図検査（electromyography：EMG）（ラテン語：*elektra*，英語：lit〔点火される〕，brilliant〔光り輝く〕，pertaining to electricity〔電気に関係して〕；ギリシャ語：*myos*，英語：muscle〔筋〕；ラテン語：*graphicus*，英語：to write〔書くために〕），と呼ばれる．電極の各対は，記録装置の“チャンネル”に接続している（**図4-1**）．多チャンネルを使用することで，特定の運動や関節肢位における複数の筋の収縮や筋弛緩の活動パターンを同時に記録することが可能となる．EMGは，特定の筋の活動量だけでなく筋収縮と筋弛緩の一連の経過について，筋の単独活動や協調活動を通して記録することができる．EMGを用いた最も初期の研究は，Inmanら[1]によって行われた肩関節の運動の分析である．EMGを用いた研究はClarys[2]やBasmajian[3]，Heckathorneら[4]によって運動学においても有効であることが報告された．その他にEbersole[5]，Smidt[6]，Perry[7]によって報告されている．身体運動学にEMGを用いた詳細な成果は，第12章に示す．

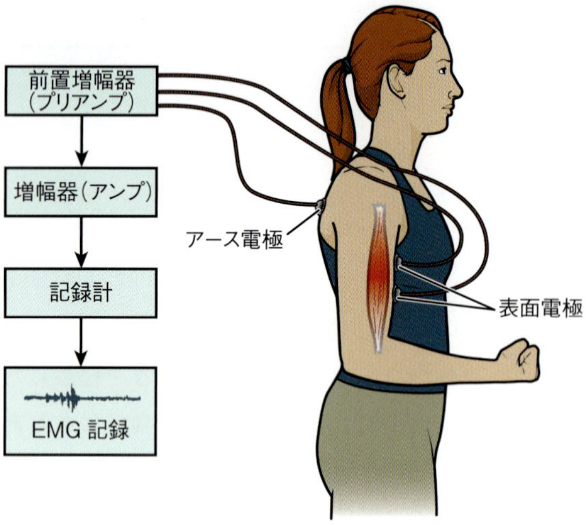

図 4-1　筋活動を記録するために筋電図検査を行う．電極は，筋収縮による電位の変化を検出するために，計測したい筋の上に置かれる．電極によって感知された活動電位は，電子機器にて増幅され，分析するために記憶装置に記録される．

筋活動

筋は運動の有無にかかわらず，強弱さまざまな筋緊張を生み出すことができる．また，筋収縮にはいくつかの種類がある．本節では，それらについて簡単に説明する．

等尺性収縮

筋が関節角度を変化させないで筋力を発揮することを，**等尺性収縮**という（isometric）（ギリシャ語：*isos*，英語：equal〔等しい〕；ギリシャ語：*metron*，英語：measure〔寸法〕）．等尺性収縮は，静的または保持的収縮（contractions）とも呼ばれている．等尺性収縮は，日常的な動作では関節を安定させる．例えば，手を前方に伸ばすとき，胸郭に肩甲骨を安定させなければならない．

求心性収縮

筋が短縮する筋収縮を**求心性収縮**（concentric）という．例えば，椅子から立ち上がるときの大腿四頭筋，水の入ったコップを口まで持ってくるときの肘関節屈筋である．求心性収縮は，筋の起始部と停止部が互いに近づいて筋は短縮する．求心性収縮は四肢に加速度をもたらす．

遠心性収縮

筋収縮しながら筋の長さが長くなるのを**遠心性収縮**（eccentric）という．例えば，立位から座るときの大腿四頭筋や，水の入ったコップを口からテーブルに戻すときの肘関節屈筋が遠心性収縮である．遠心性収縮は，筋の起始部と停止部が互いに離れながら収縮する．遠心性収縮は，従重力方向や，重力に抗して関節運動の速度を制御する際にしばしば生じる．遠心性収縮は，歩行やジャンプの着地において身体分節を減速して衝撃を吸収する．

求心性収縮は**正の仕事**であるのに対し，遠心性収縮は**負の仕事**と呼ばれる．正の仕事は筋活動に伴い関節運動を生じる．いい換えると運動は筋活動によって生み出される．一方，負の運動は外力が関節運動を生み出す際に起こる．筋活動はその関節運動の速度を調節する外力（外力はしばしば重力である）が関節運動を生成して，筋に負の仕事をさせる．

等張性収縮

isotonic（等張性収縮）という用語の語源は，ギリシャ語の *isos*，英語の equal（同等），*tonus*（張力）に由来する．本来はこの用語は，身体から取りはずされた筋の収縮について言及する際に生理学者が使用する用語であり，重力に抗して垂直に荷重を持ち上げることを示している．等張性収縮とは，運動範囲を通して，筋の負荷量が一定であることを意味する．実際，等張性収縮は身体

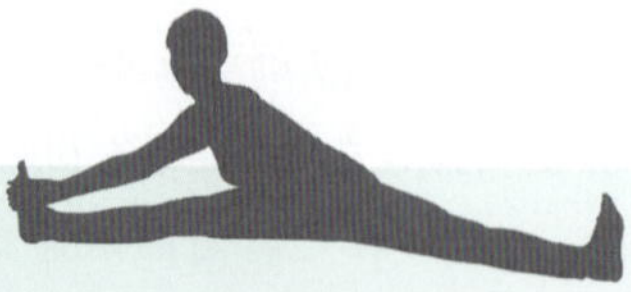

臨床的視点

ほとんどの臨床家は筋電図を用いた筋活動の分析は日常的に行わない．臨床家は，筋の収縮や弛緩の状態を触診にて確認することが多い．筋の触診は臨床上重要な技術である．それは体表解剖学の十分な理解と立体的な解剖学の包括的な知識を必要とする．触診は，周囲の筋が収縮するのを避けるために，目的の筋を軽く収縮させるとわかりやすい．

のてこを用いた運動ではまず起こらない．しかしながら，等張性収縮は，例えば，手に重りを持って肘関節の屈曲運動を行ったときの筋収縮を指す用語としてしばしば誤って用いられる．たとえ運動中に重りの重量が同じであったとしても，関節角度が変化することによって重りによるトルクは変化することから，筋の張力を変化させながら連続的な運動を行っている．

等尺性収縮と“等張性”収縮は，しばしば“収縮”と呼ばれるが，“収縮”は“短縮”の意味を含む．この短縮は等尺性収縮や遠心性収縮では必ずしも起こるわけではない．にもかかわらず，“収縮”は等尺性収縮や遠心性収縮のように一般的に用いられている．

等速性収縮

運動の速度が一定である場合，**等速性収縮**が起こる（isokinetic contraction）（ギリシャ語：*isos*，英語：equal〔同等〕，ギリシャ語：*kinetos*，英語：moving〔動く〕）．1960年代には，筋力にかかわりなく，クランクアームまたは滑車の運動速度を，事前に設定した角速度に合うように制限する電気的機械装置（isokinetic dynamometer，等速運動計測機器）が作製された．1967年に，Hislop と Perrine は等速性運動の概念と原理を説明した[8]．等速運動装置のクランクアームの回転軸は，運動を行う関節の運動軸に合わせられ，装置のレバーアームの長さは骨格のレバーアームの長さと一致させる（**図4-2**）．被検者には運動や計測目的の筋群を収縮させ，装置は運動速度が加速しないように制御する．“等速性運動を行っている間，全可動域を通して筋が最大出力を維持するように，骨格のレバーアームにかかる外力を抵抗で調整する”[8]．臨床家は，徒手的に抵抗を加える方法で運動範囲すべてにおいて同等の適切な抵抗を加えることができる．この徒手的な抵抗運動は価値のある治療技術である．練習と経験から，臨床家は，連続的に抵抗の量を調節し運動速度を一定にすることで等速性運動に近づけることができる．

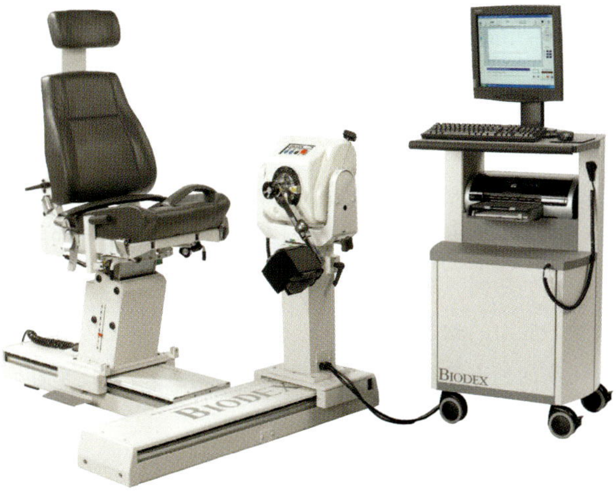

図4-2　等速運動の計測機器を示す．この機器は，等速性，等張性，求心性，遠心性活動の運動や評価で用いられる．筋によって発揮される力やトルクは関節角度や運動と同時に記録される．コンピュータは，最大トルク値，仕事，力などの平均値を算出する．

解剖学的観点からの筋活動

本節にて説明する，筋線維の種類と筋の付着部は，筋が刺激に応じて収縮する場合や，日常的な活動を行いやすいような解剖学的構造となっている．

筋の起始停止

解剖学では，筋の**近位付着部**（起始），**遠位付着部**（停止）と筋が行う関節運動の**作用**とで説明される．それら解剖学的な筋の起始停止とその作用に関する知識は，運動学を学習するにあたり必須の知識であるものの，以下の要因によって筋機能を予測することが可能であることも知っておく必要がある．

(1) 近位付着部は安定する
(2) 遠位付着部は近位付着部の方へ動く（求心性収縮）
(3) 遠位の身体分節は重力や抵抗に抗して動く
(4) 筋は単独で活動する

しかしながら，これらの状況は通常の活動では起こりえない．

しかし，筋の付着部と作用を理解することは，運動学を学ぶ新人の臨床家にとって良い出発点である．結局のところ，筋の運動を理解することや，より複雑な筋機能を評価するためには，筋の起始停止の知識は不可欠である．筋の付着部と作用を理解できたら，筋活動の機能的な適用に影響を及ぼす他の要因を考えることが可能となる．例えば，上腕二頭筋の近位付着部を固定した状態で筋収縮すると肘関節は屈曲する．いかなる筋でも収縮すれば，筋の端から端までの長さは短縮する．一方で，上腕二頭筋の付着部両端がともに固定されない状態で筋が収縮すると，肩関節屈曲と肘関節屈曲が同時に出現する．また閉鎖運動連鎖においてこのメカニズムを理解することができる．もし，筋の遠位付着部が固定されると，起始部の方が運動する．筋は，短縮したり（求心性）伸張したりする（遠心性）ことが可能なため，上腕二頭筋は筋活動の種類に応じながら活動する．したがって，近位付着部が固定されると上腕二頭筋は求心性活動となり肘関節を屈曲する．しかし，肘関節が重力により伸展するときは，上腕二頭筋は遠心性収縮となり肘関節を伸展する速度を制御する．重力は，それに抗するために筋活動を必要とする外力であり，実際に機能的な抗重力活動を行っている間，遠心性収縮を行っている．多くの運動は，複数の筋が活動した結果である．筋は他の筋とともに働き，筋活動を補助したり関節や四肢体幹の安定化を補いながら日常生活動作を行っている．

要約すると，筋の近位付着部や遠位付着部および，その作用を確認することは必要だが，これらを理解しているということは全体の一部分にしかすぎない．身体が日常生活動作をどのように行うかを正しく理解するには，運動は以下の要因に影響されることを認識する必要がある．(1) 筋の近位付着部は，しばしば遠位付着部の方向へと動く（閉鎖運動連鎖），(2) 筋収縮は，求心性収縮，遠心性収縮および等尺性収縮が可能である，(3) 四肢の運動は，しばしば重力に助けられる，(4) 筋は，ほとんど単独では活動せずに他の筋とともに活動する．

重力は日常生活動作に重要な役割を果たしており，興味深いことにその筋の作用と筋がまたいでいる関節の名前は，その名のとおりに活動するわけではない．例えば，手掌面を床に向けて机の端から手関節が出るように置き，手関節をゆっくりと掌屈すると，手関節屈筋群は活動しない．運動は手関節伸筋群の遠心性収縮によって行われる．したがって，機能活動を理解するためには重力の影響を理解することが非常に重要である．

筋線維の種類

第 3 章では筋線維の種類の違いについて説明した．すでに学んだように，骨格筋の種類は 3 つに分けられる．これらの骨格筋は，代謝機能や構造，化学組成，力学的な機能に応じていくつかの種類に分類することができる．2 つの筋線維の種類は，それぞれの分類区分で反対の機能であり，3 つ目の種類は，この 2 つの種類の混合型である．それらは異なる方法で分類することが可能なことから分類区分の使用に応じて異なる呼ばれ方をしている．筋線維のタイプと分類区分の特徴をすぐに思い出すために**表 3-2** にさっと目を通してほしい．よく用いられる主な分類方法は，3 つの筋線維をタイプⅠ，タイプⅡa，タイプⅡb に分ける．タイプⅠとタイプⅡb はお互い反対の機能をもち，タイプⅡa はこれら 2 つの混合である．このタイプⅡa は，タイプⅠとタイプⅡb による連続体であること覚えておかなければならない．タイプⅡa 線維は他の 2 つの種類の線維と網目状にかみ合った（組み合わせた）ものである．あるタイプⅡa 線維はタイプⅠ線維に似ており，別のタイプⅡa 線維はタイプⅡb 線維に似ている．

筋は，いくつかの筋線維の種類を組み合わせてもっている．1 つの筋線維の種類だけであったり，いくつかの種類を含んでいる筋かもしれず，個人によって異なる[9, 10]．もともと筋線維は生まれたときはタイプⅠとタイプⅡ線維であるにもかかわらず，個々人の活動とホルモンの量によって後天的に変化するとされている[10]．また，加齢とともに筋線維は変化し，タイプⅡ線維の量が減少する[11]．

筋線維の種類は，その筋の機能によってある程度決定づけられる[11]．我々が座っていたり，立っていたりできるのは重力に抗する抗重力筋や姿勢筋と呼ばれる筋によるものである．我々は，座位や立位にて長時間過ごすことができるのは，これらの筋が遅筋線維（slow-twitch）またはタイプⅠ筋線維が含まれているからである．長時間立っていたり座っていたりするためには，継続的な微調整が必要となり，これらの筋が疲労に耐えて継続した筋活動を維持できる筋線維をもっていなければならない．これらの筋は，ヒラメ筋，腓骨筋，大腿四頭筋，殿筋，腹直筋，上肢の伸筋，脊柱起立筋，短い頸部の屈筋などが含まれる．一方で，激しく急速な動きを要求される筋は，速筋（mobility muscle）または非姿勢筋である．これらの筋にはタイプⅡ筋線維が多く含まれている[12]．この動筋は急速な力とパワーを生み出すが，持久力は乏しい．したがって，速筋は長時間の活動はできない．速筋には腓腹筋，ハムストリングスおよび上肢の屈筋が含まれている．

機能的な筋活動

前述したように，筋は機能的な運動の際には単独では活動しない．あるときは筋はその運動を主に行うかもしれないが，あるときはその運動を助けたり，または妨げたりするかもしれない．文献には，これらの機能を説明するために様々な用語があるが，本書では，ここに提示される 3 つの主要な用語を使用する．

主動作筋

運動や姿勢を維持する筋が**主動作筋**（agonist）（ギリ

シャ語：*agon*，英語：contest〔競争〕）である．主動作筋は，求心性，遠心性または等尺性に収縮する．主動作筋はときどき“prime movers”と呼ばれる．

拮抗筋

拮抗筋（antagonist：ギリシャ語，*anti*，英語，against〔～に反対の〕）は，主動筋とは反対の活動を行う筋または筋群のことである．機能的な運動の間は，通常では拮抗筋は活動をしない．その活動に関与しないように，抵抗しないようにする．しかし，望ましい運動となるように，拮抗筋の他動的な伸張または短縮が起こる．例えば，フォークを口に持ってくるときに，上腕二頭筋は主動作筋として活動し，上腕三頭筋は主動作筋の活動ができるように拮抗筋として弛緩したまま他動的に伸張される．

共同筋

主動作筋と同時に収縮する筋が**共同筋**（synergist）（ギリシャ語：*syn*，英語：with〔ともに〕，together〔ともに〕；ギリシャ語：ergon，英語：work〔働く〕）である．筋は，様々な方法で共同作用を提供する．1つめは，主動作筋とほとんど同じか，同一の作用を提供することである．例えば，肘関節屈曲での上腕筋とともに作用している腕橈骨筋である．

2つめは，主動作筋の不必要な作用を防ぐことである．例えば，物を握ろうと長指屈筋が収縮するとき，手関節伸筋は手関節が屈曲してしまうことを防いでいる．このような共同作用の活動は，複数の運動を実行する筋の一般的な機能の特徴である．例えば，手関節の橈骨偏位の作用をみてみる．橈側手根屈筋は，手関節掌屈と橈側外転を行う．同様に，長橈側手根伸筋は手関節背屈と橈側外転を行う．前額面で橈側外転を行うときに，背屈と掌屈の作用が中和されて，両方の筋が手関節橈側外転するために共同作用する．

3つめは，遠位の関節運動のために近位の関節を安定させることである．共同筋がこの方法で作用すると，共同筋は等尺性収縮することで，主動作筋によって動かされないように，近位関節を安定させる．その結果，遠位の四肢を自在に動かすことが可能となる．

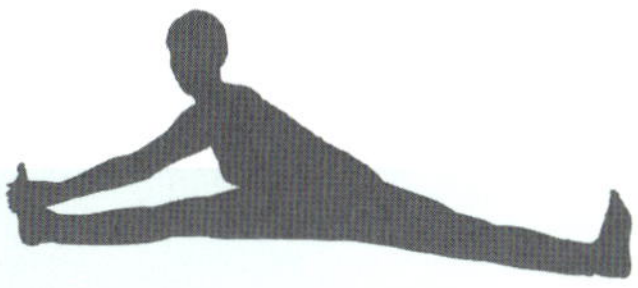

臨床的視点

一部の臨床家は，スクワット運動は主動筋と拮抗筋が収縮すると主張している．しかし，拮抗筋の収縮力は作動筋のそれと比較すると，収縮力の程度はわずかである[13-15]．このスクワット運動では，拮抗筋（ハムストリングス）は，大腿四頭筋の共同筋として機能している．つまり，膝関節屈曲はハムストリングスが行うのではなく，主動作筋が行う望ましい膝関節屈曲を実行するために関節を安定させている．このことは，主動作筋と拮抗筋が同等に収縮した場合は，運動を行うことができないので，直観的に理解できるだろう．ハムストリングスの筋力増強を行いたい臨床家は，スクワット運動よりもハムストリングスが主動作筋として活動する運動を行うこと勧める．

2つの運動（exercises）は，機能的な運動の際に安定作用が重要であることを示している．1つ目の簡単な運動は，手をしっかりと握ることである．触診してみると，前腕の前面の手指屈筋群だけでなく，前腕の後面や上腕二頭筋，上腕三頭筋，肩関節周囲の筋が緊張することを確認できるだろう．手をしっかりと握るために，これらの筋群は等尺性収縮により上肢を安定させている．もう1つの例は，起き上がり運動である．背臥位で下肢を伸ばし，手は頭の上に置く．そこから，起き上がろうとすると，同時に体幹と下肢が床面から離れることに気づくだろう．股関節屈筋は，他の筋と同様にどちらか一方の端が固定されないと筋の両端が動いてしまう．臨床家は，筋収縮によって近位部か遠位部のどちらに運動が生じるのか理解しなければならない．この理解によって，リハビリテーションでの運動の際に，不安定性が存在するとき，それは簡単に評価され修正することができるだろう．臨床家は，その安定性の重要性とその価値を理解しなければならない．機能的な活動を行っている間，その機能活動が必要とするだけの安定性を提供しなければならない．

筋は，主動作筋または拮抗筋としてよりも，しばしば共同筋として作用する．主動作筋が収縮すると，その力により筋の起始部と付着部が両方動いてしまう．望ましい運動を実行するためには，筋の起始部と停止部の両方が動くのを防いで，どちらか一方を固定する必要がある．筋の起始部か停止部のどちらを固定するかは，意図された運動をもって定まる．固定筋（安定筋）(stabilizers)は，関節運動の重要な要因として，本書全体を通して記載されている．実際に，固定筋の安定作用がない主動作筋の運動は，非効率で役に立たない．

主動作筋と拮抗筋は，いつも共同筋というわけではない．それらの関係は，姿勢や筋が打ち勝たなくてはならない抵抗の方向によって変化する．この変化する関係は，肘関節屈曲と伸展運動における（**図 4-3A1**）上腕二頭筋と上腕三頭筋 の EMG 記録に示される（**図 4-3**）．椅子に座った被検者が手の重りを持ち上げるために，肘関節屈筋は主動作筋として求心性収縮を行う（**図 4-3A2**）．拮抗筋の肘関節伸筋は，肘関節屈曲運動のために弛緩して伸張される．重りを下ろすために肘関節を伸展するとき，肘関節屈筋は主動作筋として遠心性収縮を行う（**図 4-3A3**）．肘関節伸筋は活動していないが拮抗筋のままである．しかし，被検者が背臥位にて肩関節 90° のまま肘関節屈曲と伸展を行うと，主動作筋と拮抗筋の関係は逆転する（**図 4-3B1**）．この場面では，肘関節伸筋は肘関節屈曲のための主動作筋となり（遠心性収縮）（**図 4-3B2**），肘関節伸展の場合も主動作筋となる（求心性収縮）（**図 4-3B3**）．一方，肘関節屈筋は，肘屈曲と伸展においてどちらも拮抗筋となり運動の間弛緩している．

被検者が背臥位で上肢を身体の側方に置いているとき（**図 4-3C1**），主動作筋と拮抗筋の活動の切り替えが，肘関節屈曲と伸展で生じる．肘関節を屈曲する際に，上腕二頭筋は肘関節屈曲の最初の部分の主動筋である．しかし，肘関節屈曲 90° を超えるにつれて，荷重力の方向は変化する．そして，上腕三頭筋が主動作筋になる（**図 4-3C2**）．肘関節屈曲 90° 以上の可動域から屈曲 90° までの肘関節伸展の主動筋は上腕三頭筋である．しかし，いったん肘関節が屈曲 90° を越えて伸展するならば，肘関節屈筋は，遠心性収縮により運動の開始肢位である肘関節伸展位まで肘関節運動を制御する（**図 4-3C3**）．この筋活動の変化は，重りを牽引する重力と，質量中心の相対的な位置による．さらに，屈曲（**図 4-3D1**）と伸展（**図 4-3D2**）の運動全体に及ぶ徒手抵抗の適用は，筋が運動よりもむしろ抵抗により作用するという原理を示す．

このような筋の様々な関係について，その他の例を**図 4-4** に示す．この例で示されるように，上腕二頭筋は（回外筋とともに）回外運動の主動筋であり，上腕三頭筋は肘屈曲を防ぐ作用をもち共同筋として活動する．上腕二頭筋のように複数の機能をもつ場合，望ましい運動を行うために，望ましくない運動を制御する拮抗筋は，しばしば共同筋として作用する．

筋の特徴

筋に作用する力は，その筋にとってストレス（stresses，応力）となる．**ストレス**とは，身体や四肢，筋に作用する力または荷重である．ストレスは，圧縮，牽引力，剪断力，ねじれ，曲げる力，回転力やそれらの組み合わせで起こる．筋と結合組織は，そのストレスに抵抗する．筋や結合組織が，このストレスに耐えられないときに損傷する．そのため，筋とその周囲の結合組織は，ストレスに抵抗する力学的，物理的特性を兼ね備えている．それらが重要な理由と，その特徴を運動やリハビリテーションにおいて効果的に使う方法を本節で説明している．

粘性

粘性（viscosity）とは，永続的な変形を引き起こす外力に対する抵抗性のことである．通常は流動体に使用される用語である．タール（tar）と油について考えてみよう．ともに粘りがあるが，タールは油よりも粘性が強い．タールが加熱されると，粘性は減り簡単に型どれるようになる．ヒトの組織も粘性をもっている．臨床においても，組織を伸張する前に組織に熱を加え温度を上げることで粘性を減らすことがある．一方で，組織の温度を下げることは，組織の粘性を増加させる．この例として，あなたが，寒い日に手袋やミトンを使用せずに外に立ってから，暖かい建物の中に入ったとき，手と指がいかに硬くなっていたかを思い出すことができるだろう．

弾性と伸張性

弾性と伸張性（elasticity and extensibility）は密接なかかわりがある．**伸張性**とは，伸張すること（stretch），伸びること（elongate），伸張できる能力（expand）である．**弾性**とは，牽引力によって伸張されるが，その力

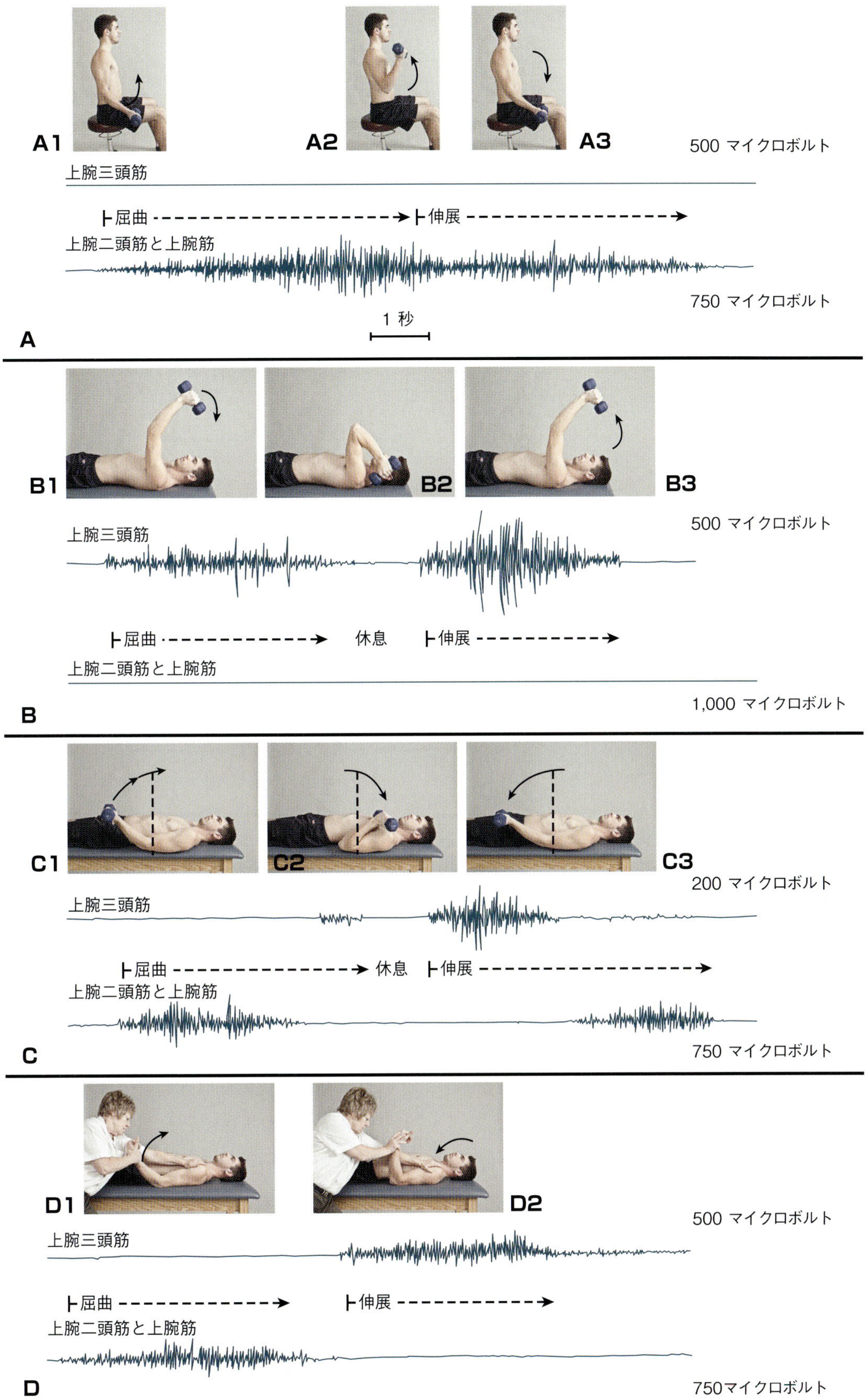

図 4-3　肘関節が屈曲または伸展しているときの上腕二頭筋と上腕三頭筋の EMG 筋活動は，姿勢の変化や加わる抵抗の力の方向の変化によって異なる．A）座位で手に重りを持った場合，B），C）背臥位で手に重りを持った場合，D）背臥位で徒手的な抵抗に抗して求心性収縮を行う．A と B の筋活動の強さは，求心性収縮と比較して遠心性収縮の方が筋活動はより少ないことに気がついてほしい．

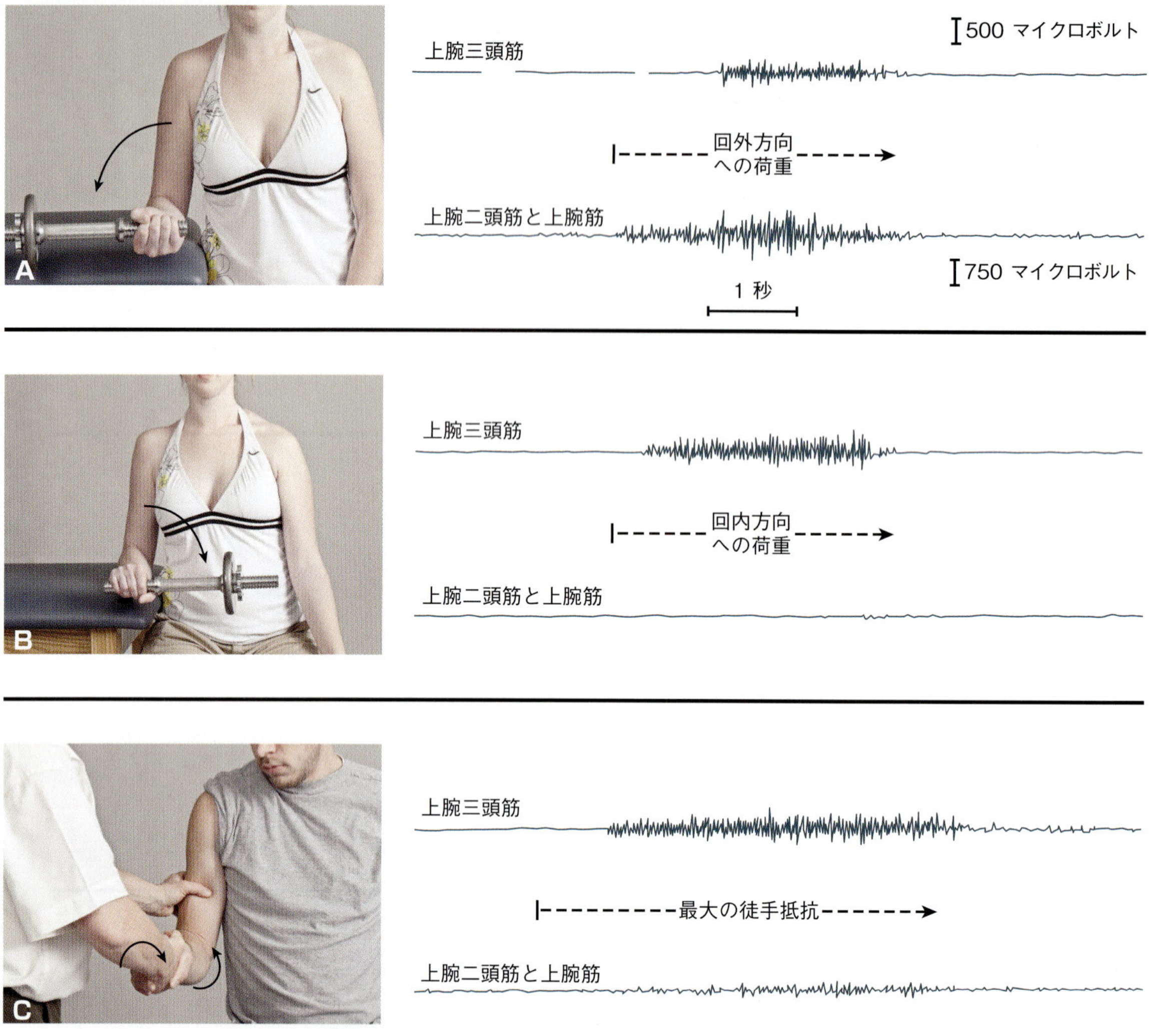

図 4-4　前腕の運動での上腕二頭筋と上腕三頭筋の共同作用．肘関節 90° にて前腕は支持された座位にて，被検者の筋電図を記録した．前腕の回外が始まる時の上腕二頭筋の等尺性収縮を助けるために，上腕三頭筋が活動し肘関節が屈曲することを防いでいる．

から解放されれば元の長さに戻る能力のことである．筋組織が引き伸ばされるときの位置エネルギーは，牽引力が解放された後に通常の長さに引き戻らせるエネルギーとなる.筋組織がより多くの弾性を有するということは，より多くの伸張性があることを示す．あなたが，厚いゴムバンドと薄いゴムバンドの 2 つのゴムバンドを手に取り，等しい力で両端を引っ張ると，薄いゴムバンドは厚いゴムバンドよりもより弾性があることがわかるだろう．伸張している力を開放するとき，薄いゴムバンドはより伸張されてから通常の長さに戻ることが可能である．

筋の弾力と伸張性は互いに密接にかかわりあうとともに，粘性とも間接的にかかわりがある．筋組織は伸張性があるほど，粘性は少ない．また逆も同じである．筋と結合組織は，粘性と弾性の両方の性質をもって，粘弾性組織といわれる．**粘弾性**をもつ組織に力が加えられるとき，その形を変える力に抵抗する能力がある．しかし，その力が組織に変化を引き起こすほどのものであれば，その組織は最初の状態に戻ることはできなくなる．筋と結合組織のみならずすべての組織はこの能力を備えている．事実，すべての組織は元の形に戻ろうとする．とても硬い組織はより粘性があり，より弾性が乏しい．とても柔軟な組織はより弾性があり，より粘性が乏しい．古い建物の古い窓ガラスを見たときに，その窓ガラスは波打っているように見えるかもしれない．ガラスは継続的な重力に屈して，元の透明に透き通った状態に戻ることができずに，波打って見える．どんなに粘弾性をもつ組織でも，この応力と歪みの原理が適用される．

応力（ストレス）と歪み

ストレスとは，身体やその部分が抵抗する力または荷重のことである．それらの組織がどれくらいのストレスに抗することができるかは，変形可能な能力に依存している．これは組織の**歪み**であり，ストレスに屈するまでの，耐えることができる変形の量である．すべての組織には，その組織特有のストレスと歪みの特性をもつ．これは**応力-歪み曲線**または**応力-歪み原理**と呼ばれている．たとえ組織が他の種類の組織に変化したとしても，結合組織の曲線は，一般的なヒトの組織の応力-歪みを示すために用いられる（**図 4-5**）．応力-歪み曲線の最初の区画は，*立ち上がり領域*（*toe region*）である．静止状態では，組織の外観はヒダ状または波打った外観をしている．組織にストレスが加わると，この組織のたるみは，応力-歪み曲線の立ち上がり領域に入る．組織のたるみが伸張されて緊張した時点から，ストレスは組織の*弾性領域*へと移る．この弾性領域は，組織の弾性をもつ特性が強調される領域である．組織に加えられるストレスの量と組織が伸張可能な能力との間に直接的な相関関係にあるとき，組織の歪みと組織の伸張できる量は直線的な関係で図表上を移動する．力や荷重がこれらの2つの範囲のいずれかの時点で加えられなくなった場合，組織は通常の長さに戻る．一方で，加えられる力が増加し続ければ，組織はその弾性領域から*可塑領域*に移行する．この範囲では，組織には微細な損傷が生じる．つまり，ストレスの量に耐えることができずに，組織の一部が損傷する．それは，この時点で組織の長さに恒久的な変化が生じるということである．この時点で力が加えられなくなった場合，ストレスが加えられる前の組織と比較すると細長く変化している．ストレスの量が可塑領域の範囲を超えて増え続けると，組織は*曲線のくびれた領域*へと移行する．この時点では，肉眼で確認できるほど多くの微細な損傷を生じている．この時点になると，組織が弱まるために，組織の損傷を引き起こすために必要な力や荷重量は少なくなってくる．さらに，ストレスが継続して増加すると断裂領域に移り，組織に裂け目が生じ直ちに断裂して組織の連続性は失われる．

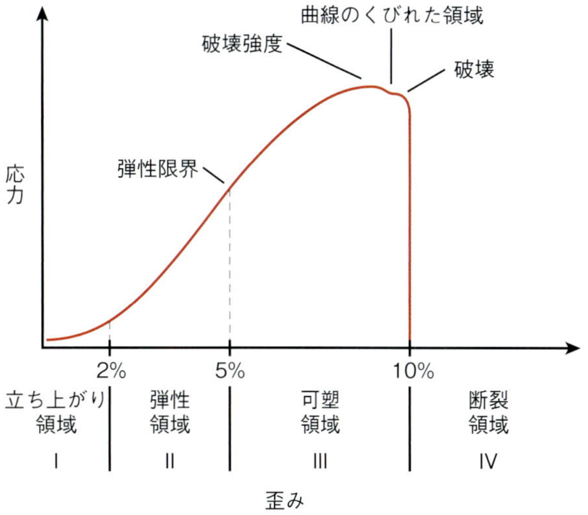

図 4-5　応力-歪み曲線．ストレスは組織に加えられる力の量であるのに対し，歪みはストレスによって起こる変形である．組織には，加えられたストレスに耐える組織自身の能力がある．この能力は，応力-歪み曲線の立ち上がり領域（toe region），弾性領域（elastic region），可塑領域（plastic region）の変形が許容可能な能力の程度に依存する．組織に加えられるストレスが曲線のくびれた領域へ進むと，次の段階では，それ以上のストレスに組織が耐えることができない状態になる．

クリープ

クリープ（creep）とは，長い時間をかけて組織に低負荷が加わることで組織が変化することである．前述した古い家の窓ガラスは，クリープにより変形している．クリープによる変化は，組織または構造の可塑領域において起こる現象であり永続的な変化である．我々は，毎日クリープを経験している．身長を朝と夕方に計測すると，あなたの身長は朝の方が高いことに気がつくだろう．

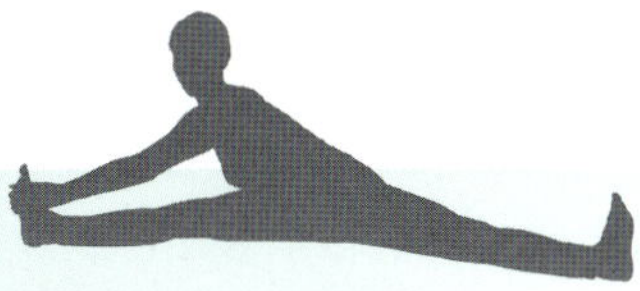

臨床的視点

短縮した関節包の柔軟性を高めたい場合は，関節包の長さの一時的な変化が可能な関節包の弾性領域でストレッチを行う．しかし，関節可動域を改善したい場合は，関節包の可塑領域にてストレッチしなければならない．関節モビライゼーションとストレッチの組み合わせは，永続的な柔軟性の増加を生み出すために，このようなストレスを与える必要がある．

臨床的視点

クリープは身体に有害である可能性もある．クリープによる負荷が，組織のストレス許容範囲を超える場合，長時間にわたって負荷が反復されると組織に構造疲労を引き起こす可能性がある．構造疲労は，反復刺激によるストレスの蓄積により生じる．我々は，これを骨では**疲労骨折**（stress fractures）と呼び，腱では**腱障害**（tendinopathy）などでみることができる．

組織に対する重力の長時間の作用が，朝夕の身長の高さの違いとして生じる．このクリープという現象は，有益でもあり，有害でもある．例えば，アキレス腱に短縮がある人は，その幅広く硬い構造をもつアキレス腱に通常の短時間だけのストレッチでは，効果的に伸張することは難しい．しかし，約10分程度の長時間のストレッチを行うと，アキレス腱の柔軟性を高める十分なクリープを得ることができる．長時間のストレッチを反復的に行う場合は特に効果的である．

筋力

筋力とは，正確な定義のない一般的な用語である．いくつもある筋力の定義は，強いものの状態，力を生成する筋の能力，活動張力を生成する筋の能力などがある．筋力の発揮能力には多くの要因に依存している．神経系，代謝，内分泌，心理的要因に加えて，他の多くの要因が影響し筋力を決定する．

骨がレバーアームと関節を，筋が力を生成することにより，身体に運動が起こる．関節をまたがる筋が身体のレバー（てこ）の動きを生み出し身体運動が起こる．この力の生成には，それぞれの筋や筋群に固有の要因が影響している．筋の能力（performance，パフォーマンス）に影響を与える要因は以下のものがある．

- 筋の大きさ
- 筋線維の構造
- 筋の他動的な構成成分
- 筋の生理的な長さ，または，筋の長さ-張力との関係
- 筋のモーメントアーム長
- 筋収縮の速度
- 活動張力（active tension）
- 年齢と性別

これらの要因は以下の各節で説明される．

筋の大きさ

筋の大きさは，長さと幅という２つの要素からなる．各筋線維が*平行*に並んで配列する場合は，筋幅が広くなる．一方，筋線維が縦に配置しているのであれば，筋線維は*直列*に並ぶ．一般的に，平行に配列した筋線維は大きな力を，直列の筋線維は運動速度を提供する．同じ長さの筋が２つあれば，より幅の広い筋の方が，幅の狭い筋よりも強い．経験則では，関節にまたがる長い筋は運動性を提供し，短い筋は安定性を提供する．例えば，いくつもの脊椎に付着する長い脊柱起立筋が脊椎運動を提供するのに対し，隣接する脊椎に付着する短い筋は脊柱の安定性を提供する．

一般に，筋の横断面積が狭い筋よりも，横断面積が広い筋の方が強いことが知られている．運動を行うことや休むことで，筋の大きさは増加（**肥大**）したり減少（**萎縮**）したりすることが知られている．臨床家は，しばしばこれらの変化を測定することが求められる．しかし，実際の大きさとその大きさの変化を測定することは困難である．磁気共鳴画像法（MRI）は，筋の断面の画像を提供し，筋組織の面積を測定することが可能で，わずかな大きさの変化も検出することができる[16,17]．また，筋生検も，小さな変化を判別することが可能である[18]．これらの方法はともに費用が高価であり，さらに筋生検は侵襲的である．しかし，巻尺による周径の計測は，皮膚や脂肪，体液，血管，骨が含まれており，筋緊張の程度は主観的判断に依存することから正確ではない[19]．周径の計測は不正確にもかかわらず，安価で簡易であることから臨床で最も多く用いられている方法である．周径の計測で重要なのは，初期評価と再評価の計測方法が正確かつ一貫していることである．

筋線維の構造

すべての骨格筋は，基本的に同じ構造である．筋は，束と呼ばれる単位に分割することができる．この束の中に多くの筋線維がある．筋線維の数が，力を生み出す能力を決定づける要因の1つであることを思い出してほしい．筋線維が多いほど，より大きな筋力を発揮する可能性を秘めている．

1つの骨格筋線維は筋鞘と呼ばれる細胞膜で囲まれた単一筋細胞である．各筋細胞には物質が含まれている．つまり，細胞の代謝に必要な物質と細胞の収縮要素である．これらの収縮の構造は，筋原線維にある．いくつかの筋原線維が，各々の細胞の中にある．筋原線維は，アクチンとミオシンという蛋白質フィラメントを含む．筋収縮が起こるのはアクシンとミオシンのレベルである．

基本的な細胞の構造は筋力に関係しており，筋の生理的断面積と筋が生み出すことが可能な力は強い相関関係にある[20]．各束を直角に横切る線が筋の生理的断面積を決定する．したがって，筋線維の配列はその筋力の強さを決定づける．我々は筋線維の配列を知ることで，筋の断面積を知ることができる．また，それらの筋が大きな力または小さな力を発生することができるかどうかを予測することができる．

肉眼で観察できるレベルでの筋の配列構造は，**紡錘状**（ひも状）か，**羽状**（pennate）（ラテン語：*penna*，英語：feather〔羽毛〕）である．紡錘状の筋において，線維束は筋を通して長く平行である．縫工筋は，ひも状（紡錘状）の筋の例である[21]．これらの筋の収縮距離は大きいが，小さい力しか発生できない構造となっている．一方，羽状の筋線維束は，腱中心に斜めの角度で付着する．羽状筋には筋の中の筋線維の配置によって異なるデザインがある．羽状筋は1つの腱中心に2つの平行に走行する筋線維をもっているのに対して，単羽状の筋は1つの平行に走行する筋線維をもつ．身体の大部分の筋は，2つ以上の筋線維群が1つの腱に集中して付着する多羽状筋である．羽状筋線維束は，紡錘状束よりも短く断面積も広いので，速度を犠牲にし，大きな力を生み出す．筋力は筋の断面積と比例するので，羽状筋線維の筋力の強さは筋線維の複合断面積に関連している．したがって，羽状筋全体の筋力の強さは各々の筋線維の断面積の合計となる．身体の大部分の筋の構造は多羽状筋である[22]．**図4-6**は，様々な筋線維束の配列を示している．

他動的な要因

すべての身体構造と同様に，筋は**筋膜**と呼ばれる結合組織に囲まれている．この結合組織が様々な細胞と細胞基質から成り立っているが，その多くはコラーゲンである．コラーゲンは，結合組織の白い線維の大部分を形成している蛋白質である．筋線維から筋まで筋膜に包まれており，この筋膜の層を特定できるように，それぞれに名前がある．各筋細胞や筋線維は**筋内膜**と呼ばれる筋膜層に囲まれている．**筋周膜**は，筋線維または束のグループを囲む．**筋外膜**は，筋全体を取り囲む筋膜層である．これらの筋膜層は，腱を包む筋膜と同様に互いに接続している．全体的に，これらの筋膜層は，筋の**他動的な弾性成分**を形成している．筋膜は，能動的に長さを変えることはできないものの，筋の長さの変化に対して他動的に対応する．筋を包み込む筋線維は筋線維と平行に走行

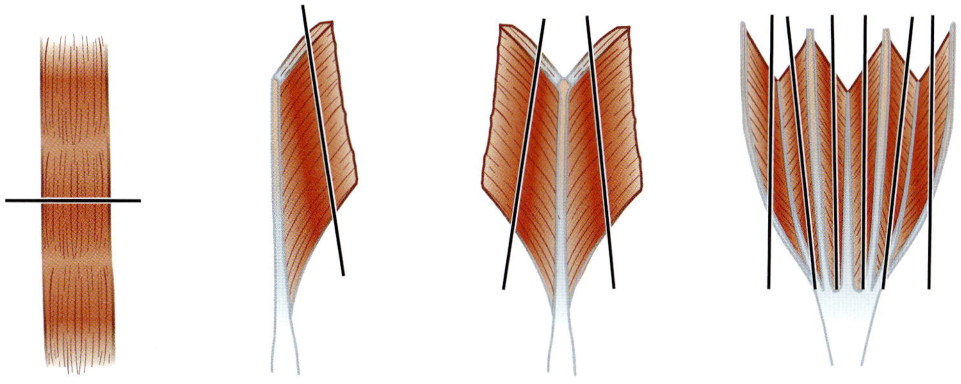

図4-6　紡錘状および羽状筋の横断面を確認する． 多羽状筋は単羽状筋よりも断面積が大きい（筋線維の黒い線は横断面を表す）．その筋線維がより多くの羽状筋をもつほど，より大きな力を生み出すことができる．

していることから，筋膜は筋線維と同様に**並列弾性成分**を構成する要素であることが知られている．筋が引き伸ばされると，筋のたるみはなくなる．さらに伸張されると，筋組織は伸張され続け，筋膜も引き伸ばされる．筋の端に付着する腱とその腱を包む筋膜は，筋と平行に位置する筋膜とは対照的な構造となっている．腱と腱を包む筋膜は，筋の**直列弾性成分**（the muscle's series elastic component）を形成している．この用語は，筋と腱の直列配列（腱-筋-腱）によって付けられている．この構造により，筋収縮により生み出された力は，腱を介して骨に伝達される．

前述したように，筋が伸張されると平行弾性成分は伸張され，また直列弾性成分も伸張される．平行弾性成分と直列弾性成分が緊張すると，それらは筋に硬さ（stiffness）を与える．筋膜と腱の緊張による筋の硬さの増加が，**他動的な張力**（passive tension）だと考えられる（**図 4-7**）．この他動的な張力は，ゴムバンドを伸張するように多くの張力が生じる．他動的な張力が解放されるとき，その反動からより大きな張力がもたらされる．これは，次の節で説明される，筋の長さ-張力の関係である．

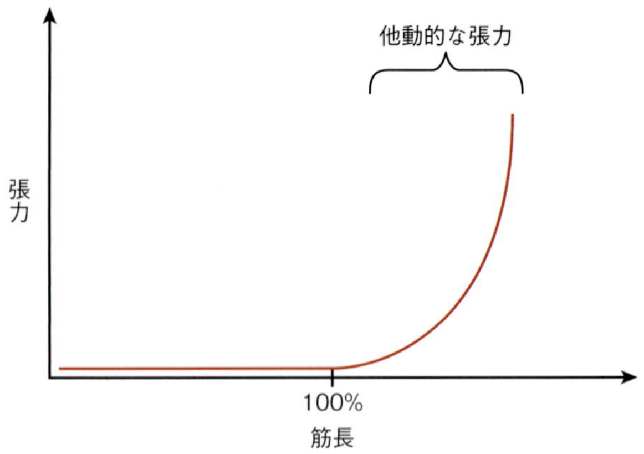

図 4-7　筋の長さ-張力の関係の曲線．筋収縮により筋組織が静止長より短縮したときに張力を提供するのに対して，他動的な弾性成分は静止長から伸張されたときに張力を生じる．他動的な張力は伸張により生じる．

筋の長さ-張力の関係と筋の生理学的な長さ

筋の長さと張力には関連がある．前述したように，他動的に組織が伸張されると張力が生み出される．筋組織は，組織破壊が生じない範囲で他動的にどこまで伸張可能なのかを検証した結果，筋節（sarcomere，サルコメア）は安静時の長さの 200％まで引き伸ばすと損傷することが報告されている[23]．筋の**静止長**は筋が緊張していない状態である．これは正確に決定づけることができないものの，筋の静止長はアクチン-ミオシンの架橋（crossbridge，クロスブリッジ）の最大数が利用できる筋の長さとなる．筋がその静止長から短縮するか長くなるにつれて，力を生み出す架橋は減少し，生み出すことができる力を減少させる．

筋が短縮すると，アクチンとミオシンの間で利用可能な架橋数が減少するので，筋の活動張力は低下する．筋節は，その最も短縮した位置にあるときは，使用可能な架橋はない．同様に，筋が長く伸長されていると，収縮を生み出すために必要なアクチンとミオシンが遠く離れて連結できない．活動張力は，筋が収縮した場合に筋緊張を生み出す．しかし，他動的な緊張は筋を伸張することによって増加する．活動張力を**図 4-8** に示している．**図 4-9** に示すように，筋の活動張力および他動的な張力は，筋の長さ-張力の関係を作り出す．

ただし，この筋の長さ-張力の関係を示した研究は，

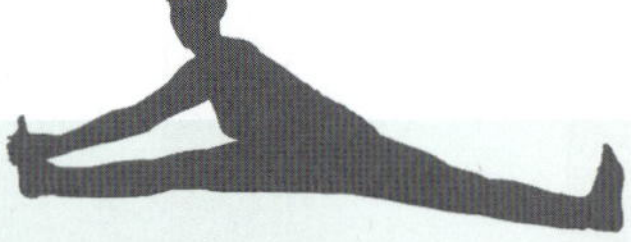

臨床的視点

他動的な張力と反動（反跳）（rebound response）の概念を示すために，ゴムバンドを取って親指と人さし指でその両端をつかんでみてほしい．その緩んだゴムバンドを引っ張って緩みのない状態にし，さらに少し伸張する．ゴムバンドの端を持っている一方の手を離したときに，まだゴムバンドを持っている手にどの程度の反動が起こるかを感じるだろう．次に，またゴムバンドの緩みをなくして，さらに大きく伸張する．もう一度ゴムバンドの端を離して，ゴムバンドの与える反動の違いを感じるだろう．最後に，ゴムバンドをすばやく大きく伸張して，すぐに離してみよう．我々の筋を取り囲む筋膜も同じような他動的な作用をもつ．筋膜にわずかに伸張した場合は，筋力にほとんど影響しないが，大きく伸張してすぐにそれを解き放つと，それは筋力に大きく貢献する．この概念は，コンディショニングとリコンディショニング運動での筋緊張法（プライオメトリクス）の基本的な理論の根拠となっている．

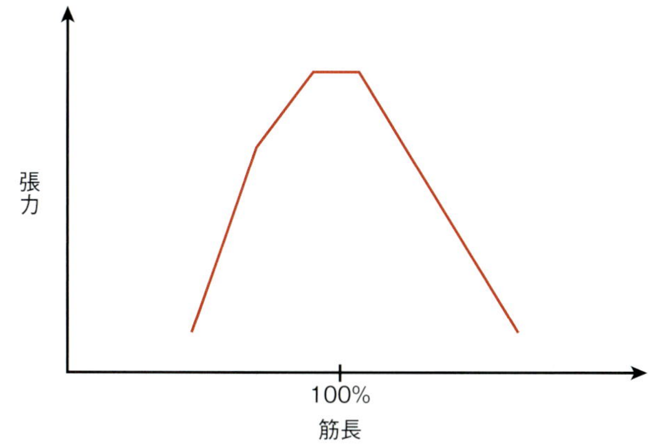

図 4-8　自動的な筋の長さ-張力曲線．アクチンとミオシンの架橋は，筋の静止した位置（静止長）で最大となる．架橋は，筋が短くなるか長くなることで利用できる架橋は減少する．

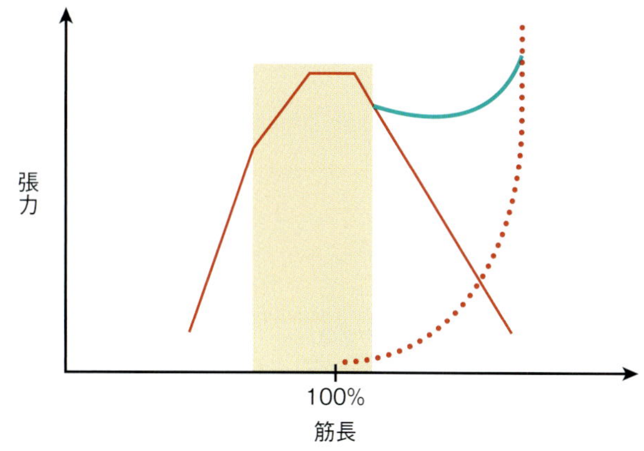

図 4-9　筋の長さ-張力曲線．自動運動による筋収縮の場合は，静止長よりも短い状態で張力を提供するのに対して，他動的な弾性成分は静止長を超えるときに張力を提供する．—— は自動運動での長さ-張力の成分，…… は他動的な弾性による長さ-張力の成分，—— は自動的成分と他動的成分の組み合わせの結果．

筋を摘出して実施されていることを理解しておかなければならない[23-25]．個々の筋線維に実施された等尺性の抵抗の結果は，すべての筋の臨床推論に用いられる．しかし，残念なことにこれらの研究結果には検討の余地が残されている．これらの研究は個々の筋を取りだして調査されたことから，少なくとも 3 つの問題を含む．1）筋節は，すべて同じ長さではない．長さの異なる筋節の反応を予想しなければならないだろうか？　2）筋節はそれぞれ特定の方法で反応することから，必ずしも筋全体が実験結果と同様の反応をしないのではないだろうか？　3）筋は，筋節と同様の反応をすると仮定した場合，すべての筋が同様に反応するのだろうか？　これらの長さ-張力の概念は研究場面においては正確な結果であるものの，生体内の筋においても同様の結果を示すのかは不明である．残念なことに，研究がこれらの問題について新しい知識を提供しない限り，我々はこれらの疑問に対する答えはわからない．これらの回答が得られるまでは，身体の筋においても理論を応用可能だと仮定する．

*生体内*における筋の静止長を正確に計測することはできないが，他動的な筋張力は単純な運動から評価できる．手指屈筋のような多関節筋の全可動域にわたる他動的な伸張，例えば，手関節や中手指節関節，指節間関節の可動域全範囲を通しての伸展は，浅指屈筋と深在筋の筋張力（緊張）を生み出す．あなたは，大きくストレッチを行うと筋張力（緊張）が増加してくることを感じることができるだろう．後に筋の他動不全について議論するときに，この要因について言及する．

実験結果は，等尺性収縮の筋の長さ-張力関係を実証しているが，筋の長さ-張力の概念はすべての筋には適用できない場合がある．我々は，力の生成と関連するすべての筋の長さが機能的な結果を提供したという別の研究結果を知っている．正常な身体内において，関節や筋の極端な短縮や伸張を許すことはない．このような保護作用は，筋への有害な可動域への運動を防止する．初期の筋活動に関するすべての研究は動物で行われた．例えば，筋の長さ-張力曲線の生理学的に機能できる範囲は，カエルの腓腹筋を用いて明らかにされた[26]．このカエルの機能的な範囲は，静止長の約 75〜105％ある．これは，**図 4-9** のうす茶色の部分と同様である．近年，人においてもカエルの筋の長さ-張力曲線と同様の結果が報告されている[27]．

モーメントアーム

第 2 章で説明したように，筋のモーメントアームは，関節周囲の回転モーメントを生成するレバーアーム（てこの長さ）である．筋のモーメントアームは関節の運動軸から筋力のベクトルへの垂線の長さである．あなたは，これまでに学習した知識を思い出すかもしれないが，筋が身体分節の長軸に対して垂直になったときに，筋力のすべてが関節を回転させる．例えば，**図 4-10A** を参照すると，上腕二頭筋の前腕停止部での牽引線が前腕に垂直である場合，肘関節は屈曲 90° である．したがって，これは上腕二頭筋がその位置で最大トルクを発揮することを意味する．いい換えれば，その筋力のすべてが肘関

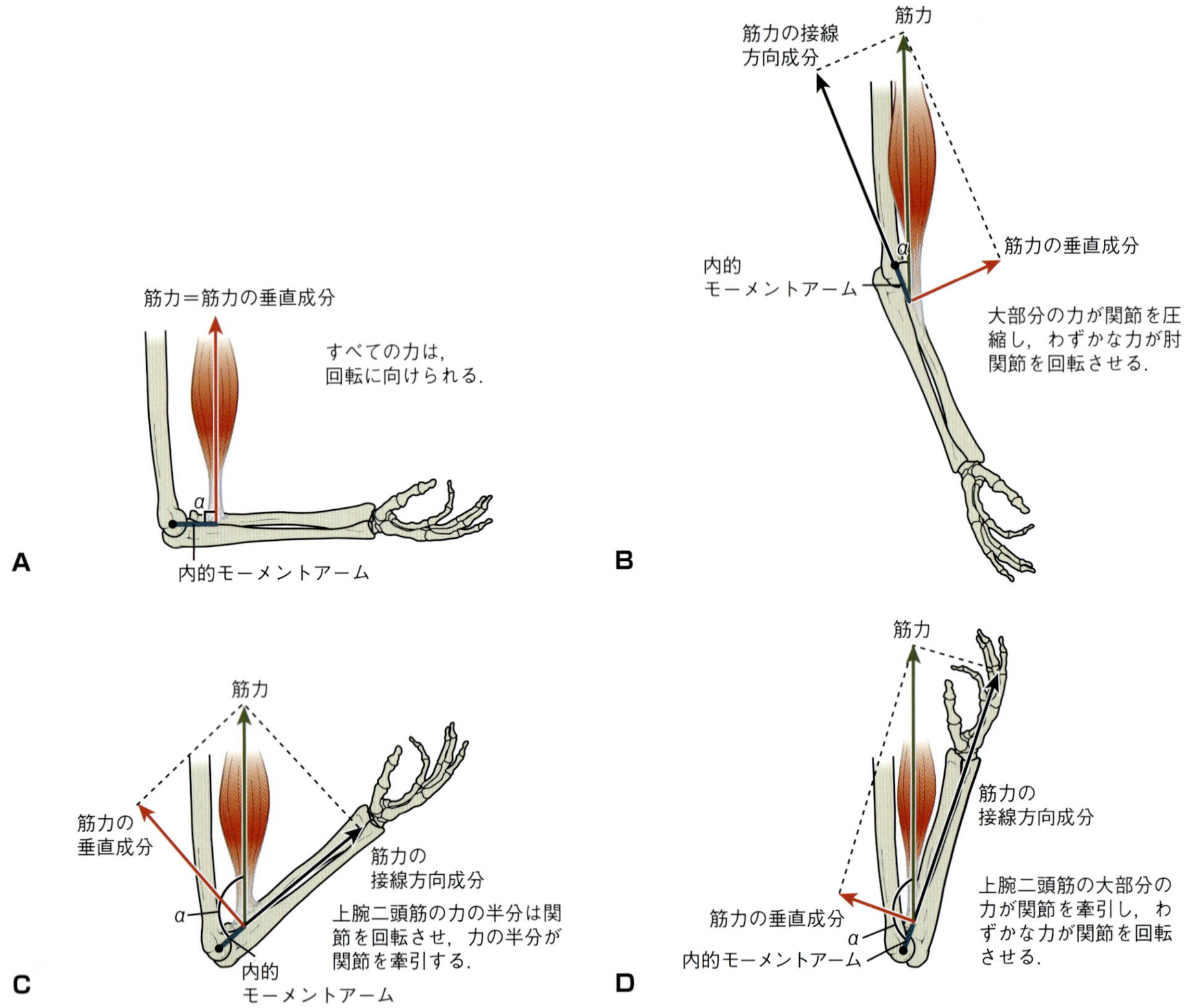

図 4-10　A）筋のモーメントアームが筋に垂直であるとき，その力のすべてが関節の回転モーメントを生成する，B-D）それが，垂直でない場合には，その力の一部が関節回転モーメントとなり，残りは関節の圧縮力や牽引力となっている．

節を屈曲へと回転させる．肘関節の位置が変化するにつれて，上腕二頭筋の牽引線の方向も変化していき，それはもはや前腕に対し垂直ではなくなる．したがって，肘関節の角度が 90° 以上である場合はその筋力の一部が関節を圧縮し，肘関節が 90° 未満である場合はその筋力の一部が関節を牽引する．関節の牽引力と圧縮力は上腕二頭筋の接線方向の力（tangential force）である．また，**図 4-10D** をみると，肘関節 90° から遠ざかる方向へと運動すると上腕二頭筋の回転力は小さくなり，関節の牽引力と圧縮力が大きくなることがわかる．

我々は，この肘関節の例を用いて，関節可動域の範囲内で運動してみると，四肢に対する筋の位置や長さによって，モーメントアームが変化することを体験できる．これは，運動範囲内のある点では筋が大きなトルク（回転力）を生み出し，また，ある点では小さなトルクしか生み出せないことを意味する．これらの違いは，筋のモーメントアームが筋に垂直かどうかで決まる．前述したように，筋の生理的な長さ（長さ-張力関係）も，その強さや力を生み出す能力に影響を及ぼす．それは力学的な影響が大きいと思われるが，生理学的および力学的要因の両方が生体内で力を生み出す筋の能力に影響を及ぼしている．したがって，運動療法を実施する際にはそれらの両方を考慮する必要がある．力学的な影響や生理的な影響に加えて，筋の収縮速度は力を生みだす筋の能力に影響を及ぼす．

収縮速度

ここでは速度（speed, スピード）とは運動速度（rate of motion）を指す．速度（velocity）は，特定方向の運動速度である．筋の求心性収縮速度や遠心性収縮速度

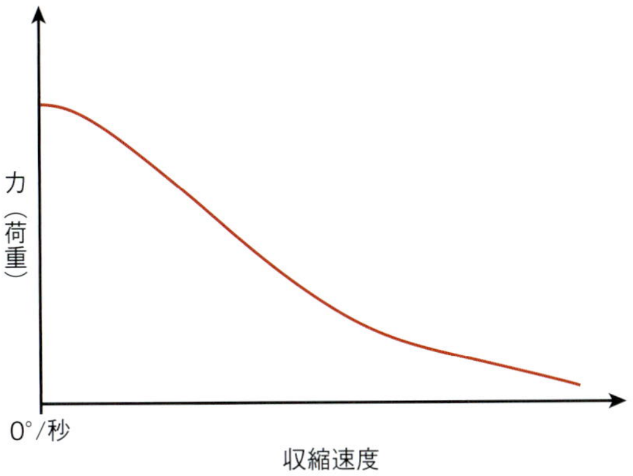

図 4-11　求心性活動における力-速度の関係．速い求心性収縮ほど生成可能な力は小さくなる．

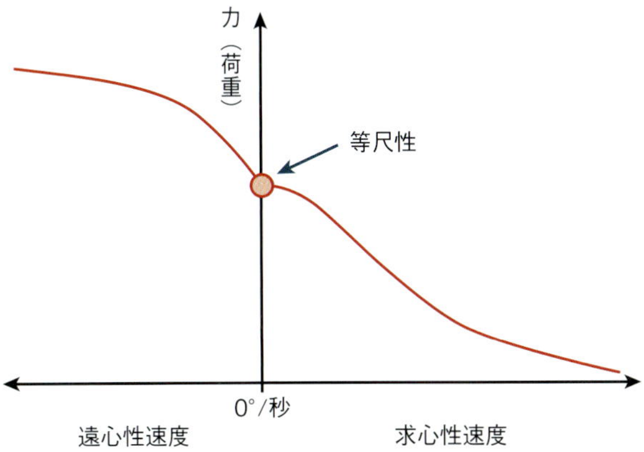

図 4-12　骨格筋の長さ-張力曲線の中の他動的な長さ-張力関係は，筋の他動的な組織の張力を示している．他動的な張力は，筋が伸張されるときに平行および直列弾性成分が伸張されることで生じる．ある点まで，筋がより速く遠心性収縮をすることにより大きな力を生み出す．

は，筋収縮により生み出すことが可能な力に影響を及ぼす．人の筋によって生み出される最大筋力と収縮速度(speed of contraction)の関係を**図 4-11** に示している．求心性収縮の速度が遅くなると生み出される筋力は増加する[28, 29]．全く動きがない場合は，最大等尺性収縮，または収縮速度がゼロの状態である．筋収縮速度の増加は収縮力を生み出す能力を減少させる．これは，単位時間あたりに形成できるアクチンとミオシンとの間の連結数に基づいている（**図 4-12**）．架橋の形成の最大数は遅い速度で生み出すことができる．アクチンとミオシンフィラメントがより速く滑動すると，単位時間あたりの架橋の形成数はより少なくなり，収縮力が減少する．筋収縮速度と生み出される力の量は弱い負の相関が認められる．それは，臨床上の観点から，より速く筋を運動させる場合，扱える重量や持ち上げることができる重量が減少することを覚えておく必要がある．

一方，遠心性収縮は，求心性収縮で生み出される力と筋収縮速度で違いがある．**図 4-12** のように，筋収縮速度が荷重された力を制御することができないある点に達するまで，実際には遠心性収縮の速度が増加するにつれて筋力が増加する．

活動張力

活動張力は，筋によって生み出される力である．活動張力は，筋線維のアクチンとミオシンとの間の架橋によって生み出される．神経運動系が正常に相互作用すると仮定すると，活動張力は日常生活活動に必要な筋力を提供する最も重要な要素である．筋収縮が生成できる活動張力は，運動単位数や運動単位の発火率によって決定される[30]．また，活動する筋線維数が多いほど，生み出される活動張力は大きい．1運動単位内の筋線維数はそれぞれ異なっている．運動ニューロンとその興奮の大きさとの間には反比例の関係があり，軸索が大きいほどより興奮しない[31]．

運動単位に分布している神経の大きさが重要であるだけでなく，神経に支配されている筋線維の大きさも，筋の持続した活動に関係がある．Elizabeth Henneman らは[32]，ニューロンの大きさとそれが支配する神経線維の大きさとの間にある直接的な関係を発見した．いい換えると，より大きな運動単位が大きいニューロンを含んでおり，またより大きな筋線維を含んでいた．彼女らは，小さい筋線維は小さい神経線維によって支配されているので，大きな筋線維より前に活動すると仮定することは合理的であると結論づけた．

筋線維のタイプは筋によって生み出される収縮量に影響される．速さと強い反応が必要とされるとき，タイプⅡ線維が活動する．しかし，タイプⅠ線維は長い間姿勢を保持するために調整している．例えば，風が吹いてもボート上で立っていられるのは，姿勢維持に微細な変化を引き起こす心臓または肺活動のような内的な要因についても，姿勢が維持されるように必要に応じて微調整を行っているためである．いったん運動単位の活動を引き起こすような刺激を受けると，筋線維は収縮してすぐに弛緩する．運動単位に連続した刺激が加わると，運動単位内の筋線維は収縮を繰り返す．急速で繰り返される発火は，継続した筋収縮を引き起こすのに十分な速度で反復した収縮を生じる．さらに，多くの運動単位を動員すると力強い収縮となる．

運動単位は，系統的に動員される[30, 33, 34]．小さな運動単位は，大きな運動単位の前に動員される．小さな運動単位は大きな運動単位よりも，通常は少ない張力を生み出し，長い間少ないエネルギーで活動する[33, 34]．最初の小さい運動単位の漸増（recruitment, リクルートメント）と後の大きい運動単位の漸増は，運動エネルギーの保存と効率化に役立つ．より大きな力や，短時間の運動が要求される場合は，動員される運動単位を増加させて筋の反応を改善する．

要約すると，運動単位の大きさ（小さいものから大きな順に動員される）や筋線維の大きさ（小さなものから大きな順に動員される），および筋線維のタイプと収縮速度（遅筋タイプⅠから速筋タイプⅡの順に動員される）に応じて動員される．小さな運動単位は反応が遅いものの，反応が速く強い力を発揮できる大きな運動単位よりも長く活動できる．したがって，タイプⅠの運動単位は姿勢制御のために動員される．

運動単位と同様に，筋も体系的に動員されることが明らかにされている[34]．このテーマのほとんどの研究は，姿勢筋において行われていて，様々な結果が報告されている．系統的な筋収縮のパターンは存在しないという報告がある[35, 36]．一方で，筋収縮の系統的なパターンが存在するとの報告もある[37, 38]．したがって，動作と筋に活動パターンがあるように思われる．例えば，椅子から立ち上がる準備として，予測的姿勢制御によって脊柱起立筋の抑制が起こることがわかっている[39]．Ana Sakamoto ら[40]によると，腹臥位にあるときは半腱様筋から始まり反対側の脊柱起立筋や同側の脊柱起立筋，大殿筋の順で筋活動が起きるとしている．仙腸関節の痛みや腰部の機能障害を有する者は，筋収縮速度と筋活動パターンの順序の変化があることが報告されている[36–38, 41, 42]．Katsuo Fujiwara ら[35]は，運動パターンと筋活動を調査した結果，様々な筋活動と運動パターンがあることを確認したが，各々の被検者が自身の一貫した運動パターンを反復していることを報告している．このことから（運動単位は系統的な活動をしているが）運動は個々人が選択する戦略的な運動パターンに依存する可能性がある．運動パターンと筋活動との関係については，さらなる研究が求められる．

年齢と性差

一般に男性は女性よりも筋力は強い．また，男性，女性ともに生まれてから青年期を通じて筋力が徐々に増加し，20歳代から30歳代の間にピークに達し，30歳後半から徐々に低下していく．**図4-13**に3〜90歳の利き手の握力を性別ごとに示している．思春期頃までは，男性と女性の握力はほぼ同程度である．その後，30歳代から50歳代は，女性と比較して男性は著しく大きな握力を示す．また，加齢とともに運動単位の数は減少していく[43]．男性の場合，筋力は思春期以降に向上しているようである．クレアチニン排出とカリウム量の関連を調査した研究において，16歳までは体重と除脂肪体重の比率は男性と女性との間には差がないことが確認されている．しかし，思春期以降は女性と比較して男性の筋量は50%も多くなり，体重に対する除脂肪体重の比率も増加する．一方で，筋断面積あたりの筋力に性差は認められない[44]．また，速筋と遅筋の割合にも性差は認められない[44]．

筋力に影響を及ぼす要因は，年齢と性別の他に2つある．1）生物学的な成熟を迎える速度には大きな個人差がある．2）個々の遺伝学的な違いに加えて，適切な食事と運動を通して得られる後天的な条件がある[45]．

他動的な筋の可動範囲

各々の筋は関節運動を可能にするために，他動的および自動的に筋の長さの変化に対応する能力をもつことから，全身の主動作筋と拮抗筋の関係を知る必要がある．Morrison によると，通常の歩行の際に変化するハムストリングスと大腿四頭筋の筋の長さは3〜4インチ（8〜10 cm）であるとしている[46]．この筋の**機能的可動範囲**は，関節の上を通過することで伸張された筋が，収縮可能な距離である．Weber[47]は，いくつかの筋で長さの変化を調査した．その結果，平均で最も伸張された長さから50%（34〜89%）短縮できることを明らかにした．複数の関節にまたがる筋は，筋の長さの変化が最大を示した．Kaplan[48]と Boyes[49]は，手と手関節の筋で確認された可動範囲の長さを測定した．Boyes[49]は，中指と手関節が完全屈曲位から完全伸展位まで運動したとき，深指屈筋には3インチ（約8 cm）の可動範囲があると報告している．筋が短縮する能力は，個々の筋で大きく異なり，臨床の観点から具体的な機能活動には重要なことではない．個々の筋の短縮能力は臨床での機能的な活動と関連を認められないことから，臨床家は筋の短縮可能な値を静止長の70%という値を用いている[50]．いい換えるならば，1つの筋から調査した正確な値よりも，

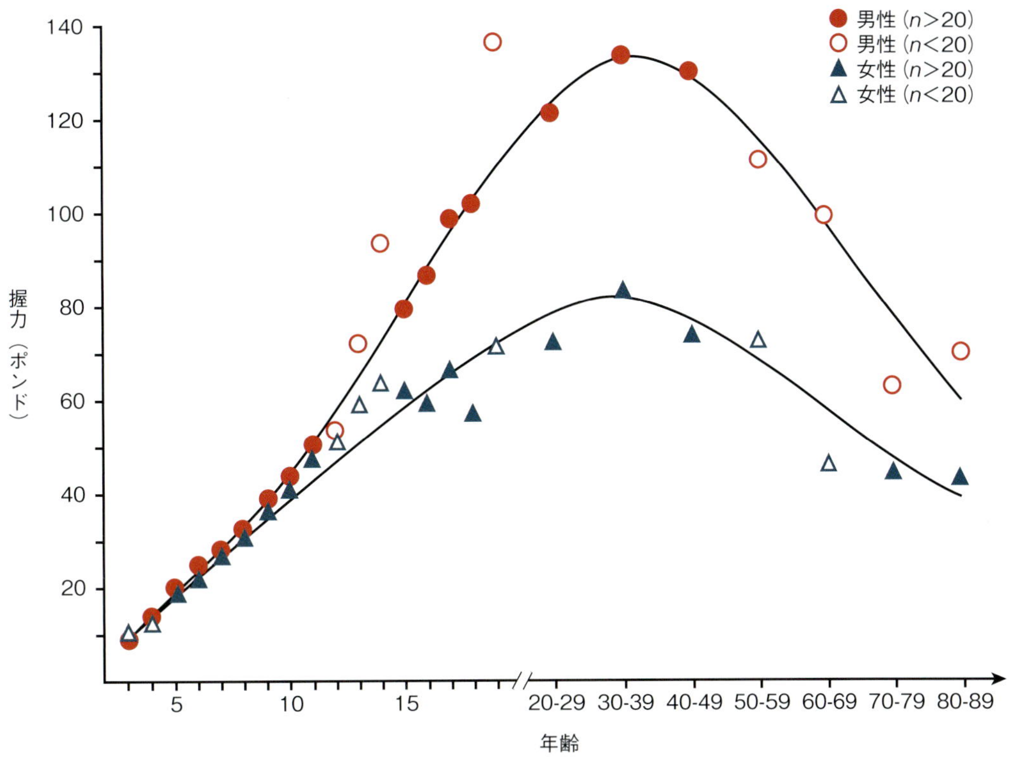

図 4-13　Komi と Karlsson[44] のデータに基づく．3～90 歳までの健常な女性 537 人と男性 531 人の利き手の握力を示す．思春期までは基本的に握力に性差は認められない．しかし，思春期以降は有意に性差が認められる．

むしろ静止長の約 70％程度，筋は最大限に短縮できると予想して用いる．

他動不全

筋が 2 つ以上の関節の上で同時に伸張されると，その筋は**他動不全**（passive insufficiency）の状態に陥ることがある．筋を完全に伸張した状態は，拮抗筋のさらなる求心性収縮を防止する．この他動不全は，健常者の股関節屈曲を例に説明することができる．股関節屈曲と同時に膝関節が伸展すると，ハムストリングスは股関節と膝関節の両方から最大限に伸張された状態となる．このハムストリングスの最大限の他動的な伸張は，股関節屈筋が全可動域にわたり運動を行う強さをもっているにもかかわらず，股関節屈曲に必要な能力を制限する．その他の例では，膝関節屈曲位では足関節背屈 15° は容易である．しかし，膝関節伸展位では膝関節と足関節で腓腹筋が伸張されて他動不全に陥ってしまう．これらの例で示したように他動不全は健常者でも起こり得るが，病的な状況で起こる可能性もある．特定の病態では，筋と腱の正常な可動範囲を失ってしまう場合がある．この特定の病態とは，筋短縮，痙性，外傷や手術による瘢痕組織短縮，腱の腱鞘への癒着を含む．このように，主動作筋が強く収縮することが可能だとしても，運動は拮抗筋の他動不全により著しく制限される可能性がある．

筋腱作用

2 つ以上の関節をまたぐ筋の他動的張力は，それらの関節の他動的な運動を生じさせることがある．この作用は**筋腱作用**（tenodesis）（ギリシャ語：*tenon*，英語：tendon〔腱〕，ギリシャ語：*desis*，英語：a binding together〔ともに結合する〕）と呼ばれている．健常者では，手をリラックスしたまま掌背屈するとその作用がみられる．手関節が掌屈するとき，総指伸筋の他動的張力によって，弛緩した手指は伸展する．手関節が背屈した場合，深指屈筋と浅指屈筋の張力により手指は他動的に屈曲する（**図 4-15**）．

筋の自動的な可動範囲

機能的な運動は，目的の課題を達成するために同時に複数の筋活動を伴う．これらの筋は多関節筋であったり単関節筋であったりする．多関節筋の機能は，それらがまたがる関節の影響を受ける．これら多関節筋の 1 つの関節での能力は，他の関節の肢位によって強化されたり損なわれたりする．多関節筋と単関節筋の両方について，

臨床的視点

他動不全は整形外科疾患や神経学的疾患による可動域制限により起こり得る．例えば整形外科的な制限の例は，ハムストリングスが短縮したバスケットボールの選手である．膝関節を屈曲している場合は，股関節は通常 115～125° 屈曲することが可能である．膝関節が伸展している場合は，ハムストリングスの正常な他動不全により，股関節屈曲は 90° に制限される．しかし，バスケットボール選手のハムストリングスが短縮している場合は，膝関節を伸展した下肢を挙上するとハムストリングスの他動不全により，股関節屈曲は約 60° 程度に制限されるかもしれない（**図 4-14**）．

図 4-14　ハムストリングスの正常な他動不全と，異常な他動不全．筋の他動不全により，さらなる筋の伸張ができないことから，反対側の筋の収縮が制限される．

その生理的な長さと力学的なアーム長によって力を生成する能力に影響を及ぼす．この要因は本節において説明する．

自動不全

自動不全（active insufficiency）は筋の長さが最も短い状態で起こり，生理的な力を発揮できる能力は最小である（**図 4-16A**）．筋の長さ-張力曲線から考えると，筋力を発揮するのに最適な筋の長さは静止長のときであり，筋の長さが短縮すると生み出される力は減少する．幸いなことに，筋収縮の際（特に大きな力を必要とするとき），筋が完全に短縮して力の発揮能力が減少しないように身体の構造は設計されている．一方の筋がまたがる関節で筋が伸張されるとき，もう一方の関節で力の生

臨床的視点

この筋腱作用は，C6 レベルから運動機能を損失した四肢麻痺患者がしばしば機能的に用いる*．これらの患者は，手関節背屈筋は収縮可能だが手指の筋は麻痺している．対象物の上で手関節を自動的に掌屈させると，伸筋の他動不全によって手指を伸展することができる．手関節を背屈することで手指屈筋の他動的張力により，対象物を取って保持することが可能となる．長指屈筋の選択的な短縮が起こった場合，数ポンドの力を生み出すことが可能となる．

* 脊髄損傷の損傷レベルは，損傷部位の正常に機能している最も低いレベルを指す．患者が第 7 頸髄で上位運動ニューロンと下位運動ニューロンの連絡が完全に中断されているのであれば，患者は C6 レベルの（完全な）運動機能をもつと分類される．感覚のレベルも分類される．

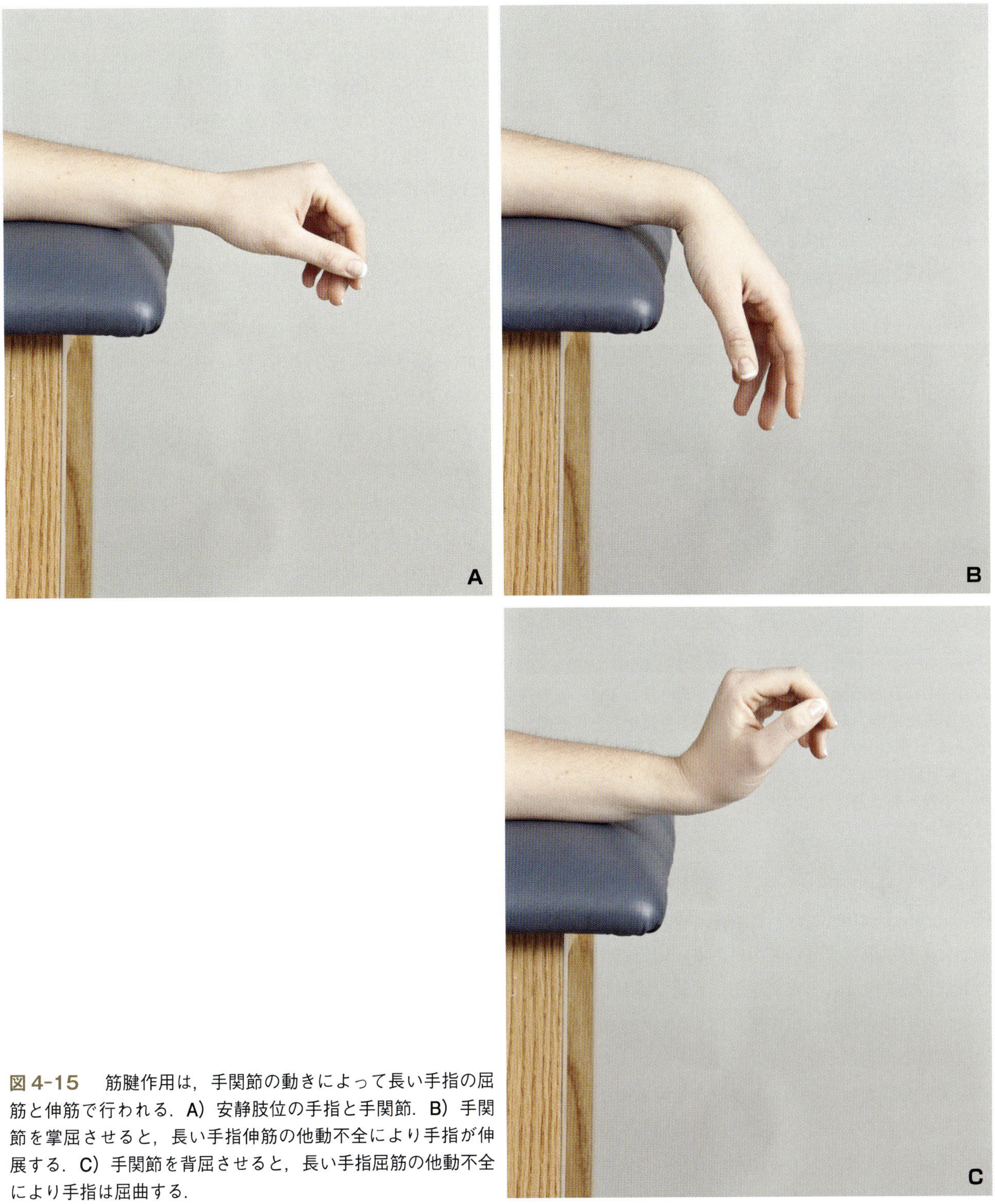

図 4-15　筋腱作用は，手関節の動きによって長い手指の屈筋と伸筋で行われる．A）安静肢位の手指と手関節．B）手関節を掌屈させると，長い手指伸筋の他動不全により手指が伸展する．C）手関節を背屈させると，長い手指屈筋の他動不全により手指は屈曲する．

成や運動を行うために筋が収縮するという，この組み合わせによって筋の長さ-張力関係は維持されている．例えば，握力の最大等尺性収縮は，手関節がわずかに背屈した肢位が筋力は最大となる（**図 4-16B**）．しかし，手関節掌屈位での握力は著しく低下する．そのため手指屈筋は，大きな力を発揮できるように手関節を背屈して筋を伸張する．一方，手関節掌屈するときは，手指屈筋は手関節や手指関節において短くなり，手指屈筋の自動不全による握力低下を引き起こす（**図 4-16A**）．

しかし，正常な日常的活動の場合，拮抗筋群（例えば手関節背屈筋群）は，多関節筋である主動作筋群（浅指屈筋と深指屈筋）と協調して，活動に最適な機能的肢位をつくる．そしてもう一方の関節での多関節筋による機能的な活動を可能にする．我々は，これを**至適な運動肢**

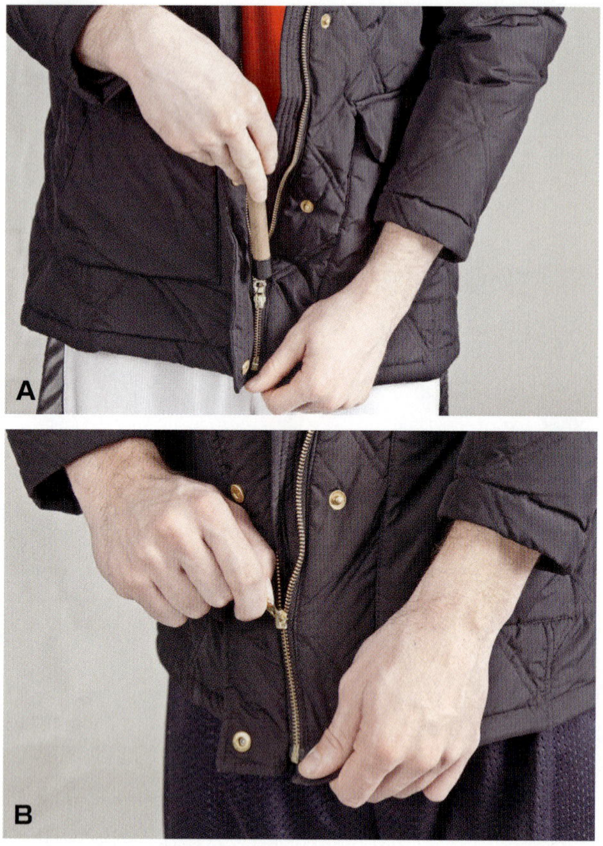

図 4-16　自動不全．A）筋が短縮しているときは，筋の張力を生み出す能力が最も低く，手関節と手指がともに屈曲しているときは十分な把持力を発揮することができない．B）手関節背屈位では，手関節をまたがる筋は伸張されるため，手指屈筋は把持力を提供するための十分な長さを保つことができる．

位（optimal sufficiency）と呼ぶ．―多関節筋である主動筋は，拮抗筋により作り出される安定化によって目的の機能活動を行うことができる．至適な運動肢位がなされていない場合―拮抗筋が多関節筋が動かす近位関節か遠位関節を安定させない場合―多関節筋がまたがるすべての関節を動かしてしまう非効率な運動となる．例えば，手関節の安定を欠いていると長い手指屈筋が収縮しても長い手指屈筋がまたがる各関節それぞれで筋が短縮してしまい十分な握力を提供できない．手関節伸筋が至適な運動肢位を提供していないので，長い手指屈筋は筋活動が不十分となり，十分な把持力を提供することができない．一方，最適な手関節の安定が得られた場合，手関節は背屈位となり，手指の屈筋が筋力を発揮し目的の対象物を把握することが可能となる（図 4-16）．

てこの作用と長さ-張力の相互作用

自動不全による弱点を回避するユニークな方法に，関節可動域における力学的なてこ作用の変化がある．例えば上腕二頭筋は（図 4-17），肘完全伸展時に筋の生理的長さ-張力関係が最も有利な状態となり，肘関節屈曲 90° に近づいていく過程で筋収縮による生成可能な最大張力は減少していく．この生理的な筋の張力の減少を補うために，筋のてこの長さ（モーメントアーム長）は肘関節屈曲 90° で最大となる．モーメントアームのこの増加は，重い物を保持するために関節可動域内において最大のトルクを提供する．このように，生理的な筋の張力が減少するにもかかわらず，筋が実際に生成することが可能なトルクは力学的な変化により増加する（図 4-17）．

膝蓋骨は，筋の生理学的な力が低下したときに，力学的な力を増加するもう 1 つの例である．膝蓋骨は，力学的なレバーアーム長を増加させて大腿四頭筋のトルクを増加させるだけではなく，生理的な筋の長さ-張力関係による張力の低下を膝蓋骨によるレバーアーム長の増加によって代償する．Kaufer[51] は，膝屈曲 120° から完全伸展位までの大腿四頭筋のレバーアーム長が 40％増加（3.9 cm から 5.8 cm に変化）すると報告している．膝蓋骨がない場合，膝関節屈曲位の最初のフォースアーム長と膝関節伸展に伴うフォースアーム長の増加量がともに著しく少なかった（フォースアーム長が 3.5 cm から 4 cm 変化する）．膝蓋骨を取り除くとモーメントアーム長が短くなるので，確実に筋力に影響を及ぼす．事実，Gibson と Scott[52] は，膝蓋骨がある反対側下肢と比較して，膝蓋骨がない下肢の膝伸展筋力は 30％減少することを報告している．

正の仕事と負の仕事

筋の活動は以下の 3 つの活動様式を示す．全く動かない（等尺性），短縮する（求心性），長くなる（遠心性）．我々は，すでにこれら筋活動の様式を述べてきたが，日常活動におけるそれらの重要性に言及していない．これらの収縮様式は，すべての機能的運動の自動的な可動範囲に影響を及ぼす．

遠心性収縮

筋張力が，それに加わる荷重や抵抗量と一致した場合，筋の等尺性活動が生じる．しかし，この荷重や抵抗量が筋の最大の等尺性収縮によって生成可能な力を超えるようになると，等尺性収縮で保持することができなくなる．そして，荷重や抵抗は遠心性収縮により減速される．関

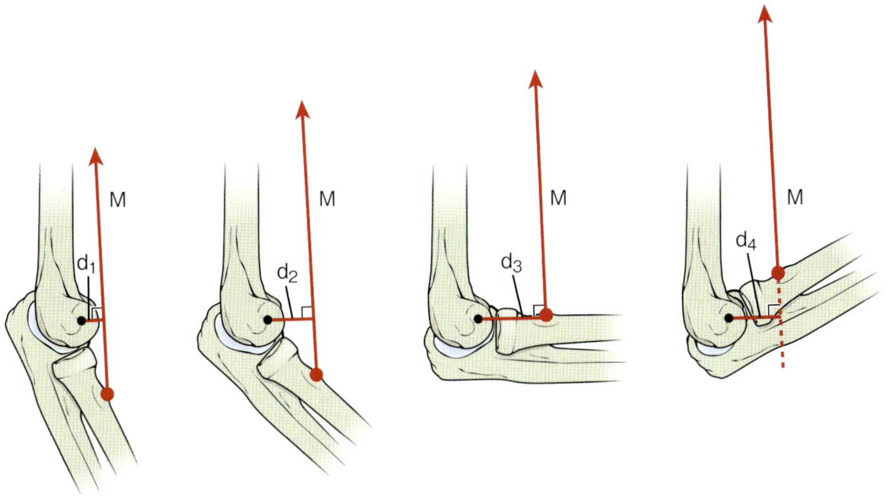

図 4-17　4 つの肘関節屈曲肢位における上腕二頭筋のフォースアーム長（d）の変化．最大筋トルクは，最大モーメントアーム長（筋の停止部が骨に垂直であるとき）で生じる．

節運動速度が遅い場合，外力に抗する筋力は最大の等尺性収縮よりさらに 50%増加する（**図 4-12**）．この急に増加する力は，求心性収縮による最大筋力の ± 10%程となる．例えば，膝関節の約 30°/秒の速度を考えると，関節運動速度が速くなっても筋力は同じままで増えない[50]．実際に，遠心性収縮での筋力は，関節運動速度の程度と関係はない[29, 53]．大きな力に耐える遠心性収縮は，速い運動速度を減速したり衝撃を吸収したりするのに重要である．この役割は，上下肢ともに重要な機能である．例えば，野球やソフトボールにおける投球動作では，肘関節の負傷を防ぐために前腕の運動速度を肘関節屈筋群の遠心性収縮により減速する．また，走行時のハムストリングは遠心性収縮により遊脚側下肢を減速させる．そして，大腿四頭筋の遠心性収縮により体重の 6〜7 倍にもなる足部接地時の衝撃を吸収する[54]．

エネルギー消費

より大きな最大筋力と耐久性をもつ遠心性収縮は，最大の求心性収縮にて持ち上げることが可能な荷重量（正の仕事）よりもさらに重い荷重量（負の仕事）を制御することが可能である．また，求心性収縮よりも少ない運動単位の活動で遠心性収縮が起こる．この現象は**図 4-3A** と**図 4-3B** の上腕二頭筋や上腕三頭筋の筋電図にて確認できる．したがって，同じ筋力であってもエネルギー消費量（酸素消費量）は，求心性収縮よりも遠心性収縮の方が少ない．遠心性収縮が少ない消費エネルギーで可能なのは，筋の他動的な組織（筋膜や腱）が貢献しているからである．

Abbott，Bigland，Ritchie[56] は，正の仕事（求心性収縮にて荷重を一定の距離を持ち上げる）のエネルギー効率と負の仕事（遠心性収縮にて荷重を同じ距離だけ降ろす）のエネルギー効率を比較した．両群ともに同量の荷重で実施した．その結果，正の仕事に必要なエネルギーは負の仕事のそれと比較して 2.5〜6 倍であり，それは運動速度によって変化した．運動速度が速くなると遠心性収縮に必要なエネルギー量は減少した．いい換えれば，少ないエネルギーで運動を行うためには荷重をすぐに降ろすことが必要である．大部分のエネルギーが，運動速度を減速するための制御に使用されている．

Dick と Cavanagh[57] は，負の仕事（下り坂の走行）は，正の仕事（平地での走行）よりも酸素消費量は少ないものの，時間が経過するにつれて負の仕事も酸素消費量は徐々に増加すると報告している．3.83 m/秒の速度で 10 分間の走行を実施したが，平地での走行よりも下り坂（10%勾配）での走行の方が酸素消費量は 33%低かった．さらに，40 分間実施すると，下り坂での走行は酸素消費量が 10%増加したのに対し，平地での走行では 1.5%の増加であった．また，下り坂での走行における大腿四頭筋の筋活動を筋電図にて計測した結果，10 分の走行と 40 分の走行を比較すると筋活動量が 23%増加していることが確認された．この酸素消費量と筋活動の増加について，筆者らは繰り返し遠心性収縮が行われたことにより筋線維や結合組織の損傷が生じたこと，筋疲労を生じ運動単位を追加して動員したことによるものと推察し

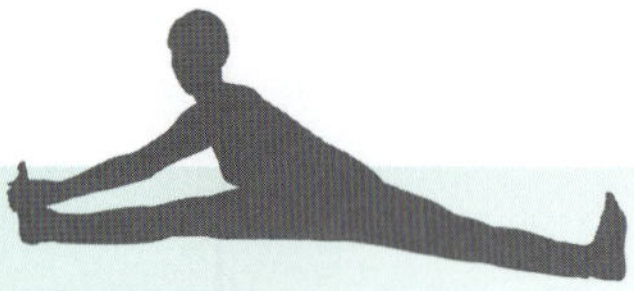

臨床的視点

臨床家は，減速中に身体に過剰な力が加わる運動によって，負傷が生じやすいことを理解している．例えば，野球の投手が投球するときの肩関節は 7,500° /秒の速度で運動する[55]．ボールを投げた後に，1 秒も満たない時間のうちに，肩関節は停止肢位に減速するまでに 180° 以上運動をする．したがって，遠心性の相当な力が筋や関節に大きなストレスを加える．これらの運動が繰り返されることによりストレスが蓄積され，負傷の原因となる．

遠心性収縮はエネルギー効率が良く，少ない運動単位で活動が可能なことから，筋力が非常に弱い場合には求心性収縮は自動介助運動にて実施し，遠心性収縮では運動を誘導するだけで自動運動を行うことができる．例えば，SLR 運動（straight-leg raise exercise）を行う際に重力に抗して自力で挙上が困難な場合でも，下肢を降ろすときには，より少ない運動単位の動員で可能な遠心性収縮により介助なしで実施することが可能かもしれない．このような運動は，早期リハビリテーション場面において筋力改善の一助となるかもしれない．

ている．

要約すると，重りを持ち上げるような短時間の筋活動の酸素消費量（エネルギー消費量）は少ない．一方で，遠心性収縮が長時間（10 分以上 40 分以内）続く場合は，酸素消費量は増加していく．短時間の遠心性収縮は，結合組織の粘弾性を利用して効率よく活動する[58]．長い時間活動する際に酸素消費量が増加する理由は，まだ多くは推論の域を出ない．それらは酸素の必要性が増加した様々な理由を示している．(1) 長い時間活動することで組織の温度が上昇して，より多くの酸素を必要とする[59]．(2) 疲労によりミトコンドリアの機能効率が低下する[60]．(3) 乳酸濃度が増加することでより多くの酸素を必要とする[61]．また (4) 動員されている運動単位は疲労を生じていることから，さらに運動単位を動員する必要がある．さらに遠心性収縮後の結合組織の損傷を修復するために追加の血流が必要となる[57]．筋の能力に関する多くのことが不明のままであることは明らかである．

架橋機構の違い

遠心性収縮は等尺性収縮や求心性収縮よりも運動速度にかかわらず効率よく（エネルギー消費が少ない）大きな力を生み出すことが可能であり，架橋も何らかの関与がある．旧ソ連の運動選手たちがプライオメトリックエクササイズを取り入れ，1968 年のオリンピックにて多くの金メダルを獲得した．このことから，生理学の分野において遠心性収縮に関心が集まった．残念ながら，我々は急な遠心性収縮により筋力が増加することについてまだ理論上の解釈しかもっていない．それは，大脳皮質が遠心性収縮に大きく関与していることである[62]．求心性収縮の間アクチンとミオシンが結合する ATP メカニズムよりもむしろ，遠心性収縮により筋線維が伸張される際に，いくつかの力学的な破壊が起こっていることが確認されている[63]．Sugi と Pollack[64]，Lombardi と Piazzesi[25]，Edman[65]，Stauber[66] など様々な研究者たちが，様々な筋収縮様式において，架橋で何が起きているのかを検討するモデルを提唱してきた．この課題に関する様々な理論は，神経からの指令が運動単位に影響することが有力視されている[67]．将来，架橋機構と遠心性収縮との関係が明らかにされるまでは，数少ない知識に基づく理論と推論によるしかない．我々は，等尺性収縮や求心性収縮および遠心性収縮の際に架橋が活動していることを知っているが，筋収縮の様式の違いに応じて架橋はどのように機能や提携を変更しているのかは，まだ完全に理解されていない．

筋の弾性力

Marey と Demeny[68] は，走行やジャンプで観察され

臨床的視点

重りを持ち上げる際は，ゆっくりとした制御された速度で行うように指示する必要がある．この指示を忘れた場合，開始肢位にまで急速に重りを降ろす可能性がある．運動の目的が筋力増強である場合，このような速い運動はエネルギー消費が少なく，筋活動も少なく，遠心性収縮により得られる効果も大幅に減少してしまう．さらに，重りの急速な降下は，運動の最後の短い運動範囲で急激にブレーキをかけて制御しなければならないことから負傷のリスクを増加させてしまう．

るように筋にはエネルギーを保存して力を伝達する能力あるようだと報告している．例えば，続けて2回最大の垂直跳びを行う場合，垂直跳びの距離は1回目よりも2回目の方が常に高い．また，しゃがみ込んでジャンプするとき，収縮している股関節と膝関節の伸筋と足関節底屈筋が急に伸張されるとジャンプはより大きくなる[69,70]．

筋が負の仕事（遠心性収縮）を行っているとき，この現象は生じる．そして，筋が伸張されている間も，筋は収縮している．この活動は位置エネルギーを生成する．この遠心性収縮を行っている筋は一時的にエネルギーを保存することができる．しかし，通常このエネルギーは熱として消費される．しかし，エネルギーが消費される前に最大求心性収縮が実施されるならば，この保存されたエネルギーが運動エネルギーへと変換され，事前の遠心性収縮を伴わない最大求心性収縮の能力を超えた力や速度や収縮による仕事を増加させる[71]．これは，競技選手のためのプライオメトリックトレーニングとコンディショニングプログラムに組み込むことができる．走行のような運動において，この種類の求心性収縮-遠心性収縮の運動を行えば，速度と効率は驚くべき増加を示す．例えば，カンガルーのようにホッピングする際には，10 km/時間に0.23なのが27.5 km/時間に0.62にまで効率が改善する[71]．

求心性収縮の強さは，プレストレッチの強さで増加する[72]．AuraとKomi[72]は，筋電図を用いて確認したところ，遠心性収縮においてもプレストレッチは強度を増加させるが，しかし求心性収縮にはほとんど変化がないと報告している．つまり，求心性収縮において生成されたエネルギーは消費されることなく生じることになる．このエネルギーを生成するためには，遠心性-求心性収縮の活動時間は非常に短くなくてはならない．もしストレッチされた状態が長く続いたり（1秒以上）筋が弛緩していたりすると，弾性エネルギーは熱として消費されてしまう．

この増強される求心性収縮の初期の理論は，結合組織の弾性が改善されることによる筋の能力と考えられていた．現在では，筋紡錘やゴルジ腱器官を含む神経的要因とアクチン-ミオシンの架橋による力の生成に起因すると考えられている[70,71,73]．最近では，急速な運動は筋内の感覚受容器によって反射機構が促進されるとされている[74]．この刺激される受容体は，運動の主動作筋だけでなくその共同筋と拮抗筋内にもある．これらの筋は急速な運動中に，長さのフィードバック反射と力のフィードバック反射を通して強化される．**長さのフィードバック反射（伸張反射）**は，伸張された筋自身によって引き起こされ，自原的に（その筋自身で）筋を興奮させるだけでなく，拮抗筋を抑制しながら共同筋を興奮させる[75]．共同筋の興奮と拮抗筋の抑制を同時に行うことで，筋の能力を向上させると考えられている．一方，**力のフィードバック反射**は，筋収縮によりゴルジ腱器官が活動して抑制性の神経反射がみられる．この反射機構の効果は知られていないものの，それは突然の運動の際に異なる関節にまたがる抗重力筋を連結させる役割を果たすと考えられている[76]．これらの反射は，筋の長さと張力に依存しており，神経筋制御を向上させることが知られている[74]．

最大求心性収縮のこの機能強化は，*伸張-短縮サイクル*（*stretch-shortening cycle*）と呼ばれている[73,77-79]．このサイクルは最大求心性収縮を増加させるために用いられており，ウォーキングや走行，投球，体操，スキー，重量挙げなど多くのスポーツの能力を向上させるために用いられる．伸張-短縮サイクルが強い求心性収縮を得るために，PNF（proprioceptive neuromuscular facilitation）[80,81]やプライオメトリック[73, 82-84]などで用いられている．伸張-短縮サイクルが筋や筋群の突然の遠心性収縮に続く急速な求心性収縮の正しい用語であるにもかかわらず，この活動は一般的にプライオメトリック活動と呼ばれている．

なぜなら，短時間の間に遠心性収縮と求心性収縮を行えるようになるために，伸張-短縮サイクルによって最大限の能力を達成するには，技術の熟練と学習（skill and learning）が重要である．活動や練習を正確に実施することにより，プライオメトリックトレーニングの効果を得ることができる[85]．

開放運動連鎖と閉鎖運動連鎖

開放運動連鎖と閉鎖運動連鎖の概念は第1章で紹介されている．すでに学んだように，四肢の遠位の身体分節が自由に動ける開放運動連鎖と四肢の遠位分節が体重を支持している閉鎖運動連鎖がある．開放運動連鎖は他の関節や身体分節に影響を受けることなく四肢の身体分節が自由に動くことが可能なことを思い出してほしい．一方，閉鎖運動連鎖は，1つの関節の運動が四肢のすべての関節に影響を与える．閉鎖運動連鎖に共通することは，基本的に体重を支えていることである．これと対照的に，開放運動連鎖は体重を支持していない肢位である．開放運動連鎖と閉鎖運動連鎖は上肢および下肢の機能的活動でみられるが，上肢では主に開放運動連鎖が用いられ，下肢では主に閉鎖運動連鎖が用いられている．閉鎖運動連鎖は力を必要とするときに用いられ，開放運動連鎖は速い動きを必要とするときに用いられるということが重要である．投球動作のような機能的な上肢の開放運動連鎖は，四肢の近位部から運動を開始し遠位部への運動へとつなげる．閉鎖運動連鎖では関節への圧縮が生じることから，関節が接近し主動作筋と拮抗筋など関節周囲筋が同時収縮して関節の安定化を提供する．

しかし，「箱の外（outside the box）」で考えることは，我々が別の視点から開放運動連鎖と閉鎖運動連鎖の概念に近づくことを可能にする．このことについて，例を挙げて説明する．立位において股関節は閉鎖運動連鎖の肢位にある．したがって，大腿骨の運動によって（例えばスクワットで），股関節の角度が変化するとともに膝関節と足関節の角度も変化する．一方で，股関節運動が行われると骨盤は回転し，股関節は体幹を屈曲させる．その場合，股関節は開放運動連鎖でも運動している．同様に，テーブルの上で腹臥位になり，テーブルの端からおろした上肢を肩関節過伸展位まで挙げていく場合は，開放運動連鎖での肩関節伸展である．しかし，ソリに腹臥位で乗ってソリを動かすために上肢を使った場合は，まだ肩関節は伸展しているが，この肩関節の活動は閉鎖運動連鎖である．

臨床家は，設定した目標に到達するために，しばしばこのような異なった観点によって治療法を選択しなくてはならない．例えば，安定性を改善したい場合は閉鎖運動連鎖を選択するが，荷重を制限されている場合は開放運動連鎖を実施する．重要なのは，達成する目標を確認して，その目標に到達するための身体機能を理解することである．

等尺性収縮筋力に影響を及ぼす要因

関節可動域のそれぞれの角度における最大等尺性収縮筋力について，筋群の収縮のパターンを確認するための初期の研究において考察されている[86]．**図4-18～4-21**で，このことについて簡略化して説明する．これらの研究は，筋力について理解を深める研究結果を示した．最大等尺性収縮力の曲線は，関節可動域の40～80％範囲にて著しく変化する．予想されるように，筋の長さが短縮している位置から筋収縮するよりも，筋が伸張された状態から筋収縮する方が大きな力を発揮する．例えば，前腕回内筋は完全に回外した位置で最大筋力を生成するものの，回内位では十分な筋力を生成できない（**図4-19**）．このことは，本章で前述した筋の長さ-張力曲線を反映している．前腕回内筋と回外筋の筋力の関係のように，筋力の減少は直線的である（**図4-19**）．この筋力の直線的減少は，筋力の強さを決定しているのは主に筋の長さ-張力曲線であることを示している．

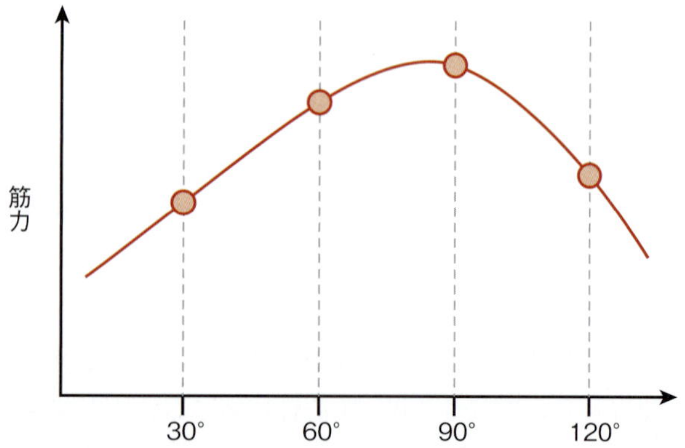

図4-18　大学生から高齢者における肘関節屈筋群（上腕筋，上腕二頭筋，腕橈骨筋）の最大等尺性収縮筋力．これらのデータはWilliamsとStutzmanに基づく[86]．

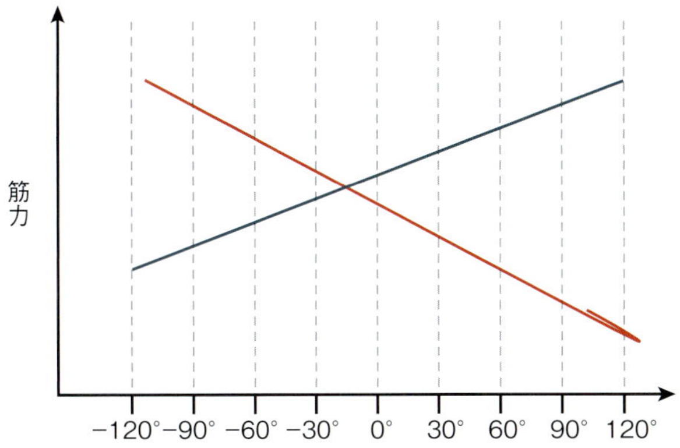

図 4-19　回内筋群（円回内筋と方形回内筋）と回外筋群（回外筋と上腕二頭筋）の最大等尺性筋力曲線.

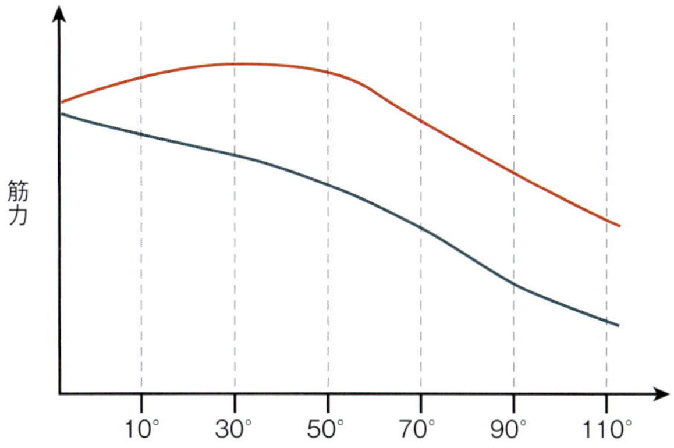

図 4-21　膝関節屈筋群（半膜様筋, 半腱様筋, 大腿二頭筋, 腓腹筋）の最大等尺性筋力曲線. 股関節の肢位は膝関節屈曲筋力に影響することに注目すること.

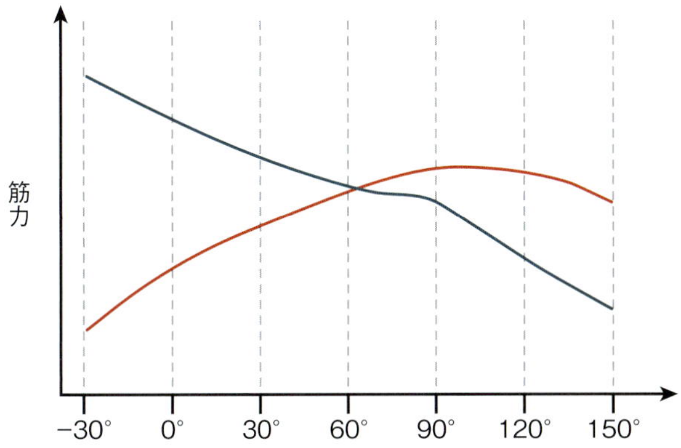

図 4-20　肩関節屈筋群（三角筋前部, 烏口腕筋, 上腕二頭筋）と肩関節伸筋群（三角筋後部, 大円筋, 広背筋, 上腕三頭筋）の最大等尺性筋力曲線の比較. これらのデータは Williams と Stutzman に基づく[86].

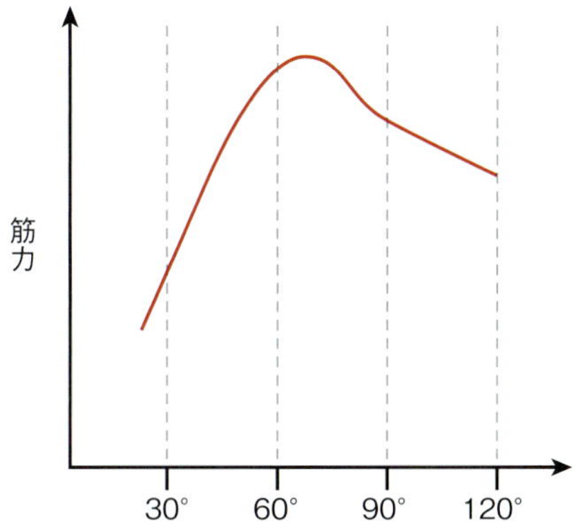

図 4-22　膝関節伸筋（大腿四頭筋）の最大等尺性筋力曲線. これらのデータは Williams と Stutzman に基づく[86].

しかし他の筋では, 筋が最大限に伸張された可動域を除く, 他の可動域における力の生成に有利なモーメントアームの長さに依存している. 例えば**図 4-21** において, ハムストリングスを伸張するために股関節を屈曲すると, ハムストリングスの力を増大させる効果があることを示している. 大腿四頭筋の筋力は, 関節可動域の中間域にて最も高値を示す（**図 4-22**）. これは, 中間域でトルクを増加するために筋の長さ–張力曲線にてこの作用が追加された一例である. この場合, 中間域において筋のレバーアームの長さが著しく増加する. 本章で前述したように, 膝蓋骨と大腿骨果間溝の形状は膝関節屈曲中間域において大腿四頭筋のモーメントアーム（レバーアーム）を長くする[87].

関節角度と筋力との間に, この関係をもつ筋は, 通常, 関節可動域の中間域において大きな力を提供する. 例えば, 肘関節屈筋の最大筋力は肘関節屈曲 90° で発揮される（**図 4-18**）. その理由は, この肘関節屈曲角度が重い物を運ぶ際に使われるからである. 膝関節伸筋の必要とされる最大筋力は膝関節屈曲 60° で生成され, 椅子からの立ち上がりや階段を昇る際にこの角度で大きな筋力が必要とされる.

図 4-19 と**図 4-20** には, 拮抗筋群の最大等尺性筋力が記録されている. 曲線のある一点では一方の筋がより強く, 曲線の交点では同程度の筋力をもつ. また, 運動範囲の最終域では拮抗筋の筋力が強くなる. したがって, 筋群の筋力を比較するときは, 関節可動域のどの範

囲でどのように筋力を提供するのかを知っておく必要がある．

運動が原因となる筋損傷

筋は身体の中で最も負傷しやすい組織の 1 つである．筋の損傷は，段階的または急性発症である．ほとんどの筋損傷は，減速運動中の遠心性収縮において発生する．一般的に，この段階的または急性発症する筋損傷は，最大遠心性収縮で生じる大きな力に起因している．それは，この遠心性収縮が最大等尺性収縮力の最大 2 倍の力を生じることができるからである．

遅発性筋痛

一般的な筋損傷の 1 つに**遅発性筋痛**（Delayed-Onset Muscle Soreness：**DOMS**）がある．これは，運動後およそ 24 時間後に始まって最高 10 日間続く[88]．遅発性筋痛の徴候は，痛みによる可動域の減少と，程度によるが最大求心性収縮および遠心性収縮の筋力が 50%程度まで低下する[89-91]．筋の損傷や破壊の生理学的徴候は，異常に高いクレアチンキナーゼ濃度（筋酵素）と静脈血中のミオグロビン，遅筋線維のミオシン重鎖フラグメント血漿濃度が増加していることである[92,93]．ジグザグな外観を有する Z 帯の損傷や，時には崩壊（dissolution）がみられる（第 3 章に記述しているように，Z 帯が筋節の両端の境界線であり，アクチンフィラメントの付着する基部である）．Z 帯のこの変質によりミオシンフィラメントの配列が変化する．また，いくつかのケースでは，ミオシンフィラメントが消失する[90,94]．遅発性筋痛の機能的および構造的損傷からの回復は，重症度に応じて 5～30 日ほど必要である． 回復の後に遠心性収縮が繰り返されると，筋は運動に適応して筋痛を生じなくなることが報告されている．そして，さらに大きな遠心性収縮を生成することができる．その際わずかな筋損傷の兆しがみられるが，筋損傷が発生した場合でも回復はより速くなる[89,92]．

ハムストリングスの筋損傷（肉ばなれ）

一般的にみられる第 2 の運動による筋損傷（strain）は，いわゆる肉ばなれや筋の過緊張であり，全力疾走やジャンプ動作にてハムストリングスに最も多く発生する．この筋損傷は突然発症して，時には重度の損傷を引き起こし，しばしば選手は激痛で倒れる．また，筋損傷が頻繁に起きたときには重症化する．重症例では，ハムストリングスの筋断裂や出血を伴う．この筋断裂は走行の遊脚後期と立脚初期の間で生じる．この時点で，ハムストリングスは最大遠心性収縮（筋の伸張）によって大腿と下腿の前方への運動を減速している．足部接地（初期接地）をすると，即座に最大の求心性収縮（筋の短縮）に切り替わり大腿を股関節伸展するために加速し膝関節過伸展も防止する．

要約

力を生成して機能的運動を実行する筋の能力にかかわるいくつもの要因を理解することは，リハビリテーションやヒトの運動にかかわるすべての専門家にとって非常に重要である．本章では，筋活動と筋力に関連する重要な概念を説明し要約した．筋力は，等尺性，遠心性，求心性収縮によって生み出される．また，筋は，主動作筋，拮抗筋，共同筋として運動を生成する．筋の断面積は生成することが可能な筋力を決定する．筋の断面積が大きいほど大きな力を生成することが可能である．多羽状筋は単羽状筋よりも多くの力を生み出す可能性がある．すべての軟部組織は，応力-歪み曲線のようにストレスに反応する．ストレスが応力-歪み曲線の立ち上がり領域と弾性領域の範囲で加わる場合，筋組織は元の長さに戻るものの，弾性領域を超えた可塑領域の強さまでストレスが加わった場合は永続的な変形が生じる．加えられるストレスが可塑域を超える域にまで達すると組織は破壊されてしまう．また，長い時間をかけて小さい力を加え続けると，軟部組織の長さが変化するクリープが生じる．筋力は，様々な要因（筋の大きさ，筋線維の構造，他動的および自動的成分，長さ-張力関係，モーメントアーム，収縮速度，年齢，性別）によって決定される．自動不全と他動不全は，最大の筋力や筋の長さに到達することを妨げている．さらに，拮抗筋の働きにより多関節筋の近位部の肢位を最適な位置に定める至適な運動肢位が，多関節筋の遠位部の機能を最大限に発揮するために行われる．負の仕事とは遠心性収縮のことである．この遠心性収縮は，求心性収縮（正の仕事）よりも少ないエネルギー消費で大きな力を生成することが可能である．一般に知られている遅発性筋痛やハムストリングスの筋損傷は，遠心性収縮によって受傷する．これらの例は，運動やリハビリテーションにおける重要な概念の適用として有用である．

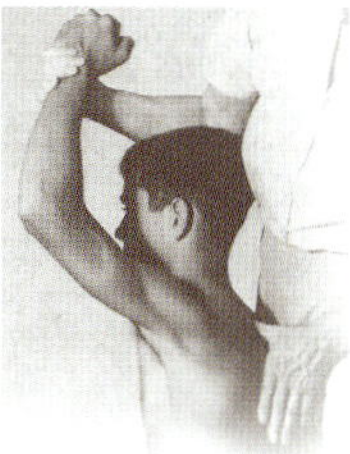

臨床事例の解決方法

臨床家は，Xavier と Owain が前日のトレーニングによって遅発性筋痛を生じていることを正確に評価した．これまでに彼らは，新しいコーチが行ったような遠心性収縮を伴うトレーニングを経験したことがないので，遅発性筋痛を生じている．臨床家は，この痛みが数日内に良くなるけれども，Xavier らはすぐに通常のトレーニングに戻るべきであると考えている．そして，痛みや不快感を軽減するために，軽い運動と柔軟運動を行うことを指導した．また今後はトレーニングによってこれだけの痛みや不快感を生じないことを説明した．

確認問題

1. 上腕二頭筋，方形回内筋，中殿筋，縫工筋，腓腹筋の筋線維の配列がどのように運動機能に関連しているかを説明しなさい．
2. 椅子から立ち上がるときに，主動作筋，拮抗筋，共同筋をどのようにして確認するのか説明しなさい．
3. 腓腹筋のストレッチを行う際にそれに抵抗する筋の状態を確認すること．また，腓腹筋の柔軟性を長続きさせるためのストレッチ方法について説明しなさい．
4. 最大の上腕三頭筋筋力を得るための肩関節の肢位はどこか？　また，その理由を説明しなさい．
5. 開放運動連鎖となる下肢の機能的活動を３つ挙げなさい．
6. 閉鎖運動連鎖となる上肢の機能的活動を３つ挙げなさい．

研究活動

1. 長さと幅が同一の３つのゴムバンドを手に取って，２本の人差し指で３つのゴムバンドを平行に配列して重ねて持つ．それから人差し指を引き離しながら，ゴムバンドを伸張するためには，どれくらいの力が要求されるか，どれくらいゴムバンドを伸張することができるかを感じなさい．次に，３つのゴムバンドを数珠つなぎにしなさい．ゴムバンドを伸張して，どれくらいの力が要求されるか，どこまでゴムバンドを伸張することができるかを感じなさい．これらのゴムバンドの配列は大きく異なる．できるだけ多くの筋の平行配列と直列配列を確認しなさい．筋線維の平行配列と直列配列では，筋機能はどのように異なるだろうか？
2. 巻尺を用いて，次に示す大腿の太さを測定しなさい．膝関節周囲，膝蓋骨より５cm 上，膝蓋骨より 10 cm 上，膝蓋骨より 15 cm 上．左右の測定値を比較しなさい．左右の太さはどれくらい異なるだろうか？　あなたが各レベルで計測したのは何を測定していたのだろうか？　被検者の膝関節に腫脹がある場合，どの測定部位が最も影響を受けるだろうか？　大腿四頭筋が萎縮していた場合，どの測定部位が最も影響を受けるだろうか？
3. 被検者を膝関節屈曲 30°とした背臥位とする．ダイナモメータ（筋力計）を用いてハムストリングスの最大等尺性収縮力を計測する．次に被検者の股関節を約 30～45°に屈曲させ，再び最大等尺性収縮を行う．次に，股関節 90°および 135°とし繰り返し最大等尺性収縮筋力を図表に記録していく．筋の長さ-張力関係が変化することで最大筋力が変化することについて説明しなさい．
4. 膝関節屈曲 0°，屈曲 60°，屈曲 90°で，あなたの膝関節を屈曲させようとする相手の徒手的抵抗に抗して最大等尺性収縮を行いなさい．あなたは，どの位置で大腿四頭筋が最も筋力を生成するのを感じるだろうか？　最も弱い位置はどこだっただろうか？　膝関節角度の違いによる膝関節伸展筋力の強さが変化することについて説明しなさい．
5. 握力計を用いて相手の握力を計測する（握力計は，3～4 秒以内で最大収縮を表示する）．30～45 秒程の間隔をあけてから，２回繰り返しそれぞれを記録する．それから，最大収縮の 75%程度で３回行う（結果を知らせずに，これまでのように休みの間隔をあける）．真の最大収縮の値は正確に同じではないものの，非常に近い値であることに注目してほしい．これは，最大収縮にて実施しているかどうかを確認する方法の 1 つである．動機づけが乏しいか，筋力低下を装っている者は，75%程度の筋力となる．測定値の変動が著しい場合は，真の最大収縮ではないことを示している．

6. 相手の最大握力を計測した後に，あなたが相手の手関節を掌屈位に固定してから，もう一度握力を計測する．握力計を把持した状態のまま，握力計測中に手関節掌屈位が変化しないように固定しておく．手関節掌屈位にて握力を計測すると顕著に減少することを確認してほしい．そして，この握力低下の理由を説明しなさい．
7. 橈側手根屈筋と橈側手根伸筋が同時に収縮するときに起こる共同運動を説明しなさい．また，この他に同様の方法で活動する 2 つの筋を確認しなさい．
8. 10 ポンド（4.5 kg）の重りを肘関節屈曲にてゆっくりと持ち上げ，ゆっくりと降ろしなさい．どちらの運動がより簡単だっただろうか？　次に，重りを持ち上げたり降ろしたりする運動を速く行いなさい．どちらがより簡単だっただろうか？　その理由を説明しなさい．
9. 各々の筋につき開放運動連鎖となる運動を行いなさい（上腕二頭筋，肩関節屈筋，膝関節伸筋）．次に，閉鎖運動連鎖となる運動を行いなさい．また，各筋の開放運動連鎖と閉鎖運動連鎖について，どのように感じたかを説明しなさい．
10. 腹臥位および端座位にてハムストリングスを収縮させなさい．どちらの姿勢がより大きな膝関節屈曲運動を行えるか？　その理由について説明しなさい．

文献

1. Inman VT, Saunders JB, Abbott LC. Observations on function of the shoulder joint. *Journal of Bone and Joint Surgery Am* 26 : 1, 1944.
2. Clark DI, Downing N, Mitchell J, Coulson L, Syzpryt EP, Doherty M. Physiotherapy for anterior knee pain : A randomised controlled trial. *Annals of the Rheumatic Diseases* 59(9) : 700-704, 2000.
3. Basmajian JV. Cyclobenzaprine hydrochloride effect on skeletal muscle spasm in the lumbar region and neck : Two double-blind controlled clinical and laboratory studies. *Archives of Physical Medicine and Rehabilitation* 59 : 58-63, 1978.
4. Heckathorne CW, Childress DS. Relationships of the surface electromyogram to the force, length, velocity and contraction rate of the cineplastic human biceps. *American Journal of Physical Medicine* 60(1) : 1-19, 1981.
5. Ebersole KT, O'Connor KM, Wier AP. Mechanomyographic and electromyographic responses to repeated concentric muscle actions of the quadriceps femoris. *Journal of Electromyography and Kinesiology* 16(2) : 149-157, 2006.
6. Smidt GL. Hip motion and related factors in walking. *Physical Therapy* 51(1) : 9-22, 1971.
7. Perry J. *Gait Analysis. Normal and Pathological Function*. Thorofare, NJ : Slack, Inc, 1992.
8. Hislop HJ, Perrine JJ. The isokinetic concept of exercise. *Physical Therapy* 47 : 114, 1967.
9. Pette D, Peuker H, Staron RS. The impact of biomechanical methods for single fibre analysis. *Acta Physiologica Scandinavica* 166 : 261-277, 1999.
10. Staron RS. Human skeletal muscle fiber types : Delineation, development, and distribution. *Canadian Journal of Applied Physiology* 22(4) : 302-327, 1997.
11. Thompson LV. Skeletal muscle adaptations with age, inactivity, and therapeutic exercise. *Journal of Orthopaedic and Sports Physical Therapy* 32(2) : 44-57, 2002.
12. Garrett WE, Califf JC, Bassett FH. Histochemical correlates of hamstring injuries. *American Journal of Sports Medicine* 12(2) : 98-103, 1984.
13. Gryzlo SM, Patek RM, Pink M, Perry J. Electromyographic analysis of knee rehabilitation exercises. *J orthop sport phys ther* 20(1) : 36-43, 1994.
14. Qi Z. Influence of knee joint position on co-contractions of agonist and antagonist muscles during maximal voluntary isometric contractions : Electromyography and Cybex measurement. *Journal of Physical Therapy Sciences* 19 : 125-130,2007.
15. Wilk K, Escamilla R, Fleisig G, Barrentine S, Andrews J, Boyd M. A comparison of tibiofemoral joint forces and electromyographic activity during open and closed kinetic chain exercises. *American Journal of Sports Medicine* 24(4) : 518-527, 1996.
16. Fiatarone MA, Marks EC, Ryan ND, Meredith CN, Lipsitz LA, Evans WJ. High-intensity strength training in nonagenarians. *JAMA* 263(22) : 3029-3034, 1990.
17. Frontera WR, Meredith CN, O'Reilly KP, Knuttgen HG, Evans WJ. Strength conditioning in older men : Skeletal muscle hypertrophy and improved function. *Journal of Applied Physiology* 64(3) : 1038-1044, 1988.

18. Leivseth G, Reikerås O. Changes in muscle fiber cross-sectional area and concentrations of Na, K-ATPase in deltoid muscle in patients with impingement syndrome of the shoulder. *Journal of Orthopaedic and Sports Physical Therapy* 19(3) : 146-149, 1994.
19. Maylia E, Fairclough JA, Nokes LDM, Jones MD. Can thigh girth be measured accurately? *Journal of Sport Rehabilitation* 8(1) : 43-49, 1999.
20. Folland JP, Williams AG. The adaptations to strength training : Morphological and neurological contributions to increased strength. *Sports Medicine* 37(2) : 145-168, 2007.
21. Gans C, DeVries F. Functional bases of fiber length and angulation in muscle. *Journal of Morphology* 192(1) : 63-85, 1987.
22. Lieber R, Fridén J. Clinical significance of skeletal muscle architecture. *Clin Orthop* 383 : 140-151, 2001.
23. Ramsey RW, Street SF. Isometric length-tension diagram of isolated skeletal muscle fibers of frog. *J Cell Comp Physiol* 15 : 11, 1940.
24. Bagni MA, Cecchi G, Colomo F, Poggesi C. Tension and stiffness of frog muscle fibres at full filament overlap. *Journal of Muscle Research and Cell Motility* 11(5) : 371-377, 1990.
25. Lombardi V, Piazzesi G. The contractile response during steady lengthening of stimulated frog muscle fibres. *Journal of Physiology* 431 : 141-171, 1990.
26. Beck O. Die gesamte kraftkurve des tetanisierten froschgatrocnemius und ihr physiologisch ausgenutzter anteil. *Pfluegers Arch Ges Physiol* 193 : 495, 1921-1922.
27. Lieber RL, Loren GJ, Fridén J. In vivo measurement of human wrist extensor muscle sarcomere length changes. *Journal of Neurophysiology* 71(3) : 874-881, 1994.
28. Lord SF, Clark RD, Webster OW. Visual acuity and contrast sensitivity in relation to falls in an elderly population. *Age and Aging* 20 : 175, 1991.
29. Westring SH, Seger JY, Karlson E, Ekblom B. Eccentric and concentric torque-velocity characteristics of the quadriceps femoris in man. *European Journal of Applied Physiology and Occupational Physiology* 58(1-2) : 100-104, 1988.
30. Adam A, DeLuca CJ. Recruitment order of motor units in human vastus lateralis muscle is maintained during fatiguing contractions. *Journal of Neurophysiology* 90(5) : 2919-2927, 2003.
31. Henneman E. Recruitment of motorneurones : The size principle. In Desmedt JE (ed). *Progress in Clinical Neurophysiology*. Vol 9. Basel : S. Karger, 1981, p 26.
32. Henneman E, Somjen G, Carpenter DO. Functional significance of cell size in spinal motoneurons. *Journal of Neurophysiology* 28 : 560-580, 1965.
33. Henneman E, Somjen G, Carpenter DO. Excitability and inhibitability of motoneurons of different sizes. *Journal of Neurophysiology* 28 : 599-620, 1965.
34. Milner-Brown HS, Stein RB, Yemm R. The orderly recruitment of human motor units during voluntary isometric contractions. *Journal of Physiology* 230 : 359-370, 1973.
35. Fujiwara K, Maeda K, Kunita K, Tomita H. Postural movement pattern and muscle action sequence associated with selfpaced bilateral arm flexion during standing. *Perceptual and Motor Skills* 104(1) : 327-334, 2007.
36. Pierce MN, Lee WA. Muscle firing order during active prone hip extension. *Journal of Orthopaedic and Sports Physical Therapy* 12(1) : 2-9, 1990.
37. Hungerford B, Gilleard W, Hodges P. Evidence of altered lumbopelvic muscle recruitment in the presence of sacroiliac joint pain. *Spine* 28(14) : 1593-1600, 2003.
38. Rogers MW, Pai YC. Dynamic transitions in stance support accompanying leg flexion movements in man. *Experimental Brain Research* 81(2) : 398-402, 1990.
39. Cheynel N, Mourey F, Peschaud F, Durand-Fontanier S, Didler JP, Trouilloud P. Standing-up/sitting-down movement : Electromyographic analysis of four muscles of lower limb and the erector spinae muscle : study of anticipatory postural adjustments. *Morphologie* 86 : 23-26, 2002.
40. Sakamoto ACL, Teixeira-Salmela LF, de Paula-Goulart FR, de Morais Faria CDC, Guimaraes CQ. Muscular activation patterns during active prone hip extension exercises. *Journal of Electromyography and Kinesiology* 19(1) : 105-112, 2009.
41. Miller JP, Croce RV, Hutchins R. Reciprocal coactivation patterns of the medial and lateral quadriceps and hamstrings during slow, medium and high speed isokinetic movements. *Journal of Electromyography and Kinesiology* 10(4) : 233-239, 2000.
42. O'Sullivan PB, Beales DJ, Beetham JA, et al. Altered motor control strategies in subjects with sacroiliac joint pain during the active straight-leg-raise test. *Spine* 27(1) : E1-8, 2002.
43. McNeil CJ, Doherty TJ, Stashuk DW, Rice CL. Motor unit number estimates in the tibialis anterior muscle of young, old, and very old men. *Muscle & Nerve* 31 : 461-467, 2005.
44. Komi PV, Karlsson J. Physical performance, skeletal muscle enzyme activities and fibre types in monozygous and dizygous twins of both sexes. *Acta Physiologica Scandinavica. Supplementum* 462 : 1-28, 1979.
45. Frontera W. Aging muscle. *Crit rev phys rehabil med* 18(1) : 63-93, 2006.
46. Morrison JB. The mechanics of the knee joint in relation to normal walking. *Journal of Biomechanics* 3(1) : 51-61, 1970.

47. Weber EF. *Ueber die Langeverhaltnisse der Muskeln im Allgemeinen*. Leipzig : Verh Kgl Sach Ges d Wiss, 1851.
48. Kaplan EB. *Functional and Surgical Anatomy of the Hand*. Philadelphia : JB Lippincott, 1965.
49. Boyes JH. *Bunnell's surgery of the hand*. Philadelphia : Lippincott, 1970.
50. Lieber RL, Bodine-Fowler SC. Skeletal muscle mechanics : Implications for rehabilitation. *Physical Therapy* 73(12) : 844-856, 1993.
51. Kaufer H. Mechanical function of the patella. *Journal of Bone and Joint Surgery Am* 53(8) : 1551-1560, 1971.
52. Gibson JNA, Scott M. Long-term effects of patellectomy on quadriceps and hamstring isokinetic function. *Physiotherapy* 77(10) : 711-714, 1991.
53. Griffin JW, Tooms RE, vander Zwaag RV, Bertorini TE, O'Toole ML. Eccentric muscle performance of elbow and knee muscle groups in untrained men and women. *Medicine & Science in Sports & Exercise* 25(8) : 936-944, 1993.
54. Stanton P, Purdam C. Hamstring injuries in sprinting : The role of eccentric exercise. *Journal of Orthopaedic and Sports Physical Therapy* 10(9) : 343-349, 1989.
55. Pappas AM, Zawacki RM, Sullivan TJ. Biomechanics of baseball pitching, a preliminary report. *American Journal of Sports Medicine* 13 : 216-222, 1985.
56. Abbott BC, Bigland B, Ritchie JM. The physiological cost of negative work. *J Physiol* 117 : 380-390, 1952.
57. Dick RW, Cavanagh PR. An explanation of the upward drift in oxygen uptake during prolonged sub-maximal downhill running. *Medicine & Science in Sports & Exercise* 19(3) : 310-317, 1987.
58. Dean E. Physiology and therapeutic implications of negative work : A review. *Physical Therapy* 68 : 233-237, 1988.
59. Ferguson RA, Ball D, Sargeant AJ. Effect of muscle temperature on rate of oxygen uptake during exercise in humans at different contraction frequencies. *Journal of Experimental Biology* 205 : 981-987, 2002.
60. Whipp BJ, Rossiter HB, Ward SA. Exertional oxygen uptake kinetics : A stamen of stamina? *Biochemical Society Transactions* 30(2) : 237-247, 2002.
61. Roston WL, Whipp BJ, Davis JA, Cunningham DA, Effros R, M., Wasserman K. Oxygen uptake kinetics and lactate concentration during exercise in humans. *American Review of Respiratory Disease* 135(5) : 1080-1084, 1987.
62. Fang Y, Siemionow V, Sahgal V, Xiong F, Yue GH. Distinct brain activation patterns for human maximal voluntary eccentric and concentric muscle actions. *Brain Research* 1023(2) : 200-212, 2004.
63. Flitney FW, Hirst DG. Crossbridge detachment and sarcomere "give" during stretch of active frog's muscle. *Journal of Physiology* 276 : 449-465, 1978.
64. Sugi H, Pollack GH. *Mechanism of Myofilament Sliding in Muscle Contraction. Advances in Experimental Medicine and Biology*,Vol 332. New York : Plenum Press, 1993.
65. Edman KA. Mechanism underlying double-hyperbolic force-velocity relation in vertebrate skeletal muscle. *Advances in Experimental Medicine and Biology* 332 : 667-676, 1993.
66. Stauber WT. Eccentric action of muscles : physiology, injury, and adaptation. *Exercise and Sport Sciences Reviews* 17 : 157-185, 1989.
67. Enoka RM. Eccentric contractions require unique activation strategies by the nervous system. *Journal of Applied Physiology* 81(6) : 2339-2346, 1996.
68. Marey EJ, Demeny G. Etude experimentale de la locomotion humaine. *Comptes Rendus Hebdomadoires des Seances de l'Academie des Sciences* 105 : 544, 1887.
69. Häkkinen K, Komi PV, Kauhanen H. Electromyographic and force characteristics of leg extensor muscles of elite weight lifters during isometric, concentric and various stretch-shortening cycle exercises. *International Journal of Sports Medicine* 7(3) : 144-151, 1986.
70. Komi PV. Physiological and biomechanical correlates of muscle function : Effects of muscle structure and stretchshortening cycle on force and speed. *Exercise and Sport Sciences Reviews* 12 : 81-121, 1984.
71. Cavagna GA. Storage and utilization of elastic energy in skeletal muscle. *Exercise and Sport Sciences Reviews* 5 : 89-129, 1977.
72. Aura O, Komi PV. Effects of prestretch intensity on mechanical efficiency of positive work and on elastic behavior of skeletal muscle in stretch-shortening cycle exercise. *Int J Sports Med* 7 : 137-143, 1986.
73. Wilk KE, Voight ML, Keirns MA, Gambetta V, Andrews JR, Dillman CJ. Stretch-shortening drills for the upper extremities : Theory and clinical application. *Journal of Orthopaedic and Sports Physical Therapy* 17(5) : 225-239, 1993.
74. Chmielewski T, Kauffman D, Myer GD, Tillman SM. Plyometric Exercise in the Rehabilitation of Athletes : Physiological Responses and Clinical Application. *J orthop sport phys ther* 36(5) : 308-319, 2006.
75. Burkholder TJ, Nichols TR. The mechanical action of proprioceptive length feedback in a model of cat hindlimb. *Motor Control* 4(2) : 201-220, 2000.
76. Nichols TR. Receptor mechanisms underlying heterogenic reflexes among the triceps surae muscles of the cat. *Journal of Neurophysiology* 81(2) : 467-478, 1999.
77. Helgeson K, Gajdosik RL. The stretch-shortening cycle of the quadriceps femoris muscle group measured by isokinetic dynamometry. *Journal of Orthopaedic and Sports Physical Therapy* 17(1) : 17-23, 1993.
78. Koutedakis Y. Muscle elasticity-plyometrics : Some physiological and practical considerations. *J applied res coach*

athl 4 : 35-49, 1989.
79. Witvrouw E, Mahieu N, Roosen P, McNair P. The role of stretching in tendon injuries. *Br J Sport Med* 41(4) : 224-226, 2007.
80. Lundin P. A review of plyometric training. *Strength Condit* 7 : 69-74, 1985.
81. Voss DE, Ionta MK, Myers BJ. *Proprioceptive Neuromuscular Facilitation*, 3 ed. Philadelphia : Harper & Row, 1985.
82. Allerheiligen B, Rogers R. Plyometrics program design. *Strength and Conditioning* 17 : 26-31, 1995.
83. Pretz R. Plyometric exercises for overhead-throwing athletes. *Strength condit* 28(1) : 36-42, 2006.
84. Wilt F. Plyometrics. What it is—How it works. *Athletic Journal* 55 : 76-79, 1975.
85. Chu D. *Jumping into plyometrics*, 2nd ed. Champaign, IL : Human Kinetics, 1998.
86. Williams M, Stutzman L. Strength variation through the range of joint motion. *Physical Therapy Review* 39(3) : 145-152, 1959.
87. Smidt GL. Biomechanical analysis of knee flexion and extension. *Journal of Biomechanics* 6(1) : 79-92, 1973.
88. Dutto DJ, Braun WA. DOMS-associated changes in ankle and knee joint dynamics during running. *Medicine & Science in Sport & Exercise* 36(4) : 560-566, 2004.
89. Clarkson PM, Tremblay I. Exercise-induced muscle damage, repair and adaptation in humans. *Journal of Applied Physiology* 65(1) : 1-6, 1988.
90. Faulkner JA, Brooks SV, Opiteck JA. Injury to skeletal muscle fibers during contractions : Conditions of occurrence and prevention. *Physical Therapy* 73(12) : 911-921, 1993.
91. Rodenburg JB, Bär PR, DeBoer RW. Relations between muscle soreness and biochemical and functional outcomes of eccentric exercise. *Journal of Applied Physiology* 74(6) : 2976-2983, 1993.
92. Golden CL, Dudley GA. Strength after bouts of eccentric or concentric actions. *Medicine & Science in Sports & Exercise* 24(8) : 926-933, 1992.
93. Mair J, Koller A, Artner-Dworzak E, et al. Effects of exercise on plasma myosin heavy chain fragments and MRI of skeletal muscle. *Journal of Applied Physiology* 72(2) : 656-663, 1992.
94. Fridén J, Lieber RL. Structural and mechanical basis of exercise-induced muscle injury. *Medicine & Science in Sports & Exercise* 24(5) : 521-530, 1992.

INTRODUCTION TO

第2部：上肢

この第2部では，臨床運動学的な視点から上肢および体軸骨格の各体節について説明する．各章ごとに，それぞれの関節の解剖，関節運動学，骨運動学および臨床的な機能について表にまとめている．

第5章では，肩関節複合体について述べる．肩関節複合体は，肩甲胸郭関節，胸鎖関節，肩鎖関節および肩甲上腕関節によって構成される．これらの構造について，各関節における筋とその機能との関係について説明する．また，円滑かつ効率的な肩関節運動に必要な各関節の相互作用について説明する．

第6章では，肘関節および前腕について述べる．この章では，両者で機能する筋群とそれら筋群の相互作用について説明し，肘関節と前腕筋群の間で行われる協調的な運動の重要性について言及する．

第7章では，手関節および手の複雑な構造について述べる．この章では，手の最適なパフォーマンスに貢献する複数の関節および筋群と手固有の機能を果たすための方法について説明する．握力や把握動作は，筋または神経損傷によって容易に障害される．

第8章では，体軸骨格について述べる．この章では，頸椎から仙腸関節に至る体幹ならびに顎関節について説明する．体軸骨格は，上下肢運動の精度（質）に影響を及ぼすため，体幹の安定性とバランスの要素からも脊柱と上下肢との関係について論じる．

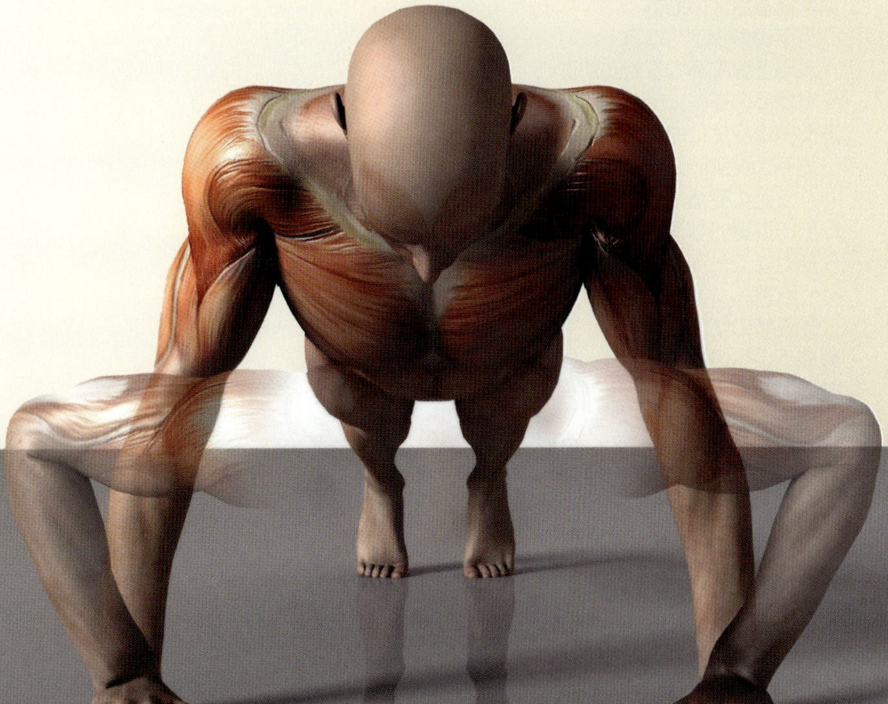

第5章
肩関節複合体

"今を生きるすべての世代は，さらに前に生きた世代の肩の上に立っている．油断することなく，我々の遺産の価値と原則を守らなければならない．それは決して容易なことではない"

—*Ronald Reagan, 1911–2004, 40th President of the United State.*

本章の概要

学習目標

本章では，肩関節複合体について詳細に記述している．本章の終わりまでに，以下に示す目標を達成してほしい．

- ❑ 肩関節複合体の骨格，関節，筋肉について理解する．
- ❑ 肩甲骨の運動を決定する各関節の関与について説明できる．
- ❑ 肩甲胸郭関節および肩甲上腕関節の運動の相互関係を説明できる．
- ❑ 肩甲胸郭関節および肩甲上腕関節の安定化筋群を列挙できる．
- ❑ 動作時における肩関節筋群の筋活動に重力や肢位が及ぼす影響について議論できる．
- ❑ 筋群の名称を作用や運動ごとに整理し，肩関節複合体の機能的役割について説明できる．

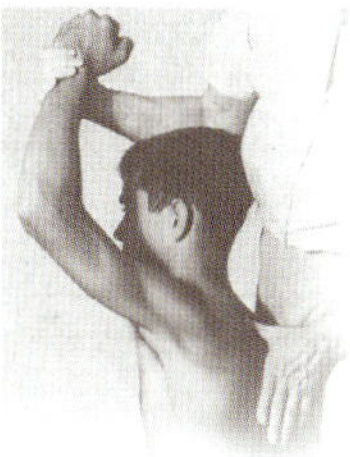

臨床事例

Ella（医師）は，その日最初の患者であったTylerを診察している最中である．Ellaは問診によって，Tylerが仕事中に利き手側の肩を負傷したことを知った．彼の仕事は家屋塗装業で，先月は超高層マンションの天井塗装を施工したばかりである．彼の右肩は，腕を頭部より上に持ち上げるとき，ちょうど腕が肩関節を越える領域で痛みが出現している．その痛みは，櫛を使って髪を整える動作や財布を後ろポケットから引き抜く動作で増悪する．Ellaは，肩関節の筋のなかでも，特に腕を持ち上げる作用のある筋をすべて検査する必要があると考えた．彼女は適切な評価を行うためには，これら筋群の役割を把握し，最適な評価肢位を選択する必要があることを理解していた．Ellaは，Tylerに対して徒手筋力テストを行う場合，より的確な評価結果を得るためには各々の筋を個別の肢位で評価する必要があると考えた．

はじめに

肩甲帯は，20の筋と３つの骨性連結および３つの軟部組織性連結（機能的関節）によって，人体最大の自由度をもつ複合関節である．肩関節の主な役割は，手を機能的な肢位に配置することである．肩関節は，約16,000の肢位に手を配置することが可能であり[1]，それによって普段当然のように行っている多くの手の機能が果たされている．肩関節複合体は，広い範囲に手を配置するのみならず，上肢の安定化，重量物の挙上や運搬，強制呼吸時の吸気および呼気の援助，松葉杖や逆立ちで歩く際の体重支持などを可能にする．しかしながら，肩関節の運動性は構造安定性を犠牲にしたものである．上肢と体幹は，胸鎖関節によって唯一骨性に連結されている．よって，肩関節の支持性および安定性は，主に筋と靱帯に依存している．この複合構造に関与する筋群は，単独ではなく協調的な運動によって円滑な肩関節運動を提供している．仮に，靱帯損傷や正常な筋機能の低下が生じると，肩関節複合体の正常運動は破綻し，上肢の機能は損なわれる．

肩関節複合体には，上肢の運動に関与する近位上肢体節のすべてが含まれる．肩関節複合体の骨構造には，胸骨，鎖骨，肩甲骨および上腕骨があり，各々の骨が連結して関節を作る．また，肩甲骨と胸郭は軟部組織によって連結している．肩関節に関する議論は，肩甲骨と上腕骨によって構成される肩甲上腕関節とその周囲を取り囲む軟部組織のみに言及されることがある．しかしながら，“肩関節”は肩関節複合体における１つの要素にすぎないため，意識して正しい用語を用いるべきである．この章では，肩関節複合体に含まれる各々の要素について解説する．

骨格

肩関節複合体は，骨性に連結した胸骨（胸骨柄）と鎖骨および筋による連結によって**体軸骨格**に保持されている．肩関節複合体を体軸骨格に連結する骨は，胸骨柄（体軸骨格）と鎖骨（肩関節複合体）である．胸骨柄と左右の鎖骨および肩甲骨は不完全な肢帯を形成する（**図5-1**）．それはもともと不完全な肢帯であり，肩甲帯の後方には骨性の連結が存在しないにもかかわらず，この構造は**肩甲帯**と呼ばれる．

胸骨柄

胸骨柄（manubrium）（ラテン語：*manubrium*，英語：

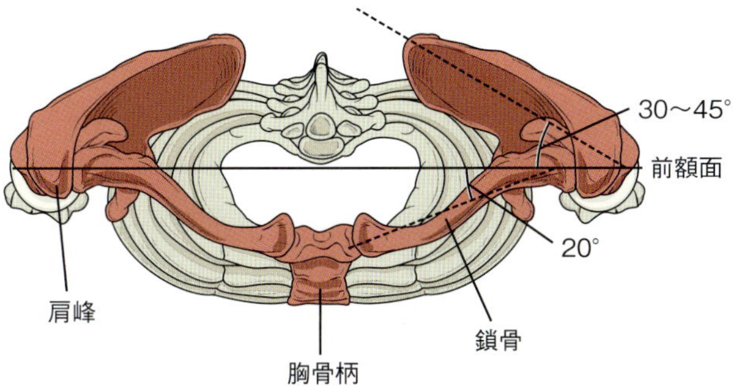

図5-1　上方から見た肩甲帯．肩甲骨および鎖骨と前額面との成す角に注目する．

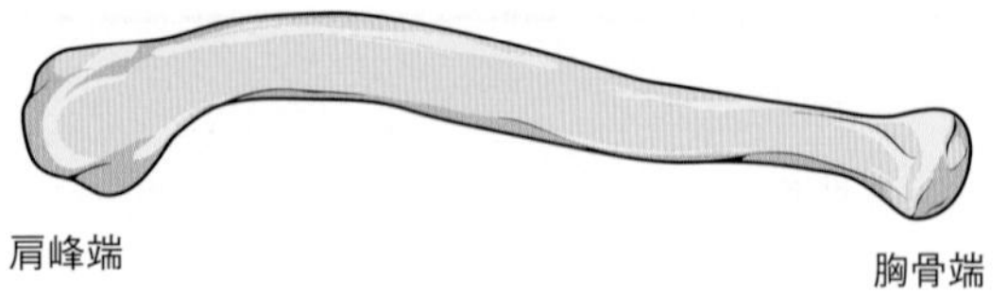

図 5-2　左側の鎖骨における丸い内側端と平らな外側端.

handle）は，胸骨と左右の鎖骨によって体軸骨格に上肢を固定する部位であり，最も頭側に位置する．胸骨柄の上方面は，鎖骨内側と連結するために浅い凹みがある．また，両側の鎖骨切痕の間には，胸骨または頸切痕と呼ばれ容易に触察できる明らかな凹みがある．胸骨柄外側面に隣接し，鎖骨切痕下方のわずかに凹んだ小面には第1肋骨が連結する．

鎖骨

鎖骨（clavicle）（ラテン語：*clavicula*，英語：diminutive of *clavus*，Key）を上方より観察するとクランク状のS字型をしており，腕神経叢や上肢血管束が通過する胸骨端では前方が凸，上腕骨端では前方が凹である．解剖学的位置では，鎖骨長軸は水平面をわずかに越え，前額面に対して20°の角をなす．これは胸骨柄と連結する鎖骨の内側端で顕著である．また，下方には第1肋骨と連結する肋骨窩がある．この肋骨窩の後外側には，肋鎖靱帯が付着する肋骨粗面がある．鎖骨は，内側から始まり肩峰端に向かい，クランク状の曲線に沿って触察することが可能である（**図 5-2**）．鎖骨は，胸骨端で丸みを帯びた形状で始まり，約2/3の長さのところで扁平な骨に移行し，肩峰と連結する外側端では幅広く平らな楕円の形状となる．鎖骨の肩峰端は，胸骨端のように膨隆しており，隆起として触察することができる．

ウマやイヌなどの四足歩行動物では，鎖骨は存在せず肩甲骨が胸郭の外側面に位置している．一方，直立二足歩行を行うヒトでは，肩甲骨と上腕骨の外側支柱として機能する強靱で発達した鎖骨がある．これにより，肩甲上腕関節はより大きな可動性が得られる[2]．

肩甲骨

肩甲骨（scapula）（ラテン語：*scapula*，英語：shoulder blade）は三角形の扁平な骨で，3つの縁と3つの角を有し，胸郭の後方に位置している．解剖学的安静位における肩甲骨内側縁は，約5～6 cmまたは2～3横指の幅で，第2胸椎（T2）～第7胸椎（T7）棘突起の間に位置する．肩甲骨には2つの役割があり，それは肩甲上腕関節を制御する筋群が付着する場所であること，および肩甲上腕関節が機能するために安定した基盤を提供することである．肩甲骨は，鎖骨と密接に働くことで，手を自由に動かすために必要な肩甲上腕関節のより大きな可動性を提供している．

内側縁と外側縁とが交わる肩甲骨下角は，内側縁を遠位に追跡することで触察できる．外側縁は，下角から関節窩に沿って上外側を向いている．関節窩は，肩甲骨の上外側面に位置し，肩甲上腕関節の凹部（関節面）を形成する．上縁は触察することはできないが，基本的には肩甲棘と平行にある．肩甲棘は肩甲骨背面に位置し，肩甲骨を棘上窩と棘下窩に分割している．また，肩甲棘は第3胸椎の高さにある内側縁基部から外側の肩峰（cromion process）（ギリシャ語：*acron*，英語：tip，ギリシャ語：*omox*，英語：shoulder）まで触察することができる．肩甲棘は，肩甲骨背面に沿ってやや上外側に向かい，内側縁の平らな突起から外側縁にかけてより大きな突起へと移行する．外側の肩峰は，鎖骨と接するためにやや前上方に弯曲している．肩峰は，上方より加わる外力から肩関節を保護するために肩甲上腕関節の上方に位置する．肩峰の外側端は，棚のように幅広く，肩関節の上方で容易に触察することができる．さらに，肩峰端はより前面まで触知することが可能である．そこは鎖骨との連結部（肩鎖関節）であり，肩鎖靱帯によって覆われ保護されている．この部位で2つの骨を区別して触ることができる．1つは肩峰で，もう1つは骨と骨との間でやや凹んだ鎖骨である．この凹みは肩鎖（acromioclavicular：AC）関節であり，2つの骨端の間で触察できる（**図 5-3**）．

肩甲骨は，前面に烏口突起と呼ばれる顕著な突起がある．烏口突起は，鎖骨の下方で関節窩の内側に位置する．また，烏口突起は肩甲骨の前方に隆起し，複数の靱帯と筋の付着部でもある．その名前は，見た目から“カラスの嘴（くちばし）”を意味している（**図 5-4**）．

肩甲骨の構造を触察するためには，肩峰を同定して肩甲棘に沿って後方へ骨隆起を追跡する方法が最も容易である．肩甲棘に沿って内側縁に向かうと，平らで滑らかな三角形の領域が存在する．また，肩甲棘の上方に棘上窩，下方には棘下窩を容易に同定することができる．両者とも筋によって覆われているため，その深さを完全に確認することはできない（特に棘上窩）．肩甲骨の内側縁および外側縁は，肩甲骨の筋群が弛緩していれば容易

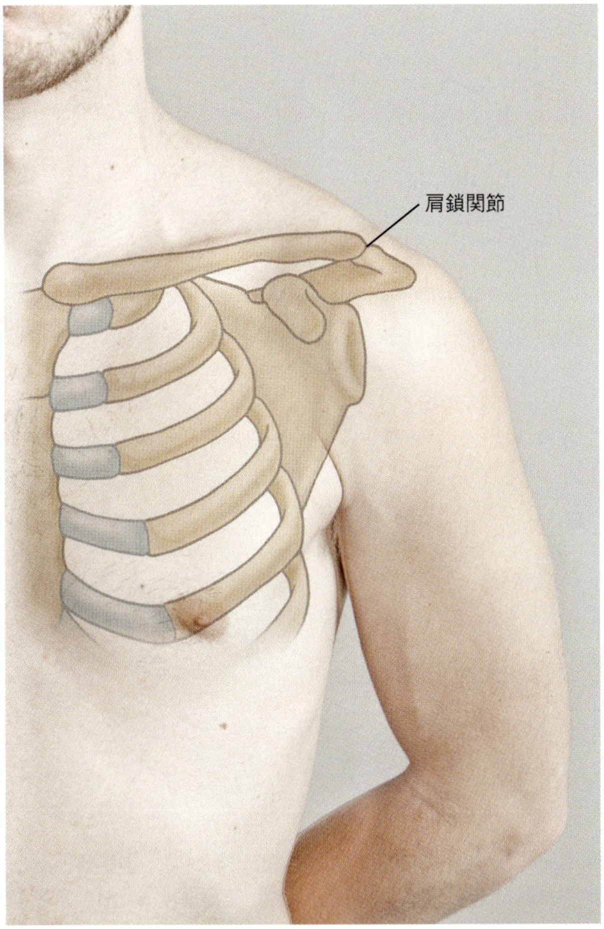

図 5-3　前方から左側の肩関節を観察すると，肩関節上の近位隆起である鎖骨遠位端と外側の隆起である肩峰との間にはわずかに陥凹した肩鎖関節が認められる．

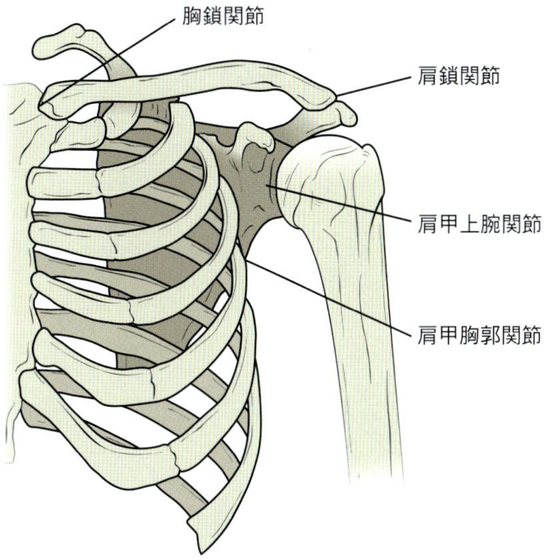

図 5-4　肩関節複合体における各々の関節．遠位肩峰で形成される“カラスの嘴（くちばし）（烏口突起）”は肩甲骨から前方へ隆起している．

に触察することが可能である．前述のとおり，肩甲骨の下角は内側縁と外側縁が交わる最も低い位置にある．一方，肩甲骨の上角は，筋によって覆われているため触察するのは困難である．前方より肩甲上腕関節を覆う三角筋前部線維の前内側で，鎖骨から母指ほぼ1本分下方に小さな円形隆起の烏口突起の深部が触察できる．健常者でも，深部の烏口突起を触察すると圧痛を生じることがある．

肩甲骨の関節窩（cavity）（ギリシャ語：*glene*，英語：soket）は，肩甲骨の最も外側面に位置する．関節窩は，上腕骨頭の凸面を受け入れる肩甲上腕関節の凹面である．また関節窩は，浅いソケットと2つの結節をもつ．上方の関節上結節には，上腕二頭筋長頭腱が付着する．下方の関節下結節には，上腕三頭筋長頭腱が付着している．これら関節窩および上下の関節結節は，靱帯や関節包，筋によって覆われているため触察することはできない．関節窩を囲む密な線維結合組織の関節唇には，関節窩の深さを補い関節適合性を増加させる役割と，関節面の接触領域を増すことにより応力を減少させる役割がある．関節唇は，関節窩の深さと表面積を約50％増加させる．関節唇は，関節窩の下方では強固に付着している．一方，上腕二頭筋長頭腱が付着する関節窩の上方では，緩く付着している．関節窩のアライメントは，肩甲骨内側縁に対して上方に約5°傾斜している（**図 5-5A**）．関節窩は上面で狭く，下面に向かってやや広がり，涙の形または洋梨型に見える（**図 5-5B**）．肩甲上腕関節の運動を議論すると，これらの構造の重要性が明確となる．

安静時の肩甲骨は，肋骨の後方に位置し上部胸郭と適合するため，前額面と正確には一致しない．関節窩は，前額面よりも前方に傾斜しているため，肩甲骨を水平面から見ると前額面に対して約30～45°傾斜している．この位置を**肩甲骨面**と呼ぶ．肩甲骨は，上部胸郭と肋骨の形状によって，矢状面上で10～20°前傾している（**図 5-1**）．

上腕骨

上腕骨頭は，凹型の関節窩と連結して肩甲上腕関節を形成する凸型の骨である．骨頭の1/3～1/2は球体であり，前額面から見ると上内側方，水平面から見ると後方へ回旋しており，前外上方を向いた関節窩と連結する．上腕骨頭には，隣接した短い上腕骨頸部（解剖頸）があり，その頸部は上腕骨軸に繋がっている．前額面における上腕骨頭は，上腕骨長軸に対して約135°の角を成す．

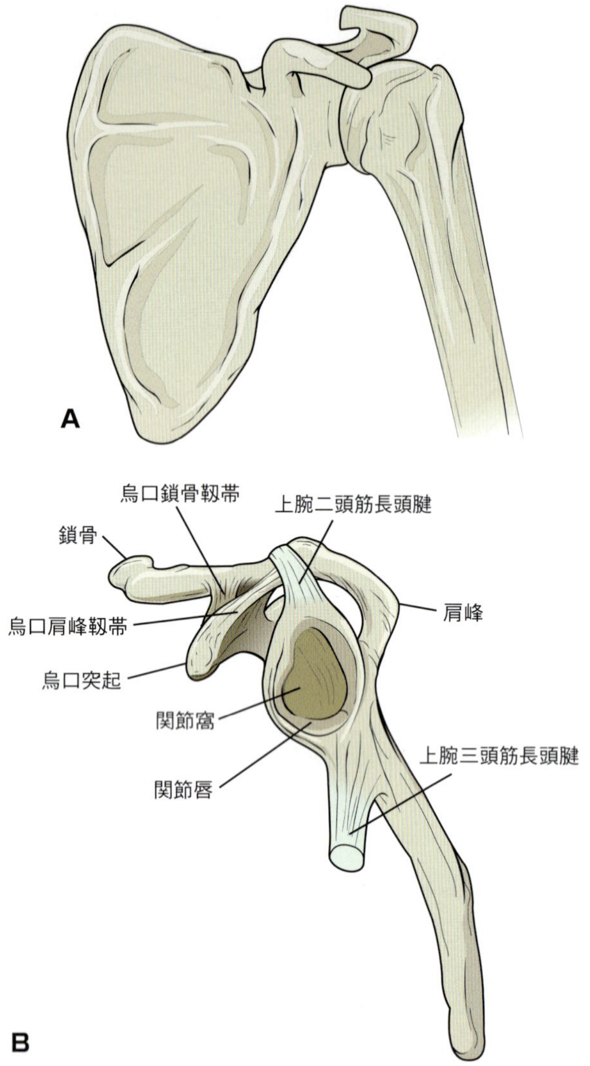

図 5-5　関節窩．A）肩甲骨内側縁に対して関節窩は上方に約 5° 傾斜している．B）関節窩は，狭い上部と広い下部の洋梨型である．

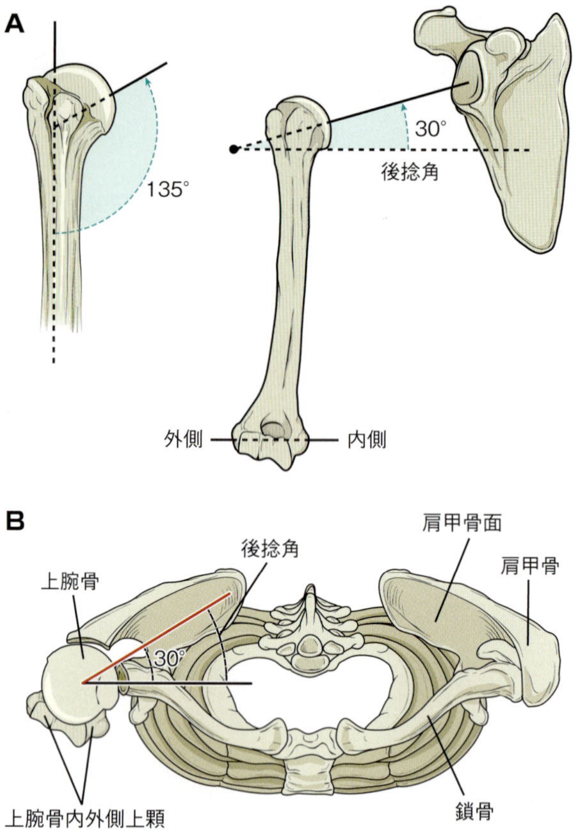

図 5-6　上腕骨の位置．A）前額面において，上腕骨頭は上腕骨長軸に対して傾斜角（頸体角）を形成する．B）水平面では，上腕骨頭は上腕骨内外側上顆に対して後方へわずかに回旋している．これは捻転角または後捻角と呼ばれ，肘や手を機能的肢位に維持するために，関節窩に対して上腕骨頭の位置を調節している．

この角を**頸体角**と呼ぶ．また，上腕骨頭は上腕骨長軸に対して**捻転角**をもつ．肘関節のアライメントが適切に保たれている場合，上腕骨頭は上腕骨遠位の内外側上顆に対して後方へ捻転しており，このことにより骨頭は肩甲骨面に配置される．この捻転角は**後捻角**（retroversion）（ラテン語：*retro*，英語：backward，ラテン語：*verto*，英語：to turn）と呼ばれ，一般に約 30° である．**図 5-6** は，上腕骨長軸に対する頸体角と後捻角を示している．

上腕骨頭に隣接した頸部には，大結節および小結節がある．大結節は，小結節の外側に位置する大きく丸い隆起である．小結節は，より内側に位置する小さくて鋭い隆起である．2 つの結節を隔てる凹みは二頭筋溝（結節間溝）と呼ばれ，その溝には上腕二頭筋長頭腱が近位付着部である関節上結節に向かって走行している．また，上腕骨近位の周辺領域には上腕骨外科頸が存在する．特に高齢者の転倒において，上肢を完全伸展位で突いてしまうと，この領域に上腕骨骨折が発生しやすいことから，結節間溝の遠位部を“外科頸”と呼んでいる．

上腕骨を外旋位にすると，肩峰直下のやや外側に大結節を触察できる（**図 5-7**）．完全内旋位では，三角筋下に大結節が入り込むため触察することはできない．大結節は，筋が付着する 3 つの小面があるが，この小面の特徴を触察によって区別することはできない．上腕骨を最大に外旋すると，大結節のすぐ内側に小結節がある．二頭筋溝の凹みは，2 つの結節の間に存在するため結節間溝とも呼ばれる．上腕骨の最大外旋位では，二頭筋溝と肩峰は直線上に位置する．これら 3 つの構造は，多くの人で触察することが可能である．

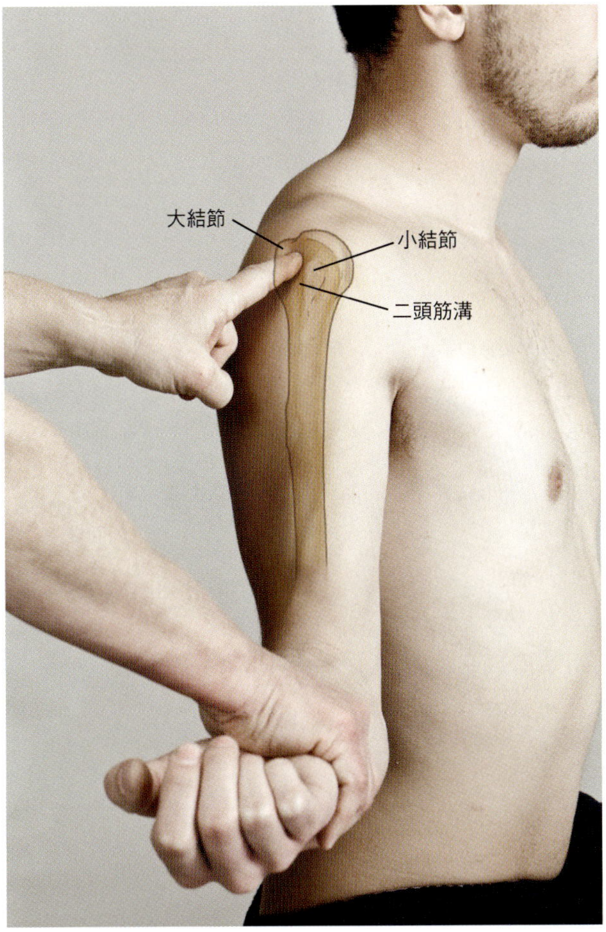

図 5-7　大結節と小結節および結節間溝の触察．肩関節外旋位では，これらの構造は肩峰の直下およびやや外側に位置している．

関節

肩関節複合体の骨は，3 つの滑膜関節で連結されている．すなわち，(1) 鎖骨と胸骨柄とが連結した胸鎖関節 (sternoclavicular：SC)，(2) 鎖骨と肩甲骨とが連結した肩鎖関節（AC)，(3) 上腕骨と肩甲骨とが連結した肩甲上腕関節（glenohumeral：GH）である．肩関節複合体の運動時に，肩甲骨は胸郭上ですべり運動を行っている．この連結は，肩甲胸郭関節（scapulothoracic：ST）と呼ばれるが，これは解剖学的な関節ではない．

肩甲帯運動の定義

肩関節複合体における各関節の詳細を論じる前に，3 つの関節の運動について確認しておく必要がある．これらの運動の一部は，肩甲帯特有のものであるため，明確に定義しておかなければならない．前述のとおり，“肩甲帯”は肩甲骨と鎖骨および胸骨柄を指す用語である（図 5-1）．肩甲骨の運動は，肩甲胸郭関節，肩鎖関節および胸鎖関節における運動の結果として起こる（図 5-8）．さらに，肩甲胸郭関節の運動は，胸鎖関節と肩鎖関節の運動によって生じる．すなわち，本質的には鎖骨と肩甲骨の共同運動である．いい換えると，肩鎖関節と胸鎖関節の運動は，胸郭上の肩甲骨運動を構成している．したがって，これら 3 つの関節運動のいずれかが制限されると，他の 2 つの関節運動に影響を及ぼす．鎖骨と関連する 2 つの関節のうち，胸鎖関節は肩甲骨の運動に大きな役割を果たすが，肩鎖関節の運動への関与はわずかであり，むしろ肩甲骨運動の緻密な調節に貢献している[5, 6]．つまり，胸鎖関節は主要な運搬装置であり，一方で肩鎖関節は肩甲骨位置の調節装置と考えられる（図 5-8）．本項では，肩甲骨とこれら関節に特有な運動について述べる．

肩甲帯の挙上

肩甲帯の挙上は，主に肩甲骨運動を表現するために用いられる．挙上の際，肩甲骨は胸郭上で安静肢位から上方へのすべり運動を行う（図 5-9A）．肩をすくめると，この運動が生じる．肩甲骨の挙上を行うためには，胸鎖関節における鎖骨の挙上が必要である．この胸鎖関節の運動には，鎖骨遠位端と肩峰が約 60° 上方へ（耳の方へ）移動しなければならない[7]．

肩甲帯の下制

肩甲骨の下制は，挙上と同様に肩甲骨運動を表現するために用いられる．これは，挙上と反対方向への運動である．下制では，肩甲骨は胸郭上で安静肢位から下方へのすべり運動を行う（図 5-9B）．下制の可動範囲は，安静肢位より 5～10° とわずかである．しかしながら，この運動は体操競技の平行棒や松葉杖歩行，対麻痺患者における車椅子への移乗動作など，上肢で体重を支持して身体を上方へ押し上げるために重要な運動である．最大挙上の位置より，肩甲骨の下制によって体幹を 4～6 インチ（10～15 cm）押し上げることが可能である．

挙上および下制運動には，肩甲骨の傾斜と回旋をわずかに伴う．挙上に伴って，肩甲骨外側の下方回旋と肩甲骨上方のわずかな前内側傾斜が生じ，下制では肩甲骨外側の上方回旋と肩甲骨上方のわずかな後外側傾斜が起こる．このわずかな運動調節によって，各々の運動を通して肩甲骨は胸郭との位置関係を保つことができる．

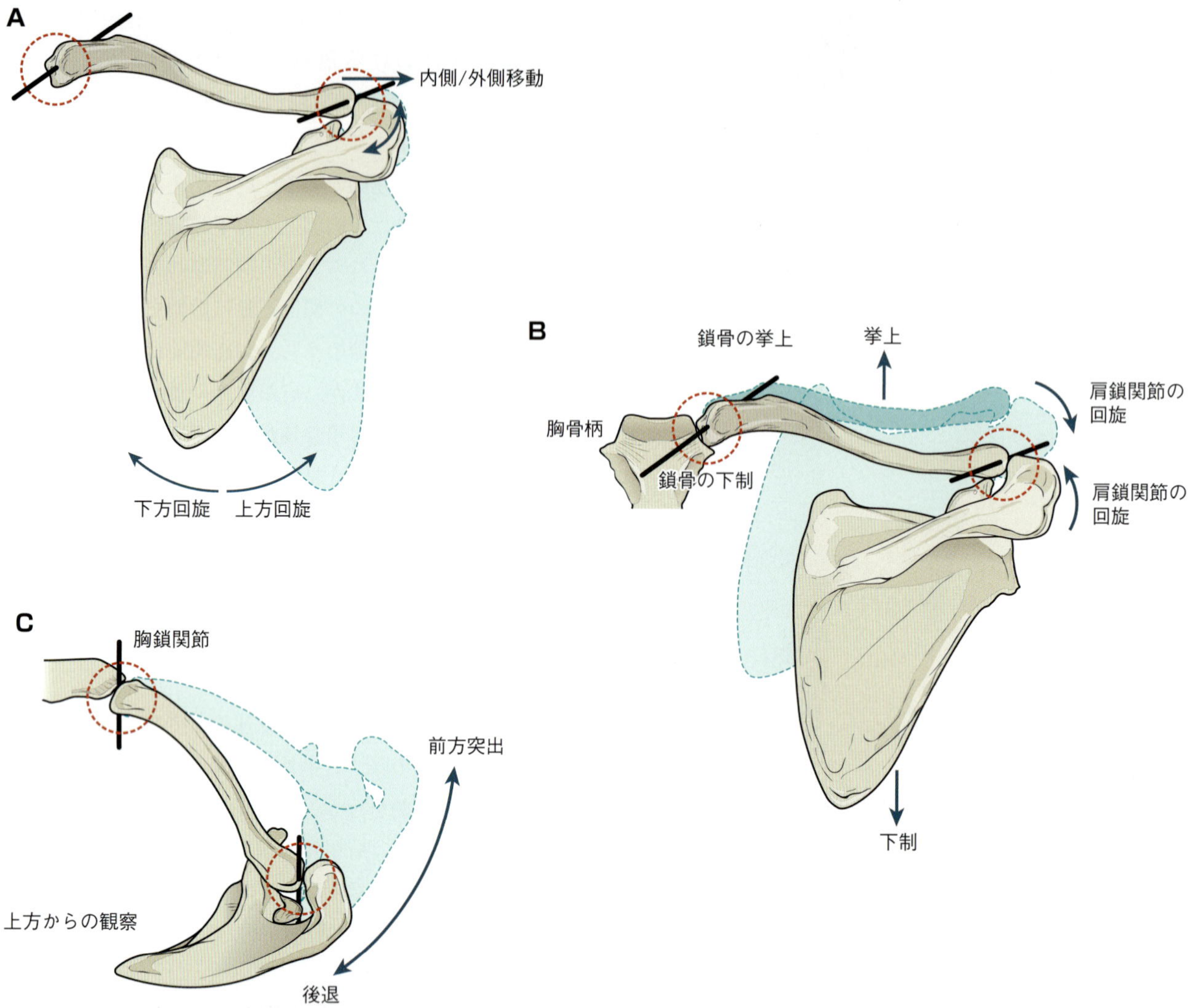

図 5-8　胸鎖関節および肩鎖関節の共同作用で起こる肩甲胸郭関節の運動は，結果的に肩甲骨の運動を起こす．胸鎖関節は肩甲骨の位置を決定し，肩鎖関節では最終的に要求された位置を獲得するための微調節を行う．関節に対して同定される第 1 および第 2 の運動は，他の関節に相当する第 1 および第 2 の運動と関連している．相当する第 1 の運動は，各関節のために強調される．A）前後軸の運動では，胸鎖関節の**挙上**と下制，肩鎖関節における**上方回旋**と下方回旋の調節によって，胸郭上で肩甲骨の**上方回旋**と下方回旋が起こる．B）前後軸の運動では，胸鎖関節の**挙上**と下制，肩鎖関節における上方回旋と下方回旋の調節によって，胸郭上では肩甲骨の**挙上**と下制が起こる．C）垂直軸の運動では，胸鎖関節の**前方突出**と後退，肩鎖関節における水平面での**前方回旋**と後方回旋の調節によって，胸郭上では肩甲骨の**前方突出**と後退が起こる．

肩甲帯の前方突出

一般に，前方突出は肩甲骨によって行われると考えられているが，この運動を行うためには肩甲骨のみならず，鎖骨も重要な役割を果たしている．前方突出では，鎖骨の外側端と肩甲骨が胸郭に沿って前方へ移動し，肩甲骨の内側縁は正中線より 5～6 インチ（13～15 cm）離れる．この運動は，肩甲骨の外転とも呼ばれる（**図 5-9C**）．

肩甲帯の後退

肩甲骨の後退は，前方突出と反対の運動である．後退によって，鎖骨の外側端と肩甲骨は後方へ移動し，肩甲骨の内側縁は正中線に近づく（**図 5-9D**）．この運動は，肩甲骨の内転とも呼ばれる．前方突出および後退における胸鎖関節の全可動範囲は約 25° である [7]．

肩甲骨の前方突出と後退は，胸鎖関節における鎖骨の前方突出および後退と肩鎖関節における内外旋が共同して起こる必要がある．これら胸鎖関節と肩鎖関節の運動によって，前方突出および後退時に上部胸郭に沿って肩甲骨の位置を保持することができる．前方突出における肩鎖関節は，肩甲骨を内旋させるためにわずかに調節し，後退では肩鎖関節の調節によって，肩甲骨は胸郭上で外旋する．

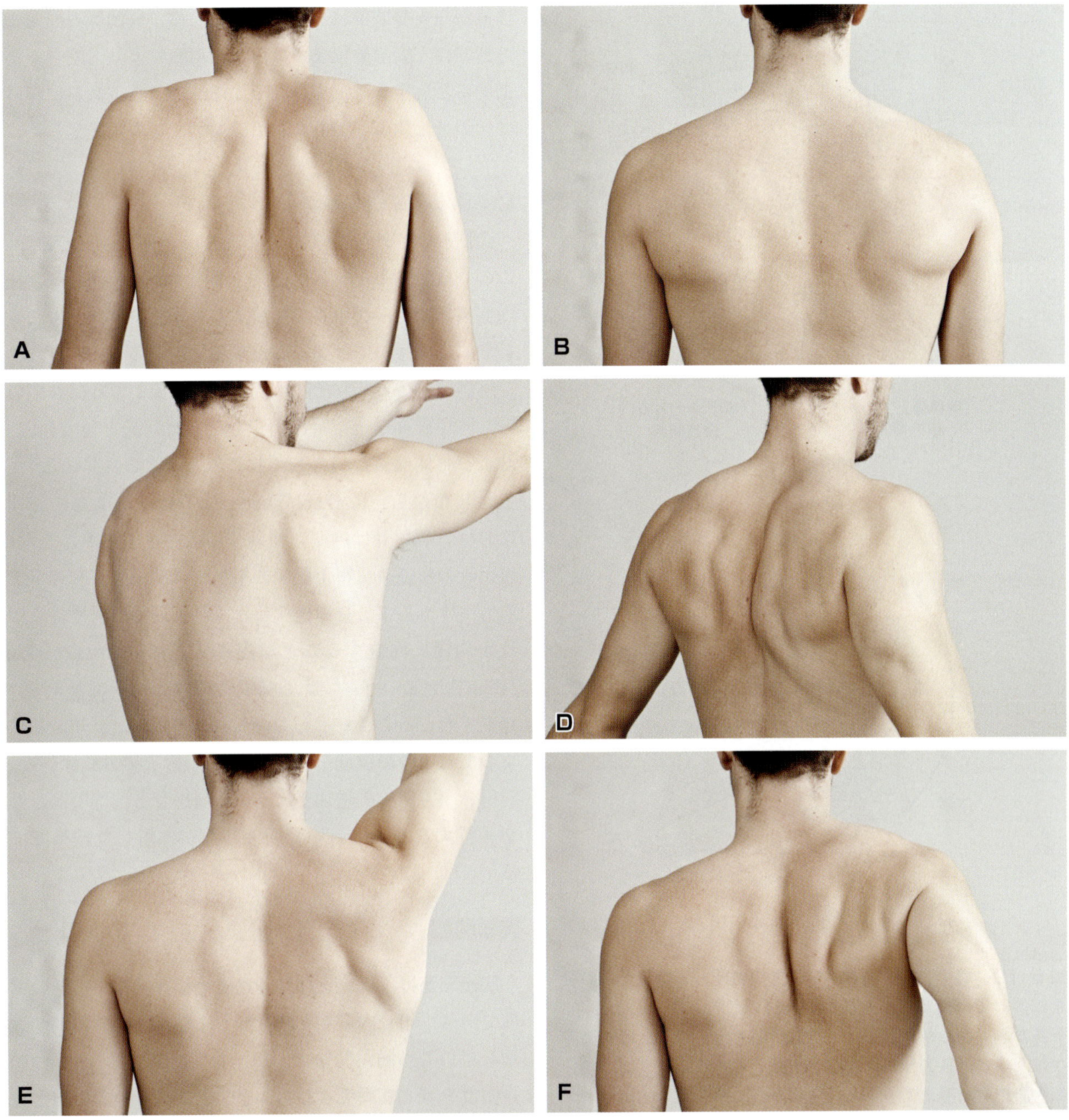

図 5-9　肩甲骨の運動．A．挙上　B．下制　C．前方突出　D．後退　E．上方回旋　F．下方回旋

肩甲帯の上方回旋

上方回旋は，肩甲骨下角が胸郭上を前外側へすべることで，関節窩が上方を向く肩甲骨の運動である（**図 5-9**）．上方回旋は，肩関節（肩甲上腕関節）の完全屈曲によって最大となる．

肩甲帯の下方回旋

下方回旋は，関節窩が下方を向く肩甲骨の運動である（**図 5-9**）．最大下方回旋は，手を腰にあてたとき，または肩関節の最大伸展によって生じる．

肩甲骨の上方回旋と下方回旋は，関節窩の動きを表している．上方および下方回旋の全可動範囲は約 60° である．肩甲骨の上方回旋には，胸鎖関節および肩鎖関節の挙上を伴い，下方回旋ではこれら関節の下制が同時に起こる．上方および下方回旋は，肩甲骨の前後軸まわりに起こっている．

肩甲骨の傾斜

肩甲骨の傾斜には，肩甲上腕関節の運動を伴う[8, 9]．傾斜は，チッピング（傾斜）または回旋とも呼ばれてい

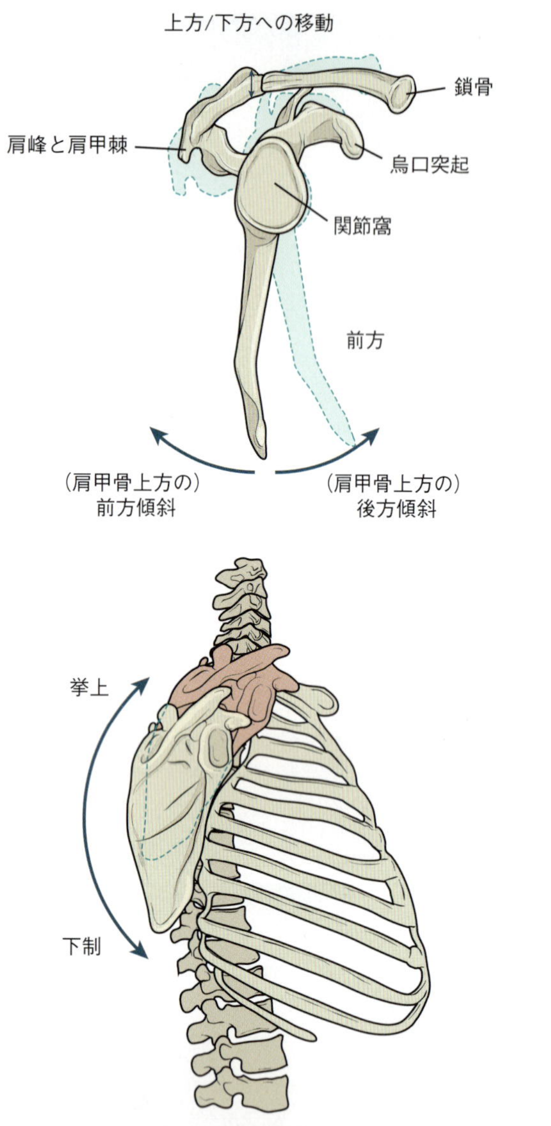

図 5-10　肩甲骨の前方および後方傾斜は，肩甲骨上方の動きに伴って確認できる．肩甲骨上縁が前方へ傾くとともに，下角が胸郭から離れることで前方傾斜が起こり，上縁が後方へ傾くことで後方傾斜が起こる．図で示されるように，肋骨上を肩甲骨が挙上する場合にも前方へ傾斜する．

る．肩甲骨は，上方および下方回旋に加え，前-後方傾斜と内-外側傾斜を生じる．筋機能不全や不良姿勢などの異常によって，肩甲骨の傾斜に影響を及ぼす[8,9]．

肩甲骨の前方-後方傾斜

前方および後方傾斜は，内外側軸周りに起こる肩甲骨の回転運動である[10-13]．肩甲骨の前方-後方傾斜は，上部肩甲骨の運動方向によって決定される．前方傾斜では，肩甲骨上縁が前方に移動するとともに，下角が胸郭から離れることで生じる．前方傾斜は，上腕骨の伸展によって起こる（**図 5-10**）．また，後方傾斜は，前方傾斜の位置から安静肢位に戻すことで生じる．肩関節の屈曲や外転では，安静肢位または解剖学的肢位より上腕骨を挙上すると肩甲骨は後方へ傾斜する．また，後方傾斜に伴って，鎖骨は胸鎖関節および肩鎖関節で後方回旋する[14]．

肩甲骨の内側-外側傾斜

内側および外側傾斜は，垂直軸周りの回転運動である．この垂直軸周りの傾斜は，肩鎖関節で起こっている[15]．内側傾斜では，肩甲骨の関節窩がより前方に向くのに対して，外側傾斜では関節窩がより外側を向く．内側および外側傾斜は，それぞれ内旋および外旋とも呼ばれている．肩甲骨面挙上では，肩甲骨の上方回旋と後方傾斜，および外側傾斜が複合して起こると考えられている[13]．しかしながら，Rachael Teece ら[15]は，挙上運動初期における肩甲骨は内側へ傾斜することを明らかにした．肩甲骨の形態や肩甲上腕関節挙上時に肩甲骨が胸郭上を前方へすべることを考慮すると，挙上運動の前半に肩甲骨が内側に回旋することは容易に想像できる．一方，Philip McClure ら[13]は，肩甲骨の外側傾斜は挙上 90°以上で起こることを示している（おそらく，肩鎖関節によって肩甲骨の位置を微調節した後）．この外側傾斜は，肩甲骨上方回旋の増加とともに，肩甲骨と胸郭の適合性を維持するために肩甲骨周囲筋群が作用した結果である．

胸鎖関節

胸鎖関節は，上肢と体軸骨格を直接連結する唯一の関節であり，鎖骨内側端と胸骨柄および第1肋骨内側が連結している．胸鎖関節は，複雑な鞍関節であり，3つの自由度を有する．すなわち，挙上と下制，前方突出と後退，および回旋である．胸鎖関節には個人差はあるが，鎖骨部では長軸に沿って垂直に凸状および短軸に沿って前後に凹状であり，胸骨柄の表面と組み合う形状を有する（**図 5-11A**）．また，鎖骨の上側面は，胸骨柄と接触していない．

胸鎖関節の靱帯

胸鎖関節には，関節円板と3本の強靱な靱帯がある（**図 5-11B**）．線維軟骨の関節円板は2つの関節面の間に存在し，下方では胸骨の鎖骨切痕の外側に付着している．また，上方では鎖骨頭部と鎖骨間靱帯に付着している．関節円板の外側端は，関節包の内側面に付着している．関節円板によって，関節腔内は2つの滑膜関節に分けら

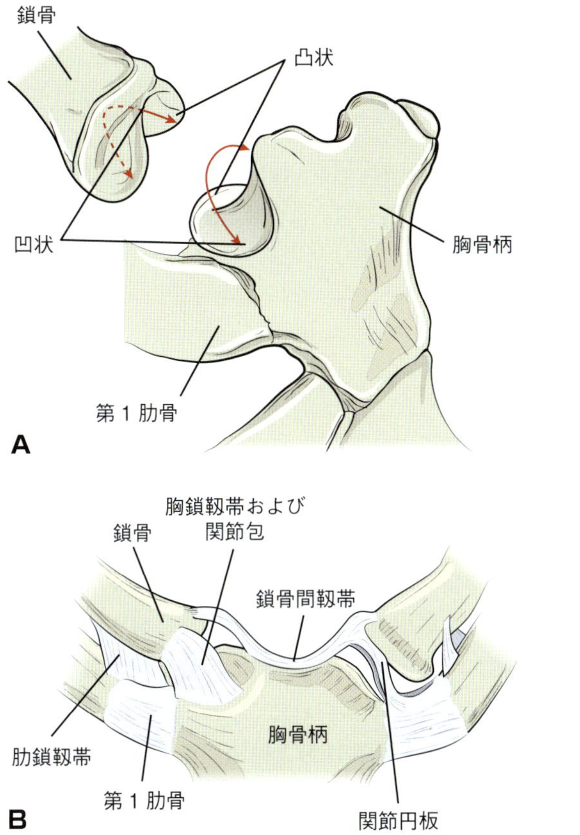

図 5-11　胸鎖関節．A）鎖骨部では，長軸に沿って垂直に凸状および短軸に沿って前後に凹状であり，胸骨柄の表面に対して相互の形状を有する．B）関節円板は，２つの関節面の間に位置する．

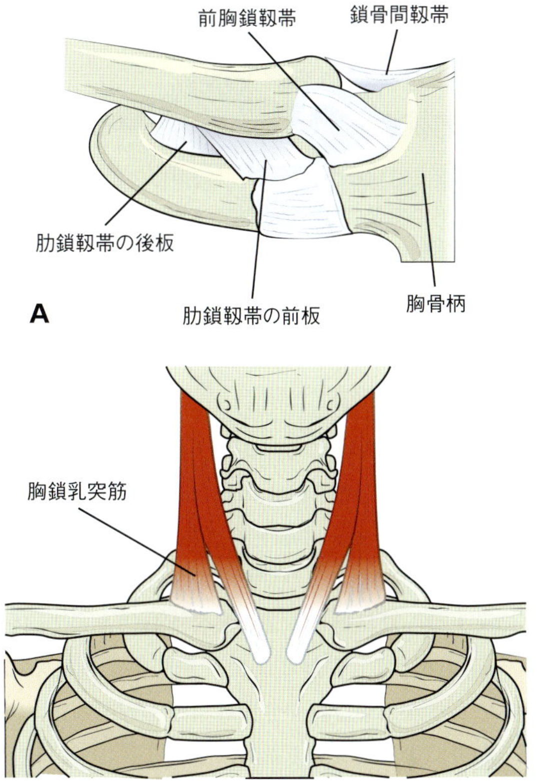

図 5-12　前方の胸鎖関節．A）肋鎖靱帯は，鎖骨の挙上，回旋運動，および内外側への動きを制限する．B）胸鎖乳突筋も胸鎖関節を多少補強している．

れている．この構造は，鎖骨と関節円板との間，および関節円板と胸骨との間の両方で運動を可能にする．関節円板は，蝶番（ヒンジ）として関節運動に用いられる．関節円板の付着によって，関節の安定化に加え，鎖骨が胸骨柄から逸脱する危険性を減らしている．また，関節円板は，関節面の適合性を増加させ安定性を向上させること，緩衝作用によって関節へのストレスを減少させることに貢献している．

胸鎖関節を囲む前胸鎖靱帯および後胸鎖靱帯は，関節包とともに前後方向へのストレスから関節を保護する．胸鎖靱帯の上方に位置し，頸切痕の上面を横断する鎖骨間靱帯は，胸鎖関節における鎖骨の上方への逸脱を防いでいる．小さな関節であるにもかかわらず，これら靱帯の付着が強固であるため，大きな外力が加わると関節が脱臼を起こす前に鎖骨が骨折する．さらに，鎖骨と第１肋骨との間には肋鎖靱帯が付着する．この靱帯は関節包の外側に存在し，第１肋骨から上外側に向かう前部線維と第１肋骨から鎖骨の上内側に向かう後部線維があり，これら２つの線維が互いに交差している（**図 5-12A**）．肋鎖靱帯は，鎖骨の挙上，回旋，および内外側への運動を制限している．さらに，関節包および靱帯は，胸鎖乳突筋の近位腱付着部によって補強されている（**図 5-12B**）．

肩甲帯と上肢帯は，筋，靱帯，および筋膜によって体軸骨格に懸垂されている．この懸垂構造の位置は，重力の作用と鎖骨によって一部決定され，このことは肩甲帯における全方向への運動，なかでも前方への運動を制限している．

胸鎖関節の運動学

鎖骨の運動軸は，基本面に対してわずかに傾きをもつが，胸鎖関節の運動は基本面とほぼ一致するため，基本面の運動として分類される（**図 5-13**）．前述のとおり，胸鎖関節は，挙上と下制，前方突出と後退，および回旋の３つの自由度を有する．

胸鎖関節の挙上と下制は，前後軸周りに前額面で起こる．前-後軸は，鎖骨の胸骨端を貫き，後下方へ向かっている（**図 5-13**）．この軸の運動は，鎖骨の胸骨端と

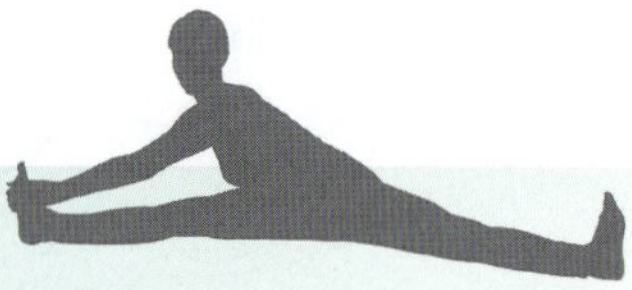

臨床的視点

医学論文で紹介された鎖骨が欠損した症例は，肩の前方挙上が不自由なく可能であった．Michael Lewis ら[16]は，外科的に鎖骨を完全切除しても，肩関節の可動性は健側と同程度に保たれることを明らかにした．また，肩関節伸展と内外旋の等速性トルクも保たれるが，肩関節屈筋群および内外転筋群の等速性トルクは 50%低下すると報告している．

関節円板との間で生じる．また，この軸はわずかに傾いているため，肩甲帯の挙上は後上方へ，下制では前下方へ向かう．胸鎖関節の挙上角は 30〜45° であり[4, 17]，その大部分は肩関節挙上 90° までに起こっている．胸鎖関節の挙上は，肋鎖靱帯および鎖骨下筋によって制限される．胸鎖関節は，安静肢位より 5〜10° 下制することが可能であるが，鎖骨は鎖骨間靱帯や上方関節包，および第 1 肋骨によって制動される．

関節円板と胸骨との間の関節は，主に肩甲帯の前方突出および後退に関与している．これらの運動は，垂直軸周りに水平面と平行な面で起こる．この軸は，胸鎖関節に近い胸骨柄を貫く（**図 5-13**）．胸鎖関節の前方突出および後退は，安静肢位より 15〜30° の範囲で起こる[4, 18]．後胸鎖靱帯および肋鎖靱帯は前方突出を制限し，一方で前胸鎖靱帯は後退を制限している[19]．肩甲骨の前方突出および後退は，それぞれ鎖骨の前方突出および後退に伴って起こる．この鎖骨の運動は，前後方向へ垂直軸周りに生じており，その運動面は凹状の鎖骨関節面である．

挙上と下制および前方突出と後退に加えて，胸鎖関節では鎖骨が長軸周りに約 40〜50° 後方へ回旋する[17, 20]．この運動は，上方回旋または後方回旋と呼ばれる．前方への回旋は，安静肢位へ戻す場合に限定して起こる．この水平面における回旋は，肩関節挙上 90° 以降に胸鎖関節で開始され，最大挙上に至るまで起こる．この水平面の回旋は，肩甲骨の正常な上方回旋と肩関節の挙上に必要不可欠である．仮に，鎖骨の回旋が妨げられると，上肢挙上は 110° に制限される[17]．

後方回旋は，胸鎖関節と肩鎖関節との間に走る内外側軸周りに起こる. 後方回旋は, 烏口鎖骨靱帯の緊張によって生じる鎖骨の受動的な運動である. 烏口鎖骨靱帯には，菱形靱帯と円錐靱帯があり，互いに直交し鎖骨の下面に付着している（**図 5-14**）．円錐靱帯が緊張すると，鎖骨上の付着部は胸鎖関節で起こる上方回旋の軸となる．鎖骨は S 字型であるため，鎖骨の肩峰端はより高位となる．この鎖骨固有の形状は，骨がまっすぐな場合よりも，より肩甲骨の挙上や上方回旋に貢献できる（**図 5-15**）．また，菱形および円錐靱帯は，肩甲骨と鎖骨が分離しないように機能している．

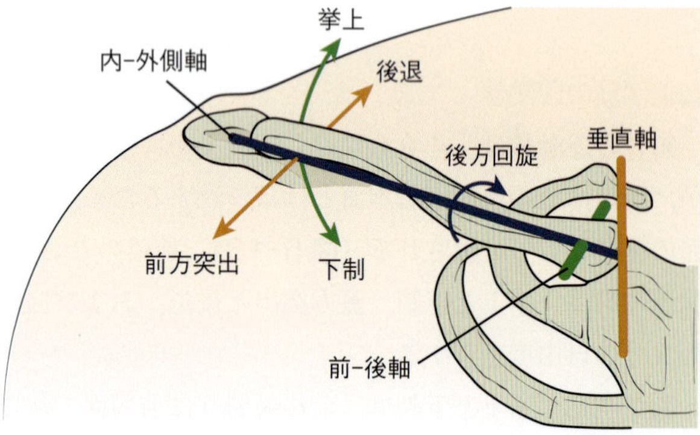

図 5-13　鎖骨の３つの運動には，前-後軸の挙上と下制，垂直軸の前方突出と後退，および内-外側軸の回旋がある．

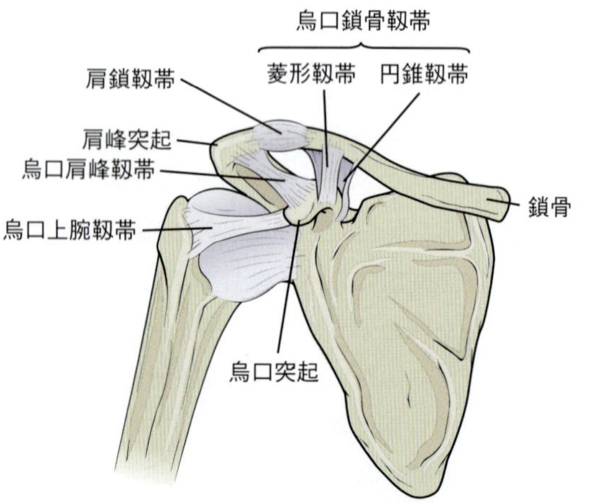

図 5-14　肩鎖関節とその靱帯．下方の菱形靱帯と円錐靱帯は，肩鎖関節に安定性を与える．

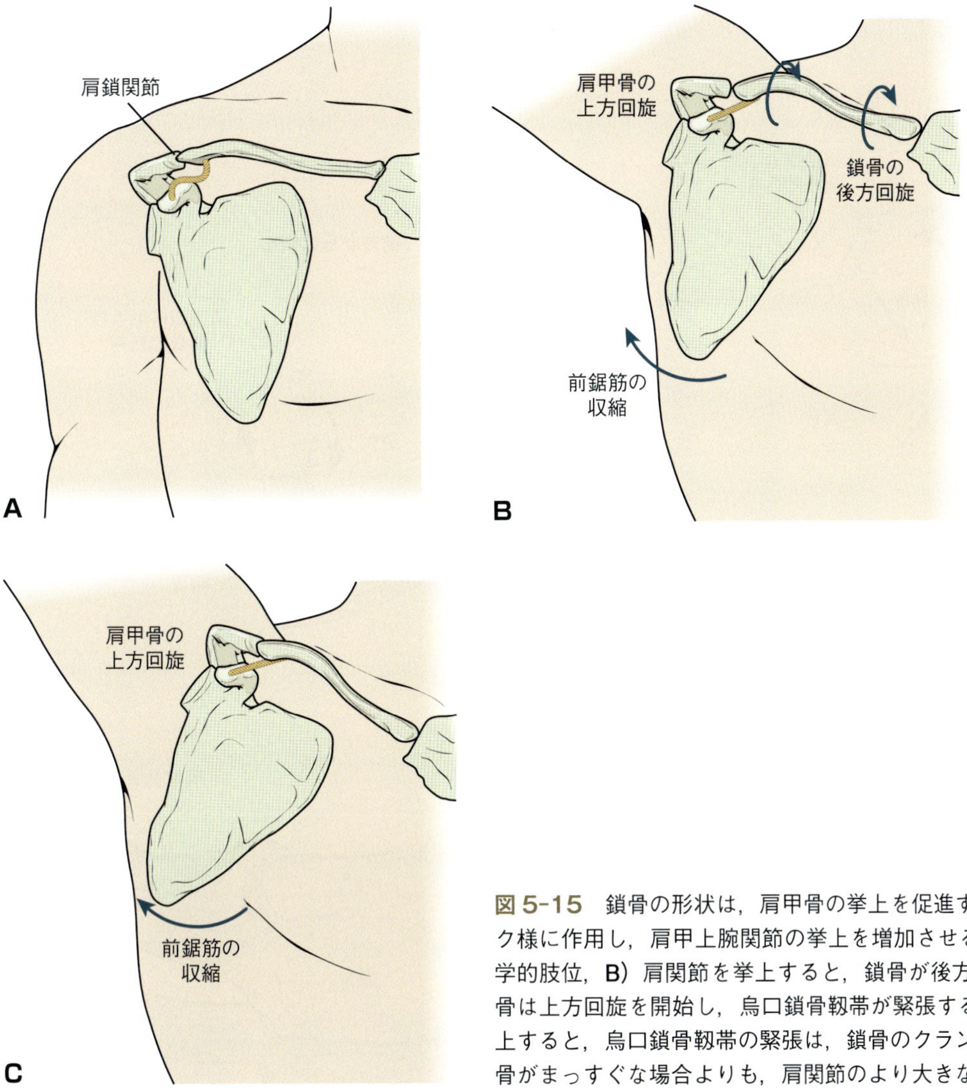

図 5-15　鎖骨の形状は，肩甲骨の挙上を促進する．鎖骨の回旋は，クランク様に作用し，肩甲上腕関節の挙上を増加させる．A）肩甲骨と鎖骨の解剖学的肢位，B）肩関節を挙上すると，鎖骨が後方へ回旋するとともに，肩甲骨は上方回旋を開始し，烏口鎖骨靱帯が緊張する，C）肩関節をより高く挙上すると，烏口鎖骨靱帯の緊張は，鎖骨のクランク様の働きを可能にし，鎖骨がまっすぐな場合よりも，肩関節のより大きな挙上に貢献できる．

胸鎖関節の関節運動学

挙上時の関節運動は，胸骨の凹面上で鎖骨の凸面が，上方への転がり運動と下方へのすべり運動を同時に行っている（**図 5-16A**）．下制では，胸骨上で鎖骨が下方への転がり運動と上方へのすべり運動を行う（**図 5-16B**）．前方突出および後退では，鎖骨運動の関節面は凹である．よって，関節運動学的には，前方突出では鎖骨は前方への転がり運動と前方へのすべり運動を行い，反対に後退では後方への転がり運動とすべり運動を行う（**図 5-16C**）．回旋運動の軸は内-外側軸であり，鎖骨頭部は関節円板上で回旋する．

肩鎖関節

肩鎖関節（AC）は，肩峰内側縁と鎖骨外側縁とで構成され，3つの自由度をもつ平面滑膜関節である（**図 5-17**）．肩峰の関節面は内側やや上方を，鎖骨の関節面は外側やや下方を向いており，これらは楔状の表面を形成している．遺体を用いた解剖学的研究では，完全な関節円板は調査された肩の約10％とわずかであったにもかかわらず，多くの肩に不完全な関節円板の存在が確認された[21]．これら不完全な関節円板は，二次的な摩耗や断片化によるものと考えられている．関節表面の凹凸には様々なバリエーションがあるが，肩鎖関節は平面であることが多く，関節運動学的な転がり運動やすべり運動は起こらない．滑膜関節の多くは関節軟骨で覆われるが，肩鎖関節の関節面は線維軟骨で覆われている．

肩鎖関節の靱帯

上方および下方の肩鎖靱帯は，関節包を補強している（**図 5-14**）．この関節では，鎖骨と肩甲骨が拘束されているため，これら2つの骨が類似した運動を行っている．ただし，この関節の運動は，各々の骨の繊細な動きによっ

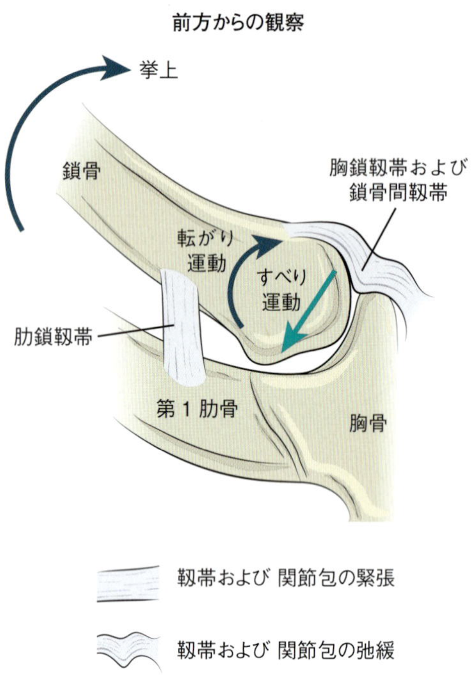

A

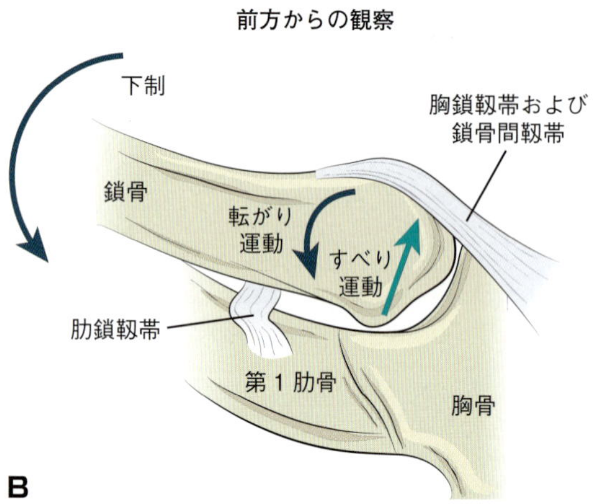

B

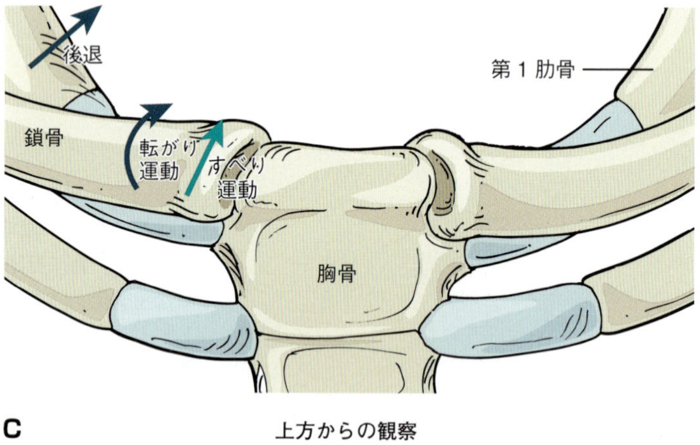

C

図 5-16　胸鎖関節における関節運動学的な運動．A）鎖骨の骨幹は上方へ転がり，近位端は下方へすべる，B）下制では，転がり運動とすべり運動は互いに逆転し，上肢を下垂位に戻す際に，鎖骨は下方への転がり運動と上方へのすべり運動を起こす，C）胸鎖関節は，凸状の胸骨上に凹状の鎖骨を有するため，鎖骨が後退するときには，後方への転がり運動とすべり運動を行い，鎖骨が前方突出するときには，前方への転がり運動とすべり運動を行う．

て個別に調節されている．

肩鎖関節の運動学

肩鎖関節は平面滑膜関節であるが，3つの運動軸と3つの自由度をもつ．胸鎖関節の運動に関する説明で述べたとおり，肩鎖関節の運動は，肩甲骨の挙上と下制，外転と内転，および上方回旋と下方回旋に関与する（**図 5-13**）．肩鎖関節単独の運動を特定することは困難であるが，上肢最大挙上時の肩鎖関節は，前後軸周りに約20〜30°の肩甲骨上方回旋に貢献すると推測されている[17]．肩鎖関節の主な機能は，胸鎖関節を介して肩甲骨の運動を微調節し，運動全体を通して肩甲骨を胸郭上に維持することである．肩鎖関節の運動は，2つの強力な靱帯によって制限される．すなわち，関節の前方および後方の靱帯とさらに内側に位置する烏口鎖骨靱帯（円錐靱帯と菱形靱帯）である（**図 5-14**）．

胸鎖関節では，大きな鎖骨の運動と肩甲骨の軌道を誘導するが，肩鎖関節の運動はとても繊細であり，肩甲骨運動時に肩甲骨と胸郭との連続性を保つために，肩甲骨を微調節している（**図 5-8**）．水平面において，垂直軸上に起こる肩鎖関節のわずかな回旋運動は，肩甲骨内側縁が後方の胸部肋骨へ接近，または引き離す動きを微調節している．内外側軸周りに起こる矢状面上のわずかな肩鎖関節運動は，肩甲骨上縁を前方に傾斜させるとともに，肩甲骨下縁を後方の肋骨から引き離す．肩甲上腕関節の挙上時に，肩鎖関節の運動は上腕骨頭に対して関節窩の位置を維持している．

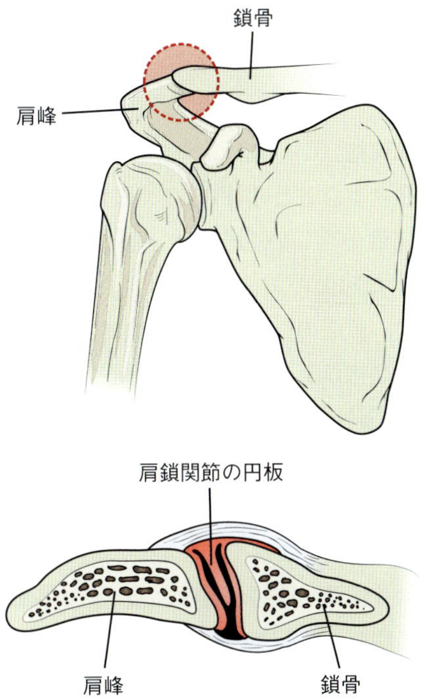

図 5-17　肩鎖関節．肩峰端の関節面は内側やや上方を向いているのに対して，鎖骨端の関節面は外側やや下方を向いており，互いに平坦な中間面で楔状の表面を形成する．

肩甲胸郭関節

前述のとおり，肩甲胸郭関節は真の関節ではない．この関節には，骨性の連結が存在しないため，仮性関節や擬似関節，または機能的関節と呼ばれている．肩甲骨と胸郭は，大きな肩甲下滑液包を含む軟部組織構造によって隔てられている．前鋸筋は，肩甲骨内側縁から肩甲骨の下（肋骨面）を通過して，第1〜9肋骨の前外側縁に付着している．多くの運動は，筋表面の筋膜と胸郭上の筋膜との間で起こっている．

肩甲胸郭関節の機能

肩甲胸郭関節の正常な機能は，上肢の運動および安定に必要不可欠である．肩甲胸郭関節の運動は，上腕骨に対して移動可能な土台を提供し，それによって重要な機能が与えられている．肩甲胸郭関節の主な機能は以下のとおりである．

(1) より広い範囲に手が伸ばせるように，肩関節の可動域を増加させる．
(2) 大きな運動を通して最適な肩関節の安定性を得るために，肩関節挙上 90° 以降に作用する三角筋の長さと緊張との関係を良好に保つ．
(3) 肩甲上腕関節に安定性を与えることで，上肢挙上位での労作時に，関節窩と上腕骨頭のアライメントを維持する．
(4) 上肢を伸ばすときなどに加わる応力を緩衝することによって傷害を防止する．
(5) 松葉杖歩行や対麻痺患者が移乗動作で用いるプッシュアップなど，身体を上方へ押し上げることを可能にする．

肩甲胸郭関節の運動学

肩甲胸郭関節における運動の量と質は，胸鎖関節および肩鎖関節の運動と深い関係がある．前述のとおり，肩甲胸郭関節の運動は，胸鎖関節と肩鎖関節の運動から直接的な影響を受ける．胸鎖関節と肩鎖関節における運動の複合効果は，肩甲骨前面と胸郭との位置を保ちながら，関節窩を前方，上方，または下方に向けるなどの肩甲胸郭関節の運動に貢献している．上肢最大挙上時（屈曲または外転）に，肩甲骨は 60° 上方回旋する．肩甲骨と鎖骨は密接に連結しているため，肩甲骨の運動は鎖骨両端の関節運動から直接的に影響を受ける．したがって，胸鎖関節と肩鎖関節における可動域の総和は，肩甲骨の可動域と同程度である．

肩甲骨の挙上と下制

肩甲骨の挙上は，胸鎖関節の大きな運動と肩鎖関節の小さな運動の結果として起こる．胸鎖関節は大きな運動を担うが，肩鎖関節の繊細な運動は，肩甲骨運動を通して肩甲骨と胸郭との位置関係を維持する役割を果たす（**図 5-8B**）．加えて，胸郭上で肩甲骨が挙上するとき，わずかに下方へ向かう肩鎖関節は，挙上を通して肩甲骨を垂直位に保つ．この繊細な肩鎖関節の運動がなければ，鎖骨の遠位端が内側よりも高位となるため，肩甲骨は上外側に偏位し，胸郭上で肩甲骨の下角は外側へ移動する．肩甲骨の下制は，反対の運動を意味する．これらの肩甲骨運動の可動範囲は，挙上では最大 10 cm，下制では 2 cm と推定される[7, 22]．

肩甲骨の前方突出と後退

肩甲骨の前方突出では，胸鎖関節および肩鎖関節が共同して働くことで，水平面における垂直軸周りの肩甲骨運動が可能となる（**図 5-8C**）．仮に，胸鎖関節または肩鎖関節のどちらかの運動が消失し，胸郭上における肩甲骨の前方突出が制限されると，これらの関節は互いに代償することで，前方リーチ動作への影響を最小限にする．正常な機能では，胸鎖関節が前方への肩甲骨運動を担い，肩鎖関節では肩甲骨の位置を肋骨上に維持するための調節を行っている．肩甲骨の後退では，胸鎖関節と肩鎖関節は反対の運動を行う．肩甲骨の可動性に関する先行研究では，前方突出は最大 10 cm，後退は 5 cm と報告されている．

肩甲骨の上方回旋と下方回旋

肩甲胸郭関節における上方回旋は，前後軸周りに起こる運動で，上肢挙上を通して 60° の可動域がある．したがって，肩甲胸郭関節の運動は，肩甲上腕関節とともに手を機能的な肢位に制御（特に，上肢挙上位における活動）するなど，非常に重要な機能に貢献している．その他の肩甲胸郭関節の運動と同様に，この肩甲骨運動には胸鎖関節と肩鎖関節の共同した活動が要求される．胸鎖関節が鎖骨を介して肩甲骨を引き上げるとき，肩鎖関節は肩甲骨の上方回旋を完了させるとともに，胸郭上に肩甲骨を保持する．上方回旋の位置より解剖学的肢位へ上肢を戻すときに起こる下方回旋では，胸鎖関節と肩鎖関節は反対の運動を行う．機能的な挙上において，通常この運動の面は肩甲骨面であるが，前額面で起こることもある．

肩甲上腕関節

肩甲上腕関節は，しばしば“肩”と呼ばれる．しかしながら，肩甲上腕関節は肩関節複合体を構成する関節の 1 つにすぎない．肩甲上腕関節単独で議論される場合，“肩”は限定的な表現ではなく，胸鎖関節や肩鎖関節，肩甲胸郭関節，肩甲上腕関節を含むため，“肩”と呼ぶよりもむしろ“肩関節”という方が好ましい．

関節のタイプ

肩甲上腕関節（GH）は，ボール＆ソケット，球状体，および自在継手などと呼ばれ，3 つの自由度をもつ反面，骨性の安定性が乏しい．凸面の上腕骨頭は狭くて浅い，かつ傾斜した凹面の関節窩と連結している（**図 5-4**）．上腕骨頭は，表面の一部のみが関節窩と接しており，また関節窩の 2 倍以上の大きさを有する．安静肢位において，関節窩は前外側の肩甲骨面に位置する（**図 5-1，4**）．かなりばらつきはあるが，一般に関節窩はわずかに上方へ回旋している．それに応じて，上腕骨頭の表面は，肩甲骨面上で後内側および上方を向いている．関節窩の周囲には，軟骨性の関節唇がある．緩く薄い線維性の関節包は，関節窩から上腕骨の解剖頸までの関節を覆っている（**図 5-18A**）．関節包の内壁は，滑膜で覆われている．この関節包は，上腕骨頭の 2 倍の表面積があり，正常では 10〜15 m*l* の液を注入することができる．肩関節挙上時において，上腕骨頭の運動能を得るために，下方関節包には冗長領域が存在する．この領域は，腋窩関節包（axillary pouch）と呼ばれている．この腋窩関節包の重要性は，肩甲上腕関節の運動学でさらに詳しく説明する．

関節包による補強

上腕骨頭と関節窩の大きさはかなり異なるため，骨構造による関節安定性には期待できない．したがって，関節は周囲の軟部組織にその安定性を依存しなければならない．靱帯および腱は，安定性を向上させるために肩甲上腕関節の関節包を補強している．烏口上腕靱帯は，肩甲骨の烏口突起から上腕骨大結節および小結節へ向か

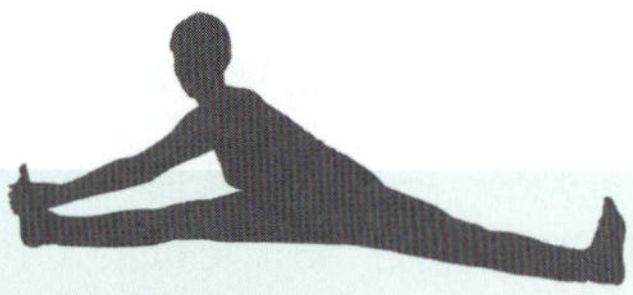

臨床的視点

上肢の挙上範囲は 180° である．そのうち，60° は肩甲胸郭関節による運動で，120° が肩甲上腕関節自体で起こる運動である．つまり，肩関節複合体の運動は，肩甲上腕関節と肩甲胸郭関節の運動が 2：1 の割合で起こっている．しかしながら，この割合は挙上初期から終期にかけて一定ではなく，運動全体を通してばらつきがある．先行研究では，挙上中期に最も肩甲骨運動が大きくなると報告している[13, 23]．肩甲骨周囲の筋によって，肩甲上腕関節が運動を開始する前に，肩甲骨運動の“準備”を行うと推測される．肩関節疾患のリハビリテーションを行う場合，この概念を忘れてはならない．患者が完全な上肢挙上を獲得する前に，上肢挙上初期の 1/3 の範囲でリハビリテーション課題を開始することが重要である．この方法によって，増加した応力が上肢挙上位で加わる前に，肩甲骨を安定させる肩甲骨周囲筋の十分な筋出力を獲得することができる．

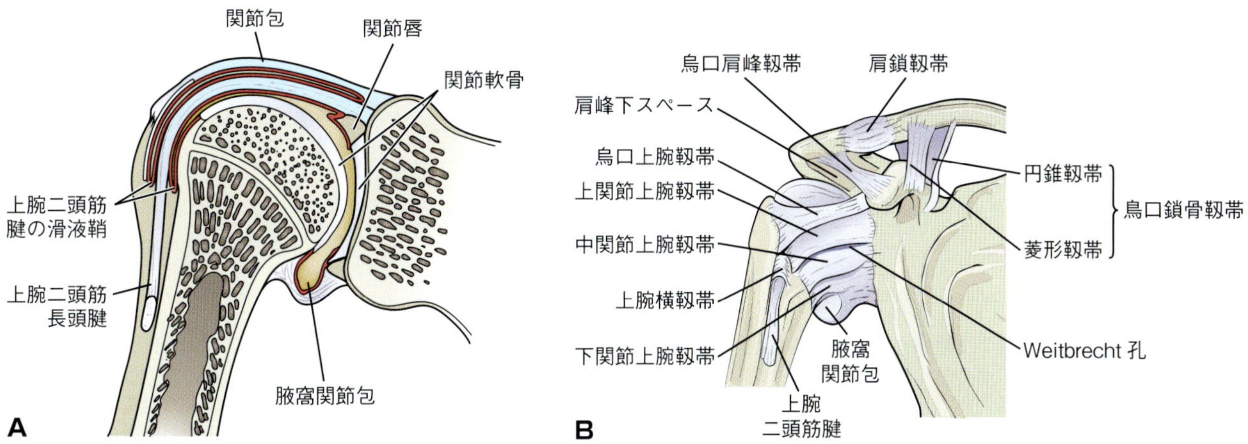

図 5-18　関節上腕靱帯．ウェイトブレヒト（Weitbrecht）孔は，上関節上腕靱帯と中関節上腕靱帯との間にあり，一般に肩甲上腕関節が前方へ脱臼しやすい部分である．

い，ここで上腕二頭筋長頭腱が通過するトンネルを形成する（**図 5-18B**）．上，中，および下関節上腕靱帯（関節包靱帯とも呼ばれる）は，関節窩および関節唇から起こり，関節包の肥厚を形成して上腕骨頸部と小結節に付着する（**図 5-18B**）．上関節上腕靱帯と中関節上腕靱帯との間の関節包には脆弱な部分がある．この関節包の脆弱な部分は，ウェイトブレヒト（Weitbrecht）孔と呼ばれ，関節の前方脱臼の好発部位である（**図 5-18 B**）．烏口上腕靱帯，上関節上腕靱帯および中関節上腕靱帯は，下垂した上肢を支持して，軽度外転位での外旋を制限する[24]．下関節上腕靱帯は，上腕骨頭下部の前方および後方に位置するハンモック様に吊り下がった靱帯で，腋窩関節包の一部を構成している．O'Brien ら[2]は，この靱帯は肩関節外転時の主要な安定化装置であると述べている．外転位では，内外旋を制限するために緊張する靱帯の部位が異なる．**表 5-1** に，各々の靱帯の起始と停止，および各々の靱帯が保護する肩甲上腕関節の肢位について示す．

烏口上腕靱帯の最も重要な機能は，安静肢位で重力による下方への牽引力に拮抗することである[25-27]．回旋筋腱板が，下方への牽引力に拮抗できない場合，靱帯が上腕骨頭の偏位を予防することに貢献できる[28]．また，靱帯は下垂位外旋を制限する．

肩関節の深部筋も，その腱の付着部から考えると関節包の補強に貢献している．前方では，上腕二頭筋長頭腱が関節上結節と関節唇に付着している．関節包内から出た腱は，上腕骨頭の上部でアーチを形成し，上腕骨の結節間溝を下降する（**図 5-18**）．上腕二頭筋腱は関節包内にある滑膜によって覆われているため，関節腔内の滑液にさらされることはない．よって，上腕二頭筋腱は関節内に存在するが，滑膜外組織であると考えられる．肘関節の屈曲や外部負荷を保持することで生じる上腕二頭筋の強い収縮は，上腕骨頭の上方化を抑制する[29]．その作用は，ロープをポールや木に固定することで牽引力を抑制する作用に似ている．このように，上腕骨頭の上方化が抑制されなければ，上腕骨頭と硬い肩峰との間に位置する上方の軟部組織は，インピンジメントによって損傷する可能性がある．

後方では，上腕三頭筋長頭腱が肩甲骨の関節下結節に広く付着している．この腱は，後方関節包の一部と錯綜している．

肩甲上腕関節の内外旋を起こす4つの回旋筋腱板は，関節包と錯綜して上腕骨の結節部に遠位付着する．前方では，肩甲下筋が上腕骨小結節に幅広い腱を持って付着している．Jobe[30]は，この腱が外転 90° 以下で上腕骨頭を覆うことから，上腕骨の前方亜脱臼を防ぐ受動的な安定装置であると述べている．また，下方関節包と肩甲下筋は，外旋を制限する一次構造である[31]．上方では，棘上筋が上腕骨大結節に付着し，後方では棘下筋と小円筋が関節包と錯綜して大結節の下部に付着する．Ovesen と Nielsen[31]は，これら2つの腱が外転前半に内旋を制限する主要構造であることを明らかにした．これらの腱板は，肩峰および烏口突起，両者を強固に連結する烏口肩峰靱帯で形成される烏口肩峰アーチの下面と接触することで損傷する可能性がある（**図 5-14**）．このような腱損傷は，頭上での作業や投球動作など，上肢の挙上を要する活動で生じやすい．

表 5-1　肩甲上腕関節の靱帯

靱帯	近位付着部	遠位付着部	最も関節を保護する肢位	提供される関節保護
上関節上腕靱帯	上腕二頭筋長頭腱における付着部前方の近位関節上結節	小結節より上方の解剖頸	上肢下垂位	上肢下垂位より下方および前方への偏位を予防する
中関節上腕靱帯	中部および上部の前方関節唇	解剖頸の前面へ幅広く付着	上肢下垂位および外転初期（最大約 45°）	外転 0〜45° で前方安定性を提供する．上腕骨頭の前方移動と外旋を制限する．
下関節上腕靱帯	前下方および後下方の関節窩から下方関節包にハンモック様の吊りひもを形成する	前方，下方，および後方の靱帯は，解剖頸に相当する領域に付着	回旋の有無にかかわらず，外転終期（45° 以降）	上腕骨頭の下方への偏位を制限する．外転および外旋における前方線維は，上腕骨頭の前方への偏位を制限する．外転および内旋における後部線維は，上腕骨頭の後方への偏位を制限する．下方関節包は，90° 外転位で制限し，また外転における前後安定性に貢献する．
烏口上腕靱帯	烏口突起の外側縁	2 つの帯を有し（上腕二頭筋長頭腱のトンネル），1 つは大結節の前面および棘上筋腱端に，もう 1 つは肩甲下筋および小結節の上に付着	上肢下垂位	上肢の内転に伴う外旋から保護する．上肢下垂位の下方への偏位および回旋筋腱板の筋力低下に伴う肩関節の上方への偏位を予防する．

臨床的視点

上肢挙上位における肩甲上腕関節の外旋は，上肢下垂位と比べて大きい．その理由は，上肢下垂位では烏口上腕靱帯および前方の関節上腕靱帯が緊張して，外旋を制限するためである．上肢 90° 挙上位では，これら 2 つの靱帯は弛緩するため，肩甲上腕関節の大きな外旋が可能となる．患者を検査する場合，これら 2 つの肢位で結果が異なる可能性があるため，臨床家は外旋を測定した肢位を記録しなければならない．

烏口肩峰アーチ

烏口肩峰靱帯は，肩峰の前方から烏口突起の外側へ走り烏口肩峰アーチを形成している．この骨-靱帯アーチは，肩甲上腕関節を屋根のように覆っている．アーチと上腕骨頭の上部は，肩峰下スペースと呼ばれる．肩峰下スペースには，肩関節構造における重要な軟部組織がある．これらの構造には，棘上筋および腱，上腕二頭筋長頭腱，肩峰下滑液包，関節包上部が含まれる．烏口肩峰アーチは，上方から下方へ加わる外力に対して軟部組織を保護し，肩甲上腕関節の上方への脱臼を防いでいる．

肩峰下スペースは，おおよそ鉛筆の幅で 1 cm 程度である．病的状態にある肩関節の運動では，軟部組織が利用できるスペースが制限されてしまう．上肢を挙上させると，このスペースは正常な幅の約半分に狭くなる[32]．仮に，軟部組織や骨構造，肩関節の生体力学的に異常所見が見られる場合，このスペースはさらに狭くなり軟部組織を傷つける恐れがある．肩甲上腕関節の運動学と異常運動は，本章の後半で述べる．

肩甲上腕関節の運動は，上腕骨頭と肩甲骨の頸部で形成されるアーチ，肩峰，硬い烏口肩峰靱帯，および烏口突起の位置関係に影響を受ける．Neer と Poppen[33] は，この領域を**棘上筋出口**（**supraspinatus outlet**）と称している．この領域は，基本的に烏口肩峰アーチの下にある．この領域の臨床的な重要性は，硬い構造の間に含まれる軟部組織，回旋筋腱板（特に棘上筋），上腕二頭筋長頭腱，関節包，関節上腕靱帯，三角筋下滑液包および肩峰下滑液包が圧迫や損傷の影響を受けやすいことである．棘上筋と三角筋は，正常な肩関節の挙上に関与し，腱板は上腕骨頭を下方へ引っ張るとともに，棘上筋と上腕二頭筋長頭腱は骨頭の上方化を抑制する．肩峰下インピンジメントでは，腱板と上腕二頭筋が骨頭の上方化を十分に抑制できず，上腕骨を挙上させる三角筋の牽引力によって関節の運動軸は直接上方化し，上腕骨が垂直に移動することで肩峰と衝突する．不運にも，スプラスピネイタス・アウトレットのスペースに余裕がなく，肩峰下スペースが狭くなると，インピンジメント損傷を引き起こす．このスペースは，構造的または生体力学的な問題によっても狭くなる．構造的な原因には，肥大した腱，フック状に曲がった肩峰，その他スペースを侵害しうる構造物があり，これにより利用スペースの狭小化が起こる[34]．生体力学的な原因には，筋機能不全[35]，不適切な筋の発火順序[36]，筋疲労[37]，姿勢不良[9]，制御不能な力[38]があり，これらは運動時に肩甲上腕関節の位置を変化させうる．微小外傷および反復ストレス損傷は，遭遇する機会が多い傷害である．例えば，競泳選手に起こる問題の50〜60%は，微小外傷や軟部組織構造の損傷が生じている[39]．ポリオや対麻痺患者では，松葉杖歩行や手動車椅子の駆動，プッシュアップによる移乗動作を繰り返し行うため，肩痛や腱板断裂の発生率が非常に高い[40,41]．Bayleyら[40]，Smith[42]，およびNeer[29]は，先天性や炎症性，瘢痕化，または骨棘の発生によって起こるスプラスピネイタス・アウトレットの狭小化が，損傷の最も大きな原因であることを報告している．Brewer[43]とFerrari[44]は，遺体を用いた解剖学的研究によって，加齢に伴い関節包組織の摩耗（すり減り）が高頻度で生じることを明らかにしている．

滑液包

肩関節には，いくつかの滑液包が存在する．滑液包は，2つの組織の間で摩擦を軽減する．肩関節複合体では，多くの軟部組織と骨構造が近接しているため，この領域に複数の滑液包が存在していることは容易に理解できる．肩関節の領域には8つの滑液包があり，それらの一部は関節包の滑膜表層から伸びるものや互いに連続しているものもある．なかでも，最も重要な2つが肩峰下滑液包と三角筋下滑液包である．肩峰下滑液包は，棘上筋腱と烏口肩峰アーチとの間に位置し，棘上筋腱を保護すること，および肩関節運動時に腱をスムーズに移動させることに貢献している[45]．三角筋下滑液包は肩峰下滑液包と連続しており，三角筋と棘上筋腱および上腕骨頭の間に位置し，これら組織間の摩擦を軽減している（図5-19）．

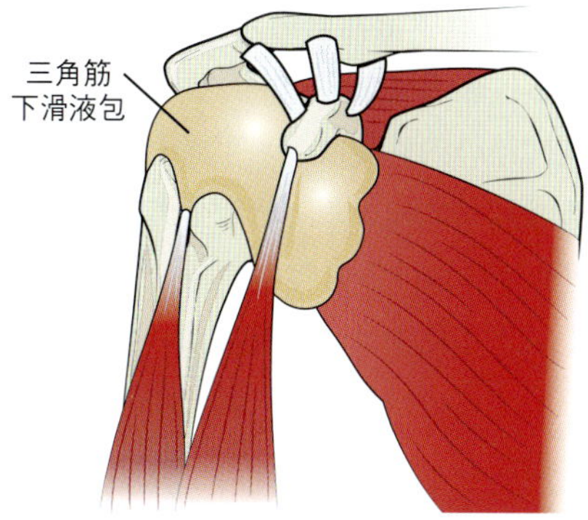

図5-19　肩関節複合体では，非常に多くの軟部組織と骨構造が近接しているため，この領域にはいくつかの滑液包が存在する．

正常な滑液包は少量の滑液を含んでいる．仮に，機械的刺激によって炎症が生じると，滑液量は増加する．肩峰下腔のスペースは限られているため，滑液の増加によって利用できるスペースが制限される．肩甲上腕関節における滑液包の炎症は，一次性の要因によるものではなく，既存の損傷によって2次性にもたらされる．例えば，肩峰下スペースの初期損傷は，腱（特に棘上筋腱）に影響を及ぼす．2次性の滑液包炎は，スペースの狭小化によって軟部組織が衝突することで起こる．

肩甲上腕関節の運動学

肩甲上腕関節は，屈曲と伸展，外転と内転，および内旋と外旋の3つの自由度がある．ここでは，肩甲骨運動を除いた肩甲上腕関節の運動について述べる．

外転および内転は，前後軸周りに前額面で起こる．上腕骨が外転すると，上腕骨頭は関節窩の凹面を下方へすべる．肩甲上腕関節の動的安定性は，これらの運動にとって必要不可欠である．運動時の動的安定性は，腱板と三角筋の協調および最適な活動によって起こる．このことについては，筋と筋活動に関する本章の後半で詳しく説明する．

外転の可動範囲は，肩甲上腕関節の回旋に依存する．肩甲上腕関節を完全に内旋すると，大結節と肩峰および肩鎖靱帯が一直線に並び，また衝突するために，自動外転は約60°に制限される．90°外旋位では，自動外転が90°に達すると，大結節は肩峰後方に回旋するが，三角筋の活動不全によって結果的に制限される．外転は他動的に120°まで可能であるが，それ以降は下関節上腕靱帯の緊張によって制限される．Murrayら[46]は，肩関節最大外転時の肩甲上腕関節角は，平均 124° であったと述べている（**表 5-2**）.

肩甲上腕関節の内外旋は，水平面上で上腕骨頭と骨幹を通る垂直軸周りに起こる．肩甲上腕関節の回旋は，肘関節 90° 屈曲位における前腕の回内・回外運動では起こらない．上肢下垂位では，外旋によって上腕骨内側上顆は前方へ移動するのに対して，内旋では上腕骨内側上顆は後方へ移動する．また，回旋の程度は，上肢挙上に伴って変化する．上肢を 90° 外転させたとき，回旋は合計 160° 程度起こるが[47]，完全挙上では烏口上腕靱帯および関節上腕靱帯の捻じれや緊張によって約 90° まで減少する．肩関節 90° 外転位および肘関節 90° 屈曲位における肩甲上腕関節は，正常では約 90° の外旋と約 70° の内旋が可能である（**表 5-2**）[48]．Brown ら[49] は，メジャーリーグの投手では 136° の外旋が可能であったことを，一方 Chang，Buschbacher および Edlich[50] は，重量挙げの選手では 78° であったことを報告している．

肩甲上腕関節の挙上には，屈曲と外転がある．屈曲と伸展は，内外側軸周りに矢状面上で起こる．肩甲上腕関節における屈曲は，最大 120° である[51]．屈曲は最大 180° 可能であるが，これは肩甲胸郭関節の運動が関与するためである．肩関節の屈曲最終域に達すると，肩甲上腕関節における後下方の関節包が緊張する[52]．この後方関節包の緊張は，関節窩上で上腕骨をわずかに前方へ，加えてごくわずかに内旋方向へ並進させる．上肢を下垂位から身体の後方へ移動させるとき，この伸展最終域への運動を過伸展と呼ぶことがある．過伸展の可動範囲は 40〜60° であり，上および中関節上腕靱帯によって制限させる[51]．肩甲上腕関節が伸展最終域に達すると，前方関節包はわずかに緊張するため，肩甲骨は前方へ傾斜する．この肩甲骨の前方傾斜によって，上肢の伸展可動域は増加する．肩関節屈曲の最終域では，関節包の緊張によって内旋し，伸展最終域における関節包の緊張は，わずかに外旋を起こす．

肩関節における屈曲および外転の正常可動域は，これまで 180° と考えられてきたが，体幹の運動を除外して

表 5-2　正常な被検者における肩関節の平均可動域（度）

著者	Boone と Azen[53]		Murray ら[46]		Brown Chang ら[49]	Buschbacher と Edlich[50]	
対象	男性 109 名		男性 20 名	女性 20 名	男性 41 名*	男性 10 名	女性 10 名†
年齢（歳）	2〜19	19〜54	25〜66		27±4.2	21〜35	
屈曲	168	165	167	171	163	171	157
外転	185	183	178	179	168	—	—
伸展	67	57	56	59	76	55	42
外旋	108	100	88	97	136	82	78
内旋	71	67	54‡	54‡	84	83	56
肩甲上腕関節の外転	—	—	122	126	99	—	—

注：若い男性では，より可動しやすい傾向にあること（Boone と Azen）および女性と男性の比較（Murray ら），健常成人に比べ重量挙げの選手では可動性が減少すること（Chang, Buschbacher と Edlich），および野球選手における外旋可動域が増大すること（Brown ら）に留意する．
* メジャーリーグの野球選手
† 重量挙げの選手と非競技者
‡ 角度計測は基本肢位で測定された．ただし，肩甲骨は固定している．

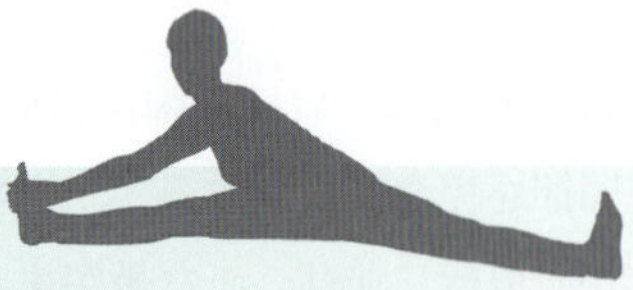

臨床的視点

患者が検査を受けるとき，一般に臨床家は最善を尽くす．彼らが患者の可動域を測定する場合，妥当な結果を出すためには，患者が無意識に行う代償運動に細心の注意を払わなければならない．例えば，臨床家が患者に対して肩甲上腕関節の外旋を行う場合，患者は肩甲上腕関節の外旋を可能な限り行うために，不意に肩甲骨を後退させる可能性がある．同様に，内旋の最終域では，肩甲骨を前方突出させる可能性がある．正確な測定結果を得るために，臨床家はこれらの起こりうる代償運動を意識しておく必要がある．

慎重に計測すると，その平均角度は170°程度である（**表1-2**）[53-55]．この挙上角は，肩甲上腕関節および肩甲胸郭関節の共同運動であり，また肩甲骨の運動は胸鎖関節および肩鎖関節の運動に付随したものである．運動の90〜110°は肩甲上腕関節で起こり，60〜70°は胸鎖関節および肩鎖関節で起こる．肩関節をより挙上する運動として，頭上まで達すると肩関節外転では体幹が側屈し，肩関節屈曲では体幹が伸展する．肩甲上腕関節における最大挙上を達成するためには，外転では肩甲上腕関節の外旋を，屈曲では肩甲骨の内旋および後方傾斜を必要とする[10, 13]．加えて，屈曲および外転での完全挙上には，肩甲骨の上方回旋が必要となる．

肩甲上腕関節では，他にも2つの平面運動が起こる．それは，水平外転（水平伸展）と水平内転（水平屈曲）である．これらの運動の開始肢位は90°外転位である．水平外転は，開始肢位から後方への運動であり，水平内転では上肢が身体を横断する前方への運動である．これらの運動は，垂直軸周りに上肢を90°挙上した水平面で起こる．

肩甲上腕関節における正常運動の制限因子は，靱帯および筋の緊張である．したがって，最終域感（end feel）は，すべて硬く感じる．上腕骨大結節が肩峰に衝突する場合でも，2つの骨構造の間に存在する軟部組織であるため，最終域感は硬い．

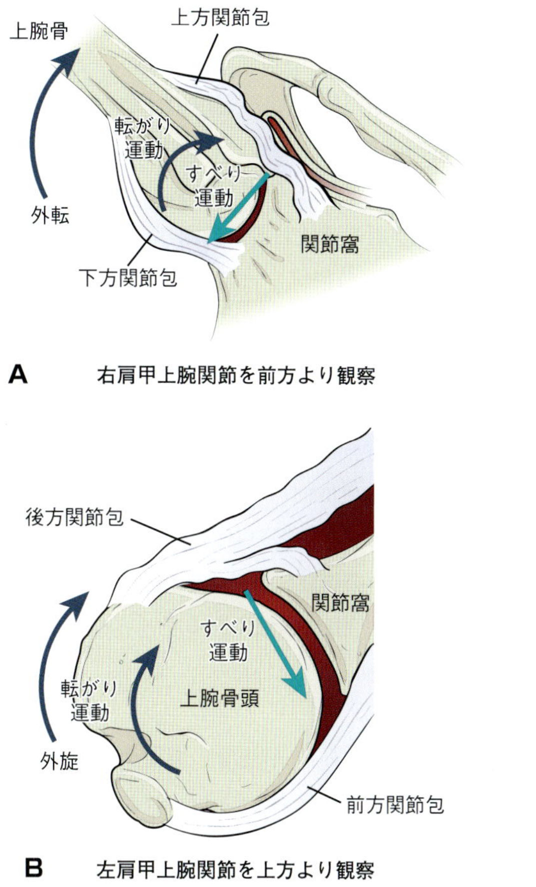

図 5-20　A）外転およびB）外旋における肩関節の関節運動学では，凹面の関節窩に対して凸面の上腕骨頭が動くため，転がり運動と反対方向にすべり運動が起こる．

肩甲上腕関節の関節運動学

屈曲および伸展における肩関節の関節運動は，関節窩上で上腕骨頭が回転する運動で構成される．これらの運動では，転がり運動とすべり運動の両方が起こっている．肩関節屈曲の後半には，関節窩上を上腕骨頭が前方へすべり，伸展の最終域では上腕骨頭は後方へすべる．外転における上腕骨頭は，上方への転がり運動と下方へのすべり運動を行う（**図 5-20A**）．上腕骨頭は関節窩と比べて非常に大きいため，挙上運動と反対方向へのすべり運動によって，上腕骨頭の偏位を関節窩内で最小限にとどめている．仮に，転がり運動にすべり運動が伴わなければ，上肢を挙上させたときに，上腕骨頭は関節窩上縁から外へ逸脱するであろう．下方へのすべり運動も，上腕骨頭が肩甲上腕関節の上部へ衝突しないように制限している．それにより，烏口肩峰アーチ下の軟部組織に対する上腕骨頭の衝突を回避している．内転における上腕骨頭は，反対に下方への転がり運動と上方へのすべり運動を行う．外旋における関節包内運動は，関節窩上で上腕骨頭は後方への転がり運動と前方へのすべり運動を行っている（**図 5-20B**）．肩甲上腕関節の内旋では，上腕骨頭の転がりとすべり運動は逆転し，前方への転がり運動と後方へのすべり運動を行う．

肩甲骨面における肩関節外転（scaption）

肩甲骨面における肩甲上腕関節の外転は，前額面に対して30〜40°前方に偏位した面で起こる．**スキャプション**（scaption）は，この面での運動を定義するために，Perry[56]によって造り出された用語である．肩甲骨面は，関節包が弛緩した肢位で，烏口肩峰間の構造物と衝突する可能性が少ないため，肩甲上腕関節の挙上の検査に推奨されている[56]．可動域がわずかに異なるため，検査を行う際には挙上面を特定することが重要である．また，外旋トルクは前額面よりも肩甲骨面で大きい[57]．日常生活やスポーツ活動における機能的な肩関節外転運動の多くは，前額面ではなく肩甲骨面で起こっている．

肩関節複合体の安静肢位と閉鎖肢位

肩甲上腕関節の関節包は，関節の2倍の大きさがあり，正常な関節包でもとても緩い．肩甲上腕関節の緩い関節包は，正常で1～2 cmの関節の遊びがあるため，関節窩上で上腕骨頭の遠位および外側への離開，ならびに前方および後方への偏位が可能である[58]．肩甲上腕関節の安静肢位は，屈曲55°および水平外転20～30°程度の位置である[58]．肩甲上腕関節の閉鎖肢位は，最大外転および外旋位であり，この肢位では関節包がきつく関節に絡みつくため，関節面は最も適合した状態となる．この肢位は，一般に仰向けで寝る人々がとる肢位であり，しばしば肩関節痛や損傷の原因となる肢位でもある．また，胸鎖関節の閉鎖肢位は最大挙上位であるが，肩鎖関節の閉鎖肢位は90°外転位である[58]．

上腕二頭筋溝

上腕二頭筋長頭腱は，肩甲骨の関節上結節より起こり，上腕骨頭の上方でアーチを形成した後，上腕骨の結節間溝を下降する（**図5-18**）．腱は，小結節から大結節の間の溝に架けられた烏口上腕靱帯および横上腕靱帯の橋によって保持される．肩関節の運動時には，骨が腱の下へ移動するように，上腕骨頭は腱の下面をすべる．溝の固定点は，最大挙上時に腱に沿って1.5インチ（3.81 cm）移動する[59]．肩甲上腕関節の最大外旋時には，腱の近位および遠位付着部が互いに一直線となるが，その他の回旋位では溝の内壁周辺で上腕二頭筋腱が折れ曲がっている[56]．したがって，上腕二頭筋腱は，加齢に伴う摩耗損傷のみならず，インピンジメント損傷を引き起こす可能性がある．

肩甲上腕リズム

肩関節複合体を構成する関節は，単独で働くことはない．これらの関節は，共同して作用することで，単独で働くよりも大きな肩関節の運動を提供する．肩甲上腕関節における各々の運動のために，肩甲帯は重要な共同作用を行っている．上肢機能を最適化するために，関節窩と上腕骨頭は適切に連携するとともに，正確な肩甲骨の位置を胸郭上に保つ．**表5-3**に，これらの共同作用の一覧を示す．肩関節の挙上は，**肩甲上腕リズム**と呼ばれる正確な共同運動によって起こる．Inmanら[17]の古典的研究では，挙上運動の全体を通して肩甲骨と上腕骨が関与することを明らかにした．彼らは，外転の初期相は各個人で異なることを見出し，この運動の初期相をセッティング・フェイズ（setting phase）と名付けた．さらに，外転30°以降では，肩甲上腕関節と肩甲胸郭関節の運動が2：1の割合で起こること，すなわち，肩甲上腕関節が2°運動するごとに，肩甲胸郭関節が1°運動することを示した．一方，その他の研究では，この2：1の比率が示す運動は直線的ではなく，様々なパターンが存在することを報告している．最も多く見られるパターンについて，BaggとForrest[60]は外転初期および終期では肩甲上腕関節の運動が大きく，外転80～140°では肩甲骨の運動が大きいことを示している．肩甲上腕関節と肩甲胸郭関節の運動の平均比率は1.25：1であり，この比率はPoppenとWalker[61]が調査した平均値と同様の結果である．この調査では，両者とも肩甲骨面における外転運動を分析しているが，Inmanの研究では前額面を用いている．これら最近の研究では，多様な肩甲上腕関節および肩甲胸郭関節の運動のタイミングが報告されているが，挙上120°は肩甲上腕関節が，60°は肩甲胸郭関節が関与することに変わりはない．挙上に伴って肩甲骨が正常に回旋すると，最大挙上時には肩甲骨下角が腋窩直下に位置し，腋窩中線と一致する．

肩甲上腕関節の運動における肩甲骨の回旋では，挙上によって肩甲骨の回旋軸が，肩甲棘内側縁から肩鎖関節の領域へ移動する[60]．この回旋軸の大きな変化によって，僧帽筋と前鋸筋のレバーアームに明らかな変化が起

臨床的視点

病態把握のために腱板および上腕二頭筋腱を評価するとき，臨床家は上腕二頭筋腱の位置を同定しなければならない．解剖学的肢位でも触診できるが，初心者では患者の肩甲上腕関節を最大外旋させると触診しやすい．まず，この肩関節の肢位で肩峰の外側端を触診する．また，結節間溝は肩峰尖端の直下で同定できる．さらに，結節間溝内の上腕二頭筋腱のみならず，結節間溝の両側で内外側の壁を形成している大結節と小結節が触診できる．

表 5-3　肩甲帯および肩甲上腕関節における運動の比較

肩甲上腕関節の運動	肩甲胸郭関節の運動	胸鎖関節の運動	肩鎖関節の運動
屈曲	**従来の観察** 上方回旋，挙上，および前方突出 **3 次元運動** 上方回旋，後方傾斜 屈曲の初期では内側傾斜，終期には外側傾斜	挙上 後方回旋 前方突出	上方回旋 水平面と矢状面で 回旋の調節
伸展	**従来の観察** 下方回旋，下制，および後退 **3 次元運動** 下方回旋，前方傾斜 屈曲における反対の 3 次元運動が起こる	下制 前方回旋 後退	下方回旋 水平面と矢状面で 回旋の調節
外転	**従来の観察** 上方回旋，挙上，および前方突出 **3 次元運動** 上方回旋，後方傾斜 外転の初期では内側傾斜，終期には外側傾斜	挙上 後方回旋 後退	上方回旋 水平面と矢状面で 回旋の調節
内転	**従来の観察** 下方回旋，下制，および後退 **3 次元運動** 下方回旋，前方傾斜 解剖学的肢位に戻るとき，最初に外側傾斜が起こり，その後内側傾斜が起こる	下制 前方回旋 前方突出	下方回旋 水平面と矢状面で 回旋の調節
外旋	後退	後退（現時点での推測）	現時点で報告されていない
内旋	前方突出	前方突出（現時点での推測）	現時点で報告されていない
水平外転	後退	後退（現時点での推測）	現時点で報告されていない
水平内転	前方突出	前方突出（現時点での推測）	現時点で報告されていない

こる．これについては，肩甲骨回旋を決定する要因として章の後半で説明する．

肩関節複合体の初期の研究では，運動を 2 次元的に分析してきたが，最近の研究では初期の研究者にはない技術を利用することができる．3 次元解析装置を用いることで，高精度の角度と新たな情報がもたらされ，これまで計測できなかった運動を分析できるようになった．例えば，肩甲骨傾斜はここ数年で確認され，このことは正常な運動学的機能を把握することのみならず，肩関節複合体の機能異常の原因を特定するためにも重要であると認識されている[6, 15, 62, 63]．したがって，新たな視点から肩甲帯の運動を理解するために，**表 5-3** では 2 次元運動と 3 次元運動を分けて記載している．3 次元解析を用いた最近の研究は，複雑かつ相互関係を有する構造の運動について，詳細な情報を提供している．

肩関節複合体の筋群

肩関節には，運動最終域で制動作用をもつ靱帯のみならず，運動作用を有する筋が同時に安定性に関与するという特徴がある．他の関節でも，筋によって安定化を担っているが，運動作用と安定化作用とを同時に担う筋は非常に少ない．肩甲帯の筋は，上肢の巧みな運動に関与しており，重要な上肢活動の一部に言及すると，書字や扉の押し引き，投球などの活動に必要不可欠である．

肩関節周囲筋は，1）肩甲骨の安定化筋群，2）肩甲上腕関節の安定化筋，3）肩関節の運動に関与する筋群の 3 つのグループに分類される．各筋のグループと説明，および触察方法については，**表 5-3**～**表 5-5** に示した．加えて，各筋の重要事項と特徴を以下に述べる．

肩甲骨の安定化筋群

以下の筋は，主に肩甲上腕関節の運動における肩甲骨の運動性と安定性に貢献する．これらの筋は，胸郭に起始をもち肩甲骨に停止する（**表 5-4**）．

表 5-4 肩甲骨の安定化筋群

肩甲骨の筋群 グループ	筋	近位付着部	遠位付着部	神経支配	作用	触診／視診
体幹から肩甲帯への筋	前鋸筋 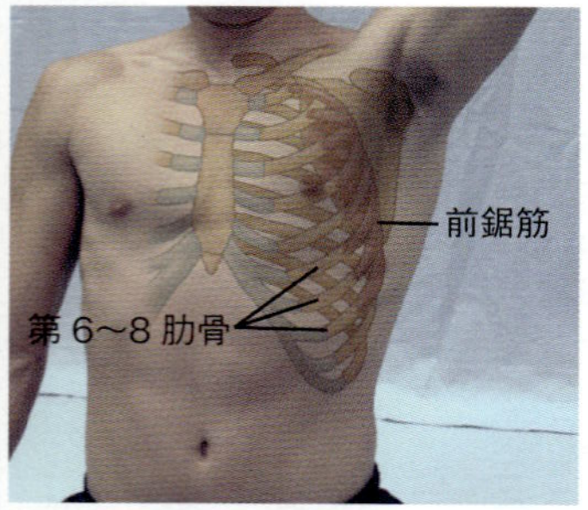	第1～9肋骨の前上方面	肩甲骨内側縁の前面	長胸神経	肩甲骨の前方突出および上方回旋	この筋の上部は大胸筋に覆われており，下部筋束は腋窩の遠位で大胸筋後方の肋骨近位に触察できる．約135°の肩甲骨面挙上位で，被検者に肩甲骨を前方突出させることで，この筋の下部筋束を触察できる可能性がある．
	僧帽筋 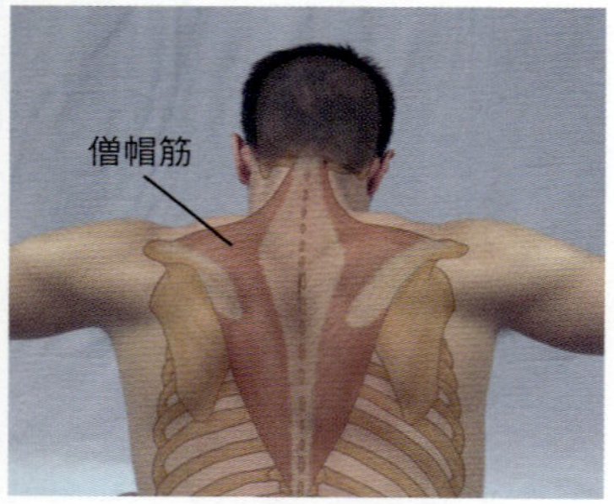	後頭骨，項靱帯およびC7-T12棘突起	鎖骨の肩峰端，肩峰，および肩甲棘．上部線維は外側下方へ，中部線維は水平方向へ，下部線維は上方へ斜走する．	脊髄副神経（C3-C4および第XI脳神経の脊髄部分）	僧帽筋上部は，肩甲骨の挙上および上方回旋のみならず，頸椎の伸展，側屈および反対側への回旋に作用する．僧帽筋下部は，肩甲骨の上方回旋，内転および下制に作用する．僧帽筋中部は，肩甲骨の上方回旋および内転に作用する．	この筋の全体は，肩関節外転に伴う肩甲帯の後退で観察することができる．体幹を同時に前傾する，または被検者が腹臥位となる場合，筋は肩関節を保持するために，重力に抗して働く必要があり収縮強度は増加する．
	大菱形筋および小菱形筋 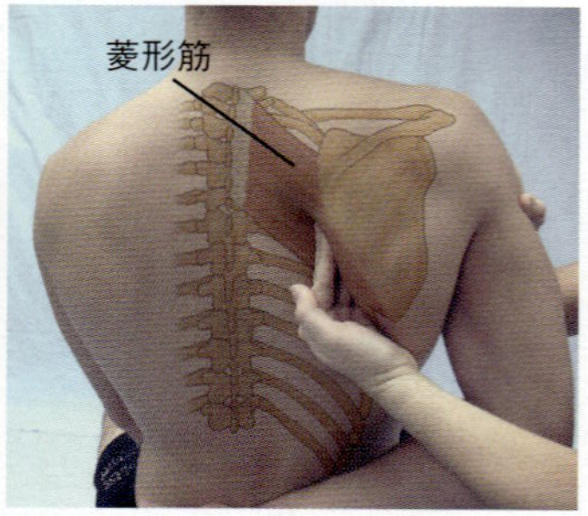	項靱帯，下位2つの頸椎および上位4つの胸椎における棘突起	肩甲骨内側縁	肩甲背神経（菱形筋への神経C4-C5）	この筋の斜走は，肩甲骨の挙上のみならず，後退させるのに役立つ．大菱形筋は，肩甲骨の下角に付着するため，肩甲骨の下方回旋に重要な役割を果たしている．肩甲骨の下方回旋，内転，および挙上．	菱形筋は，僧帽筋に覆われているため，僧帽筋を弛緩させたときに触察できる．被検者の手は腰背部へ置く．検査者は，被検者に不快感を与えることなく，触察する指を肩甲骨内側縁の下方へ置き，この領域を弛緩させる（図5-24）．被検者が，腰背部から手を持ち上げると，大菱形筋は肩甲骨の下方回旋筋として活発に収縮し，肩甲骨内側縁の下方で触察している指を押し返す．僧帽筋下部にボリュームがない場合，皮膚の上から収縮した菱形筋の筋線維走行を観察できる可能性がある．僧帽筋麻痺の場合，菱形筋の線維走行を容易に観察できる．

体幹から肩甲帯への	小胸筋 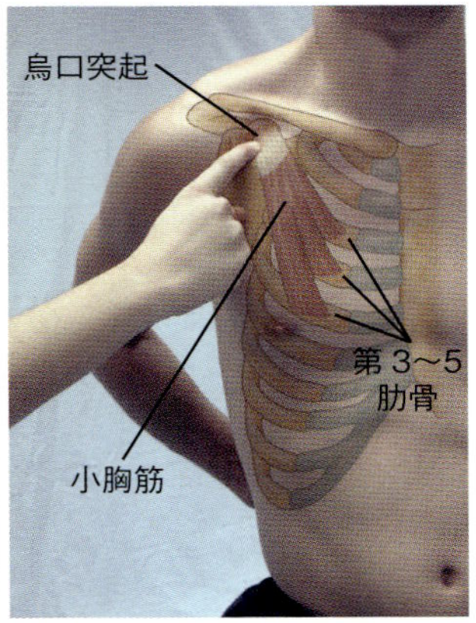 	第2～5肋骨より4つの筋腱が起こる	肩甲骨の烏口突起に収束する	内側胸筋神経（C7-T1）	肩甲骨の下制および前方傾斜，および第2～5肋骨の挙上	前腕を腰背部に置く．この肢位で大胸筋を弛緩させることは，小胸筋を触察する上で重要である．図5-25で示されるように，検査者は肩甲骨の烏口突起の直下に1本指を置き，その指をできるだけ優しく下方へ押す．この位置で，指は小胸筋腱に位置し，前腕を腰背部から動かさなければ，小胸筋は弛緩している．被検者が腰背部から前腕を持ち上げると，小胸筋は収縮し，触察している指に腱の緊張が伝わる．この筋は，肩関節の重要な機能である下制でも触察することができる（体幹の挙上）．触察する指を烏口突起に置き，被検者（テーブルに座る）には，身体を持ち上げるように，手でテーブルを押し下げるよう指示する（実際，身体の持ち上げ，または座位プッシュアップでは，他の筋の収縮によって，筋の触察は不明瞭となる）．
	肩甲挙筋 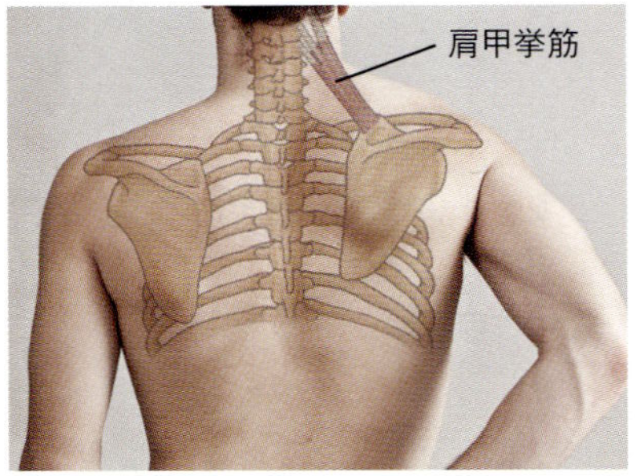 	上位頸椎の横突起	肩甲骨内側縁，肩甲棘より上方，上角の近位	肩甲背神経（C3-C5）	肩甲骨の挙上および下方回旋，および頸椎の側屈と同側への回旋	肩甲挙筋は，分離して触察することは困難である．僧帽筋の関与を最小限にして肩甲挙筋の活動を出すために，被検者は腰背部に前腕を置き，肩をすくめる．肩甲挙筋は，頸部の領域において，僧帽筋の前方，かつ胸鎖乳突筋の後方で触察できる可能性がある．肩すくめを，短く，素早く，狭い範囲で行えば，比較的分離した肩甲挙筋の活動を得られる可能性がある．

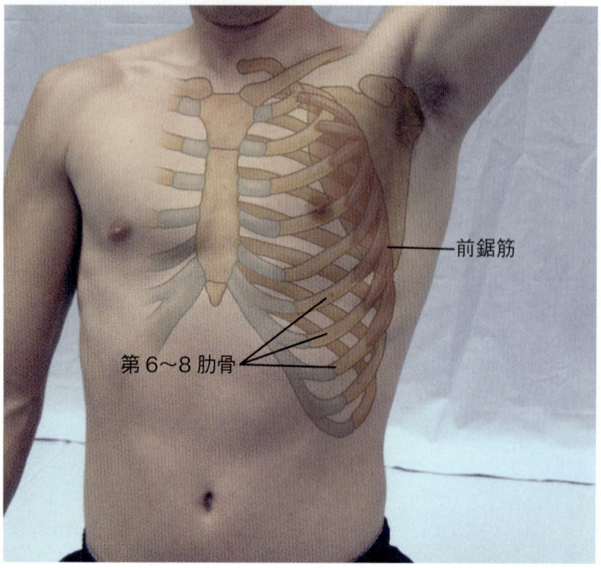

図5-21　肋骨上に起始する前鋸筋の下部筋束．この筋の上部は大胸筋に覆われている．

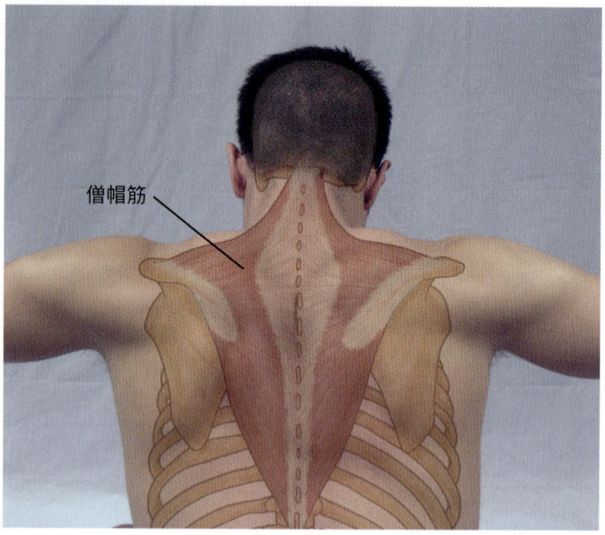

図5-23　僧帽筋全体の収縮．この筋を強力に活動させるためには，被検者は体幹を前方へ傾ける．また，三角筋後部，棘下筋および小円筋の収縮に注意する．

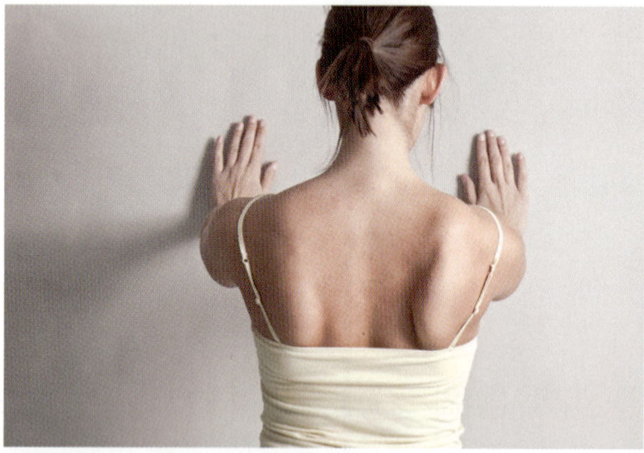

図5-22　前鋸筋の機能不全は，肩甲骨内側縁の翼状を引き起こす．

前鋸筋

前鋸筋は（serratus anterior）（ラテン語：*serra*，英語：saw），肩甲帯筋群の中で最も重要な筋の1つである．この筋は，肩甲骨前方突出の主動作筋であり，前鋸筋なしでは上肢を頭上へ持ち上げることはできない．前鋸筋は，肋骨および胸郭に鋸歯様に付着することから，“鋸筋”と呼ばれている．この筋の下位4～5束は，外腹斜筋と互いに噛み合っている．前鋸筋は，胸郭近位から遠位付着に向かって肩甲骨の下を通過する．この筋の下位5束は，最も強力である．

前鋸筋が高度に発達している者では，上肢を挙上させたときに，肋骨上の近位付着部で下部筋束を観察および触察することができる（**図5-21**）．前鋸筋の麻痺や筋力低下を呈する患者が前方へのリーチ動作を行うと（**図5-22**），肩甲骨の前方突出または肩甲骨が肋骨上を前方へ移動することができず，肩甲骨内側縁が“翼状”する[64]．

僧帽筋

僧帽筋は，頸部および上背部の表層筋であり，全体の観察と触察が可能である（**図5-23**）．その形状から，僧帽筋は“ショール（肩掛け）”筋と呼ばれている．昔の解剖学者は，僧侶の帽子に例えて，“僧帽筋”と名付けた．現在の名称は，その幾何学的な形状を参照している．筋線維は広範囲にわたる起始から，遠位付着部に収束される．肩甲上腕関節の屈曲では，肩甲骨の上方回旋と前方突出が同時に起こる．肩甲骨の回旋軸は，上方回旋時に肩甲棘基部から肩峰へ移動するため，上方回旋にとって，僧帽筋下部のモーメントアームは最大となる[60]．

最大外転に伴う肩甲骨の後退では，僧帽筋のすべての線維が動員され，肩甲帯の後退には僧帽筋全体が，肩甲骨の上方回旋には僧帽筋上部および下部が関与する．僧帽筋上部および下部は，共同して肩甲骨の上方回旋に作用するが，それら筋線維の走行から，相反する運動を行うことができる．すなわち，僧帽筋上部は肩甲骨の挙上に作用し，僧帽筋下部は肩甲骨の下制に作用する．

僧帽筋の機能不全は，肩甲骨の完全な上方回旋を破綻させる．僧帽筋の完全麻痺によって，挙上運動は肩甲上

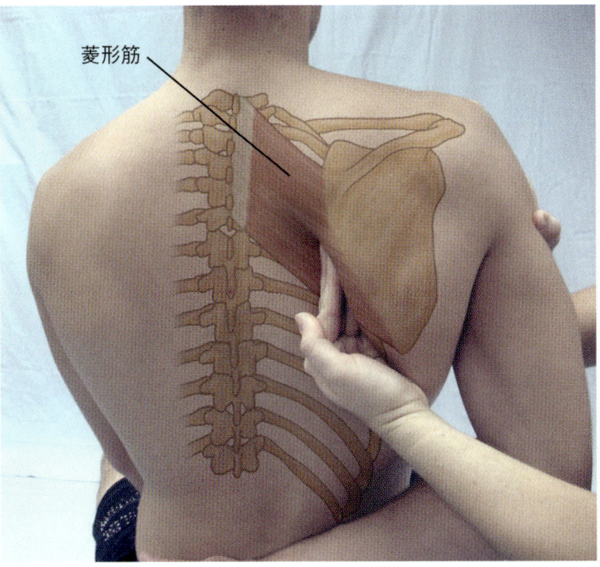

図 5-24　菱形筋．菱形筋の触察．僧帽筋および菱形筋が弛緩しているときには，検者の指を肩甲骨内側縁の下へ入れることができる．被検者が背部から手を持ち上げると，大菱形筋の収縮を観察することができる．また，大円筋の収縮に注意する．

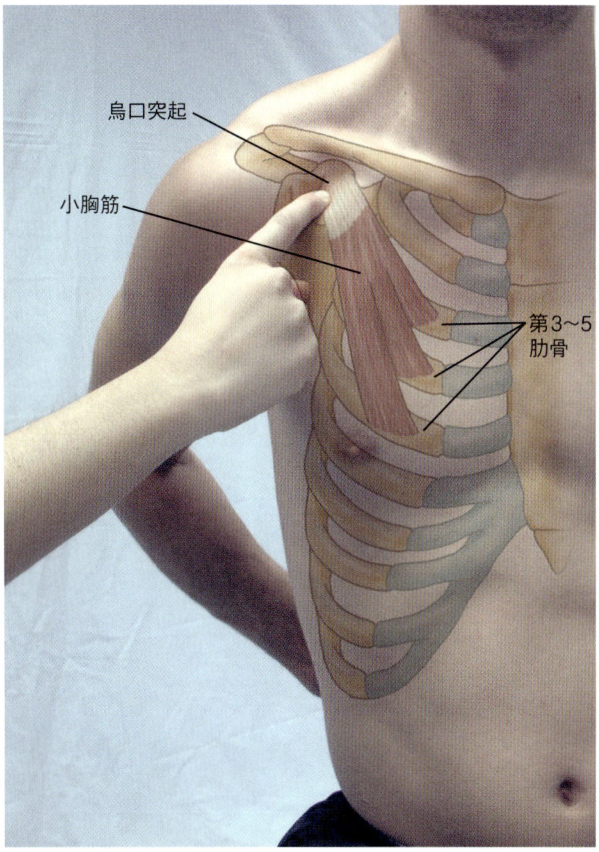

図 5-25　小胸筋の触察．被検者の手を腰背部に置き，大胸筋および小胸筋を弛緩させる．小胸筋腱は，被検者が背部から手を持ち上げるとき，烏口突起の下面に触察できる．

腕関節に依存するため，挙上は 120° に制限される．

大小菱形筋

菱形筋（rhomboids）（ギリシャ語：*rhombos*，英語：parallelogram-shaped）は，僧帽筋の下層に位置し肩甲骨と脊柱を連結している．より頭側の部分には小菱形筋があり，より尾側で大きい部分に大菱形筋がある（**図 5-24**）．菱形筋は平行な線維で，その方向は僧帽筋下部に対してほぼ垂直である．

菱形筋機能の低下や消失によって，肩甲骨は胸郭に対して前方突出した位置をとる．そのような患者を後方から観察すると，胸椎棘突起から 6 cm 程度，正常より肩甲骨の位置が外側へ偏位している．

小胸筋

小胸筋（pectoralis minor）（ラテン語：*pectus*，英語：breast bone，chest）は，胸郭上部の前方に位置し，大胸筋によって完全に覆われている（**図 5-25**）．近位から遠位付着までの筋長は，三角形の形状を成す．この筋の筋力低下は，抵抗に抗して肩甲骨の下制や下方回旋を起こす力を減少させる．

肩甲挙筋

肩甲挙筋は，その名が示すとおり肩甲骨の挙上筋であり，僧帽筋上部や菱形筋とその作用を共有している．肩甲挙筋は，僧帽筋上部に覆われるとともに，上部では胸鎖乳突筋にも覆われているため，その触察は困難である（**図 5-26**）．僧帽筋上部の作用線は，肩甲骨の挙上と上

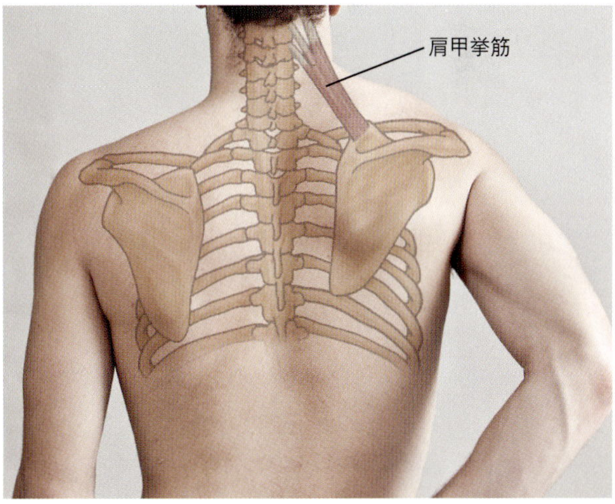

図 5-26　肩甲挙筋の触察．前腕を腰のくびれに置き，検者は頸部の筋を触察しながら，被検者に軽く肩をすくめさせる．

表 5-5 肩甲上腕関節の安定化筋群

肩甲骨の筋群

グループ	筋	近位付着部	遠位付着部	神経支配	作用	触診／視診
肩甲上腕関節の安定化筋群；腱板	棘上筋 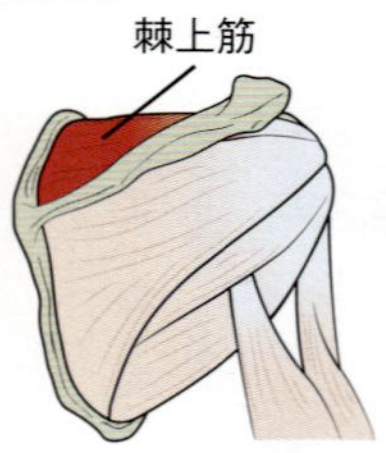 	肩甲骨の棘上窩を完全に覆っている	筋線維は，肩関節の端に向かって短い腱を形成し，上腕骨大結節の上面に付着する	肩甲上神経（C5-C6）	肩甲上腕関節の外転	被検者を腹臥位とし，テーブルの端から上肢を垂らすと，肩甲骨は上肢の自重によって，胸郭周りに前方へ移動し，部分的に上方回旋する．この肢位で外転を行っても，棘上筋の収縮は僧帽筋によって妨害されるため，ほとんど触知することはできない．被検者が体幹を前傾し，重量物を持ち上げるとき，棘上筋は触察できる可能性がある．物体の重量によって，上肢が下方へ牽引されると，肩甲上腕関節の過度な離開を防ぐために棘上筋は緊張する．触察できる部分には，同程度の大きな筋が存在するため，上肢を体幹から離して三角筋後部をできるだけ弛緩させなければならない．
肩甲上腕関節の安定化筋群；腱板	棘下筋 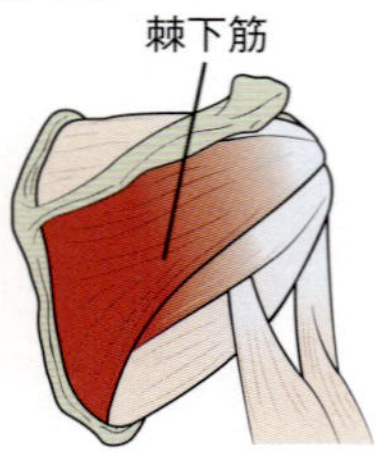 	棘下窩	上腕骨大結節の中面	肩甲上神経（C5-C6）	肩甲上腕関節の外旋および内転	被検者を腹臥位，または立位で体幹を前傾させ，上肢を垂直に垂らすことで弛緩することができる．三角筋後部の縁は，最初に同定することができる．触察している指は，肩甲骨外側縁付近の三角筋下に置く．被検者は上肢を垂直位に維持し，手掌を前方へ回すことで，肩関節を外旋させる．棘下筋と小円筋は，触察している指の下に現れる．この肢位での外旋は，これらの筋に軽い収縮だけを要求するため，筋の形状は皮下に現れることはない．
肩甲上腕関節の安定化筋群；腱板	小円筋 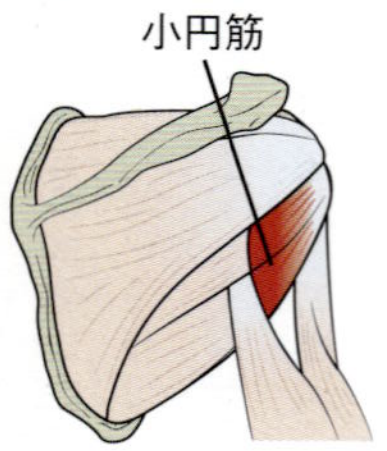 	肩甲骨外側縁の頭側面	上腕骨大結節の下面（後面）	腋窩神経（C5-C6）	肩甲上腕関節の外旋および内転	棘下筋の触察と同様の方法で小円筋の位置を見つけることができる．棘下筋および肩甲棘の外側で小円筋を触察できる．

肩甲上腕関節の安定化筋群；腱板	肩甲下筋 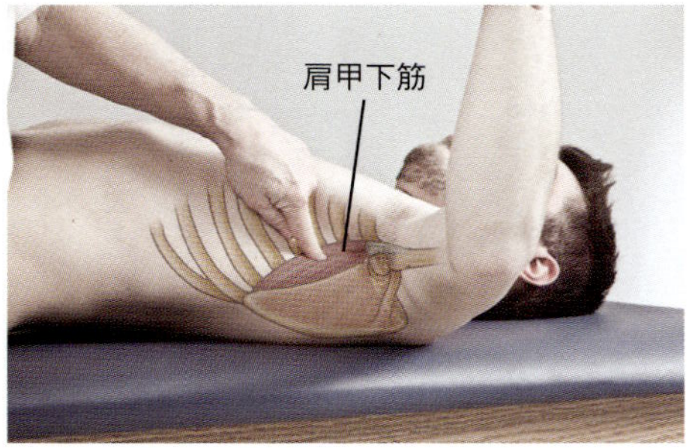	肩甲骨肋骨面	上腕骨小結節と結節遠位に幅広い腱が付着する	肩甲下神経（C5-C6）	肩甲上腕関節の内旋	体幹を前傾させ，上肢を自重によって垂らすと，肩甲骨は胸郭上を前方へ移動し，この筋の触察が可能となる．指は腋窩前方から広背筋に置き，緩やかな圧力で肩甲骨の肋骨面に向かって押し進める．上肢を垂直に垂らし，被検者は手掌を後方へ回すことで，肩関節を内旋させる．肩甲下筋の堅く円形の筋腹は，触察している指の下に現れるのを感じることができる．自分自身の肩甲下筋を触察するときには母指を用いる．触察によって確認することができる範囲では，各個人によって筋の大きさはかなり異なる．
肩甲骨における肩甲上腕関節の動作筋	大円筋 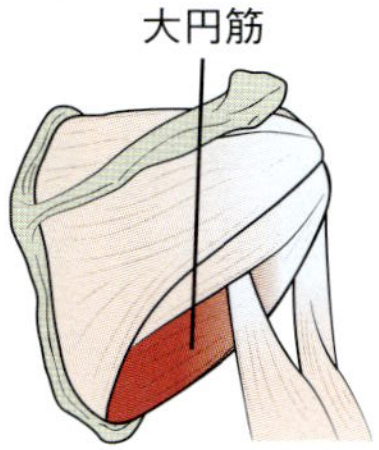	肩甲骨下角	上腕骨小結節稜に強固に幅広く付着する	肩甲下神経（C5-C6）	肩甲上腕関節の内旋，内転および伸展	被検者をテーブル上で腹臥位とし，側面から上肢を垂したときに，肩甲骨の腋窩辺縁の下方面で筋腹を触察することができる．被検者は弛緩した状態で，肩甲上腕関節を内旋させると，触察している指の下に大円筋が現れる．同時に，他の指を腋窩辺縁より上方へ置き，被検者が外旋を要求されると，大円筋は弛緩し，小円筋の収縮を触察できる．
	烏口腕筋 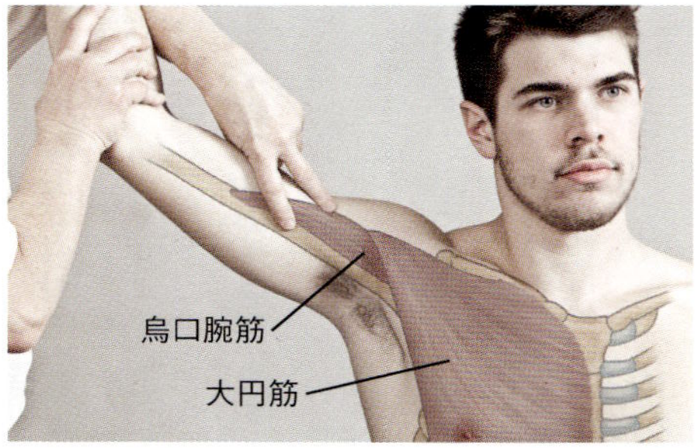	肩甲骨の烏口突起	上腕骨骨幹の下の概ね中間で，上腕骨の内側面	筋皮神経（C6-C7）	肩甲上腕関節の屈曲および内転	**図5-31** で示されるように，上肢が水平を越えて挙上したとき，腋窩部の遠位で烏口腕筋を触察できる可能性がある．上腕二頭筋短頭腱の内側で平行に位置し，大胸筋下縁の下に現れる．上腕二頭筋は前腕の回外によって最初に同定される．触察している指で，筋が細くなるまで上腕二頭筋短頭を追うと，烏口腕筋の触察に適した高さになる．図において，被検者は頭側へ上肢を持ち上げている．

方回旋を起こすことを留意すべきであるが，肩甲挙筋は特定の範囲で多少なりとも肩甲骨下方回旋の作用を有する．したがって，肩甲骨の下方回旋位から挙上を行う場合，手を後ろで組んで肩をすくめるときと同様に，挙筋は有力な肩甲骨の挙上筋となる．この筋の機能低下は，肩甲骨の挙上および下方回旋の能力を低下させる．

肩甲上腕関節の安定化筋群

肩甲上腕関節の安定化筋群には，回旋筋腱板が含まれる（**表 5-5**）．回旋筋腱板は，肩甲上腕関節の安定性のみならず，肩甲上腕関節の運動にも貢献する．これら筋群の筋力低下や機能不全は，肩関節の活動時に固有の筋が関与する運動を減少させるだけでなく，肩甲上腕関節の安定性を著しく減少させる．回旋筋腱板は，肩甲上腕関節の安定性に作用するが，上腕二頭筋および上腕三頭筋も肩甲上腕関節の安定化筋群に含まれている．

4 つの回旋筋腱板は，“SITS” と呼ばれることもある．この呼び名は，腱板が上腕骨に付着し，肩甲上腕関節の周囲に位置することを指している．**図 5-27** は，上腕骨における回旋筋腱板を形成する筋の位置を示している．

棘上筋

棘上筋は，その名が示すとおり肩甲棘の上方に位置する．この筋は，僧帽筋および三角筋に覆い隠されており，僧帽筋はその筋腹を覆い，また三角筋は腱の上面を覆っている．棘上筋の最深部は，触察される棘上窩の深部に位置するが，棘上筋の表面は僧帽筋を介して触察できる可能性があることを留意しておく必要がある．**表 5-5** に示した触察方法に加えて，この筋は座位でも触察することができる．この肢位では，まず肩甲棘を確認して，触察している指を肩甲棘より頭側の筋へ当てる（触察するために最適な位置が見つかるまで，肩甲棘に沿って指を移動させる必要がある）．瞬間的な筋収縮を触察するために，被検者に素早い自動外転や狭い範囲の外転運動を行わせる．広い範囲の外転では，僧帽筋の緊張が増加し，他の筋と 1 つの筋の緊張を区別することは容易ではない．そのため，棘上筋の触察はより困難となる．

棘上筋は，三角筋の補助を受けなくとも完全な外転運動が行える．このことは，小児麻痺や腋窩神経ブロックによる三角筋麻痺によって確認された．Howell ら[65]は，棘上筋が抵抗に抗して上腕骨を外転させると，正常な最大等速性トルクの約 50%に貢献すると報告している．また，Howell ら[65]は，120° 以降では外転トルクの 12%に棘上筋が関与する可能性があると述べている．

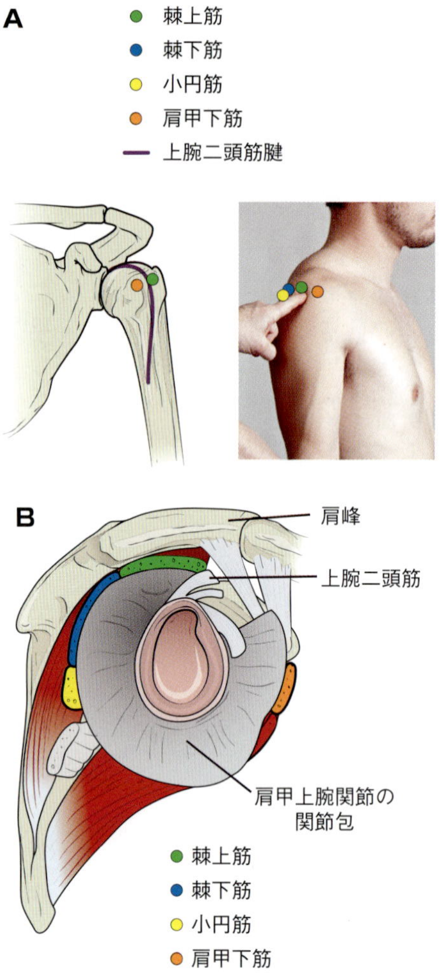

図 5-27　上腕骨における SITS 腱の配列．A）図は左肩，写真は右肩である．前方から後方にかけて，大結節に付着する回旋筋腱板には，棘上筋，棘下筋，および小円筋が含まれる．小結節に付着する回旋筋腱板は肩甲下筋である．B）図は上腕骨を取り外した右肩である．上腕骨を取り外すと，関節窩周囲の回旋筋腱板の配列には，肩甲上腕関節を取り囲むカフの外観が現れる．

棘下筋と小円筋

棘下筋と小円筋は，それぞれ異なる神経によって支配されているが，これらの位置と作用には密接な関係があるため，ここで合わせて説明する（**図 5-28**）．棘下筋は，肩甲棘の最も近くに位置し，棘下窩の大部分を占める．小円筋（teres minor）（ラテン語：*teretis*，英語：round and long）は，肩甲骨の外側縁に付着している．両者の腱は，関節包と錯綜して付着する．

棘下筋と小円筋の大部分は，体表から触察することができるが，その一部は僧帽筋と三角筋後部によって覆わ

臨床的視点

棘上筋，棘下筋および小円筋の遠位付着部は，肩甲上腕関節の関節包と錯綜しており，損傷の好発部位や肩関節痛の原因となる．これらの付着部を触察によって同定するためには，まず肩関節を他動的に過伸展させ，三角筋が弛緩していることを確認しなければならない．検査者は，被検者の腰（くびれの部分）に手を置き，検査者の後方の腕に被検者の腕を引っ掛けることで，容易に過伸展位をとることができる．結節間溝を同定できれば，大結節は溝の外側に近接して位置している．大結節には，棘上筋，棘下筋，および小円筋が付着し，溝の外側隆起を形成するのに対して，小結節には肩甲下筋腱が付着し，溝の内側隆起を形成している．検査者は，互いの結節から腱を正確に区別して触察することはできないが，大結節には結節間溝に遠い小円筋から最も近い棘上筋まで順番に付着しているため，被検者が訴える疼痛の位置や検査によって，損傷や痛みに関する特異的構造の正体を把握することができる．

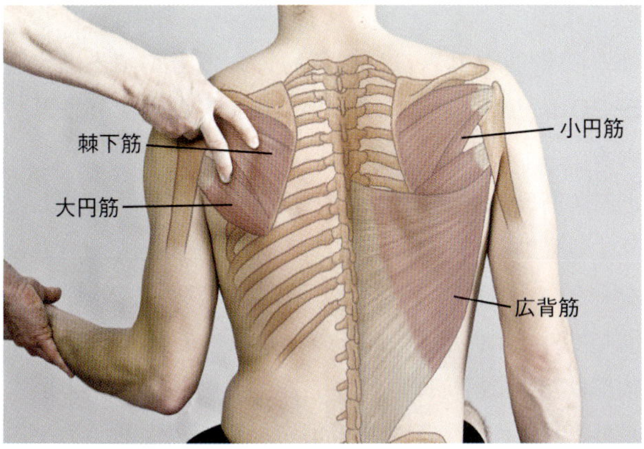

図 5-28　肩関節を外旋するとき，棘下筋と小円筋は肩甲骨の外側縁付近に付着している．上肢の垂直位では，これら2つの筋の活動を分離できる．

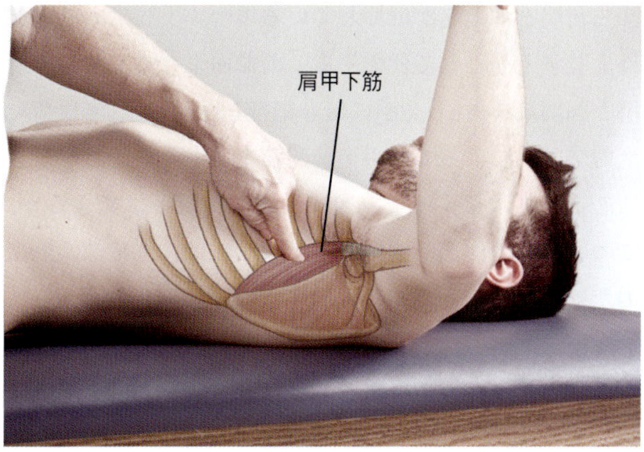

図 5-29　肩甲下筋は肩関節の内旋で触察することができる．触察する指を腋窩に置き，肩甲骨の肋骨面の方向へ向かって移動させる．

れている．

肩甲上腕関節を他動的に過伸展し，三角筋を弛緩させると，棘下筋と小円筋の遠位付着部は，肩峰前方の上腕骨大結節で触察することができる．仮に，病的所見があれば，この部位の触察によって疼痛や不快感を訴える可能性がある．

肩甲下筋

肩甲下筋は，肩甲骨の前面に位置する（**図 5-29**）．この筋腱は，肩甲上腕関節の前側面の上を通過する．肩甲下筋は，主に肩甲上腕関節の内旋に作用するが，上肢の肢位によっては，屈曲，伸展，外転および内転にも作用する．その他の肩甲下筋の機能は，モーメントアームに依存するため，肩甲上腕関節の肢位に関連する．また，上肢挙上位での肩甲下筋は，伸展を補助することができる．その根拠として，肩関節を内旋位で外転させ，その状態から外旋させると，肩甲下筋は内転に作用するからである[66, 67]．肩甲下筋は，三角筋中部とほぼ等しい断面積があり，かなり大きな筋であることが示されている[68]．

上腕二頭筋と上腕三頭筋

上腕二頭筋と上腕三頭筋は回旋筋腱板には属さないが，上腕二頭筋長頭および短頭と上腕三頭筋長頭は肩関節を交差するため，肩関節の運動に作用する．上腕二頭筋長頭および短頭は，それぞれ関節上結節と烏口突起に付着し，上腕三頭筋は関節下結節に付着する．肩関節では，上腕二頭筋が肩甲上腕関節の屈曲と外転に，上腕三頭筋は肩甲上腕関節の伸展と内転に作用する．これら2つの筋に関する詳細は第6章で述べる．

肩甲上腕関節の運動において，上腕二頭筋は関節窩に対する上腕骨頭の安定性に重要である．上腕二頭筋腱は肩甲上腕関節の運動時，関節に対するストレスを減少させるために，上腕骨頭を関節窩の下方へ押し下げる[69]．しかしながら，上腕二頭筋長頭は肩関節と肘関節の両方を交差しているため，一方の関節への影響がもう一方の関節肢位に依存することに留意が必要である[70]．Itoiら[71]は，肩関節の外転および外旋位では，上腕二頭筋長頭および短頭が肩関節の安定性を増加させることを明らかにしている．彼らの調査では，前方関節包の断裂などの構造破綻によって，関節を安定させる上腕二頭筋の役割が増加すると結論づけている．関節の安定性に関与する他の構造が損傷している場合，上腕二頭筋が上肢挙上時の肩甲上腕関節の安定化機構として重要であることは，その他の研究者も同意している[71-73]．

三角筋と棘上筋が麻痺している場合，上腕二頭筋長頭は上肢挙上筋として代償する．前額面よりやや前方で肩甲上腕関節を外旋し，手に何も把持しなければ(無負荷)，上腕二頭筋によって肩甲上腕関節を挙上することができる．この方法によって，頭に手を置くことはできるが，この肢位での作業や物を持ち上げるには，上腕二頭筋の力だけでは不十分である．

上腕三頭筋も，挙上運動時の肩甲上腕関節の安定性に貢献する．上腕骨が外転方向へ移動するとき，上腕三頭筋長頭は関節窩に対する上腕骨頭の安定化に役立つ[74]．また，上肢で身体を支える場合，上腕三頭筋は肩甲上腕関節の安定性に関与する．Marisa Pontilloら[75]は，上肢で身体を支えられなくなると，肩関節を安定させるために上腕三頭筋がより活動性を増加させることを報告している．

肩関節の運動に関与する筋群

肩関節の動作筋は，体幹と上腕骨に付着し，肩甲骨にはほとんど付着していない（**表 5-6**）．これらは，主動作筋として上腕骨に作用するが，上腕骨への接続を介して，間接的に肩甲帯の肢位に影響を及ぼしている．これらの筋は付着部位により，肩関節の様々な運動を行っている．

三角筋

三角筋は，前部，中部，および後部の3部から構成される大きな表層筋である．この筋は，下方の腋窩部を除いて肩甲上腕関節の全面を覆い，肩甲上腕の筋の40%を占める[2]．三角筋を覆っているのは，皮膚のみであるため，筋全体の観察や触察は容易である．正常な肩における特徴的な丸みは，三角筋によるものである（**図 5-30**）．三角筋の各部については，**表 5-6** に示されている．

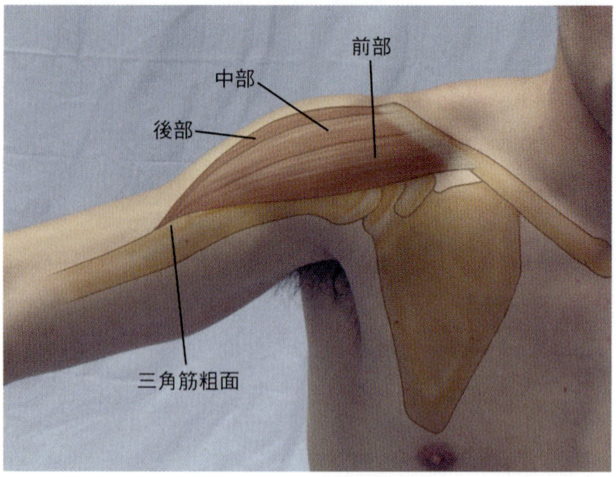

図 5-30　三角筋．三角筋前部の周囲を把持し，三角筋中部および大胸筋と三角筋前部を区別する．

三角筋は，水平外転および水平内転，引いたり押したりする運動によって，その各部の活動を観察しなければならない．三角筋の各部は，僧帽筋上部および下部と共同して外転に作用する．その一方で，三角筋前部および後部は互いに拮抗作用があり，三角筋後部は水平伸展(水平外転）に作用するが，三角筋前部は水平屈曲（水平内転）に作用する．同様に，三角筋前部は上腕骨を内旋させるが，三角筋後部は外旋に関与する．

正常な外転運動では，最初に棘上筋が始動する．しかしながら，棘上筋の麻痺や消耗性損傷の患者では，他の回旋筋腱板が三角筋の並進力に抗して作用することで，可動域全体を通して上腕骨の外転運動が可能となる．三角筋のみで外転した場合，その力は正常と比べて弱い．Howellら[65]は，肩甲上神経ブロックによって，最大等速性外転トルクは約50%減少すると報告している．また，Markhede，Monastyrski，およびStener[76]は，軟部組織腫瘍による三角筋の外科的切除後の回復では，自動外転が5～15°減少し，最大等尺性トルクは30～40%減少すると述べている．上肢を下垂した安静肢位では，三角筋は主に上腕骨頭を烏口肩峰アーチに向かって引き上げるが，基本的に上腕骨を回転させるためのレバーアームは持たない．しかしながら，上肢の外転を続けると，三角筋中部の並進モーメントアームが減少し，約50°から回転モーメントアームの増加が始まる．さらに，50°を超えると，棘上筋の回転モーメントアームよりも大きくなる[77]．このモーメントアームの変化によって，

表 5-6　肩関節の運動に関与する筋群

肩甲骨の筋群 グループ	筋	近位付着部	遠位付着部	神経支配	作用	触診 / 視診
肩関節の運動に関与する大きな筋群	三角筋 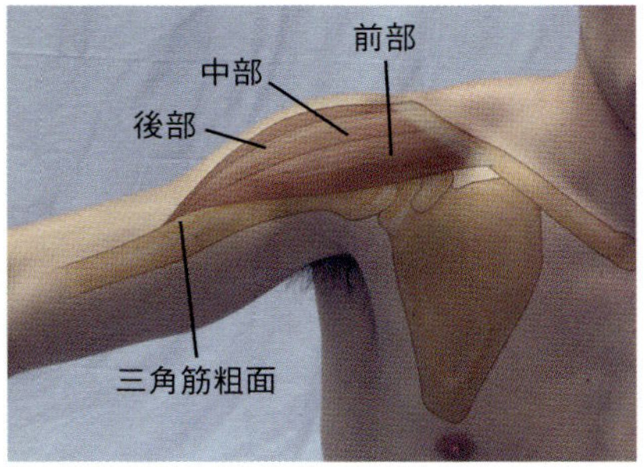	鎖骨の肩峰端，肩峰，および肩甲棘	前・中・後部は，上腕骨骨幹の中間で，粗い領域の三角筋粗面に収束する．	腋窩神経（C5–C6）	肩甲上腕関節の外転．三角筋前部は，肩甲上腕関節の屈曲および水平内転を行う．三角筋後部は，肩甲上腕関節の伸展および水平外転を行う．	三角筋前部は，上肢を水平位に保持した時に観察および触察することができる．三角筋前部の下縁は，大胸筋の上部に近接していることに留意する．水平内転に抵抗を加えると，三角筋前部は強く収縮する． 三角筋中部は，外転における最良の解剖学的位置にあり，外転運動や外転位を保持すると，その収縮を観察することができる． 三角筋後部は，肩関節を抵抗に抗して過伸展するとき，または水平外転に抵抗を加えると強く収縮する．三角筋後部の下縁は，上腕三頭筋長頭や大小円筋と密接な関係がある．ポリオ患者では，三角筋前部および中部を含む，肩関節周囲筋の広範な麻痺を呈するが，三角筋後部は多少保たれている．
肩関節の運動に関与する大きな筋群	広背筋 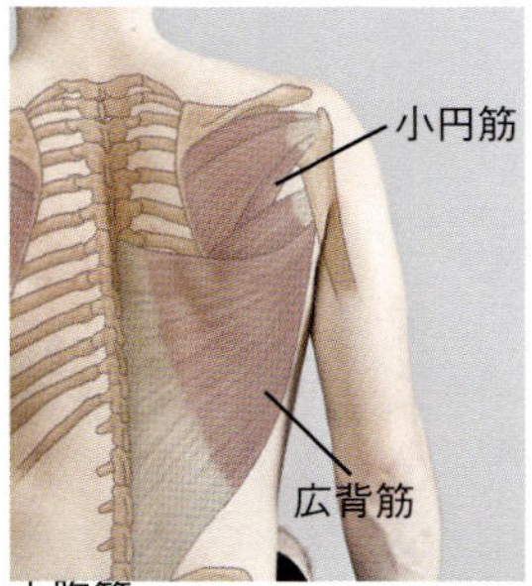	T6 より下方の胸椎棘突起，背側腰筋膜，腸骨稜（後部），および下位肋骨，ここに嵌合する外腹斜筋．筋線維は腋窩に向かって収束し，一部の線維は肩甲骨下角付近またはその上を通過し，しばしば付着することがある．	腱は腋窩を通って，大円筋に近接した上腕骨小結節稜に付着する．	胸背神経（C6–C8）	肩甲上腕関節の内旋，伸展，および内転．肩甲骨の下制，骨盤の引き上げ	側方より，腋窩線および筋線維が収束する部分では，筋は大きな容積を有するため，容易に観察および触察することができる．広背筋および大円筋は，肩関節の内転または伸展に抵抗を加えると収縮する．図で示されるように，被検者は検査者の肩を押さえつけている．
	大胸筋 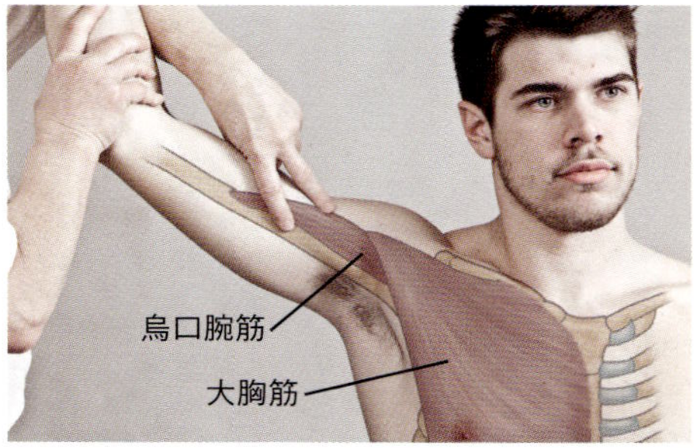	下方および内側鎖骨；第 2～6 肋骨の肋軟骨および胸骨体	上腕骨大結節稜	内側および外側胸筋神経（C5–T1）	肩甲上腕関節の内転，水平内転，および内旋．鎖骨部は，肩甲上腕関節を屈曲させる．胸肋部は，完全屈曲した位置から，肩甲上腕関節を伸展させる．	大きな容積を有する表在筋で，その起始である胸骨または遠位鎖骨に沿って，容易に観察および触察することができる．水平内転に抵抗を加えると，すなわち，身体の前方で手掌を合わせ押圧すると，すべての筋が収縮する．

挙上初期以降における肩関節挙上の主動作筋として，三角筋は回旋筋腱板と共同して働くことができる．つまり，棘上筋がその役割を果たすことができない場合，ある程度の外転運動を行わなければ，三角筋は肩甲上腕関節を回転させることはできない．このような場合，他の回旋筋腱板によって，三角筋の初期並進力との釣り合いが得られれば，三角筋は外転を起こすことが可能である．

広背筋

広背筋（latissimus dorsi）という名前は，ラテン語の *latis*（広い）に由来する．この筋は，腰部および胸部側面における最も幅広い筋である．僧帽筋下部によって覆われる狭い部分を除いて，体表面に位置する．

この筋で最も大きい部分は，後方胸部で薄くシート状を形成しており，筋膜や背部の深部筋との区別が困難である．広背筋は，後腋窩ひだを形成する．広背筋の機能は，大円筋や上腕三頭筋長頭の機能と関連する（**図5-28**）．

松葉杖のグリップを押し下げる動作や座面を押し下げる動作のように，上肢が固定されている場合では，広背筋の遠位付着は骨盤挙上を補助する．松葉杖歩行における広背筋の活動は，足部の振り出しを可能にし，また座面の押し下げでは，腰を座面から持ち上げることができる．この機能は，脊髄損傷によって殿部挙上筋（腰方形筋および外側腹筋）を含む下肢筋に対麻痺がある場合に特に重要である．車椅子のアームレストに手を置き，プッシュアップすることで，殿部に加わる圧力を減少させ，褥瘡の発生を最小限に抑えることができる．さらに，この筋は，上肢で体重を支えなければならない体操選手，レスラー，ダイバー，および他のアスリートにおいて，重要な機能を提供している．

大円筋

大円筋は，肩甲骨外側縁で小円筋の遠位に位置している（**図5-28**）．この筋は，小円筋のように丸いが，小円筋よりも大きい．大円筋の筋腹は触察しやすいが，遠位付着部の腱は触察しにくい．大円筋は，肩関節の伸展および内転運動に抵抗を加えた場合や，多くの引っ張る動作で活動する．その機能は，広背筋の機能と密接に整合している．

大胸筋

大胸筋（pectoralis major）（ラテン語：*pectus*，英語：breastbone, chest）とは，胸部の大きな筋を表している．大胸筋は，広範囲に起始をもつが，広背筋ほどの広い領域を覆っていない．この筋は，鎖骨部と胸肋部の2部から構成され，この2部の描写は，筋線維の方向および機能に基づいている．近位付着における筋線維の走行と部位によって，これら2部が肩関節の屈曲と伸展に，互いに独立して作用する[74]．広い起始部は，腋窩に向かってその筋線維が収束され，筋はファン様の形状となる．遠位付着部に筋線維が付着する形状に特徴がある．腱は，それ自身の周囲でねじれているように観察され，上部線維（鎖骨部）は大結節稜の最も下方へ，下部線維（胸肋部）はそれより近位に付着している．

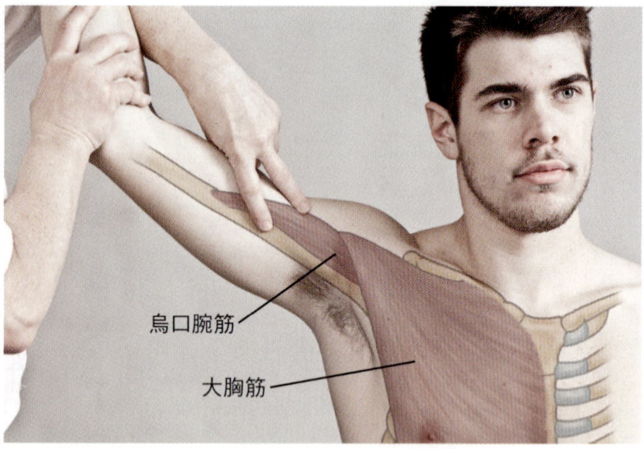

図5-31　烏口腕筋の同定．この筋は大胸筋の下縁で，上腕二頭筋短頭の腱付近に位置する．

烏口腕筋

この筋の名前は，その近位付着および遠位付着を同定している．この筋は，三角筋，大胸筋，および上腕二頭筋に覆われている（**図5-31**）．その作用線は，関節の運動軸から遠く離れているため，肩甲上腕関節の安定よりも運動に作用する．

肩関節複合体における筋の機能

これまで述べたように，肩関節複合体に含まれる各関節は，上肢運動の全般に重要な役割を果たす．臨床家は，正確な検査や評価によって患者の状態を把握し，適切な治療を行うために，肩関節複合体および上肢全般の円滑な機能に関与する各体節の相互作用について理解する必要がある．ここでは，各体節の機能に関連する知見について示す．また，一部の共同作用についても述べる．本書の最終部では，スポーツやレクリエーション活動，日常生活活動，機能的な作業活動および歩行を含む多くの活動を適切に行うための，総合的な動作に関する知見を示している．本節の知見は，この後の章を学ぶ際に，十分な理解が得られるように，肩関節複合体の働きに関する基本的な知識を提供している．

肩甲上腕関節の受動的および動的安定化機構

肩関節複合体における各関節の安定性は，多くの滑膜関節と同様に，受動的および動的要因の組み合わせに依存する．筋が動的要因であるのに対して，受動的要因には関節包や靱帯が含まれる．肩甲上腕関節および肩甲胸郭関節は，筋によって安定性が得られるが，胸鎖関節や肩鎖関節は主に受動的要因に依存している．一部の教科書では，受動的安定化を“静的安定化”と呼んでいる．静的とは，構造が変化しないことを意味するが，関節運動によってこれらの構造は変化する．例えば，鎖骨が上方へ回旋すると，烏口鎖骨靱帯は鎖骨の回旋を制動する緊張レベルに達するまで徐々に緊張を増す．したがって，それらの運動が受動的に起こることから，これらの構造を“静的”と呼ぶよりも，むしろ受動的安定化機構と呼ぶほうが望ましい．

受動的な安定性

胸鎖関節および肩鎖関節の運動は，強力な靱帯の付着によって制限され，骨構造はさほど重要ではない．一方で，肩甲上腕関節および肩甲胸郭関節では，靱帯や骨による安定はわずかである．前述のように，これら 2 つの関節は筋を介して胴体に付着しており，なかでも肩甲上腕関節は，緩い関節包を靱帯によって補強している．

安静座位や立位において，肩甲帯筋群が収縮していない場合，どの構造物が上腕骨の脱臼を防いでいるのかという疑問が生じる．鎖骨および肩甲骨は，胸郭上に静止している．上腕骨頭は，烏口上腕靱帯と上関節上腕靱帯，および関節内圧によって，関節窩に保持される．Kumar と Balasubramaniam[78] は，新鮮遺体を用いた研究で，関節包を穿刺し関節内圧が除かれた場合にのみ，上腕骨頭の脱臼が起こったことを報告している．

動的な安定性

座位や立位姿勢では，僧帽筋上部の持続的な活動が起こるが，多くのヒトはこの筋を容易に弛緩させることができる．僧帽筋上部線維は，頸部伸筋および肩甲骨挙上筋であるため，僧帽筋の活動はおそらく頭位に関連すると考えられる．デスクワークや不良姿勢による頸部筋の持続的な活動は，頸部の凝りや痛みの原因となる．僧帽筋上部の異常は，肩関節複合体に影響を及ぼし，特に僧帽筋麻痺は肩甲骨の下降と下方回旋を同時に起こす[64]．このことは，肩甲骨の正常な安静肢位の保持には，胸郭による支持のみならず，肩甲骨に付着する 15 の筋の筋膜が受動的に緊張することで起こる可能性があることを裏付けている．

回旋筋腱板による安定性

書類鞄などの重い荷物を手に提げて運ぶ場合，垂直作用線上の三角筋や上腕二頭筋，または上腕三頭筋の収縮が，上腕骨頭を関節窩に保持していると考えられてきた．しかしながら，手に 25 ポンド（9.9 kg）の負荷をかけても，これらの筋は筋電図学的に活動していないことが見出された[79, 80]．その代わりに，筋電図学的な活動は，水平面の運動を誘導する回旋筋腱板（棘上筋，棘下筋および小円筋）に起こっていた．荷物を手に提げて運ぶとき，これらの筋の収縮は，亜脱臼を防ぐために関節窩に対して上腕骨頭をしっかりと保持している．これら回旋筋腱板は肩甲上腕関節の運動に関与するにもかかわらず，最も重要かつ主要な機能は，関節窩に対して上腕骨頭を押し付け，関節の安定化に貢献することである．肩甲上腕関節の挙上において，上腕骨が屈曲や外転方向に移動すると，回旋筋腱板は関節を動的に安定化させる．挙上時における回旋筋腱板は，関節窩に対して上腕骨頭を引き付けることで，関節やその周囲の軟部組織を保護するだけでなく，より広い面をもつ関節窩の下部へ確実に上腕骨頭を移動させる．またこのことにより，烏口肩峰アーチと肩甲上腕関節との間に位置する軟部組織のために，アーチ下に十分なスペースをもたらす．

上腕二頭筋

上腕二頭筋長頭腱は，上腕骨頭の上方を走行し，結節間溝の中を下降する．この腱の緊張は，筋の収縮によって上腕骨頭が関節窩に押し付けられるときに生じる．この力は，柱の周りでロープを引くことと類似している．このように，上腕二頭筋は，手に負荷を加えて肘を屈曲する場合に，肩甲上腕関節の亜脱臼防止を補助している．

三角筋と回旋筋腱板

霊長類，特にヒトの進化において，三角筋の相対的な大きさは直立位の獲得によって著しく増加した[2]．顕著に発達したヒトの三角筋は，肩甲上腕関節を 3 方向から

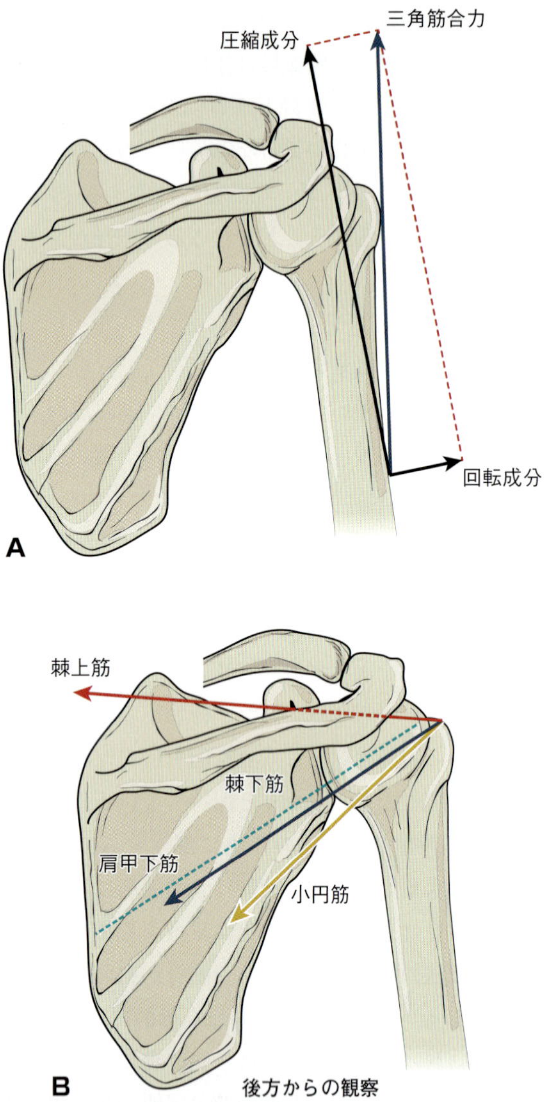

図 5-32　A）三角筋の力ベクトル．上肢下垂位において，三角筋は非常に小さい回転成分を有す．B）回旋筋腱板の水平および下方向への力は，三角筋が上腕骨を烏口肩峰アーチへ引き上げるのを防ぐ．

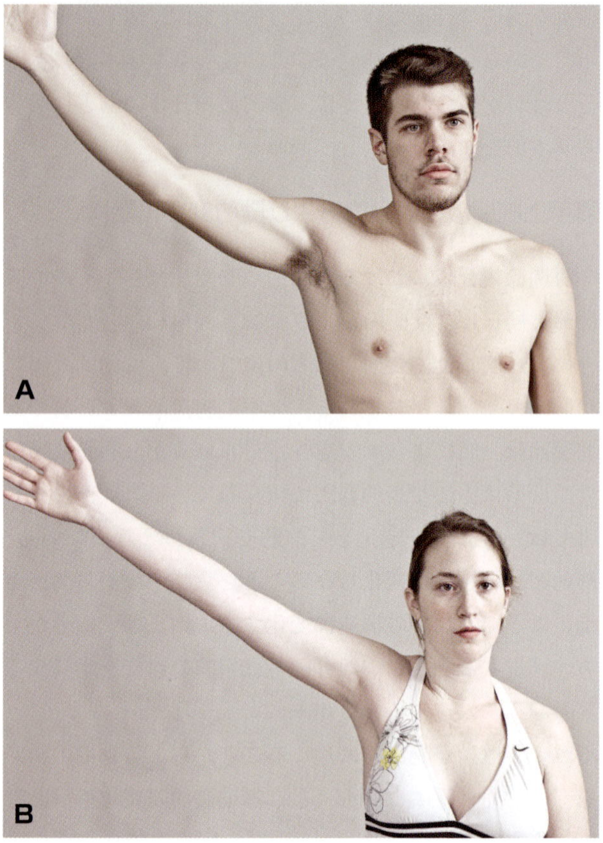

図 5-33　肩甲骨面における肩関節挙上．A）筋が適切に機能した正常な挙上．B）上肢挙上時において，回旋筋腱板の筋力が不十分であると，関節窩の下部に上腕骨頭の適当な位置を維持することができないため，肩関節をわずかにすくめるような動きが観察される．

囲んでいる．これまで，三角筋の機能は，肩甲上腕関節の外転筋として注目されてきた．しかしながら，三角筋の力ベクトルは，小さな回転成分を有している（**図 5-32A**）．挙上初期における三角筋の大きな力は，上腕骨骨頭を関節窩に対して垂直方向へ導くことで剪断させる．そのため，上腕骨骨頭は上方へ移動し，烏口肩峰アーチとのインピンジメントの原因となる．しかしながら，回旋筋腱板の水平および下方向への力によって，この運動は防がれる（**図 5-32B**）．前述のとおり，関節窩の下面は上面と比べて広い．上肢挙上時に，回旋筋腱板はこの広い下面の領域へ上腕骨を引っ張る．この作用には，2つの重要な要素がある．すなわち，1）関節窩と大きな上腕骨頭との接触面に，より関節安定性を提供すること，2）上腕骨頭を押し下げることで，肩峰下の軟部組織構造が最適な場所をもち，インピンジメントの危険性を減少させることである．**図 5-33** では，回旋筋腱板が関節窩に対して上腕骨頭を下方へ押し下げることができない場合（**図 5-33B**），および回旋筋腱板が適切に課題を遂行した場合（**図 5-33A**）の相違を視覚的に示している．三角筋後部は，それ自体が内転筋であることや，運動初期に関節を圧縮することから，下方の作用線または運動軸に非常に近いことが見出された[81, 82]．挙上が進むと，外転のレバーアームは増加するが，三角筋が生じる大部分の力は安定化成分として，関節窩に対して上腕骨頭を圧縮する．上肢を完全に挙上すると，三角筋と回旋筋腱板の水平方向への力は，肩甲上腕関節に安定性をもたらす．重量挙げ（開鎖）や逆立ち（閉鎖）のように，肩関節を完全に挙上した状態では，上腕骨頭の土台を形成するために，肩甲骨は前方突出および上方回旋位にある．また，前鋸筋と僧帽筋は，この

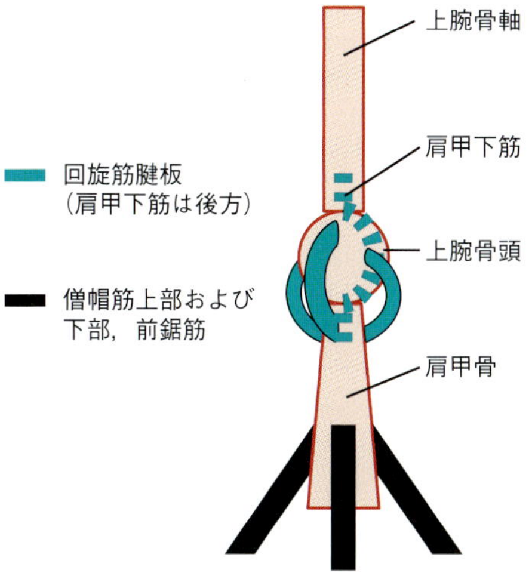

図 5-34　頭上での活動において，肩甲骨上方回旋筋および回旋筋腱板が貢献する安定化の概念図．肩甲上腕関節の運動において，回旋筋腱板の機能が安定した土台を提供するために，肩甲骨回旋筋は肩甲骨を安定させる．

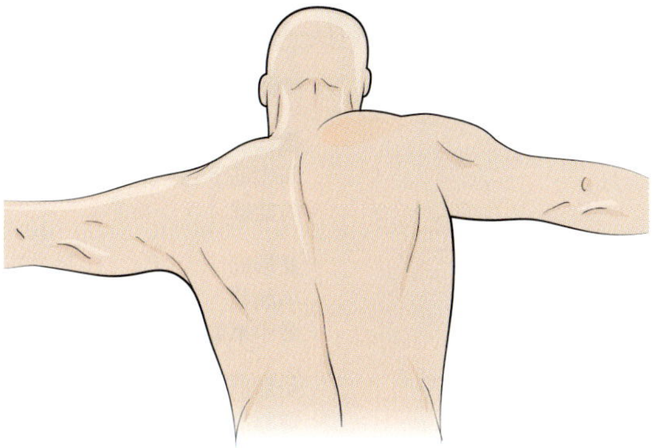

図 5-35　僧帽筋下部と前鋸筋の筋力低下によって，これらの肩甲骨上方回旋筋よりも僧帽筋上部の働きが上回ると，肩甲骨の回旋よりむしろ挙上するため，肩峰下インピンジメントを引き起こす．

肢位で肩甲骨を安定させる．したがって，上方回旋がもたらす肩甲骨の安定性は，頭上での運動で関節窩を安定させる．同時に，頭上での運動の間，上腕骨頭は回旋筋腱板によって肩甲上腕関節内の安全な位置に保持される（**図 5-34**）．肩甲骨の回旋筋または腱板のどちらかが，肩甲骨や肩甲上腕関節の安定化に作用しなければ，肩甲上腕関節の構造物が損傷する恐れがある．回旋筋腱板の筋力低下に伴う肩甲骨回旋筋の不均衡（例えば，僧帽筋上部が僧帽筋下部の働きを上回る）は宿命的であるが，このような病的な組み合わせによって生じる異常な運動は予測可能である．以下の2つの問題は，単独または各々との組み合わせによって，挙上時に肩峰下インピンジメントを引き起こす．すなわち，1）三角筋が回旋筋腱板の働きを上回り，上腕骨頭を関節窩の上面へ引き寄せる，2）肩甲骨を上方回旋できずに肩を上方へすくめる（**図 5-35**）．

筋の協調的な活動

肩関節の筋および肩甲帯の一部の筋は，複数の関節，広い可動域，構造的な安定性の欠如のため，複雑な解剖学的作用がある．同様に，肩関節複合体では1つの筋が1つの運動にだけ作用することはまれである．実際には，あらゆる肩関節運動に多くの筋が作用している．例えば，上肢の挙上では，肩甲帯の主要な17筋のうち11筋が活動している．筋は，要求された運動を行うために協調的に作用し，またあるときは，互いに拮抗的に作用することもある．例えば，肩甲骨の挙上では，僧帽筋上部および肩甲挙筋が活動するが，逆の運動である下制は，僧帽筋下部および小胸筋の収縮によって起こる．一方，小胸筋，肩甲挙筋，および菱形筋が下方回旋に作用するのに対して，上方回旋では，前鋸筋，僧帽筋上部，および僧帽筋下部の協調した作用によって起こる．肩甲骨の運動に関与する筋について，1つの筋の作用が運動に応じて

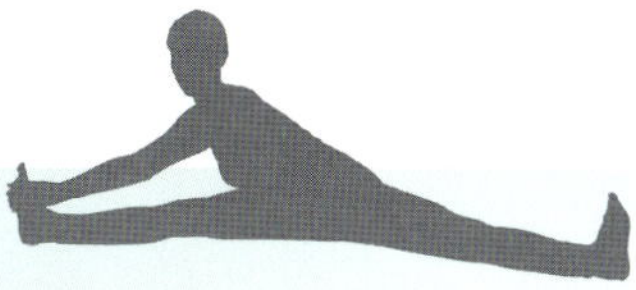

臨床的視点

肩甲上腕関節におけるインピンジメントを呈する患者では，しばしば肩甲骨回旋筋の筋力低下や不均衡が見受けられる．これらの患者では，僧帽筋上部の活動が僧帽筋下部を上回って運動を開始するため，肩甲骨の上方回旋よりも肩甲骨の挙上を主とした運動となる．このような運動によって，上腕骨頭を烏口肩峰アーチに向かって挙上させるため，アーチと上腕骨頭との間で回旋筋腱板やその他の軟部組織が挟み込まれる（**図 5-35**）．臨床家は，これがいつ起こるのかを特定するとともに，弱化した肩甲骨回旋筋を強化し，インピンジメント症状を緩和するために，それら活動のタイミングを修正しなければならない．

表 5-7 肩甲骨および上腕骨における共同筋と拮抗筋

肩甲骨運動	共同筋	拮抗筋
上方回旋	僧帽筋上部 僧帽筋下部 前鋸筋	菱形筋 小胸筋 肩甲挙筋
下方回旋	菱形筋 小胸筋 肩甲挙筋	僧帽筋上部 僧帽筋下部 前鋸筋
後退	菱形筋 僧帽筋	小胸筋 前鋸筋
前方突出	小胸筋 前鋸筋	菱形筋 僧帽筋
挙上	僧帽筋上部 菱形筋 肩甲挙筋	小胸筋 僧帽筋下部 前鋸筋下部
下制	小胸筋 僧帽筋下部 前鋸筋下部	僧帽筋上部 菱形筋 肩甲挙筋
肩甲上腕関節運動	**共同筋**	**拮抗筋**
屈曲	大胸筋（鎖骨部） 烏口腕筋 上腕二頭筋	広背筋 大円筋 上腕三頭筋（長頭） 大胸筋(鎖骨部)
伸展	広背筋 大円筋 上腕三頭筋（長頭） 大胸筋(鎖骨部)	大胸筋（鎖骨部） 烏口腕筋 上腕二頭筋
外転	三角筋 棘上筋 上腕二頭筋（長頭）	大胸筋 広背筋 大円筋 上腕三頭筋（長頭）
内転	大胸筋 広背筋 大円筋 上腕三頭筋（長頭）	三角筋 棘上筋 上腕二頭筋（長頭）
外旋	棘下筋 小円筋 三角筋後部	肩甲下筋 大円筋 大胸筋 広背筋 三角筋前部
内旋	肩甲下筋 大円筋 大胸筋 広背筋 三角筋前部	棘下筋 小円筋 三角筋後部

反対に作用する，すなわち共同筋から拮抗筋への変化を**表 5-7** に示した．

筋が共同して回旋を行う場合，それを**フォースカップル**（force couple）と呼ぶ．フォースカップルとは，回旋を起こすために，1つの軸周りに対となって作用する2つ以上の力を定義した力学的用語である．それらの筋が共同して作用することで回旋が起こる．肩関節複合体には，いくつかのフォースカップルが存在する．上肢挙上においては，次のような共同作用が起こっている．挙上では，肩関節複合体に作用する重要な2つのフォースカップルがあり，その1つは肩甲上腕関節に，もう1つは肩甲胸郭関節に作用している．肩甲胸郭関節のフォー

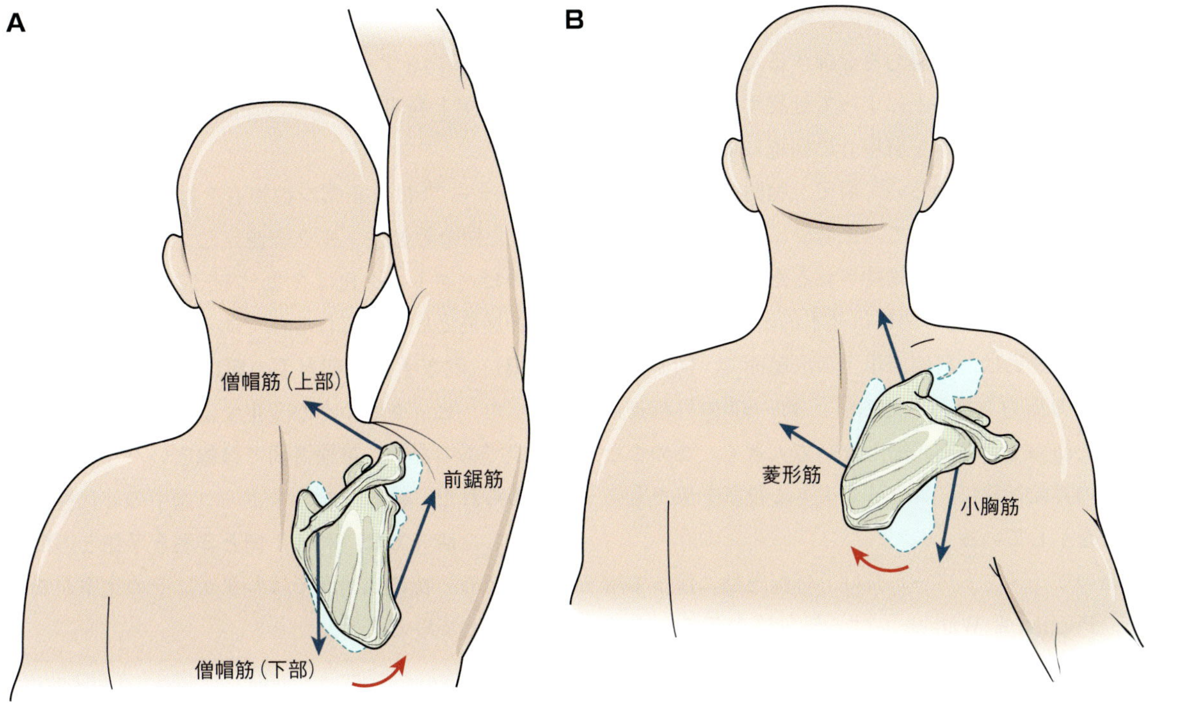

図 5-36　肩甲胸郭関節のフォースカップル．A）僧帽筋上部，僧帽筋下部，および前鋸筋は上方回旋筋である．B）肩甲挙筋，菱形筋，および小胸筋は下方回旋筋である．

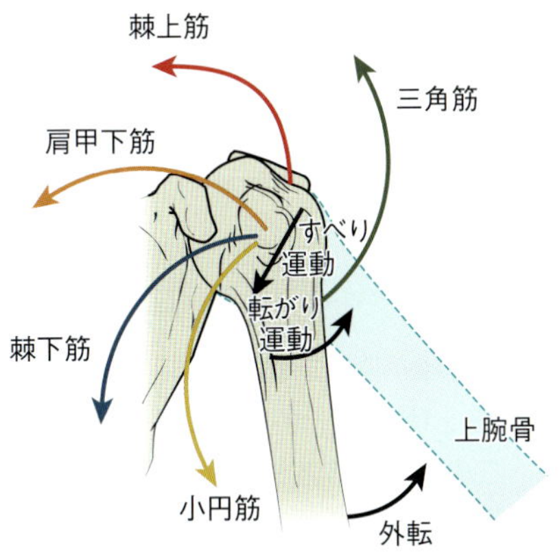

図 5-37　肩甲上腕関節のフォースカップル．回旋筋腱板と三角筋は，関節窩で上腕骨を回転させるために共同して作用する．

スカップルでは，肩甲骨の上方回旋を起こすために，僧帽筋上部と下部，および前鋸筋が共同して力を発揮している（図 5-36）．肩甲上腕関節のフォースカップルでは，三角筋と回旋筋腱板によって構成される．すなわち，三角筋および棘上筋が共同して作用することで，肩甲上腕関節を挙上（外転または屈曲）させ，三角筋が上腕骨を挙上させる間，棘下筋，小円筋，および肩甲下筋は，関節窩の下面へ上腕骨頭を引き下げて関節を回転させる．さらにもう1つの肩甲胸郭関節のフォースカップルは，胸郭上で肩甲骨の下方回旋を起こす，菱形筋，肩甲挙筋，および小胸筋の作用である（図 5-37）．

筋力とモーメント（レバー）アーム長

ハンマーやテニスラケットなどの道具を手に持つことで，肩関節には大きな力が発生する．これらの道具によって，抵抗アーム長は延長するが，筋の力アーム長は変化しない．抵抗アームは，道具の長さに応じてメートルまたはフィートで測定されるが，筋の力アームはセンチメートルまたはインチの比率で計測される．したがって，より大きな抵抗に打ち勝つために，筋は要求される活動を行うことによって，大きな力を発揮しなければならない．この章の終わりに研究活動を行うとき，この点について少し明らかになるであろう．

肩関節における最大等尺性トルクを計測した研究では，筋が伸張された肢位で収縮すると最も大きな力を発生し，筋が短縮するにつれてトルクが減少することが示されている（第2章を参照）[46, 83]．表 5-8 に，正常な被検者の最大等尺性トルクを分析した2つの研究結果を示す[46, 83]．複数の肢位で計測された結果，筋が伸張された肢位で収縮した場合，発生するトルクはより大きくなる．第4章で示された概念を思い出せば，なぜ最大等尺性トルクが伸張された肢位で生じるのかが理解しやすい．それは，生理的な長さ–張力の関係に関連している．最大安静位は，筋線維が最大筋力を発揮するために最適な肢位である．肩関節は，挙上によって延長する回旋筋腱板の長いモーメントアームを肩甲骨の回旋によって維持できるという点で非常に珍しい．肩甲上腕関節の挙上に伴う肩甲骨の上方回旋によって，上腕骨に対する回旋筋腱板の安定した相対的位置が維持されるため，挙上の広い範囲に渡って長さ–張力の関係は基本的には変化しない．この肩甲骨の運動は，肩関節挙上の広範囲で，回旋筋腱板の高度な力出力を維持させる[77]．30〜60° の外転初期では，棘上筋のてこは三角筋と比べて大きく，このことは肩関節の外転初期に，棘上筋が大きな役割を果たしていることを示している．

三角筋のモーメントアーム長は，外転運動に伴って増加する．Poppen と Walker[82] は，三角筋中部のモーメントアームは，17 mm から 30 mm へ約 2 倍，三角筋前部では 5 mm から 40 mm へ約 8 倍，三角筋後部では −5 mm（内転または関節圧縮力）から +20 mm に増加したことを報告している．棘上筋では，外転運動の全体を通して約 20 mm と比較的一定のモーメントアームを維持している．これらの結果は，棘上筋が十分な高さまで上肢を挙上させたのち（Liu[77] によると 60°），三角筋のモーメントアームが棘上筋による挙上運動を補助して，肩甲上腕関節に付加的な回転を提供することを示している．

Ivey ら[84] は，正常な被検者を対象に，60° / 秒および 180° / 秒の等速性トルクを測定した．内旋筋および外旋筋のピークトルク比は 3:2，内転筋および外転筋では 2:1，伸展筋と屈曲筋では 5:4 であることが見出された（**表 5-8**）．利き手と非利き手の間に有意な差は認められなかった．ピークトルクが発生する角度は，被検者内では一定であったが，被検者間では幅広いバリエーションが認められた．投球を行うスポーツ選手の等速性トルクを分析した研究では，利き手側と非利き手側との間に有意差を認め，特に高速度ではわずかにその比率が異なることを示している[49, 85]．

動作時の筋活動

どの筋が要求された運動を行うかについては，多くの機能的な要因が考えられる．これらの要因には，重力に関する身体および四肢の肢位，四肢に加えられる抵抗量，および要求される運動速度が含まれる．これらの要因は，

臨床的視点

肩甲上腕関節におけるインピンジメントのもう１つの原因は，回旋筋腱板（特に，棘上筋）の筋力低下である．このような場合，三角筋は肩甲上腕関節の挙上を開始して，上腕骨頭を烏口肩峰アーチに向かって押すため，肩峰下のスペースが狭くなる．回旋筋腱板が弱化している場合，臨床家はこの問題を特定し，患者が 60° 以上の肩関節挙上を行う前に，この筋力を改善しなければならない．

表 5-8　正常被検者における平均最大等尺性トルク（FT-LB）*

	肩関節外転			肩関節屈曲		
関節位置	0°	45°	90°	0°	45°	90°
対象および年齢						
男性 36 名†（X=25.8 歳）	53	43°	42°	69°	59°	55°
男性 20 名‡（X=31 歳）	—	45°	—	76°	41°	—
男性 20 名‡（X=62 歳）	—	31°	—	62°	35°	—
女性 20 名‡（X=29 歳）	—	20°	—	37°	24°	—
女性 20 名‡（X=62 歳）	—	16°	—	28°	16°	—

* 類似した方法を使用した２つの研究による最大等尺性トルクは，ニュートンメーター（Nm）とキログラムセンチメーター（kgcm）からフィートポンド（ft-lb）に変換している．１フィートポンドの抵抗は，肘の直上に１ポンド（0.45 kg）の力を加えたものである．

† Otis et al（1990）

‡ Murray et al（1985）

臨床的視点

治療を行うにあたって，投球を行うスポーツ選手か，投球を行わないスポーツ選手か，あるいは非競技者かについて把握しておくことが重要である．投球を行わないスポーツ選手以外の人や患者では，上肢の筋力に左右差は認められないが，投球を行うスポーツ選手では，利き手側の筋力が有意に大きい．これらの筋力値の相違は，治療目標および計画に直接影響を及ぼす．

解剖学的な作用によって筋が動員されるよりも重要である．例えば，立位または座位で上肢を挙上すると（屈曲−外転−上方回旋運動），肩甲上腕関節では三角筋前部，大胸筋（鎖骨部），烏口腕筋，上腕二頭筋，および回旋筋腱板に，肩甲胸郭関節では僧帽筋および前鋸筋に求心性収縮が要求される．立位や座位で上肢を下垂すると，運動は逆転するが（伸展−内転−下方回旋），運動に貢献する筋は拮抗筋ではない．この例では，上肢の挙上運動に関与する筋が，重力に抗して遠心性収縮を行うことで上肢を下垂する．一方，挙上位から下垂する運動に徒手抵抗を加えた場合には，拮抗筋として三角筋後部，大胸筋（胸骨部），上腕三頭筋（長頭），広背筋，大円筋，肩甲挙筋，および菱形筋が，抵抗に抗して働くことで上肢を下垂する．背臥位で上肢を挙上させた場合，運動の前半では屈筋，外転筋，および上方回旋筋が求心性収縮を行うが，上肢が挙上 90° を通過すると，運動の後半を制御するために拮抗筋は遠心性に作用する．背臥位で上肢を元に戻す運動では，逆のことがいえる．上肢が 90° に戻るまで拮抗筋は求心性収縮を行うが，そののち屈筋，外転筋，および上方回旋筋は遠心性収縮によって上肢を元の位置に戻す．したがって，重力に関する身体肢位と筋活動との関係を理解することは，機能的な活動における筋への活動要求を分析するために必要不可欠である．機能的活動における筋機能を理解する最も良い方法は，まず筋の解剖学的作用を熟知して，筋の動員に影響を及ぼす他の決定要因の効果に進むことである．**表 5-7** には，肩関節の解剖学的作用による筋の分類をまとめている．

力強い運動を行った場合，上肢のすべての筋が収縮する可能性があるため，筋活動の分析が難しくなる．それらは，運動を発生または抑制させる収縮によって，要求された肢位を保持し，また不必要な他の活動筋に抗して作用することで，肩甲骨や肩甲上腕関節を安定させる可能性がある．たとえ，筋が肩甲上腕関節を動かすことを要求されてなくても，肩甲上腕関節を安定させるために，肩関節の運動時には回旋筋腱板が常に活動している．同様に，肩関節の安定した土台を提供するため，肩甲上腕関節の活動時に，肩甲骨回旋筋は胸郭上で肩甲骨を安定させるために作用している．以下の筋活動分析では，動作筋を観察や触察によってより容易に同定できるように，被検者に最小限の抵抗を加えて活動させることが有効である．

頭部後方に手を置く動作

自分の髪をとかすときのように，頭部の後方に手を置く動作では，以下の肩関節複合体の運動が必要とされる．すなわち，胸鎖関節における約 18° の挙上，約 38° の後退，および約 40° の後方回旋，肩甲骨における挙上，上方回旋，および前方突出，肩甲上腕関節における約 100〜120° の挙上および完全外旋である[86]．立位姿勢でこれらの動作を起こす肩関節複合体の筋には，肩甲骨のフォースカップルとして作用する僧帽筋と前鋸筋，肩甲上腕関節でフォースカップルに貢献する三角筋と棘上筋，および外旋に関与する棘下筋と小円筋がある．筋の収縮は，肩甲骨の前方突出における僧帽筋と三角筋後部の遠心性収縮を除いてすべて求心性収縮であり，0〜60° までの挙上運動では伸張され，それ以降は短縮する．上肢を元の肢位に戻す場合，胸鎖関節の下制，前方突出，および前方回旋に伴う下制，肩甲骨の下方回旋および前方突出に加え，肩甲上腕関節の内転，伸展および内旋の逆転した運動が生じる．しかしながら，この運動を制御している主要な筋は，挙上に関与する筋と同様である．これらの筋収縮のタイプは，重力に抗して上肢を制御しながら下垂するために遠心性収縮に変化する．

引っ張る動作

筋活動は，引っ張る動作のような機能的運動を行う場合にも変化する．物体を引く場合，結髪したのち上肢を

臨床的視点

筋および腱を他の周囲の構造から分離したい場合，最初に指を触察する筋または腱の上に置き，そののち患者に軽い筋収縮を行うよう指示する．軽い収縮は，動的構造の周囲を興奮させることなく，筋または腱の触察に十分な最小の活動を得ることができる．

下垂する運動と同様に，肩関節の運動は内転および伸展を行うが，この動作は外部抵抗に抗して起こる．この状況を例えると，窓を引き下げて閉める動作やオーバーヘッドバーを用いた運動などが含まれる．オーバーヘッドプーリーと連結されたバーを把持し，引っ張る動作は開放運動であり，まさに結髪したのち上肢を下垂するときにみられる運動と類似した関節運動を含んでいる．それらの関節運動は，肘関節の屈曲，胸鎖関節の下制および後方回旋，肩甲骨の前方突出，下方回旋および下制，肩甲上腕関節の内転，伸展および回旋である．しかしながら，肩甲上腕関節の回旋は，手が置かれる位置によって変化する．手が身体の近くに置かれた場合には内旋が起こり，手が身体から離れている場合には外旋が起こる．この動作で活動する筋には，肩甲上腕関節の内転筋および伸展筋（広背筋，大胸筋，上腕三頭筋および三角筋後部），肩甲骨の下方回旋筋および下制筋（小胸筋と菱形筋）が含まれる．それらは，抵抗に抗するために共同して作用する．

固定されたオーバーヘッドバーを用いて，懸垂によって身体を持ち上げる場合には閉鎖運動が起こっている．この活動における関節運動には，肩甲上腕関節の内転，伸展，および内旋とともに，肩甲骨の後退，下方回旋，および下制が含まれている．これらの関節運動に関与する筋の求心性収縮は，身体を持ち上げるために，オーバーヘッドバーを引っ張ることで起こる．この例は，前項で述べた引っ張る活動と類似しており，両者の運動の筋活動は同じである．ただし，1つ目の例では，バーは下方へ移動するが身体の位置は変化せず，2つ目の例では，身体は上方へ移動するがバーの位置は変化しない．懸垂した位置から身体を戻すとき，身体を持ち上げる筋と同じグループの筋に遠心性収縮が起こる（肩甲上腕関節の伸展筋と内転筋および肩甲骨の下方回旋筋および下制筋）．これらの筋は遠心性に働くことで，肩甲上腕関節の屈曲や外転，肩甲骨の上方回旋，前方突出，および挙上を行い，身体を元の位置に戻す速さや運動を制御している．日々の運動やスポーツ活動において，懸垂時の筋活動は，体操選手がつり輪で行う十字懸垂と類似している．また患者が，便器へ移乗するために，頭上に吊るされたロープを把持して，体重を持ち上げるときに用いる筋は，懸垂時に必要な筋と類似している．

機能不全への適用

肩甲上腕関節は，それぞれの運動を3～5つの筋で行う（**表5-7**）．したがって，個々の筋の損傷や麻痺による弱化は，運動時の筋出力低下などの機能障害の原因となるが，腕や手は運動を行う他の筋によって要求された位置に動かすことが可能である．

一方で，肩甲骨の筋は，非常に特異的な働きをするため，1つの筋の欠損が腕や手の機能に深刻な影響を及ぼす．複数の肩甲骨の筋が，それぞれの肩甲骨運動を行っているにもかかわらず，これらの筋は正確な運動を行うために協調して作用する必要があり，仮に1つの筋の働きが不十分であると，正常な運動を行うことができない．Kibler[87]は，肩甲骨の位置異常と運動パターンの原理を，“肩甲骨運動障害（scapular dyskinesis）”と名付けた．この肩甲骨運動障害の原因は多く，Kiblerはこの肩甲骨運動障害が，肩峰下インピンジメントや肩甲上腕関節の不安定症，および上方関節唇損傷（superior labrum anterior to posterior［SLAP］lesion）を引き起こす可能性があることを示している．

健常成人が，上肢を下垂した立位姿勢では，肩甲骨の内側縁と脊柱はほぼ平行である．上肢を挙上させたとき，胸郭上を肩甲骨は上方回旋と同時に前方突出するため，肩甲骨の内側縁は傾斜し，下角はほぼ腋窩に位置するが，胸郭との接触は維持している．前鋸筋，僧帽筋上部，および僧帽筋下部は，この運動を起こすために共同して作用するとともに，肩甲骨を上方回旋位に部分的に固定している．前鋸筋の機能不全では，肩甲骨を胸郭上に固定

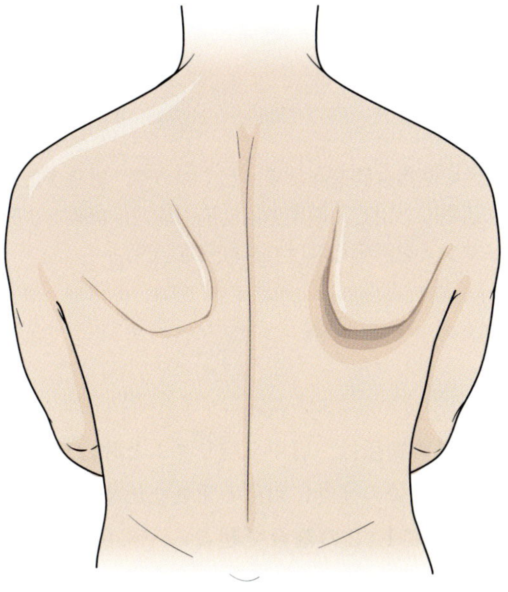

図 5-38　僧帽筋の筋力低下は，肩甲骨を下方回旋および前方突出させるとともに，不安定性を引き起こす．

することができず，肩峰骨内側縁が翼状に浮き出す（**図 5-22**）．肩甲上腕リズムは前鋸筋の機能不全によって障害され，上肢を完全に挙上することができなくなる．前鋸筋の働きが欠如している一部の人では，手を頭上に持ち上げるために，僧帽筋の活動と体幹の側屈とを組み合わせて代償する．前鋸筋が麻痺した人では，肩関節を挙上することができないことに加えて，ドアや引き出しを押すことができない．なぜなら，前鋸筋によって肩甲骨を安定させることができず，押した手への圧力によって肩甲骨が後方へ移動するためである．これは，肩甲骨運動障害の一例である．

頭頸部のがん患者において，リンパ節を完全に切除するための根治的頸部郭清術で，脊髄副神経を切断した場合，僧帽筋の単独麻痺が起こる可能性がある．筋電図学的に，立位姿勢で僧帽筋が活動せず，僧帽筋の麻痺が認められる場合，肩甲骨の静止肢位が下方回旋，前方突出，および下制することが指摘されている[64, 88]．この肩甲骨が下垂した肢位には，僧帽筋の受動的な緊張の消失が最も影響している．肩甲骨の下方回旋位は，肩甲上腕関節を外転位にし，上腕骨頭に力を加えて，胸鎖関節の亜脱臼と疼痛を助長する（**図 5-38**）．機能的に，僧帽筋の著明な筋力低下が認められる人では，肩甲骨の後退が困難であるが，肩甲挙筋，前鋸筋，三角筋および大胸筋を用いて，上肢を部分的に挙上することができる．

僧帽筋および前鋸筋の麻痺は，肩甲骨の安定性と上方回旋を破綻させる．また，肩甲骨の上方回旋は，肩甲上腕関節における挙上全体の 60° を占めているため，これらの筋が麻痺することによって，上肢は 120° 以上挙上することができない．肩甲骨が胸郭上で安定することができなければ，回旋筋腱板のモーメントアームを維持できず，その筋力は低下する．この問題が発生した場合，三角筋は上肢を挙上させて適切な肢位を獲得することができない．

肩甲骨の安定性は，これまでに述べたように，肩甲上腕関節の効果的な活動に必要不可欠である．最も重要な肩甲骨の安定性は，肩甲上腕関節の挙上運動時に起こっており，それは肩甲骨の上方回旋と同時に，胸郭上を前方および外側へ移動することで，肩甲上腕関節に安定性を提供している．それらの肩甲骨運動では，前鋸筋，僧帽筋上部および僧帽筋下部が主な役割を担っている．これらの筋の筋力低下や麻痺は，肩甲上腕関節の運動を著しく低下させるが，一方で，これらの筋力の不均衡は肩甲上腕関節における損傷を起こすかもしれない．例えば，強い僧帽筋上部と比べて僧帽筋下部または前鋸筋が弱ければ，肩甲上腕関節の挙上時に，肩甲骨が上方回旋を開始する前に上方へ移動する．この活動は，上腕骨頭を関節窩の上部へ偏位させる原因となる．この筋の不均衡に加えて，回旋筋腱板の筋力低下がある場合，上腕骨頭の上方への移動がさらに著明となる．これらの結果は，肩峰下アーチの下で軟部組織のインピンジメントを引き起こしてしまう．

要約

肩関節複合体は，3つの滑膜関節と1つの機能的関節の計4つの関節によって構成される．肩甲上腕関節は，肩関節複合体に含まれる他の関節の関与によって，広い可動範囲の運動が可能となる．肩鎖関節は，比較的安定しているため損傷することは少ないが，胸鎖関節ほど固定されておらず，まれに強力な靱帯支持によって2次的に損傷することがある．肩関節の優れた点は，身体に存在する多くの関節の中でも，肩甲上腕関節がより広い可動域を有していることであり，問題点は，その可動性と緩い靱帯支持によって損傷しやすいことである．回旋筋腱板は，関節窩に上腕骨頭を安定させるために，積極的にサポートしている．肩甲骨は，骨関節によって胸郭に直接固定されておらず，動的安定化を担う僧帽筋，菱形筋，肩甲挙筋，小胸筋および前鋸筋によって，肩甲胸郭関節の位置や運動を調節している．上肢挙上において，

臨床的視点

肩関節複合体の障害について検査する場合，回旋筋腱板の筋力とともに，肩甲骨回旋筋の筋力を評価することが重要である．多くの臨床家は，肩甲骨回旋筋を除いた回旋筋腱板に注目するが，両者とも正常な肩甲上腕関節の運動性と安定性に密接な関連を示す．したがって，単独または機能的な活動において，肩甲骨回旋筋の能力，機能およびパフォーマンスを評価しなければならない．

回旋筋腱板が三角筋とともにフォースカップルを形成して関節窩上で上腕骨を回転させるとき，これらの筋もフォースカップルを形成して肩甲骨の回旋に貢献する．これら肩甲骨の筋群によって，上腕骨の運動や機能的な活動を行うために，肩甲骨は安定した土台となる．肩甲骨を安定させる筋は，肩甲上腕関節のために肩甲骨の位置を保ち，同時に回旋筋腱板は，上肢機能を発揮するために最適な位置に上腕骨を保持する．肩甲上腕関節を屈曲または外転させるとき，肩甲骨と上腕骨の各々の運動は，最大可動範囲の挙上に貢献している．肩甲骨と上腕骨との運動の関係は，肩甲上腕リズムと呼ばれる．この肩甲骨と上腕骨の運動における重要な比率は，挙上運動全体を通して1：2の割合で起こる．三角筋，大胸筋，広背筋，および大円筋のような大きな筋は，肩関節の動作筋として，肩関節に強力な力を与えている．これらの筋のいずれかが機能しなければ，肩関節の傷害を生じる可能性がある．肩関節複合体の運動における筋の機能は，重力と関連した肩関節の位置や外力の存在，またどのように適用するのかに依存している．

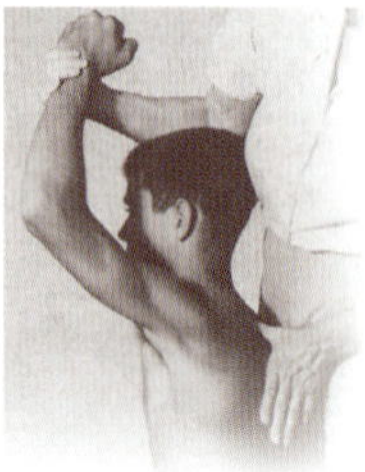

臨床事例の解決方法

Ellaが予想したとおり，Tylerの肩関節複合体の検査によって，回旋筋腱板の軽度の筋力低下に加え，肩甲骨安定化筋の筋力低下を発見した．幸いにも，彼に可動域制限はみられなかったが，Tylerの主訴である肩痛には，それらの重要な筋の筋力低下が関与していることを彼女は理解していた．彼女は，これら２つのグループ（回旋筋腱板および肩甲骨安定化筋）の筋力低下が，肩甲上腕関節におけるインピンジメントや痛みの原因となっていることを彼に説明した．彼女は，適切なリハビリテーションプロググラムによって，完全な仕事復帰が可能であることを彼に約束した．

確認問題

1. 胸鎖関節および肩鎖関節の運動について説明し，それらが肩甲骨の運動に果たす役割について述べなさい．
2. 肩甲上腕リズムを定義し，その重要性について説明しなさい．
3. 肩甲骨を安定させる筋の筋力低下が，どのように肩甲上腕関節のインピンジメントを引き起こすのかについて説明しなさい．
4. 肩甲上腕関節の挙上における三角筋と回旋筋腱板の役割について説明しなさい．
5. プッシュアップによって肘を伸展させるときに活動する肩関節複合体の筋を同定し，それらの働きを説明しなさい．また，肘を屈曲させて開始肢位へ戻すときに必要となる筋を同定しなさい．
6. 僧帽筋上部と肩甲挙筋を触察によって確実に区別する方法を説明しなさい．

研究活動

1. 以下の骨部位と骨ランドマークを同定する．被検者において触察可能な骨部位を決定し，パートナーとともにこれらを確認しなさい（肩関節および肩甲帯を露出するために，適当な衣服を着用しなさい）．

肩甲骨

肩峰
肩甲棘
烏口突起
棘上窩
棘下窩
関節窩
上角
下角
内側縁
腋窩辺縁
関節上結節
関節下結節

上腕骨

骨頭
頸部
大結節
小結節
二頭筋溝（結節間溝）
三角筋粗面

胸骨

胸骨柄体
剣状突起
頸切痕
鎖骨関節面

鎖骨

菱形靱帯線
円錐靱帯結節
胸骨および肩峰端の関節形成面

2. 骨や骨格上における胸鎖関節，肩鎖関節，および肩甲上腕関節の位置を確認し，これらの関節で可能な運動をすべて再現する．また，各運動が起こる軸を同定する．
3. パートナーの肩関節を，屈曲および過伸展，内外旋（回内外を除外するために肩関節 90° 外転位および肘関節 90° 屈曲位），および最大外転へ他動的に動かす．おおよその可動域と各々の最終域感を明記する．
4. パートナーを腹臥位とし，正常な可動範囲で肩甲骨の挙上と下制，前方突出と後退，および上方回旋と下方回旋へ他動的に動かす．
5. 皮膚ペンを用いて，以下のランドマークをパートナーへ記録する（座位）．
   - **a．** 肩甲骨の 2 つの角
   - **b．** 肩甲骨の 3 つの縁
   - **c．** 肩甲棘，肩峰および関節窩
   - **d．** 第 7 頸椎および第 12 胸椎棘突起
   - **e．** 鎖骨の輪郭
6. 参考のために，記録した側を用いて，パートナーに外転，屈曲，内旋（手を腰背部へ置く）および外旋（手を後頸部に置く）の運動を行わせる．肩関節下垂位（0°），外転 45°，90°，135° および 180° のときに，前方および後方から運動を観察して，肩甲骨と上腕骨の運動を触察する．
7. 各々の体節を連結している筋を同定する．
   - **a．** 肩甲帯と体幹
   - **b．** 肩甲骨と上腕骨
   - **c．** 体幹と上腕骨

   特に注意する必要がある点：
   - **a．** 作用線
   - **b．** 広範囲に近位付着する筋とその多様な作用
   - **c．** これらの筋が行うことができる運動
8. 以下の運動に作用する筋を同定する．
   - **a．** 肩関節屈曲
   - **b．** 肩関節伸展
   - **c．** 肩関節外転
   - **d．** 肩関節内転
   - **e．** 肩関節の内外旋
   - **f．** 肩甲帯の挙上

g． 肩甲帯の下制
h． 肩甲帯の前方突出
i． 肩甲帯の後退
j． 肩甲骨の上方回旋
k． 肩甲骨の下方回旋

9. 本文と**表 5-4**，**5-5**，および **5-6** で述べられている，筋の分離した収縮を触察しなさい．

10. 検者は，パートナーの肩甲骨外側縁に手をしっかりと置き，肩甲骨が動かないように固定する．肩甲骨を固定しながら，パートナーにゆっくり上肢を外転するよう指示する．そのときの挙上運動の程度に注目する．次に，肩甲骨を固定したまま，パートナーに肩関節を前方へ屈曲させ，運動の最終域に注目する．最後に，両方の運動を繰り返し行わせ，肩甲骨の運動を開放する．両方の条件下で，両方の運動の程度と質を比較し，所見を述べなさい．

11. パートナーを背臥位とし，上腕二頭筋および上腕三頭筋を触察する．パートナーには，上肢を頭上へ持ち上げ，そののち開始肢位に上肢を戻すよう指示する．そのとき，どの筋が活動したか，またそれらの筋が運動全体を通していつ活動したかに注目する．次に，大胸筋の胸肋骨部および鎖骨部を触察しながら，パートナーに運動を繰り返し行わせる．これら 2 つの運動を通して，何が触察されたのかを説明しなさい．

12. ＃ 11 のように触察と運動を繰り返すときに，上肢挙上および下垂の両方の運動に抵抗を加える．この活動と＃ 11 の活動を触察して，その触察の相違を説明しなさい．

13. 下に示した活動のうち，3 つについて肩関節複合体の機能を分析する．安静時および活動時の筋を触察すること，パートナーまたは小グループで運動と筋を観察することによって分析を行いなさい．分析には，以下の項目を含めること．

1) 各関節の領域における運動の名称
2) 運動または肢位の保持に関与する主要な筋群
3) それらの収縮様式（遠心性，求心性，または等尺性収縮）

　繰り返し行うことで損傷や疲労が起こらないように，難しい活動は修正しなければならない．例えば，腕立て伏せ（プッシュアップ）は，つま先（標準）ではなく膝をついて（修正）行い，懸垂では，床に足部を部分的に支持して行うこと（修正）．

a． 車椅子座位（肘掛け椅子）でのプッシュアップまたは平行棒内立位でのプッシュアップ
b． 座位または立位でプッシュアップを行い，最も高い位置で肘関節伸展位を保持し，肩甲骨を挙上させることによって身体を下降させる．肩甲骨の挙上および下制によって，身体を何 cm 持ち上げられたかを計測する．
c． 修正したプッシュアップ．プッシュアップ時の筋活動は，座位と立位で異なるのか？
d． 立位からの懸垂（修正）．
e． 背臥位からの引き起こし（ベッドの頭上に吊るされたバーを引く場合）
f． テーブルやドアを前方へ押す．
g． テーブルやドアを後方へ引く．
h． プーリーまたは開いた窓を把持するために，頭上に手を伸ばし引き下げる．
i. 背荷物または財布を床から持ち上げ，それを床へ降ろす．
j. 松葉杖を用いて，片脚免荷で歩行する．
k. 手動車椅子を押し進める．

水泳，投球，またはテニスなどのスポーツ活動や，バイオリン，チェロ，フルートなどの楽器の演奏．

14. 矢状面上肩関節 90°屈曲位および肩関節 10〜20°伸展位において，肘屈曲に抵抗を加えた場合のパートナーの能力を比較しなさい．パートナーは，どの位置で最も大きな力を発揮するのか？　なぜ，このようなことが起こるのか説明しなさい．

文献

1. Perry J. Normal upper extremity kinesiology. *Physical Therapy* 58 : 265-278, 1978.
2. O'Brien SJ, Arnoczky SP, Warren RF, et al. Developmental anatomy of the shoulder and anatomy of the glenohumeral joint. In Rockwood CA, Matsen FA (eds) : *The Shoulder, Vol I*. Philadelphia : WB Saunders, 1990.
3. Moseley HF. Recurrent dislocation of the shoulder. *Postgraduate Medicine* 31 : 23-29, 1962.
4. Moseley HF. The clavicle : Its anatomy and function. *Clinical Orthopaedics Related Research* 58 : 17-27, 1968.
5. Goldstein B. Shoulder anatomy and biomechanics. *Physical Medicine and Rehabilitation Clinics of North America* 15(2) : 313-349, 2004.
6. Ludewig PM, Behrens SA, Meyer SM, Spoden SM, Wilson LA. Three-dimensional clavicular motion during arm elevation : Reliability and descriptive data. *Journal of Orthopaedic and Sports Physical Therapy* 43(3) : 140-149, 2004.
7. Kapandji IA. *The Physiology of the Joints, Vol 1, Upper Limb*, ed 5. Edinburgh : Churchill Livingstone, 1982.
8. Finley MA, Lee RY. Effect of sitting posture on three-dimensional scapular kinematics measured by skin-mounted electromagnetic tracking sensors. *Archives of Physical Medicine and Rehabilitation* 84(4) : 563-568, 2003.
9. Lewis JS, Green A, Wright C. Subacromial impingement syndrome : The role of posture and muscle imbalance. *Journal of Shoulder and Elbow Surgery* 14(4) : 385-392, 2005.
10. Blakely RL, Palmer ML. Analysis of rotation accompanying shoulder flexion. *Physical Therapy* 64(8) : 1214-1216, 1984.
11. Ludewig PM, Cook TM, Nawoczenski DA. Three-dimensional scapular orientation and muscle activity at selected positions of humeral elevation. *Journal of Orthopaedic and Sports Physical Therapy* 24(2) : 57-65, 1996.
12. Lukasiewicz AC, Michener LA, Pratt N, Sennett BJ, McClure PW. Comparison of three-dimensional scapular position and orientation between subjects with and without shoulder impingement. *Journal of Orthopaedic and Sports Physical Therapy* 29(10) : 574-586, 1999.
13. McClure PW, Michener LA, Sennett BJ, Karduna AR. Direct three-dimensional measurement of scapular kinematics during dynamic movements in vivo. *Journal of Shoulder and Elbow Surgery* 10(3) : 269-277, 2001.
14. Ludewig PM, Phadke V, Braman JP, Hassett DR, Cieminski CJ, LaPrade RF. Motion of the shoulder complex during multiplanar humeral elevation. *Journal of Bone and Joint Surgery* 91A(2) : 378-389, 2009.
15. Teece RM, Lunden JB, Lloyd AS, Kaiser AP, Cieminski CJ, Ludewig PM. Three-dimensional acromioclavicular joint motions during elevation of the arm. *Journal of Orthopaedic and Sports Physical Therapy* 38(4) : 181-190, 2008.
16. Lewis MM, Ballet FL, Kroll PG, Bloom N. En bloc clavicular resection : Operative procedure and postoperative testing of function. Case reports. *Clinical Orthopaedics and Related Research* 193 : 214-220, 1985.
17. Inman VT, Saunders JB, Abbott LC. Observations on the function of the shoulder joint. *Journal of Bone and Joint Surgery Am* 26 : 1-30, 1944.
18. Conway A, Malone TR, Conway P. Patellar alignment/tracking alteration : Effect on force output and perceived pain. *Isokinetics and Exercise Science* 2 : 9-17, 1992.
19. Peat M. Functional anatomy of the shoulder complex. *Physical Therapy* 66(12) : 1855-1865, 1986.
20. Van der Helm FC, Pronk GM. Three-dimensional recording and description of motions of the shoulder mechanism. *Journal of Biomechanical Engineering* 117(1) : 27-40, 1995.
21. DePalma AF. Degenerative changes in sternoclavicular and acromioclavicular joints in various decades. Springfield, IL : C.C. Thomas, 1957.
22. Kelley MJ. Anatomic and biomechanical rationale for rehabilitation of the athlete's shoulder. *Journal of Sport Rehabilitation* 4 : 122-154, 1995.
23. Scibek JS, Mell AG, Downie BK, Carpenter JE, Hughes RE. Shoulder kinematics in patients with full-thickness rotator cuff tears after a subacromial injection. *Journal of Shoulder and Elbow Surgery* 17(1) : 172-181, 2008.
24. Ferrari DA. Capsular ligaments of the shoulder. *American Journal of Sports Medicine* 18(1) : 20-24, 1990.
25. Curl LA, Warren RF. Glenohumeral joint stability : Selective cutting studies on the static capsular restraints. *Clinical Orthopaedics and Related Research* 333 : 54-65, 1996.
26. Hawkins RJ, Schutte JP, Janda DH, Huckell GH. Translation of the glenohumeral joint with the patient under anesthesia. *Journal of Shoulder and Elbow Surgery* 5(4) : 286-292, 1996.
27. Itoi E, Berglund LJ, Grabowski JJ, Naggar L, Morrey BF, An KN. Superior-inferior stability of the shoulder : Role of the coracohumeral ligament and the rotator interval capsule. *Mayo Clinic Proceedings* 73(6) : 508-515, 1998.
28. Soslowsky LJ, Carpenter JE, Bucchieri JS, Flatow EL. Biomechanics of the rotator cuff. *Orthopedic Clinics of North America* 28(1) : 17-30, 1997.
29. Neer CS. *Shoulder Reconstruction*. Philadelphia : WB Saunders, 1990.
30. Jobe CM. Gross anatomy of the shoulder. In Rockwood CA, Matsen FA (eds) : *The Shoulder, Vol 1*. Philadelphia : WB Saunders, 1990.
31. Ovesen J, Nielsen S. Stability of the shoulder joint : Cadaver study of stabilizing structures. *Acta Orthopaedica Scandinavica* 56(2) : 149-151, 1985.
32. Flatow EL, Duralde XA, Nicholson GP, Pollock RG, Bigliani LU. Arthroscopic resection of the distal clavicle with a

superior approach. *Journal of Shoulder and Elbow Surgery* 4(1 Pt 1) : 41-50, 1995.
33. Neer CS, Poppen NK. Supraspinatus outlet. *Orthopaedic Trans* 11 : 234, 1987.
34. Woodward TW, Best TM. The painful shoulder : Part II. Acute and chronic disorders. *American Family Physician* 61 (11) : 3291-3300, 2000.
35. Cools A, Witvrouw E, Mahieu N, Danneels L. Isokinetic scapular muscle performance in overhead athletes with and without impingement symptoms. *Journal of Athletic Training* 40(2) : 104-110, 2005.
36. Cools AM, Witvrouw EE, De Clercq GA, et al. Scapular muscle recruitment pattern : Electromyographic response of the trapezius muscle to sudden shoulder movement before and after a fatiguing exercise. *Journal of Orthopaedic and Sports Physical Therapy* 32(5) : 221-229, 2004.
37. Ebaugh DD, Karduna AR, McClure PW. Scapulothoracic and glenohumeral kinematics following an external rotation fatigue protocol. *Journal of Orthopaedic and Sports Physical Therapy* 36(8) : 557-571, 2006.
38. Bradley JP, Laudner KG, Lephart SM, Myers JB, Pasquale MR. Scapular dysfunction in throwers with pathologic internal impingement. *Journal of Orthopaedic and Sports Physical Therapy* 36(7) : 485-494, 2006.
39. Reid DC, Saboe L, Burham R. Current research in selected shoulder problems. In Donatelli R (ed) : *Physical Therapy of the Shoulder*, New York : Churchill Livingstone, 1987.
40. Bayley JC, Cochran TP, Sledge CG. The weight-bearing shoulder : The impingement syndrome in paraplegics. *Journal of Bone and Joint Surgery Am* 69(5) : 676-678, 1987.
41. Davis JL, Growney ES. Three-dimensional kinematics of the shoulder complex during wheelchair propulsion : a technical report. *Journal of Rehabilitation Research and Development* 35(1) : 61-72, 1998.
42. Smith LK. Poliomyelitis and the post-polio syndrome. In Umphred DA (ed) : *Neurological Rehabilitation*, ed 2, St Louis : CV Mosby, 1990.
43. Brewer BJ. Aging of the rotator cuff. *American Journal of Sports Medicine* 7(2) : 102-110, 1979.
44. Ferrari DA. Capsular ligaments of the shoulder : Anatomical and functional study of the anterior superior capsule. *American Journal of Sports Medicine* 18(1) : 20-24, 1990.
45. Birnbaum K, Prescher A, Heller KD. Anatomic and functional aspects of the kinetics of the shoulder joint capsule and the subacromial bursa. *Surgical and Radiologic Anatomy* 21(1) : 41-45, 1998.
46. Murray MP, Gore DR, Gardner GM, Mollinger LA. Shoulder motion and muscle strength of normal men and women in two age groups. *Clinical Orthopaedics and Related Research* 192 : 268-273, 1985.
47. Bechtol CO. Biomechanics of the shoulder. *Clinical Orthopaedics and Related Research* 146 : 37-41, 1980.
48. Norkin C, White D. *Measurement of Joint Motion : A Guide to Goniometry*, ed 2. Philadelphia : FA Davis, 1995.
49. Brown LP, Niehues SL, Harrah A, Yavorsky P, Hirshman HP. Upper extremity range of motion and isokinetic strength of the internal and external shoulder rotators in major league baseball players. *American Journal of Sports Medicine* 16(6) : 577-585, 1988.
50. Chang DE, Buschbacher LP, Edlich RF. Limited joint mobility in power lifters. *American Journal of Sports Medicine* 16 : 280-284, 1988.
51. Hislop HJ, Montgomery P. *Daniels and Worthingham's Muscle Testing : Techniques of manual examination*, ed 7. Philadelphia : WB Saunders, 2002.
52. Morrey BF, An K. Biomechanics of the shoulder. In Rockwood CA, Matsen FA (eds) : *The Shoulder, Vol 1*. Philadelphia : WB Saunders, 1990.
53. Boone DC, Azen SP. Normal range of motion of joints in male subjects. *Journal of Bone and Joint Surgery Am* 61 (5) : 756-759, 1979.
54. Doody SG, Freedman L, Waterland JC. Shoulder movements during abduction in the scapular plane. *Archives of Physical Medicine and Rehabilitation* 51(10) : 595-604, 1970.
55. Freedman L, Munro RR. Abduction of the arm in the scapular plane : Scapular and glenohumeral movements. A roentgenographic study. *Journal of Bone and Joint Surgery Am* 48(8) : 1503-1510, 1966.
56. Perry J. Biomechanics of the shoulder. In Rowe C (ed) : *The Shoulder*. New York : Churchill Livingstone, 1988.
57. Greenfield B, Donatelli R, Wooden MJ, Wilkes J. Isokinetic evaluation of shoulder rotational strength between the plane of the scapula and the frontal plane. *American Journal of Sports Medicine* 18(2) : 124-128, 1990.
58. Kaltenborn FM. *Mobilization of the Extremity Joints*. Oslo : Olaf Norlis Bokhandel,1980.
59. Burkhead WZ. The biceps tendon. In Rockwood CA, Matsen FA (eds) : *The Shoulder, Vol 2*. Philadelphia : WB Saunders, 1990.
60. Bagg SD, Forrest WJ. A biomechanical analysis of scapular rotation during arm abduction in the scapular plane. *American Journal of Physical Medicine* 67 : 238-245, 1988.
61. Poppen NK, Walker PS. Normal and abnormal motion of the shoulder. *Journal of Bone and Joint Surgery Am* 58(2) : 195-201, 1976.
62. Ludewig PM, Reynolds JF. The association of scapular kinematics and glenohumeral joint pathologies. *Journal of Orthopaedic and Sports Physical Therapy* 39(2) : 90-104, 2009.
63. Meyer KE, Saether EE, Soiney EK, Shebeck MS, Paddock KL, Ludewig PM. Three-dimensional scapular kinematics during the throwing motion. *Journal of Applied Biomechanics* 24(1) : 24-34, 2008.
64. Brunnstrom S. Muscle testing around the shoulder girdle. *Journal of Bone and Joint Surgery Am* 23 : 263-272, 1941.

65. Howell SM, Imobersteg AM, Seger DH, Marone PJ. Clarification of the role of the supraspinatus in shoulder function. *Journal of Bone and Joint Surgery Am* 68(3) : 398-404, 1986.
66. Hughes RE, Niebur G, Liu J, An KN. Comparison of two methods for computing abduction moment arms of the rotator cuff. *Journal of Biomechanics* 31(2) : 157-160, 1998.
67. Kuechle DK, Newman SR, Itoi E, Morrey BF, An KN. Shoulder muscle moment arms during horizontal flexion and elevation. *Journal of Shoulder Elbow Surgery* 6(5) : 429-439, 1997.
68. Lehmkuhl LD, Smith LK. *Brunnstrom's Clinical Kinesiology*, ed 4. Philadelphia : FA Davis, 1983.
69. Andrews JR, Carson WGJ, McLeod WD. Glenoid labrum tears related to the long head of the biceps. *American Journal of Sports Medicine* 13(5) : 337-341, 1985.
70. Furlani J. Electromyographic study of the m. biceps brachii in movements at the glenohumeral joint. *Acta Anatomica* 96(2) : 270-284, 1976.
71. Itoi E, Kuechle DK, Newman SR, Morrey BF, An KN. Stabilising function of the biceps in stable and unstable shoulders. *Journal of Bone and Joint Surgery Br* 75(4) : 546-550, 1993.
72. Karistinos A, Paulos LE. Anatomy and function of the tendon of the long head of the biceps muscle. *Operative Techniques in Sports Medicine* 15(1) : 2-6, 2007.
73. Schultz JS. Clinical evaluation of the shoulder. *Physician Medicine and Rehabilitation Clinics of North America* 15(2) : 351-371, 2004.
74. Moore K. Clinically *Oriented Anatomy*. Baltimore : Williams & Wilkins, 2004.
75. Pontillo M, Orishimo KF, Kremenic IJ, McHugh MP, Mullaney MJ, Tyler T. Shoulder musculature activity and stabilization during upper extremity weight-bearing activities. *North American Journal of Sports Physical Therapy* 2(2) : 90-96, 2007.
76. Markhede G, Monastyrski J, Stener B. Shoulder function after deltoid muscle removal. *Acta Orthopaedica Scandinavica* 56(3) : 242-244, 1985.
77. Liu J, Hughes RE, Smutz WP, Niebur G, Nan-An K. Roles of deltoid and rotator cuff muscles in shoulder elevation. *Clinical Biomechanics* 12(1) : 32-38, 1997.
78. Kumar VP, Balasubramaniam P. The role of atmospheric pressure in stabilising the shoulder : An experimental study. *Journal of Bone and Joint Surgery Br* 67(5) : 719-721, 1985.
79. Basmajian JV. *Muscles Alive : Their Function Revealed by Electromyography*, ed 4. Baltimore : Williams & Wilkins, 1978.
80. Berne RM, Levy MN. *Physiology*. St. Louis : Mosby, 1998.
81. Duca CJ, Forrest W. Force analysis of individual muscles acting simultaneously on the shoulder joint during isometric abduction. *Journal of Biomechanics* 6 : 385-393, 1973.
82. Poppen NK, Walker PS. Forces at the glenohumeral joint in abduction. *Clinical Orthopaedics and Related Research* 135 : 165-170, 1978.
83. Otis JC, Warren RF, Backus SI, Santer TJ, Mabrey JD. Torque production in the shoulder of the normal young adult male. *American Journal of Sports Medicine* 18(2) : 119-123, 1990.
84. Ivey FM, Jr., Calhoun JH, Rusche K, Bierschenk J. Isokinetic testing of shoulder strength : Normal values. *Archives of Physical Medicine and Rehabilitation* 66(6) : 384-386, 1985.
85. Hinton RY. Isokinetic evaluation of shoulder rotational strength in high school baseball pitchers. *American Journal of Sports Medicine* 16(3) : 274-279, 1988.
86. Veeger HE, Magermans DJ, Nagels J, Chadwick EK, Van der Helm FC. A kinematical analysis of the shoulder after arthroplasty during a hair combing task. *Clinical Biomechanics* 21(Suppl 1) : S39-44, 2006.
87. Kibler W, McMullen J. Scapular dyskinesis and its relation to shoulder pain. *Journal of the American Academy of Orthopaedic Surgeons* 11(2) : 142-151, 2003.
88. Herring D, King AI, Connelly M. New rehabilitation concepts in management of radical neck dissection syndrome : A clinical report. *Physical Therapy* 67(7) : 1095-1099, 1987.

第6章
肘関節と前腕複合体

本章の概要

学習目標

本章では，肘関節と前腕複合体について詳細に記述している．本章の終わりまでに，以下に示す目標を達成してほしい．

- ❑ 肘関節と前腕複合体の骨，関節，軟部組織と筋を確認する．
- ❑ 肘関節と橈尺関節の関係や機能的動作への影響を説明できる．
- ❑ 肘関節の屈曲と伸展，前腕の回内と回外における主動作筋を列記できる．
- ❑ 肘関節と前腕複合体の機能的な運動における重力や肢位の影響を説明できる．
- ❑ ある特定の機能的な動きについて，肘関節と前腕の肢位や動作に作用する筋の名称を列記できる．
- ❑ 肘関節複合体の一般的な動作障害とそれらの機能的な影響を説明できる．

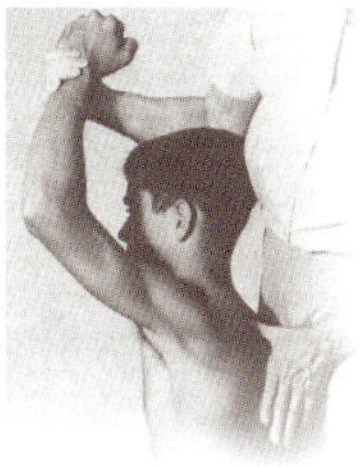

臨床事例

Bethany は，彼女の新しい患者，Chris をはじめて診察した．Chris は繁盛している靴店の経営者であり，握力の弱化，肘内側上部の疼痛と腫脹が認められ，それらは特に手関節の屈曲時に生じている．しかしながら，彼の主訴と不安は，肘の疼痛ではなくむしろ握力の弱化であり，そのことが彼の仕事の能力を急速に低下させている．また，彼は「水腫」が頻繁に生じることを訴えた．Bethany は，彼の疼痛や筋力弱化の原因を特定するために，肘から手の部分にかけて検査すること，また圧痛部位を特定し，疼痛や腫脹を管理するためのいくつかの方法を指導する必要性を認めた．さらに，疼痛がある部分に付着する筋，主に把握動作に関与するすべての筋の評価を実施しようと考えた．Bethany は，彼へのアセスメントと徒手筋力テストを開始し，それらの筋とそれぞれの機能を考えると，患部を安静にするために，仕事熱心な彼に負荷がかかる仕事を制限するよう説得できるか心配になった．

はじめに

肘は，３つの関節が１つの関節包の中にある複合体である．腕尺関節と腕橈関節の２つの関節が，一般的に“肘関節”といわれている．この他に，近位の橈尺関節が肘複合体の３番目の関節として挙げられる．この関節は関節包に囲まれているものの，肘の運動を伴わずに前腕の回旋運動を行うことから厳密には肘関節とはいえない．上腕骨と橈骨の間にある関節でも運動は起こるが，大部分の接触面と肘の運動は骨運動学的に腕橈関節よりも腕尺関節で行われる．これら２つの関節（腕尺関節と腕橈関節）は，一方向に自由度をもつ一軸性の蝶番関節である．この一軸性関節は，矢状面上の内外側を結んだ線を軸として肘関節の屈曲・伸展運動を行っている．肘関節は矢状面のみに一軸性の運動を行うと同時に，近位橈尺関節も一軸性関節として一方向性の自由度を有しており，その運動は垂直軸として水平面で生じる．橈尺関節は前腕の回内と回外を行う．肘関節と腕橈関節はそれぞれ一軸性であるが，異なった面でお互いに作用することによって多様で機能的な運動を共同して行うことができる．

２つの自由度をあわせた肘および前腕は，肩と手の距離を縮めたり伸ばしたり，さらに前腕を回旋することによって，手を様々な肢位にもっていくことができる．この可動性は，手の位置の決定や開放運動連鎖を機能的に行うために重要であると同様に，懸垂運動や腕立て伏せ，あるいは歩行時の補助具を使用する際の閉鎖運動連鎖を行うために，安定性を提供する肘の能力はとても重要である．肘の解剖学的構造は，骨形状の適合性に優れ，強い安定性を提供している．

この骨の適合性に加えて，肘関節複合体を走行する筋群も安定性と機能的な可動性を提供している．肘複合体には，２つの伸筋と３つの屈筋，計５つの主要な筋がある．さらに橈尺関節の動きは，一対の回外筋と回内筋の４つの主な筋によって行われる．

この他の構造も，肘関節複合体の安定性とその機能にとって重要である．靱帯はこれらの関節にとって重要な安定性を寄与している．腕神経叢からの枝（神経）は肘や前腕の筋を支配している．これらの神経は第５頸椎から第７頸椎より起こり，筋皮神経，橈骨神経，正中神経となる．

肘や前腕部分に影響を及ぼす病的状態は一般的に起こり，様々な程度の機能障害を引き起こす．他の部位と同様に，ある特定の病的状態は，骨折，筋や靱帯の損傷，骨障害といった急性損傷，または使いすぎや繰り返しによる微細損傷といった慢性損傷を引き起こしてしまう．肘関節複合体は，上肢の中間部分にあるために，骨，筋，腱，靱帯，末梢神経に起因する急性もしくは慢性障害を引き起こしやすい傾向がある[1,2]．

骨

肘関節複合体は，身体のなかでも，より適合性の良い関節構造をしている．肘部の骨は，切痕や隆起，溝がジグソーパズルのように当てはまり，安定性と機能性を生み出している（**図 6-1**）．

上腕骨

肘関節の近位には上腕骨という長管骨があり，その遠位部にはいくつかの特徴を触知することができる．骨ランドマークとして上顆がある．上顆は上腕骨遠位にある

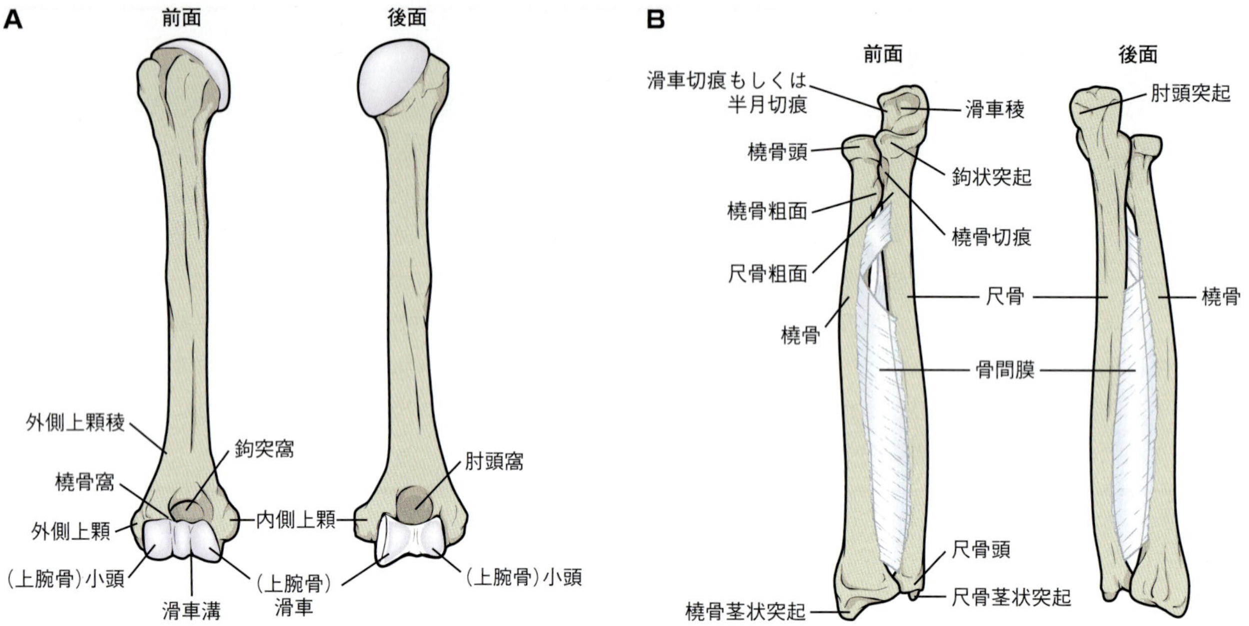

図 6-1　上腕骨，橈骨，尺骨の特徴を前面と後面からみる．A）上腕骨．B）尺骨と橈骨

顆に隣接する突起である．これらは肘関節複合体周囲で最もわかりやすいランドマークである．肩を外旋したとき，**内側上顆**は体幹に近い上腕骨側面に，**外側上顆**は体幹から離れた上腕骨側面に位置する．一方，肩を内旋したとき，内側上顆は後方へ，外側上顆は前方へ向く．解剖学的肢位では，内側上顆が大きく突出しており触知しやすい．内側上顆には，前腕の主要な回内筋（円回内筋）や安定性に関与する靱帯（尺側側副靱帯），そしてほとんどの手関節や手指の屈筋群が付着している．外側上顆は突出が少ないが，前腕中間位で肘関節を 90° 屈曲した状態で，手でさすると容易に確認できる．または，肘関節を屈曲した状態で壁に体側を付けて立つと，壁に接触するのが外側上顆である．外側上顆には，手関節や手指と母指の多くの伸筋群，および前腕回外筋が付着する．外側上顆の上方には，後方の上腕三頭筋外側頭と前方の腕橈骨筋の間のランドマークとなる**外側上顆稜**がある．

肘関節の近位部を構成する上腕骨遠位部には，内側に**滑車**，外側に**小頭**の２つの突起がある．滑車は尺骨と，小頭は橈骨と関節を形成する（**図 6-1**）．滑車は，砂時計型で大きく**滑車溝**によって２つに分けられている．小頭はほぼ球状をしている．球状の小頭と砂時計型の滑車との間には，**小頭滑車溝**がある．橈骨頭は，肘を屈曲する際にこの溝へすべり込む．上腕骨前面の滑車上部には**鉤突窩**があり，肘関節を完全に屈曲すると尺骨の鉤状突起がこの窩に入り込む．同様に小頭上部には**橈骨窩**があり，肘関節を完全に屈曲したときに橈骨頭がはまり込む．上腕骨遠位の後面には**肘頭窩**があり，肘関節を完全に伸展したとき，尺骨上部を深く包みこみ，関節を安定させる（**図 6-1**）．

上腕骨遠位部の骨の特徴

- 内側上顆
- 外側上顆
- 外側上顆稜
- 滑車
- 滑車溝
- 小頭
- 小頭滑車溝
- 鉤突窩
- 橈骨窩
- 肘頭窩

尺骨

尺骨は，上腕骨とともに肘を構成する骨として不可欠であり，腕尺関節を形成する．尺骨は，解剖学的肢位で前腕内側に位置し，肘関節で非常に重要な役割を果たしている．しかし手関節に対してはわずかな機能しか果たしていない．**肘頭突起**は，尺骨の上方で後方に突出した特徴的な突起で，関節を屈曲した場合に，肘関節の最も後方に位置する．尺骨の背側縁は，肘頭突起から尺骨の

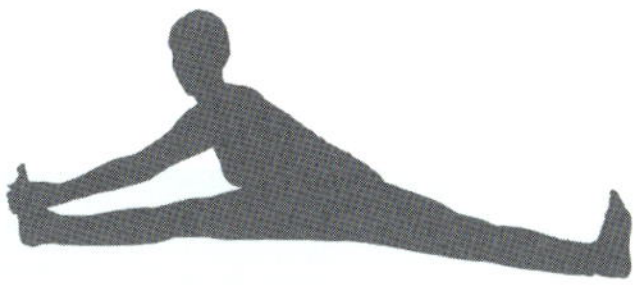

臨床的視点

内側および外側上顆には多くの腱が付着するため，急性損傷あるいは慢性の使いすぎによる疼痛が頻繁に発生しやすい部位である．前述したように，外側上顆には手関節伸筋が付着しており，内側上顆には手関節屈筋が付着している．慢性的な使いすぎによって，上顆に付着する腱に退行性の組織変化を生じることがあり，上顆炎として知られている．外側上顆炎は，ラケットを用いたスポーツを行う人々が罹患しやすいため，一般的に「テニス肘」と呼ばれる．長時間，仕事でコンピュータを使用する職業の人にも，この疾患に罹患することが多い．外側上顆炎は，通常，手関節伸展に抵抗を加えると疼痛が悪化する特徴がある．内側上顆炎は，一般に「ゴルファー肘」と呼ばれ，内側上顆に付着した組織が病理形態学的に使いすぎることによって発症する．思春期直前の子どもにおける内側上顆炎は，「リトルリーグ肘」として知られている．この症状は，骨が未成熟である上に，圧縮力あるいは外反力といった反復する過負荷による外傷および（または）異常な病理形態学的なストレスによって，複合的に引き起こされる．リトルリーグ肘は**骨端線**へのストレスから始まって骨端炎を生じ[3]，つづいて骨性変化，構造を維持するための脈管の崩壊あるいは炎症へと進行する可能性がある[1,4]．肘の疼痛や腫脹および伸展制限は，この症候群の徴候および症状である．我々の仕事において年代にかかわらず，臨床家は医療従事者としてこれらの症状に対して患者の病理力学を評価し，再発防止のため有害な動作習慣を変える効果的な方法を指導することが，重要な役割であることを再認識しなければならない．

茎状突起までそのすべてを触知できる．肘頭突起の内側には，内側上顆との間に溝がある．この溝には尺骨神経が通っており，丸いコードのように触知できる．

尺骨にある凹状の**滑車切痕**は，上腕骨滑車の近位との間で肘内側の関節を形成する．この関節は半月状の形をしており，**半月切痕**として知られている．尺骨の大きな関節面は，中心部の**長軸方向の隆起**によって分けられ，この隆起は**上腕骨の滑車溝**と関節で適合する．肘関節を屈曲・伸展する際，尺骨の滑車隆起は上腕骨の滑車溝を滑走する．尺骨前面には，**鉤状突起**と呼ばれる特徴的な鋭い隆起がある．肘関節を屈曲すると，この尺骨隆起は上腕骨の鉤突窩へすべり込み，安定性を確保する．鉤状突起の内側には，上腕筋の付着部である尺骨粗面がある．また，滑車切痕よりも遠位で，尺骨近位の外側面にはやや くぼんだ**橈骨切痕**がある．この橈骨切痕は橈骨とともに近位の腕橈関節を形成する（**図 6-1**）．

橈骨

橈骨は前腕近位部での機能にも貢献するが，手関節の遠位橈尺関節での役割が大きい．**橈骨頭**の近位端は，ちょうど上腕骨外側顆の遠位に位置する．橈骨頭の上方には深くくぼんだ**窩**があり，丸い凸状の上腕骨小頭と腕橈関節を形成している．肘関節を完全に伸展した状態で，橈骨を回内および回外すると，近位橈尺関節の凸面である橈骨頭の丸みを外側上顆の遠位の皮膚の下で触診できるかもしれない．肘関節屈曲時，橈骨頭は上腕骨の小頭滑車溝をすべり，屈曲最終域では上腕骨の橈骨窩に入り込む．遠位の橈骨頭前面にあたる**橈骨頸**には，**橈骨粗面**がある．橈骨粗面には，上腕二頭筋が付着する（**図 6-1**）．

尺骨近位部の骨の特徴

- 肘頭突起
- 鉤状突起
- 滑車切痕もしくは半月切痕
- 滑車隆起もしくは長軸方向の隆起
- 尺骨粗面
- 橈骨切痕

橈骨の特徴

- 橈骨頭
- 橈骨窩
- 橈骨頸
- 橈骨粗面

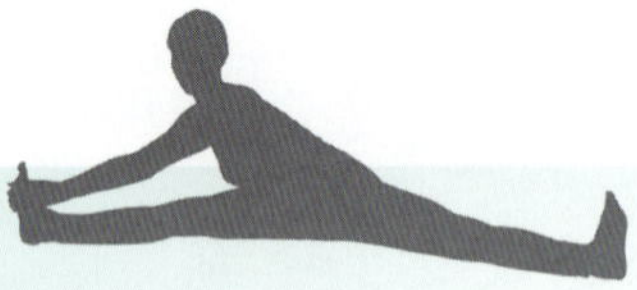

臨床的視点

尺骨神経は内側上顆と同様に体表を通るため，損傷を受けやすい．尺骨神経損傷は，肘関節内側の疼痛と前腕から小指にかけてのうずきもしくは放散痛を生じる．尺骨溝における神経の摩擦は，小指にチクチクした痛みを引き起こす．そのため尺骨神経のこの位置は，「肘に電気が走る場所（尺骨端：funny bone）」として一般に知られている．

関節

肘関節および前腕近位の 3 つの関節は肘関節包内にある．肘関節は腕尺関節と腕橈関節からなり，前腕近位の関節として上橈尺関節がある．

腕尺関節と腕橈関節

肘関節の主要な部分は上腕骨と尺骨である．上腕骨に対する橈骨の移動は，重要な一対の運動ではあるが，肘関節の機能にはあまり寄与しない．前にも述べたように，肘関節は 1 つの自由度をもつ一軸の蝶番の関節（蝶番関節型）であり，前額軸に対する矢状面上の屈曲および伸展を行う（**図 6-2**）．関節は屈曲-伸展時に協調的に動く尺骨滑車と橈骨頭から構成されている．関節構造上の強い安定は，骨の配置と強固な側副靱帯によって得られている（**図 6-3**）．関節を取り巻く関節包は，側副靱帯によって補強され，特に主な関節運動のために後方が薄くて緩くなっている．肘頭にある大きな滑液包は肘頭窩に存在し，肘関節完全伸展時に肘を固定する上で緩衝作用を果たしている．

骨運動学

肘関節屈曲-伸展の軸は，上腕骨滑車と小頭の中心を内外側に走り，外側上顆付近を通る（**図 6-2A**）．滑車が小頭より遠位にあるため，この運動軸は水平面から逸脱して，運搬角を形成する．この角度については，本章の後半でさらに議論する．この運動軸の位置は，内側上顆と外側上顆を結んだ線より 2 横指ほど遠位にあると仮定されている．もし軸が水平であれば，肘関節の機能はドアのように硬くて強い「蝶番」のようであっただろう．肘関節の運動軸がわずかに水平面から逸脱することによって，肘関節は偏位したまま可変性を有しており，この骨配置が，肘関節が最も「緩い」蝶番関節と呼ばれる由縁である．この構造が，肘関節屈曲時に前腕がいかなる肢位でも，瞬時に円滑な機能的運動を可能にしている[5]．肘関節は「緩い」蝶番関節であることから，上肢の屈曲-伸展時にわずかな内外反運動が生じる[6]．さらに上腕骨遠位は上腕骨体に対して 30° 前方へ回転していることから，近位の尺骨軸が尺骨体に対して約 30° 後方へ回転している．この調和がとれた関係によって，屈曲から完全伸展まで 145° の可動範囲を安定して動かすことができる[7,8]．

肘関節の運動範囲は変動しやすい．一般的に肘屈曲の他動的可動域は平均 145° であるが，120～160° が正常の範囲である[7,9,10]．自動的な屈曲可動域は，前腕が十分に回外していない場合は減少する[11]．屈曲運動は，前腕と上腕の間にある筋の衝突によって軟らかな最終域感（End feel）を伴いながら停止する．筋肉質や肥満の者では，特に屈曲可動域が制限され，肩に指が届かないかもしれない．反対に，軟部組織の少ない者では，尺骨鉤状突起が上腕骨鉤突窩に入り込み，骨が接触することによる硬い最終域感を生じる．通常，肘関節の全可動域を使用することはほとんどなく，ある研究では大部分の日常生活動作は肘屈曲 30 ～ 130° の間で行っていると報告されている[6]．

肘関節伸展は，尺骨の肘頭突起と上腕骨の肘頭窩の接触により硬い最終域感となる．伸展可動域は平均 0° であるが，正常でもわずかに変動する．正常範囲を超える場合，筋量が多いか，靱帯が硬い者，もしくは関節弛緩性を有しており 5° 以上過伸展する者もいる．

関節運動学

肘関節の主要もしくは補助的な運動は，肩関節や手関節，手指の運動と比較して小さい．関節にとって重要な安定性は，強固な内外側の側副靱帯とともに，尺骨と橈骨および上腕骨滑車と小頭との間で波状の関節面の適合

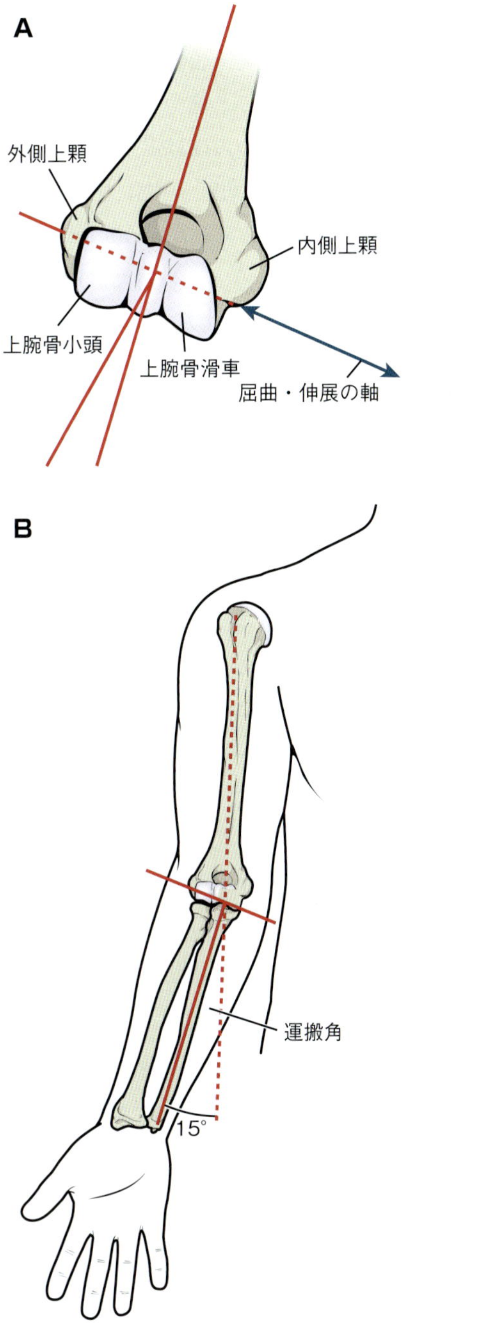

図 6-2　A）肘関節の屈曲・伸展の軸は滑車と小頭を通る（自由度 1 の運動）．B）解剖的位置における肘関節の運搬角．

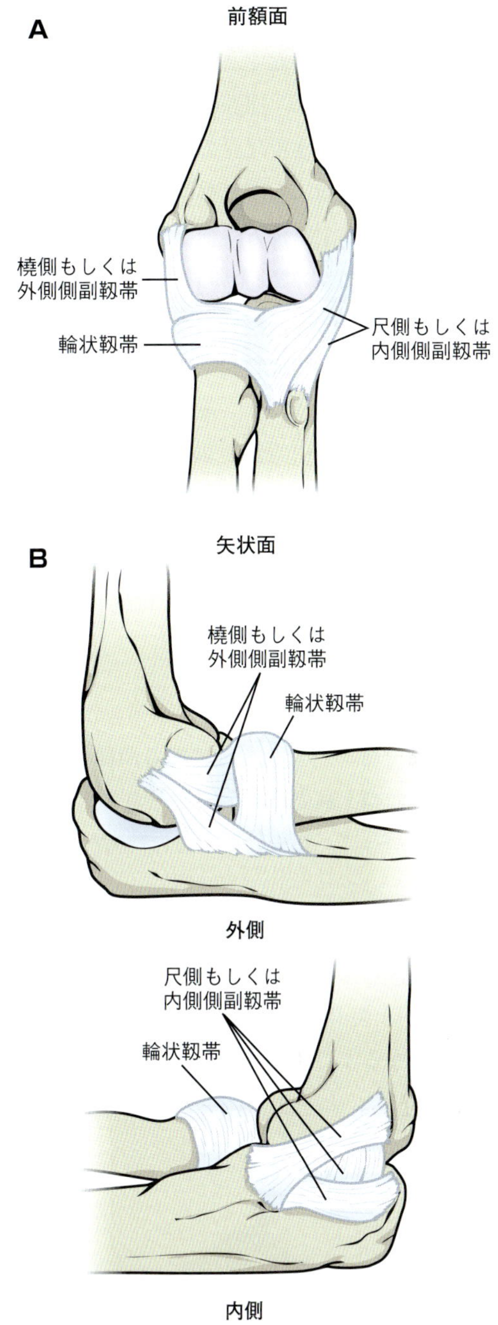

図 6-3　肘関節を A）前額面と B）矢状面からみた図．骨性および靱帯によって関節の強い安定性を得ている．内側側副靱帯，外側側副靱帯および輪状靱帯を表記．

によって得られ（**図 6-3**），上腕骨遠位部を固定し，前腕近位部に牽引力を加えると，肘関節屈曲時にわずかな動揺が生じる．さらに，前後方への関節の遊びが肘関節屈曲時に起こり，後方への力が近位の前腕前面に加えられる．また内外側への関節の遊びもわずかに生じる．第 1 章を振り返ると，筋収縮すると関節へ圧迫力が起こり副運動を制限してしまうため，正常な関節の副運動には筋の弛緩が必要である．腕橈関節の関節固定肢位は 5° 回外および屈曲 90° であり，橈尺関節の関節固定肢位は完全回外もしくは回内位にかかわらず完全伸展位である．関節固定肢位と同様に肘関節複合体の安静肢位は，個々の特定の関節ごとによって異なる．腕尺関節の安静肢位は，前腕回外 10° 位にて肘関節屈曲 70° であり，腕橈関節では，前腕完全回外位にて完全な肘関節伸展，橈尺関節では，前腕回外 35° 位にて肘屈曲 70° である [12]．

腕尺関節の関節運動学

腕尺関節の運動は，凹面である尺骨滑車切痕と凸面の上腕骨滑車の間で生じる．屈曲時に，尺骨の鉤状突起が上腕骨鉤突窩に達するまで尺骨の滑車切痕は，上腕骨滑車溝を前方へ同じ方向に転がりながらすべる．伸展時には，滑車切痕は滑車上を後方へ転がりながらすべる．滑車と尺骨における相互の凹面と凸面との関係は，その線路上でとどまる列車と似ており，屈曲と伸展時に運動を導き，円滑な可動性と最大の安定性に寄与している[12]．

完全に屈曲運動を行うには，後方の関節包や皮膚，肘関節伸筋，尺骨神経，内側側副靱帯後部線維の正常な長さが求められる．反対に完全な伸展運動には，前方の関節包や皮膚，肘関節屈筋，内側側副靱帯前部線維の正常な長さを必要とする．

腕橈関節の関節運動学

腕橈関節の主要な機能的運動は，前述したように上腕骨と橈骨の間で行われる．近位にある凹面状の橈骨は，遠位にある凸面の上腕骨小頭を同じ方向へ転がりながらすべる．したがって，橈骨は屈曲時に前方へ，伸展時に後方へ動く．

完全な伸展では橈骨と上腕骨は接触しないが，屈曲時には橈骨頭上部の深い窩は上腕骨小頭に対して引き寄せられ，橈骨頭が上腕骨の橈骨窩へ円滑に入り込んだ際に，完全屈曲位となるまで小頭–滑車溝にすべり込む．

運搬角

上腕骨骨幹に対して関節軸が垂直でないため，前腕の骨配列は解剖学的位置で上腕骨骨幹に対して外側に偏位している．この**肘関節の角度**は，一般的に**運搬角**と呼ばれる（**図 6-2B**）．この角度の生体力学的用語は，**肘外反**（cubital valgus）（ラテン語：*cubital valgus*，英語：turned outward）である．この角度は通常，約 15° であるが，男性より女性がより大きい[13]．運搬角を測定している研究では，平均 5～19°，男性では 11～14°[10, 11]，女性で 13～16°，男女差が 0～6°[14–16] と報告されている．これらの値の差は，測定方法の違いや年齢，性別，体重や体格といった対象の特性の違いに起因している[17]．

肘外反角は 15° まで正常であるが，過度の前腕の外反は外傷後の後遺症または力学的異常に伴う疾患よって生じる．内側への偏位，つまり**肘内反**（cubitus varus）（ラテン語（*cubitus varus*，英語：turned inward）は，病的と考えられる．この生体力学的変化は，幼児期における上腕骨遠位骨折によって起こりやすい．肘内反または運搬角が正常の 5～15° より小さい肘外反では，**銃床奇形**と呼ばれることもある[3]．

運搬角は機能的に，肩甲上腕関節の外旋，肘関節伸展と前腕回外の組み合わせから生じており，これらの位置はすべて解剖学的肢位の状態である[17]．運搬角は体から離して手に物を持つ際に生じることから名づけられた．しかしながら，物を手に持って運ぶ場合，前腕はわずかに回内しており，その位置では運搬角は消失してし

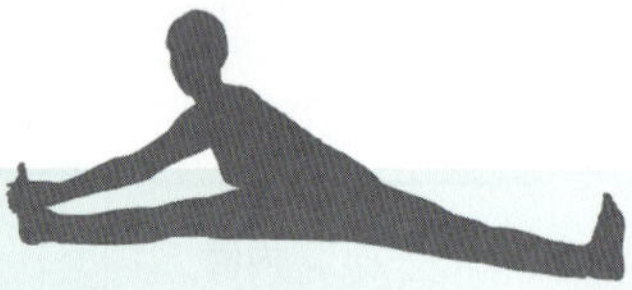

臨床的視点

肘関節は単軸の蝶番関節に分類されるが，正確には運動軸が純粋な矢状面より外側に向いているため，**修正された蝶番関節**といわれている．肘関節に生じているわずかな回転または矢状面に対する外側への動きは，生体工学の専門家が人工関節に置換する形状を決める上で考慮しなければならない鍵となる要素である．補綴もしくは全置換される人工関節は進歩しているものの，解剖学的および生体力学的に自然な形状ほど洗練した複製はできていない．

肘関節過伸展のわずかな角度は，脊髄損傷により上腕三頭筋麻痺を生じている場合，機能的に使用する上で重要な役割を果たす．このような患者は，ドアを押して開けたり，殿部の圧を軽減したり，もしくは椅子に移るためにプッシュアップを行う際に，自発的な肘関節伸展はできない．わずかな肘関節過伸展によって，肘で軽い物を押したり椅子から殿部を持ち上げるために，重力やてこを利用する．

まう．運搬角は生体力学的に手から口への動作をより効率的かつ効果的に行えるといわれているが，そのはっきりした機能は明らかにされていない．屍体を用いた運動学的研究では，肘関節屈曲–伸展時に前腕は回外位において一貫した経路をたどることや，肘関節を屈曲するほど徐々に運搬角が減少することが明らかとなった[18]．この知見は，運搬角や腕尺関節が，副次的な「緩い」蝶番として，機能的に意図的な運動に最も機能するという考えを支持した．

腕尺関節および腕橈関節の軟部組織

これまで述べたように，関節包には多くのひだ（折り目）がある．肘の運動中，特に肘関節屈曲時には関節包後方にあるひだが広がる．関節包は，上腕骨の肘頭窩や滑車の上後方に付着している．関節包は前方では橈骨と鉤状窩に付着し，遠位では内側の尺骨鉤状突起と外側の輪状靱帯に付着している．関節運動を行うために関節包は広がるが，その強度は靱帯によって補強されている．関節包は，内側側副靱帯もしくは輪状靱帯に付着し，結合している．すべての靱帯や付着部，機能の説明について，**表 6-1** に示す．

腕尺関節の主要な運動は屈曲と伸展であり，関節包を補強する重要な靱帯として，内側（尺側）側副靱帯と外側（橈側）側副靱帯が存在する．これらの 2 つの靱帯は，前額面上の安定性に寄与するため関節包の内外側を固定している．**内側にある内側（尺側）側副靱帯**（MCL）は，非常に大きく，3 つの異なった線維（前部，後部，横走）から構成される．MCL は，上腕骨内側上顆から前方は尺骨鉤状突起へ，後方は肘頭突起にかけて存在する（**図 6-3**）．過度の外反力に対して前腕が外側へ移動することを制限して，肘関節を安定させる．MCL は，肘関節の重要な安定機構であり，この靱帯の損傷は肘関節の不安定につながる場合がある．

肘外側にある**外側（橈側）側副靱帯**（LCL）は，扇形

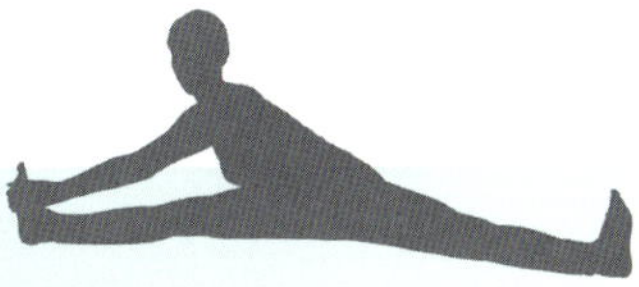

臨床的視点

内側側副靱帯は，外反ストレスに対する主要な安定機構である．そのため，野球の投球動作や槍投げの投動作，バレーボールのスパイク動作のようなスポーツ活動中に，突然または反復する外反力によって外傷を生じる危険性がある．特に横投げ，あるいは肘関節へ機械的な外反ストレスを増加させて肩関節疾患につながるような動作によって外傷を受けやすい．

肘関節脱臼は，肘関節軽度屈曲位の関節弛緩肢位において過剰な力が持続的に加わると，尺骨近位が上腕骨遠位に対して後方脱臼する．上腕動脈が肘窩に位置するため，脱臼時に損傷を受けやすい．臨床症状は，Volkmann 虚血として知られ，脱臼によって前腕の筋へ血液を供給する上腕動脈を損傷し，阻血を生じる．もしこの症状が進行すれば，上腕動脈に血液供給を依存している前腕筋の壊死により，虚血性の Volkmann 拘縮を生じる[19]．

肘頭滑液包炎は，慢性的に使いすぎたり，肘関節伸展時に勢いよく動かして肘頭の先端をぶつけることで嚢内に腫脹や血腫を生じる可能性がある．日常的に疼痛がない滑液包炎は，反復する摩擦や直接的な外傷によって生じ，フットボール選手やレスラーにしばしば認められる[3]．肘頭滑液包炎は，臨床像として内側もしくは外側上顆部に出現する著明な腫脹によって明らかとなる[2, 20]．肘頭骨折後の滑液包炎は抗炎症薬物，圧迫，安静，物理療法により治療する．

表 6-1　肘と前腕の靱帯

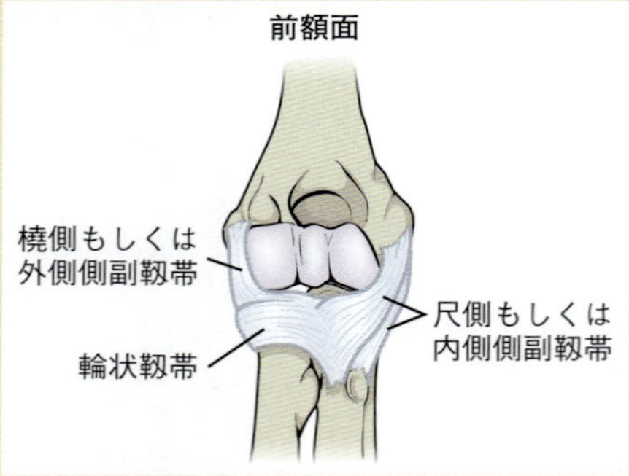

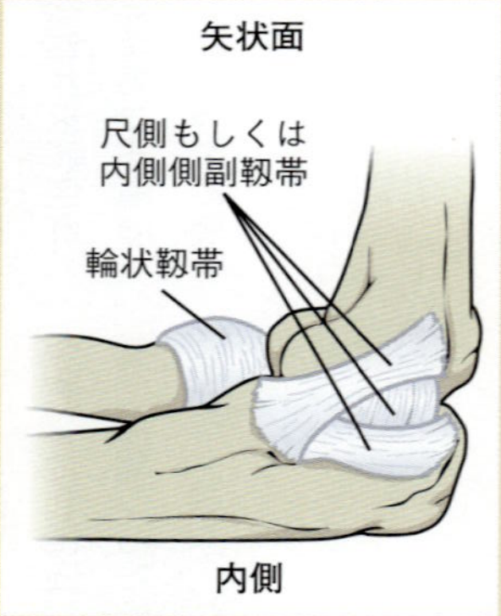

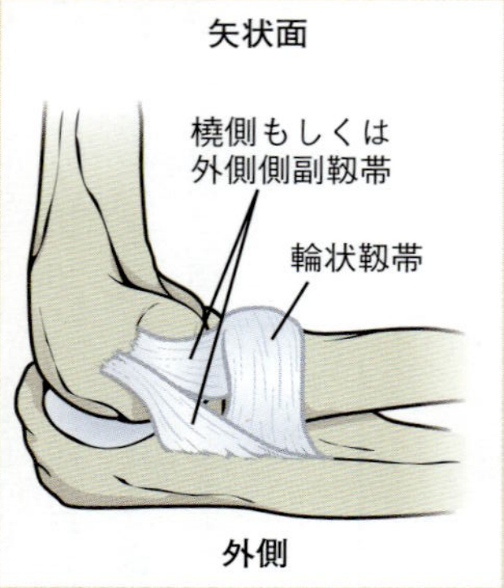

関節	靱帯	近位付着部	遠位付着部	運動制限
肘関節： 腕尺および腕橈関節	内側（尺側）側副靱帯	上腕骨内側上顆	尺骨の鉤状突起と肘頭突起	前腕を外側へ押しつける過度の外反ストレス； 後部線維が屈曲を制限するのに対して，前部線維は伸展を制限する； 腕尺関節の脱臼を防止する．
肘関節 腕橈関節	外側（橈側）側副靱帯	上腕骨外側上顆	輪状靱帯へ結合し，尺骨の肘頭突起につく	前腕を内側へ強制する過度の内反ストレス； 尺骨に付着し，尺骨と上腕骨を固定することによって腕尺関節の亜脱臼を防ぐ； 橈骨頭と腕橈関節を安定させる．
近位橈尺関節	輪状靱帯 （上図を前方からみた図）	尺骨の橈骨切痕の前面・後面； 橈骨頭を囲む	尺骨の橈骨切痕の前面・後面； 橈骨頭を囲む	橈尺関節を完全に支持する； 近位の橈尺関節の脱臼を防ぐ； 過度な橈側偏位を防ぐ．

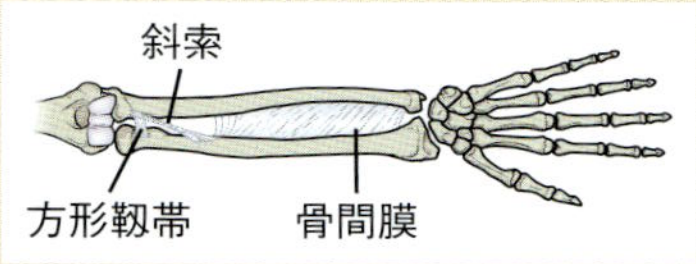	近位橈尺関節	斜索	前腕腹側で，尺骨の橈骨切痕の下面	橈骨粗面より下	線維は近位の橈骨と尺骨との連結に安定性を与えるために骨間膜に対して垂直に走行する.
	近位橈尺関節	方形靱帯	尺骨の橈骨切痕より下位	橈骨頸の内側面	橈骨頭の回転する限界； 尺骨の橈骨切痕に対して橈骨頭を支持する； 関節包を補強する.
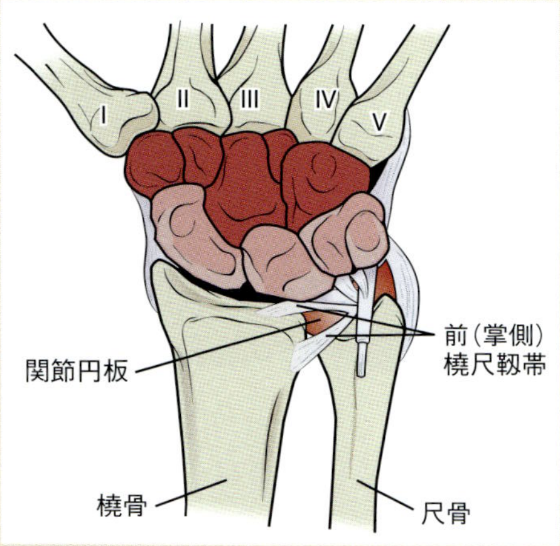	下橈尺関節	背側橈尺靱帯	橈骨の尺骨切痕に尺骨を固定する関節円板の後面に連続する.		遠位の橈骨と尺骨の連結を安定させる； 関節包を補強する.
	下橈尺関節	掌側橈尺靱帯	橈骨の尺骨切痕に尺骨を固定する関節円板の前面に連続する.		遠位の橈骨と尺骨の連結を安定させる； 関節包を補強する.

の構造をしている．MCL のように，LCL も３つの線維をもっており，これらの部分は上腕骨外側上顆から橈骨頭を囲む輪状靱帯や尺骨の肘頭突起に及んでいる（**図 6-3**）．この靱帯は過度の内反力に対して肘関節を安定させるとともに，腕尺関節の亜脱臼を防止して，腕橈関節を安定させ，尺骨に対する橈骨頭を固定する輪状靱帯を補助する（**図 6-3**）．

肘関節複合体には７つの嚢が存在する．３つの嚢は上腕三頭筋と関係しており，大きな嚢が肘頭と肘頭窩の間に存在する．肘頭嚢は肘の伸展時に生じる力，つまり肘頭突起が上腕骨肘頭窩に圧縮される力を吸収したり，衝撃を減少させるためにきわめて重要である．

橈尺関節

橈尺関節は，肘関節の関節包内に存在する近位もしくは上位の関節と，手関節に近い遠位または下位の関節から構成される．これらの関節の運動には，前腕の回外と回内がある．前腕のこれらの運動中，橈骨は静止した尺骨の周囲を回転する．これらの２つの関節は，一方向の自由度であるため，解剖学的位置における水平面上の垂直軸に対して前腕の回内と回外へ同じ方向へ動く．回外において尺骨と橈骨はお互い平行のままであるが，回内では橈骨は尺骨と交差する（**図 6-4**）．橈尺関節の運動中，橈骨は静止した尺骨の周りで回転するが，これは，もし筋が尺骨のみに付着していると回内や回外を行うことができないことから，この関節を動かす主な力について研究を行う場合には重要である．このことは，前腕を回内もしくは回外しながら肘頭を触診する場合，肘頭（尺骨の突起）が動かないことで確認できる．手関節をよくみると，手は橈骨手根関節の橈骨に付いており，回外すると手のひらが上を向き，回内すると下を向く運動が橈骨で起こる．これは，念頭に置いておくべき重要な点であり，手と手関節は，橈骨と静止した尺骨のみにつながっている．安定した尺骨は，固い基盤または骨のてこを形成するので前腕や手関節の機能を果たせるという点で，きわめて重要である．

橈尺関節の運動学

橈尺関節の運動軸は，**図 6-5** に示すように，橈骨頭の中心から尺骨の茎状突起の中心を通る．近位の回転軸は橈骨頭にあり[12, 18, 21]，遠位の回転軸は尺骨の茎状突起にある．

両方の橈尺関節が組み合わさった運動範囲は 150～180° である[9, 11, 12]．親指が天井を向いている状態を中間位として，前腕回内と回外がそれぞれ 90° の可動域をもつが，大部分の人の回内は 80° 程度である．回外における上橈尺関節の最終域感は，靱帯や骨間膜と回内筋の筋が伸張されて張るような感じがあり，回内では橈骨と尺

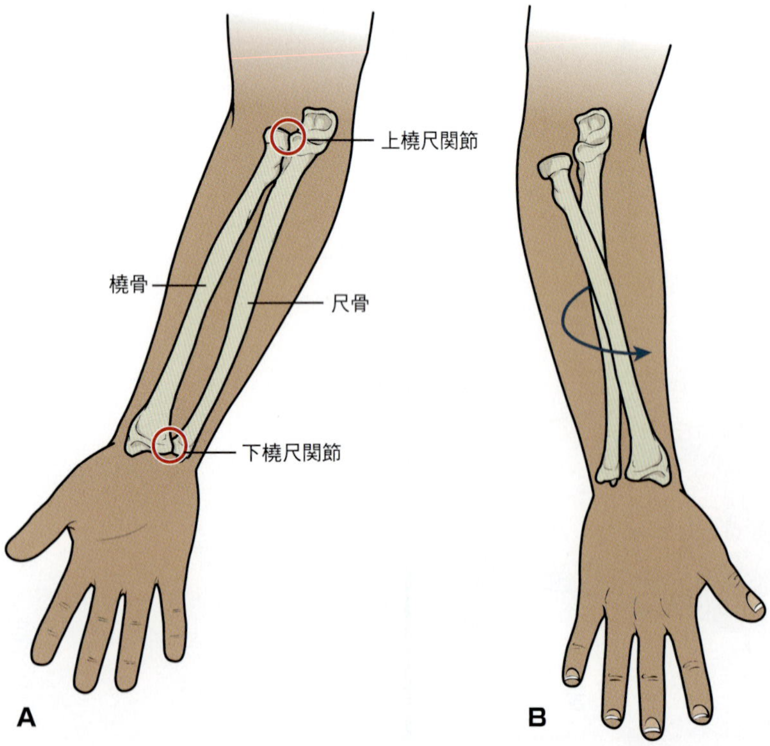

図 6-4　橈骨と尺骨の位置を記載．A）回外において互いに平行となる．B）回内により橈骨が尺骨を横切る．

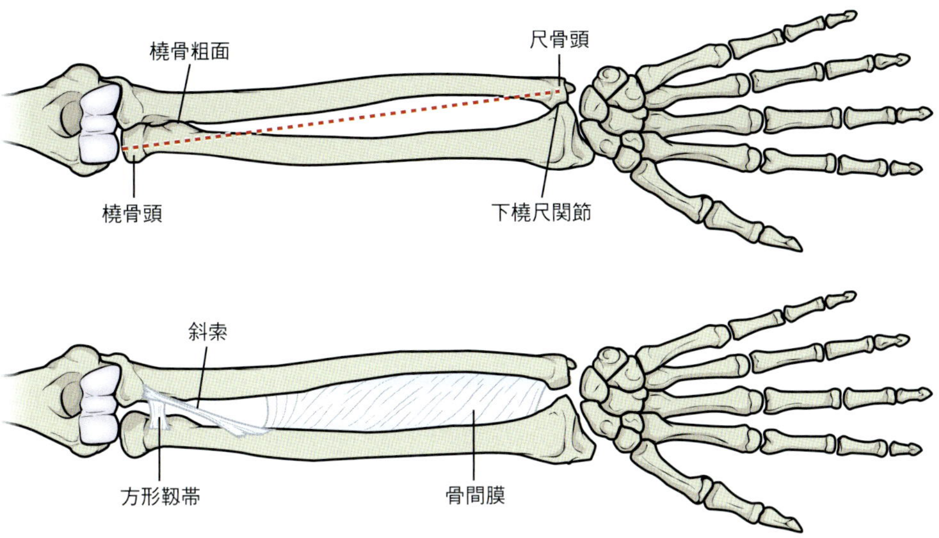

図 6-5　前腕回内および回外の運動軸は，近位の橈骨頭を通り，遠位の尺骨頭に達する（自由度 1 の運動）．上橈尺関節の靱帯を記載（骨間膜だけでなく方形靱帯と斜索も含む）．

骨が互いに接触した硬い最終域感，もしくは橈尺関節の軟部組織の関節包と 2 つの骨の骨間膜が伸張されることによる柔らかい終末感のいずれかである[22]．回内-回外の運動範囲を検査する場合，上腕を体側に接触させて肘を 90° 屈曲する．この肢位は，肩が前腕運動を代償することを防ぐ．回内運動の全可動域は，完全な回外位から，約 180°（平均 170°）未満である．もし回内と回外が肘伸展位で行われた場合，肩内旋と外旋もそれぞれ同時に起こり，この場合，手掌はほぼ完全な円を描き，360° 回転する．

上橈尺関節の関節運動学

上橈尺関節は，車軸関節または滑車関節に分類される．この関節の関節面は，凸面の橈骨頭とわずかに凹面となっている尺骨の橈骨切痕から構成される．**輪状靱帯**（annular ligament）（ラテン語：*annulus*，英語：ring）は，橈骨頭を囲む．回外と回内を行う間，凸面の橈骨頭は輪状靱帯によって形成されている線維骨関節面と接しながら，凹面の橈骨切痕の周りを回転する．輪状靱帯は橈骨頭の周りをほぼ輪状に包んでおり，それよりも小さい尺骨の橈骨切痕と冠状体の関節を形成している．橈骨頭の運動は，この安定した輪によって回転のみに制限されている（**図 6-3**）．

下橈尺関節の関節運動学

上橈尺関節で回内と回外が起こる時はいつも，下橈尺関節も動く．この遠位の関節面には，遠位橈骨の尺骨切痕や尺骨頭および関節円板がある．遠位の橈骨関節面（尺骨切痕）は凹面であるため，橈骨は凸面である尺骨頭の周りを滑って，同時に同じ方向へ回転する．例えば，前腕が（完全な回外位から）回内するとき，橈骨は前方へ回転しながらすべり，尺骨と交差する．回外運動ではこの逆の動きが起こる（**図 6-4**）．遠位尺骨と隣接した手根骨との間にある関節円板は，橈骨の運動を補助する．

橈尺関節複合体の軟部組織

骨構造により安定性を得ている腕尺関節とは対照的に，橈尺関節の安定性は軟部組織に依存している．上橈尺関節の軟部組織による安定性は，輪状靱帯や外側側副靱帯，斜索，方形靱帯によって補強されている．下橈尺関節の安定性は，関節円板と背側および掌側の橈尺靱帯に依存している．橈骨と尺骨は，2 本の骨間に存在する**骨間膜**によって解剖的にも緊密に強化されている．この厚い膜は，回内または回外動作を制限することなく，上下の橈尺関節を補強している（**図 6-5**）．骨間膜は筋の付着部としての役割に加えて，転倒したり腕を伸ばした状態で過剰な外力が加わった際に，外傷を予防するために衝撃を吸収し，過剰な力を運動連鎖によって他の部位に伝達する．

輪状靱帯は，尺骨と安定した線維結合をもち，橈骨切痕の側方，もしくは橈骨頭頸部の周囲にしっかりと付着している．また尺骨の橈骨切痕の前面および後面に付着して，橈骨頭を取り囲み，回転もしくは回旋することができる．前腕の運動中に橈骨頭が滑らかに回転できるよ

臨床的視点

骨間膜の解剖学的構造は，我々の身体が怪我に対して危険性を最小限にとどめるよう設計されている．肘関節や前腕複合体に関するこれまでの議論でわかったように，尺骨の近位部で大きく，主に上腕骨との連結に役に立っているが，橈骨は手関節と連結する骨として重要である．骨間膜の強いコラーゲン線維は，斜め（橈骨から尺骨へ内側から遠位方向）に走行している．この構造により，解剖学的な橋梁として，橈骨から骨膜を通して尺骨へ効率的に力を伝達することができ，肘より上方にある大きな上腕骨にも力を分散できる．したがって，転んで手を伸ばして着いた際，その力は橈骨遠位の骨間膜に伝達されるため，橈骨への直接外力によって生じる傷害のリスクを軽減できる．同様に，肘関節を曲げて重いトレーを頭の上で運ぶウエイターにとって，末梢からのトレーの重量を橈骨から尺骨に伝達して力を分配できるため，トレーを運ぶことが容易になる．

肘と前腕は，上肢の中間部にあるので，過度に引く力によって傷害を生じる危険がある．これは特に子どもや10代の若者にとって，正常範囲にある靱帯の緩みや肘部の骨化作用の成熟過程にあることからも明らかである．一般的に不注意による傷害は，100年前に「子守女肘」として知られ，橈骨頭が輪状靱帯から脱臼した状態となる[24]．厳密には「肘内障」といわれるこの症候群は，5歳もしくはより若い幼児にも生じる．子どもの手や前腕を引っ張ったり，床から立ち上げる際や遊びのなかで腕を持って揺り動かすことによって発生する．親は，このように子どもを引かないように注意するべきである．

うに，橈骨頭に隣接した輪状靱帯の下面には，摩擦を減らすための軟骨が存在する．前述したように，外側側副靱帯（LCL）は輪状靱帯と結合しており，上橈尺関節の安定性に寄与している．**方形靱帯**は短いが強く，尺骨下端および橈骨切痕から起こり，橈骨頸の内側に付着している．方形靱帯は関節包を補強して，尺骨の橈骨切痕と橈骨頭との緊密な関係を維持しており，橈骨頭の回転を制限している（**図6-5**）．方形靱帯のなかでも強い前部は，主として最大回外時の近位橈尺関節を安定させるが，比較的弱い後方部は最大回内時に安定させる[20,23]．**斜索**は，前腕腹側に存在し，尺骨の橈骨切痕内側面から尺骨の橈骨結節まで走行する平らな筋膜の帯である．その線維は骨間膜に対して垂直に走行し，最大回外時に橈尺の結合部にしっかりとした安定性をもたらしている[20]（**図6-5**）．

すでに述べたように，尺骨遠位には関節円板が付着している．この関節円板は，その形と強固な繊維の構造をしていることから，**三角線維軟骨**として知られている．三角形の線維軟骨は手関節の三角線維軟骨複合体（triangular fibrocartilage complex：TFCC）として，近位と遠位に2つの関節面をもっている．下橈尺関節に存在する尺骨頭は近位の関節面であり，尺側手根関節の手根骨は遠位の関節面を構成する．関節円板の上部および下部の表面は凹となっているが，近位の関節面は尺骨頭に対応するために，より凹面となっている．TFCCは下橈尺関節の安定性をもたらしており，第7章でさらに詳細に記述する．関節円板の前後は，**前方（手掌）**および**後方（手背）の橈尺靱帯**と連続しており，しっかりと関節包に結合して，尺骨を橈骨の尺骨切痕に固定している（**図7-5**参照）．

筋

肘と前腕複合体の筋には，腕尺関節および腕橈関節の屈筋と伸筋，それに前腕の回外筋と回内筋がある．複数の筋には同じような機能があり，他の筋は1つの関節のみに作用する．この部位における筋の動作と機能を研究する際，筋がどのように関節を横切り，どのように骨に付着して骨を動かしているかを念頭に置くことが重要で

表 6-2　肘/前腕複合体の筋群

グループ	筋	近位付着部	遠位付着部	神経	作用	触診
肘屈筋群	上腕筋	上腕骨骨幹の前面中央	尺骨の鉤状突起と尺骨粗面	筋皮神経（C5-C6）	腕尺関節の屈曲	触診する指は，**図 6-6** のように上腕二頭筋の内側と外側に置き，1～2 インチ（2.5～5 cm）以上把持する．被検者の前腕は二頭筋を弛緩するために回内する．肘関節はできるだけ少ない努力で曲げると，上腕骨の収縮が感じられるだろう．これらの状態で，上腕筋は，二頭筋によるわずかなもしくは全く収縮せず肘関節を屈曲させる．いったん，触診する指が適切に置かれれば，上腕筋のより強い収縮によって小さな可動域の迅速な屈曲が行われるだろう．前腕をテーブルや膝の上において筋を緩めた状態で二頭筋とその腱を触れる．それから，筋周囲をしっかりつかんで，その下の深い位置にある上腕筋から持ち上げて引き離すような操作を行い，左右に動かすことができる．二頭筋の輪郭は，肘関節屈曲への抵抗により確認しやすく，素人にとって二頭筋を締めることで筋ということになる．前腕が回外されている場合，二頭筋腱は，肘の「折りたたむ部分」で最も確認される．検査者の指は，橈骨粗面へ行く途中で肘前側の窩へ入り込む腱の位置を示している．
	上腕二頭筋	2 つの頭が臼蓋上腕関節の上から始まる： 長頭： 肩甲骨の関節窩上結節，臼蓋上腕関節包内および上腕骨の結節間（二頭）溝を走行． 短頭；肩甲骨の烏口突起	二頭筋腱膜の一部が広がっている橈骨粗面	筋皮神経（C5-C6）	臼蓋上腕関節の屈曲，肘屈曲，橈尺関節の回外	

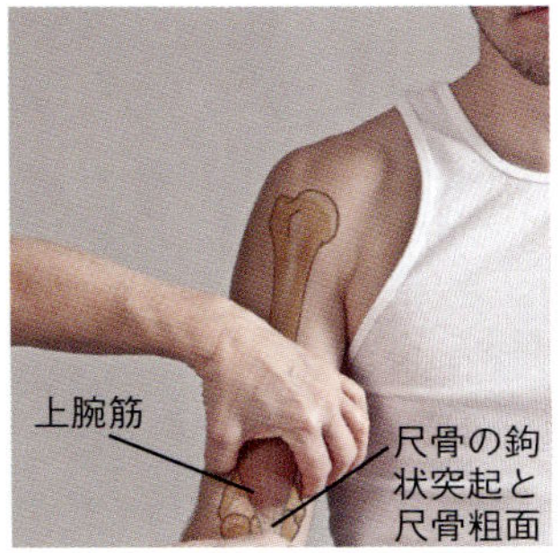

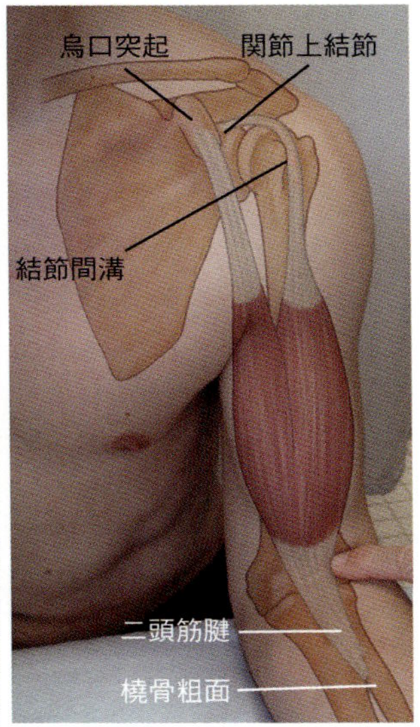

（次頁へつづく）

表 6-2 肘/前腕複合体の筋群（つづき）

グループ	筋	近位付着部	遠位付着部	神経	作用	触診
屈筋群	腕橈骨筋 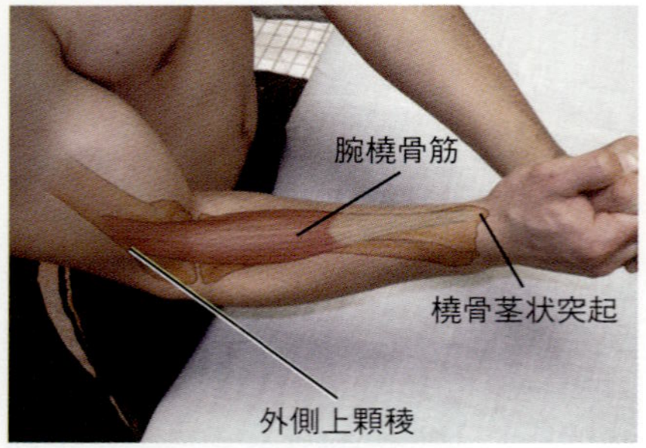	上腕骨の外側上顆稜	橈骨茎状突起	橈骨神経（C5-C6）	肘屈曲，前腕中間位からの橈尺関節回外および回内． 腕橈骨筋は，強い抵抗に対する前腕中間位からの回内もしくは回外[33]．	腕橈骨筋は，肘関節 90° 位で，前腕の回内-回外中間位において，肘関節屈曲に抵抗を与えられる場合，腕橈骨筋は最も触診される．肘関節全体が弓の弦のようになり，筋腹が前腕において著明となる腕橈骨筋腱に注意しなさい．図 6-8 は，この筋の輪郭を示しており，長橈側手根伸筋と短橈側手根伸筋との関係を導くことができる．腕橈骨筋は表層にあり，その上に沿って容易に触れることができる．肘関節の上に，三頭筋と上腕筋の間に位置する．肘関節とその下に，腕橈骨筋は，肘前側の窩の外側縁を形成する． その筋の一部は，前腕の途中で追えるだろう．しかし遠位付着部，腱付着部は平らで，手から手関節を通る筋群の腱に部分的に覆われるので，すぐに触診されない． これらの腱は，手関節の尺骨から橈骨へ斜めに交差する靱帯構造によって抑制されている．筋が収縮するとき，肘関節へのその垂直の距離が増加するほど，下にある構造からその上部が上昇して，モーメントアームが増加し，その機能を増強する．
	円回内筋 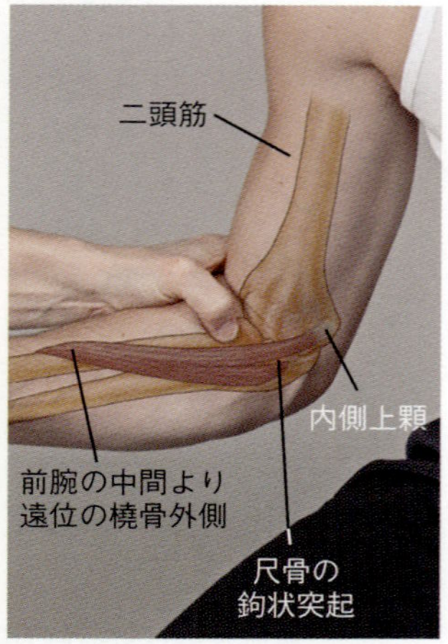	上腕骨頭： 上腕骨内側上顆； 尺骨頭： 尺骨の鉤状突起． 筋線維は，前腕前面の内側から外側へ斜めに交差している．	前腕の中間遠位の橈骨外側	正中神経（C6-C7）	橈尺関節の回内，および弱い肘関節屈曲	筋は表層にあり，肘の「折りたたむ部分」もしくはそれより遠位で，肘前側の窩の内側縁の形成している．その線維は肘屈曲に抵抗を加えて，肘関節屈曲もしくは軽度屈曲しながら前腕を回内したとき，この部分で簡単に特定できる．被検者の親指が円回内筋の周辺を把握できる．もし示された位置から，前腕をさらに回内する，あるいは回内または屈曲に抵抗を加えるならば，筋は著しく硬くなる．円回内筋は橈側手根屈筋の近くにあり，これらの両方の筋は上腕二頭筋腱膜によって保護される．より遠位へ，それが橈骨側へ回るとともに，円回内筋は腕橈骨筋によって保護される．そしてもし円回内筋がその遠位の付着のすぐ近くに触れられる場合，腕橈骨筋は，膝の上かテーブルの上で前腕を休ませることにより緩められているに違いない．その後，腕橈骨筋が基本的に弛緩している一方，回内筋が活動することにとって前腕は回内される．回内運動は少しの努力あるいは一部の筋緊張によって行われるべきである．

<table>
<tr>
<td>伸筋群</td>
<td>上腕三頭筋
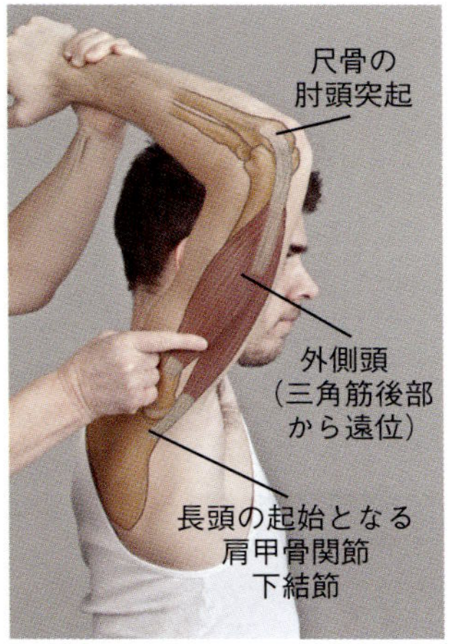

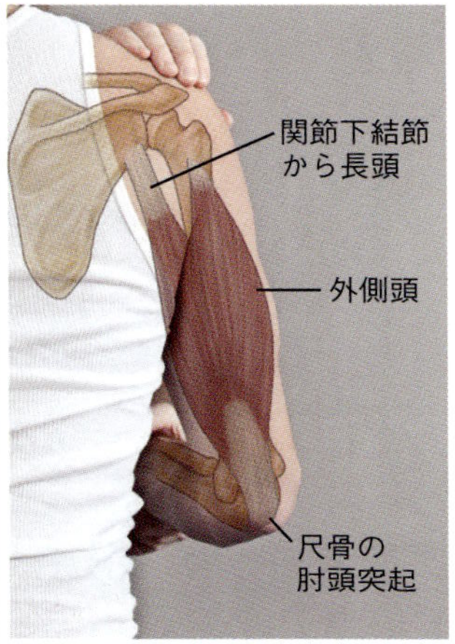
</td>
<td>３つの頭
長頭：
肩関節包と密接に関係する広い腱による肩甲骨の関節下結節；
内側頭：
後部の上腕骨（筋）後面の遠位部；
外側頭：
上腕骨後外側面で，大結節下.</td>
<td>３つの頭は頑丈な広い腱を形成し，尺骨の肘頭突起に付着し，前腕背面の筋膜に移行する肘筋に広がるように走行する.</td>
<td>橈骨神経
（C7–C8）</td>
<td>臼蓋上腕関節の伸展と腕尺関節の伸展.</td>
<td>三角筋後方の下部線維の真下から出現する近位の長頭が観察される（図 6–10A）．上腕を下って遠位の途中まで追うことができるだろう．３つの頭の中で最も強い外側頭の筋部分は三角筋後方から遠位に触れる．長頭および外側頭は，腓腹筋の２つの頭がアキレス腱となるように，両側から付着する共同腱によってつながっている．図の中にある外側頭と長頭の間にある平坦な部分に注意する.（図 6–10B）これは，特に２つの頭が側方および下方から入り込んでいる表面にある幅広い三頭筋腱である. 内側頭は一部分, 長頭によって覆われ，内側上顆の近くで，その遠位の部分を最も触れる．内側頭の触診について，手背部をテーブルの端に置き，肘伸展に抵抗を加えるためにテーブルに向けて下方へ圧を加えることを薦める．そうすれば，内側頭が収縮するのを感じるかもしれない.</td>
</tr>
</table>

（次頁へつづく）

表 6-2 肘/前腕複合体の筋群（つづき）

グループ	筋	近位付着部	遠位付着部	神経	作用	触診
肘伸筋群	肘筋 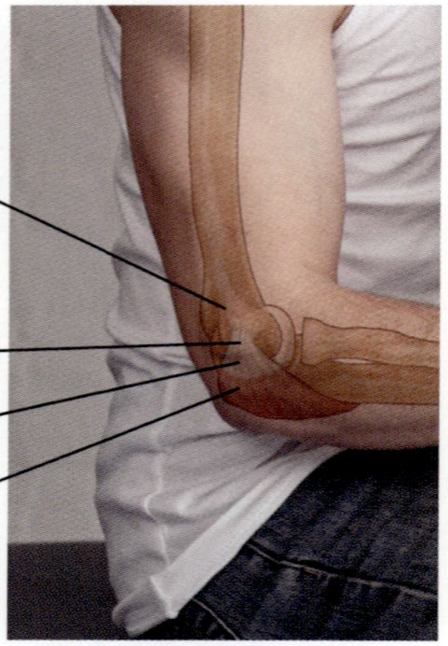	上腕骨の外側上顆	近位の尺骨から肘頭突起の下面	橈骨神経（C7-C8）	腕尺関節の伸展	1つの指先が外側上顆に，もう1つが肘頭突起に置かれる場合，肘筋の筋部は，他の2ポイントから三角形を形成する点で遠位部を触れる．それは尺側手根伸筋の近くに位置しているが，2つの筋の走行の違いを念頭に置いておくと，どの筋も容易に区別できるだろう．肘筋は短く近位にあり，尺側手根伸筋は前腕を下方に走行する．
前腕回外	回外筋 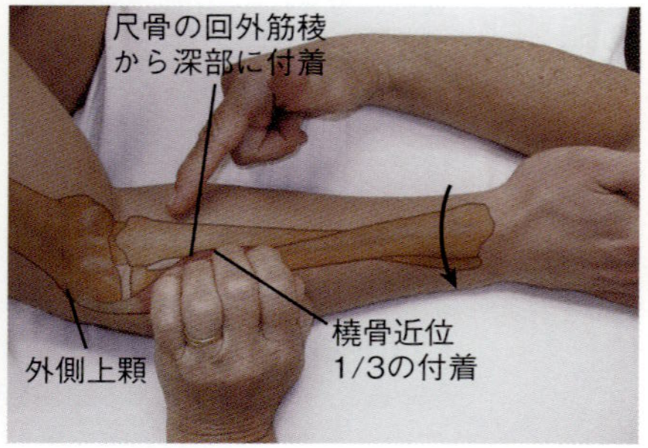	上腕骨の外側上顆および尺骨の近接部分	橈骨の近位の部分の前部および外側面	橈骨神経（C5-C6）	橈尺関節の回外	かなり短く平らで，橈骨近位部に巻きつく三角形の筋である．回外筋は深い位置にあるが，触診できる部位が**図 6-11** に示されている．指先は，触診を邪魔しないように橈側の筋群を押している．触診のための最良の位置は，膝を曲げた座位にて前腕を回内とし橈側から橈側筋群を把持し，それをできる限り引き離す．前腕が二頭筋の活動を避けるためゆっくりと短い範囲を回外するので，回外筋は触診している指の下のみで感じられるだろう．

前腕回内	方形回内筋 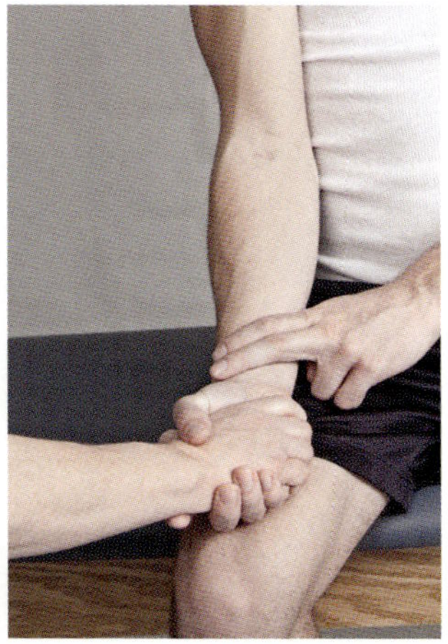	尺骨の遠位 1/4；前面	橈骨の遠位 1/4；前面	正中神経（C8-T1）	橈尺関節の回内	方形回内筋は，手関節近位の尺骨と橈骨を骨と骨間膜を覆うように斜めに走行している．筋は手関節と手指の腱によって覆われているので触診は不可能である．筋線維のおよその長さおよび方向は**図 6-12** に示している．

表 6-3　肘関節複合体の原動力（解剖的動作による要約）

腕尺関節		
	屈曲	上腕筋
		上腕二頭筋
		● 特に前腕回外
		腕橈骨筋
		● 特に前腕中間位
	伸展	上腕三頭筋
橈尺関節		
	回外	回外筋
		● 特に肘伸展
		上腕二頭筋
		● 特に肘屈曲
	回内	円回内筋
		方形回内筋

ある．例えば上腕二頭筋は，肩関節と腕尺関節を横切り，橈骨に付着する．このように3つの関節を横切り，肩や肘の屈曲と橈骨の回外を可能にしている．一方，上腕筋は上腕骨近位と尺骨遠位に付着し，肘関節だけを横切るため上腕筋は肘関節屈曲のみ可能である．本章では，肘と前腕複合体における主要な筋の作用について述べる．これらの筋の詳細については**表 6-2** に示す．また肘関節と前腕複合体関節の運動とそれを起こす主な筋の組み合わせを**表 6-3** に示した．筋は，それら解剖的な作用によって整理される．

肘関節屈筋

主な肘関節屈筋は，上腕筋，上腕二頭筋，腕橈骨筋である．円回内筋は，主に前腕の回内筋群として限定された角度で作用する．主な肘関節屈筋群のうち，上腕二頭筋と腕橈骨筋は前腕の運動にも関与する．他にも腕尺関節を横切る筋はあるが，肘関節への作用はわずかで，主に手や手指などの末梢で作用する．これらの筋には，長橈側手根屈筋，尺側手根屈筋，浅指屈筋，長掌筋があるが，これらの筋については次の章で論じる．

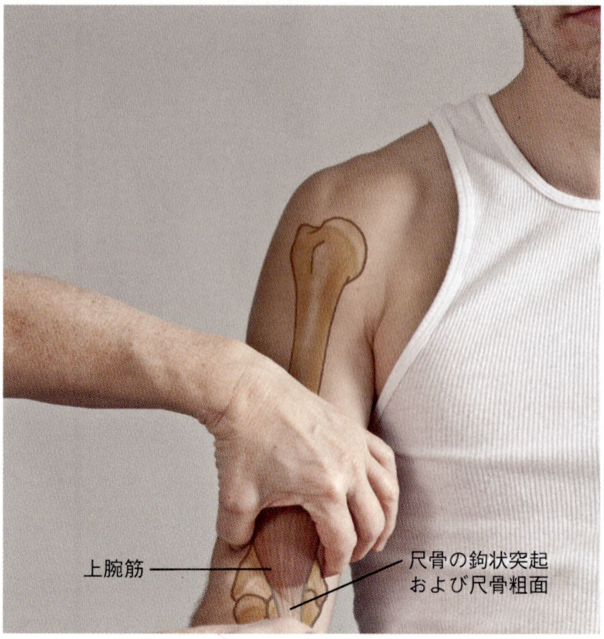

図 6-6　上腕筋．モデルは上腕筋の位置を示し，上に描かれた挿絵は付着部と筋を示す．

上腕筋

上腕筋（**図 6-6**）は，上腕二頭筋の深部にあり，腕尺関節を横切って唯一尺骨に付着する筋である．そのため，前腕の位置に関係なく常に肘関節の屈曲に作用する．肘関節では唯一の単関節筋であり，肩や前腕の肢位の影響を受けない．上腕筋は，大きな横断面積をもち最も大きな仕事量を有する屈筋であることから，肘関節の「馬車馬（workhorse）」として知られ，腕尺関節を横切る筋である．上腕筋は，肘関節屈曲を必要とするすべての作業で活動する．この筋はまた付着部が関節軸の近くにあるため，腕尺関節の運動を非常に効率よく行え，肘関節屈曲 90～100° で最も大きな力を発揮する[12, 25, 26]．上腕筋の筋腹は，上腕の遠位半分に位置しており，ほとんどが上腕二頭筋に覆われている．

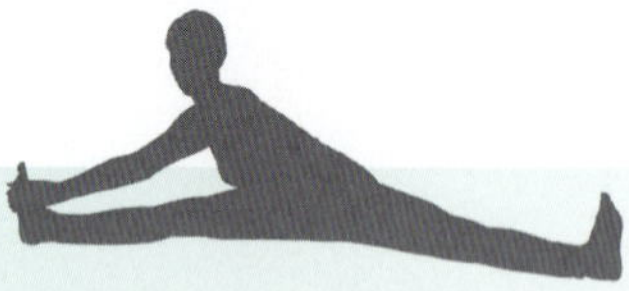

臨床的視点

肘屈筋群には３つの異なる末梢神経が分布している．筋皮神経（C5-6）は上腕二頭筋と上腕筋の両方に分布し，橈骨神経（C5-6）は腕橈骨筋に分布している．また正中神経（C6-7）は円回内筋に分布している．この神経支配分布とは対照的に，肘伸筋（上腕三頭筋）は橈骨神経のみに支配されている．この神経支配が，たとえ末梢神経損傷や脊髄損傷を受けた場合でも，物を体幹に近づけたり，手から口へ運ぶといった機能的活動を可能にしている．

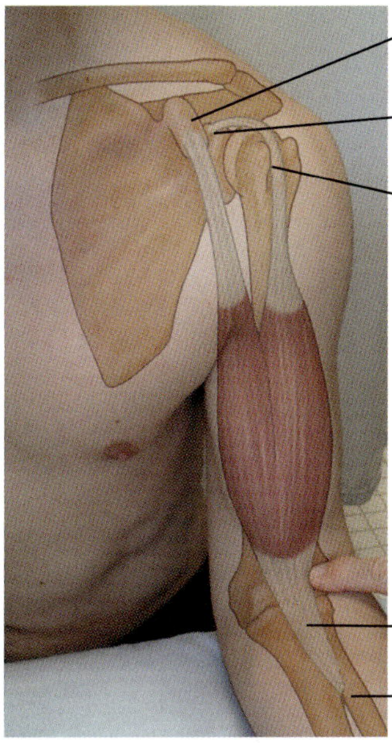

図 6-7　上腕二頭筋．二頭筋の特有の輪郭は前腕の回外を伴う肘屈曲によって出現する．検査者は，肘の「折り目」に顕著な二頭筋腱を指している．モデルは，上腕筋の位置を示し，上に描かれた挿絵は付着部と筋を示している．

上腕二頭筋

上腕二頭筋は，その名が示すとおり，上腕の前方に 2 つの頭をもつ紡錘状の筋である（**図 6-7**）．上腕二頭筋は，上腕骨に直接付着せず，肩甲骨に近位付着部をもち肘関節遠位に遠位付着するため他動的に容易に動かすことができる．二頭筋長頭腱は，上腕骨の結節間溝（二頭筋溝）から肩峰下を通って関節包内を走行する長い腱であることから，絞扼や二次的障害を起こす危険性がある．短頭は，肩甲骨烏口突起に付着する．2 つの頭は上腕近位では別々に筋腹が存在するが，上腕の中間部で 1 つの筋腹となる．長頭の筋腹が外側部分にできるのに対して，短頭の筋腹は一般に上腕の中間部分で形成する．

機能的に，例えば重いトレイを運んだり，口にスプーンをもっていくように前腕回外位で肘屈曲を行う場合，上腕二頭筋は選択的に収縮する．筋は大きな横断面をもち，肘屈曲 90～100° で最も大きなモーメントアームとなる [12, 25, 26]．肘屈曲 100° 以上，もしくは完全伸展付近では，収縮力はより並進するようになる．この並進する力は，肘関節を安定させるために関節に圧を加えることになる．

腕橈骨筋

腕橈骨筋は肘屈筋群のなかで最も長く，筋腹が前腕にある唯一の肘屈曲の主動作筋である（**図 6-8**）．この筋は肘屈曲に大きく作用するが，前腕の回内と回外にもわずかに作用する．なぜなら橈骨に付着するため，回内または回外に寄与する可能性がある．比較的小さな横断面ではあるが，肘屈曲 100～120° において最大筋力を発揮する [12, 25, 26]．腕尺関節の軸から離れた位置に筋腹があるため，その力の一部は関節に圧縮を加えて関節の安定性に寄与している．**図 6-8** は，この筋の輪郭を表してい

臨床的視点

二頭筋長頭は烏口肩峰弓と上腕骨大結節の間を通過するため，衝突の危険性があり，頻繁に病理学的および機能的障害を起こす部位である．衝突による慢性的な炎症は，腕の内側面に放散痛や，二頭筋溝の圧痛，および肘関節屈曲力の低下を生じる．

筋皮神経は上腕筋と上腕二頭筋の両方に分布しているため，この神経が損傷するとこれらの屈筋群の機能を失ってしまう．もし上腕二頭筋と上腕筋が麻痺した場合，低下した肘関節屈曲の機能は，円回内筋，長橈側手根伸筋および短橈側手根伸筋とともに腕橈骨筋によって代償される．これらの筋の屈曲力は肘関節が伸展していると弱いが，上肢が障害された場合，肘関節屈曲を開始するために勢いをつけるように反動をつけることに利用する．肘関節が 90° 以上振ることができれば，前腕の筋は肘関節の機能的運動を行う上で力を出しやすい肢位を確保して，手を使いやすい位置に変えたり，小さい物は持ち上げられる可能性がある．

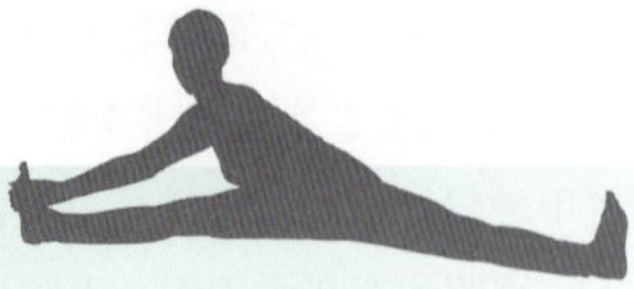

臨床的視点

上腕三頭筋の麻痺は，C7 に影響を受ける橈骨神経損傷あるいは脊髄損傷によって生じる．肘関節や前腕の後方の区画全体が橈骨神経によって神経支配を受けるため，この神経損傷は壊滅的な結果をもたらす．C7 脊髄損傷者は，二頭筋と三頭筋の求心性および遠心性収縮によって肘関節屈曲と伸展を行う．これは，食物を切ったり，プッシュアップを行ったり，ドアを押し開いたりするような活動に必要であり，頻繁に用いられる機能である．

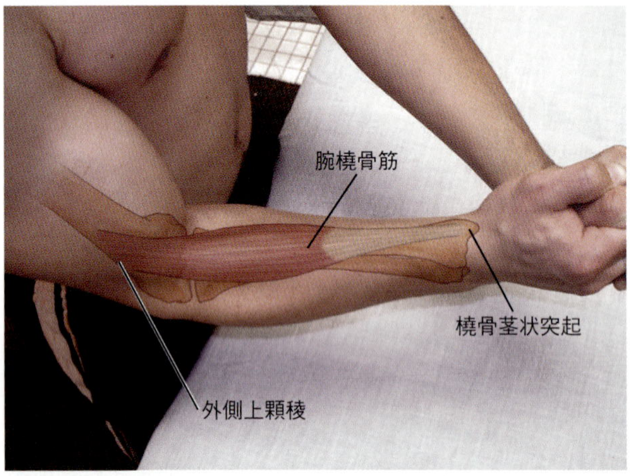

図 6-8　腕橈骨筋．腕橈骨筋の収縮は，前腕の回内・回外の中間位における肘関節屈曲に対する抵抗によって明らかとなる．

る．筋が収縮すると，肘関節までの垂直な距離が増加するように，上腕筋の上部は下にある組織が盛り上がり，モーメントアームが増加してその機能を高めることになる．

円回内筋

円回内筋（**図 6-9**）は，前腕回内時に肘関節屈曲に作用する弱い肘関節屈筋でもある．主な作用は前腕回内であるため，この筋は前腕筋として詳述する．

肘関節伸筋

主な肘関節伸筋は，上腕三頭筋である．小さな肘筋は，肘関節伸展のすべての力に対して最小限，補助するだけである．

上腕三頭筋

上腕三頭筋は3つの頭があるのでこのように呼ばれており，上腕後面のすべての筋量を有している（**図 6-10**）．

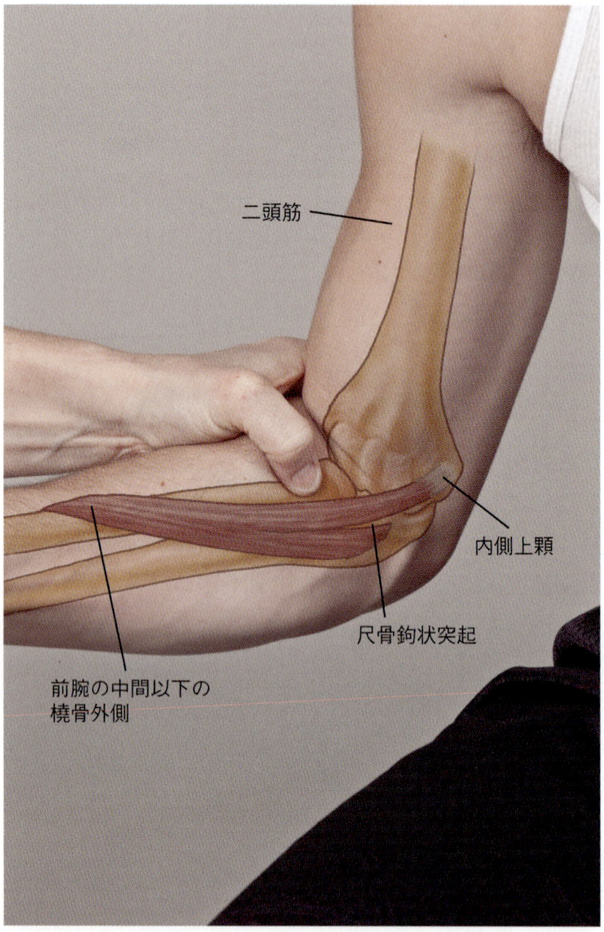

図 6-9　円回内筋．モデルは円回内筋の位置を示し，上に描かれた挿絵は付着部と筋を示す．

三角筋後部線維の遠位にある外側頭は，最も発達した筋であり，3つの頭のなかで最も強い（**図 6-10B**）．上腕三頭筋は尺骨のみに付着するため，この筋は前腕の肢位に関係なく，肘関節を伸展する．最大の伸展力は，肘関節屈曲 70～90° の中間域で発揮される[27-29]．三頭筋は，肘関節伸展時には求心性に，肘関節屈曲時には主に安定性をもたらす筋として遠心性に作用し，さらに閉鎖運動連鎖の際には，上肢の強力な固定筋として作用する．

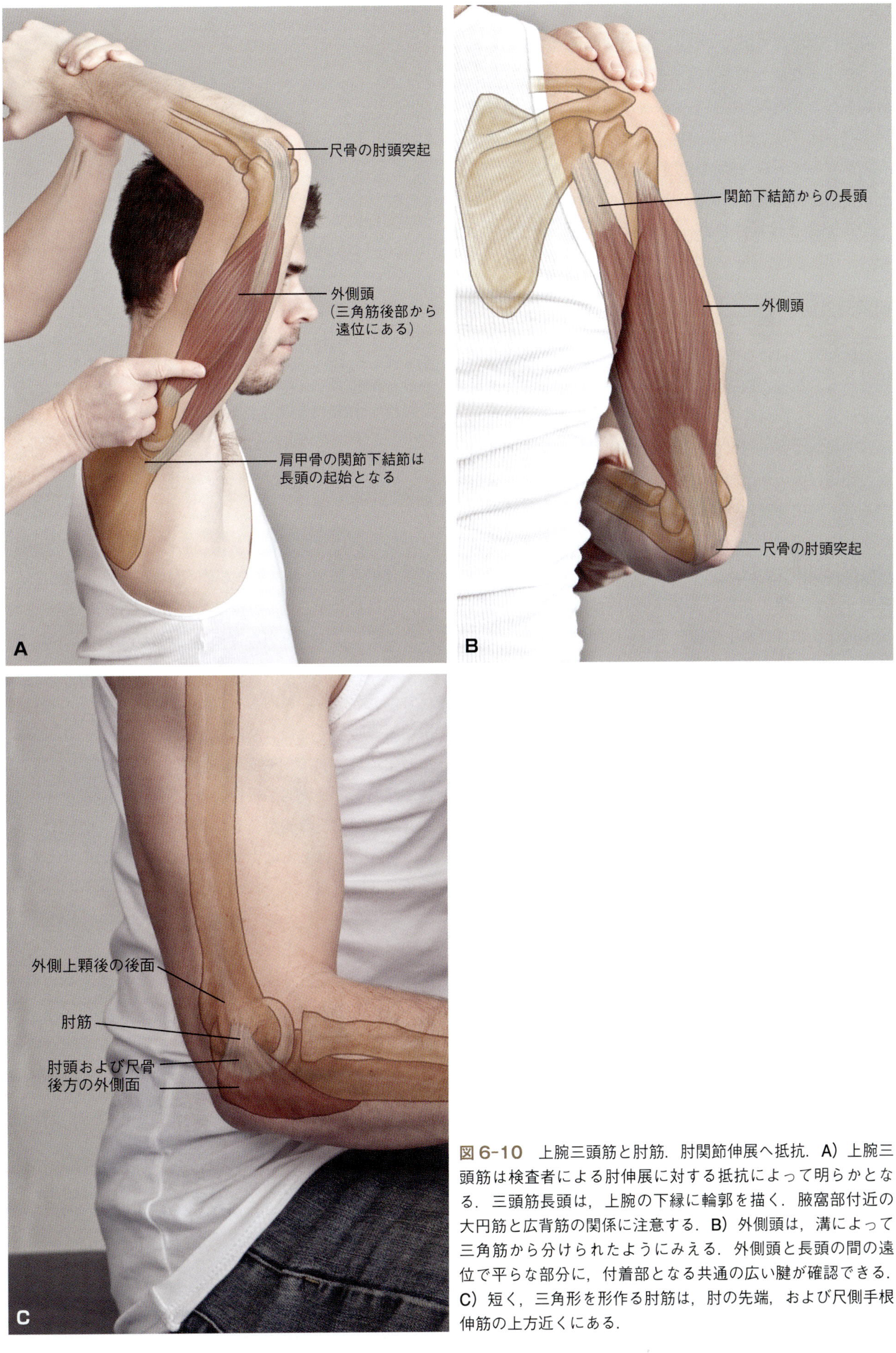

図 6-10　上腕三頭筋と肘筋．肘関節伸展へ抵抗．A）上腕三頭筋は検査者による肘伸展に対する抵抗によって明らかとなる．三頭筋長頭は，上腕の下縁に輪郭を描く．腋窩部付近の大円筋と広背筋の関係に注意する．B）外側頭は，溝によって三角筋から分けられたようにみえる．外側頭と長頭の間の遠位で平らな部分に，付着部となる共通の広い腱が確認できる．C）短く，三角形を形作る肘筋は，肘の先端，および尺側手根伸筋の上方近くにある．

肘筋

肘筋は，深部で関節に接し，腕尺関節包の線維にも付着する小さな筋である（**図 6-10C**）．肘関節伸展時に，肘関節後方で弛緩している関節包に緊張を加え，肘頭が肘頭窩へ入り込む際に関節包のひだが挟み込まれないように役立っている．肘関節伸展の補助筋として作用する．それは，負荷の低い肘関節伸展運動の初動時に重要であるが，発揮される伸筋力のわずか 10～15%の出力しかない[30,31]．

前腕回外筋

前腕回外筋には，主に上腕二頭筋と回外筋がある．腕橈骨筋も，角度が限定されるがわずかに作用する．回外筋はゆっくり回外する場合や抵抗が軽い，あるいは肘関節が伸展している場合に作用する．回外筋としての二頭筋の作用は強いが，肘関節屈曲位で最も作用する．したがって，肘関節が屈曲位にある場合，あるいは強い抵抗が生じた場合には，二頭筋によって回外する．腕橈骨筋は肘関節屈曲位の回内位から中間位までにおいて回外を補助するが，その作用は非常に弱い[32]．長母指外転筋，短母指伸筋および示指伸筋を含む手関節および手にあるいくつかの筋もまた，わずかであるが回外に作用する．ただし，それらの回外運動に対する役割はきわめて少なく，手関節と手に主な役割があるため次の章で述べる．

回外筋は，その名にふさわしく，前腕回外を単独の作用としている唯一の筋である．そのため，速度や負荷の程度にかかわらず，前腕回外の際には常に働いている．回外筋は，前腕の２つの骨の間にある背側骨間膜の上にある深部の筋であり，肘筋や長橈側手根伸筋および腕橈骨筋によって覆われている（**図 6-11**）．回外筋は，ゆっくりとした回外あるいは肘関節が伸展するときに単独で活動する．

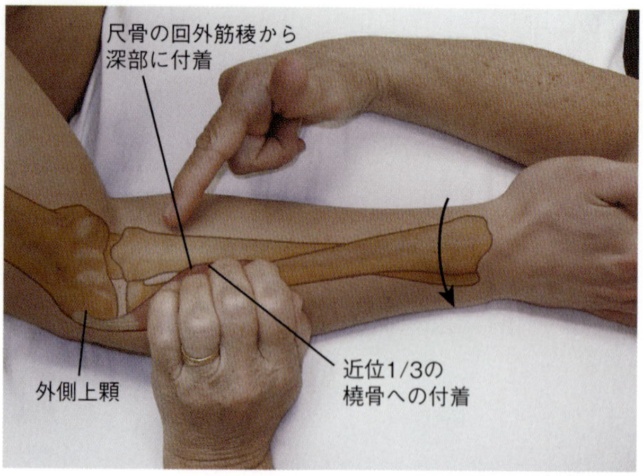

図 6-11　回外筋．検査者は，肘伸展位における二頭筋の活動を抑えるように前腕がゆっくり回内から回外することにより最も判明しやすい回外筋の位置を示している．上に描かれた挿絵は付着部と筋の輪郭を示している．

前腕回内筋

前腕回内の役割を果たす主な筋は，それらの作用が筋名に使用され，円回内筋や方形回内筋がそれに相当する．回内筋は尺骨から起こり橈骨に付着しており，静止した尺骨の周りに橈骨を引き寄せる．前腕を回内する際，円回内筋および方形回内筋は，上下の橈尺関節のいずれも尺骨の上を橈骨が回内するように共同して働く．特に肘関節屈曲時に，腕橈骨筋は強い抵抗にかかわらず回外位から中間位置まで前腕を回内させる[33]．橈側手根屈筋，長掌筋および長橈側手根伸筋は，すべて手関節と手の筋であり，回内する能力をもつが，回内のてこ作用は乏しく，その力もほとんど寄与していない．これらについては第７章に記載する．

円回内筋

円回内筋（pronator teres）は，主要な前腕の回内筋であり，その機能および形から命名された（cordlike：ラテン語：*tres*）．円回内筋の大部分は肘より下に位置

臨床的視点

肘関節の正中神経損傷は，円回内筋と方形回内筋の麻痺を引き起こし，深刻な回内力の低下をもたらす．このような損傷の結果として，キーを左回りに回したり，グラスを傾けないように保持する十分な力を発揮することができなくなる．

する．この筋は，肘関節の軸近くを走行するため肘関節屈曲のモーメントアームが弱いものの，大きな抵抗あるいは重い荷物がある場合に限り肘関節屈曲に作用する[12)]．円回内筋は関節付近にあるため，上橈尺関節を安定させるとともに，回内の際には，尺骨の周りに橈骨を回転もしくは回旋させるために方形回内筋と共同して働く．筋は薄く，その線維は前腕の前面を斜めに，内側から外側へ走行している（**図 6-9**）．

方形回内筋

その機能と形から命名された方形回内筋は，前腕の遠位もしくは下橈尺関節の手関節近くで深い位置にあり，遠位の前腕腹側において尺骨および橈骨を横切っている（**図 6-12**）．単関節筋として肘関節の肢位にかかわらず，前腕回内を行う．関節のすぐ近くに位置するため，この筋もまた下橈尺関節の動的な安定機構として作用する[27, 34)]．

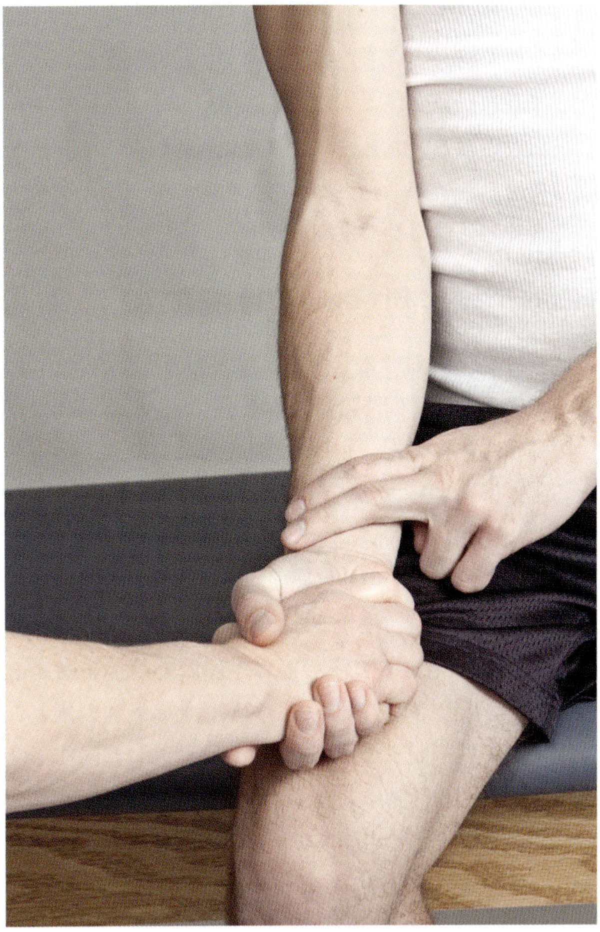

図 6-12　方形回内筋．モデルは深い位置にある方形回内筋の作用の方向を示す．

機能的な活動および肘/前腕部の筋

これまでにこの部分の筋の主要な解剖学的作用は知られているので，これらの筋が機能的な活動を行うために，どのように共同して仕事をしているのか，明らかにすることはできる．筋が，主動，拮抗，共同，もしくは適切な機能的作用を提供する安定装置として，多くの運動に寄与していることを第 4 章から思い起こしなさい．本節では，機能的な課題を遂行するために肘と前腕の筋が共同して働いている例を述べる．

主動，拮抗および共同して作用する筋

筋機能について，まず求心性収縮として作用する主動作筋について学習する．主動作筋が活動すると，遠位付着部が開放運動連鎖によって動くために，近位付着部は他の筋あるいは体重によって安定している（**図 4-3** 参照）．第 4 章に記載したように，機能的な運動は，課題を遂行するために多くの筋群の共同作用が必要となる．

臨床的視点

第 3 章で述べたが，筋は特定の目的に対して最も効率よく最小のエネルギー消費で働くように神経系によって選択されている．しかしながら，機能的な活動における最大のエネルギーの節約は，個々の高度な熟練によって達成される．熟練していない者の運動では，必ずしも運動に必要とされるわけではない筋が同時に活動してしまい，必要以上に収縮するため，エネルギーを浪費する．不必要な筋の同時活動化は，運動の技術を学習する初期によく起こる．この現象は，幼い子どもが平衡を保ったり，大人と同じように速い歩行様式を学習したりと新たな課題を学んでいく過程でよくみられる．技術が習熟するとともに，筋収縮が調整され，疲れず，よりスムーズな運動となり，見た目も美しくなる．

筋は，完全に分離して作用することは少ない．例えば，重い荷物を持ち上げるためにすべての肘関節屈筋が活動するように，課題によっては同じ作用をする筋群を漸増的に活動させる．さらに，より重い負荷によって抵抗を受けて肘と前腕が活動する場合，前腕や手，肩の筋を含めて共同した筋活動が求められる．

機能的な活動における筋の選択：共同収縮

肘関節伸展における三頭筋と肘筋のような筋同士は，要求にかかわらず同時に活動するが，共同筋の活動は運動の種類に依存する．共同した筋活動は，課題，要求される力，負荷や圧力の方向および筋収縮様式（遠心性，求心性，もしくは等尺性）によって影響を受ける[35]．例えば，二頭筋と三頭筋は屈曲または伸展する際の拮抗として作用するが，強く手を握る場合には共同して働く（**図 4-4C** 参照）．これらの筋は手関節や手指を動かす際には肘を安定させるために共同収縮する．別の例として，ドアノブを回すことも二頭筋と三頭筋の共同作用である．これらの活動中には，前腕が回外するにつれて三頭筋が肘を安定させ二頭筋による肘関節屈曲を防いでいる．（**図 4-4A** 参照）．

同時に起こる運動に関与する筋の大部分は，4章で述べたが，同時に起こる運動に関与する筋の数は，主に要求されている課題への労力の大きさで決まる．大きな抵抗が生じた場合，その関節もしくは運動を生じる近接の関節のみでなく，遠く離れた関節からも，さらに多くの筋が動員される．このことは，強く拳を握るときの肘関節と前腕で明らかとなる．肘屈筋および伸筋のいずれも肘関節を安定させるために収縮する．これらの共同収縮は自動的に起こるものであり，意図的に抑制することはできない．肘を安定させることによって，手指や手関節の近位に付着する筋群は，適切な活動を作り出し，機能することができるように強固な基礎を提供する．この安定化がなければ，多くの手指および手関節の筋力が，近位部の制御のために使用され，適切な遠位の機能を供給する能力を減少させてしまう．強くこぶしを握る際に肩を触診すると，運動連鎖に沿ってより近位部も安定させる必要があることがわかる．容器の硬い蓋を開けるような非常に強い力が必要な活動を手および手関節で行う場合，体幹，下肢および顔の筋までが，共同して活動することがある．

肘関節と前腕の単関節および多関節筋

第4章で言及したように，単関節筋は多関節筋よりも前に活動する．上腕筋は単関節筋であるため，この自然の法則に従い，回外も回内も行われない場合，肘関節屈曲に選択される筋である．確かに，上腕筋は肘屈曲が要求されるすべての作業で活動する[31]．単純な肘関節屈曲や低負荷での等尺性収縮に上腕二頭筋を使用することは，回外運動を回内筋により制御しなければならないため非効率的である．

肘関節と前腕の多くの筋群は1つ以上の関節に作用しており，通常はそれらの関節を含む課題によって同時に筋が選択される．例えば，肘関節屈曲と前腕回外が同時に生じる場合は，上腕二頭筋が自然に選択される．軽い作業の場合，神経系は通常2つの作業を行うために，十分に強く利用できる筋を1つ選択する．活動時に多関節筋の損傷を防ぐために，それらの部位では単関節筋が補充される．例えば，筋皮神経損傷によって二頭筋が機能しない場合，腕橈骨筋と回外筋が肘関節屈曲と回外を同

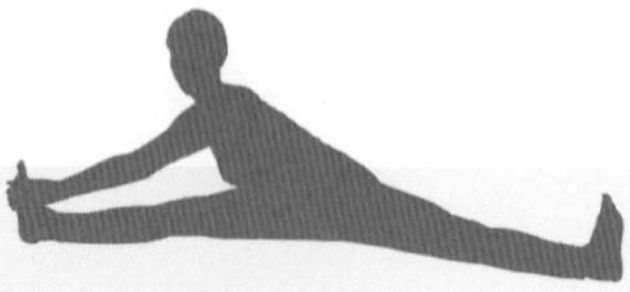

臨床的視点

上腕二頭筋が最も伸張される肢位は，肩関節過伸展・肘関節伸展および回内である．この肢位は，多関節筋の短縮の有無，筋やその付着部が損傷していないかどうかを判断するための検査として用いられる．多関節筋が緊張あるいは損傷していても，個々の他動的な関節運動は正常範囲内のことが多い．ただし，多関節筋を完全に最終可動域まで他動的に伸張すると，筋の欠損は明らかになる．もし筋が緊張していれば，完全に運動が終わる前に，固い最終域感を伴う異常な制限を生じる．また，筋が損傷されているならば，関節運動が終わる前に疼痛を生じ，「empty」と呼ばれる最終域感があり，最終的な最終域感に至らない．三頭筋長頭と円回内筋は多関節筋のため，これらの検査が，運動制限もしくは筋損傷を確認するために用いられることがある．

時に行うために活動する．

筋が1つ以上の関節を横切る場合，筋は横切るどの関節にも作用を及ぼし，同様に，筋もまた関節の位置による影響を受ける．すでに述べたように，上腕三頭筋長頭および円回内筋は，2関節筋であるが，上腕二頭筋は3関節筋である．第4章で記載したが，筋が最短の長さに収縮すると，筋の長さ-張力曲線上で最小値になるため，筋力は低下する．これが多関節筋に生じる場合，活動不全と呼ばれる．したがって，二頭筋は肩の後ろに手掌を当てる肢位，すなわち完全な肩関節屈曲，肘関節屈曲および回外の状態で活動不全の肢位となる．この肢位で回外の最大筋力のテストを行うと，腕を体側に置き肘関節を90°屈曲したときと比較して，二頭筋の筋力が著しく低下する．三頭筋長頭の活動不全は肩および肘関節の最終伸展域で生じる．円回内筋は，肘関節屈曲および回内で活動不全となる．

多くの機能的な運動は活動不全を回避し，最適で十分な筋長を維持しながら行われる．例えば，肩関節を伸展もしくは過伸展した場合，二頭筋は伸張されるため，肘関節を体側で大きく屈曲すると，それは良好な緊張を維持することにつながる．この組み合わせ（肘関節屈曲と肩関節伸展）が，自然に「引き」動作を生じる．一方，肩関節屈曲時には三頭筋長頭が伸張されるため，有効な三頭筋の力を維持するために，肩関節屈曲と肘関節伸展が組み合わされる．このメカニズムは，「押し」動作として利用される．屈曲と伸展の組み合わせは，紙ヤスリで磨いたり，掃除機を使ったり，のこぎりで木を切ったり，ボールを投げたり，アーチェリーやボウリングといった多くの機能的な活動を行う上で交互に使用される．

一般的な肘関節と前腕の筋機能：要約と比較

最近の筋電図を用いた研究によって，筋の選択および肘や前腕の筋が活動する順序には，個人間に相当のばらつきがあることが明らかにされている．これまでの論文を基に，ここで述べる機能的様式が，最も一般的な肘および前腕の機能である．

肘関節屈曲

肘関節と前腕の運動を通して，モーメントアームや機能的な筋長の変化が，特定の可動域における筋群をより効率的にする．肘関節屈曲90～120°の中間域で肘関節の筋力は最大に達する[12, 25, 26]．すでに述べたように，上腕二頭筋と上腕筋は大きな肘関節の筋力を生み出すために最も適しているが，腕橈骨筋はある状態で最も活動し，円回内筋はやや弱い屈筋である．二頭筋と上腕筋は最大のモーメントアームをもつため，これらが肘に強さと力を提供する．一方，腕橈骨筋はモーメントアームが短く，肘関節の安定性を生み出す大きな圧迫力を提供する．

上腕筋は肘関節屈筋のなかで最も論争の的になっていない．それは，前腕の肢位による影響を受けないからであろう．Basmajian と Latif[36] による初期の研究では，上腕筋は負荷の有無や運動の速度には関係なく，常に肘関節屈筋として活動すると報告している．

腕橈骨筋は肘屈筋であるにもかかわらず，前腕の回外筋および回内筋としての役割が注目されている．以前の解剖学者はそれを*長回外筋*と呼んでいた．Fick[37] は，機械的に腕橈骨筋が完全に回内した位置から回外位まで行えると述べている．Beevorは最初，腕橈骨筋は肘関節の純粋な屈筋であると考えた．後に彼の考えは筋電図を用いた研究によって立証された[36, 38]．腕橈骨筋は強いが，二頭筋，回外筋および回内筋の麻痺があれば，回内や回外運動はできない．これらの患者では，機能的に水がこぼれないようにグラスを垂直に保持することは困難である．これらの発見に基づいて，前腕が中間位にある場合，腕橈骨筋は肘関節の純粋な屈筋と考えられるであろう．

二頭筋の分離した抵抗のない収縮では，肩関節屈曲，肘関節屈曲および前腕回外が同時に生じる．運動を行う場合，二頭筋の無駄な動きは他の筋の共同収縮あるいは重力によって生じない．前腕回内位で，2ポンド（0.907 kg）の負荷をかけて上げ降ろしをした場合でも，肘関節のゆっくりとした屈曲では二頭筋はほとんど働かないことがEMG研究によって明らかにされている．しかしながら，前腕回外位では，二頭筋は負荷の有無，動作の速度，運動の種類（遠心性か求心性）にかかわらず，肘屈曲により活動する．速度を上げたり負荷を増やすことで，前腕が回内される場合でも，二頭筋が活動する．研究では，大きな重量を上げた場合，二頭筋は前腕の肢位にかかわらず，常に活動することが明らかとなっている[39]．

回外と回内

回外と回内は前腕で頻繁に行われる動作である．それぞれに一軸および多軸性の筋がある．回外に関する特有の考察を最初に述べ，後に回内について記述する．

回外における上腕二頭筋と回外筋の作用の比較

本章の初めに述べたように，肘関節屈曲 90° で，上腕二頭筋は回外筋として最も有効に作用する．この肢位でこの筋の腱は，橈骨の長軸に対して直角となり，回外のための最大のモーメントアームが生じる．肘関節が伸展するとともにモーメントアームは減少し，回外筋としての二頭筋の役割は減少する．回外筋の効果は肘関節の角度によって影響を受けない．90° で，二頭筋が回外を行う役割は回外筋のほぼ 4 倍にあたる[37]．しかしながら，肘関節伸展かつ回外しているとき，二頭筋の役割は回外筋の 2 倍程度である[37]．

回外筋は二頭筋の補助がなくても回外を行う能力があることを，Basmajian と Latif らは確認した[36]．ほとんどの対象者において，肘関節伸展中の前腕回外では，二頭筋のいずれの筋にも筋電計により筋活動はなかった．しかし，回外に抵抗を加えた場合，二頭筋の活動が生じた．結論として，回外筋はほとんどの低出力の機能的な作業において単独で作用することが示唆された．

回内における円回内筋と方形回内筋の作用の比較

円回内筋は最も強固な回内筋である．表面にあるため，その収縮を触れることができる．一方，方形回内筋の果たす役割は，要求される筋力もしくは肘の位置にかかわらず一貫してすべての回内運動で活動しているものの，触診できないことから評価することが難しい[40]．円回内筋は肘関節屈筋でもあるため，回内する能力は肘関節の位置によって決まる．方形回内筋の横断面は円回内筋の約 2/3 であり，回内筋として優れている．しかしながら，方形回内筋の短縮する距離は短い．方形回内筋は，その大きさと位置からゆっくりとした回内運動で抵抗もなく，自動的な肘関節屈曲を伴わない状態では，他の筋の補助を受けずに前腕を回内できないことがわかる．

伸展：三頭筋と肘筋の作用の比較

三頭筋の横断面は肘筋より約 5 倍大きく，短縮する範囲は肘筋のおよそ 2 倍である[37, 41]．三頭筋腱を覆う筋膜は，さらに肘筋に伸びており，これらの 2 つの筋が緊密

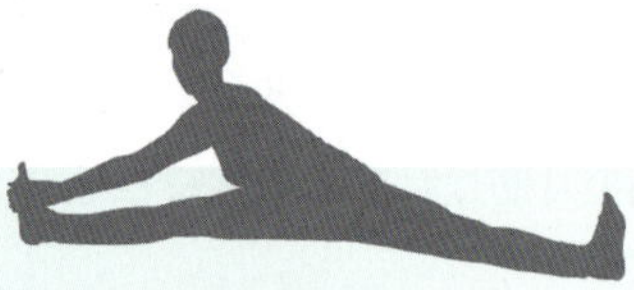

臨床的視点

論理的に考えれば，回外筋の作用は回外のみであり，単関節筋であるため，肘関節を屈曲せずに回外する場合やゆっくりとした運動もしくは抵抗のない場合に，回外筋の収縮が求められる．臨床的に，この仮定は以下のようにして確認できる．パートナーを膝の上に前腕を置いて座らせ，肘関節の二頭筋腱に指を置いて触診しなさい．ゆっくり回外を行い二頭筋腱が弛緩し，前腕が膝の上から動かない場合は，回外筋によって動作が行われていることを示す[32]．運動速度が増加すると上腕二頭筋が活動し，素早く回外すると，すぐに二頭筋腱が働くことを容易に触診できる．このテストは橈骨神経損傷患者において回外筋への神経再生を判断する際に有用である．回外筋の神経が麻痺すると，前腕をゆっくり回外しても回外筋の代わりに二頭筋腱が活動する．神経が再び回外筋に分布すると，正常に選択的な筋の活動が回復する．この他，この検査手順は回外筋のみを分離するために有用であるが，病理所見のない者に対して回外筋の筋力検査にはならない．

大胸筋が肘関節に付着しなくても，この筋が閉鎖運動連鎖において肩を内転させることで肘関節の伸展を引き起こすことができる．この機能は，上腕三頭筋（C7-C8）の麻痺をもっているが，大胸筋（C5-C7）の神経支配は保持されている脊髄損傷の人にとって非常に有用である．手を固定させた状態で，大胸筋は身体に肩関節を引き寄せる．肩関節が内側へ移動すると，前腕は回外し，肘関節は伸展して固定される．移乗用のスライディングボードで身体を移動させるような機能的な活動では，手をスライディングボードに固定させた後，肘関節を伸展して上腕骨を前に引っ張り，大胸筋を収縮させることにより行われる．手関節と肩より肘を前に出すことによって，上肢の力線は肘関節の後方を通り，それによって他動的に伸展位で固定される．

な共同作用をもつことがわかる．さらに，肘筋は肘関節と上橈尺関節とに緊密な関係がある．両方の筋は，これらの関節の保護に寄与している．さらに，それらは動的な肘関節伸展を行う．肘筋は単関節筋であるため，肘関節伸展の開始時に活動する筋である．また肘筋は，軽い作業を行うために必要な筋力をもっている可能性がある．必要とする力の増加に伴い，三頭筋の内側頭がまず活動する．内側頭の筋力は通常の要求に対処するには十分である[42]．より高い力を要求された場合に，三頭筋の外側頭，続いて長頭が活動する[43]．

肘関節複合体の閉鎖運動連鎖

最も熟練した機能的な上肢の動作は開放運動連鎖（OKC）にあるが，上肢が閉鎖運動連鎖（CKC）で働く場合，上肢の中間にある関節の安定性が重要であることを認識することは大切である．骨のアライメントおよび関節の靱帯は，肘関節の完全伸展で安定するが，肘関節がわずかに屈曲すると，関節の安定性は屈筋および伸筋に依存する．これらの筋群はCKCによる活動中，安定を供給するために共同収縮を行う．

機能的な活動中の筋活動分析

肘関節の目的は，肩のように機能的な活動のために手の位置を決めることである．しかしながら，肩関節とは異なり，肘関節は手を身体のすぐ近くに運んだり離したりと，身体に対する手の相対的位置を決定する．さらに，口にスプーンを運ぶ回外位や飲み物の入ったグラスをこぼさないように保持する中間位，また歯ブラシを使う際の回内位といったように，手が特定の機能を果たす位置を取るために，前腕を動かす．第5章では，頭の後ろに手を置くという一般に観察される機能的な運動の筋活動を運動学的に分析した．ここでは他の上肢の運動連鎖について触れ，次の節では肘・前腕複合体から筋の関与に焦点をあてた機能的活動の運動学的解析について記述する．肘と前腕を考慮する鍵となる要因は，いかに上肢が求められる機能を発揮するために必要に応じて身体から離して動かせるかという点にある．肘関節複合体は，連鎖の中間に位置し，上肢に求められた課題を遂行するために，身体より遠くへ伸ばしたり，引き寄せたりする．

重力が筋機能の決定要因であることも重要である．例えば，肘関節伸展は，減速装置としてその速度を調整する肘関節屈筋と重力からの補助を受けて行われ，上腕三頭筋は参加しない．一方，重力に対抗して肘関節伸展する場合，三頭筋は求心性に肘伸展の加速器として作用する．

頭の後ろに手を置く

第5章では，最初に，人の髪をすくように頭の後ろに手を置く機能的な動作の例について解説した．肩関節の運動に加えて，肘関節は屈曲し前腕は回内することがすでに知られている．櫛で髪をすく動きはいくらかの抵抗があるため，この動きを行う上腕二頭筋や上腕筋を含む肘関節や前腕の筋は，頭から櫛を持った手を下げる際の抵抗に対して収縮する．円回内筋と方形回内筋は，前腕を完全に回内して櫛を保持するために最適な肢位をとるように共同して収縮する．髪に櫛を通す動作に先立って，肩関節が上げられた後，肘関節は頭に櫛を置くために屈曲する．また肘関節が櫛を下げるために屈曲するとともに，三頭筋は櫛を置くため遠心性に収縮する．

引く動作

引く動作は開放運動連鎖もしくは閉鎖運動連鎖のいずれかに生じる．これらの状況が変わると，筋活動や必要条件が変化する可能性がある．第1章で述べたが，閉鎖運動連鎖は首尾一貫して視覚化しやすいため，最初に閉鎖運動についてまとめてみる．第5章の例と同様に，閉鎖運動は頭上に固定された棒で懸垂する際に生じる．懸垂中には肘関節屈曲と前腕回外が生じる．上腕筋（「馬車馬」）と上腕二頭筋は体重を持ち上げるために肘関節を求心性に屈曲し，肘関節へ主要な筋力を提供する．回外筋と二頭筋は維持するための前腕回外力を提供する．完全に懸垂した位置から戻る場合，二頭筋と上腕筋は，重力が下方へ引く割合を調整するために常に遠心性に活動して働き続ける．これは身体が重力の影響を受けているため，筋機能が求心性から遠心性に入れ替わる良い例である．

開放運動連鎖では，上腕と前腕が空間を自由に動くことができるため，行為がより複雑にできるようになり，動作や機能を変化させる可能性がある．滑車を用いてプルダウン（引いて下げる）エクササイズとして第5章の例を参照する．エクササイズ装置には様々な操作方法がある．1）手の掌を上に向けて手を顎まで移動させるように，自身の方へ引き寄せる（**図6-13A**）．2）手のひらが背面を向くようにして引き下ろす（**図6-13B**）．あるいは手が股関節の高さまでくるように身体の前に引き下ろす（**図6-13C2**）．これらすべての例において，

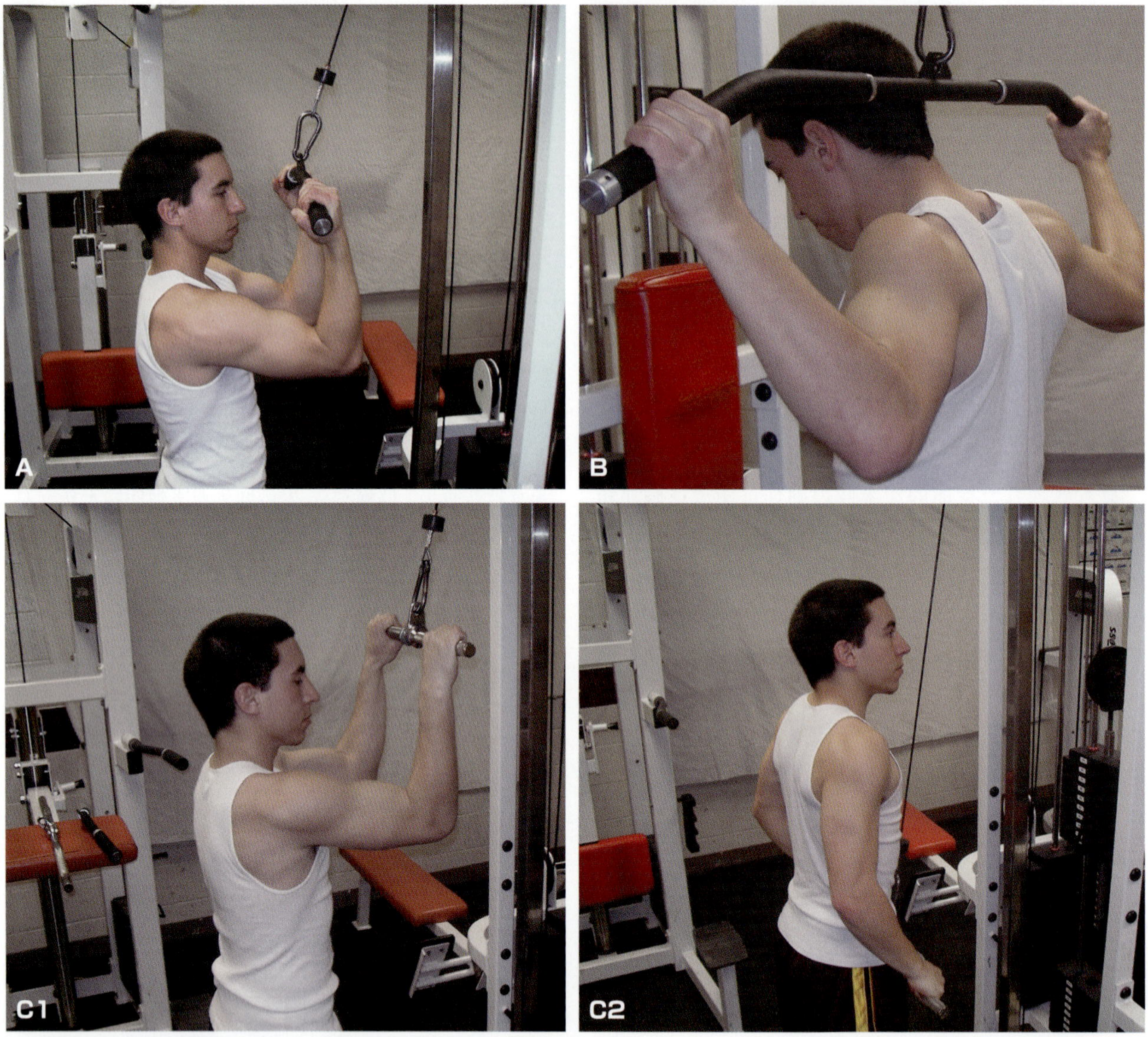

図 6-13　モデルは頭上の棒を引っ張るという動作を実際に行っている．A）モデルは前腕回外で肘を屈曲して，顎の前に棒を引き下ろす．B）モデルは，前腕を回内して頭上の棒を頭の後ろまで引き下ろす．C）モデルは，運動の前半に二頭筋で引き寄せながら，身体の前に棒を引き下ろす（C1）．肘が 90° まで伸展したとき，棒を押し下げるために収縮する三頭筋の活動に注意する（C2）．

頭上の棒を持つために肘関節は伸展位から活動し，最初の 2 例は肘関節を屈曲させて運動を終了する．最後の例では，運動の前半部分で肘関節が屈曲する（**図 6-13C1**）が，最終的には伸展してくる（**図 6-13C2**）．最初の例では，上腕筋，腕橈骨筋および上腕二頭筋が肘関節を屈曲し，さらに二頭筋は前腕回外を行うために回外筋としても働く．2 番目の例では，同じく肘関節屈筋は肘関節を曲げるために機能するが，二頭筋は前腕回内位ではあまり作用しない．その上，棒を頭の後ろで掴むような活動では回内筋は回内位を保持するために常に活動する．最後の例では，肘関節屈筋と伸筋が異なった状態で活動するが，方形回内筋と円回内筋がこの肢位を保持するために働くため，前腕は回内したままである．肘関節屈筋は第 2 の例のように棒を胸の方へ下げるために肘関節を屈曲するが，いったん棒が肘関節屈曲 90° になると，次に伸展運動を行うために三頭筋が引き動作から押し動作へ切り替えて動作を引き継ぐ．そして肘筋の補助を受けた三頭筋は，最終肢位に到達するまで，外力に対抗して肘を伸展させる（**図 6-13C2**）．

要約

本章は，肘関節複合体における機能的な運動と関係する運動学的原則について記述している．肘関節複合体には腕尺，腕橈および上橈尺関節を含んでいる．解剖的な観察および触診の手引きは，本書の中で各部分の特別の要点を表に記述し，表示している．本章の焦点は，肘関節と前腕の運動を提供する主要な筋や異なる関節における機能的な関連性にある．この部位の機能的な運動は，肘関節と前腕の関節や筋を助け合い共同する関係によって最適化されている．この部位での主要な筋からの筋機能への寄与が議論されている．一般的な機能的活動は記述され運動学的に分析されている．病的な症状は，この部位の機構が危険にさらされるとき，機能的な因果関係の実例として遭遇する．

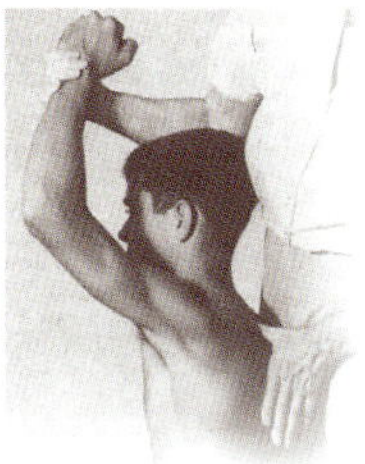

臨床事例の解決方法

Bethany は，Chris から病歴を聴取し，肘を触診することによって，彼の疼痛が手関節や手指の屈筋群が付着する内側上顆にあることを特定できた．このことから，なぜ肘の疼痛が握力低下という手への影響や Chris の主訴である「水腫 “the dropsies”」をもたらしているのか，説明できる．Bethany の検査から, 内側上顆における疼痛と圧痛に注目した．この疼痛は肘関節の運動ではなく，むしろ手関節屈曲の抵抗によって悪化した．彼女は，最初にその部位を安静にして内側上顆の急性症状を治療する方針をとった．Chris が手関節屈筋を使用して患部が悪化しないように，手関節を中間位に保持するために安静用の副木を手首に当てている．最も重要なことは，Bethany は，Chris に損傷の発生機序を説明して，再発を防ぐ動作について指示を与えたことである．症状がおさまった後，手関節と手指の屈筋の強化を開始した．

確認問題

1. 腕尺と腕橈関節の構造上の解剖はこの部位の可動性や安定性にどのように寄与するか？
2. 運搬角の機能的な目的は何だと思うか？
3. 次の一般的な活動について，この部位の 5 つの主要な筋がどのように貢献すると思うか？　あなたの頭から帽子を引き下ろすこと，窓を開けたり閉じること，ショッピングカートを押すこと，あるいはフリスビーを投げること，主動作筋，拮抗筋または共同筋として作用するか？　どの収縮様式（求心性，遠心性，等尺性）が含まれているか？

研究活動

1. バラバラの骨や骨格標本を用いて，以下の骨および骨ランドマークを確認しなさい．

上腕骨

体
内側上顆
外側上顆
外側上顆稜
滑車
小頭
滑車溝
小頭滑車溝
肘頭窩
橈骨窩
鉤突窩

尺骨

体
肘頭突起
鉤状突起
滑車か半月切痕
滑車の（長軸方向）隆起
尺骨粗面
頭
橈骨切痕
茎状突起

橈骨

体
頭
窩
頸
橈骨粗面
茎状突起

2. これらの骨ランドマークを触診できるか？　自分とパートナーで，これらの部位を指しなさい．
3. 骨格あるいは個別の骨モデルを使用して，以下の運動を行いなさい．さらにあなた自身でも運動を行いなさい．肘関節屈曲，肘関節伸展，回内および回外の動作が起こることを骨表面から調べて確認しなさい．回外に手掌を上に向けたり，回内方向へ手掌を下に向けて，橈骨が尺骨の上を移動することを確認しなさい．手掌が回外したとき，橈骨と尺骨が平行であることを観察しなさい．手掌が回内して下へ回転するとき，これらの骨格は交差する．すなわち，橈骨が回転して尺骨の上で交差することを確かめなさい．
4. あなた自身で以下の肘と前腕の動作を行いなさい．さらに，パートナーが行う動作を観察しなさい．
   a．まず前腕を回外したまま肘関節の屈伸を行い，それから前腕を回内して行いなさい．
   b．橈骨頭を触診しながら，前腕を回内・回外しなさい．これを行う上で，あなたの体側に上腕を保持したままで手首の位置を一定にし，肘関節を直角に曲げなさい．前腕の独立した運動がおよそ 180°の全可動域で生じることを観察しなさい．
   c．記載しているように両方の前腕を回内しなさい．肘関節を伸ばしたまま肩の高さまで腕を上げて，それからできる限り手掌を回内と回外方向に回し続けなさい．肩関節の回旋（約 360°）から生じる運動の増加に注意しなさい．もう一度肘関節を曲げて体側に上腕を固定し，前腕の動作を分離させなさい．前腕と肩の動きの同調がわかるか？
5. あなた自身，またはパートナーで，肘関節屈曲と伸展および前腕回内と回外の軸を確認して，骨格を視覚化しなさい．これらの軸を見つけるために骨の指標を触診して確認しなさい．
6. 多くのクラスメイトに対して，解剖学的肢位で立っている場合の運搬角を一般的な角度計を使用して測定しなさい．体格や性別に関する傾向に注目し，話し合いなさい．
7. 解剖の教科書，本書，骨格やパートナー，**表 6-2** を用いて以下の筋の付着部を見きわめ，筋を触診しなさい．
   a．上腕二頭筋
   b．腕橈骨筋
   c．上腕筋
   d．円回内筋
   e．上腕三頭筋
   f．肘筋
   g．回外筋
   h．方形回内筋

   特に，各筋の動線や各々が交差する軸を観察しなさい．これらの観察から，各々が遂行できる動作を明らかにしなさい．観察を容易にするために，粘着テープもしくはゴムバンドを筋付着部からもう一方の付着部まで達する長さに切って，骨格標本の近位の付着部から遠位の付着部までテープを張り付けなさい．
8. 筋の一覧表
   a．肘関節屈曲
   b．肘関節伸展
   c．前腕回内
   d．前腕回外
9. 前腕の回外，回内および中間位で肘関節屈曲を行いなさい．それぞれの運動に関与する筋を触診して，個々の筋の貢献度についてパートナーと話し合いなさい．
10. 前章の肩部で得られた知識を統合するため，上記と同じ運動を行い，その際に肩甲骨や上腕関節窩の安定性に必要な筋を触診し，その名称をあげなさい．
11. 最終域感：パートナーの肘を屈曲，伸展，回内，回外へ他動的に最大可動域までゆっくりと動かしなさい．最終域感や運動制限する組織について記述しなさい．
12. 肘関節や肩関節について以下の機能的な活動の運動学的解析を行いなさい．
    a．ドアノブを回してドアを開ける．
    b．ブラインドを頭上で把持して引き下ろす．
    c．バレーボールのサーブ．

d. パイの皮あるいはクッキー生地を伸ばす.

e. 挙手跳躍運動を行う.

13. 上腕二頭筋の自動的な機能不全：パートナーの上腕を体側につけ，肘関節 90° 屈曲した状態で回外の筋力を検査し，次に上腕二頭筋が最も短縮する肩関節屈曲，肘関節屈曲および回外位でも検査を行う.

14. 筋肉のたわみ：骨格標本もしくはパートナーにおいて，上腕二頭筋が最も短縮した長さ（肩関節完全屈曲，肘関節伸展，回外）から最も伸張した長さ（肩関節過伸展，肘関節伸展，回内）よりたわみを計測する. 上腕筋のたわみを，最も短縮した長さ（完全屈曲）から最も伸張した長さ（完全伸展）より測定する. 2 つの筋を比較して，機能上の密接な関係について話し合いなさい.

文献

1. Andrews JR, Whiteside JR. Common elbow problems in the athlete. *Journal of Orthopaedic and Sports Physical Therapy* 17 : 289-295, 1993.
2. Noteboom T, Cruver R, Keller J, Kellogg B, Nitz AJ. Tennis elbow : A review. *Journal of Orthopaedic and Sports Physical Therapy* 19 : 357-366, 1994.
3. Schultz SJ, Houglum PA, Perrin DH. *Examination of Musculoskeletal Injuries*, ed 3. Champaign, IL : Human Kinetics, 2010.
4. Shaughnessy WJ. Osteochonditis dissecans. In Morrey BF (ed) : *The Elbow and its Disorders*, 3 ed. Philadelphia : WB Saunders Company, 2000, pp 255-260.
5. Ericson A, Arndt A, Stark A, et al. Variation in the position and orientation of the elbow flexion axis. *Journal of Bone and Joint Surgery Br* 85 : 538, 2003.
6. Morrey BF, Askew L, J, An K, N, Chao EY. A biomechanical study of normal elbow motion. *Journal of Bone and Joint Surgery* 63A : 872-877, 1981.
7. Kapandji IA. *The Physiology of the Joints*, Vol 1, Upper Limb, ed.5. Edinburgh: Churchill Livingstone, 1982.
8. Stroyan M, Wilk KE. The functional anatomy of the elbow complex. *Journal of Orthopaedic and Sports Physical Therapy* 17 : 279-288, 1993.
9. American Academy of Orthopaedic Surgeons. *Joint Motion: Method of Measuring and Recording*. Chicago : American Academy of Orthopaedic Surgeons, 1965.
10. Greene WB, Heckman JDE. *The Clinical Measurement of Joint Motion*. Rosemont, IL: American Academy of Orthopaedic Surgeons, 1994.
11. Levangie PK, Norton CC. *Joint Structure & Function : A Comprehensive Analysis*, ed 4. Philadelphia : FA Davis, 2005.
12. Oatis CA. Kinesiology : *The Mechanics & Pathomechanics of Human Movement*, ed 2. Philadelphia: Lippincott, Williams & Wilkins, 2008.
13. Stokdijk M, Meskers C, G, M, Veeger H, E, J, deBoer Y, Rozing P. Determination of the optimal elbow axis for evaluation of placement of prosthesis. *Clinical Biomechanics* 14 : 177-184, 1999.
14. Atkinson WB, Elftman H. The carrying angle of the human arm as a secondary sex character. *Anatomical Record* 91 : 49-52, 1945.
15. Steel FL, Tomlinson JD. The 'carrying angle' in man. *Journal of Anatomy* 92 : 315, 1958.
16. Beals RD. The normal carrying angle of the elbow : A radiographic study of 422 patients. *Clinical Orthopaedics* 119 : 194-196, 1976.
17. VanRoy P, Baeyans D, Fauvart R, Lanssiers R, Clarijs JP. Arthrokinematics of the elbow: Study of the carrying angle. *Ergonomics* 48 : 1645-1656, 2005.
18. Chao EY, Morrey BF. Three-dimensional rotation of the elbow. *Journal of Biomechanics* 11 : 57-73, 1978.
19. Lippert L. *Clinical Kinesiology and Anatomy*, ed 4. Philadelphia : FA Davis, 2006.
20. Morrey BF. *The Elbow and its Disorders*, ed 3. Philadelphia: FA Davis, 2000.
21. Youm Y, Dryer RF, Thambyrajah K, Flatt A, Sprague B. Biomechanical analysis of forearm pronation-supination and elbow flexion-extension. *Journal of Biomechanics* 12 : 245-255, 1979.
22. Starkey C, Ryan J. *Orthopedic & Athletic Injury Evaluation Handbook*. Philadelphia : F A Davis, 2003.
23. Spinner M, Kaplan E, B. The quadrate ligament of the elbow : Its relationship to the stability of the proximal radio-ulnar joint. *Acta Orthopaedica Scandinavica* 41 (6) : 632-647, 1970.
24. Letts RM. Dislocations of the child's elbow. In Morrey BF, editor : *The Elbow and its Disorders*. Philadelphia : WB Saunders Company, 2000, pp 261-286.
25. Pigeon P, Yahia L, Feldman AJ. Moment arm and lengths of human upper limb muscles as functions of joint angles. *Journal of Biomechanics* 29 : 1365-1370, 1996.
26. Murray WM, Delp SL, Buchanan TS. Variation of muscle moment arms with elbow and forearm position. *Journal of Biomechanics* 28 : 513-525, 1995.
27. Askew LJ, An KN, Morrey BF, Chao EYS. Isometric elbow strength in normal individuals. *Clinical Orthopaedics* 222

: 261-266, 1987.
28. Currier DP. Maximal isometric tension of the elbow extensors at varied positions. Part I : Assessment by cable tensiometer. *Physical Therapy* 52 : 1043-1049, 1972.
29. Knapik JJ, Wright JE, Mawdsley RH, Braun J. Isometric, isotonic, and isokinetic torque variations in four muscle groups through a range of joint motion. *Physical Therapy* 63 : 938-947, 1983.
30. LeBozec S, Maton B, Cnockaert JC. The synergy of elbow extensor muscles during static work in man. *European Journal of Applied Physiology* 43:57-68, 1980.
31. Zhang LQ, Nuber GW. Moment distribution among human elbow extensor muscles during isometric and submaximal extension. *Journal of Biomechanics* 33 : 145, 2000.
32. Naito A, Sun YJ, Yajiima M. Electromyographic study of the flexors and extensors in a motion of forearm pronation/supination while maintaining elbow flexion in humans. *Tohoku Journal of Experimental Medicine* 186 : 267, 1998.
33. Basmajian JV, DeLuca CJ. *Muscles Alive : Their Functions Revealed by Electromyography*, ed 5. Baltimore : Williams & Wilkins, 1985.
34. Stuart PR. Pronator quadratus revisited. *Journal of Hand Surgery* 21B : 714-722, 1996.
35. Prodoehl J, Gottleib GL, Corocs DM. The neural control of single degree of freedom elbow movement : Effect of starting position. *Experimental Brain Research* 153(1) : 7-15, 2003.
36. Basmajian JV, Latif A. Integrated actions and functions of the chief flexors of the elbow : A detailed electromyographic analysis. *Journal of Bone and Joint Surgery* 39 : 1106-1118, 1957.
37. Fick R. *Anatomie und Mechanik der Gelenke : Teil III, Spezielle Gelenk und Muskel Mechanik*. Jena, Germany : Fisher, 1911.
38. Beevor C. *Croonian Lectures on Muscular Movement : Guarantors of Brain*. New York : MacMillan, 1903.
39. Kasprisin JE, Grabiner MD. Joint angle-dependence of elbow flexor activation levels during isometric and isokinetic maximum voluntary contractions. *Clinical Biomechanics (Bristol, Avon)* 15 : 743, 2000.
40. Basmajian JV, Travill A. Electromyography of the pronator muscles of the forearm. *Anatomical Record* 139 : 45-49, 1961.
41. Lehmkuhl LD, Smith LK. *Brunnstrom's Clinical Kinesiology*, ed 4. Philadelphia : FA Davis, 1983.
42. Travill AA. Electromyographic study of the extensor apparatus. *Anatomical Record* 144 : 373-376, 1962.
43. Neumann DA. *Kinesiology of the Musculoskeletal System : Foundations for Physical Rehabilitation*. St. Louis : Mosby, 2002.

第7章 手関節と手

Ingrid Provident, EdD, OTR/L, and Peggy A. Houglum, PhD, PT, ATC

"あなたの手で人生を切り開きなさい．楽しいことやつらいことがあっても，
それらすべてに責任をもちなさい．"

—*Erika Jong*，作家，教育者

本章の概要

学習目標

本章では，手関節と手について詳細に記述している．本章の終わりまでに，以下に示す目標を達成してほしい．

- ❑ 手関節と手の骨，関節，軟部組織と筋を確認する．
- ❑ 手関節の掌屈，背屈，橈屈，尺屈と複雑な手の動きにおける主動作筋の一覧を作成することができる．
- ❑ 機能的な動作時の手関節と手の肢位や動作に作用する筋群を確認する．
- ❑ 手関節と手の主要な筋の神経支配を確認する．
- ❑ 手関節と手の一般的な運動障害とそれらの機能的な影響を説明できる．
- ❑ 手の正常な把持パターンとそれらの機能的な活動の重要性を理解する．

本 章 の 概 要

要約	確認問題	文献
臨床事例の解決方法	研究活動	

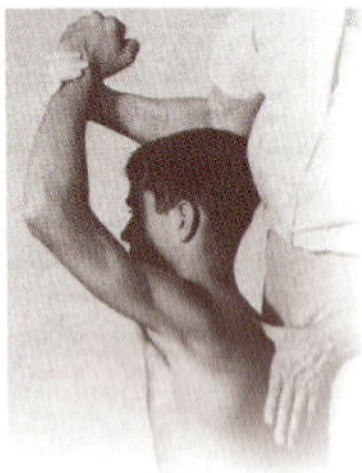

臨床事例

Lori は美容師であり，自分の美容院を開き，顧客を増やそうとしていた．しかし，ここ最近，手にしびれを感じ，頻繁に櫛やブラシを落としてしまうことに気がついた．夜には指先まで広がる鋭い痛みを感じ，その痛みによって十分に睡眠をとることができなかった．Lori は仕事を愛し，彼女の新しい美容院に誇りをもっている．そのため，もし診察へ行ったら，手術が必要となり，仕事を休まなければならなくなることを心配している．

はじめに

手は，複数の骨，関節，靱帯，神経と血管から構成されている．手は多くの目的を達成するため，身体の中でも優れた部位である．つまり，手は多くの要求を遂行するために，汎用性の高い部位である．肩と肘の関係と同じように，手関節は手の位置を決定し，手が機能するための安定した土台となる．しかし，肩と肘の関係とは異なり，手関節は上肢全体の関節の位置を決定するとともに，手を機能的な位置に調整する役割を果たしている．手には，手掌と指が含まれる．これらの構造は，安定性と可動性の両方を備えている．手指は，fingers や digits と呼ばれ，それらは位置や目的によって区別される．

- 親指は，ラテン語の *pollex* が語源であり，医学用語は pollicis である．これが第 1 指である．
- 第 2 指は，示指（index finger），人さし指（pointer finger）と呼ばれる（英文では first finger と表すこともある）．示指は第 2 指であり，人や物をさすために使用される．指さしは物事を明確にさせる手段であり，物事を明確にさせる手段は人さし指の目的でもある．
- 第 3 指は，中指と呼ばれる（英文では second finger と表すこともある）．通常，手のなかで最も長い指である．
- 第 4 指は，環指と呼ばれる（英文では third finger と表すこともある）．およそ 15 世紀に，第 4 指は，心臓へ直接血液を送ると考えられ，「愛の静脈」と信じられていた．そのため，人々はこの指に結婚指輪をつけ始めた．
- 第 5 指は，最も小さい指であることから小指と呼ばれる（英文では fourth finger や pinky finger と表すこともある）．

第 1，2 指は，物を扱うときに繊細で器用に動くが，その他の 3 つの指は動きが粗く，強さとして作用する．

手は複雑で，多目的な器官（prehensile organ）（ラテン語：*prehensus*，英語：to seize）である．手は，物をつかむことができる器官であり，細い糸をつまむことができるし，100 ポンド（445 N あるいは 45 kg）を超える力で握ることもできる．その複雑な構造によって，多種多様な大きさと物の形状に合わせることができる．例えば，手の力をうまく分配することで圧を調整し，割らずに生卵をつかむことができる．これらの機能に加えて，手は物を押したり，引いたりすることもできる．また，手で松葉杖や車椅子を使用することで，移動さえも可能にする．手は触覚の感覚器官でもあり，外部環境の情報を脳に与えるため，脳の延長した部分ともいえる．さらに，手は表現や非言語的なコミュニケーションのための重要な器官である．ヒトにとって手がどれほど重要であるかは，肩，肘，そして手関節が手の機能を果たすためだけに存在するということから簡単に理解できるであろう．

手の位置と安定性は体幹，肩，肘，手関節によって決定される．自由度の高い上肢のなかにあって，手は考えられないほど広い範囲を動かすことができる．

骨

手関節と手の小さな構造のなかに，29 個の骨とその数を上回る靱帯と腱がある．本節では，手関節と手の骨を示し，次節では靱帯と筋について説明する．

手関節

肘関節の主要な前腕の骨は尺骨であるが，手関節の主要な前腕の骨は橈骨である．手関節を形成するための橈骨と相互に作用する2つの近位手関節骨がある．

尺骨遠位

尺骨は，橈骨とは異なり手根骨との直接的な接触はない．手根骨と尺骨は線維軟骨の関節円板によって分離している．そして，分離しているにもかかわらず，尺骨遠位部は手関節において重要な部位である．尺骨遠位部は**尺骨茎状突起**，**尺骨の関節窩**，尺骨頭の3つの部分をもつ．尺骨茎状突起は骨突起であり，前腕を回内すると手関節の尺側で容易に触れることができる．関節窩は，尺骨茎状突起の近位部の凹みであり，線維軟骨性の関節円板が付着する．尺骨頭は，線維軟骨性の関節円板と尺骨の関節を構成する凹の関節面である．

橈骨遠位

橈骨遠位端には複数の面があり，適切な手関節の機能のために重要である．背側面では，**橈骨結節**，**リスター結節**，もしくは**背側結節**と呼ばれる結節を触診できる．それは，橈骨茎状突起から手関節の幅1/3の部分に位置し，尺側には長母指伸筋腱の滑車として作用する溝がある．また，橈側では指伸筋と示指伸筋腱が結節に隣接した部分を通過する．この滑車の機能は，長母指伸筋を牽引する方向を変える作用である．橈骨の橈側面には，**橈骨茎状突起**と呼ばれる遠位の突起がある．この突起は，尺骨茎状突起よりもやや遠位に伸びている．尺骨茎状突起と橈骨茎状突起は，それぞれ尺側（内側）手根側副靱帯と橈側（外側）手根側副靱帯が付着する．

橈骨遠位の尺側（外側）面は，**尺骨切痕**や**S状切痕**と呼ばれる遠位橈尺関節の関節面である．また，橈骨遠位は，舟状骨と月状骨と関節面を形成し，手関節の近位関節面をもつ．

手根骨

手関節には，立方体の形をした8つの手根骨がある．それらは近位，遠位，内側，外側に関節面をもち，それらの関節面の掌側と背側には，靱帯の付着部となる粗面がある．ただ1つの例外は豆状骨であり，関節面は1つのみである．これら8つの手根骨は，2列に配列されている．近位手関節列は，外側（橈側）から内側（尺側）方向の順に，舟状骨，月状骨，三角骨，および豆状骨である．遠位手根列は，外側から内側方向の順に，大菱形骨，小菱形骨，有頭骨，および有鉤骨である（**図7-1B**）．

手関節の中央（中指の線上で）にある**有頭骨**は，背側から最も触診しやすく，そこはわずかに凹んでいる部分である（**図7-2A**）．尺屈と橈屈の運動軸は，手掌-手背方向で有頭骨を通過する（**図7-2B**）．

舟状骨は，橈骨茎状突起の遠位で触診できる（**図7-1B**）．手関節の尺屈によって舟状骨が突出するため触知しやすく，反対に橈屈によって舟状骨は後退する．母指伸筋（長母指伸筋と短母指伸筋）が緊張すると，これらの腱の間に生じる凹みが解剖学的嗅ぎタバコ窩（橈骨窩）であり，その下には舟状骨と大菱形骨がある（**図7-3**）．舟状骨は，手根骨の両方の列にわたるように見え，近位列が有頭骨の周りをカーブするように見える．しかし，舟状骨は近位列に属し，大菱形骨は舟状骨と第1中手骨の間にあり，遠位列に属することを覚えておこう．

大菱形骨の関節裂隙を確認するために母指を他動的に屈曲と伸展することで，母指の第1手根中手（carpometacarpal：CMC）関節の近位部と舟状骨の遠位部で触診できる（**図7-3**）．

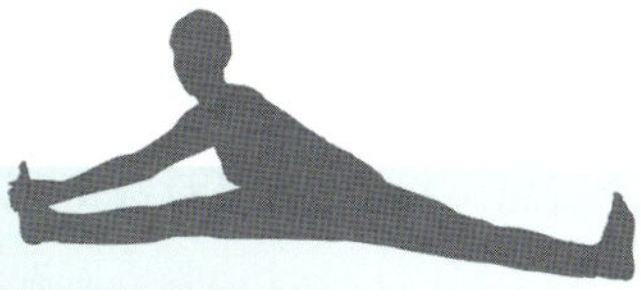

臨床的視点

手関節の骨を初めて学ぶ人にとって，手根骨を覚えることは難しいだろう．しかし，臨床家はこれらの配置や位置を覚える必要がある．より簡単に手根骨を記憶するために，単純な記憶法が頻繁に使われている．記憶法とは，記憶を呼び起こすための決まり文句や方法である[注1)]．

注1) 手根骨の記憶法の例：「父さんの月収有効に使う優等生は将来大物」．父さん＝豆状骨と三角骨．月収＝月状骨と舟状骨．有効に＝有鉤骨．優等生＝有頭骨．将来＝小菱形骨．大物＝大菱形骨．（原著：She Looks Too Pretty, Try To Catch Her）

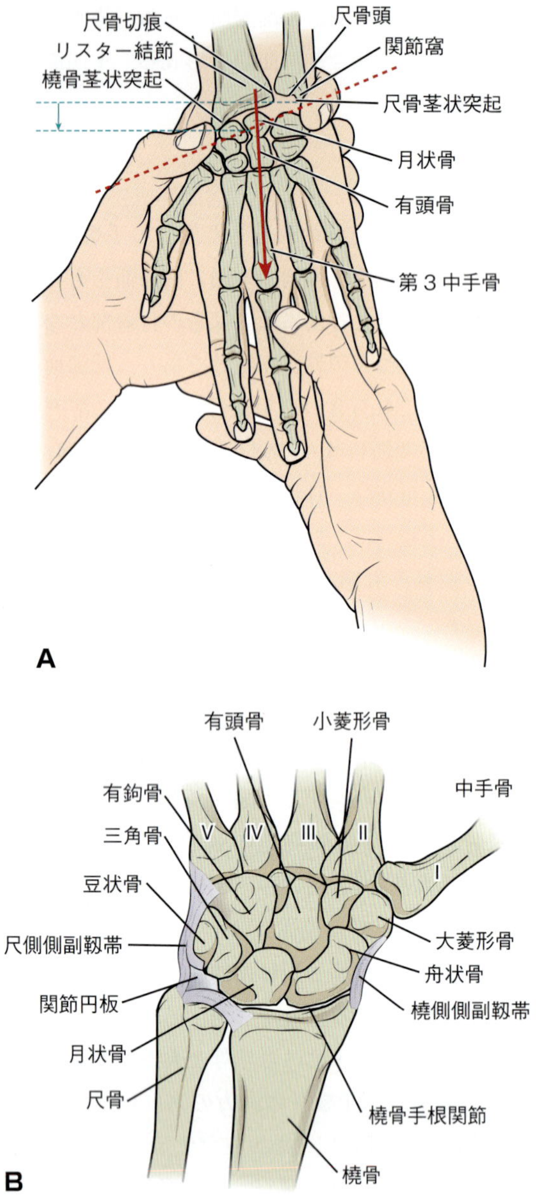

図 7-1　手関節の骨ランドマーク. A）手関節と手の背側面. 橈骨手根関節の屈曲と伸展のおおよその関節軸は，遠位橈側茎状突起を触診している親指の先端と遠位尺骨茎状突起を触診している示指の先端を結んだ線である. B）手関節と手の腹側面の関節面と靱帯を示す. 手根中央関節は，近位手根列の遠位の関節面と遠位手根列の近位の関節面によって形成される. 近位手根列は，橈側（外側）から尺側（内側）の順に舟状骨，月状骨，三角骨と豆状骨である. 遠位手根列は，橈側（外側）から尺側（内側）の順に大菱形骨，小菱形骨，有頭骨と有鉤骨である.

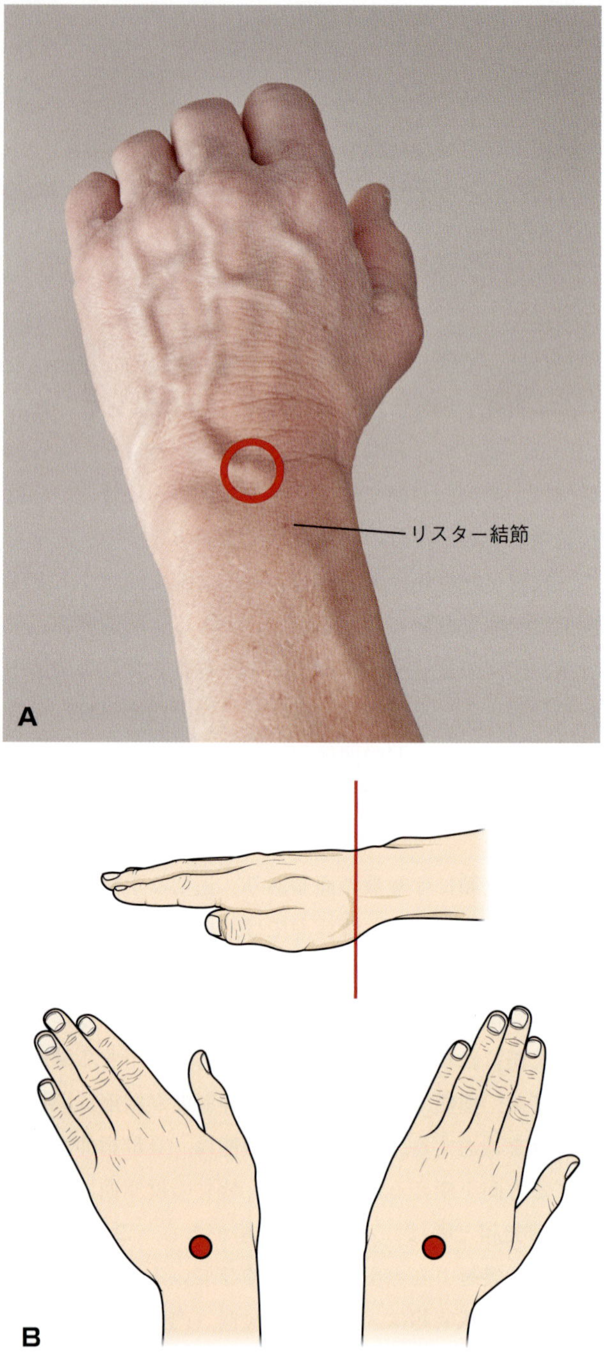

図 7-2　A）手関節の有頭骨上の凹みの写真. B）橈屈と尺屈の運動軸は，手掌－手背方向で有頭骨を通る.

月状骨は，最初に有頭骨の位置を確認することで容易に触診できる. 有頭骨は，第３中手骨と関節を形成し，第３中手骨の近位で触診できる. 有頭骨を確認することで，その有頭骨の近位とリスター結節の遠位で月状骨が触診できる（**図 7-2**）. 健常者では，手関節を他動的に掌屈すると月状骨は突出し，触診できる. また，他動的に手関節を背屈すると月状骨は後退する. 月状骨は手関節のなかで最も脱臼しやすい骨である[1].

豆状骨は，手関節の掌側面内側で触診できる豆の形をした骨である. 豆状骨は，つまんで左右へ動かすことができる. この可動性のある骨は，尺側手根屈筋腱の付着部でもあり，種子骨として分類される[1].

図 7-1B で図示されている小菱形骨，三角骨，有鉤

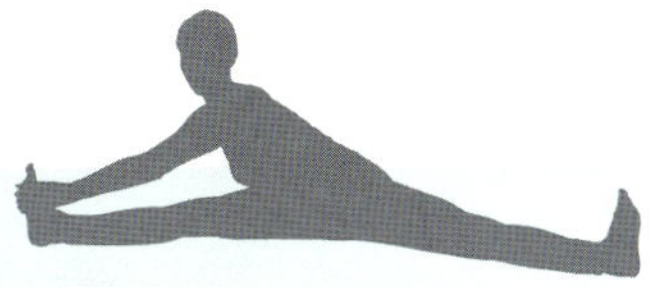

臨床的視点

舟状骨は，手根骨のなかで最も骨折する頻度が高い．舟状骨骨折の一般的な発症機序は，転倒し手をつくとき，前腕回内位で手関節背屈が過剰に強制されることで生じる．そして，血行不全のため骨癒合しにくく，結果として偽関節を作ることがある．舟状骨骨折と診断することは難しいため，舟状骨骨折の診断が除外されるまでは，この付近のあらゆる損傷は舟状骨骨折として治療する慎重さが必要となる．偽関節になると，保存療法は成功しない．舟状骨骨折の主訴は，解剖学的嗅ぎタバコ窩の持続する疼痛である．

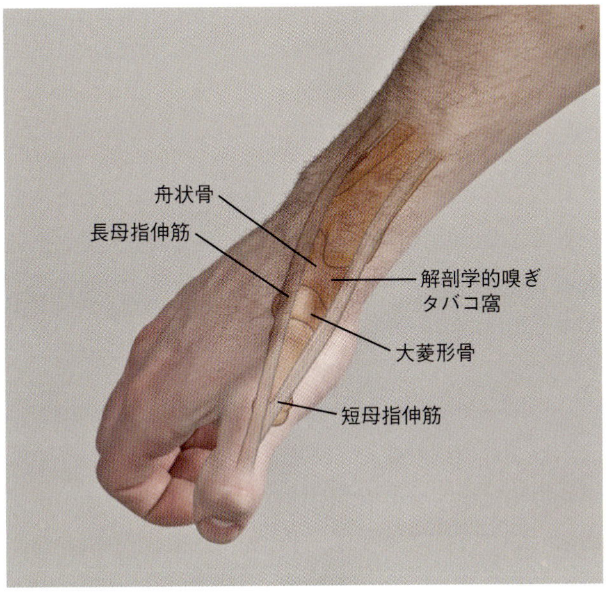

図 7-3　解剖学的嗅ぎタバコ窩の底側は，近位部では舟状骨，遠位部では大菱形骨で構成される．解剖学的嗅ぎタバコ窩は，内側では長母指伸筋，外側では短母指伸筋によって縁取られる．

骨は，明確に触診することは難しい．しかし，これらの骨は他の手根骨をランドマークとすることで確認できる．有鉤骨は，有鉤骨鉤を触診することで位置を確認できる．有鉤骨鉤は，豆状骨から手掌の内側 45° の位置にある．豆状骨の上に母指の末節骨底を置き，母指の先端が母指と示指の間に向くように置くと，母指の先端で有鉤骨鉤が触れる．深く触れることで鉤状突起を確認することができるが，痛みが出ないように慎重に触れる必要がある．三角骨は，豆状骨の下にあり，橈屈すると手関節の背側で最も触診しやすい．また，尺骨茎状突起の遠位にある骨隆起としても触診できる．小菱形骨は，触れることが最も難しい手根骨である．小菱形骨は舟状骨の遠位，大菱形骨の内側，有頭骨の外側に位置する．

手

手根骨の遠位には中手骨と指節骨がある．これらの骨は手を構成し，指節骨は指を構成する．中手骨と指節骨は，外側から内側に（解剖学的肢位から）1〜5の数字を用いて区別される．

中手骨

5つの中手骨には，それぞれ1つあるいは2つ以上の手根骨，および隣接する中手骨と関節面をもつ中手骨底がある（**図 7-1B**）．中手骨体は掌側方向に凹状にわずかに弯曲している．中手骨頭は基節骨底と関節面をもつ．中手骨は，手の背側面からその長さを触診できる．第5中手骨底内側にある結節は，尺側手根伸筋の停止部として作用する．これは，有鉤骨の遠位で手の背外側で触診できる．第2中手骨底（背側）では，その隆起は長橈側手根伸筋の遠位付着部となる．第2中手骨底の掌側面は，橈側手根屈筋の遠位付着部として作用する粗面がある．しかし，非常に深部に位置するため触れることは困難である．中手骨頭は，中手指節（metacarpophalangeal：MCP）関節となる2つの凸状の関節面があり，関節を屈曲させると部分的に触診できる．

指節骨

母指では2つの指節骨，その他の指では3つの指節骨を容易に触診できる．指節骨は，母指では基節骨と末節骨，その他の指では基節骨，中節骨，末節骨がある．基節骨底には2つの凹面があり，それは中手骨頭より小さい関節面である．基節骨頭には2つの顆があり，顆間は凹んでいる．基節骨頭は，近位指節間関節を屈曲すると，基節骨の遠位端で触診できる．中節骨底と末節骨底は，基節骨と同じ形状の関節面である．

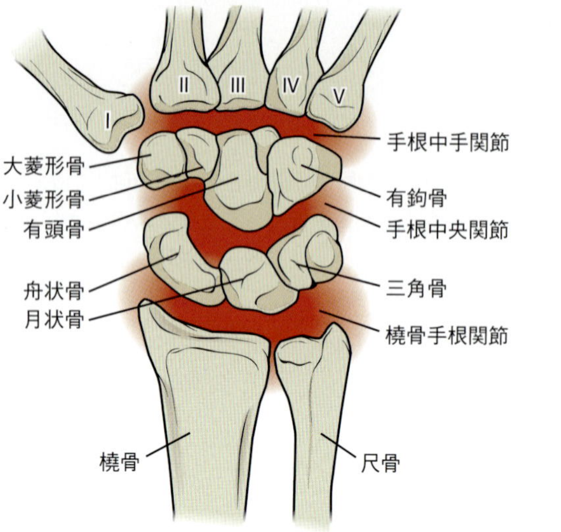

図 7-4　橈骨手根関節，手根中央，手根中手関節の関節面を示す．

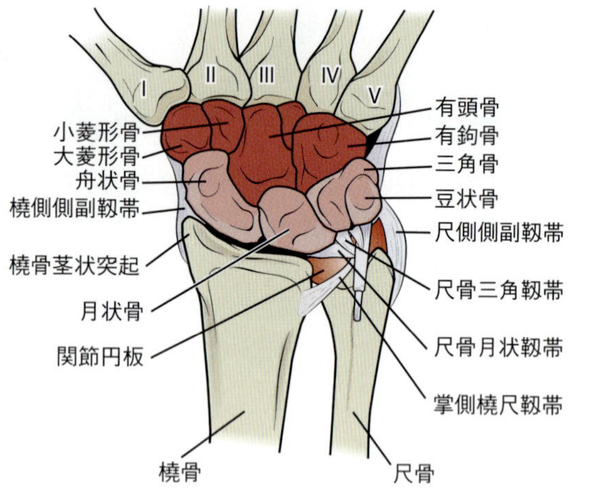

図 7-5　三角形の線維軟骨性の関節円板は，橈骨遠位端と尺骨茎状突起に付着し，その頂点は三角骨に付着している．

関節

手関節と手には多くの骨があり，隣接する骨と形成する複数の関節がある．それらは滑膜関節であり，靱帯と関節包が滑膜関節を安定させる．その他の身体部位と同様に，手関節と手の靱帯の名称は，通常靱帯が付着している骨の名前に由来している．

手関節

手関節は，良好な手の可動性と構造的な安定性を与える．これによって，手は幅広い機能を可能にする．手関節は，全体として2度の自由度をもつ楕円関節として分類されるが，実際には15個の骨，17の関節と広範囲の靱帯構造をもつ非常に複雑な部位である．

橈骨手根関節

橈骨手根関節は，橈骨遠位端の2つの凸面と，舟状骨と月状骨の近位関節面にある2つの凹面によって形成される（**図 7-4**）．三角線維軟骨の関節円板は，近位では橈骨遠位端と尺骨茎状突起に付着し，遠位では関節円板の頂点が三角骨に付着する（**図 7-5**）．関節円板は，橈骨と尺骨を固定し，遠位橈尺関節と尺骨を橈骨手根関節から分けている．橈骨手根関節で，掌屈，背屈（過伸展），橈屈と尺屈の手関節運動の一部が起こる．

手根中央関節

手根中央関節は，手根の近位列と遠位列によって形成される．舟状骨は，大菱形骨，小菱形骨，有頭骨と関節を形成する．月状骨は有頭骨と，三角骨は有鉤骨と関節を形成する（**図 7-4**）．掌屈，背屈，橈屈と尺屈の手関節の運動は，この関節で生じる．

手

手は5本の指で構成される（母指と4つの指）．それぞれの指には，手根中手関節（CMC 関節）と中手指節関節（MCP 関節）がある．4つの指には，2つの指節間（interphalangeal：IP）関節があり，母指には1つのみである．通常，手の指は母指を第1指，そして小指を第5指と数える．前述したとおり，手根骨の遠位には，5個の中手骨，5個の基節骨，4個の中節骨，5個の末節骨の合計19個の骨があり，それらが手を形成する．手掌は，手を完全に広げても，手根骨と靱帯によって形成されるアーチによって凹んで見える．

手根中手関節

第2～4中手骨底は，隣接する中手骨と関節をつくる．また，それらは手根の遠位列とも関節を形成し，それが手根中手関節である．共通した関節腔が，遠位列の4つの手根骨，手根中手関節，中手骨間関節の間に存在する．第2CMC 関節の動きは小さく，第3CMC 関節の動きはさらに小さい．これに対し，第4CMC 関節は10～15°の掌側-背側方向への可動性をもち，第5CMC 関節では最も大きく動き，25～30°の可動性をもつ[2]．第3CMC 関節は可動性が最も小さいため，手の中央の支柱となり，残りの手は第3CMC 関節の周りで回旋する．

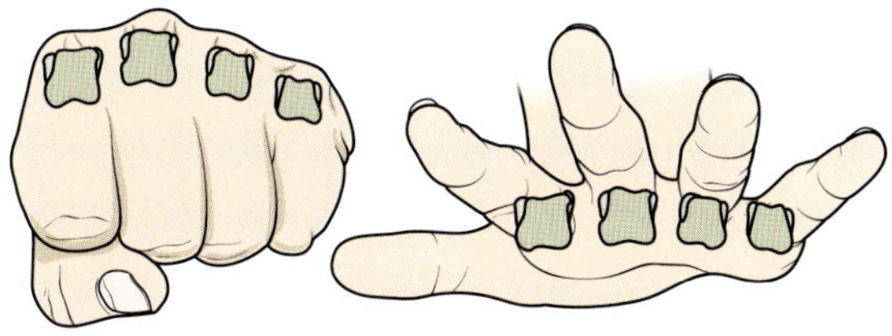

図 7-6　A）手を閉じたとき，B）手を開いたときの柔軟性のある手の横アーチを中手骨頭で示す．第３手根中手関節は安定しているが，第２，４，５手根中手関節の可動性は大きい．そのため，伸展している手を開くとき，物を囲むための指の幅は広がり，そして手を閉じるとき，握力を増加させるために指は接近する．

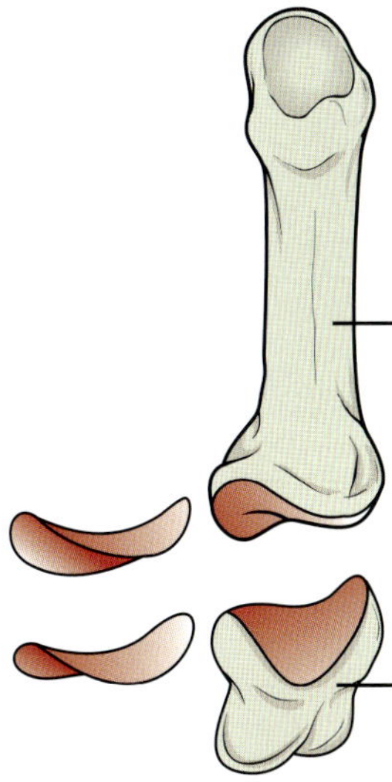

図 7-7　第１手根中手関節は大菱形骨と第１中手骨で形成される．それぞれの骨は凸面と凹面の関節面をもち，鞍関節を形成する．

個々の関節運動は小さいが，これらの運動は手の機能にとって重要である．また，これらの運動は，手が完全に閉じている状態から完全に開くとき，手の横アーチの形状を大きく変化させる機能をもつ（**図 7-6**）．

母指の CMC 関節は大菱形骨と第１中手骨底によって形成される．これらの骨にはそれぞれ凹面と凸面の関節面があり，鞍関節となる（**図 7-7**）．関節包は厚いが緩く，大菱形骨から中手骨を 3 mm まで離開させることができる．母指の運動は，掌側面（矢状面）での外転・内転（**図 7-8A**）と，掌側面と垂直な面（前額面）での屈曲・伸展（**図 7-8B**）と**対立**（**opposition**）である．対立とは，母指の指腹が他の指の指腹と接触する動きで，大菱形骨上で第１中手骨が回旋する運動である（**図 7-8C**）．**復位**（**reposition**）は，対立から解剖学的肢位へ戻る運動である．

第 2〜5 指と第 1 指

第 2〜5 指と第 1 指の関節には，５本の指の中手指節関節と指節間関節がある．それらの関節面は，近位が凸面，遠位が凹面である（**図 7-9**）．

中手指節関節

中手指節関節（MCP 関節）は２度の自由度をもつ顆状関節である．屈曲，伸展，外転と内転の動きが MCP 関節で生じる．中手骨頭の丸みを帯びた表面は，基節骨底のより浅い凹面と関節を形成する．中手骨頭の約 3/4 は，関節軟骨に覆われ，掌側面に広がっている．基節骨底との関節面は，線維軟骨の掌側板によって増大される（**図 7-10**）．中手指節関節が屈曲すると，掌側板は中手骨の下でその膜性の部分を折りたたみながら近位方向にすべる．このメカニズムによって指節骨の関節面は小さいが，可動範囲は大きくなる．

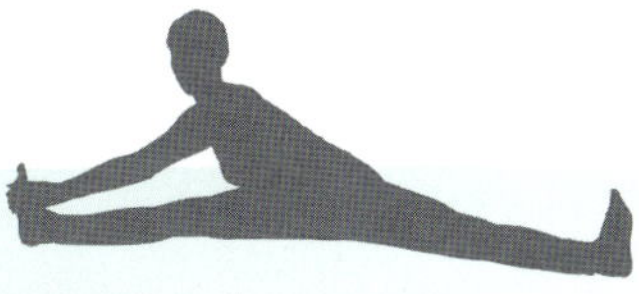

臨床的視点

指の捻挫は，DIP 関節より PIP 関節で生じやすい．一般的に突き指として知られており，重症例では手の機能不全を引き起こす可能性がある．側副靱帯と関節を囲む関節包の捻挫は，適切に治療されなかった場合，関節の退行変性を引き起こすことがある．さらに，すべての側副靱帯損傷後，浮腫や可動域の低下が持続すると，伸筋腱や斜支靱帯などと隣接する側索が癒着しやすい．側索が癒着した場合，可動性を取り戻すために斜支靱帯を伸張する必要がある．斜支靱帯を伸張させるために，PIP 関節を最終伸展位に保持しながら，患者自身に自動運動で DIP 関節を屈曲させ，最大伸張を与える．自動運動が困難な場合は，愛護的な他動運動によって DIP 関節を屈曲させる必要がある．この他動運動は，痛みを引き起こさないようにゆっくり行う．

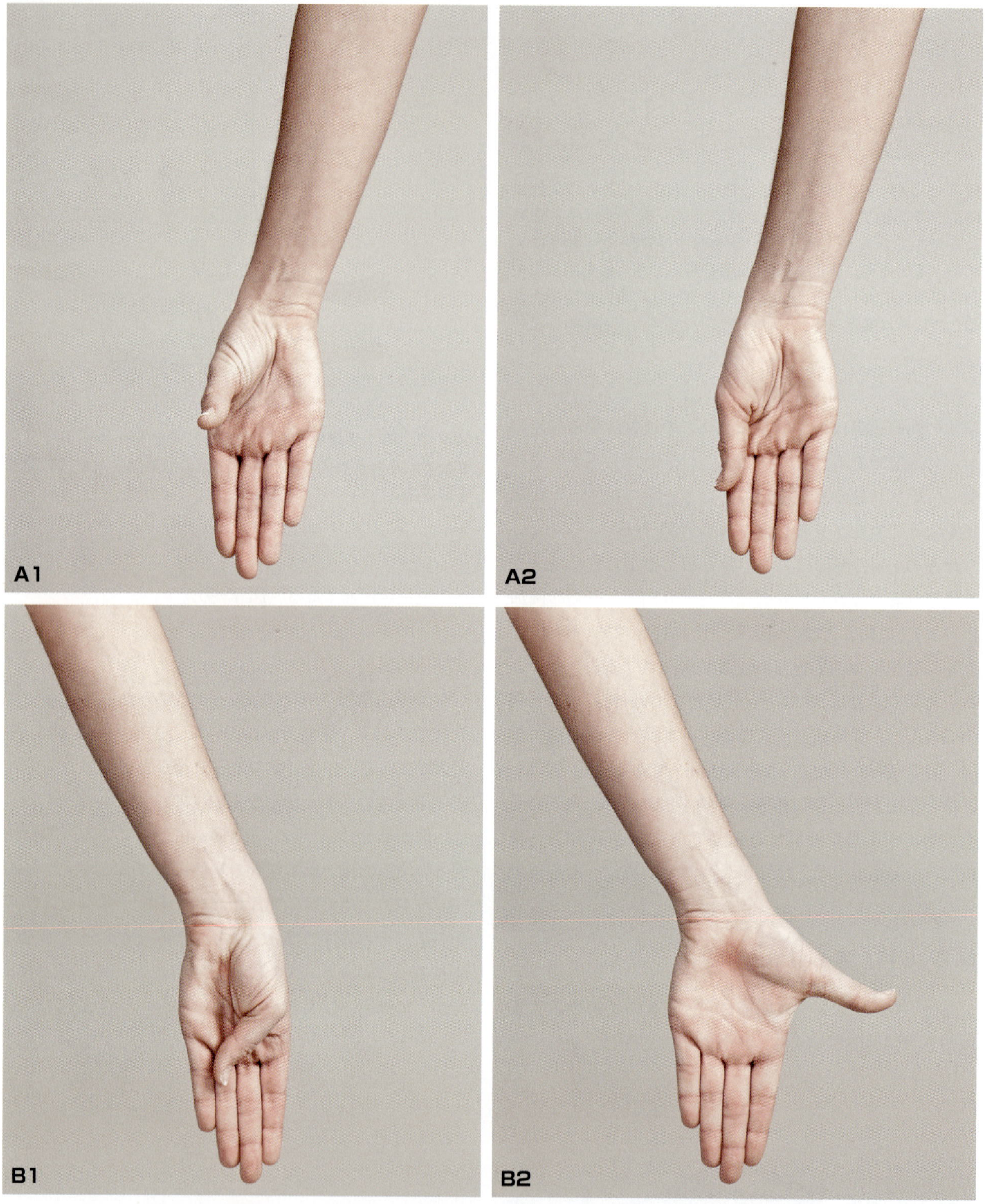

図 7-8　母指の CMC 関節の運動．A1）外転，A2）内転，B1）屈曲，B2）伸展．

（次頁へつづく）

指節間関節

第2〜5指は2つの指節間関節（IP関節）をもち，近位指節間（distal interphalangeal：DIP）関節と遠位指節間（proximal interphalangeal：PIP）関節と呼ばれる．母指の指節骨は2つのみであり，そのためIP関節は1つである．すべてのIP関節は，1度の自由度をもつ蝶番関節であり，MCP関節と同様に掌側板のメカニズムをもつ．また，IP関節には手綱靱帯があり，過伸展を抑制する（**図 7-11**）．これらの靱帯は，屈筋腱鞘の両側において，掌側面で関節と交差する．

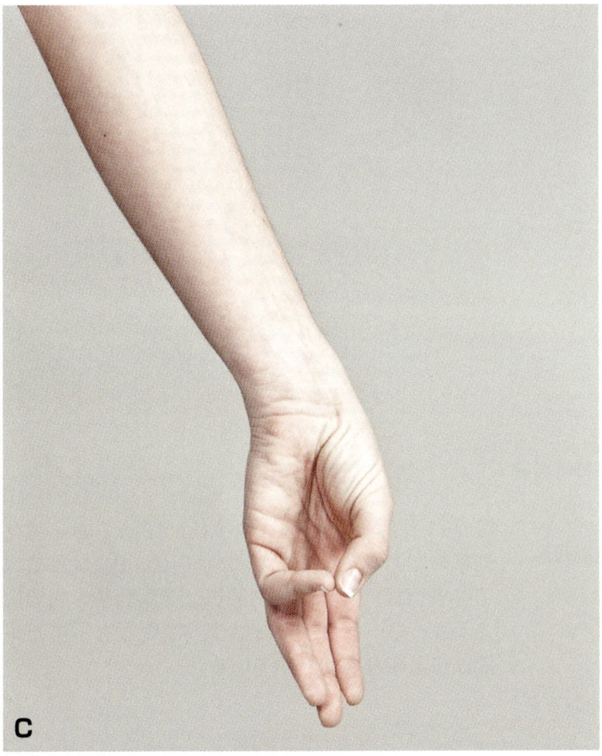

図 7-8（つづき）　C）対立.

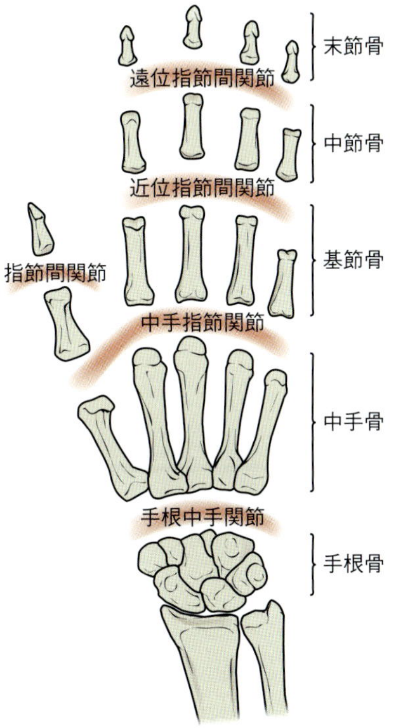

図 7-9　中手指節関節と指節間関節の関節面は，近位では凸面，遠位では凹面である.

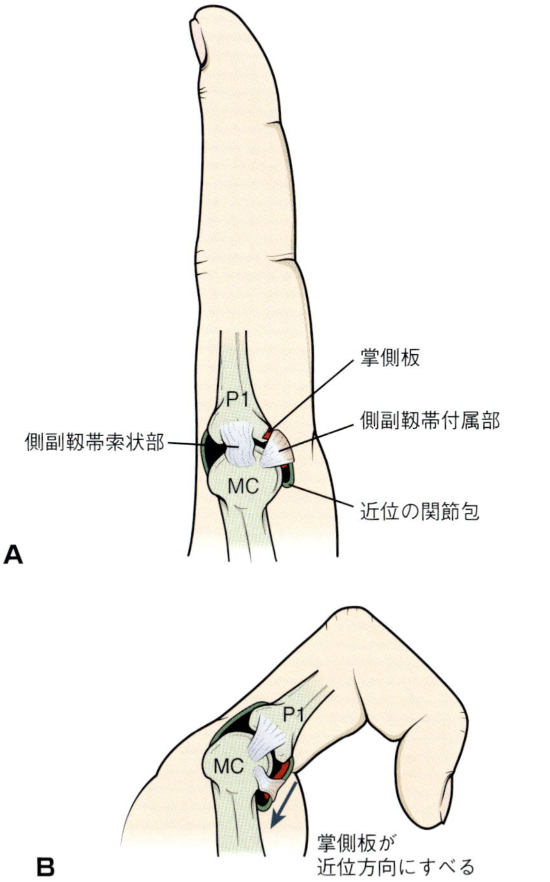

図 7-10　基節骨底の関節面は，線維軟骨の掌側板によって増大される．関節が屈曲するとき，掌側板は中手骨の下でその膜の一部を折りたたんで近位にすべる.

関節を支持する軟部組織

手関節と手をつなぐ靱帯は，関節に支持性を与える．これらの靱帯は，関節を安定させ，骨運動を可能にする一方で，関節運動を制限する．また，力を手から前腕へ伝達し，運動時の手根骨の偏位を抑制する機能をもつ.

手関節の靱帯

靱帯は，手関節の掌側，背側，橈側，尺側を覆っている．これらの靱帯を**表 7-1** に示す．この表で用いた分類では，外在靱帯は，橈骨，尺骨，もしくは中手骨と手根骨を結合する．内在靱帯は，手根骨内のみで走行している．短く，強い靱帯が遠位の手根列と互いに（内在，短い，骨間）結合し，さらに中手骨底（外在，遠位，手根中手靱帯）とも連結している（**図 7-12**）．遠位手根列と第 2～4 中手骨は，動きのない安定した構造，もしくは 1 つの塊として形成される．動きを可能にする中等度の長さの内在靱帯は手根骨と結合するが，その手根骨は，ほぼすべての手根の動きが生じる三角骨，月状骨，舟状骨，大菱形骨である.

手根骨の 2 つの列は互いに結合し，さらに内側側副靱帯・外側側副靱帯と強靱な V 字靱帯によって，橈側と

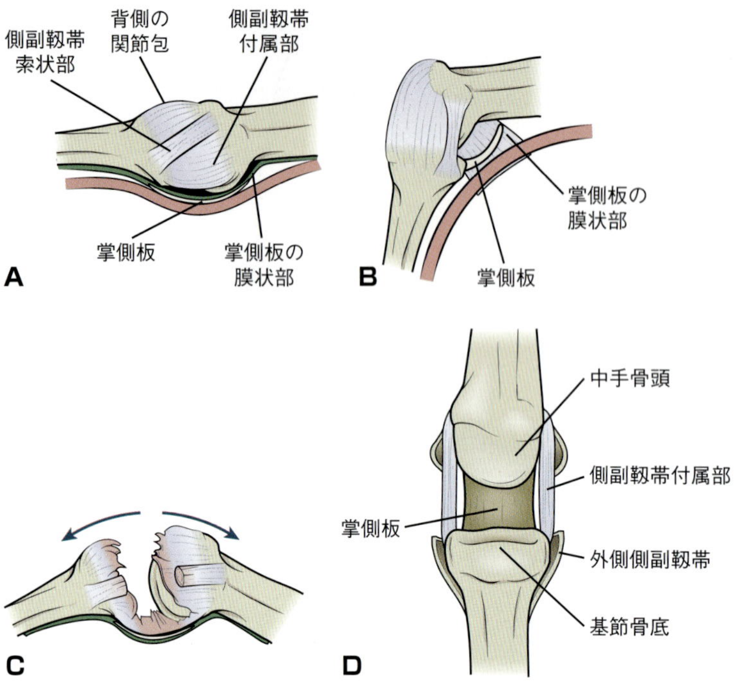

図 7-11　A）とB）は中手指節関節の関節包と靱帯の側面像を示す．A）は伸展位，B）は屈曲位での掌側板，関節面，関節包，側副靱帯の関連性を示す．C）とD）において，掌側板を示すため関節包と靱帯を切断している．

表 7-1　手関節の靱帯の分類

外在靱帯	近位（橈骨手根）	橈側側副	浅層 深層	橈骨舟状有頭 橈骨月状 橈骨舟状月状
	遠位（手根中手）	掌側橈骨手根 尺側手根靱帯複合体 背側橈骨手根		半月（橈骨三角） 三角線維軟骨 尺骨月状 内側側副
内在靱帯	短い	掌側 背側 骨間		
	中間	月状三角 舟状月状 舟状大菱形		
	長い	掌側手根間（三角，V字，放射状，弓状） 背側手根間		

* 外在靱帯は橈骨，尺骨あるいは中手骨と手根骨を結合する靱帯である．内在靱帯は手根骨間のみに付着する．
Taleisnik, J の許可を得て引用：Ligaments of the carpus. In Razemon, JP and Fisk, GR (eds)：The Wrist. Edinburgh：Churchill Livingstone, 1988, p 17.

尺側にある線維軟骨性の関節円板に結合している．外在靱帯は，橈骨と尺骨から有頭骨と月状骨の範囲まで広がっている（**図 7-4**）．内在のV字靱帯は，三角骨と舟状骨に付着し，有頭骨の範囲まで覆っている．有頭骨と月状骨を結ぶ靱帯がないため，可動範囲は大きく，2〜3 mm 離開することができる．

屈筋支帯と伸筋支帯（extensor retinacula）（ラテン語：*halter*）は，手関節の関節外靱帯に含まれ，それらの支帯は，指へ伸びる腱を含んでいる．屈筋支帯の一部に横手根靱帯がある．この靱帯は，厚さ 1〜2 mm，幅 2〜3 cm であり，尺側は有鉤骨鉤と豆状骨に付着し，橈側へ走行して，大菱形骨と舟状骨に付着する．これらの付着部は，手根の横アーチを形成し，手へ伸びる正中神経と長母指屈筋腱，長指屈筋腱，浅指屈筋腱，深指屈筋腱が通る手根管を形成する（**図 7-13**）．この部分を狭小させる繰り返しの同一運動・急性外傷，腫脹，もしくはその他の要因によって，正中神経を圧迫し，その結果，疼痛，感覚障害，母指球筋の筋力低下が生じる手根管症候群を引き起こすことがある．

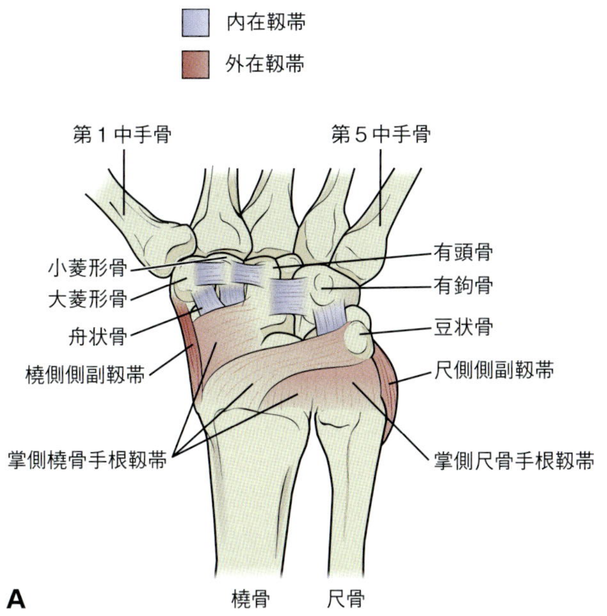

図 7-12　手根の内在靱帯と外在靱帯は支持性，安定性，そして手からの力の伝達に作用する．A）左手の掌側面　B）右手の背側面．

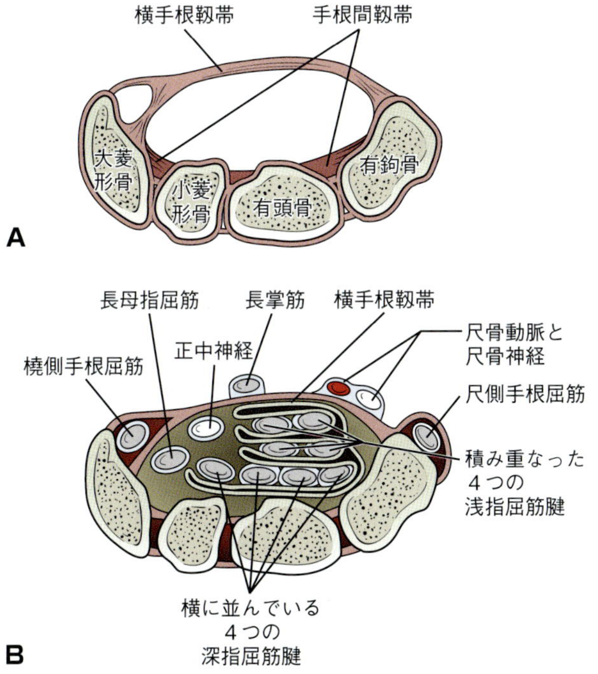

図 7-13　手根間靱帯は手根管の底側を形成する．横手根靱帯は 1〜2 mm の厚さで，2〜3 cm の幅がある．そして，有鉤骨鉤と豆状骨から，橈側へ走行し，大菱形骨と舟状骨に付着する．この近位付着部と遠位付着部によって，手根の横アーチは保たれ，手根管は形成される．A）手根管内の組織が取り除かれている手根管．B）手に向かっている正中神経と長母指屈筋腱，浅指屈筋と深指屈筋が含まれた手根管．

手と指の靱帯

手と指の側副靱帯は強く，関節の側面に沿って走行する．副側副靱帯は，掌側板の動きを制動する．これらは，外在指屈筋腱のためにある中手骨の滑車に融合する．

内側・外側側副靱帯は，中手骨頭から指節骨底に付着する（**図 7-14**）．伸展位に比べ屈曲位のほうが，これらの靱帯の付着部間の距離が長くなる．そのため伸展位では，靱帯が緩み内転-外転が可能になる．これに対して，MCP 関節 90° 屈曲位では，側副靱帯は伸張され外転できない．このことは，MCP 関節が屈曲位になると，把

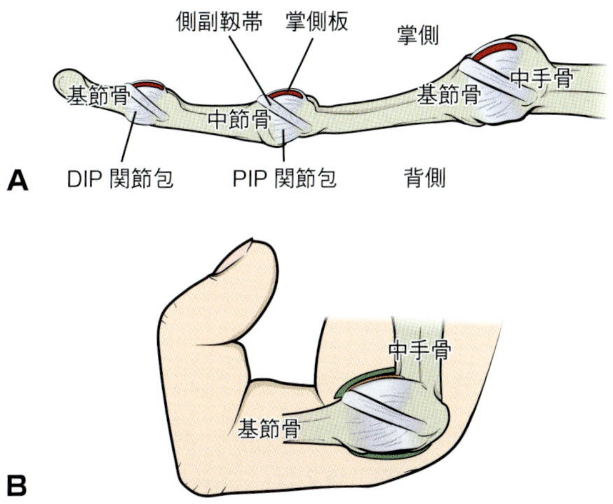

図 7-14　IP 関節を支持している靱帯．靱帯の付着部間の距離は，完全伸展位 A）のほうが屈曲位 B）よりも短い．

臨床的視点

線維軟骨円板は三角線維軟骨複合体（triangular fibrocartilage complex：TFCC）の一部である．これは内側の近位手根列と尺骨遠位の間にあり，圧迫力に対する手根部の衝撃吸収と手関節の関節面を広げる作用がある．ウェイターが肘を曲げ，手を平にして頭より上でトレイを運ぶとき，TFCC は重量負荷を前腕に伝えることを補助する．TFCC は，転倒して手をついたとき，前腕回外位で手が過剰に伸展されることや，手関節の急激な過伸展によって損傷される．疼痛は手関節尺側に生じる．また疼痛によって，手関節や前腕の関節可動域制限が生じ，特に前腕の可動域の制限は大きい．把持動作でも痛みが生じる．手関節の動作時に生じる軋音やクリック音も一般的な症状である．

持に必要な構築学的な安定性が得られることから，機能的に重要である．

深横中手靱帯は掌側板に付着し，中手骨頭の間を走行し，第2～5中手骨の隣接する面を結合させる．この靱帯は柔軟性のある中手骨のアーチをつくり，骨の広がりを抑制する．

母指には，2つの種子骨が掌側面で掌側板に付着している．尺側の種子骨は，母指内転筋と第1背側骨間筋の腱性の付着部にある．橈側の種子骨は，短母指屈筋と短母指外転筋の付着部に位置している．中手骨と指節骨底を結合する靱帯と同様に，種子骨は中手骨と内側と外側に靱帯をもつ[3]．種子骨のメカニズムは，精緻つまみのための母指の動的な回旋を生成する．

筋

手の機能は複雑で，理解することは容易ではない．

- 手は小さく，1つの損傷がその他多くに影響を及ぼす相互に依存する多目的な器官である．
- 手は大きな可動性と強靱な固定性の両方の機能をもち，瞬時に可動性と固定性を入れ替えることができる．
- ほぼすべての筋が多関節筋であるため，筋は筋が交差するそれぞれの関節に影響を及ぼす．ある筋は7つもの関節を交差する．そのため，筋による不適切な動きを抑制するために，その他の筋群が活動しなければならない．
- 手は自動的で，神経生理学的な共同運動を多くもち，それらは強く連動しているため，意図的に分離することは困難である．例えば，こぶしを作るとき，手関節伸筋群が強く収縮し，随意的に抑制できない．
- 手は卓越した感覚器官であり，環境についての膨大なフィードバックを与える．例えば，指先には約100個の感覚器の神経終末があり，指先と手は身体のなかで，最も感受性の高い部位である．

筋機能を理解するには，それぞれの筋の解剖学的な作用を知ることが重要である．この知識は，筋を完全に短縮もしくは他動的に伸張するために，あるいは個別の筋に対する筋力検査や評価を実施するために必要である．他の部位でも同様であるが，手関節と手の筋は骨格標本，解剖用の死体と対象者を用いて学習すべきである．それには以下のことを考慮する．1）筋がどの関節を交差するか，2）筋と腱が作用する方向，3）関節の様々な肢位における筋の関節中心からの距離，4）相対的な筋長．

手関節の筋活動

多くの手関節筋は，複数の機能をもつ．手関節筋の走行によって橈屈や尺屈，掌屈や背屈を行う．また，これらの筋群は手指や手の運動時に，手関節の固定筋として重要な作用をもつ．手関節と手の外在筋の解剖学的な詳細を**表 7-2** に示す．

手関節背屈筋

手関節伸筋群の起始部は，通常外側上顆に付着腱をもつ．また，長橈側手根伸筋は外側顆上稜より近位に付着する．肘関節伸展位では，これらの筋の作用線は，肘関節軸上，もしくはわずかに後方に移動する．肘関節屈曲15°では，手根伸筋の作用線は軸の前方へ移動するため，肘関節の屈曲に作用する．肘関節90°屈曲位では，長橈側手根伸筋の近位付着部がより近位に移動するため，肘関節軸からのレバーアームが長くなる．そのため，上腕筋と上腕二頭筋が麻痺すると，長橈側手根伸筋が肘関節の屈曲に作用する．

表 7-2　手関節と手の外在筋

筋群	筋	近位付着部	遠位付着部	神経支配	作用	触診
手関節伸筋群	長橈側手根伸筋 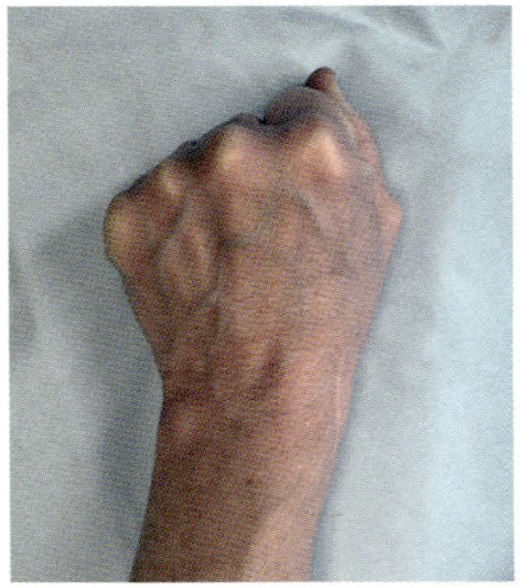	上腕骨外側顆上稜	第２中手骨底	橈骨神経 C6-7	手関節背屈，橈屈	腱は有頭骨の橈側で，橈骨結節の橈側に位置する．そして，遠位付着部である第２中手骨底に向かって走行する．
手関節伸筋群	短橈側手根伸筋	上腕骨外側上顆	第３中手骨底	橈骨神経深枝 C7-8	手関節背屈	母指を手掌面の垂直方向に移動させると，通常，腱が浮き上がる．
手関節伸筋群	尺側手根伸筋 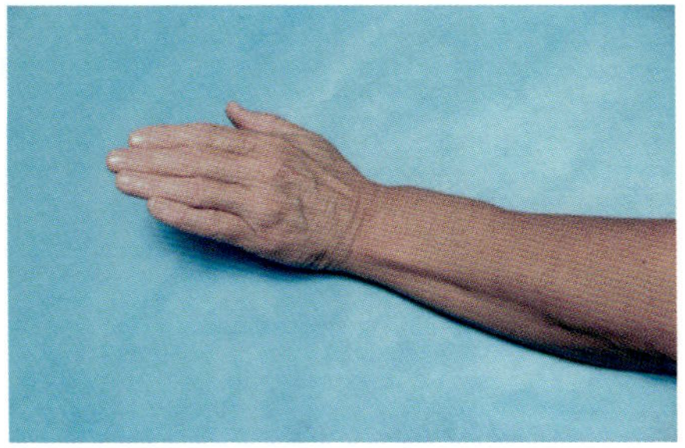	伸筋共同腱，尺骨後面の近位 3/4	第５中手骨底	後骨間神経（橈骨神経深枝） C7-8	手関節背屈，尺屈	筋腹は，上腕骨外側上顆遠位約５cm で触診できる．しかし，筋は肘筋と指伸筋の間に位置する．筋は，遠位付着部まで遠位に走行し，外転される．

（次頁へつづく）

表 7-2　手関節と手の外在筋（つづき）

筋群	筋	近位付着部	遠位付着部	神経支配	作用	触診
手関節屈筋群	長掌筋 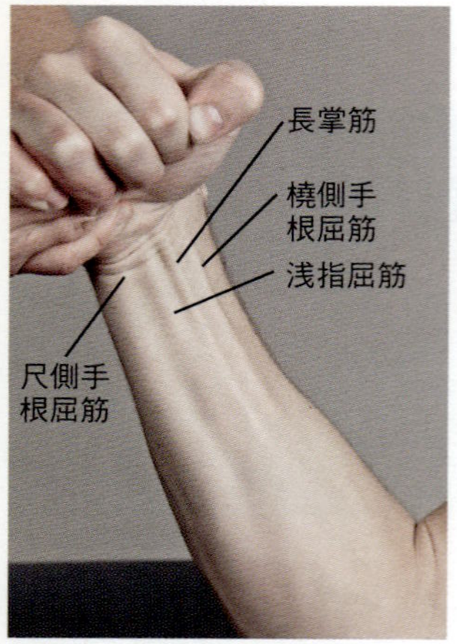	屈筋共同腱	手掌腱膜	正中神経 C7-8	手関節掌屈	長掌筋の腱は母指と示指の指先を互いに接触させ，手関節を掌屈させることで容易に確認できる．手関節中央部において，突出した腱が長掌筋である．
手関節屈筋群	橈側手根屈筋	上腕骨内側上顆	第 2 中手骨底	正中神経 C6-7	手関節掌屈，橈屈	母指と小指の先端を接触し，手関節掌屈することで，橈側手根屈筋腱は手関節において長掌筋腱の外側に位置する．腱は，遠位付着部である第 2 中手骨底までたどることはできない．
手関節屈筋群	尺側手根屈筋 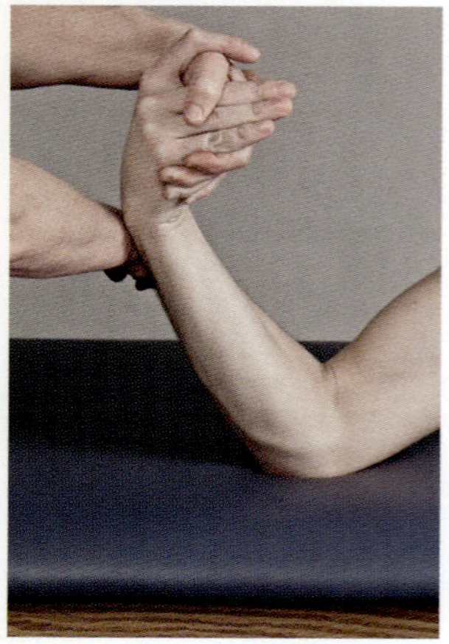	屈筋共同腱	豆状骨	尺骨神経 C7-8	手関節掌屈，尺屈	この腱は長掌筋の内側に位置し，尺骨茎状突起と遠位付着部である豆状骨の近位で触察できる．

外在指伸筋	指伸筋	外側上顆	第 2〜5 指節骨底	後骨間神経（橈骨神経深枝） C7-8	第 2〜5 指　の MCP 関節の伸展, IP 関節と手関節の背屈補助	MCP 関節と IP 関節を自動運動で伸展させたとき，手根骨と MCP 関節の間で 4 つの腱を触察できる．
外在指伸筋	示指伸筋 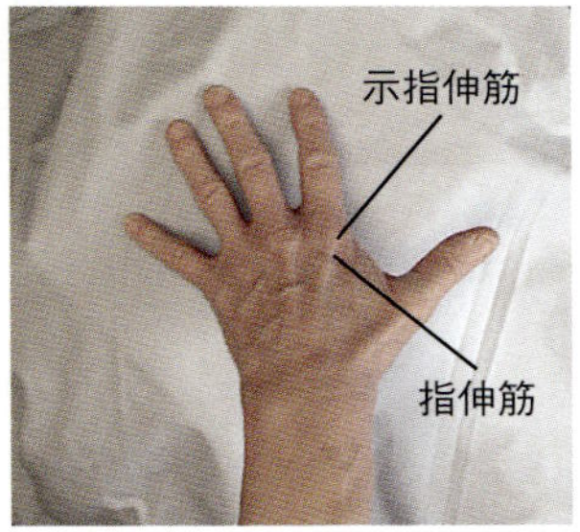 	尺骨遠位 1/3，骨間膜	第 2 基節骨底	後骨間神経 C7-8	示指（第 2 指）の伸展，手関節背屈補助	示指を伸展すると，示指の伸筋腱を触れる．示指伸筋は，この腱のすぐ隣で，自動運動にて示指のみ屈曲，伸展させることで触察できる．
外在指伸筋	小指伸筋 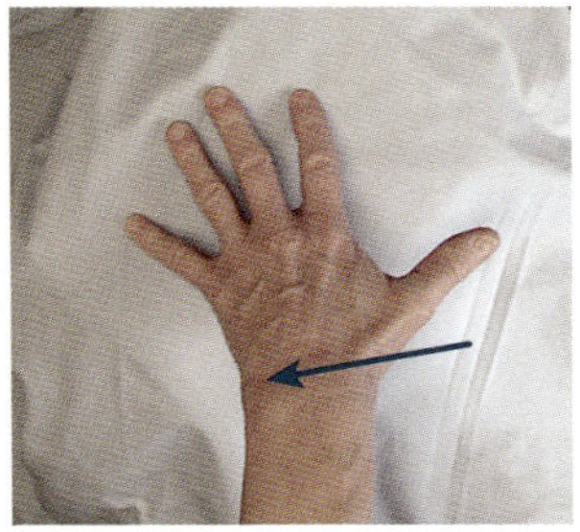	上腕骨外側上顆	第 5 基節骨底，背側腱帽	後骨間神経 C7-8	小指の MCP 関節と IP 関節の伸展	手をテーブルの上に置き，指伸筋を抑制するためにわずかに下に押し，小指のみを持ち上げる．そのとき，尺骨茎状突起の背外側で腱を触察できる．
外在指屈筋	浅指屈筋 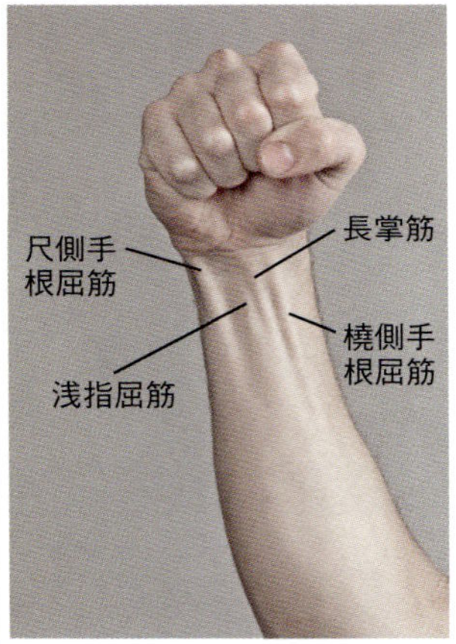 	1．内側上顆上の屈筋共同腱 2．尺骨鉤状突起内側 3．橈骨の斜線	第 2〜5 中手骨の両側面	正中神経 C7-8，T1	第 2〜5 指　の MCP 関節と PIP 関節の屈曲	指を強く握り，同時に手関節掌屈に抵抗を加えると，長掌筋と尺側手根屈筋の間で，1 つ以上の浅指屈筋腱が突出してくる．

（次頁へつづく）

表 7-2　手関節と手の外在筋（つづき）

筋群	筋	近位付着部	遠位付着部	神経支配	作用	触診
外在指屈筋	深指屈筋 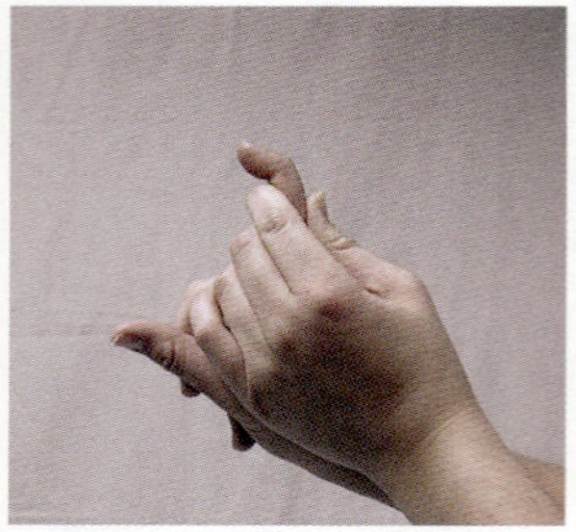	尺骨前面近位 2/3, 隣接する骨間膜	第 2〜5 指の末節骨底	尺側部：尺骨神経の内側枝 橈側部：正中神経の外側枝	第 2〜5 指の DIP 関節の屈曲, PIP 関節, MCP 関節と手関節の掌屈補助	深指屈筋は深部にあるため，触診するのは困難である．中節骨の遠位部で PIP 関節を固定し，自動運動にて DIP 関節を屈曲させることで，深指屈筋を触察できる．
外在母指筋	長母指伸筋 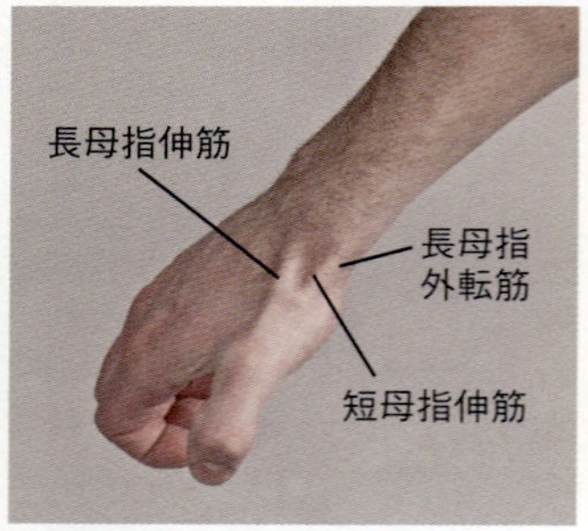 	尺骨後面中央 1/3, 骨間膜	第 1 末節骨底	後骨間神経 C7-8	第 1 基節骨の伸展, 母指の IP 関節と MCP 関節の伸展補助	長母指伸筋腱は，解剖学的嗅ぎタバコ窩の尺側縁を形成し，自動運動にて母指を伸展することで触察できる．
外在母指筋	短母指伸筋	橈骨後面，骨間膜	第 1 基節骨底	後骨間神経 C7-8	母指の MCP 関節と基節骨の伸展	長母指外転筋腱に沿った短母指伸筋腱は，解剖学的嗅ぎタバコ窩の橈側縁を形成する．母指が外転を含まない伸展を行うことで，短母指伸筋腱は長母指外転筋と区別できる．
外在母指筋	長母指屈筋 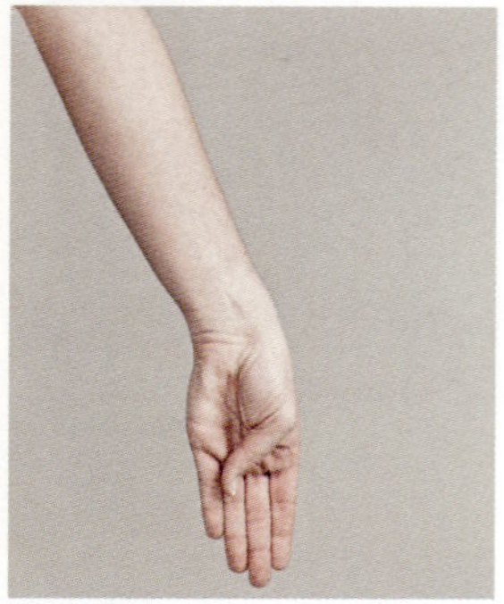	橈骨前面中央 1/3, 骨間膜	第 1 末節骨	正中神経から分岐した前骨間神経 C7-8	母指の IP 関節, MCP 関節と CMC 関節の屈曲	自動運動にて母指を屈曲させると，基節骨の前中央部で腱に触察できる．

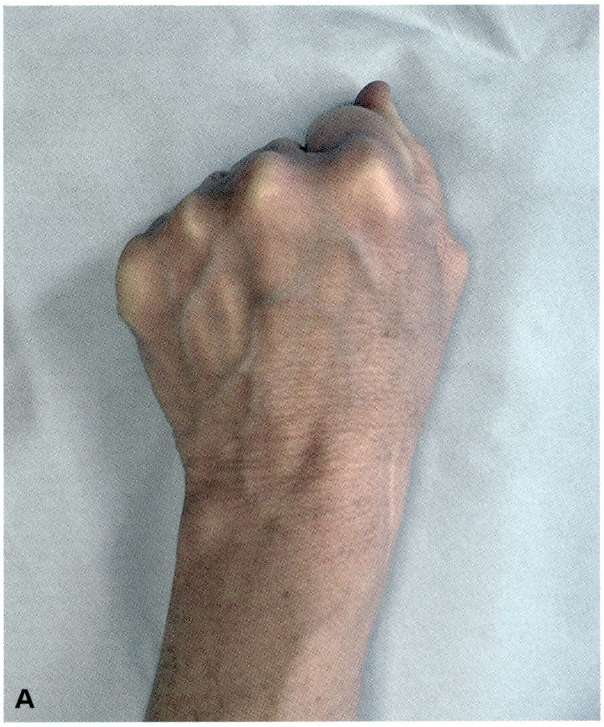

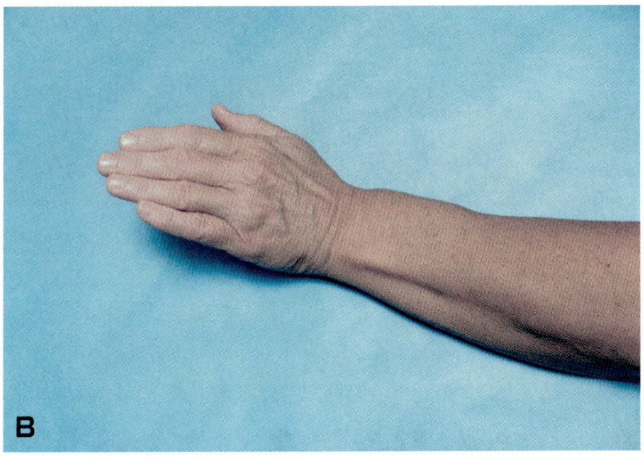

図 7-15　A）指を閉じたとき，長橈側手根伸筋腱は第２中手骨底で明瞭となる．B）尺側手根伸筋腱は手関節背屈と尺屈を同時に行うことで明瞭となる．

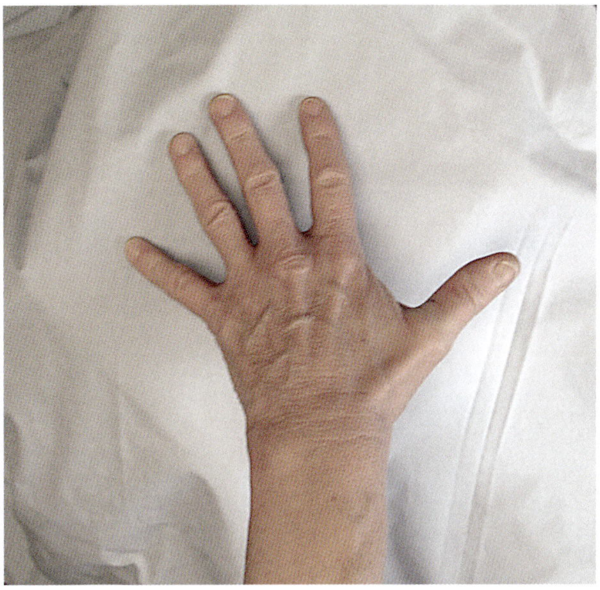

図 7-16　指の伸展時，指伸筋が手関節背屈の課題を引き受け，長橈側手根屈筋腱が不明瞭となる．

手関節背屈の主動作筋は，長橈側手根伸筋，短橈側手根伸筋と尺側手根伸筋である．手を握った状態で手関節を背屈すると，長橈側手根伸筋腱が明瞭になり，容易に観察できる（**図 7-15A**）．示指伸筋腱は短橈側手根伸筋と交差し，触診によって筋を識別することはやや難しい．

尺側手根伸筋腱は手関節を背屈することで明瞭になり，同時に尺屈を加えることでより明らかになる（**図 7-15B**）．尺側手根伸筋の筋腹は，上腕骨外側上顆より遠位約 5 cm のところで最も触れやすく，その筋腹は肘筋と指伸筋の間にある．筋は，この位置から前腕の背側尺側に沿って尺骨頭に向かって走行する．

指伸筋は，手関節の背屈と同時に手指が伸展するときのみ手関節の背屈に作用する．実際に，手関節の背屈運動を指の伸筋群が完全に行っているように見える．指伸筋については，本章の指の筋の項で説明する．

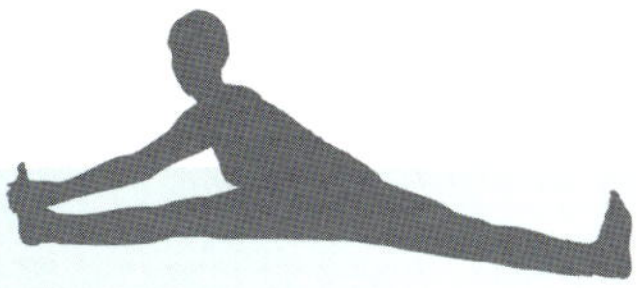

臨床的視点

手関節背屈の機能を他の筋に引き継ぐとき，その筋の弛緩を感じることができる．手関節伸筋群から指の伸筋群への変化を感じるため，手を握った状態で手関節を背屈すると，明瞭な長橈側手根伸筋腱を第２中手骨底で触診できる（**図 7-15A**）．次に，手関節をこの肢位で保持した状態で手指を伸展させると，触診していた明瞭な腱が消え，筋の収縮と弛緩を確認できる．同時に，手の背側で指伸筋腱の視診および触診ができる（**図 7-16**）．この腱の機能的な転換は，自動的に調整されている．

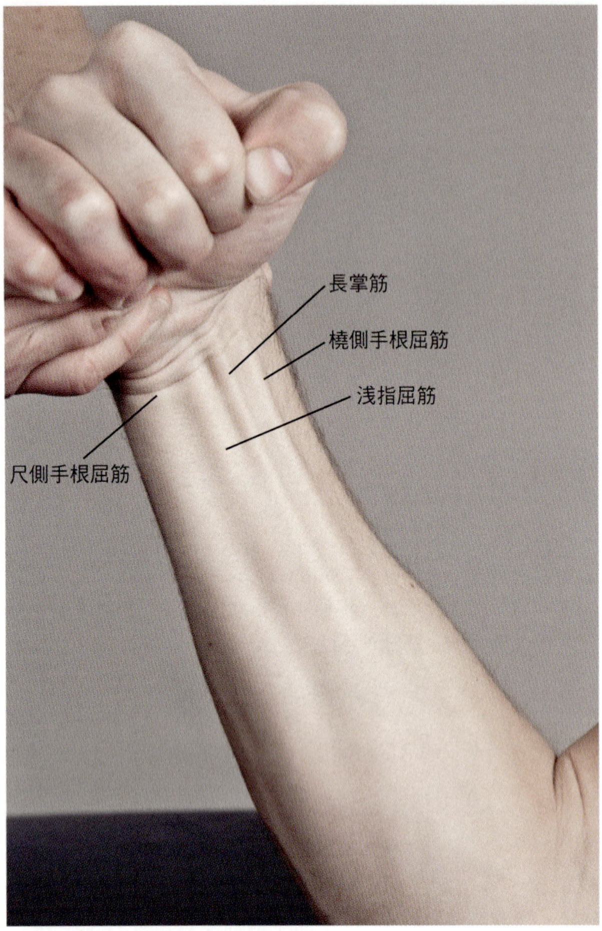

図 7-17 手掌面から手関節掌屈への抵抗を加えると，手関節屈筋群の腱が明らかになる．

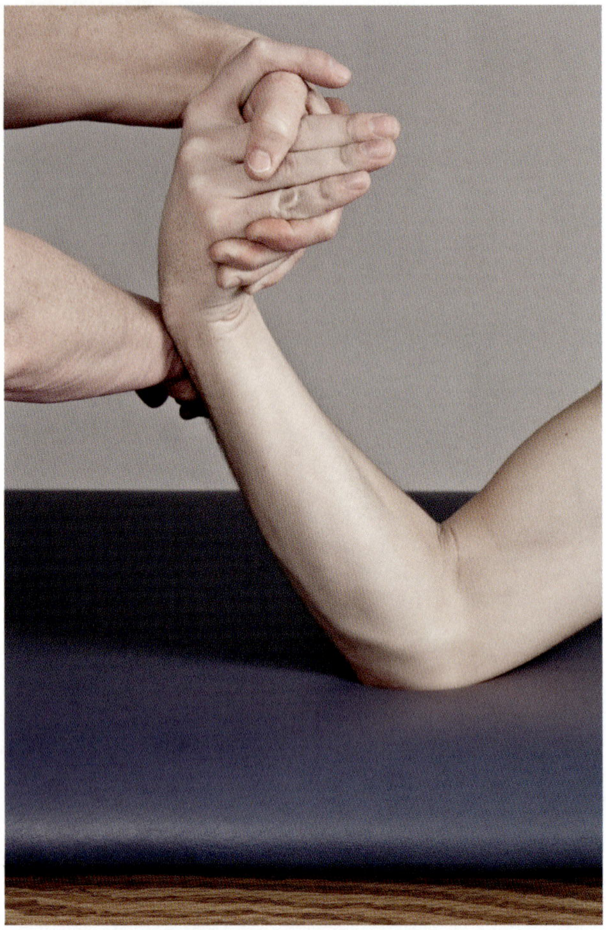

図 7-18 尺屈へ抵抗を加えると，豆状骨の近位部で尺側手根屈筋を触診できる．

手関節掌屈筋

手関節屈筋群の近位付着部の一部は，上腕骨内側上顆にある屈筋共同腱である．肘関節の解剖学的肢位と屈曲位では，手関節屈筋群は，肘関節軸の前方に位置する．肘関節を屈曲するためのてこは，肘関節伸展筋群のてことは異なるが，それらのてこは肘関節と手関節が伸展されるとき最も伸張される．

手関節掌屈筋の主動作筋は，橈側手根屈筋，尺側手根屈筋，長掌筋，浅指屈筋，深指屈筋，長母指屈筋と長母指外転筋である．手関節掌屈に対して抵抗を加えると，3つの屈筋腱が明瞭となる（**図 7-17**）．最も中央に位置している腱が，長掌筋腱である．長掌筋腱の大きさには個人差があり，完全に消失している人もいる．長掌筋の橈側には，強靱な橈側手根屈筋腱が確認される．この腱は前腕の遠位では表層に位置し，手関節では横手根靱帯の下にあり，大菱形骨溝の中へもぐる．尺側手根屈筋腱は前腕尺側縁の近くに位置する（**図 7-18**）．手関節屈筋群の筋腹は，**図 7-19** で示すように触診できる．

手を強く握り，同時に手関節の掌屈に抵抗を加えることで，長掌筋と尺側手根屈筋の間で1つ，あるいは複数の浅指屈筋腱が明瞭になる（**図 7-20**）．特に，第4指の浅指屈筋腱が表層に浮き上がって見える．長掌筋が消失している人では，手関節掌屈に抵抗を加え，その後，1つの指をその他の指が屈曲した後に屈曲することで，あるいはすべての指を同時に屈曲することで浅指屈筋腱がより明瞭となる．

橈側と尺側の運動

長掌筋と短橈側手根伸筋は手関節の中央にある．これら2つの筋とは異なり，その他の手関節屈筋群と背屈群は，手関節の橈側もしくは尺側に位置する．この配列によって，手関節は掌屈と背屈の動きと同様に，横方向の動きにも作用する．解剖学的肢位において，これら手関節の横方向の動きは，前額面上の前後方向の軸で生じる．手を体側から離す手関節の動きは，橈屈もしくは橈側外転と呼ばれる．手を体側に近づける手関節の動きは，尺

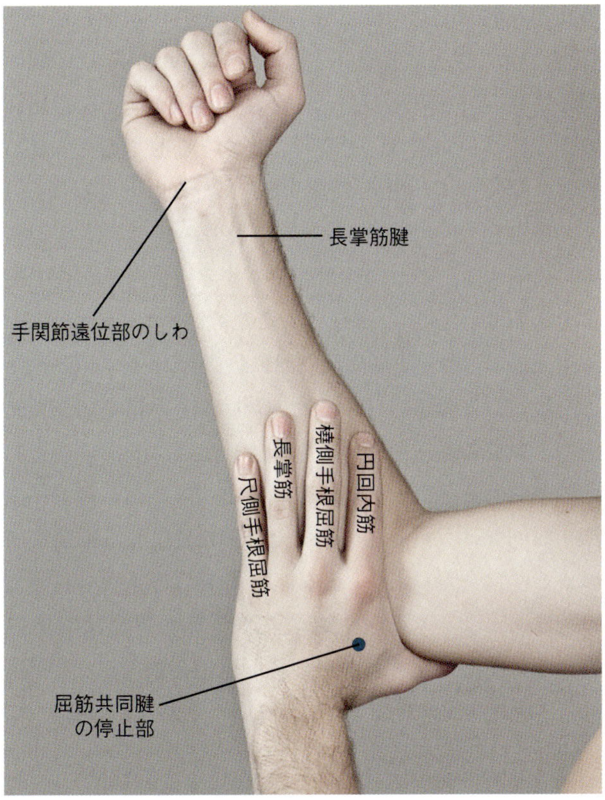

図 7-19　手関節屈筋群は，内側上顆の周りに第 1 指間を置くことで，触診するための指を前腕に置くことができる．図で示されているように，筋腹の配列が確認できる．

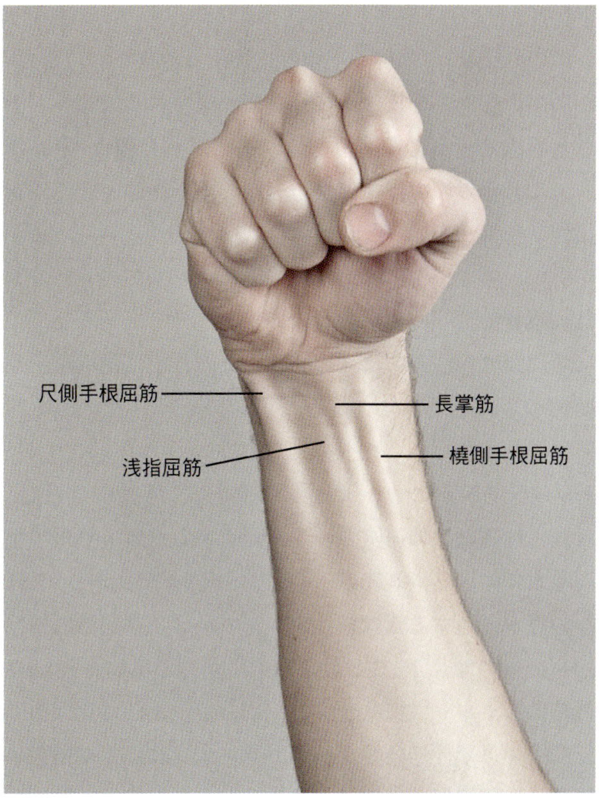

図 7-20　強く手を握ったときと手関節掌屈に抵抗を加えられたとき，4 つの腱を見ることができる．手関節の腱は，尺側から橈側の順に尺側手根屈筋，浅指屈筋，明瞭な長掌筋，そして，最も橈側に橈側手根屈筋がある．

屈もしくは尺側外転と呼ばれる．

手関節掌屈と背屈運動の拮抗筋が同時収縮すると，橈屈や尺屈が起こる．例えば，尺側手根伸筋と尺側手根屈筋が同時収縮すると，手関節が尺屈する．同様に，長橈側手根伸筋と橈側手根屈筋によって橈屈する．橈屈の補助的な力が必要なときは，長母指外転筋と短母指伸筋が橈屈筋を補助する．これらの2つの母指筋は，橈屈するための有効な作用線をもち，母指の肢位が屈曲位，伸展位，外転位，内転位にかかわらず橈屈を補助する．

以上より，手関節筋は共同筋や拮抗筋として活動することが理解できるであろう．例えば，手関節の掌屈と背屈において，尺側手根屈筋と尺側手根伸筋は拮抗筋であるが，尺屈するときはこれらの筋は共同筋として作用する．

指の筋活動

正常な手の機能は，指の多くの筋のチームワークによって成り立つ．これらの筋は2つの基本的なグループに分類される．1つは前腕や上腕骨に近位付着部をもち，手に遠位付着部をもつ外在筋である．もう1つは，手の中に近位付着部と遠位付着部をもつ内在筋である．これらの筋群を以下に示す．

外在筋	**内在筋**
背側の筋	**中手筋**
指伸筋	4つの虫様筋
示指伸筋	3つの掌側骨間筋
小指伸筋	4つの背側骨間筋
長母指伸筋	**母指球筋**
短母指伸筋	母指対立筋
長母指外転筋	短母指外転筋
腹側の筋	母指内転筋
浅指屈筋	短母指屈筋
深指屈筋	**小指球筋**
長母指屈筋	小指対立筋
	小指外転筋
	短小指屈筋

外在筋

指の外在筋は，前腕や上腕骨に近位付着部をもつため，手関節にも影響を及ぼす．外在筋の主な機能は，手の強さと粗大な運動の制御である．筋の詳細は**表7-2**に示す．これらの筋群は長い腱をもつため，全体として外在指伸筋や外在指屈筋と呼ばれる．

外在指伸筋群

手関節の伸筋支帯は，伸筋腱をその位置に保持し，手関節や手の運動時に伸筋腱が弓弦のようになるのを防ぐ．伸筋支帯は6つの骨線維性のトンネルを形成する．9つの伸筋腱がこのトンネルを通過し，手まで伸びる．これら伸筋腱は伸筋支帯の下を通過するため，手根中手関節まで伸びる滑液鞘が，伸筋腱をそれぞれ包む．これらの腱が通過する骨線維性のトンネルは，手関節の外側から内側の順に1〜6と数えられ，解剖学的に伸筋腱を機能的なグループに分類する．トンネル1は，長母指外転筋と短母指伸筋の腱が通る．トンネル2は，長橈側手根伸筋と短橈側手根伸筋が通り，トンネル3は長母指伸筋が通る．トンネル4は指伸筋腱と示指伸筋腱，トンネル5は小指伸筋，トンネル6は尺側手根伸筋がそれぞれ通過する（**図7-21**）．

指伸筋は前腕背側にあり，第2〜5指に停止する．指伸筋は4つのすべての指を伸展させる唯一の筋である．小指伸筋は，前腕背側にある細長い筋であり，小指のすべての関節を伸展する．示指伸筋は，前腕背側にある非常に小さく細い筋であるが，手根中手関節における示指の主要な伸展筋として作用する．

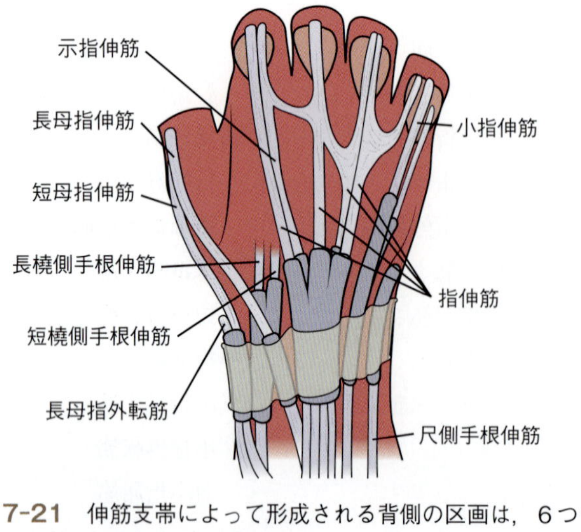

図7-21　伸筋支帯によって形成される背側の区画は，6つのトンネルを形成し，手関節と手に伸びる外在伸筋の腱がこれを通過する．指伸筋腱と連結している腱間結合に注目する．

外在指屈筋

外在指伸筋とは異なり，前腕腹側に第2〜5指に作用する2つの外在屈筋があり，これは浅指屈筋と深指屈筋である．浅指屈筋は，近位部に大きな筋腹をもち，前腕のより遠位部で浅層と深層の筋腹に分かれる．浅層の2つの腱は第3〜4指に付着し，深層の2つの腱は第2〜5指に付着する．これらの腱が付着する直前，それらの遠位付着部は中節骨の両側であるため，2つに分かれる．深指屈筋は，前腕腹側の尺側面に位置し，1つの筋腹で4つの腱に分かれる．それぞれの腱は，手と指では浅指屈筋の下に位置し，その後，末節骨に付着するため浅指屈筋の割れ目を通過し，表層に現れる．第2指に付着する深指屈筋腱は，前腕遠位部でその他の腱よりも早期に筋腹が2つに分かれる[4]．正中神経は，第2〜3指を屈曲する腱をもつ外側の筋を神経支配し，尺骨神経は第4〜5指に停止する腱をもつ中央の筋を神経支配する．深指屈筋は，指を屈曲するため，浅指屈筋と協調して活動する．

母指の筋

他の指と同様に，母指には内在筋と外在筋がある．母指の外在筋は，長母指屈筋，長母指伸筋，短母指伸筋と長母指外転筋である．内在筋は，母指内転筋，短母指屈筋，短母指外転筋と母指対立筋である．さらに，第1背側骨間筋の外側頭は，第1中手骨の骨幹部に付着する．多くの筋と同様に，母指の筋も，それらの筋が作用する運動に由来して名付けられている．内在筋の付着部は多様であり，母指の可動性を増大させ，動きが加えられるため，筋の名称を反映せず混乱しやすい．しかし，運動軸に対する筋の解剖を視覚化することで，整理しやすくなる．

母指の屈筋

長母指屈筋は，前腕腹側にある小さな筋である．この筋は母指の屈曲の主動作筋であり，IP関節を屈曲する唯一の筋である．また，外転位からの内転作用のみならず，MCP関節，CMC関節と手関節の掌屈にも作用する．

母指の伸筋

母指を伸展する2つの主要な筋は，長母指伸筋と短母指伸筋である．これらの筋は，母指の伸展の主動作筋として同時に活動する．長母指伸筋は，母指の末節骨に遠位付着し，短母指伸筋は基節骨底に遠位付着する（**図7-3**）．短母指外転筋と短母指屈筋は背側帽に付着し，

臨床的視点

深指屈筋が機能しているか，あるいはその機能を浅指屈筋が代償しているのかを判断するのは難しい．深指屈筋の分離運動は，**図 7-22** で示すように，中手指節関節と近位指節間関節を他動的に伸展位に保持し，遠位指節間関節を随意的に屈曲させることである．

一方，浅指屈筋の分離運動は，2 つの簡単な臨床的方法によって確認できる．1 つは自動運動で，もう 1 つは他動的な補助を用いた方法である．自動運動による方法は，遠位指節間関節を伸展位に保持したまま近位指節間関節を屈曲する方法である（**図 7-23A**）．もう 1 つの浅指屈筋を分離する方法は，1 つの指を除き，その他のすべての指の MCP 関節と IP 関節を他動的に伸展位に保持し，**図 7-23B** に示すように自動運動で指を屈曲させる．指は PIP 関節で屈曲する．一方，深指屈筋による指の屈曲は他動的に制限されるため，DIP 関節の屈筋として全く作用しない．この方法は，深指屈筋が 1 つの筋腹に 4 つの腱をもつという形態的な特徴を生かしている．つまり，1 つ以上の腱を制限すると，その他の腱も機能できなくなる．

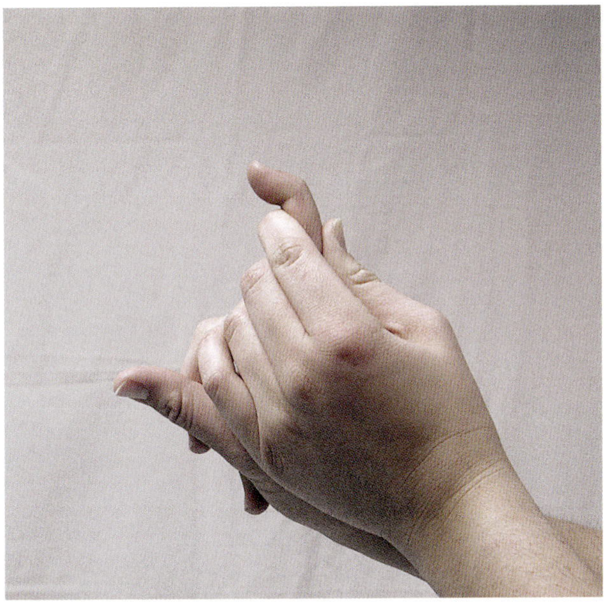

図 7-22　MCP 関節と IP 関節を伸展位に保ち，DIP 関節を屈曲するとき，深指屈筋が単独で活動する．

IP 関節を伸展する．

母指外転筋

長母指外転筋は，前腕と手の背側にある小さな筋である（**図 7-24A**）．この筋は，母指の外転の主動作筋である．

内在筋

手の運動では，外在筋は強さを与え，内在筋は細かな運動で役割を果たす．内在筋と同時に活動する外在指伸筋と外在指伸筋の協調した運動は，ヒトの手の複雑性と機能性を統合する．内在筋は相対的に小さく，手の中で

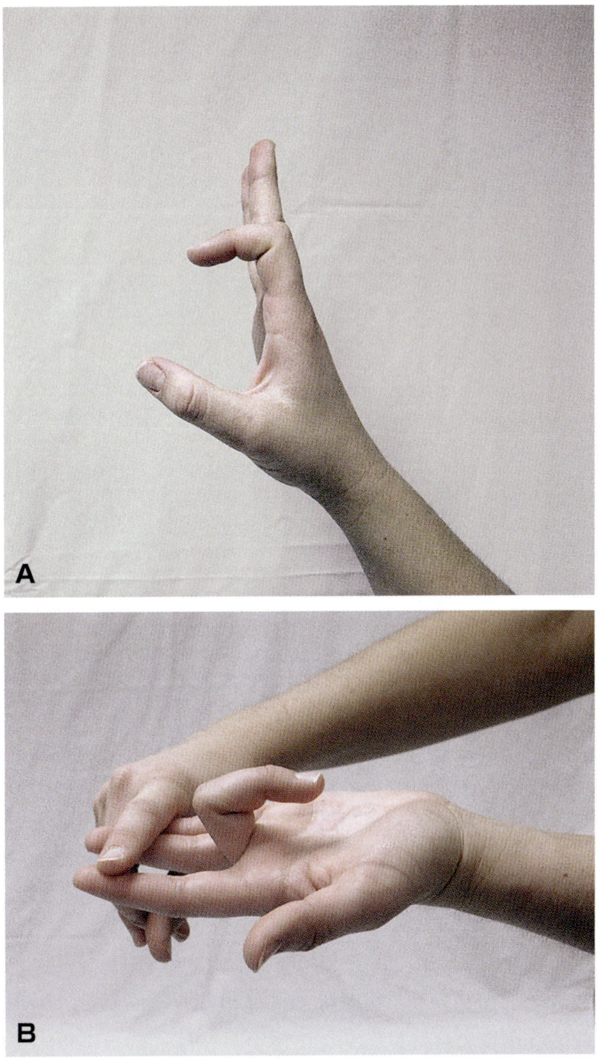

図 7-23　浅指屈筋の分離運動．A）PIP 関節のみの屈曲による示指の浅指屈筋の分離運動．B）テストする以外のすべての指を伸展位に保持することによって，個別に浅指屈筋をテストする方法．この肢位で，屈曲している指の遠位面へのわずかな圧によって，浅指屈筋の機能は抑制される．

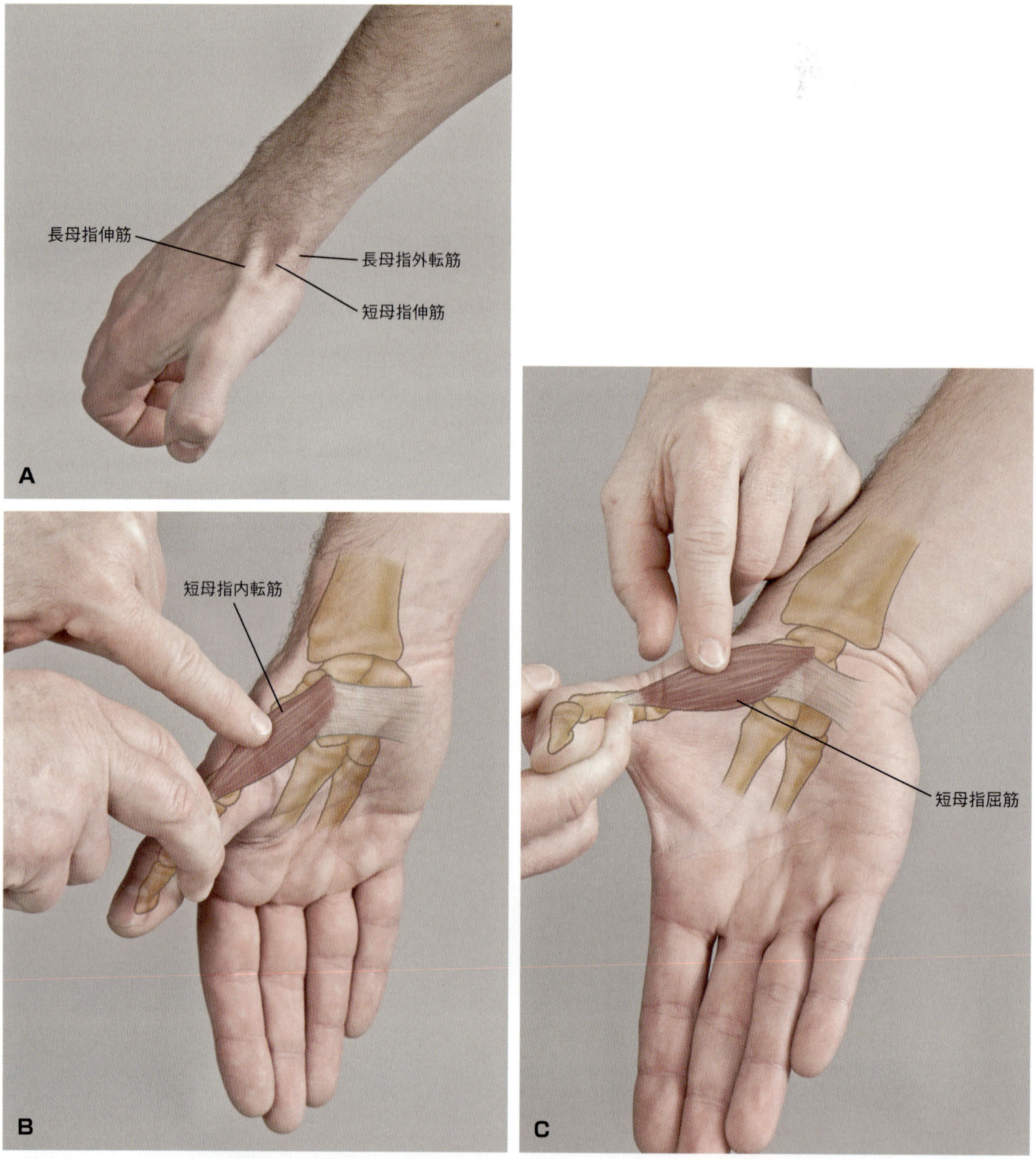

図 7-24　A）尺側にある長母指伸筋と橈側にある短母指伸筋と長母指外転筋によって，解剖学的嗅ぎタバコ窩の腱性の境界が形成される．B）短母指外転筋は第1中手骨の前外側面に位置する．この位置に触診する指を置き，母指外転の自動運動を指示することで，筋を容易に触診できる．C）短母指屈筋は，短母指外転筋のわずかに尺側にあり，母指の屈曲に抵抗を加えることで触診できる．

グループ化される．母指球筋は母指の底に位置し，小指球筋は小指の底に位置する．また，深層筋群は手掌内にある．これらの内在筋は**表 7-3** に示す．

母指球筋

母指球筋は母指に作用し，短母指屈筋，短母指外転筋，母指対立筋の3つの筋で形成される．短母指外転筋は，3つの筋のなかで最も表層にあり，基節骨の腹外側に停止し，母指を外転する（**図 7-24B**）．短母指屈筋は，母指の基節骨に遠位付着し，CMC 関節と MCP 関節を屈曲する（**図 7-24C**）．母指対立筋は，第1中手骨の外側と掌側面に付着し，母指の対立に作用する．母指対

表 7-3　手関節と手の内在筋

筋群	筋	近位付着部	遠位付着部	神経支配	作用	触診
母指球筋	短母指外転筋 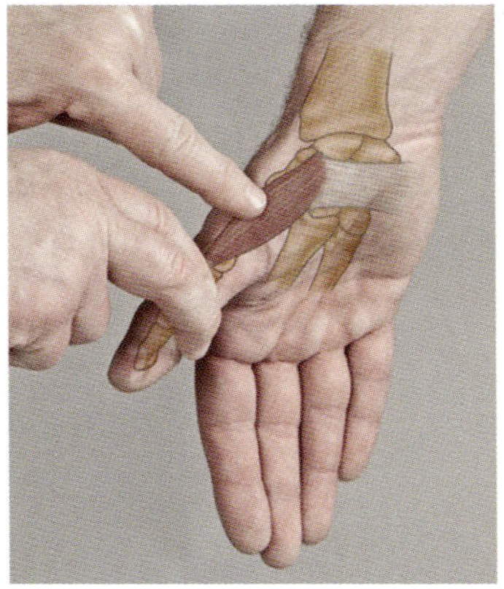	屈筋支帯，舟状骨結節，大菱形骨結節	第 1 基節骨底橈側	正中神経 C8-T1	母指外転，対立の補助	第 1 中手骨の掌外側に触診する指を置き，母指を自動運動にて外転すると，すぐに短母指外転筋を触察できる．
母指球筋	母指対立筋 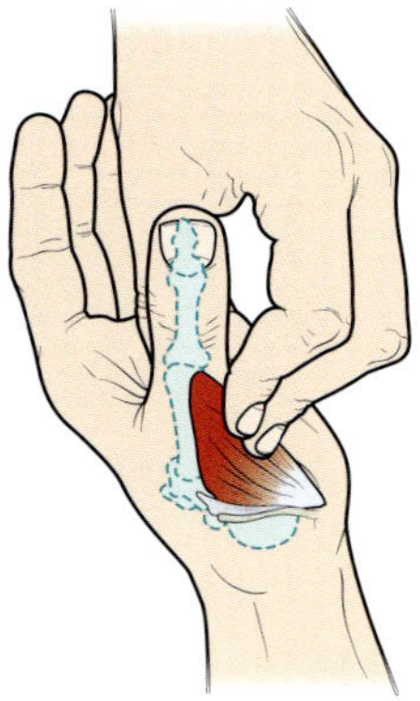	屈筋支帯，舟状骨結節，大菱形骨結節	第 1 中手骨橈側全長	正中神経 C8-T1	手掌に向き合い，小指と接触するための第 1 中手骨の屈曲，外転，内旋	母指対立筋は，短母指外転筋と短母指屈筋の深層に位置する．対立運動では，3 つのすべての母指球筋が活動するため，触察するのは困難である．

（次頁へつづく）

表 7-3　手関節と手の内在筋（つづき）

筋群	筋	近位付着部	遠位付着部	神経支配	作用	触診
母指球筋	短母指屈筋 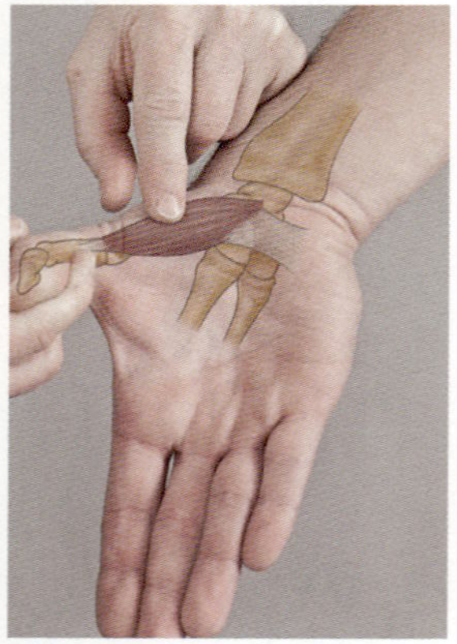	屈筋支帯，舟状骨結節，大菱形骨結節	第1基節骨底橈側	正中神経 C8–T1	母指屈曲	短母指屈筋は，母指対立筋の上に位置し，母指のMCP関節のわずかな屈曲で触察できる．
小指球筋	小指外転筋	豆状骨	第5基節骨尺側	尺骨神経深枝 C8–T1	小指外転	第5中手骨尺側に軽く指を置き，自動運動にて外転することで筋に触察できる．
小指球筋	短小指屈筋	有鉤骨，屈筋支帯	第5基節骨尺側	尺骨神経深枝 C8–T1	小指のMCP関節とPIP関節の屈曲	短小指屈筋は，小指屈曲のわずかな抵抗運動にて，母指外転筋の橈側かつ，小指球の膨隆部で触察できる．
小指球筋	小指対立筋	有鉤骨，屈筋支帯	第5中手骨尺側縁	尺骨神経深枝 C8–T1	母指と向き合い，接触するための第5中手骨の屈曲，外転，内旋	小指対立筋は，短母指外転筋の尺側で短小指屈筋の深層に位置する．まず短母指外転筋を確認し，触診する指を短母指外転筋の尺側に移動し，母指を対立させる．
深層内在筋（中手）	母指内転筋 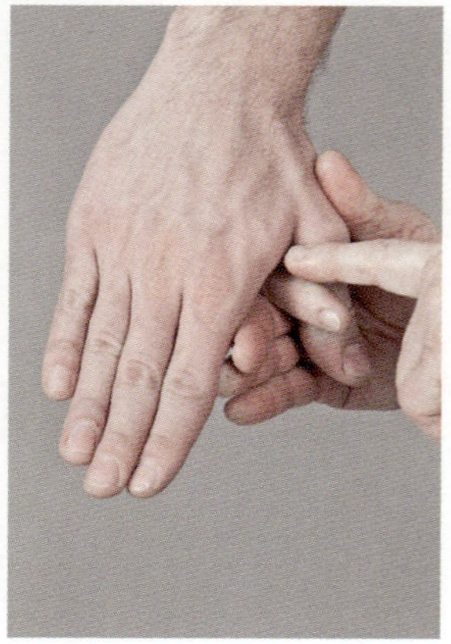	横頭：第3中手骨掌側面 斜頭：第2，3中手骨底，有頭骨	第1基節骨底の掌尺側	尺骨神経深枝 C8–T1	手掌方向への母指の内転	母指内転筋は母指球の膨隆した部分にはない．母指内転のわずかな抵抗運動にて，第1〜2指間で筋に触察できる．

深層内在筋（中手）	虫様筋 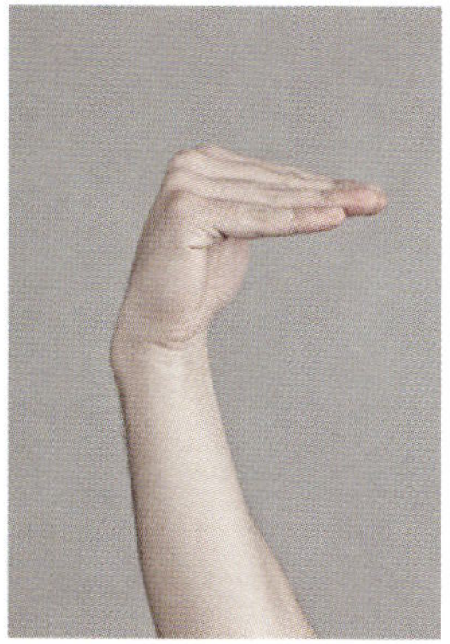	**第1〜2**：示指と中指の深指屈筋腱 **第3〜4**：中指，環指，小指の深指屈筋腱	第2〜5指の伸筋展開部橈側	第1〜2　正中神経 C8-T1 第3〜4　尺骨神経 C8-T1	MCP関節の屈曲，IP関節の伸展	筋腹は長指屈筋腱の橈側に位置する．虫様筋は小さく，筋膜と皮膚で覆われているため，触察は困難である．
深層内在筋（中手）	骨間筋 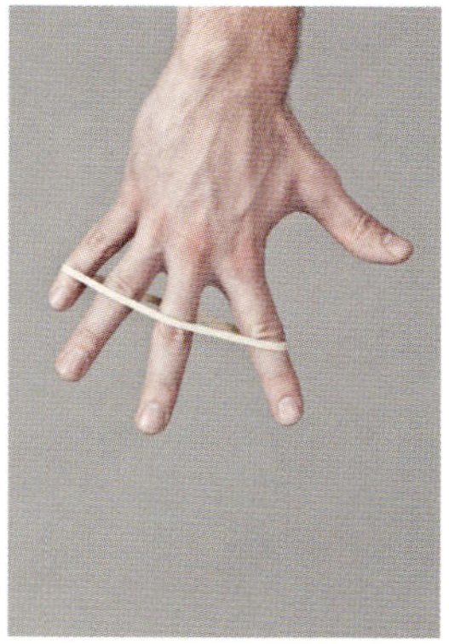	**背側（第1〜4）**：2つの中手骨がお互いに相対する面	両筋：伸筋展開部 背側（第1〜4）：第2〜4基節骨底	尺骨神経深枝 C8-T1	背側：手の正中からの指の外転	第1背側骨間筋の筋腹は，示指の外転に抵抗を加えることで，第1〜2指間で触れられる．第2〜4背側骨間筋は中手骨の間で触れることは難しい．輪ゴムを指の周りに巻き，指の外転への様々な抵抗運動によって，触診が可能になる．MCP関節とIP関節伸展位で，より簡単に骨間筋が触察される．それは，自動運動にて指を内外転するとき，中手骨の間で触察できる．
深層内在筋（中手）	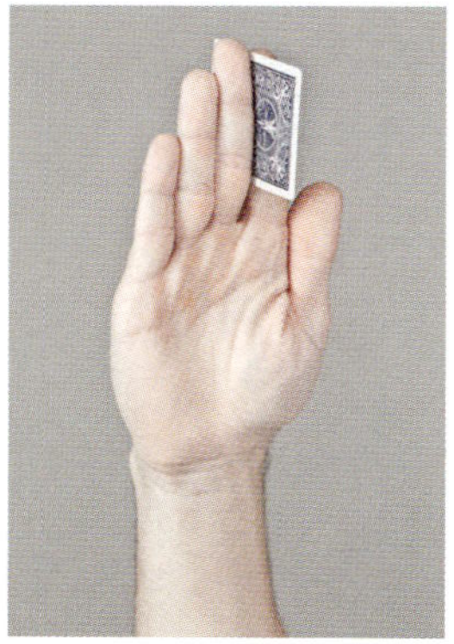	**掌側（第1〜3）**：第2，4，5中手骨の掌側面	掌側（第1〜3）：第2，4，5基節骨底		掌側：手の正中への指の内転 両筋：第2〜4指のMCP関節の屈曲，IP関節の伸展．MCP関節を屈曲する力は虫様筋よりも大きいが，可動域は小さい．主に屈曲90°で強い力が発揮できる．	

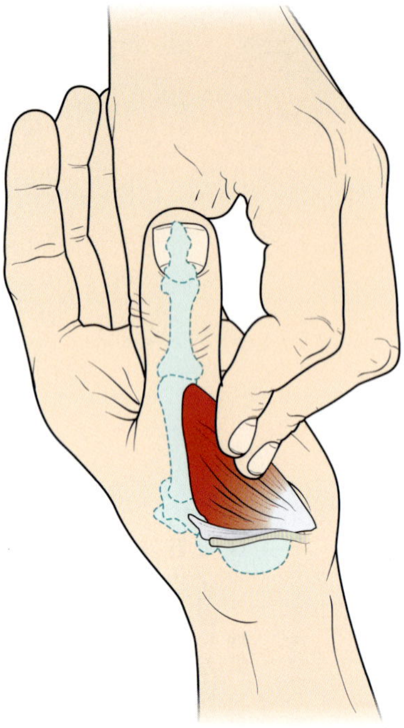

図 7-25　母指対立筋は，短母指外転筋の尺側で母指球内にある．短母指外転筋を確認し，その内側に触診する指を移動し，母指の対立運動をさせることで母指対立筋が確認できる．

立筋は，母指球のなかで短母指外転筋の尺側に位置する．短母指外転筋を確認し，触診しながら指を内側に移動させ，母指を対立させると確認できる（**図 7-25**）．短母指屈筋，短母指外転筋，母指対立筋は，抵抗のない対立，MCP関節の屈曲，CMC関節の屈曲のすべての運動で活動する．

小指球筋

小指球筋は，手関節と第5中手骨底の間で手掌の尺側にある3つの筋で形成される．これらは，小指屈筋，小指外転筋，小指対立筋である（**表 7-3**）．これらの筋は，すべて小指に作用する．短小指屈筋の起始と停止のアライメントによって，第5中手指節関節は屈曲できる．小指外転筋は，第5中手指節関節を外転する．小指対立筋は，3つの小指球筋のなかで最も深層にあり，その名称が意味するとおり，第5指を対立させる．小指対立筋は，わずかに角張った形状と内側に遠位付着部をもつため，対立が可能になる．

深層筋群（中手筋）

この筋群は母指球筋と小指球筋の間にあり，その名称が意味するとおり手掌内にある．この筋群は骨間筋，虫様筋，母指内転筋である．骨間筋は3つの掌側骨間筋と4つの背側骨間筋があり，中手骨から起始し基節骨底に停止する．掌側骨間筋は，第2〜5指のMCP関節の内転に作用する（**図 7-26A**）．一方，背側骨間筋は指の外転に作用する（**図 7-26B**）．

虫様筋は，骨に付着しない唯一の筋であり，近位付着部と遠位付着部が他の筋の腱上にある．近位付着部は深指屈筋腱上にあり，遠位付着部は指伸筋腱上にある．虫様筋は特徴的な形状のため，第2〜5指のMCP関節の屈曲とIP関節の伸展を可能にする（**図 7-27**）．

最後の中手筋は，母指内転筋である．この筋は母指の内転に作用し，有頭骨，第2，第3中手骨からの幅広い起始部をもつ（**図 7-28**）．

伸展機構

手の伸展機構とは，3つの重要な筋群が複雑に相互作用することである．その3つは，内在筋，外在指伸筋，そして内在筋と間接的に結合している外在指屈筋である．これら3つの筋群によって手が機能を果たすためには，特徴的な作用をもたなければならない．伸展機構は，伸展帽機構，伸筋展開部，伸展装置，腱膜，支帯，背側帽もしくは腱帽とも呼ばれる．

図 7-29 に示されるように，外在指伸筋の遠位腱とほぼすべての内在筋は，伸展機構で停止している（短掌筋，母指対立筋，小指対立筋，小指外転筋，短小指屈筋を除いて）．伸展機構は，伸筋，虫様筋，骨間筋，母指球筋と小指球筋の付着部の遠位腱で構成される腱システムと，腱と皮膚を保持し，安定させる筋膜と靱帯の支帯システムによって構成される．この伸展機構の目的は，指の様々な屈曲位から，指を伸展させることである．その他の目的は，関節を交差する伸筋腱をショートカットさせ，指の完全屈曲を可能にすることである．伸筋腱は，完全伸展から完全屈曲までの非常に長い距離をカバーしなければならない．この長さは約25 mmであり，健常者の指の背側にひもを固定し，完全伸展から完全屈曲までのひもの移動距離で計測できる．

腱システム

指伸筋腱は，中手指節関節の近位で3つの斜走する筋膜によって連結される．その後，指伸筋腱はMCP関節を交差し，指伸筋腱の裏から，MCP関節の関節包と基節骨底に停止する軟らかい腱を伸ばす[5]．基節骨の上で，伸筋腱は3つの平坦な腱束に分けられる．中央索は，中

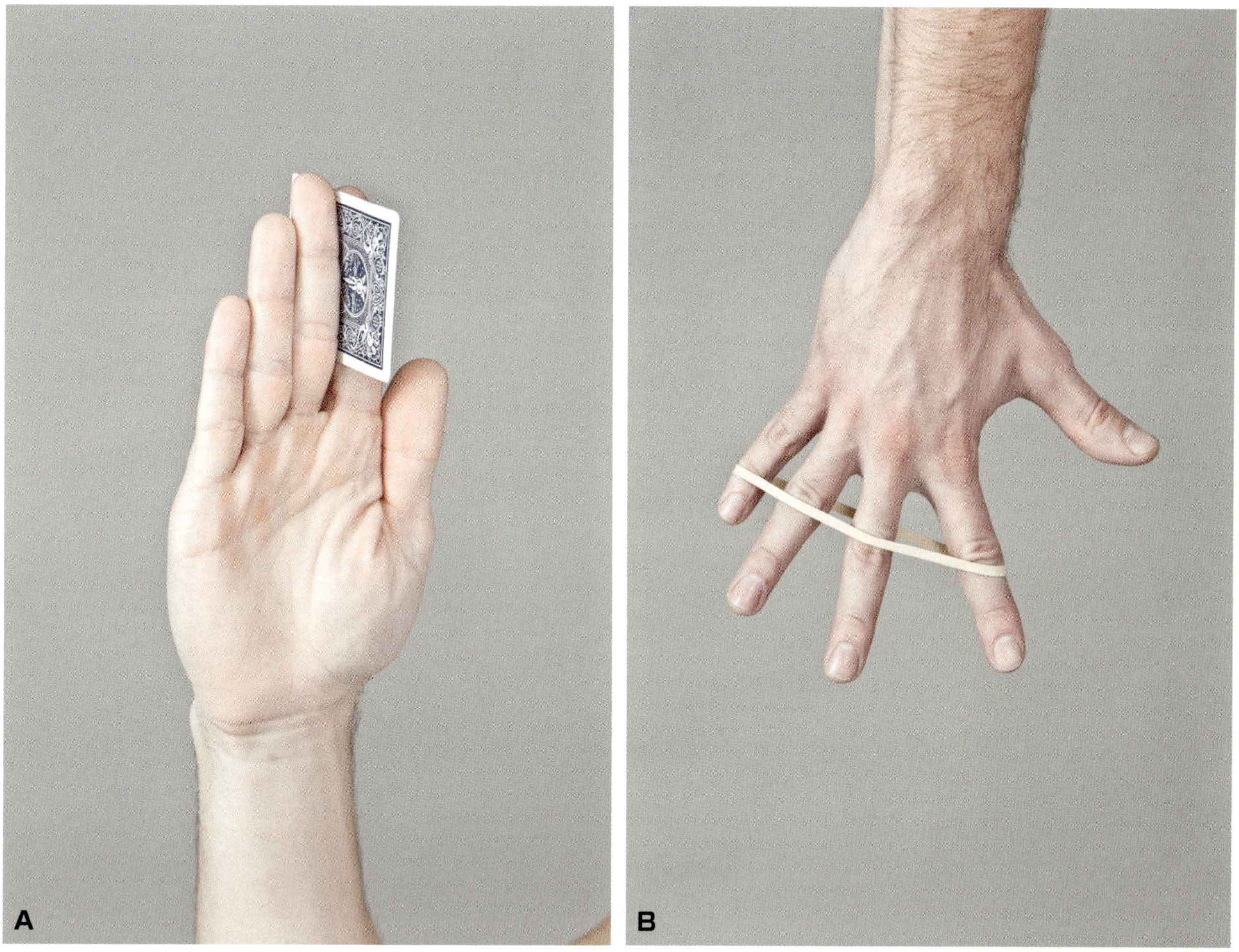

図 7-26　A）掌側骨間筋は指を内転する．B）背側骨間筋は指を外転する．MCP 関節屈曲位と IP 関節伸展位で，自動運動で指を内外転させたとき，中手骨の間で触診できる．

節骨底に停止する．2つの側索は，PIP 関節のそれぞれの側面を走行し，中節骨の上で再連結し，最終的に末節骨底に停止する．これらの腱束は，指の伸筋展開部もしくは伸筋帽（背側帽）を形成する．腱膜は，それぞれの腱束から形成され，中手骨と基節骨の背側と内外側を覆う．伸筋展開部には，中節骨底に停止する中央索と，末節骨底に停止する2つの側索がある．

骨間筋は，指の側面に複数の停止腱をもつ（**図 7-26，7-27**）．その停止腱は，基節骨底への遠位付着部，掌側板との付着部，側索の伸筋展開部の遠位付着部と中節骨底にある腱である．虫様筋の遠位付着部は，MCP 関節の橈側と骨間筋腱の掌側を通過する．遠位の虫様筋腱は側索に停止し，側索の形成を補助する．つまり，PIP 関節と DIP 関節の伸展に作用する側索への運動入力は，少なくとも指伸筋，2つの骨間筋と虫様筋の4つの筋によって行われる．

臨床的視点

指を完全屈曲するには，伸筋腱のみならず手の背側にあるその他の組織も，その長さの変化に対応しなければならない．例えば，指が完全屈曲するとき，皮膚は約1インチ（約 2.54 cm）伸張される．この伸張は，指が完全伸展するときに見える MCP 関節と IP 関節の背側のしわによって可能となる．手の背側に重度の裂傷や火傷が生じると，指の完全屈曲を行うためには，皮膚と背側の軟部組織の柔軟性を回復させる必要がある．

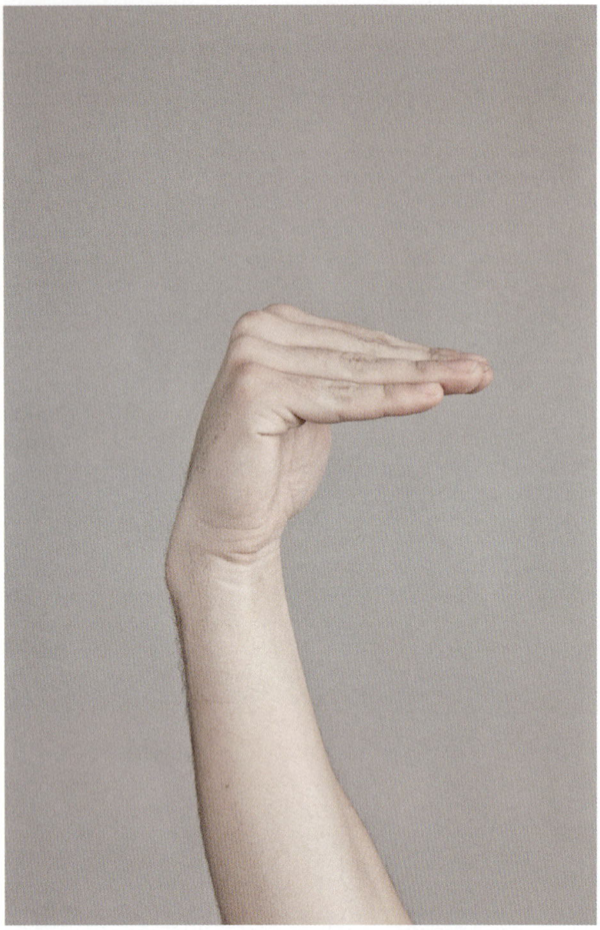

図 7-27 虫様筋の筋腹は，外在指屈筋腱の橈側に位置し，IP 関節の伸展を保ちながら，MCP 関節を屈曲させるとき触診できる．もしくは，指を自動運動にて内転–外転させるとき中手骨の間で触診できる．

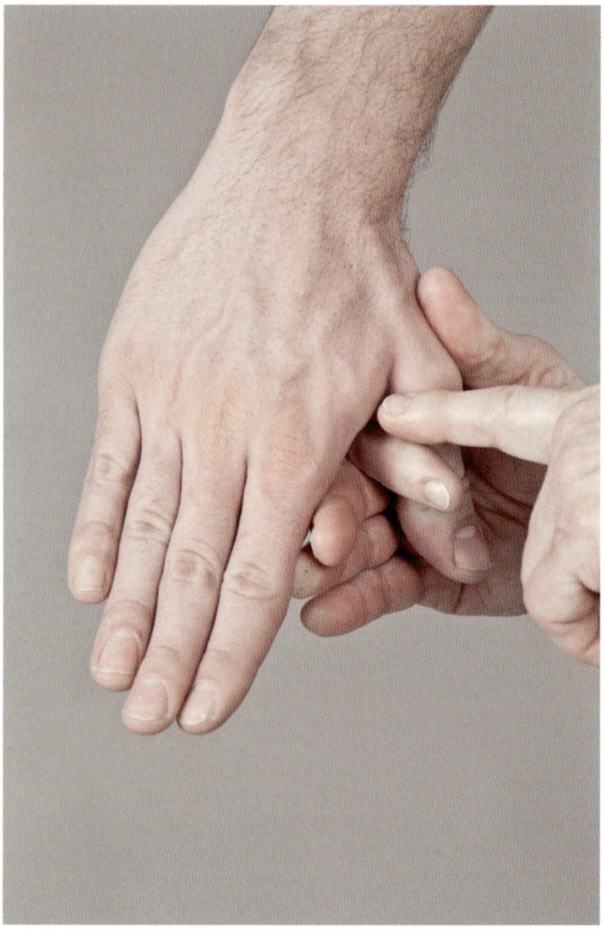

図 7-28 母指内転筋は，母指の内転に抵抗を加えることで，第 1 指間で確認できる．母指内転筋は内在筋であるが，母指球の一部と考えられていない．母指内転筋は，母指球筋の深部に位置する．

示指伸筋腱は，指伸筋の尺側で平行に走行する．示指伸筋は，前腕で指伸筋とは異なる筋腹をもつため，他の指を屈曲しても示指は独立した運動ができる．つまり，示指以外の指が屈曲位のときでも，指さし動作は示指伸筋によって可能となる．小指伸筋は，背側帽の部分で2つの腱に分かれており，小指の伸展の主要な外在指伸筋である．Brand[6] によれば，第5指の指伸筋腱は小さく，指を伸展するには不十分である．また，小指外転筋は骨間筋と同じように，背側帽と伸展機構の側索に停止する．

母指は，他の指と同様の伸展機構をもつ．母指の伸展機構は，母指内転筋，短母指屈筋と短母指外転筋の内在の腱性の停止部に加え，長母指外転筋を含んでいる．

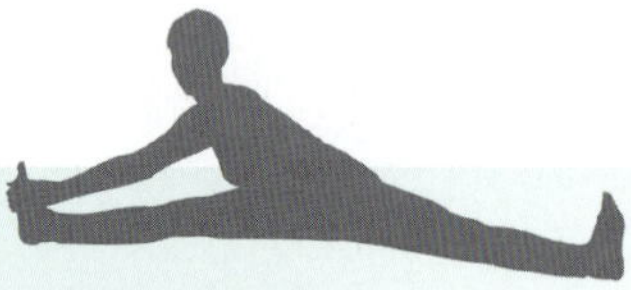

臨床的視点

野球やバレーボールのようなスポーツでは，指の先端にボールがぶつかり，指伸筋を損傷することがある．指の先端にかかるボールの圧迫力は，DIP 関節に急激な屈曲を引き起こし，その結果，末節骨の伸筋腱の付着部を断裂させる．この場合，末節骨を伸展できないため，木槌のような外観となる．これは一般的に槌指（マレットフィンガー）と呼ばれる．この損傷は剥離骨折を除き，通常は外科的手術を行わない．通常の治療方法は，損傷した組織と腱の付着部の治癒を目的とする DIP 関節の伸展装具が適用される．この装具は，持続的に約 6 週間装着する必要がある．

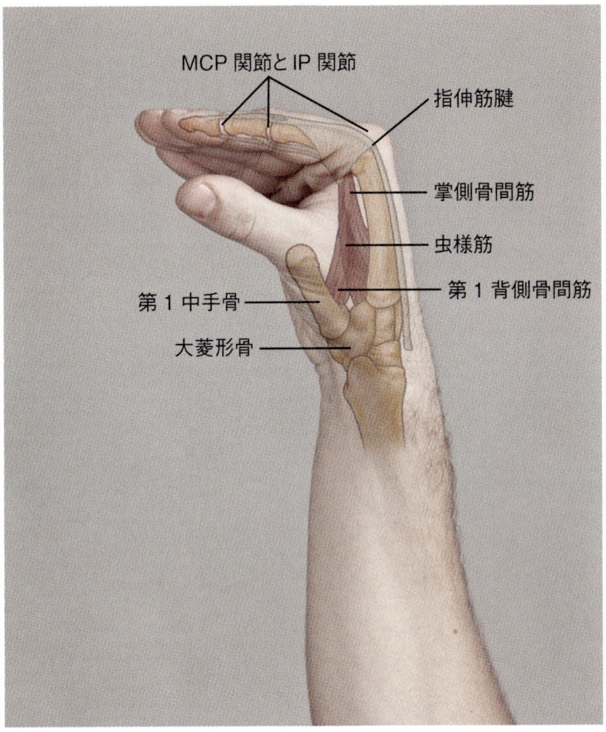

図 7-29　手の伸展機構．伸展機構は，伸筋群の背側にある腱性の組織を含む複数の組織によって構成される．それは，虫様筋，骨間筋，母指球と小指球の筋群のような内在筋の停止と筋膜や靱帯の支帯システムである．

支帯システム

支帯システムは，指の屈筋と伸筋に影響を及ぼす．複雑な構造をもつ筋膜性と靱帯性の支帯システムの一部が，神経，血管，皮膚はもちろん，関節と腱を囲み，区分し，制御している．

伸筋帽

支帯システムは，伸筋の表層において近位・遠位指節間関節と中節骨を覆う遠位の腱鞘と基節骨を結合する線維束である．それは，伸筋展開部と結合し，末節骨まで続く．この日よけのような線維性の帽，あるいは背側展開部は MCP 関節を囲み，関節を交差する腱を保持する．

背側帽の付着部は，掌側板と横手根間靱帯の結合部の掌側面にある．遠位では，伸筋帽と腱を区別するのは困難である．指を屈曲すると，伸筋帽は遠位に牽引されるため，伸筋帽は MCP 関節上よりも基節骨上に位置する．PIP 関節での支帯システムは，腱システム，関節包と皮膚を連結し，制御する．例えば，指が屈曲すると，屈曲を可能にするために側索は，PIP 関節の上を掌側に移動しなければならない．反対に，効率的に IP 関節を伸展するために，腱は背側に移動しなければならない．これらの動きを制御し，制限することが支帯システムの筋膜と靱帯の役割である．

屈筋滑車

支帯システムは，屈筋群にも結合している．滑膜性のトンネル内に浅指屈筋腱と深指屈筋腱を囲み，滑車によって指節骨の掌側面に屈筋腱を保持する．輪状滑車は，基節骨と末節骨の骨幹部，伸展帽と支帯の結合部，MCP 関節・PIP 関節および DIP 関節の掌側板の側面に付着する．十字滑車は，指節骨骨幹部に付着し，PIP 関節と DIP 関節の掌側板上に遠位の付着部を形成するために交差する [7]．これらの滑車は，釣竿で釣り糸を通すガイドと同じように，屈曲時に外在指屈筋腱が弓弦のようにしなるのを防ぐ．滑車が断裂すると，指の動きは失われる [8]．**図 7-30** は，これらの滑車と深指屈筋腱への支持機能を示している．

運動

手関節と手根中手関節は 2 つの面で運動し，指節間関節は 1 つの面で運動する．手関節は，円運動とも考えられるが，実際には前額面と矢状面での複合運動である．

手関節の運動

他の関節と同様に，手関節では骨運動と関節運動が起こる．手関節と手が十分な機能をもつためには，この 2 つの運動が必要である．

臨床的視点

支帯システムは指の運動を補助する．近位指節間関節が伸展すると，遠位指節間関節も伸展方向に動く．遠位指節間関節が屈曲に動き始めると，支帯システムが緊張し，近位指節間関節も屈曲する．この解剖学的な機構は，外在指伸筋や外在指屈筋が選択的に損傷された場合に，指の運動において生体力学的な補助を与える．

臨床的視点

支帯システムは指を包み，バランスのとれた力を生成する相互に関連した組織に例えられる．外傷や関節リウマチのような病気による靱帯の機能不全は，バランスのとれた力を崩し，腱を異常な位置に偏位させ，関節を変形させる力を生成する．例えば，MCP 関節の関節包と側副靱帯の損傷によって，屈筋腱は弓状となる（**図 7-31**）．

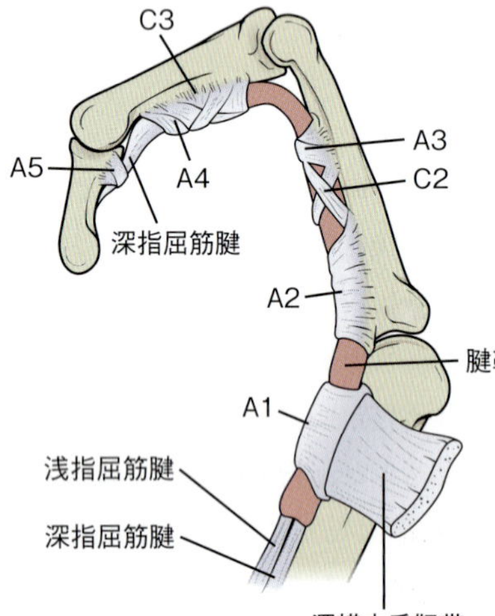

図 7-30　輪状靱帯と指の屈筋腱の滑車によって，屈曲運動中，腱は指の近くに保持される．

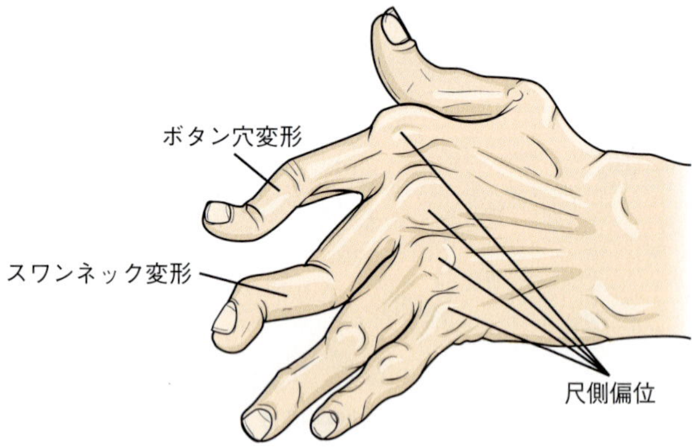

図 7-31　屈筋腱の弓状．MCP 関節における外在筋腱によって作られた他動的な伸張は，通常，正常な靱帯をもつ手では抵抗できる．もし，手の関節が退行変性すると，靱帯は弱化し，正常な外力に抵抗できなくなる．さらに時間が経過すると，悪化した関節包と靱帯は弓状の力に屈する．

手関節の骨運動

手関節の動きは，橈骨手根関節と手根中央関節で生じる．Kapandji[3] によれば，橈骨手根関節の動きを許した状態で，手根中央関節が橈屈の 1/2，尺屈の 1/3 の動きを行う．これらの運動は，有頭骨頭を通る軸の周りで生じる（**図 7-32**）．橈屈の正常な最終域感（end feel）は，橈骨茎状突起と舟状骨が衝突するためハード（hard）である．尺屈は，より大きく動き，橈側側副靱帯の伸張によって生じるファーム（firm）な最終域感である．

Kapandji[3] は，手関節が完全に掌屈するとき，橈骨手根関節で 50°，手根中央関節で 35° 動くと述べている．また，手関節が完全に背屈するときには，掌屈とは反対に橈骨手根関節で 35°，手根中央関節で 50° 動く．全体として，手関節の掌屈と背屈は橈骨手根関節と手根中央関節が等しく動く．掌屈−背屈と，橈屈−尺屈の両方の運動軸は，有頭骨を通る．しかし，完全掌屈位から背屈位までの動きでは，その運動軸が遠位へ移動する（**図 7-33**）．この軸の移動は，月状骨と舟状骨が効率的に高さを変化させる回転性と並行性の複雑な運動によって引き起こされる．これらの複雑な運動は，靱帯の伸張をすべての時期で維持するための代償運動である[9]．

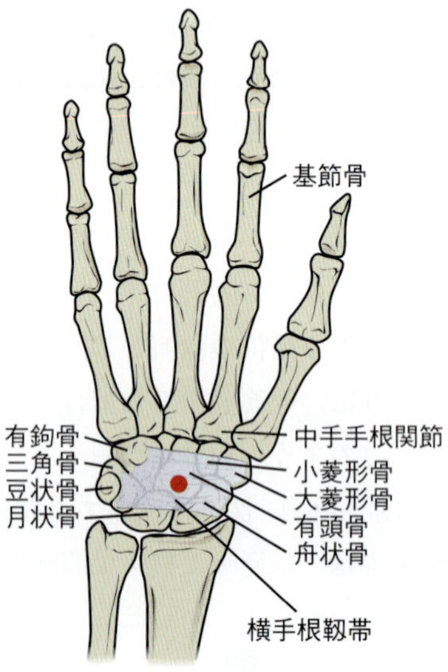

図 7-32　橈屈−尺屈の運動軸は，有頭骨頭を通る．

手関節を完全に背屈させるためには，遠位橈骨と尺骨

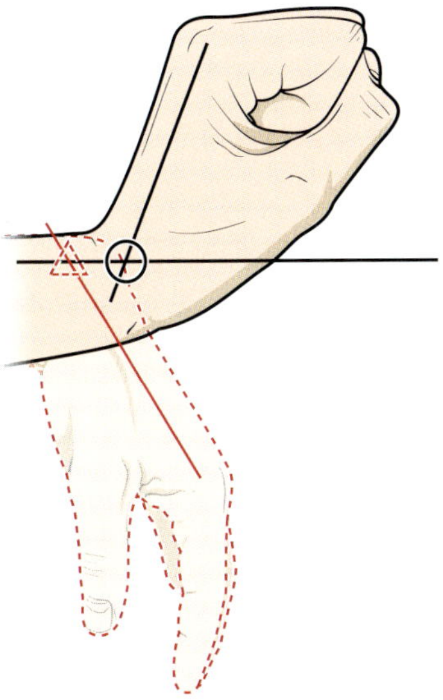

図 7-33　屈曲と伸展時に，月状骨と舟状骨が複雑に動くため，屈曲-伸展の運動軸は屈曲と伸展の肢位によって変化する．

がわずかに広がる必要がある．もしこれらの骨が強く固定されていると，手関節を完全に背屈することができない．

手関節の関節運動学

関節運動学において，橈骨手根関節と尺骨手根関節は，橈骨と尺骨の凹面と手根列の凸面で構成される（**図 7-4**）．そのため，近位部を固定すると，遠位部では転がりとすべりが生じ，反対に，遠位部を固定すると，近位部で同様の動きが生じる．背側への転がりは，前方もしくは掌側へのすべりを伴い，また，前方あるいは掌側への転がりは，背側へのすべりが生じる．同様のことが手根中央関節にも当てはまる．

前腕と手が手関節中間位で弛緩しているとき，手関節は不安定で，非常に大きな関節の遊びをもつ．臨床家は，一方の手で患者の橈骨と尺骨の遠位部を固定し，他方の手で近位手根列をもち，手根骨を簡単に背側，掌側，内側，外側方向へ平行にすべらせることができる．また，数 mm 離開させることもできる．手根中央関節面でも，小さいながらも同様の動きが生じる．さらに，各手根骨も隣接する手根骨に対して他動的に動かすことができる．例えば，検査者の左の母指と示指で，有頭骨の背側面と掌側面を固定し，検査者の右の母指と示指で大菱形骨，舟状骨，月状骨，もしくは有鉤骨のような個々の手根骨をつかみ，そして有頭骨に対して動かすことができる．ただし，これらの手根骨は有頭骨とそれぞれ個別に関節を形成するため，転がりとすべりは変化しやすい．手関節の最も安定した肢位（締まりの肢位）は，完全伸展位である．

指の運動

第2～5指と母指の中手指節関節の運動は，互いに異なり，指節間関節とも異なる．中手指節関節は2度の自由度，指節間関節は1度の自由度をもつ．

骨運動学

中手指節関節は約 90° 屈曲し，示指の可動域は小さく，中指，環指，小指の順で可動域は大きくなる．最終域感は，中手骨と指節骨の衝突による硬さ（ハード：hard），もしくは関節包の制限による弾力性のある硬さ（ファーム：firm）である．過伸展は靱帯の構造によって変化する．例えば，MCP 関節の伸展が 0° の人もいれば，靱帯の緩い人では 45° まで過伸展できる人もいる．なかには，他動的に 90° まで過伸展できる人もいる．正常な最終域感は掌側板と関節包によって制限され，弾力性のある硬さである．

MCP 関節が伸展すると側副靱帯は緩み，約 20° 外転が可能となる．また，隣接関節を避ければ約 20° の内転ができる．90° 屈曲位で，側副靱帯は緊張し，内転-外転の可動域が制限される．この肢位が MCP 関節の締まりの肢位（closed-packed position）である．

母指の MCP 関節は，蝶番関節であり，第2～5指の MCP 関節の可動域より小さい．屈曲の可動域は 45° ～60° であり，伸展は通常 0～20° である．完全屈曲位と完全伸展位において靱帯は緊張し，内転-外転方向はほとんど動かない．やや屈曲した肢位では，5～10° の左右への動きは，内側や外側の種子骨への筋収縮による指節骨の動的な回旋が加わって生じる．これらの小さな動きによって，母指は物を操作するために正確に物と適合することができる．

近位と遠位の指節間関節は，1度の自由度をもつ蝶番関節である．指節骨頭の2つの顆と側副靱帯の強い緊張によって，これらの関節は内転-外転の運動が制限される．PIP 関節の屈曲は，約 120° である．DIP 関節の屈曲は 90° 以下である．PIP 関節と DIP 関節の伸展は，靱帯の緩い人を除き，0° である．母指の IP 関節の過伸展は 5～10° であり，手掌に体重をかけたときのように，他動的な可動域は非常に大きい（**図 7-34**）．

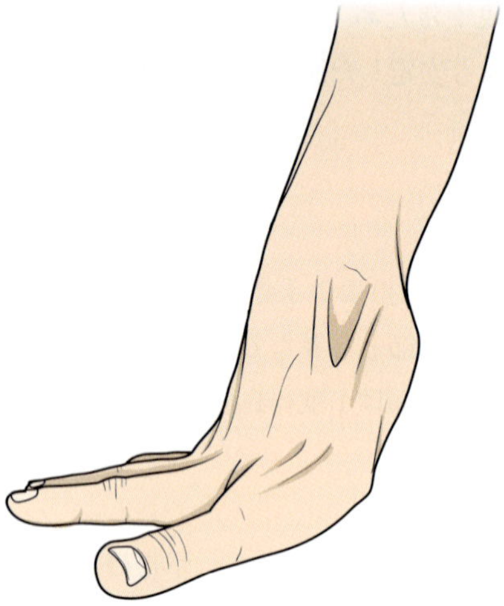

図 7-34　MCP 関節と IP 関節の過伸展は，その関節を囲む関節包と靱帯の遊びによって生じる．

関節運動学

中手指節関節と指節間関節は，近位関節面が凸面，遠位関節面が凹面である．そのため，屈曲と伸展の間，関節運動学的な転がりとすべりは同一方向に生じる．例えば，屈曲時に指節骨が掌側方向へ転がるとき，関節内のすべりも掌側方向に起こる．MCP 関節の内転-外転の関節運動学的な動きも，転がりとすべりは同一方向に生じる．MCP 関節と IP 関節の安静肢位は，すべて屈曲 20° である．母指の MCP 関節と IP 関節の締まりの肢位は完全伸展位であり，第 2～5 指では完全屈曲位である．

力を抜くことで関節の遊びは大きくなり，さらに安静肢位で MCP 関節の関節包は緩む．検査者は一方の手で中手骨を固定し，もう一方の手で基節骨を把持して，中手骨頭と基節骨底の間で前後方向へのすべり，外側方向へのすべり，回旋，牽引の副運動を確認できる．IP 関節でも可動域は小さいが，同様の副運動を確認できる．

手関節と手の機能的な運動

手関節と手の機能は，外在指伸筋と外在指屈筋および内在筋の緻密な相互作用の上に成り立っている．もし，これらの 3 群のいずれかが正常に機能できないと，正常な手の機能も失われる．これら 3 群の細かなバランスが，手と指が行う日常生活動作に必要である．さらに，肩甲上腕関節が適切に機能するためには，肩甲骨が胸郭上で安定する必要があるのと同様に，指が適切に機能するためには，手関節の安定性が必要である．

把持の種類

手は，手以外の上肢に意図をもたせる．肩と肘の主な機能は，手の機能を果たすために，手を配置することである．手は，一般的に力を伝達する道具や可動性のある道具として作用する．力を伝達する道具としては，こぶし，手掌，かぎ型として使用される．最も一般的な機能としての可動性のある道具としては，物の操作，環境の知覚，もしくは考えや感情の表現として使用される．手は，多くの肢位と運動で使用され，その多くの場合，母指と第 2～5 指の両方が使われる．手を使用するすべての肢位と機能の中で，手は物を握るために使用されることが多い．Napier[10] は，ヒトの手の把持には 2 種類あること，すなわちパワー握り（**図 7-35A**）と精緻握り（**図 7-35B**）を示した．パワー握りは，手全体で行われ，物を巧みに扱うより物をつかむための粗大な活動である．パワー握りは，部分的に屈曲した第 2～5 指と手掌の間で物を保持し，母指は手の中に物を保持し，安定させるために第 2～5 指と手掌に圧を加える．ただし，母指を使わない唯一のパワー握りとして，かぎ握りがある（**図 7-36A1**）．**表 7-4** にパワー握りの種類を示す（**図 7-36A1～4**）．精緻握りは，第 2～5 指を複数屈曲し，母指を対立させながら物をつまむことである．物を取り扱うための接触の正確性と緻密性が要求されるとき，精緻握りが用いられる（**図 7-36B1～3**）．**表 7-5** に精緻握りの種類，**図 7-37** にパワー握りと精緻握りの概念図を示す．2 つの握りでは，母指の肢位が異なる．パワー握りでは，母指は内転位もしくは対立位であり，手の中で物を固定させるために第 2～5 指の圧を補強する．精緻握りでは，母指は外転位で，通常第 2～5 指の指腹と対立した肢位になる．Napier[10] は，課題の質によって使用される把持の種類が決定され，これらの 2 つの把持の種類に，ヒトの把持動作のすべてが含まれると述べている．

様々な把持の種類を区別するための名称は，把持される物の形状によって変化する手の肢位を意味している．パワー握りと精緻握りは，一般用語として広く受け入れられているが，通常はリハビリテーションの分野で使用されている．

Schlesinger[11] は，義手の手先具の研究で，様々な大きさと形の物を握る際の手の汎用性について検討した．彼は把持を 12 種類に区分し，そのうち 7 種類がパワー握りと精緻握りであり，それぞれ**表 7-4** と **7-5** に示

臨床的視点

指の屈筋群が麻痺している脊髄損傷患者でも，コップや物を握り，機能的に使用することができる．これは，腱作用（テノデーシス）が把持のメカニズムに活用される（**図4-15**）．腱作用は，他動的張力が腱に伝わることで生じる関節運動である．例えば，C6 レベルの四肢麻痺患者は，手を握るための外在指屈筋と外在指伸筋の神経支配は欠如している．しかし，手関節を背屈する神経支配は残存している．自動運動で手関節を背屈すると，張力-長さの関連によって他動的張力が指の屈筋腱に伝わる．つまり，手関節を背屈すると，指を屈曲する屈筋腱が短縮する．同様に，重力によって手関節を掌屈することで，指伸筋は伸張され，指が伸展する．この動きは，指の力を抜いた状態で，自動運動によって手関節の掌屈と背屈を行うことで容易に確認できる．四肢麻痺を治療するときには，物を把持するためにこの方法が選択される．また，手関節の運動によって外在筋の緊張を得るために，外在筋の短縮を促す．そうすることで，患者は物を把持して離すという手の機能が可能となる．

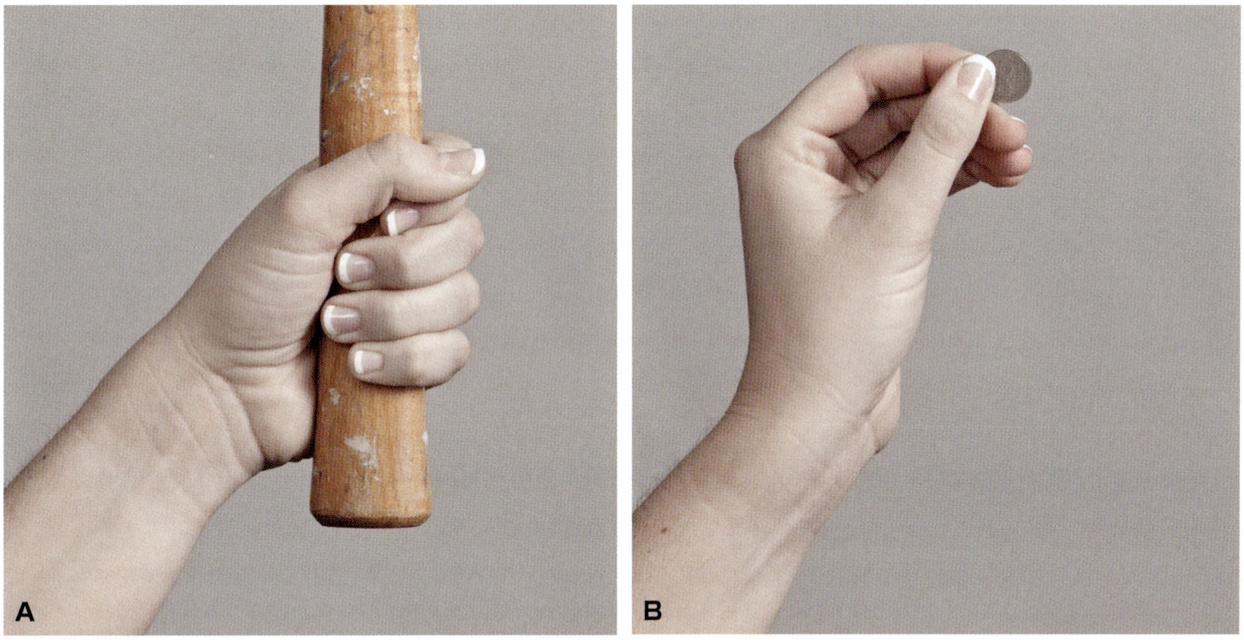

図 7-35　把持の種類．A）パワー握りは，通常すべての指で行われ，把持活動における強さを与える．B）精緻握りは，通常母指と示指もしくは中指で行われ，小さな物を操作することが要求されるときに用いられる．

す．また，Schlesinger は，これらの把持の種類のいくつかを，ホック（かぎ握り），ピンセット（指先把持），ペンチ（掌側把持）のようなシンプルな道具に例えた．Schlesinger によって表現された掌側把持という用語は現在は使用されていない．母指の指腹が示指と中指に対立するこの握りは，現在は3指つまみと呼ばれている．

Taylor と Schwarz[12] によって引用されているように，Keller，Taylor と Zahm は，物を拾い上げたり，物を固定するときの3種類のつまみの頻度について調査を行なっている．それらの結果は以下のとおりである．

	掌側つまみ（3指つまみ）	指先つまみ	側腹つまみ
拾い上げ	50%	17%	33%
固定	88%	2%	10%

この研究は，掌側つまみや3指つまみが，小さい物を拾い上げたり，固定するときに最も頻繁に使用することを示した．その後，義手の手先具のデザインに，3指つまみが適用された．

3指つまみと指先つまみは，母指とその他の指を互い

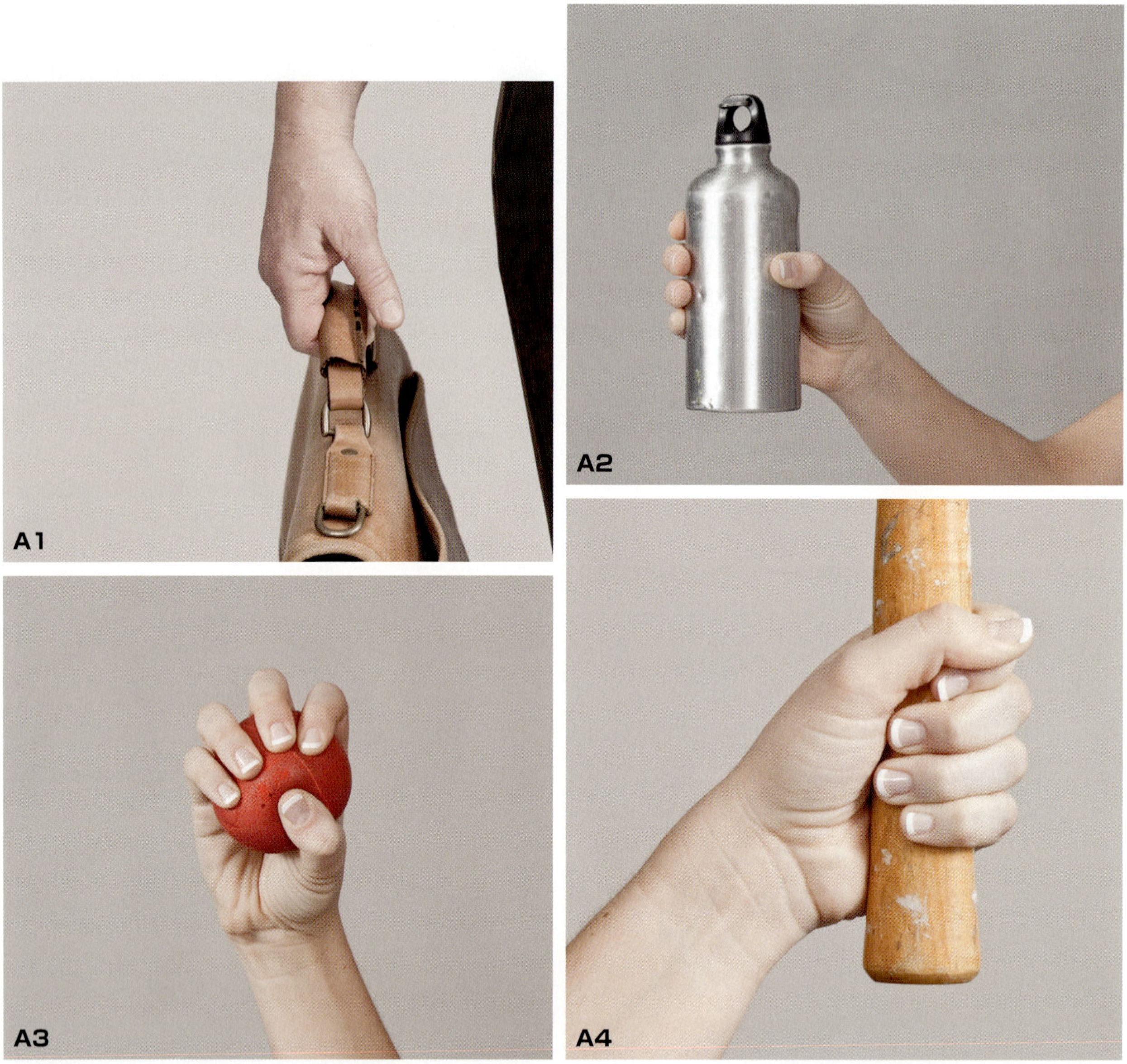

図 7-36　A）パワー握り．A1）かぎ握りは，母指を使用しない唯一のパワー握りである．A2）筒握りは大きな缶やボトルのような円筒形の物の周りをしっかりと握るために使用される．A3）球握りは，ボールや球体などの物の周りをぴったりと包むときに使用される．A4）こぶし握りは，筒握りに似ているが，手は小さい物の周りをしっかりと取り囲む．そのため，ハンマー，シャベル，花（ブーケ）を握るときのように，母指は他の指と接触することが多い．

（次頁へつづく）

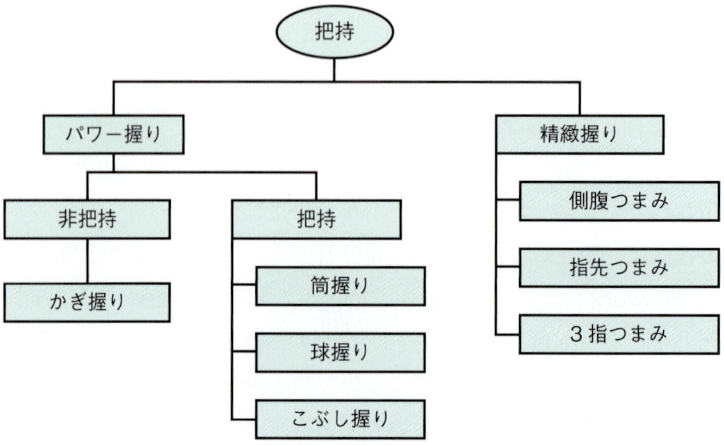

図 7-37　把持動作の概念地図

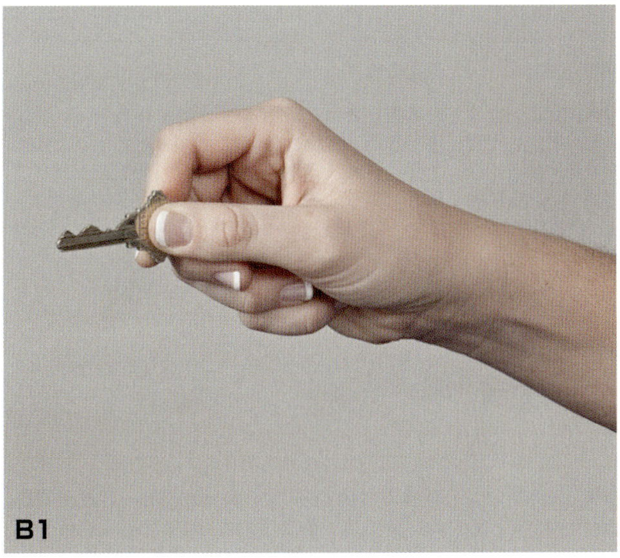

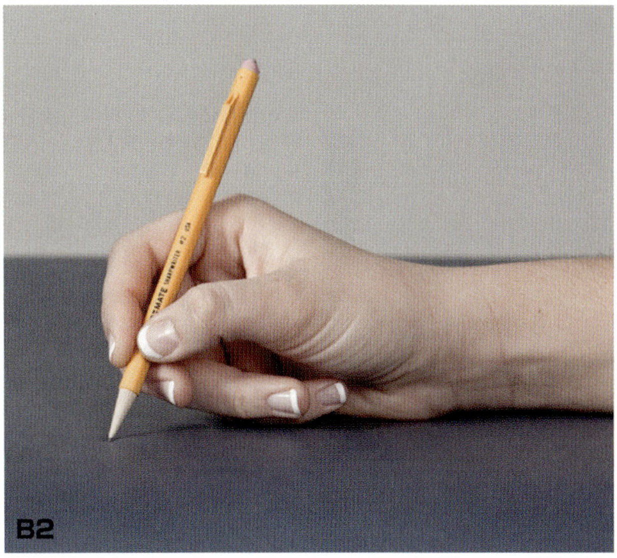

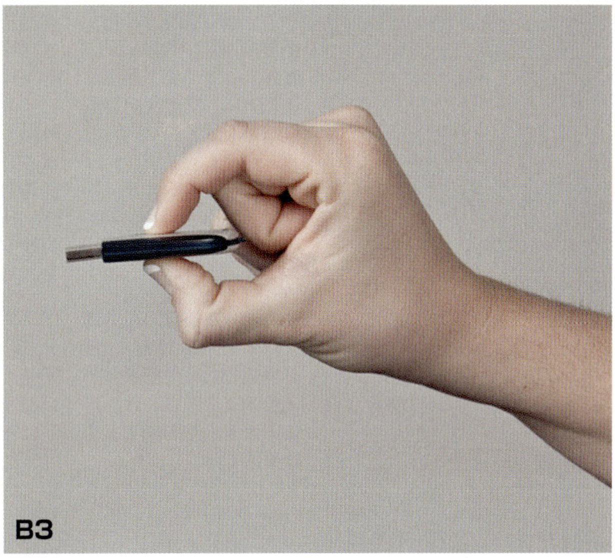

図 7-36（つづき） B）精緻握り．B1）側腹つまみは，鍵つまみとも呼ばれ，示指の外側面に母指の指腹を置く．B2）3 指つまみは，母指が示指と中指と一緒に使用されるため，母指は回旋する．B3）指先つまみは，母指と示指の指腹がお互いに向き合う肢位である．

に対立させる必要がある．日常生活では，つまみ動作を多用することから，母指の対立が重要であることがわかる．対立する能力を失った人は，母指が内転できる場合，小さい物の把持や固定に側腹つまみを使用するであろう．側腹つまみは，軽度屈曲した示指の橈側に向かって母指が圧を加える．この側腹つまみは，掌側面の接触によって指の屈筋群の痙縮が増強する上位運動ニューロン損傷患者が選択する把持のパターンである．このような症例は多く，側腹つまみでは物を離すことはできるが，物を手掌で保持すると屈筋群の痙縮が生じ，物を離すことが困難になる．

把持の強さ

Swanson，Matev と deGroot[13] らは，障害のある手の評価基準を確立するため，握力とつまみの強さの正常値を調査した．正常値の評価は 17〜60 歳の健常男性 50 人，健常女性 50 人に実施した．平均値のいくつかを以下に示す．

	年齢	男性	女性
握力（利き手）	20	100	53
	20〜30	107	54
	30〜40	109	68
	40〜50	108	52
	50〜60	101	49
3 指つまみ	17〜60	17	11
側腹つまみ	17〜60	17	11

この研究は，比較するために有用な正常値を示したことのみならず，非利き手は利き手と比べて 4〜9%少な

表7-4　パワー握り

把持のタイプ	目的	第2～5指の役割	母指の役割	使用例
かぎ握り 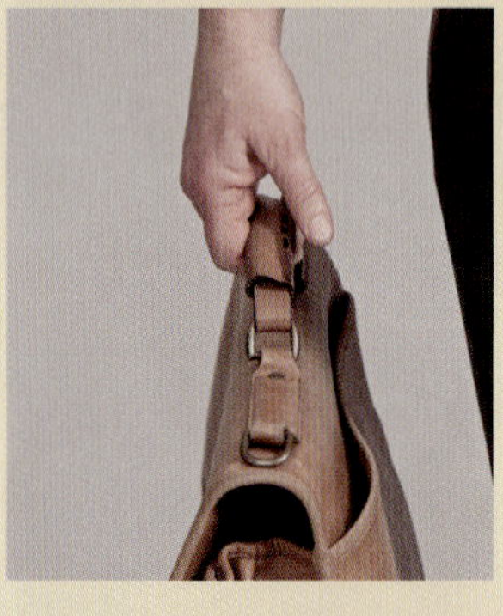	この握りは第2～5指で行う．主に，物を支えたり，運んだりするために用いる．	第2～5指と手掌が主要な役割を果たす．主な機能は，IP関節，特にPIP関節を屈曲する浅指屈筋，次に深指屈筋によって生じる．	かぎ握りでは，母指は使用しない．母指は伸展位で保持され，通常手から離れている．	スーツケースやブリーフケースの持ち運び．ウェイトリフティングの選手は，床からバーベルを持ち上げるためにかぎ握りを用いる．
筒握り 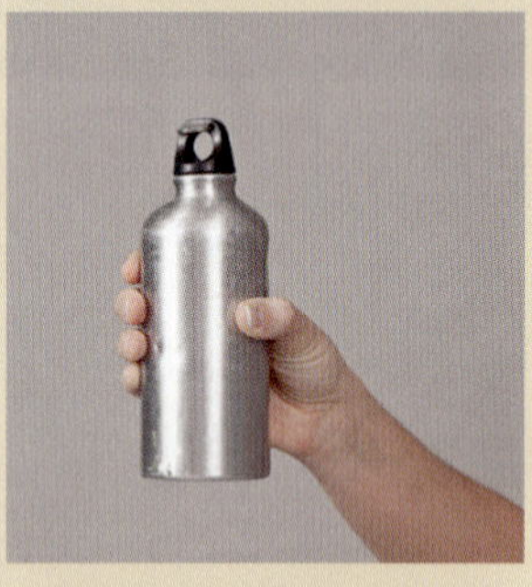	母指が他の指と接触しない形と大きさの，円筒形の物を持つときの握り．物の一面に第2～5指と手掌は物の1つの面に置き，手掌で物を固定するために，その反対の面に母指を置く．	主に深指屈筋の活動によるIP関節とMCP関節の屈曲．要求される力が増加するとき，浅指屈筋が補助する．骨間筋はMCP関節を屈曲し，そしてMCP関節を尺側へ移動する．この尺側偏位はMCP関節の橈側側副靱帯によって抑制される．通常，第2～5指は隣接し，平行に位置し，隣の指と接触する．	母指の位置は様々である．多くは，第2～5指と手掌に対し，物を固定するため屈曲，内転する．また，CMC関節を対立するための回旋が生じるが，それは握る物の幅によって決まる．	飲み物の容器や電話の受話器を保持するために用いる．
球握り 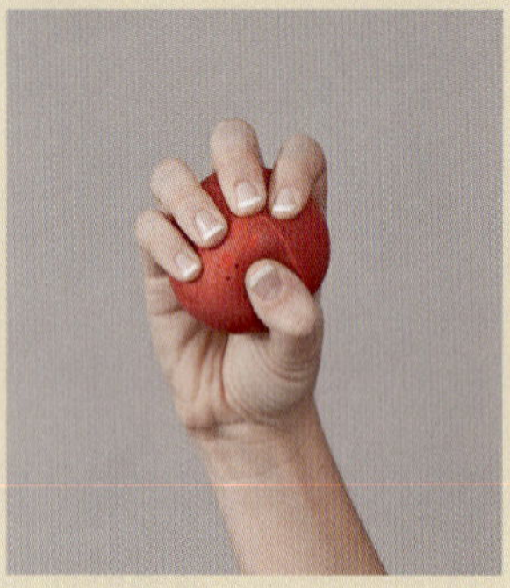	物の周りを握る．指は筒握りよりも広げるため，球握りでは骨間筋がより活動する．球握りは，球体の大きさや形によって調整される．	MCP関節は外転し，部分的に屈曲する．MCP関節を固定するため，外転筋と内転筋である骨間筋は同時収縮する．2つの外在指屈筋は，指の屈曲に作用する．指伸筋は屈筋の力の反作用として収縮し，物を離すのをコントロールするために活動する．	物の大きさと重さによって，母指の位置は様々である．母指は他の指と対立し，MCP関節を屈曲させ，さらに，IP関節も屈曲させる．母指内転筋と母指球筋が活動する．	ボールやリンゴを持つ．
こぶし握り 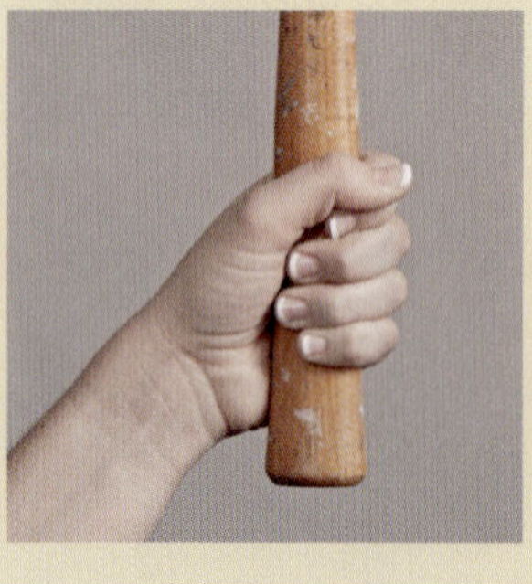	指と手掌の把持の方法として知られており，物の周りで手掌と第2～5指は屈曲し，母指は物を囲むために反対から物の周りを包む．この握りを用いて把持される物は，たいてい小さい．それは，多くの場合，母指が物を包むとき，他の指と接触するためである．	指の3つのすべての関節は屈曲する．指は，お互いに平行に位置し，筒握りに似ている．浅指屈筋と深指屈筋によって強く握ることができる．	母指は，物に対して内転位か，物の周りで屈曲している第2～5指との対立位に保持される．筒握りと同様に，手の中で物を保持するため，母指は第2～5指の屈筋の反力として作用する．	こぶし握りは，物を強く握るために用いる．例えば，ほうきの柄，野球のバット，金づちやくま手である．

いことを明らかにした．この差について，Toews[14]は6％と報告し，他の研究者らは約10％と報告している[15, 16]．この握力の差は，10％ルール[17]と呼ばれるが，この10％ルールに異義を唱えている研究者もいる．Swansonら[13]は，対象者の29％で，非利き手の握力が利き手と同じかそれ以上であると主張した．しかし，他の多くの研究者は，10％ルールに異義を唱えるほどの差がないことを示している[18, 19]．これらの研究結果が一致

表 7-5　精緻握り

把持のタイプ	解説	第 2〜5 指の役割	母指の役割	使用例
側腹つまみ 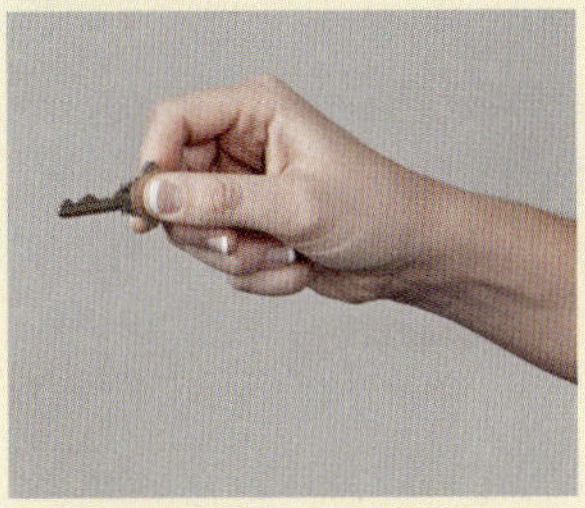	鍵つまみとも呼ばれている．これは，精緻握りのなかで最も精緻でない握りである．示指と母指の間で小さな物をつまみ，操作，使用する．	示指は MCP 関節で外転し，MCP 関節と IP 関節は一部屈曲する．使用する筋は，深指屈筋，浅指屈筋と第 1 骨間筋である．	母指は内転し，IP 関節で屈曲する．使用する筋は，長母指屈筋，短母指屈筋と母指内転筋である．	エンジンを点火する鍵の使用と，紙のつまみに用いる．
3 指つまみ 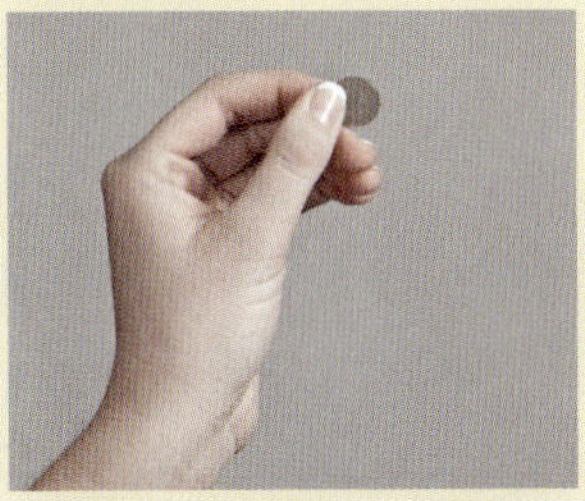 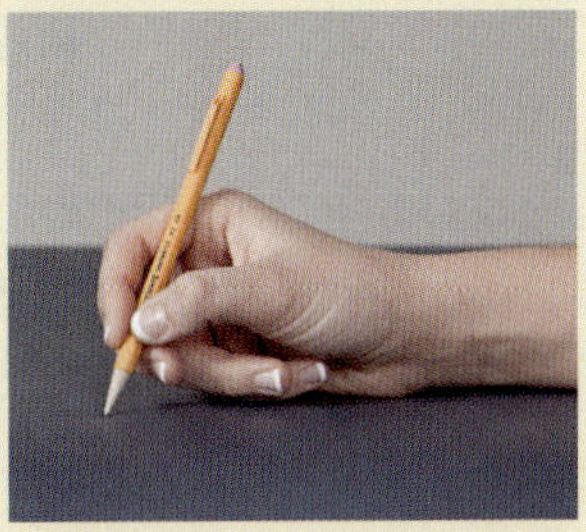	指腹つまみとしても知られており，元は掌側の精緻握りとして示されていた．物を拾い上げたり，つかむために，第 2〜3 指の遠位の指腹が母指の遠位の指腹と接触する．	第 2〜5 指 は，MCP 関節と PIP 関節で屈曲する．また，DIP 関節もいくらか屈曲する．DIP 関節が伸展位のときは，浅指屈筋によって 3 指つまみが行われる．しかし，DIP 関節が部分的に屈曲位のときは，深指屈筋も活動する．物を扱うとき，MCP 関節を内外転させるため，骨間筋が活動する．この握りで使用しない第 4，5 指は，活動を妨げないように，通常様々な屈曲角度で保持される．	母指は対立し，MCP 関節と IP 関節は屈曲し，CMC 関節で内転する．これらの位置にする筋は母指内転筋である．また，長母指屈筋によって母指は屈曲するが，第 1 中手骨が固定されるため，短母指屈筋も一緒に活動する．	コインのつまみや，ペンや鉛筆のような書くための道具の使用に用いる．
指先つまみ 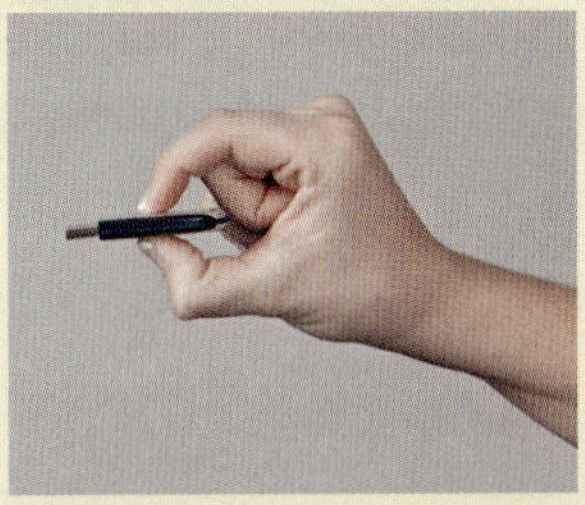	この握りは，指先精緻つまみとしても知られている．母指が他の 1 つの指と向き合う．多くの場合，示指が用いられる．このつまみは小さい物を拾い上げたり，操作するために使用される．	使用される指は，3 つのすべての関節で屈曲位となる．指先が橈側へ向き，母指と接するために，MCP 関節の尺側方向への側方運動が生じる．指の筋活動は 3 指つまみと似ているが，3 指つまみとは異なり，DIP 関節は常に屈曲するため，深指屈筋がより重要な役割を果たす．	母指では，MCP 関節と IP 関節の屈曲を伴う対立位となる．また，母指の指先が他の指の指先と対立するため，母指は内転する．3 指つまみでの筋活動に加え，指先つまみでは長母指屈筋がより重要な役割を果たす．	ピン，ビーズ，髪の毛のような小さい物を拾うときに用いる．

しないのは，対象者数と使用したテスト方法の違いが影響していると思われる．

把持

手の握りは，外在指屈筋（深指屈筋と浅指屈筋）の活動によって，指を手掌の中に折りたたみ，もしくは物をつかむ動作であり，手の内在筋がこの長い腱作用を補助する．外在指屈筋は上腕の近位に付着し，手関節の掌側面を通過する．そのため，手を握るときに手関節伸筋群が作用しないと，外在指屈筋によって手関節は掌屈してしまう．この動きは手関節伸筋群による手関節の固定作用によって抑制される．手関節伸筋群によって発揮される収縮の強さは，把持する力とちょうど釣り合っている．つまり，強く握れば握るほど，手関節背屈筋の活動は増大する．

把持における手関節伸筋群の役割

もし指の屈曲中に手関節が掌屈すると，握力は著明に

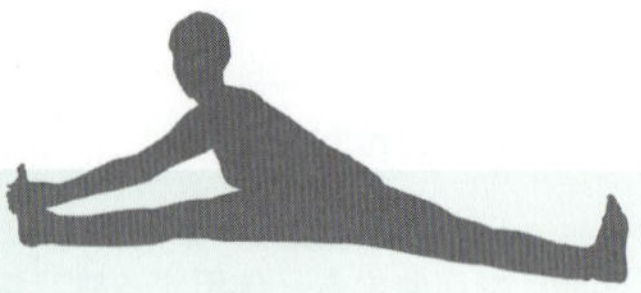

先行研究において，握力の重要性に関する見解が一致していないため，臨床家はその検査結果の判断に困る．臨床家が注意をしなければならないことは，左右の握力で著しい機能的な差が生じているときには，病気を疑い，検査結果に基づき，適切なリハビリテーションを行うことが重要であるということである．

Kellera らは，一般的な物の操作と日常生活活動で要求される最小限の把持力を測定した．なお，これは義手が発揮する握力とピンチ力を決定するために，Klopsteg と Wilson [20] にも引用されている．例えば，靴下を履くときは 7.7 ポンド（3.5 kg）の力が必要であり，一方，歯磨き粉のスクリューキャップの使用時は 2.5 ポンド（1.1 kg）の力が，スープスプーンを保持するためには 1.6 ポンド（0.7 kg）の力が必要である．また Swanson ら [13] の研究では，正常な手の把持力が実際の日常生活で要求される力より大きいことを報告している．

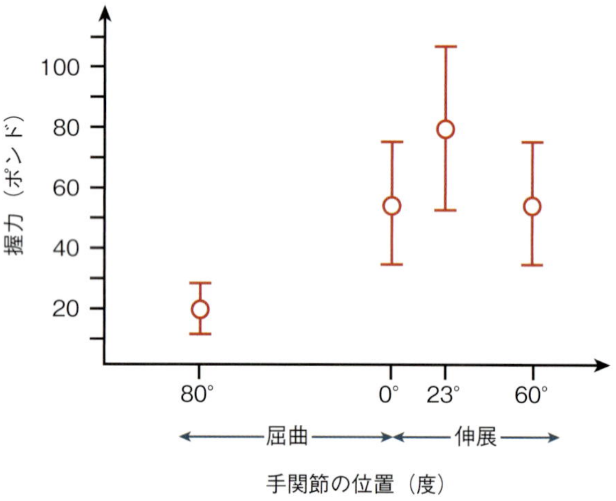

図 7-38　手関節の 4 つの肢位における等尺性の最大握力

低下する（**図 7-38**）．実際には，指を完全に握ることが困難になる（**図 7-39**）．この原因は，指の伸展装置（外在指伸筋）が伸張されること（他動的な機能不全），および指の屈筋群が著しく短縮するため，張力を効果的に生み出すことができなくなるためである（自動的な機能不全）．

正常な手関節は，指の動きと反対方向に動く．そのため，外在指伸筋と外在指屈筋は，交互に伸張される（**図 7-39B**）．この伸張によって，指の屈曲時と伸展時に指の筋群は効率性を高め，必要な活動量を促される．

手で物を握るとき，手関節屈筋群と伸筋群は同時収縮する [21]．この同時収縮により，指と手を正確に機能させるために手関節を安定させる [22]．握り動作中の最適な手の肢位は，軽度尺屈を伴う背屈 20～35° である [3]．これは手関節の機能的肢位として知られている．この肢

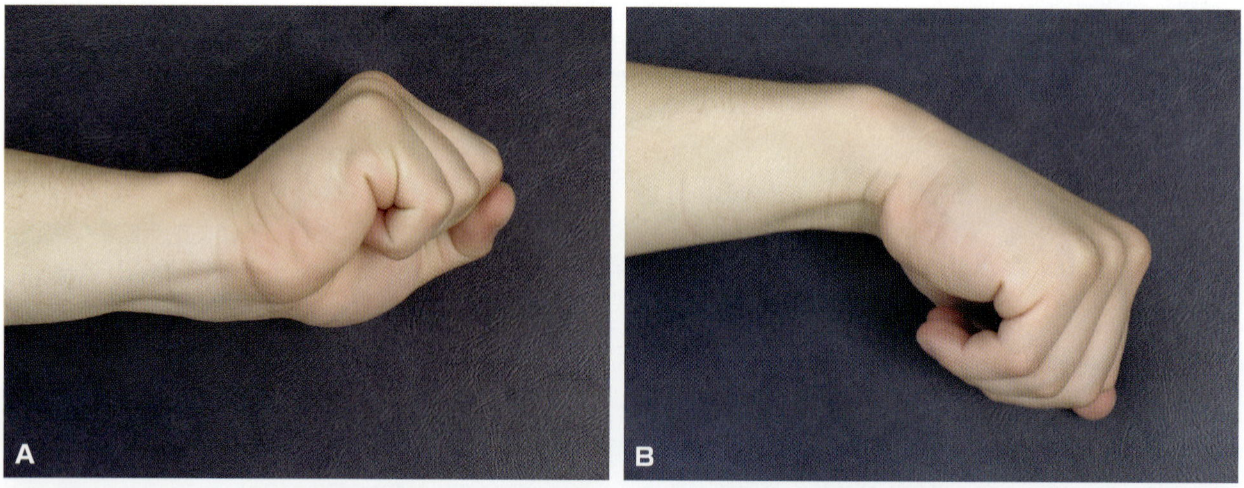

図 7-39　手関節の肢位における握力．**A**）指と手関節が掌屈位のとき，指の伸展筋群が他動的に伸張されるため，握力は減少する．**B**）手関節が背屈位のとき，外在指屈筋は指の完全屈曲を可能にする適切な長さになるため，握力は最大に発揮できる．

臨床的視点

手関節伸筋群が把持動作に影響を与えるように，手関節屈筋群は指の伸展に影響を及ぼす．外在指伸筋は，前腕の背側から始まり，手関節と MCP 関節を通過する．もし外在指伸筋が選択的に収縮すると，指の関節のみならず，手関節も背屈するであろう．その手関節の動きを抑制するために，手関節屈筋群が協調的に活動し，手関節を中間位もしくは掌屈位に保持する．指の伸筋群と手関節屈筋群の協調性は強く，この関係を断ち切るためには集中する必要がある．指の完全伸展と完全屈曲の運動を素早く繰り返すとき，手関節と指の両方が，絶えず動いていることがわかる．手関節の掌屈は，指の伸展と同時に起こり，手関節の背屈は指が完全屈曲するときに起こる．正常な手では，これらの組み合わせが自動的に生じる．対象者が細かい動きに注意を払わないほど，これらの組み合わせはより明確になる．手関節を背屈位に保持する装具を装着した手関節は，これらの協調性は失われる．そのため，スプリントを外したとき，適切に把持するための手関節伸筋群と指の屈筋群の協調性が失われている．臨床家は，適切な把持動作を回復させるために，この協調運動を回復させる必要がある．

位は手関節のすべての筋に適度な張力を与え，握力を増加させるために，手関節で指の屈筋群が伸張される．この機能的肢位では，すべての指の関節はわずかに屈曲し，母指はわずかに屈曲し対立する．そのため，もし手を強く握るならば，手関節を十分に固定する力を持たなければならない．指の外在筋腱も手関節の固定を補助する[22]．手関節固定筋，指の筋と皮膚受容器からの感覚フィードバックの協調的な活動により，指の精緻な運動が行える[23]．

把持における外在指屈筋の役割

浅指屈筋と深指屈筋は第 2～5 指の IP 関節を屈曲する．これらの筋の腱は，手関節と MCP 関節の掌側面を通過するため，手関節と MCP 関節を屈曲しようとする．把持動作で手を使用するとき，握る物の形状に合わせて，手を適切な形にするために MCP 関節の屈曲が必要である．前述したように，手関節を掌屈する外在指屈筋の能力は，協調的に働く手関節伸筋群の活動によって抑制されるにもかかわらず，外在指屈筋は把持する能力に不可欠である．これらの腱の解剖学的な概要を確認すると，外在指屈筋の機能をさらに理解できる．

浅指屈筋は中節骨の側面に付着しているため，近位指節間関節（PIP 関節）を屈曲させる．深指屈筋は浅指屈筋腱の間を貫通した後，末節骨底に付着し，近位指節間関節（PIP 関節）はもちろん，遠位指節間関節（DIP 関節）も屈曲させる．深指屈筋は，遠位指節間関節を屈曲できる唯一の筋である．

正常な手の握り動作では，指のすべての関節でほぼ同時に屈曲が起こる．IP 関節から動き始め，そして PIP 関節が最も大きく動く．このメカニズムによって，指腹で把持される物を感じることができる．抵抗のない簡単な運動では，筋電図で活動が示される唯一の筋は浅指屈筋である[24, 25]．MCP 関節の屈曲は，側索と内在筋腱の他動的な張力に起因する[5, 26, 27]．深指屈筋の収縮は，虫様筋の近位付着部を牽引し，同時に起こる IP 関節の屈曲は内在筋を遠位方向へ伸張する．そのため，MCP 関節の屈曲が生じる．指の安静肢位である軽度屈曲位では，この他動的な張力が存在する．重力が手に作用しない宇宙でも，宇宙飛行士が寝ているときには手は安静肢位をとっている．

臨床的視点

手と指の外傷に対するリハビリテーションプログラムには，手関節と前腕の筋力強化のエクササイズが常に含まれるべきである．指と手が機能するための安定した基盤となる手関節は，手関節屈筋群と伸筋群が重要な役割を果たしている．手関節が安定しないと，指の機能は低下してしまう．

深指屈筋の張力-長さの関係は，手関節背屈時に深指屈筋の張力を増し，指を屈曲させる．しかし，手関節を徐々に掌屈すると，深指屈筋の張力-長さ曲線の影響は消失し，浅指屈筋が指の屈曲を補助するために活動する．強く手を握るときや，パワー握りでは，浅指屈筋，骨間筋と深指屈筋が強く活動する．

把持における内在筋の役割

背側骨間筋の位置は，MCP関節が伸展していてもMCP関節の屈曲と伸展に関して中間位をとる．いい換えれば，それらはMCP関節の屈曲と伸展の運動に影響を及ぼさない．しかし，背側骨間筋と虫様筋は，MCP関節の屈曲と伸展の運動軸の掌側面を走行するため，構築学的にMCP関節を屈曲する位置となる．屈曲に作用する虫様筋の構築学的なてこは，掌側骨間筋のてこより有利である．それは，虫様筋が掌側面を走行し，掌側骨間筋が横中手手根靱帯の背側面を走行するためである．前述したように，わずかな抵抗下で指を屈曲するとき，内在筋は活動しない．MCP関節屈曲時の内在筋の役割は，他動的な伸張に由来すると考えられている．

虫様筋を高強度の電流によって刺激するとき，IP関節は強く伸展し，MCP関節は約80°まで屈曲する．一方，弱い電流で刺激すると（反応が出る最小限），IP関節は伸展するが，MCP関節はわずかに屈曲するか，あるいは全く屈曲しない[24]．これは，虫様筋のIP関節を伸展するためのてこが，MCP関節の屈曲のためのてこよりも有利であることを示している．

指の屈曲は，伸展帽を近位指節骨の上で遠位方向へ引き，骨間筋腱は関節中心から離れた掌側面で交差する．つまみ動作，把持動作とパワー握りにおいて，骨間筋の活動は大きい[28]．骨間筋の収縮は，物の表面に適合させるための指の回旋，強い把持，中手骨頭に対する基節骨の固定性，そして伸展帽の付着部を通りMCP関節の背側にある伸筋腱を固定させるために作用する．

虫様筋は骨間筋よりも関節中心から離れた位置でMCP関節と交差するが，IP関節が伸展しない限り，MCP関節の屈曲では活動しない．虫様筋は把持動作では活動せず，深指屈筋と協調的に活動することはほとんどない．

内在筋プラスと内在筋マイナスの肢位

IP関節の伸展を伴うMCP関節の屈曲は，主に内在筋の活動であり，外在筋の活動はわずかである（**図7-40A**）．この指の肢位は内在筋プラスと呼ばれ，骨間筋と虫様筋が最も短縮する肢位である．これは，内在筋が拘縮している関節リウマチ患者でよく観察される．内在筋の長さが正常で，MCP関節が過伸展するとDIP関節とPIP関節が受動的に屈曲される．この肢位を内在筋マイナスと呼ぶ（**図7-40B**）．骨間筋と虫様筋が麻痺すると，内在筋マイナスの手になる．この手の安静肢位は，MCP関節が過伸展し，IP関節が部分的に屈曲し，鷲手と呼ばれる．前述したように，MCP関節屈曲時の他動的伸張が内在筋の役割であるため，わずかな抵抗下で指を屈曲するときには，内在筋は活動しない．

第2〜5指の外転と内転

手の正中線から離れる運動を外転，手の正中に向かう運動を内転と呼ぶ．この正中線は，前腕の中心と手を通り，中指を通る長軸の線である．つまり，指を広げるとき，指は外転され，指を一斉に近づけるとき，指は内転される．正中線上にある中指は，両側方向へ外転するが内転しない．

MCP関節の屈曲・伸展と内転・外転の関連

MCP関節が伸展すると側副靱帯が弛緩するため，外転と内転の運動は制限されない．しかし，MCP関節が

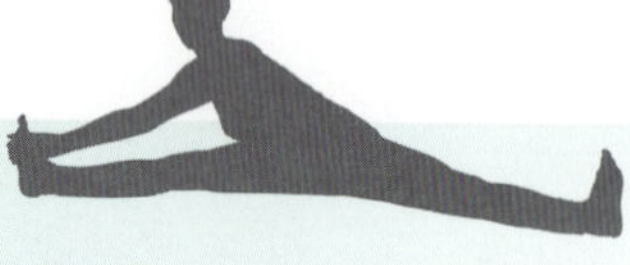

臨床的視点

長期間内在筋が麻痺している患者は，たとえ深指屈筋と浅指屈筋が正常であっても効率的に把持することができない．そのような患者では，握りこぶしを作ることはできるが，最初にIP関節が屈曲し，MCP関節は少し遅れて屈曲する．内在筋の機能が損失すると，キャッチボールのような手を素早く閉じることを必要とする活動は難しい．外在筋と内在筋の正常なバランスが失われると，最終的に鷲手変形になる．さらに時間が経過すると，内在筋の萎縮と弾性線維の消失はもちろん，関節包と靱帯も変性してしまう．

臨床的視点

手の腱が損傷された後，腱の修復のために固定すると手の腱は癒着してしまう．その癒着を軽減させるために，臨床では内在筋プラス肢位と内在筋マイナス肢位をエクササイズとして利用する．内在筋プラス肢位は，内在筋と外在指伸筋腱の間の癒着を最小限にする．手は MCP 関節伸展・IP 関節伸展から MCP 関節屈曲・IP 関節伸展に動かし，開始肢位に戻す．内在筋マイナス肢位は，浅指屈筋と深指屈筋の間の癒着を最小限にする．MCP 関節と IP 関節の完全伸展位から始まり，MCP 関節を伸展位あるいは過伸展位を保ちながら IP 関節を完全屈曲させ，開始肢位に戻す．

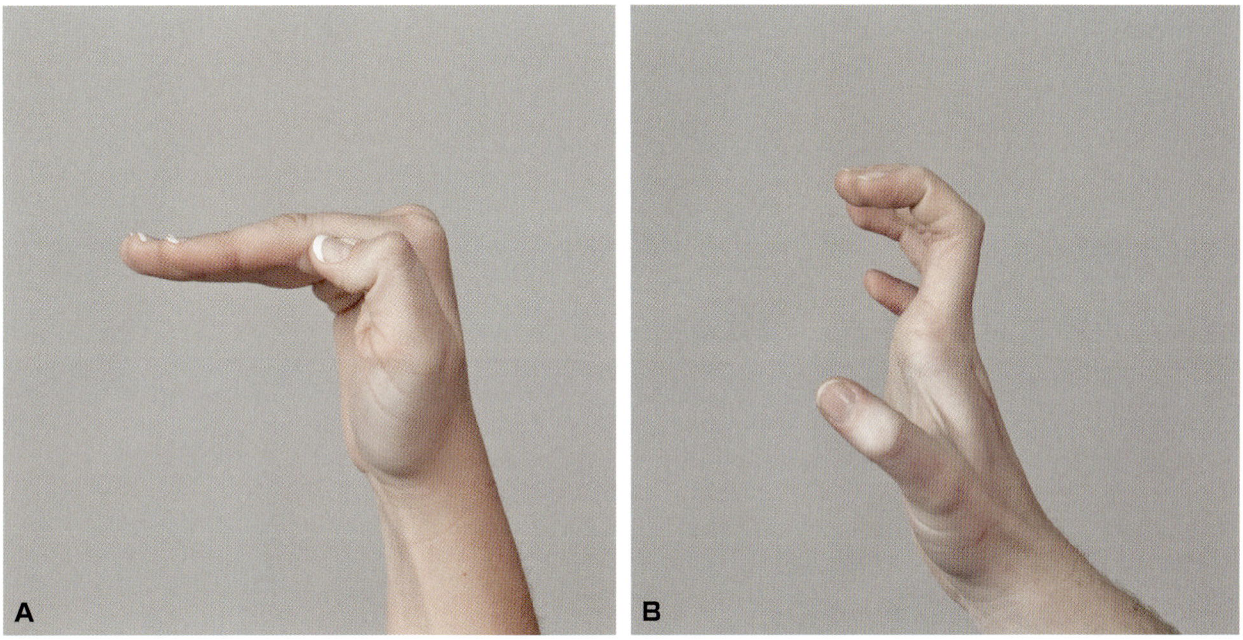

図 7-40　A）内在筋プラスの肢位は，MCP 関節屈曲と IP 関節伸展である．内在筋マイナスの肢位は，IP 関節屈曲と MCP 関節過伸展である．

屈曲すると側副靱帯が緊張し，自動運動での指の内外転の可動域は極端に制限，もしくは消失する．指が伸展すると，指は自然に外転する傾向がある．つまり，伸展と外転が同時に起こり，同様に屈曲と内転が同時に起こる．素早く連続的に指を閉じたり開いたりすると，これらのパターンは明確になる．指が伸展すると外転し，屈曲すると内転する．しかし，動きに集中しながらゆっくり動かすと，指が伸展しても内転位を保持することが可能である．伸展-外転の組み合わせは，他の組み合わせよりも容易にできる粗大運動の一部である．

第 2～5 指を 1 本ずつ屈曲するとき，第 2～5 指は母指の付け根の方に向く（**図 7-41**）．文献では，この収束点は舟状骨上であると述べられている．しかし，Fess[29] は，手によって変化しやすく，利き手と非利き手の間でさえも差があることを明らかにした．この知識は，関節可動域制限が生じている指に対し，ストレッチを適用する際に重要である．

第 2～5 指の外転時の筋活動

4 つの背側骨間筋は，第 2 指と第 4 指の外転に作用し，第 3 指の外転にも作用する．第 5 指は自らの外転筋である小指外転筋をもち，それは手の尺側縁にある．この小指外転筋は小指球の一部である．

手関節の近位に起始部をもつ小指伸筋は，小指の伸展と外転に作用するような基節骨底の位置に停止する．この筋は，橈骨神経から神経支配を受ける．小指を外転す

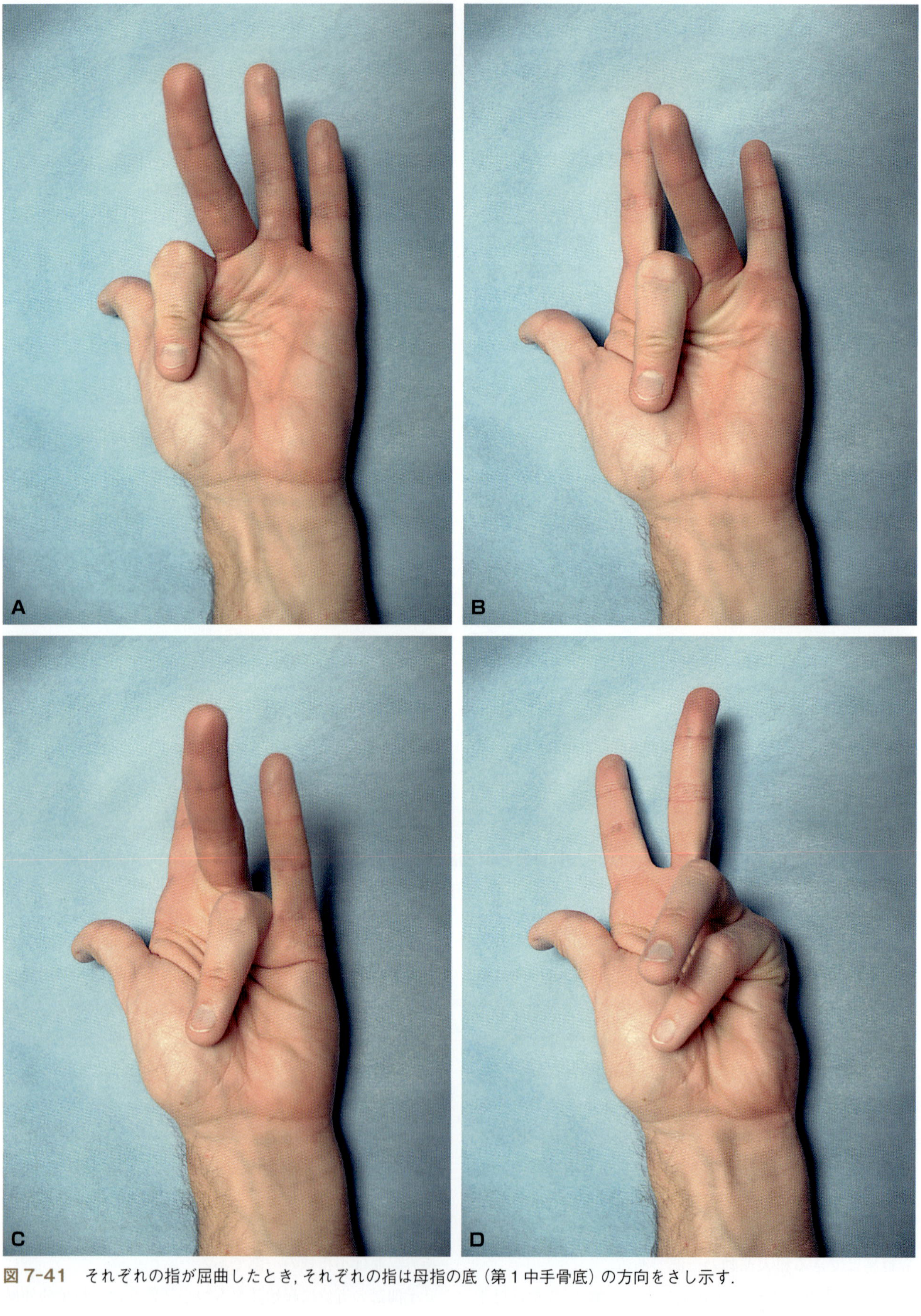

図 7-41　それぞれの指が屈曲したとき，それぞれの指は母指の底（第１中手骨底）の方向をさし示す．

表 7-6　手関節と手の運動に作用する筋

運動	主動作筋	運動	主動作筋
手関節掌屈	橈側手根屈筋	指の伸展	指伸筋
	尺側手根屈筋		骨間筋
	長掌筋		虫様筋
	浅指屈筋		小指伸筋
	深指屈筋		示指伸筋
	長母指屈筋	母指の屈曲	長母指屈筋
	母指外転筋		短母指屈筋
手関節背屈	長橈側手根伸筋		短母指外転筋
	短橈側手根伸筋		母指内転筋
	尺側手根伸筋		母指対立筋
	小指伸筋		背側骨間筋
	指伸筋	母指の伸展	長母指外転筋
手関節橈屈	橈側手根屈筋		長母指伸筋
	長橈側手根伸筋		短母指伸筋
	長母指外転筋	指の外転	小指外転筋
	短母指伸筋		背側骨間筋
	長母指伸筋		小指伸筋
手関節尺屈	尺側手根屈筋	指の内転	小指対立筋
	尺側手根伸筋		示指伸筋
	示指伸筋		掌側骨間筋
指の屈曲	深指屈筋	母指の外転	短母指外転筋
	骨間筋		長母指外転筋
	短小指屈筋		母指対立筋
	小指外転筋	母指の内転	短母指屈筋
	浅指屈筋		母指内転筋
	長母指屈筋		長母指伸筋
	母指外転筋		長母指屈筋
	短母指屈筋		
	短母指外転筋		

るこの筋の能力（小さい可動域）は，小指球の筋群が麻痺したときの尺骨神経麻痺の症例で明確に観察され，小指は外転位になりやすく，自動運動で内転することはできない．

第 2～5 指の内転時の筋活動

掌側骨間筋は，示指，環指，小指の内転に作用する．これらの筋は，背側骨間筋と異なり，指の中手骨に単独の起始部をもつ．掌側骨間筋は，個別の指に対して内転への抵抗運動や，指の間に 3 つの小さい物を押しつぶすことによって検査される．一枚の紙を 2 つの隣接する指の間に入れ，患者にそれを保持させるとき，1 つの掌側骨間筋と 1 つの背側骨間筋が同時にテストできる（**図 7-26A**）．

多くの解剖学者は，短母指屈筋の深部（尺骨神経支配）や母指内転筋深頭を第 1 掌側骨間筋と特定している．このような場合，第 2 掌側骨間筋は示指に，第 3 掌側骨間筋は環指に，第 4 掌側骨間筋は小指に作用する．

小指の対立

小指対立筋は小指の対立に作用し，小指屈筋によって補助される．小指対立筋は，対立するために良好な筋の形状をもつが，母指の対立ほど十分に発達していない．母指と小指がお互いに対立するとき，手で杯の形をつくる．つまり，手の横幅が非常に狭くなる．

釣り合う力

正常な手の機能は，バランスのとれた構造のみならず，釣り合いがとれた力が必要である．その釣り合う力は，筋と外力の間はもちろん，手関節と手で活動する筋群の間にも必要である．手関節と手において活動する筋群（**表 7-6**）の数からもわかるように，手がうまく機能するために釣り合いをとることは非常に複雑である．もし筋群の不均衡が生じると，機能低下や機能の不効率，あるいは変形を引き起こしてしまう．

第2〜5指

複雑な手の筋機能を評価する方法として，示指の先端でテーブルを下に押すとき示指の先端にかかる4ポンド（約1.81 kg）の力をイメージする方法がある．もし，テーブルを押す力によって生成されたトルクが，DIP関節，PIP関節，MCP関節と手関節の筋のトルクとバランスを保てなければ，関節はすべて過伸展する．

指の力の発揮もまた複雑である．これは，手をうまく機能させるために手関節をコントロールする外在指屈筋，外在指伸筋，内在筋の最適なバランス力を必要とする．臨床的には，これらを評価することで十分であり，それ以上の評価になると，付加される詳細な情報が複雑化し，生体力学的な特性が含まれてしまう．本論の焦点は，臨床応用であり，ここでは生体力学的な特性までは言及しない．これら特有の計算に興味のある人には，生体力学を基礎とするテキストを読むことを勧める．

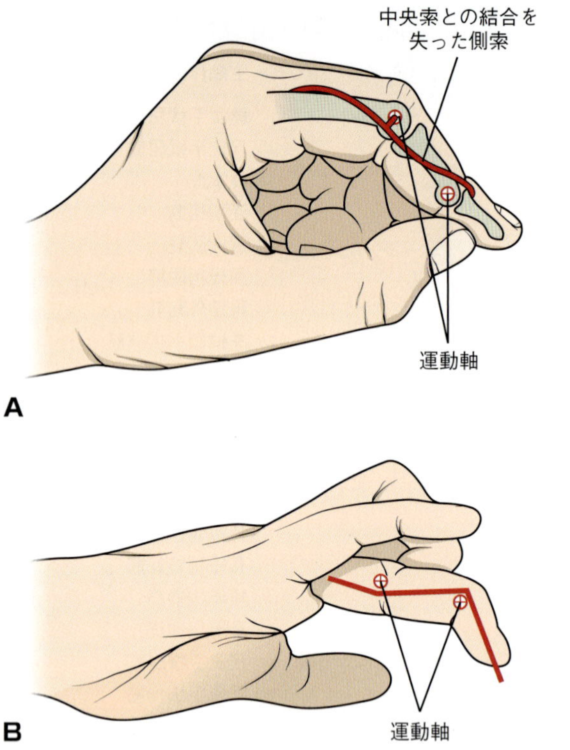

図7-42　指の変形．手における内在筋が発揮する力のバランスが不均衡になると，または，他の力がこの筋の力以上になるとき，変形に発展する．

母指

母指の運動は，手の機能のために不可欠な要素である．他の指に対して，母指の運動性と長さは重要であり，母指の感覚神経終末も手の総合的なパフォーマンスを発揮するために重要である．手は母指と示指および中指の感覚受容器によって，感覚器官として機能する．実際に，握る強さや大きさを決定するような多くの手の機能は，感覚入力を基盤とする．すべての精緻握りと，一部の例外を除いたパワー握りのすべてで母指が使用される．母指は手の機能の50％を担っており[30]，母指の機能が失われると手の能力は半減してしまう．

運動性

母指は，他の指に比べ多くの要因によって大きな運動性をもつ．それらの要因を以下に示す．

- 鞍状の形をした母指のCMC関節は2度の自由度をもつが，関節包が緩く，回旋運動が可能となるため3度の自由度となる．
- 母指の中手骨は，他の中手骨と靱帯によって結合し

臨床的視点

指における筋のバランスが失われると，変形が生じやすい．一般的に生じる2つの変形は，ボタン穴変形とスワンネック変形である．どちらの変形も，長年にわたる軟部組織のアライメント異常の進行による変形か，急性外傷によって生じる．**ボタン穴変形**（**図7-42A**）は，指伸筋の中央索が中節骨の停止部で損傷されたときに生じる．側索と中央索の結合が消失し，その結果として側索がPIP関節の掌側に偏位し，PIP関節を屈曲させる．末節骨における側索の位置は正常であるが，PIP関節が屈曲位であるため，側索はDIP関節の運動軸より背側に位置する．その結果，DIP関節が過伸展する．**スワンネック変形**（**図7-42B**）は，主に関節炎で生じ，内在筋が弱化して，PIP関節が過伸展する．PIP関節が過伸展すると，伸筋腱の側索は関節に対し背側に移動する．これによって，深指屈筋の張力が増し，DIP関節が屈曲位をとる．

ていない．そのため，示指と母指の間を大きく開くことができる．

- 母指の MCP 関節と IP 関節で生じる動きによって，母指の動きは多様である．
- 母指の９つの筋は，互いの活動を組み合わせることで，多くの細かい運動を可能とする．

母指の関節運動は，母指の運動を示す簡単な用語によって示される．

命名法

母指の運動を表す用語は多い．特に CMC 関節で多いため，母指の運動表現は混乱しやすい．CMC 関節の運動は，屈曲，伸展，外転，内転，掌側外転，対立，復位，回内と回外と呼ばれ，さらに，運動が生じるのが手掌面か，あるいは手掌との垂直面かで表現される．またこれらに加え，母指の運動は分離した関節運動よりも母指全体の運動として定義される．例えば，臨床的に母指の対立とは，母指の先端の掌側面を他の指の掌側面に移動する能力を意味する．これは解剖学的には，母指が対立するために母指のそれぞれの関節で分離した運動が行われている．

母指の CMC 関節は，２度の自由度をもつ鞍関節である（**図 1-6C**）．この概念に従えば，この関節の動きは，**対立-復位**，**外転-内転**（手掌との垂直面で生じる）として定義される．このとき，**屈曲-伸展**の用語は，遠位の２つの関節において使用される．ただし，手根中手関節の運動を表すときには，屈曲-伸展が頻繁に用いられる．

運動と機能

母指の運動に使用される多くの用語を理解する必要がある．本書では，Gray 解剖学[31]と Kendall ら[32]が使用した用語を用いている．母指の運動の多くは他の指と同じであるが，運動の名称が異なるため，混乱しやすい．例えば，母指の屈曲の方向と示指の屈曲の方向は異なる．母指の運動を他の指の運動と同一面上で想像することで，母指の運動方向を同定し，記憶することが容易になるだろう．まず，前額面上での母指を想像し，母指の屈曲をイメージしなさい．そして，イメージ上で母指を屈曲し，その後，母指を元の面に戻す．同様のメンタルイメージを繰り返し，そして同時に，前額面上で母指を外転，内転しなさい．一度，このメンタルトレーニングを実行することで，母指の屈曲-伸展と外転-内転の運動は，他の指の運動と同じであることがわかる．

CMC 関節の関節軸は，大菱形骨の鞍の形状によって決定され，鞍の上の乗り手は中手骨である．１つの関節軸は長軸方向，もう１つは横断方向に通過する．そのため，中手骨は鞍の横から横もしくは前方から後方にすべる．

母指の MCP 関節は，他の指の MCP 関節よりも安定している．この関節は，約 50～60° 屈曲するが，過伸展と内外転はほとんど生じない．

母指の指節骨は，２つであるため IP 関節は１つである．指節間関節の屈曲は，90° あるいはそれ以下であるが，母指の指腹で下に押したとき，他動的な過伸展の可動域は大きい．

母指は小さなものを押すことや楽器を演奏することを除き，単独で活動することはほとんどない．把持動作やつまみ動作，もしくは細かい物を操作するとき，母指は他の指と共同して使われる．筋機能は，母指の配置や固定性のどちらかで分類される．外在指伸筋と長母指外転筋は，物の周りで母指の位置を調整し，内在の母指球筋（母指対立筋，短母指屈筋，短母指外転筋）は，母指を物に向かわせる．力の発揮に使用される筋は，長母指屈筋，母指内転筋と第１骨間筋である．母指の機能的な多くの運動において，程度の差はあるが母指のすべての筋が活動する．すべての母指の筋は，第１CMC 関節の運動に関与し，強い対立と把持動作において，関節の固定力を高める．母指対立筋と長母指外転筋を除くすべての筋は，MCP 関節を交差する．

母指と小指の運動における手関節筋の協調的な活動

手関節筋の協調的な活動として，以下に述べる運動を特に注意する必要がある．

1．小指外転筋によって小指が外転する際，尺側手根屈筋は豆状骨に反作用を与えるために収縮する（**図 7-43A**）．小指が外転するときには，長母指外転筋も活動する．これは，豆状骨を安定させるために尺側手根屈筋が収縮し，それによって生じる手関節の尺側偏位を抑制するためである．これらの腱は図で示されるように触診できる．
2．母指を**図 7-43B** で示す位置へ伸展すると，緊張した尺側手根伸筋腱を手関節の尺側で触診できる．尺側手根伸筋は，長母指外転筋による手関節

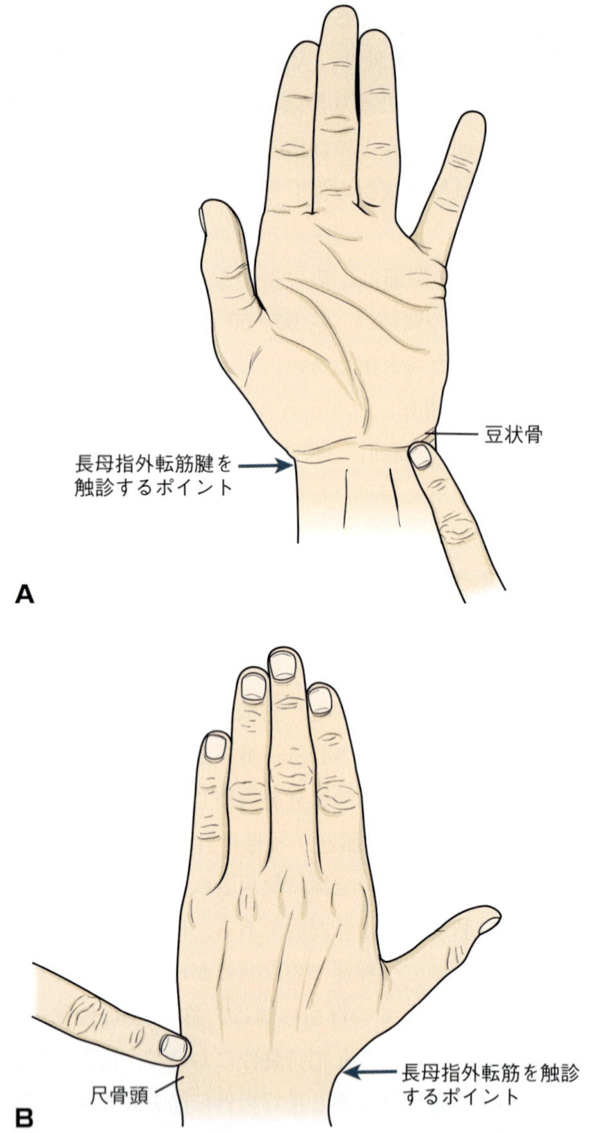

図 7-43　母指が運動するとき，手関節の協調した運動が生じる．A）力を抜いて前腕と手をテーブルの上に置き，小指を外転すると，豆状骨の近位部で尺側手根屈筋を触診できる．同時に，長母指外転筋が協調的に収縮する．B）母指が伸展するとき，尺骨茎状突起の遠位部で尺側手根伸筋腱が触診できる．長母指外転筋は，矢印で示された位置で触診できる．

の橈側偏位を抑制するために活動する．図 7-43B に，2つの筋腱を触診できる位置を示す．長母指外転筋腱は短母指伸筋腱に近く，一部は短母指伸筋腱に覆われている．

3．母指球筋によって母指全体が掌側方向（屈曲）に移動するとき，長掌筋は手掌腱膜を緊張させて，この動きを補助する．また，長掌筋による手関節の掌屈を抑制するために，短橈側手根伸筋が活動する．

BOX 7-1｜手の筋の神経支配

手関節と指に作用する筋の神経支配を以下に示す．

橈骨神経

長橈側手根伸筋（C6-C7）
短橈側手根伸筋（C6-C7）
尺側手根伸筋（C7-C8）
指伸筋（C6-C8）
示指伸筋（C7-C8）
小指伸筋（C7-C8）
長母指伸筋（C7-C8）
短母指伸筋（C7-C8）
長母指外転筋（C7-C8）

正中神経

橈側手根屈筋（C6-C7）
長掌筋（C7-C8）
浅指屈筋（C7-T1）
深指屈筋の橈側半分（C8-T1）と橈側の2つの虫様筋（C8-T1）
長母指屈筋（C8-T1）
短母指屈筋浅頭（C8-T1）
母指対立筋（C7-T1）
短母指外転筋（尺骨神経からの支配ももつだろう[33]）（C5-T1）

尺骨神経

尺側手根屈筋（C8）
深指屈筋の尺側半分（C8-T1）と尺側の2つの虫様筋（C8-T1）
すべての骨間筋（C8-T1）
すべての小指球筋（C8-T1）
短掌筋（C8-T1）
短母指屈筋深頭（C8-T1）
母指外転筋（C8-T1）

手関節と手の末梢神経

神経根のレベルに加え，手関節と手の神経支配は，末梢神経の名称によって識別される．橈骨神経，正中神経と尺骨神経の3つの主要な末梢神経が，手関節と手の運動と感覚を支配している．

末梢神経の神経支配

筋群は，以下に示す神経支配のグループに分類される．橈骨神経は，前腕と外側上顆に起始する手関節と指のすべての伸筋を支配する．正中神経は，前腕と内側上顆に起始する手関節と指の多くの屈筋を支配する．尺骨神経は，手にある小さい筋のほぼすべてを支配する．深指屈筋と虫様筋が尺骨神経と正中神経の2つの神経支配を受けることを除き，尺骨神経は尺側手根屈筋を支配し，正中神経は母指球筋を支配する．

末梢神経損傷

橈骨神経麻痺では，手関節伸筋群と外在指伸筋が麻痺する．それは，**図 7-44A** に示す下垂手の肢位である．手関節は自動的な背屈ができない．そうなると，把持動作において，手関節を固定するために必要な手関節の背屈ができず，効果的に手を握ることができなくなる．下垂手では，指が部分的にしか伸展できず，この伸展は受動的な腱の緊張によるものであり，自動的な収縮ではない．把持動作もぎこちなく，弱化する（**図 7-44A**）．しかし，屈筋群は正常であるため，手関節を他動的に背屈位に保持すると，例えばスプリントを用いて手関節を背屈位に保持すると（**図 7-44B**），握力は十分に発揮される．

尺骨神経麻痺の手の特徴的な肢位は，鷲手もしくは尺側鷲手と呼ばれ，内在筋が麻痺した場合，著明になる（**図 7-45A**）．第4，5指に関与する深指屈筋，虫様筋，骨間筋が麻痺し，小指球筋も機能しないため，最も麻痺が生じるのは第4，5指である．指伸筋は，第4，5指のMCP関節を過伸展位，IP関節を部分的に屈曲位に保持する傾向がある．しかし，MCP関節を他動的に屈曲位に保持することで，指伸筋を用いてIP関節を伸展できる．**図 7-45** に，この目的のために使用される装具を示す．小指外転筋は麻痺するが，小指伸筋によって小指はわずかに外転位となる．ただし，掌側骨間筋の活動を他の筋に伝えられないため，内転できない．尺骨神経麻痺では，骨間筋によって作用するすべての指の外転と内転が困難になる．ごくまれに，わずかに動きが残存している症例では，より橈側に位置する骨間筋が正中神経からの神経支配を受けている場合がある．

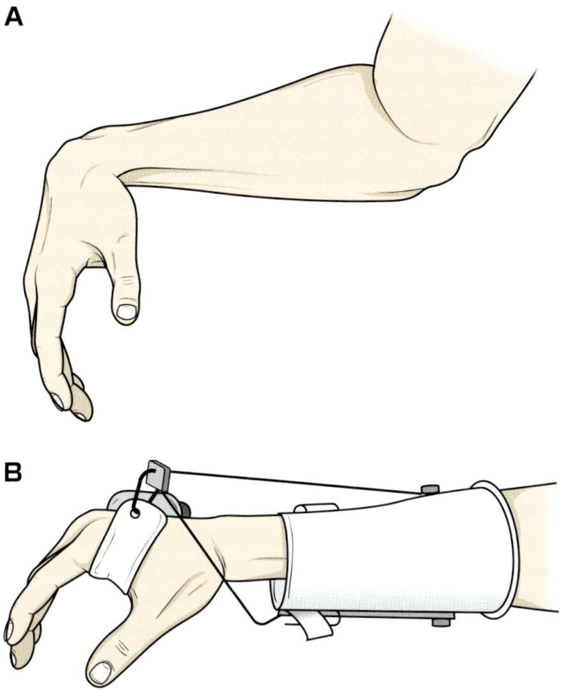

図 7-44　橈骨神経麻痺になると，手関節と指を伸展できない．**A**）下垂手は橈骨神経麻痺で生じる．**B**）手関節背屈装具を用いることで，把持動作が可能になる．

尺骨神経損傷は，前腕近位部で損傷したほうが手の変形は少ない．これは，末節骨に付着する深指屈筋の張力によって鷲手変形が生じることを理解しないとわかりにくい．つまり，尺骨神経が前腕近位部で損傷されると深指屈筋が麻痺し，その結果，鷲手変形に必要な末節骨を屈曲する張力が消失するために変形が少ないのである．この現象を尺骨パラドックス（ulnar paradox）と呼ぶ．

正中神経麻痺は，多くの指屈筋の活動を消失させるため，把持動作に重大な影響を及ぼす．正中神経のみが神経支配している橈側の指は，尺側の指よりもかなりの範囲で麻痺が起こる．母指の屈曲と対立は失われ，母指球筋は萎縮し，母指全体が伸筋群によって背側方向へ引っ

臨床的視点

手の尺骨神経管を通る尺骨神経の圧迫は，サイクリストで生じることが多い．尺骨神経は，手根骨とサイクリストが体重をかける自転車のハンドルとの間で圧迫され，また，手関節が過伸展位で保持されるため，尺骨神経が伸張される．特に，低いポジションでドロップハンドルを握り，長距離を走行するときに尺骨神経が圧迫され，伸張される．これは，ハンドルバー麻痺やギヨン管症候群と呼ばれる．初期症状は，環指と小指のしびれと刺痛であり，筋力低下も生じる．

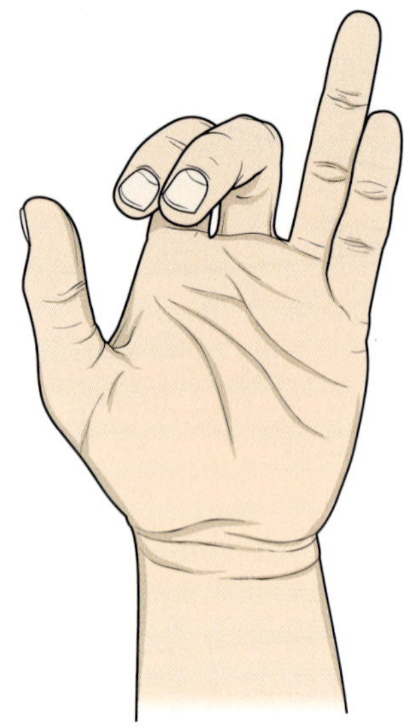

A

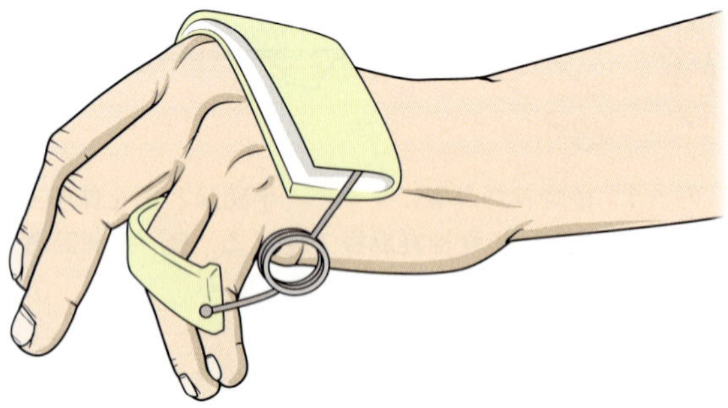

B

図7-45　尺骨神経麻痺　A）尺骨神経の機能が失われると，鷲手変形が生じる．鷲手変形を矯正するためのスプリントは，第4，5指のIP関節の伸展を可能にするために，他動的にMCP関節を屈曲させる．

張られる．その結果，母指は掌側面上に偏位，あるいは手の背側に偏位する．この手は祈りの手と呼ばれ，手を握ろうとすると，示指と中指が屈曲することができず伸展位になり，祈りをするときの手と同じ形になるためである（図7-46）．母指内転筋が母指球のなかで唯一使用でき，第1背側骨間筋を用いて，母指と示指の間で小さな物をつかむことができる．示指と中指の虫様筋と同様に，浅指屈筋と深指屈筋は正中神経が支配するため，指を屈曲する能力を失う．環指と小指が屈曲するとき，示指は伸展位で保持されやすいが，中指はわずかに屈曲する．しかし，できるだけ手関節を背屈させると，示指と中指は腱作用によって屈曲するが，これは自動的な把持動作ではない．

正中神経が手関節より遠位で損傷されたとき，猿手が明瞭になる．より遠位で神経が損傷され，内在筋のみ麻痺するため，母指は他の指と対立することができない．しかし，浅指屈筋と深指屈筋に麻痺はないため，手を握

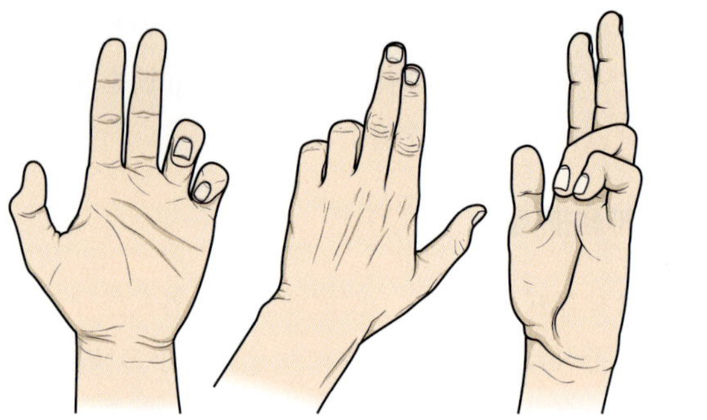

図7-46　正中神経麻痺．正中神経麻痺は祈りの手麻痺で知られている．手を閉じる際，示指と中指が伸展位になるため，この名前が付けられた．

るとき示指と中指が屈曲する．

運動麻痺に加え，手の機能の損失は末梢神経損傷を原因とする感覚障害によっても影響を受ける．これまでの手のリハビリテーションプログラムでは，常に運動の再教育であった．しかし，近年これらのプログラムでは，感覚の再教育の重要性が強調されている．末梢神経損傷による感覚障害の影響は，手の機能の強度と巧緻性を失わせる[33, 34)]．Wynn-Parryは，再教育を立体認知と接触の局在化に分割した．彼は，患者の感覚機能が著しく改善し，それらの回復は神経の再生によって説明される期間よりも非常に短い期間で生じたと述べている[34)]．

要約

日常生活で多くの重要な機能をもつ上肢のなかにあって，手関節と手は複雑な器官である．また，これらは環境に関する情報を提供するための感覚器官として用いられる．手関節と手は，物をつかみ，目的地まで物を移動し，また様々な物を把持して作業を行う．手関節と手には複数の関節があり，さらに筋群が複雑に関連することで，手はあらゆる物に適合できる．手に無数の機能と肢位を可能とする筋群は，外在指屈筋，外在指伸筋と内在筋である．これらの筋群は，補助や固定および運動を与えるために，互いに共同して作用する．手関節の機能的肢位は，伸展20〜35°である．この肢位では，指が強く，器用で最適に動くことができる．これらの3つの筋群の内，1つでも損傷，あるいは機能不全が起こると，総合的な手の機能が障害される．手の関節，軟部組織，神経，もしくは骨が損傷されると，単純な日常生活動作を行う能力が大きく阻害されるであろう．

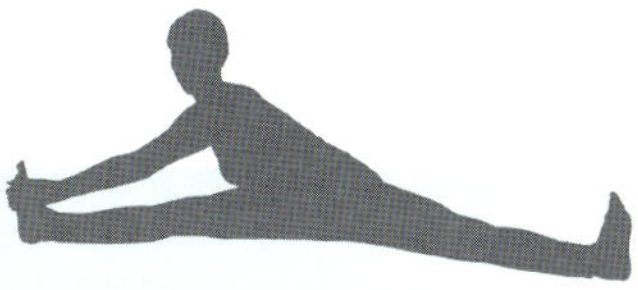

臨床的視点

手根管症候群は，一般的に正中神経に強い影響を与える正中神経麻痺よりも症状は軽い．臨床では，手関節の手根管で正中神経が圧迫されている患者は多い．手根管症候群は，様々な病因によって生じる．例えば，タイピングやピアノを弾くような手関節の掌屈と背屈を繰り返し長時間行うと生じることがある．また，手根管内の腫脹も手根管症候群を引き起こす病因の 1 つである．この腫脹は，関節炎，甲状腺機能不全，脳下垂体の病気，糖尿病や妊娠のような全身性疾患や外傷によって引き起こされる．症状としては，手の正中神経の支配領域に沿ったしびれや刺痛，正中神経が神経支配している筋の弱化，痛みの二次的障害としての睡眠障害である．

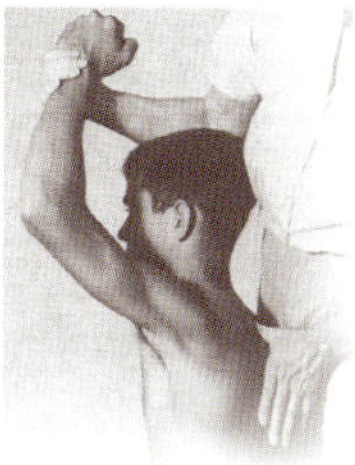

臨床事例の解決方法

筋力検査と詳細な問診から，正中神経を圧迫することによって生じる手根管症候群の症状が確認された．この症状は，手の，特に正中神経の感覚領域における疼痛と感覚障害であり，さらに内在筋の筋力低下も生じる．手根管症候群は，多忙な美容師が行う仕事のように負荷が高く，手作業を繰り返し行う職業の人に多い．治療方法は，正中神経の圧迫を減少させるために，手関節中間位から軽度伸展位に保持するナイトスプリントを使用することと，手根管の圧を減少させるために，安静と軽めのストレッチを指導することである．

確認問題

1. 肘関節と肩関節は，機能的な手の位置にどのように作用するのかについて説明しなさい．前腕は，手の能力にどのように貢献するか？
2. 尺骨は近位手根骨に直接的に接触しないため，手関節の一部ではない．橈骨と同様に，尺骨と近位手根骨の間に三角線維軟骨円板が存在する．もし，この円板が損傷されると，手関節にどのような影響が生じるか？
3. 橈骨と尺骨の間の骨間膜は，手関節からより近位の手に力の移動と力の分散を可能にする．転倒し地面に手をついて，腕が過剰に伸展されたとき，骨間膜はどのように力を分散するのか説明しなさい．また，ウェイターが重いトレイを頭上で運ぶことを可能にするこの膜の役割はどのようなものか？　なぜ，ウェイターがウエストの高さよりも頭上でトレイを運ぶほうが楽なのかについて説明しなさい．
4. 伸展帽のメカニズムの知識を得た現在，手が機能を果たすために，伸展帽のメカニズムが手の能力に貢献する 1 つの活動を示しなさい．
5. 手の背側と掌側にある長い外在筋腱はそれぞれ形状が異なる．それらの違いと特徴によって，どのような機能が付与されるか確認しなさい．
6. 正常に機能する外在指屈筋，外在指伸筋と内在筋によって，手は正常に機能する．これらの筋機能が欠如すると，正常な手の機能はどのように障害されるのか検討しなさい．また，手の正常な活動と筋（外在指屈筋，外在指伸筋と内在筋）が損傷されたとき，どのような機能障害が生じるのかについて説明しなさい．

研究活動

1. バラバラの骨や骨格標本を用いて，以下の手関節と手の骨および骨ランドマークを確認しなさい．触診が可能なものを確認し，自分とパートナーの骨と骨ランドマークを触診しなさい．

尺骨頭	8つの手根骨
尺骨茎状突起	中手骨の骨幹部
橈骨茎状突起	中手骨頭
橈骨背側結節	指節骨

2. 以下の関節面を確認しなさい．

橈骨手根関節	中手指節関節
手根中央関節	指節間関節
手根間関節	母指の手根中手指節
手根中手関節（第2〜5指）	

3. 自分とパートナーの手関節と指の運動（母指を除く）を分析しなさい．それぞれの運動軸が位置する骨ランドマークを確認し，触診しなさい．
4. 自分とパートナーの母指のすべての動きを分析しなさい（CMC，MCP，IP関節）．自分の手と複数のパートナーの手で母指の鞍関節の位置を触診しなさい．
5. 手関節と指の関節の屈曲，伸展，外側の動き（可能な関節のみ）を，他動的に動かして確認しなさい．
   a. 関節可動域を述べなさい．
   b. それぞれの運動の最終域感（end feel）を示しなさい．
6. テーブルの上に手掌面を下にして前腕と手を置き，指を自動的に伸展し，過伸展させなさい（テーブルの上に手掌をつけたまま）．次に他動的に同じ運動を行い，他動運動では関節可動域がわずかに大きいことに気づきなさい．多くの女性と男性を観察すると，女性は男性よりも関節の柔軟性が高いことがわかるだろう．
7. 手根骨と指の関節において，わずかに起こる他動的な副運動を確認しなさい．対象者の前腕と手をリラックスさせ，検査者は一方の骨を固定し，もう一方の骨の関節面にすべり，転がりと離開することを確認しなさい．
8. 骨格標本を用いて，以下の筋の近位付着部と遠位付着部の位置を確認しなさい．

長橈側手根伸筋	長母指伸筋
短橈側手根伸筋	短母指伸筋
尺側手根伸筋	尺側手根屈筋
指伸筋	橈側手根屈筋
長母指屈筋	深指屈筋
長母指外転筋	浅指屈筋

   a. これらの筋が交差する関節を確認しなさい．
   b. これらの筋の作用を確認しなさい．
9. 手関節と指の屈筋と伸筋の腱と筋腹を触診しなさい．さらに，肘関節および上腕骨にある近位付着部まで確認しなさい．前腕や手の肢位が変わっても手関節の腱を正確に同定できるように触診し，関連を分析しなさい．
10. ペンを使って，自身の手に母指を含む外在筋腱を描きなさい．次に内在筋を加え，外在筋との関連を分析しなさい．内在筋によって行われる手と指の運動を確認し，内在筋と外在筋の統合された動作を分析しなさい．
11. 以下の物を手でつかみ，動作を行ってみなさい．画びょう，平行ピン，クリップ，トランプ，硬貨，鍵，グラス，秤の分銅，ペンや鉛筆，ブリーフケース，ハンドバッグ，コップ，ドアノブ，はさみ，雑誌，新聞，ねじ回し，本，ボール．そして，把持の種類を分析しなさい．特に，手関節の位置，特徴的な手の動きと把持の種類の変化（**図7-35，36**，パワー握りと精緻握り）に着目しなさい．
12. 徒手筋力計とピンチメーターを用いて，3指つまみと側腹つまみの精緻な握りの力を検査しなさい．利き手と非利き手についても検査しましょう．クラスのすべてのメンバーの結果を集計し，平均値について比較しなさい．実施回数や前腕の肢位と支持（もしくは支持なし）に関して，検査をする上での標準的な方法を検証しなさい．

13. 以下のときの肘関節，手関節，指の機能不全を予測しなさい．

a. 橈骨神経が，上腕骨の橈骨神経溝の部分で切断されるとき

b. 正中神経が，手関節で切断されるとき

c. 尺骨神経が，肘関節で上腕骨内側上顆と肘頭の間で押しつぶされるとき

d. 腕神経叢の側索が損傷されるとき

それぞれの神経損傷において，損失される機能，低下する機能，残存する機能を確認しなさい．

文献

1. Hoppenfeld S. *Physical examination of the spine and extremities*. East Norwalk, CT : Appleton-Century-Crofts, 1976.
2. Razemon JP, Fisk GR. *The Wrist*. Edinburgh : Churchill Livingstone, 1988.
3. Kapandji IA. *The Physiology of Joints. Upper Limb. Vol 1*, ed 5. Edinburgh : Churchill Livingstone,1982.
4. Moore KL, Dalley AF, II. *Clinically Oriented Anatomy*, ed 4. Philadelphia : Lippincott Williams & Wilkins, 1999.
5. Zancolli E. *Structural and Dynamic Bases of Hand Surgery*. Philadelphia : JB Lippincott, 1979.
6. Brand P, Hollister A. *Clinical Mechanics of the Hand*, ed 2. St. Louis : Mosby Year Book, 1992, p. 83.
7. Amadio PC, Lin GT, An K. Anatomy and pathomechanics of the flexor pulley system. *Journal of Hand Therapy* 2 : 138-141, 1989.
8. Lin GT, Amadio PC, An KN, Cooney WP. Functional anatomy of the human digital flexor pulley system. *Journal of Hand Surgery* (Am) 14(6) : 949-956, 1989.
9. Kuhlmann JN, Tubiana R. Mechanism of the Normal Wrist. In Razemon JP, Fisk GR (eds) : *The Wrist*. Edinburgh : Churchill Livingstone, 1988.
10. Napier JR. The prehensile movements of the human hand. *Journal of Bone and Joint Surgery* 38B(4) : 902-913, 1956.
11. Schlesinger G. *Der mechanische Aufbau der kuntslichen Glieder*. Berlin : J Springer,1919.
12. Taylor CL, Schwarz RJ. The anatomy and mechanics of the human hand. *Artificial Limbs* 2(2) : 22-35, 1955.
13. Swanson AB, Matev IB, deGroot G. The strength of the hand. *Bulletin of Prosthetics Research* 10(14) : 145-153, 1970.
14. Toews JV. A grip-strength study among steelworkers. *Archives of Physical Medicine and Rehabilitation* 45 : 413-417, 1964.
15. Crosby CA, Marwan A, Wehbé MA, Mawr B. Hand strength : Normative values. *Journal of Hand Surgery* (Am) 19 (4) : 665-670, 1994.
16. Petersen P, Petrick M, Connor H, Conklin D. Grip strength and hand dominance : Challenging the 10% rule. *American Journal of Occupational Therapy* 43(7) : 444-447, 1989.
17. Thorngren KG, Werner CO. Normal grip strength. *Acta Orthopaedica Scandinavica* 50(3) : 255-259, 1979.
18. Ertem K, Inan M, Yologlu S, et al. Effects of dominance, body mass index and age on grip and pinch strength. *Isokinetics & Exercise Science* 11 : 219-223, 2003.
19. Incel NA, Ceceli E, Durukan PB, Erdem HR, Yorgancioglu ZR. Grip strength : Effect of hand dominance. *Singapore Medical Journal* 43(5) : 234-237, 2002.
20. Klopsteg DE, Wilson PD. *Human limbs and their substitutes*. New York : McGraw-Hill, 1954.
21. Snijders CJ, Volkers AC, Mechelse K, Vleeming A. Provocation of epicondylalgia lateralis (tennis elbow) by power grip or pinching. *Medicine and Science in Sports and Exercise* 19(5) : 518-523, 1987.
22. Werremeyer MM, Cole KJ. Wrist action affects precision grip force. *Journal of Neurophysiology* 78 : 271-280, 1997.
23. Smith MA, Soechting JF. Modulation of grasping forces during object transport. *Journal of Neurophysiology* 93 : 137-145, 2005.
24. Backhouse KM, Catton WT. An experimental study of the function of the lumbrical muscles in the human hand. *Journal of Anatomy* 88 : 133-141, 1954.
25. Long C, Brown ME. Electromyographic kinesiology of the hand : Muscles moving the long finger. *Journal of Bone and Joint Surgery* 46A : 1683-1706, 1964.
26. Landsmeer JM, Long C. The mechanism of finger control : Based on electromyograms and location analysis. *Acta Anatomica* 60 (3) : 330-347, 1965.
27. Long C, 2nd. Intrinsic-extrinsic control of the fingers : Electromyographic studies. *Journal of Bone and Joint Surgery* 50A (5) : 973-984, 1968.
28. Long C, 2nd., Conrad PW, Hall EA, Furier SL. Intrinsic-extrinsic muscle control of the hand in power grip and precision handling : An electromyographic study. *Journal of Bone and Joint Surgery* 52A (5) : 853-867, 1970.

29. Fess EE. Convergence points of normal fingers in individual flexion and simultaneous flexion. *Journal of Hand Therapy* 2 : 12, 1989.

30. Inglis AE, Cooper W, Bruton W. Surgical correction of thumb deformities in spastic paralysis. *Journal of Bone and Joint Surgery* 52A（2）: 253-268, 1970.

31. Standring S, ed. *Grays Anatomy : The Anatomical Basis of Clinical Practice*, ed 40. New York : Elsevier Churchill Livingstone, 2008.

32. Kendall HO, Kendall FP, Wadsworth GE. *Muscles : Testing and Function*, ed 2. Baltimore : Williams & Wilkins, 1971.

33. Belson P, Smith LK, Puentes J. Motor innervation of the flexor pollicis brevis. *American Journal of Physical Medicine* 55（3）: 122-138, 1976.

34. Wynn-Parry CB. *Rehabilitation of the Hand*, ed 4. London : Butterworths, 1981.

第8章
頭部，頸部，および体幹

Christopher R. Carcia, PhD, PT, SCS, OCS

"尊敬すべき人は，男女を問わず自らに課した課題をやり遂げるために
努力を惜しまない人である．彼らは誰の指示も必要としない．その態度は尊敬に値する．"
— *James E. Faust*（*Ensign, May* 1982）

本章の概要

学習目標

本章は，頭部，頸部，体幹について詳細に記述している．本章の終わりまでに，以下に示す目標を達成してほしい．

- ❑ 脊柱の形態を理解する．
- ❑ 各脊椎領域の違いについて説明できる．
- ❑ 頸部，胸部，腰部の主な筋群とそれらの機能を述べることができる．
- ❑ 体幹の動きのメカニズム，また動きのなかで脊椎が安定する方法を説明できる．
- ❑ 骨盤と腰部および体幹との関連性とそれらの運動に対する機能的な役割について議論できる．
- ❑ 骨盤の動き（骨盤の前傾と後傾）を説明できる．
- ❑ 顎関節の筋および機能について述べることができる．

本章の概要

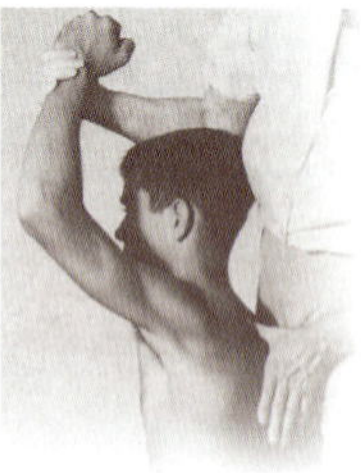

臨床事例

Kamrynは背中を痛めて仕事ができなくなったMattと同じ会社で働いていた．Mattは10年間勤めていた荷物配送トラックへの積荷作業中に背中を損傷してしまった．この負傷は，彼にとって初めての仕事上のトラブルだった．彼は復職を希望しているが，Mattの同僚Kamrynは彼がもとの職務に復帰する前に，身体の力学的特性について適切な知識を与える必要があると考えた．Kamrynは脊柱の特徴に詳しく，彼の復職に向けた治療期間中に良い姿勢の保ち方などについてわかりやすく説明した．そして現在，Kamrynは彼が再び作業中に背中を痛めないように，荷物の持ち上げ動作の適切な方法について教えようとしている．

はじめに

頭部，脊柱，胸骨，肋骨は中軸骨格（中心軸を形成する骨格）に含まれる．頭部の位置は脊椎の形態にも影響するため，それぞれの部位の運動は，他の場所の動きにも密接な関連性をもつことを本章で学んでほしい．また中軸骨格は，上下肢で発生する力を吸収したり，あるいはその力を他の部位へ伝達したりする仲介者としての役割をもつ．本章を通じて，中軸骨格がなぜ上下肢の運動機能にとって重要なのかを答えられるようになってほしい．

脊柱や肋骨，顎の部位は連動した動きを必要とする．その理由のいくつかは，器官（脊髄と内臓器）の保護，呼吸・咀嚼・嚥下などの生体機能への関与，重力に対する頭部・上肢・体幹の支持，上肢や下肢の間での力の伝達，手の動き・歩行・その他の活動に対する安定性と可動性の提供などである．また脊柱の前方部分（椎体と椎間板）は，荷重支持，および衝撃の吸収や全方向への可動性を提供する役割がある．脊柱の後方部分には，脊髄の保護や運動の方向付けと制限，体幹や四肢の筋肉の付着する突起をもつことが挙げられる．

骨格

本章では，仙骨を含む脊椎骨について解説する．骨盤についての内容は，第9章で取り上げる．仙骨は，機能的に骨盤の中に含まれることが多いが，脊柱を構成する部位でもあるため本章で紹介する．脊柱はいくつかの形が異なる骨で構成されるが，これは脊柱の可動性を高めるために有利に作用する．一方で，筋肉と靱帯に安定性を頼らなければならないことが不利な点である．本章を通じて，この長所と短所が脊柱にどのように作用し，損傷や疾病にどのように影響を与えるのかについて理解できるであろう．

脊柱の正常弯曲

脊柱を後ろから眺めると，通常脊椎骨は垂直に並んでみえる．しかし横から眺めると，前方および後方への生理的弯曲が観察できる．これら脊柱の弯曲は，縦軸の圧縮に対する抵抗力を強化する[1]．ただし，生まれたばかりの新生児の脊柱は，後方への弯曲が1つあるだけである（**脊柱後弯**；一次弯曲）（**図8-1A**）．幼児が腹臥位から頭を上げ，起き上がろうとする能力が発達すると，頸椎がその影響を受けて前方（凸状）に弯曲する（**脊柱前弯**；二次弯曲）（**図8-1B**）．子どもが立って歩けるようになると，腰椎は前方へ弯曲する．この腰椎の弯曲は，大腰筋の緊張による影響が大きい[2]．10歳頃になると，弯曲のカーブは成人とほぼ類似した形状になる（**図8-1C**）[1]．成人の脊柱には4つの弯曲があり，それは頸椎（前弯），胸椎（後弯），腰椎（前弯），仙骨（後弯）である．もともと脊柱は後方へ凸状の形（後弯）を成すため，この弯曲が一次弯曲と呼ばれる．一方で，頸椎と腰椎にみられる前方への凸状弯曲（前弯）は，ヒトの成

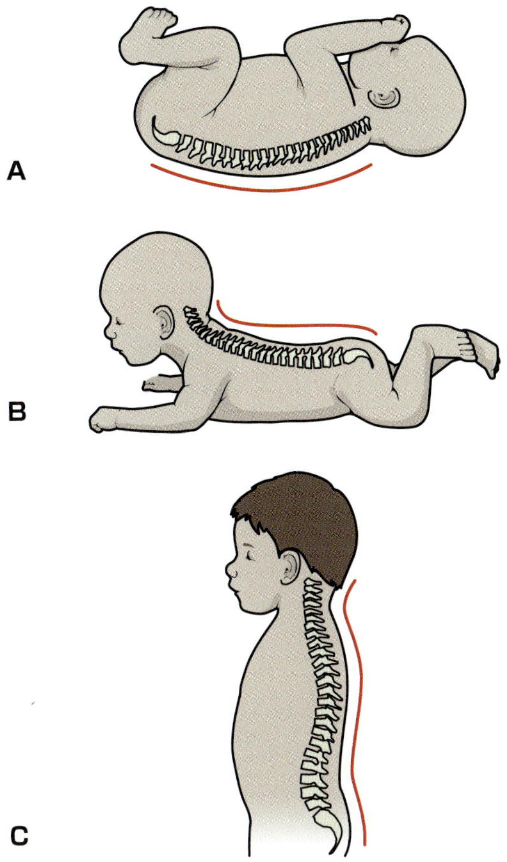

図 8-1　脊椎カーブの変化．A）新生児の脊柱は後方へのカーブ（後弯）を示す．B）幼児が頭部を持ち上げるようになると，頸椎の前弯が発達する．C）10 歳頃になると，成人の脊柱のカーブ（弯曲）とほぼ同じ形状となる．

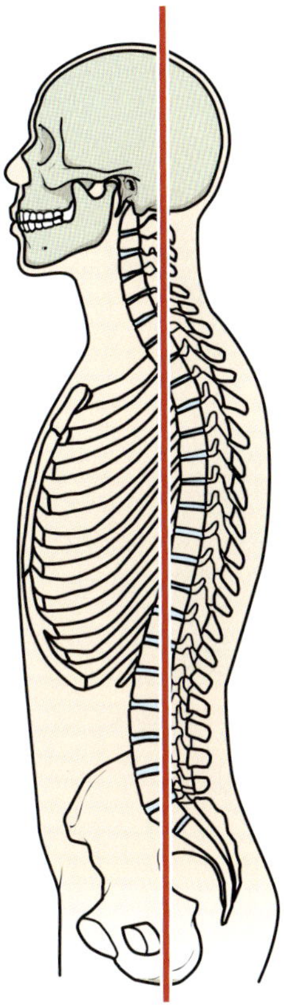

図 8-2　身体の重心線は弯曲の凹側を通る．

長過程で発達するため二次弯曲と呼ばれる．また，頭部から下降する重心線は弯曲の凹側を通る（**図 8-2**）．立った姿勢でも腰椎は前弯を示すが，まっすぐに座った姿勢をとると骨盤と仙骨が前へ傾き（前傾），その結果として腰椎の前弯が誇張される．

立位姿勢で，頸からゆっくり体幹全体を前に曲げると，背部に連なる棘突起を側方から眺めると平らな部分のないカーブ（後弯）が観察できる（**図 8-3A**）．左右に側屈すると，背部の棘突起は左右対称の弯曲を成す（**図 8-3B**）．もし非対称や平らな部分，または角張った形状が観察されると，骨格が変形していることを表す．これは異常と考えられるが，背部の痛みや機能障害を伴う場合もあれば，伴わない場合もある．

触診できない人体構造

脊柱は背部や側面は筋肉に囲まれ，前方からも触診することができないため，その構造やそれぞれの部位の特徴は，人体骨格標本や解剖学の図解書を使って学習しな

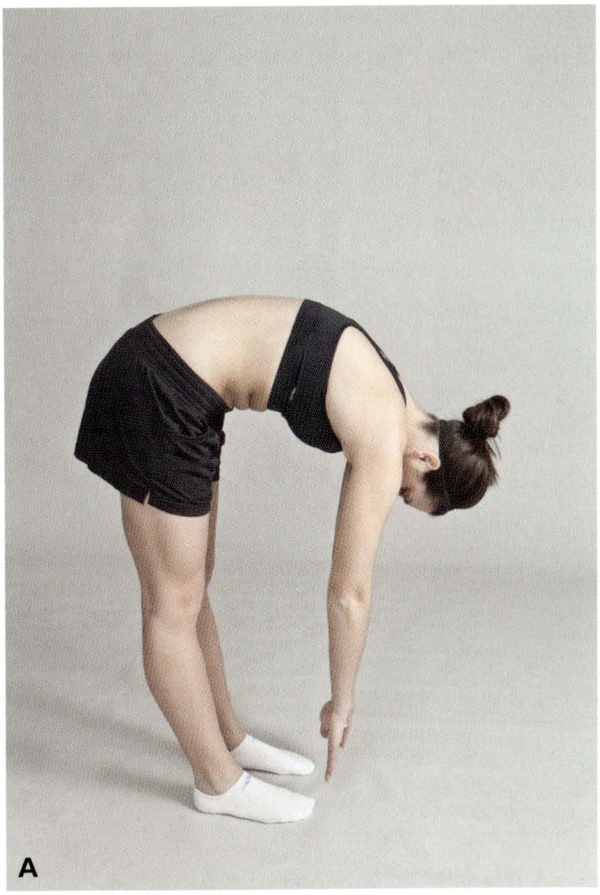

図 8-3　A）前屈時の脊柱アライメント．　（次頁へつづく）

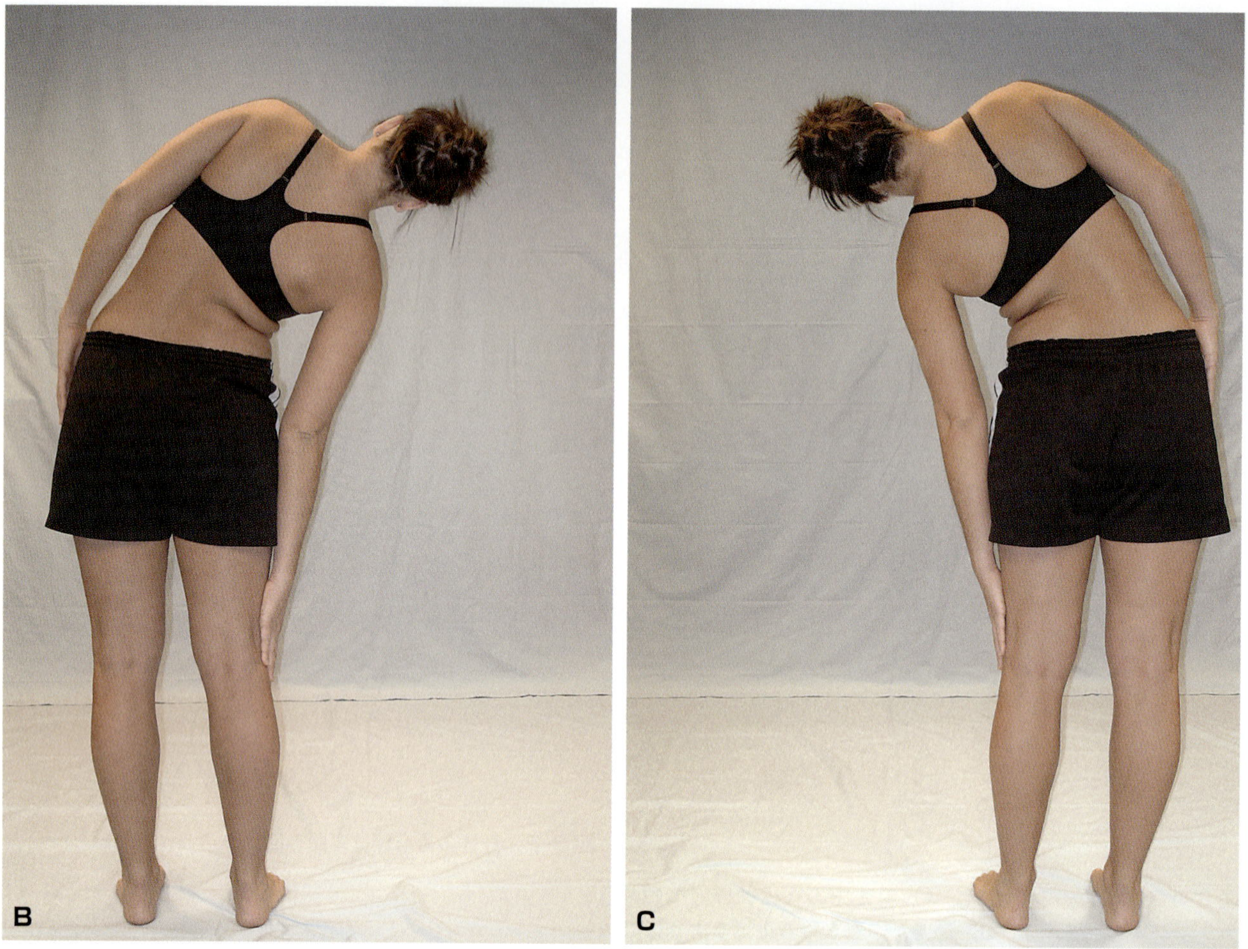

図 8-3（つづき） B）右側への側屈，C）左側への側屈．

ければならない．解剖学の正しい知識は，臨床で触診を試みる際に必要不可欠である．すでに脊柱についての解剖学は学習していると思うが，以下に示すチェック項目を確認し，解剖学の知識を整理してほしい．

- 脊柱の生理的弯曲：
  - 頸椎
  - 胸椎
  - 腰椎
  - 仙尾骨部
- 7 つの頸椎，12 個ある胸椎，5 つの腰椎の構造と特徴を整理し，それぞれの椎骨の形や配置を比較する．
  - 椎間孔を囲む椎体や椎弓，椎弓板
  - 横突起，関節突起，棘突起
  - 椎間板
- 脊柱を固定する靱帯：
  - 脊柱全体に広がる前縦靱帯と後縦靱帯
  - 隣接する椎弓板をつなぐ黄色靱帯（ligamentum flavum）（ラテン語：*flavus*，英語：yellow）
  - 横突間靱帯，棘間靱帯，棘上靱帯
  - 項靱帯

頭蓋骨について，次の構造を確認すること（**図 8-4**）．

- 後頭骨の上項線と下項線（筋組織に覆われ触診は難しい）
- 環椎後頭関節を構成する左右一対の後頭顆
- 後頭骨の頸静脈突起（後頭顆の側方に位置し，外側頭直筋が付着する部位でもある）
- 大後頭孔（脳の延髄が脊髄へ続く部位）

後頭骨の底部は大後頭孔前縁の前方にある．この部分は，環椎後頭関節の運動軸の前方側にあって，頭部の深層屈筋（頭長筋，前頭直筋）の付着部となっている．

下顎骨（下顎）において，以下の部位を確認すること（**図 8-5A**）．

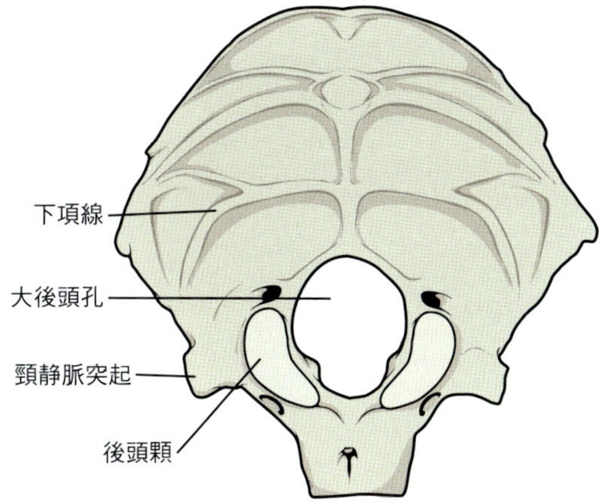

図 8-4　触診できない頭蓋下位の構造

- 下顎体
- 下顎枝
- 下顎骨の関節突起
- 側頭筋が付着する下顎骨の筋突起

口を閉じているとき，下顎骨の関節突起は側頭骨の関節窩に位置する（**図 8-5B**）．口を開けると，関節突起は前下方（側頭骨にある頬骨突起の関節結節の下方）へ移動する（**図 8-5C**）．

触診できる人体構造

耳の後ろに手を置くと，側頭骨の乳頭様の突起を触れる．その一番低い部分にあるのが乳様突起（mastoid process）（ギリシャ語：*master*，英語：breast，ギリシャ語：*eidos*，英語：resemblance）である（**図 8-6**）．直立位では，頭を前に少し傾けると乳様突起に付着する胸鎖乳突筋が緩み，乳様突起が触れやすくなる．頭部を後方へ傾けると筋が緊張し，突起の一部しか触れることができない．乳様突起から後方へ手をずらすと，後頭骨の上項線の辺りが触れる（**図 8-6A，B**）．この隆起の側方の一部は胸鎖乳突筋の付着部として，また中間部の一部には僧帽筋が付着する．

外後頭隆起は，左右にのびる上項線が交わる部分（中央部）にある（**図 8-6**）．また，外後頭稜は外後頭隆起から下方にのびて大後頭孔までいたる隆起線である．これらの隆起部は，第 7 頸椎から頭蓋骨へ伸びる強靱な靱帯である**項靱帯**の付着部でもある．この靱帯には僧帽筋や後頸部筋群が付着する．頭部を後方へ傾けると，筋群の緊張が緩むため触診が最も容易となる．

下顎骨の関節突起は，外耳道の前方で触診できる．口を開くか顎が外れると，この関節突起が側頭骨の関節窩や結節周辺を動くのを感じることができる．下顎関節頭もまた外耳道に指を置き前方部を圧迫することで触診可能である（**図 8-7**）．

臨床において触診する際，次に示す目印が脊椎レベルを特定するために用いられる．

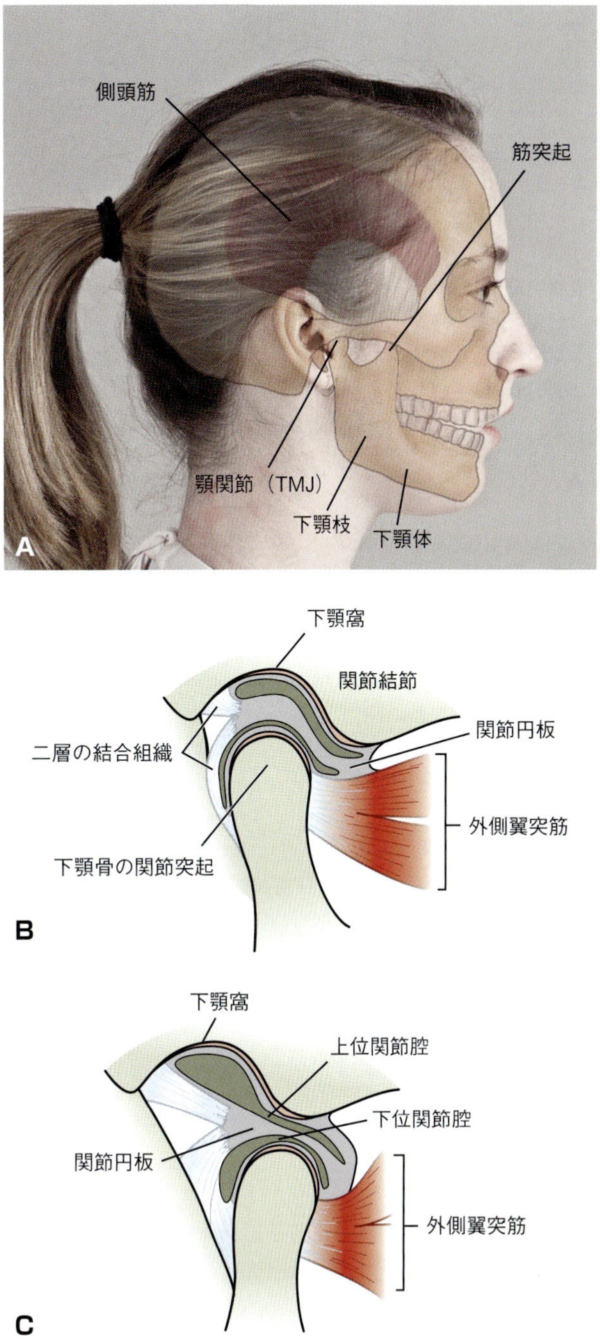

図 8-5　側頭部の観察と顎関節．A）骨格の特徴と側頭筋や咀嚼筋の付着部．これらの筋には顎関節を閉じる作用がある．顎関節は耳のすぐそばにある．B）口を閉じている時の顎関節の矢状面断面概要図．下顎骨の関節突起は側頭骨の関節窩に位置する．C）口を開けると，関節突起は関節結節の真下へ移動する．

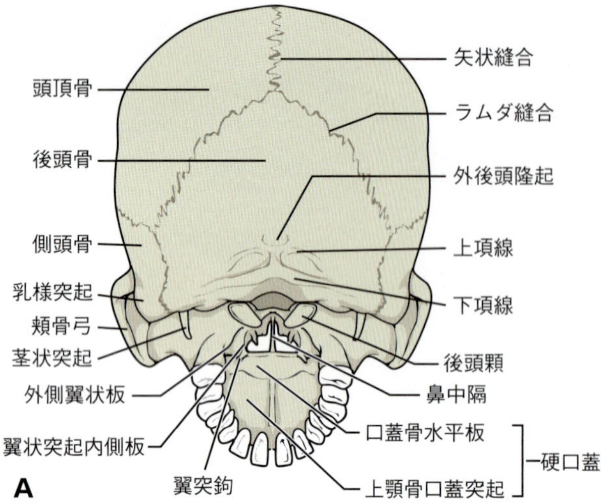

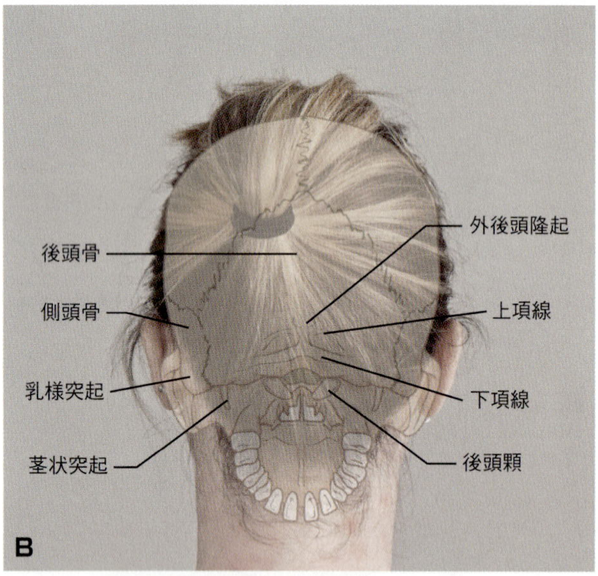

図 8-6　頭蓋後部の特徴

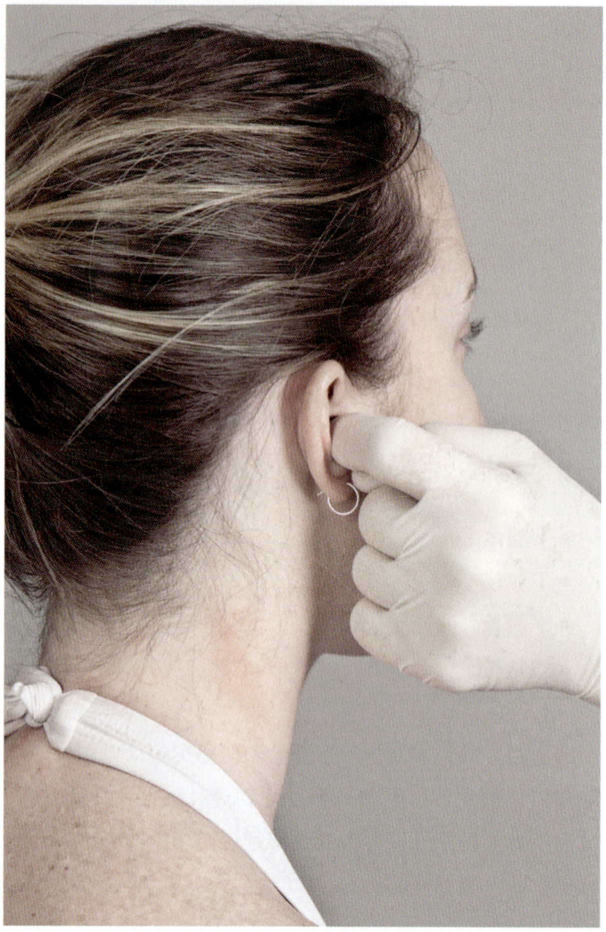

図 8-7　下顎関節頭の触診は指を外耳道の中に入れ，前方へ押し当てると良い．

表 8-1　各脊椎レベルの高さに相当する人体構造部位

脊椎レベル	人体構造部位
第 3 頸椎	舌骨
第 4～5 頸椎	甲状軟骨
第 6 頸椎	輪状軟骨弓
第 4 胸椎	胸骨柄と胸骨体の連結部
第 7 胸椎	肩甲骨の下角
第 10 胸椎	剣状突起の先端
第 4 腰椎	腸骨稜の最上位
第 2 仙椎	上後腸骨棘の頂点

- 第 3 頸椎は舌骨と同じ高さにある．舌骨は下顎骨の下前方で触診することができる
- 第 4～5 頸椎は甲状軟骨の高さにある
- 第 6 頸椎は輪状軟骨弓の高さにある
- 第 4 胸椎は胸骨柄と胸骨体の連結部と同じ高さである
- 第 7 胸椎の棘突起は肩甲骨の下角と同じ高さにある
- 第 10 胸椎は剣状突起の先端と同じ高さにある
- 第 4 腰椎の棘突起は腸骨稜の最も高い部分と同じ高さにある
- 第 2 仙椎は上後腸骨棘の頂点部分と同じ高さである（表 8-1）

第 1 および第 2 頸椎

第 1 頸椎（環椎）は，7 つある頸椎のなかで他のものよりも側方に突き出た横突起をもっている．この突起は乳様突起の先端の下にあり，触診できることがある．この突起を圧迫すると敏感に感じるため，他の人を触診する前に自身の突起をまず触診しなさい．環椎の後結節（棘突起に相当）は深部にあるが，第 2 頸椎の突起を手がかりにしてみつけることができる．軸椎（第 2 頸椎）の棘突起は，大きく目立つので確認しやすい．

第3～6頸椎

これらの椎骨の横の部分には，突起や結節がいくつかある．それらは被検者を仰向けに寝かせ，頸筋をリラックスさせた状態で最も触れやすくなる．これらの椎骨には，椎骨動脈が通る穴の開いた短い横突起がある．

第7頸椎（隆椎）

この椎骨には，他の頸椎よりも長くて大きく，また先端が2つに割れていない棘突起があるので，ほとんどの人で簡単に確認することができる．被検者が頸を前方へ曲げると，棘突起をより簡単に確認できる．ただし，第1胸椎の棘突起も同様に突出しているため，これら2つの棘突起の大きさが同じであるとき，第7頸椎と第1胸椎の棘突起の区別が難しく感じるかもしれない．

胸椎と腰椎

身体全体を曲げるように前方へ屈んだとき，互いの棘突起の間隔が広くなり，胸椎から腰椎の触診が行いやすくなる．したがって，被検者に「背中を丸くしてみてください」と指示を与えると，第7頸椎の棘突起を起点に脊椎を数えることが容易となるが，脊椎の配列には個人差がある．よく起こる異常には，部分的に棘突起の発達が遅れ椎骨の位置が特定できないことや，棘突起が側方に少し変位することがある．

胸椎では，棘突起が下方を向き，互いの突起が重なり合うようになっている．上に位置する椎骨の棘突起がおおよそ1つ下の椎骨の椎体の高さまで伸びる．腰椎では，棘突起が大きく水平に伸びているのが特徴である．その棘突起の大きさはほぼ椎体の高さに匹敵する．ある脊椎領域から別の領域へ移行するときの椎骨構造の変化は段階的に表れる．例えば，下位2つの胸椎は腰椎の構造に似ている．その棘突起は水平を向き，下の椎間板の高さまで伸びている．

仙骨と尾骨

仙骨の表面は，腰椎から続けて触診すると確認しやすい．正中仙骨稜は仙椎にあった棘突起が融合した痕跡を示す．仙骨稜の両側には，靱帯，筋膜，および筋肉の付着部になっている起伏の多い部分がある．2つの腸骨の間に位置する仙骨のおおよその境界は，各腸骨稜を手掛かりとして触診することができるかもしれない．上後腸骨棘の内側にある“えくぼ”は，仙腸関節の位置を示す．

仙骨の尾側には，2つの骨断片部が接合する尾骨が続く．尾骨の先端は2つの殿部の隆起した部分の間の奥まった場所に位置する．もし固い椅子の前方部分に座り，そして椅子の背にもたれたならば，尾骨が椅子に触れていると感じるかもしれない．

胸部（胸郭）

胸部は，背部にある12個の胸椎，前部にある胸骨と12本の肋骨で構成されている．胸部の骨組織の大部分は触診することができる．しかし鎖骨や頭頸部筋に隠れている上位の肋骨を触診することは難しいことが多い．肥満の人の下位2本の肋骨を触診するのも難しい場合もある．脊柱に隣接する肋骨の部分は筋肉に覆われているが，肋骨の前方から側面，および背部へと沿って確認することで触診が可能なこともある．第1～7肋骨は胸骨に接続する．第8～10肋骨は軟骨を介して連結する．第11および12肋骨は自由端で終わる．

左側の肋骨を触診するとき，被検者に左手を頭の上に置かせたり，互いの肋骨の間隔を空けるために左側をストレッチしたりすると，より簡単に触診することができる．このように同側の胸部をストレッチすると，胸郭側方の下部と腸骨稜の間の距離は増加する．その結果，浮動肋骨の位置がわかりやすくなる．立った姿勢では，これらの浮動肋骨の間隔は狭くなる．重度の脊柱側弯症のような病的状態では，肋骨が腸骨の上に達することもある．その結果，神経が圧迫され，痛みの原因となりうる．

胸骨

胸骨は最も尾側にある剣状突起から頭蓋側にある胸骨柄と胸鎖関節まで触診することができる．胸骨は，肋骨と胸椎とで胸郭を形成する．第1～10肋骨は硝子軟骨（肋軟骨）を介して胸骨に接続する．第1～7肋骨は胸肋関節を通じて胸骨側部へ直接的に接続する．その下位では，第8～10肋骨の肋軟骨が隣接する上位肋軟骨（第7肋骨）のへ結びつくことで間接的に胸骨と接続する．

椎骨間の関節や靱帯，および運動

椎間板と脊椎骨は軟骨性連結でつながっているが，椎間関節は滑膜性（可動関節）連結を形成する．そのため，脊柱の構造は生体力学的に前方部分と後方部分に分けられる．前方部構造の主な機能は荷重支持であり，後方部構造は主に運動制御を担当する．

脊椎の運動

脊柱の運動は，**分節的な動き**（運動セグメント）で表される．その分節的な動きは2つの椎骨と，3つの椎間結合，椎間板，縦靱帯やその他の椎骨間を連結する靱帯，および椎間関節の関節包でつくられる[3]．椎間板と左右の椎間関節の位置関係は三角形を成す．それにより，ある1つの関節の動きは常に他の2つの関節の運動を伴う．ほとんどの脊椎の関節で，この影響は生じる．脊椎関節の動きは骨運動学的には，矢状面での屈曲や伸展，前額面における側屈，および水平面における左右回旋で表現される．関節運動学的には，前後および側方への剪断（shear），すべり（slide），そして引き離し（distraction）と圧縮（compression）で表される．

脊椎関節（前方部分）

椎体，椎間板，および縦靱帯は椎骨の前方部分を構成する．椎体の力学的機能は，上からの圧縮力に負けずに身体を支えることである．その圧縮力は骨格筋の収縮でも生じるが，引っ張ったり，押したり，持ち上げたりするような外部からの作用で大きくなる．椎間板は，椎体間の関節を圧縮力から保護するとともに，椎骨にある程度の可動性と制限を与える役割がある．椎間板は，髄核，**線維輪**，椎体終板という3つの部分で構成される．**髄核**は，ゼリー状の組織で80％以上が水分である．また髄核を取り囲む輪状の線維性軟骨組織が線維輪である（**図8-8A**）．**椎体終板**は，髄核と線維輪を椎体につなげている**硝子軟骨性組織**である（**図8-8B**）．線維輪は椎体間を斜めに走行し，多層構造を成す．各層の線維は互いに交差して走行しており，それぞれの方向への動きを制限している．椎間板の周径は椎体と基本的には同じであるが，椎間板の高さ（厚さ）は腰椎でより大きい．椎間板の長さは脊柱全体の長さに対して約25％を占める．

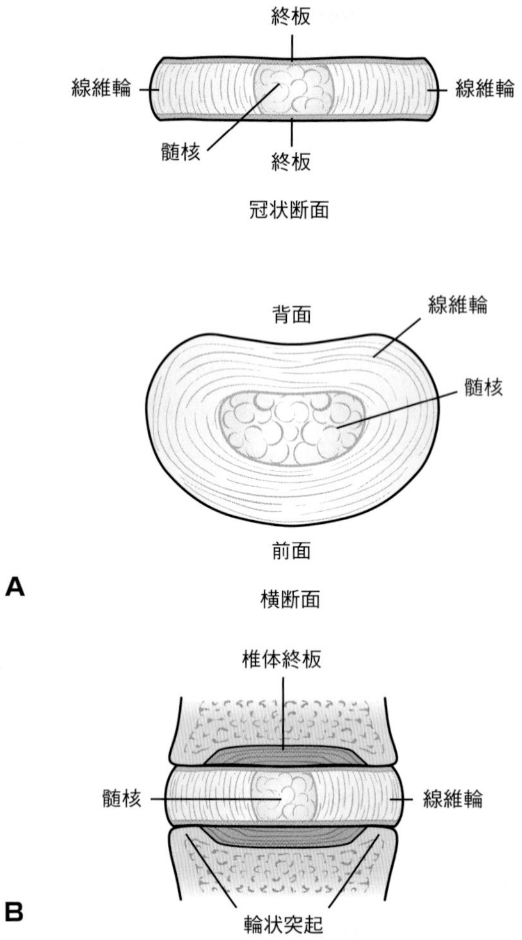

図8-8 椎間板の構造と椎体への接続．A）椎間板は外側の輪状組織と内側の核から成る，B）椎間板は椎骨終板を介して隣接する椎体に接続する．

体重，あるいは筋収縮で生じる応力は椎体や椎間板へ加わる．このとき，椎間板が圧縮され，その応力を緩衝するために線維輪が膨張する（**図8-9A**）．そして髄核

臨床的視点

脊柱の構造や位置を触診して確認することは臨床家にとって必要な手技である．胸椎と肋骨の触診は，棘突起など尖った骨構造からアプローチすることで容易になる．例えば，肩甲骨の下角は第7胸椎（T7）レベルにあり，肩甲棘の付け根部分は第3胸椎（T3）レベルと同じ高さとなる．肋横突関節の触診については，まず棘突起を確認し，それから指幅2本分外側へずらす．するとその指の下に肋横突関節がある．胸部の棘突起を触診する際に注意すべきことは，棘突起の真下にある椎体は1つ下の胸椎のものである点である．例えば，T7の棘突起の下には第8胸椎（T8）の椎体がある．

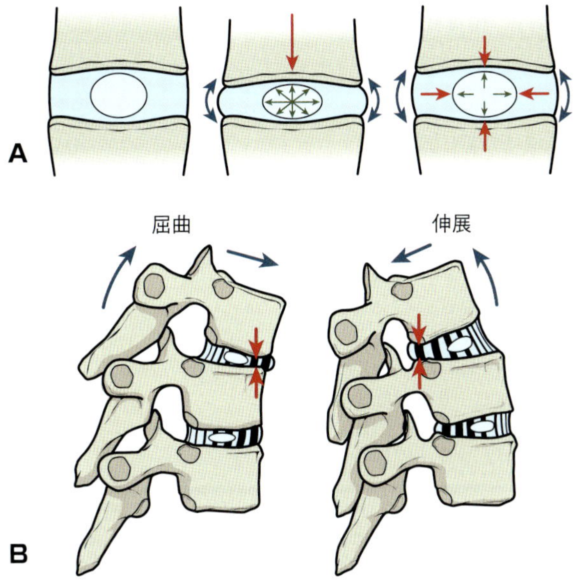

図 8-9　圧力による椎間板の膨張．A）軸方向の圧力は，椎間板内に吸収および分散されるとともに，動きを制限する，B）中心から離れて作用する負荷は，作用する側の圧縮力と反対側の張力が増加する．

を線維輪内に閉じ込めたままで椎骨の動きを制限する．ほとんどの場合，応力は中心部には作用せず，むしろ椎体周辺部（前後，側方）へ加わる．また線維輪の一方が圧縮されると，反対側は緊張する．これらのメカニズムが脊椎の圧縮を制限するのに役立っている（**図 8-9B**）．

髄核の主成分は水であるため，親水性が高い．一日中歩いたり，立ち仕事をしたりすると，発生する圧縮力は髄核の水分を少量失わせる原因になる．しかし，髄核内の水分量は，睡眠をとったり，横になって休息したりして髄核の内圧を減少させると回復する．身長が朝から晩にかけて 2 cm 程度減るのはこれらの影響が関与すると考えられている．椎間板の血管支配は 10 代で消失することが多いため[2]，失われる水分量を回復させる能力もまた減弱する．通常の老化の進行に加え，間違った方法だったり，重い荷物を持ち上げたりする際に生じる微小外傷が繰り返し起こると線維輪の線維化が進むとともに弾力性が減弱する．極端な場合，これらの変性は，50 歳未満の成人であっても，神経根を圧迫するような椎間板ヘルニアを発症させる可能性を高めてしまう．不良姿勢の傾向のある高齢者（50～90 歳）は胸椎後弯（thoracic kyphosis）（ギリシャ語：*kyphos*，英語：a hump）が強くなり，脊柱の後方突出が目立つこともある．また老化により，椎間板の水分損失量が増加するので身長は低くなる．

縦靱帯

前縦靱帯（anterior longitudinal ligament：ALL）と**後縦靱帯**（posterior longitudinal ligament：PLL）は軸椎から仙骨までの椎体の前後を覆っている（**図 8-10A**）．幅広くて頑丈な前縦靱帯はそれぞれの椎間板と椎体の先端に付着する．また前縦靱帯は体幹の背屈を制限するが，腰仙部では前弯の安定を支持する（**図 8-10B**）．後縦靱帯は椎間板と椎体の上縁に付着するが，椎体の海綿質部への栄養孔（血管やリンパ管が通る）も覆っている．体幹の前屈は後縦靱帯によっていくぶん制限される[4]．その作用は比較的小さいが，後縦靱帯が前屈に伴い緊張することで（**図 8-10C**），椎体の圧縮応力に耐える機能は増強される．

頸椎から腰椎の下位へ移行するに従って，後縦靱帯の幅は減少する．よって，この靱帯は腰椎よりも頸椎にある椎間板の安定性をもたらす．これらの靱帯（黄色靱帯と同様に）が取り除かれた場合，Tkaczuk[5] は椎間板が形態を保てなくなると報告した．また彼は，椎間板はこれらの靱帯から前もって作用する圧縮応力（プレストレス）を受け安定すると提唱している．いい換えると，椎間板と縦靱帯は協同して脊柱のバランス力と運動制限に影響すると考えられている．

椎間板へ加わる圧力

Nachemson[6-8] は，遺体および生体の両方の解剖学的研究から腰椎椎間板内の圧力に関する結果を報告した．この研究データは正常な椎間板モデルから得られたものである．

- 髄核は水分含有量が多く，静止流体の性質を示す
- 椎間板の圧力は 450 ポンド（202 kg）までは圧縮応力に対して直線的な関係を示す
- 髄核は圧縮荷重の約 1.5 倍を支え，線維輪はその荷重の半分を支える
- 線維輪の側方に作用する圧力は，荷重量の 4～5 倍に達する
- 両側の椎間関節は荷重量の 1/5 を支えることができる

McNally と Adams[9] の最近の研究報告によれば，圧縮力は正常な椎間板内の髄核全体に分散される．そして線維輪は流体としての機能と弾力構造としての機能の両方の役割を担うとしている．椎間板の各部位の圧力の調

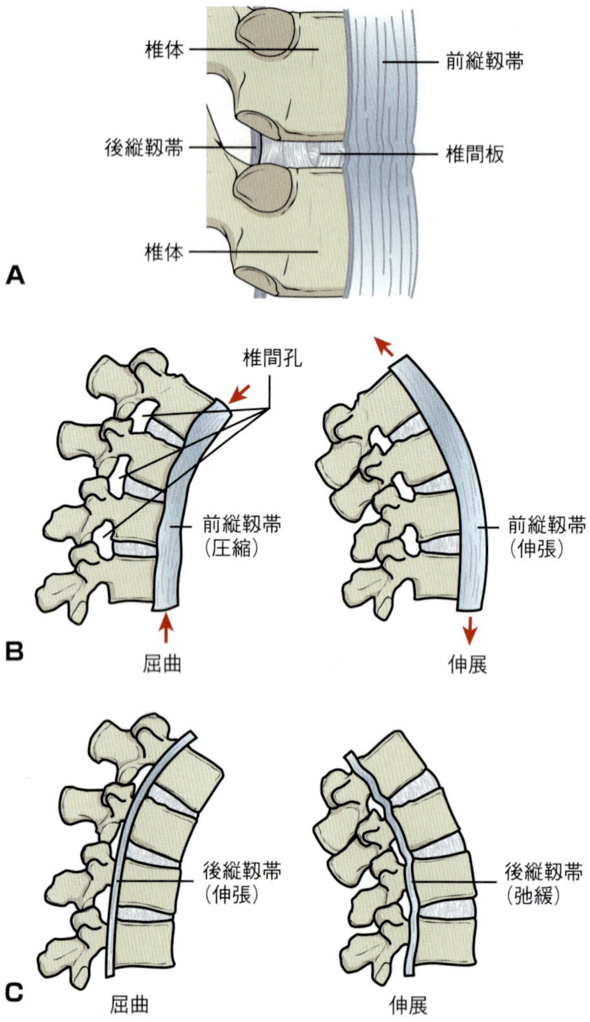

図 8-10 前方と後方の脊柱構造．**A**）側方からみた2つの椎骨と関連する軟部組織，**B**）前縦靱帯は脊柱屈曲時に緩み，伸展時に緊張する，**C**）後縦靱帯は脊柱屈曲時に緊張し，伸展時に緩む．

表 8-2 腰椎椎間板（L3）における負荷

姿勢	ニュートン	立位に対する比率
仰臥位での牽引（300 N）	100	−0.2
仰臥位	250	−0.5
仰臥位で行う腕の運動（20 N）	600	+1.2
安静立位	500	1.0
端座位	700	+1.4
椅子（オフィスチェアー）座位	500	1.0
立位で咳をする	700	+1.4
40° 前屈した立位	1,000	+2.0
100 N の荷物を持ち上げる（膝を伸ばし，背中を曲げる姿勢）	1,700	+3.4
100 N の荷物を持ち上げる（膝を曲げ，背中を伸ばした姿勢）	1,900	+3.8

資料：Nachemson, A. Disc pressure measurements, Spine 6：93, 1981；Nachemson, A. Lumbar intradiscal pressure. In Jayson, M(ed)：The Lumbar Spine and Back Pain, Edinburgh：Churchill Livingstone, 1987, pp 191-203.

査は，椎間板が荷重によって変化する機械的性質を備えた複数の流体区画をもつことを示唆している．

Nachemson によって報告された様々な姿勢や活動時にみられる第3腰椎（L3）レベルでのおおよその荷重量が**表 8-2** に表示されている．靱帯による椎間板へのプレストレス（前もって作用する圧縮力）は背臥位でも観察され，その応力をなくすためには約 500N の牽引力が必要である．また**表 8-2** に示されているように，背臥位での上肢運動や端座位で行う軽作業時には，立位よりも大きい負荷量が椎間板に作用していることがわかる．

骨運動学的な脊柱の動きの中で，髄核は予想できる範囲で移動すると報告した研究もある．磁気共鳴画像診断（magnetic resonance imaging：MRI）を利用した報告では，健常者が体幹を後ろへ伸展させたとき髄核は前方へ移動し，前へ屈曲させたとき髄核は後方へ移動することを明らかにした[10]．体幹の前後方向（矢状面）の動きほど明確ではないが，大多数のケースで腰椎の軸回旋の運動で髄核は反対側へ変位するとしている．この反応は，Fazey らの MRI を使用した研究おいて健康な女性12名中9名で観察された[11]．

脊椎関節（後方部分）

椎骨後方の構造は椎弓，横突起，両側の椎間関節，関節包，および靱帯で構成される．椎間関節（関節突起間関節）は，上に位置する椎骨の下関節突起と上に位置する椎骨の上関節突起から成る（**図 8-11**）．椎間関節の主な機能は，脊椎の運動をコントロールし，過度にかかる負担（剪断，屈曲・側屈・回旋）を防ぐことである．許容される運動の方向性と量は椎間関節の関節面よって決定されるが，その関節面の形態は頸部から腰部の各部位で異なる．

靱帯

黄色靱帯（ligamenta flava）（ラテン語：*flavus*，英語：yellow）は，隣接する2つの椎骨をつなぐ靱帯で，第2頸椎（C2）から仙骨まで23個の椎骨間をつなぐように連なっている．この靱帯は，椎間板へのプレストレス効果の他に前方への屈曲運動を制限する役割がある．また黄色靱帯の線維は椎間関節の関節包の前面を覆い，椎間関節運動による損傷を防ぐ働きをしている．さらに，黄

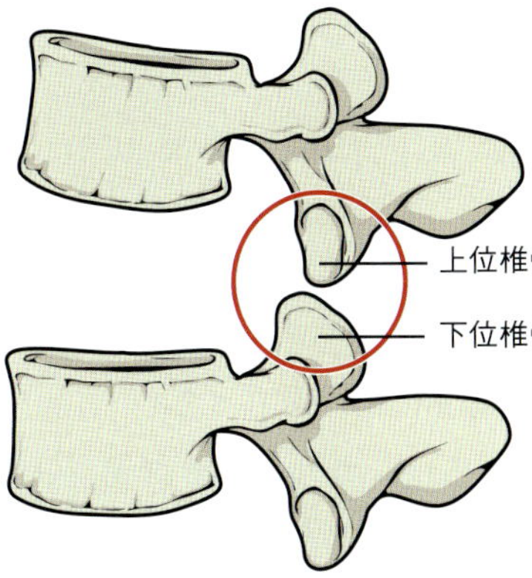

図 8-11　椎間関節は椎骨の下関節突起と対応する下位椎骨の上関節突起でつくられる．

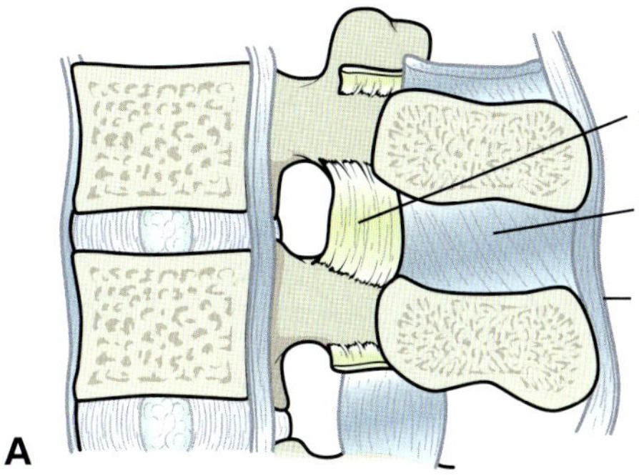

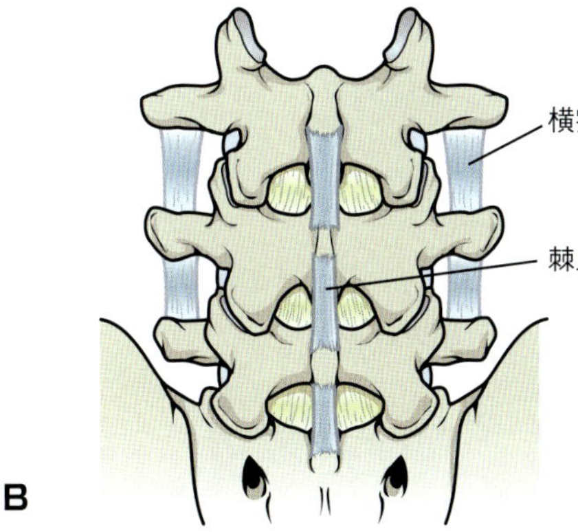

図 8-12　脊柱の背面にある靱帯．A）黄色靱帯は多量の弾性線維を含み，棘間靱帯に接続する．また棘間靱帯は棘上靱帯に続く．B）背面からみた横突間靱帯と棘上靱帯．

色靱帯の線維は，隣接する上下 2 つの棘突起をつなぐ棘間靱帯に接続する．次に**棘間靱帯**は，棘突起の先端部位に付着する強靱な**棘上靱帯**に接続し，その先は胸背部の筋膜に接する．**図 8-12A** と **B** は，これらの靱帯を図示している．棘上靱帯は頸部では**項靱帯**（**ligamentum nuchae**）（ラテン語：*nucha*，英語：nape or scruff of the neck）に連なる．**横突間靱帯**は隣接する 2 椎の横突起を結ぶ靱帯である．

棘間靱帯および棘上靱帯は前方への屈曲運動を制限し，椎体から離れた部位に付着している．さらに，棘上靱帯は高い強度を有するが，特に腰部でその傾向が高い[4]．

カップリング運動

脊柱の関節運動は，単純な平面運動として起こるのではなく，むしろいくつかの動きが組み合わされるような運動（**カップリング運動**と呼ぶ）として観察される．左右にある椎間関節面の向き，および椎間板や椎骨に付着する靱帯，筋膜，筋によって与えられる動きの制限がカップリング運動を引き起こす．脊柱のカップリング運動の複雑さは側屈と回旋の運動で強く表れる．側屈運動は常に回旋を伴い，また同様に回旋運動は常に側屈を伴う[15]．矢状面の脊椎の動きにおいても，カップリング運動が起こるとされている．脊柱が中間位から矢状面に動くと（屈曲あるいは伸展），回旋と側屈が対側性にわずかに表れる[16]．またその一側に表れるわずかな動きは，ある程度一様であると考えられていた．しかしなが

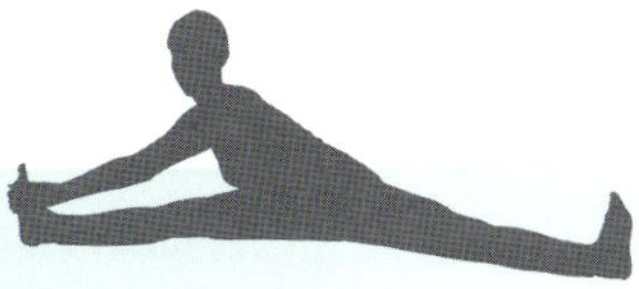

臨床的視点

脊柱は，本質的に不安定な構造であるため，靱帯や筋による支持を必要とする．もし脊柱から靱帯や筋を取り除くと，垂直方向に 4～5 ポンド（約 1.8～2.3 kg）の負荷にしか耐えられず，脊柱は崩れてしまう[12]．Farfan[13]は，脊柱を 14 インチ（約 36 cm）の長さと柔軟性をもつ釣竿の先で 75 ポンド（約 34 kg）の重りのバランスをとることに例えている．そのため，脊柱の安定性と運動性の両方を維持するためには，靱帯のみならず筋の役割も重要である．背中の痛みは，世界の人々の 84%以上が生涯のなかで 1 度は経験する[14]．臨床的観点から，腰背部疾患をもつ多くの患者にとって，脊柱の構造や機能について理解することは，適当な治療を進めるうえで大切である．

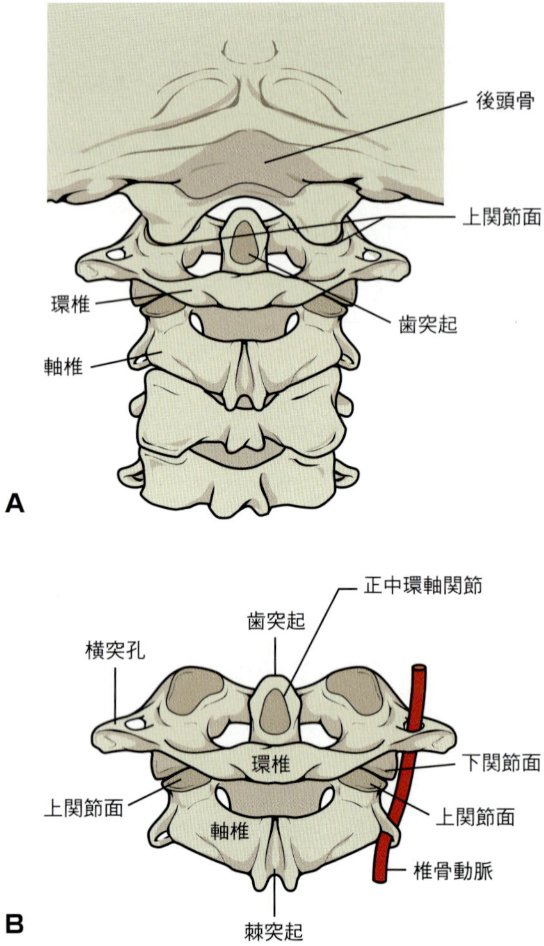

図 8-13　頭蓋脊椎の連結．A）環椎後頭関節では，環椎関節面の浅い凹が後頭骨の後頭顆を支え，２軸性の自由度を有する．B）環椎（C1）と軸椎（C2）間の環軸関節は，中央に１つの関節と両側に２つの椎間関節をもつ．環椎が軸椎の歯突起の周りを回旋する．

ら，これらの観察事項には疑問がもたれている．最近の研究では，脊柱のカップリング運動は各領域で変化するのみならず（例えば，頸椎 v.s. 腰椎），各領域内でも異なり[17,18]，これまでに考えられていたものよりも複雑（3つの動きが同時に起こる）であると報告されている[19]．これらの研究報告は，これまで考えられていた脊柱のカップリング運動と矛盾した結果となった．調査方法（姿勢や実行される運動）や研究対象者の特性（年齢や柔軟性，可動性）などの違いが各研究の矛盾する結果を反映しているのかもしれない．このように，カップリング運動については議論の余地が残されているが，回旋運動や側屈運動に伴って生じるカップリングに対しては意見が一致している．

頸部

後頭骨（O），環椎（C1），および軸椎（C2）は**頭蓋脊椎領域**を形成する．この領域の椎間関節は特殊化しており，関節に許される運動面（矢状面，前額面，水平面）の自由度は２軸性，あるいは３軸性であり，関節面がほぼ水平に近い．**環椎後頭関節**（**図 8-13A**）の運動面の自由度は２軸性である．これら２つの関節（O-C1 と C1-C2）は頭部と脊椎の協調した運動を提供するため同時に動く．環椎の上関節面（脊柱管の両側の上に位置する）は後頭骨の後頭顆と関節を成す．環椎の構造は，頭部を下から支えながら，脊柱管に延髄の通過を妨げずに頭部の運動を提供することができる．

環椎後頭関節（O-C1）の運動は，２つの後頭顆を通過する内側-外側方向の軸（ML 軸）を回転軸として，主に矢状面の運動を行う．この軸のおおよその位置は，左右の示指先端を両側の乳様突起を指さすように置いたときに観察される軸である．また環椎後頭関節は側屈も可能であるが，その動きは制限されるため，ごくわずかしか観察されない．

環軸関節（C1-C2）は，中央に１つの関節と左右２つの椎間関節（環椎の下関節突起と軸椎の上関節突起）で構成される（**図 8-13B**）．軸椎の歯突起は，環椎の前弓と環椎横靱帯で作られる輪の中で接合する．そして，この歯突起を軸として環椎が回旋する．頸部でみられる回旋運動の約 50%は，この関節で起こる．

典型的な**頸椎の関節**（C2-C3～C6-C7）は，椎間関節面の傾斜が水平面および前額面に対して 45°に傾いている．この関節面の向きに加えて，弾力性の高い関節包によってある程度の関節運動が許される．上位椎骨の関節面が下位椎骨の関節面の上を屈曲時に上前方へすべり，伸展時に下後方へすべる．右への側屈では，左の上関節面が上前方へ動き，右の上関節面が下後方へ動く．その結果，椎体は右へ，そして棘突起は左への回旋をともなう．前述したように，カップリング運動にはいくつかの論争があるが，ここで述べた頸椎の面関節運動にみられるカップリングはたびたび報告されている[3]．

通常，頸椎は前弯（後方が凹）を示すが，屈曲運動時には矢状面から見てまっすぐになる．一方，伸展運動は互いの棘突起が接触して動きを制限するまで起こる．また屈曲の可動域が正常であれば，顎を胸に付けることができる．頸部を最終可動域まで伸展させると，顎と頸の前面，および胸が一直線上に並ぶ．

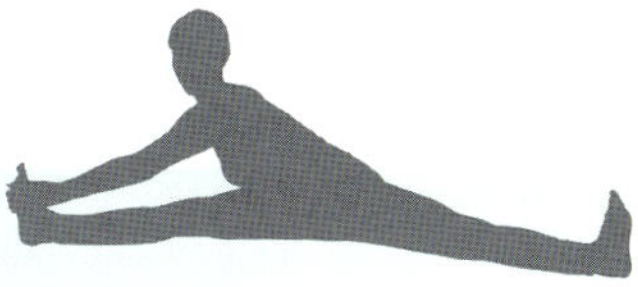

臨床的視点

あなた自身の頸椎や腰椎のカップリング運動について認識してほしい．まっすぐな姿勢で座り，頸を左右のどちらか一方へ曲げてみなさい．あなたの頸がどちらの方向に回旋するか気づいただろうか？　そして元の位置に戻しなさい．このとき，肩が丸くなり，頭が前に動いた不良姿勢に変わるかもしれない．不良姿勢からでも，このテストを実施し，側屈時に起こる頭部の回旋運動を注意して観察しなさい．腰椎でも同様のテストを行うことができる．正しい姿勢で側屈し，それから腰椎のアーチ（前弯）を示すか，それとも平らな形態となるか観察しなさい．正しい姿勢にあるとき，あるいは不良姿勢にあるとき，その姿勢がどのようにカップリング運動を変化させるのか，また頸椎と腰椎でみられるカップリング運動が同じかどうかを確認しなさい．さらに，あなた自身でみられるカップリング運動と他の被検者で起こる運動を比較してみると良い．

表 8-3　頸の可動域 [20)]

運動	平均可動値
屈曲	50°
伸展	60°
右側屈	45°
左側屈	45°
右回旋	80°
左回旋	80°

椎骨間の可動範囲は，それぞれの部位で差が大きいため，見解の相違がある．しかしながら，頸椎全体でみられる可動域には大体のコンセンサスが得られている．可動域は加齢により減少するが，正常な場合の頸椎全体で起こる各運動の可動域を**表 8-3** に示した．

頸椎の椎間関節は，運動をコントロールすることに加えて，関節面が前額面に対して 45° 傾いているので，頭部の荷重を支持する機能も果たしている．この機能は重要で，ヒトが 1 日に活動している 16 時間以上休まずに頭部(～ 10 ポンド程度の重さ)を支えなければならない．頸部筋が休めるのはヒトが横になって休息を取るときだけであることも忘れてはならない．頭部をまっすぐな姿勢で保持するためには，頸部筋が長時間にわたって機能しつづける必要がある．

胸部

胸椎にはいくつかの役割がある．1 つは，頭部と体幹を支えるとともに，それらに運動をもたらすことである．その他に，心臓や肺，大血管の保護や呼吸への関与，骨格筋（呼吸筋や体幹筋，四肢筋）の付着部としての役割がある．

椎間関節

胸椎椎間関節の関節面は，垂直面あるいは前額面に面している（**図 8-14**）．この関節面の向きは屈曲と前方剪断の作用を制限するが，側屈運動を可能にする．また肋骨と胸骨は胸椎の運動を制限する．胸椎伸展も隣接する棘突起同士の接触により制限される．全体的に胸部を伸展させると，胸椎はまっすぐに並んだ状態になる．下位胸椎の運動は上位胸椎のように肋骨による運動制限を受けず，また椎間関節の関節面は矢状面を向いている．椎間の運動は全体として，より腰椎でみられる運動に似ている（より大きな屈曲-伸展運動，および側屈運動，そしてより少ない回旋運動）．この胸椎における自動運動の範囲は，腰椎の運動と一緒にまとめられ，胸腰部の可動域として報告されることが多い（**表 8-4**）．それは胸椎と腰椎は共同的に働き，これらの領域の運動を分離するのが難しいからである．前述したように，胸腰部の関節可動域も一般的に加齢により減少する．

肋骨の関節

2 つの滑膜性の連結が両側の胸椎後方部と肋骨によって形成されている（**図 8-15A**）．典型的な肋骨である第 2～9 肋骨は，隣接する上下一対の椎体とその間にある椎間板と連結して肋椎関節をつくる．例外は，第 1 肋骨や第 10 肋骨，第 11 肋骨，第 12 肋骨で，それらは 1 つの椎体とのみ関節をつくる．肋椎関節に加えて，第 1 ～10 肋骨は同じレベルに位置する椎骨の横突起と肋横突関節をつくる（**図 8-15B**）．肋椎関節と肋横突関節

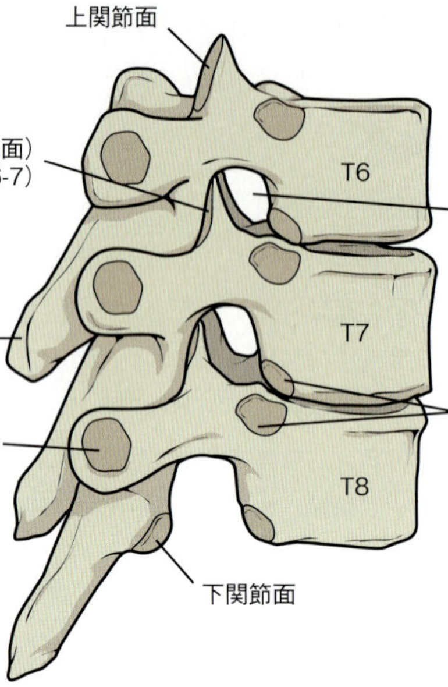

図 8-14　胸椎の椎間関節は前額面においてほぼ垂直に配列するので，屈曲–伸展の運動は制限される．

表 8-4　胸腰部の可動域 [20]

運動	平均可動値
屈曲	60°
伸展	25°
右側屈	25°
左側屈	25°
右回旋	30°
左回旋	30°

はともに靱帯によって補強される．第2〜7肋骨までの前方部分の肋軟骨は胸骨と連結する．第8〜10肋骨までの肋軟骨はまとまって第7肋骨の肋軟骨に連結する．第11肋骨と第12肋骨は，前端が関節を成さず，側部で浮遊する（浮遊肋）．

肋骨の運動は，肋椎関節と肋横突関節を横断する軸を回転軸として起こる．上位肋骨の運動方向はより水平面に近似し，その肋骨の挙上運動は胸郭直径のうち前後径の拡大をもたらす．下位肋骨は，より斜め下方向を向いており，その肋骨の挙上運動は胸郭の左右径を増加させる．前後径の増加は，胸骨の上部に一方の手を置き，他方の手を背中の上位胸部周辺に置いて，被検者に「深呼吸してください」と指示することによって確認できる．下位胸部でみられる左右径の大きな変化は，両手を下位肋骨の側面に置き，同じように深呼吸を指示することによって，その動きを確認できる．

胸郭には，呼吸運動への関与に加えて，重要臓器の保護や胸椎の安定性を高める役割がある．心臓や肺，腎臓，脾臓，肝臓などの臓器は肋骨や胸骨により保護されている [21]．また胸椎の安定化は，椎体や横突起へ連結する

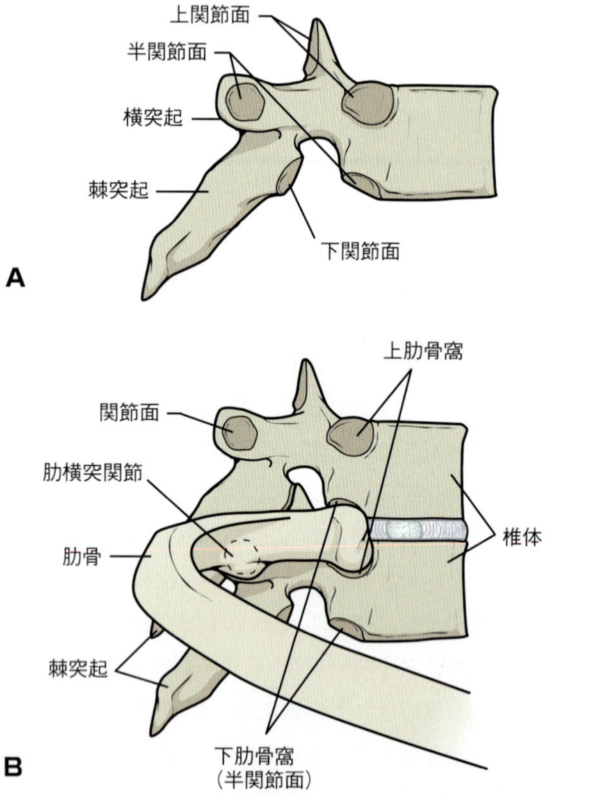

図 8-15　肋椎関節．肋骨は上位椎骨の下肋骨窩（用語解説を参照），および肋骨と同じレベルの上肋骨窩，横突起の関節面と連結する．

肋骨によって高められる[22]．さらに，肋骨の可動性は，肺の膨張に寄与するので，呼吸における吸息運動と呼息運動に重要な役割を果たしている[23]．

腰部

腰椎の大きな椎体や椎間板，およびそれらを強化する前縦靱帯や腸腰靱帯は，ヒトが直立姿勢にあるとき，頭部や上肢，体幹の体重の大部分を支えている．腰椎の椎間関節は半月状の形を成し，その関節面は矢状面，および前額面を向いている．第12胸椎（T12）と第1腰椎（L1）は矢状面を向いている割合が強い．しかし，この関節面の向きはしだいに変化し，第5腰椎（L5）や第1仙椎（S1）では前額面の割合が大きくなる．またこれらの椎間関節は回旋運動と前方剪断を妨げている．一方で，腰部では1～3°の回旋運動が可能であるといわれているが，Porterfield と DeRosa[24] はこの動きを真の関節運動ではなく，軟骨組織の変形の結果を反映していると述べている．屍体を用いた解剖学的研究によれば，1～3°の回旋運動を負荷したときに椎間関節の損傷が生じたと報告されている[25]．

腰仙連結

腰仙関節（腰仙連結）部における脊柱の角形成（腰仙角）の形態は，立位姿勢で観察するとよくわかる（**図8-16A**）．この関節は，上半身の重量負荷によって生じる大きな前方剪断力を受ける（**図8-16B**）．一方で，この関節は第4腰椎（L4），第5腰椎（L5）と腸骨を結ぶ腸腰靱帯，および仙腰部の靱帯によって補強される．それらの靱帯は主に側屈の動きを制限するが，屈曲や伸展，回旋などの動きも制限する[26]．第5腰椎（L5）と第1仙椎（S1）の椎間関節の関節面は前額面を向き，第5腰椎（L5）に生じる過度の前方剪断を制御する．この関節を弱化させる解剖学的な変性は，腰椎が仙骨の上を前方へすべり落ちることを助長する可能性がある**脊椎すべり症**（spondylolisthesis）（ギリシャ語：*spondylos*，英語：vertebra，ギリシャ語：*olisthesis*，英語：a slipping or falling）と呼ばれる疾患）．

胸腰筋膜

胸腰筋膜は，肋骨や椎骨，および仙骨を連結させる強くて，大きな靱帯組織である．この筋膜は，重い物を持ち上げたり，速い速度で物を投げたりするときに体幹を安定させる役割がある[13]．Bogduk や Macintosh[28] は，筋膜の解剖学的な特徴や生体力学的な考察について報告している．

胸腰筋膜は前葉，中葉，および後葉で構成される（**図**

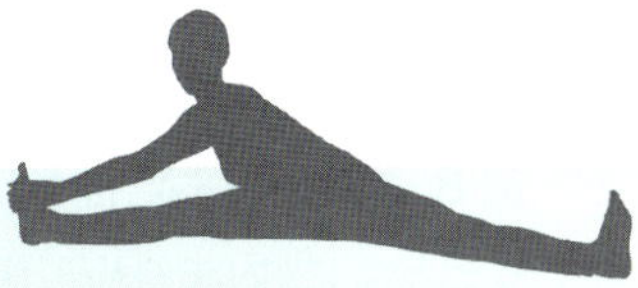

臨床的視点

加齢に伴う椎間板の狭小化は，椎間関節にも影響を与える．この椎間板の変性疾患が進むと，もともと荷重を支持するようにデザインされていない椎間関節面へ伝達される圧縮力が70%まで増えてしまう[25]．一方で，立位姿勢では腰椎前弯が加わり，椎間板の厚みが減少するため，正常な人でも関節面先端の接触が増大する可能性がある．Adams と Hutton[25] は，腰背部の鈍痛の原因として椎間関節包への加圧および微小外傷の可能性を取り上げている．

脊椎すべり症は男性よりも女性で多く発症し，10～20歳代で好発する疾患である．好発部位は第5腰椎-第1仙椎間（L5-S1）である．過度の腰椎前弯を呈する者，あるいは体操や潜水，重量挙げ，漕艇，レスリングのような競技をしている者に多い[27]．通常時でも，L5-S1間には大きな剪断力が負荷される．そこに，腰椎前弯の増強や体幹の過伸展を促してしまうようなスポーツ競技による活動が加わると，その剪断負荷はさらに増大してしまう．特に，伸展運動と回旋運動は状態を悪化させる．すべり（前方剪断）の可能性を最小限にするために，臨床家は脊椎すべり症患者に骨盤後傾の割合を維持しながら，体幹を安定させる方法を教える必要がある．

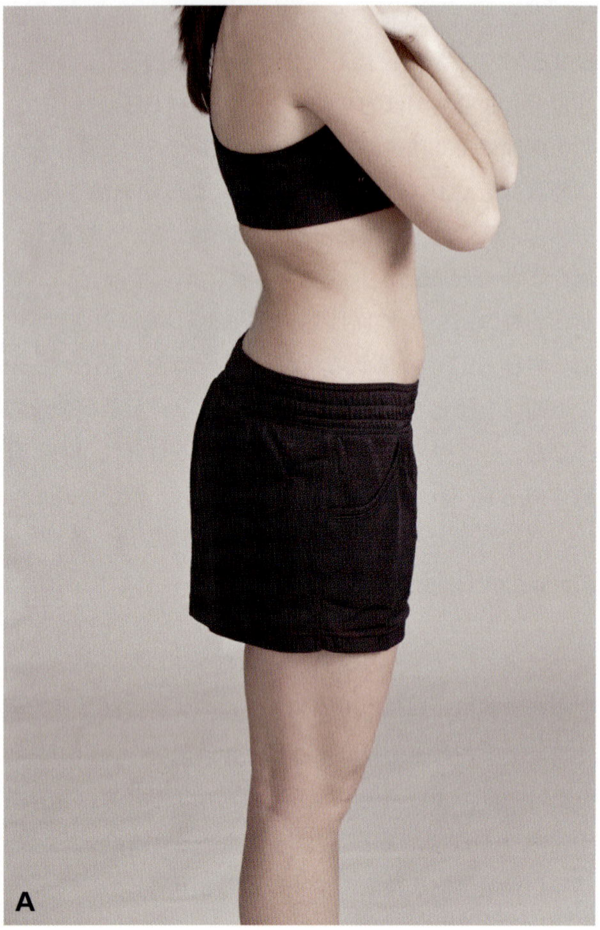

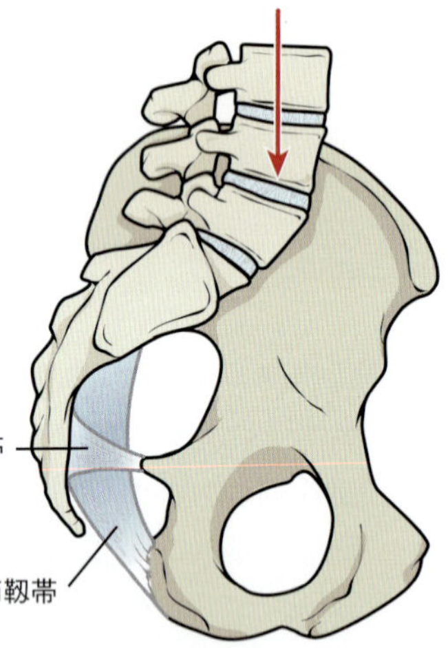

図8-16　腰椎から仙骨への移行は容易に観察できる．A）脊柱を側方から眺めると，腰部では前弯が観察される．B）骨盤を矢状面からみると，頭部や腕，体幹の応力の向きが腰椎を通って仙骨へ伝えられている．第5腰椎（L5）と第1仙椎（S1）との間の成す角度に注目してほしい．この場所では剪断力が強く作用する．

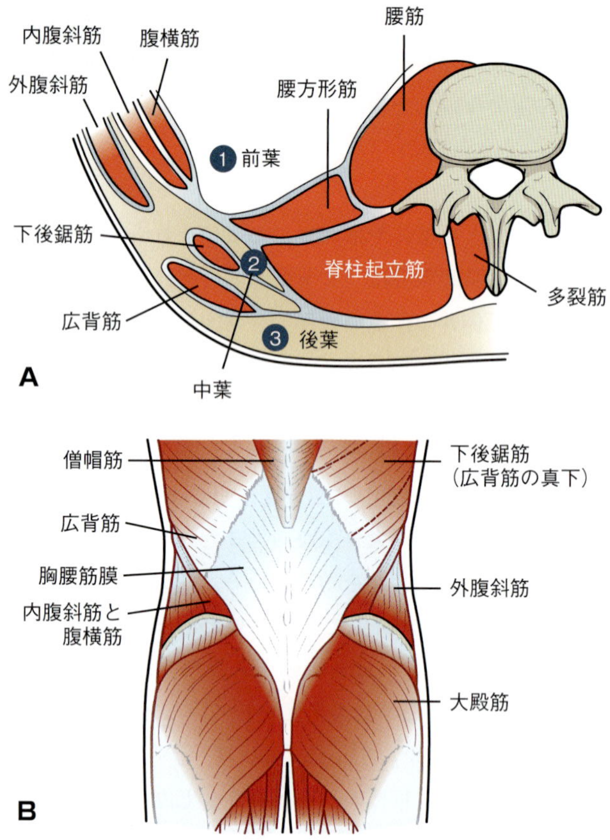

図8-17　胸腰筋膜．A）胸腰筋膜の3つの層を示す断面図，B）胸腰筋膜に接続する筋群．

8-17A）．**前葉**は深層にあり，腰椎の横突起に付着して腰方形筋を覆う．**中葉**の線維は，腰椎横突起や第12肋骨，および側面（lateral raphe）（ギリシャ語：*seam*）で腹横筋に付着する．**後葉**は背面を覆い，棘突起や棘上靱帯内側に付着する．筋膜は，上位では板状筋の筋膜と結合するが，下位では仙骨に付着し，一部は殿筋の筋膜と融合する（図8-17B）．また後葉は，側面で肋骨や腸骨に付着するとともに，内腹斜筋の側面付着部となる．

さらに，筋膜の後葉は表層と深層の薄膜に分けられる．**表層の膜**は幅広い広背筋の腱膜となり，その線維は外側から下中央へ走行し，棘突起へ付着する．深層の膜は表層膜に融合するが，それらは外側部を頂点とし，2つの椎骨部を覆う部分を底辺とする三角構造を成す[28]．さらに，その筋膜（retinaculum）（ラテン語：*a net*）は脊柱起立筋や多裂筋を包んでいる．

胸腰筋膜や棘突起，背部にある靱帯は，腰部を伸展させる作用の他，屈曲運動への抵抗作用をもつ．またこれらは，前述したような，胸腰筋膜の構造的特徴などから接続する筋（広背筋や腹横筋，内腹斜筋，脊柱起立筋）の収縮に影響されるとともに，床から物を拾い上げるために身体を屈めるような動作時にも影響を受ける．胸腰筋膜の機能的作用については，本章の後半で取り上げる体幹前屈と持ち上げ作業の項目で議論する．

仙骨

仙骨は体軸骨格と下肢をつなぎ，腰椎との間で腰仙関節（腰仙連結，L5-S1）を形成する．また仙骨は，左右の仙腸関節を介して骨盤と連結する．これらの関節は骨盤とともに輪状を成す．骨盤は，坐骨および腸骨，恥骨を含む．これら3つの骨は，最も近位に位置する下肢関節のソケット部分をつくる（股関節）．股関節や骨盤については第9章で解説し，本章では仙骨の機能に関連する部分のみを取り上げる．

仙腸関節

仙腸関節は，妊娠時にみられるわずかな動きを除き，ほとんど可動性はないと考えられていた．20世紀に入り，この関節の運動が女性と男性の両方で起こることが確認された[29-31]．仙腸関節の運動は小さく（1〜3 mm），また測定するのが難しいため，重要視されない傾向がある．しかしながら，多くの臨床家は靱帯の損傷，過剰運動あるいは運動性の低下，仙腸関節の炎症が腰背部痛に関連していると考えている[29, 32, 33]．またそれらの問題の多くは，出産後に発生すると報告されている[31]．

関節の特徴

多くの研究者は，仙腸関節を自由に動かせる可動関節として分類している[34-36]．仙骨表面は硝子軟骨で覆われているが，腸骨表面は線維軟骨で覆われている．関節腔には滑液があり，関節は関節包で覆われている．また加齢に伴い，特に男性で骨棘形成や硬直の発症率が高くなる．Sashin[37]が行った男性の屍体解剖検査に基づく研究データによれば，30歳までの仙腸関節の滑走と前後の動きが40歳までに減少し，40歳以上になると関節の硬直がみられると報告されている．対照的に，女性では50歳および60歳までの検体で仙腸関節のわずかな運動が観察され，また，どの年齢層においても硬直は観察されなかった．

運動

仙腸関節の動きは小さい[38]が，3方向への運動が可能である（**図8-18**）．これらの運動は以下の点を含む．①矢状面における前後方向への回旋運動，②前額面における外転-内転運動，③水平面における内旋-外旋運動，である．29歳以下32名の検体を用いた研究報告において，Sashin[37]は，腸骨を固定したときにみられる仙骨の上下方向および前後方向へのすべりの動きを確認した．仙腸関節の運動は2〜8°の範囲で行われる．Goodeら[38]は，これまでに報告された研究論文7編から得られたデータを統合的に解析した．その結果，矢状面における前後方向への回旋運動は2°以上みられ，水平面における内旋-外旋運動は8°までみられると報告した．また，前額面における外転-内転運動は4°まで生じた．Weisl[39]はX線撮影によってヒトの仙骨岬角の動きを測定している．その結果，臥位から立位へ姿勢を変えたとき，仙骨岬角が最大で5.6±1.4 mm腹側へ移動したと報告している．また，Colachisらの研究グループ[30]は，スチールピンを両側の上後腸骨棘に埋め込んだ医学生を対象に実験を行っている．その結果，直立姿勢から最大限に前方屈曲させることによって，左右の上後腸骨棘間の距離が最大で4 mm変動した．三角法により，この測定値は仙腸関節の動きに換算すると約2〜3.5°の変化に相当すると考えられる．これらの結果は研究によって多少変動するが，重要な点としては仙腸関節内で起こる運動が小さいということである．しかしながら，この関節での疾患[34, 40, 41]も存在するため，仙腸関節の運動を無視することはできない．

身体の他の部位と同様に，仙骨には特徴的な用語で表現する必要のある特有の運動がみられる．Kapandji[42]

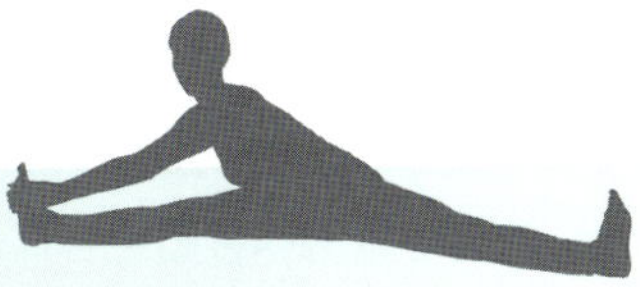

臨床的視点

胸腰筋膜に付着する筋のなかには，いくつか重要なものがある．その筋として，殿部筋や広背筋，腹横筋，内腹斜筋，多裂筋，脊柱起立筋が挙げられる．それらの筋や胸腰筋膜が腰椎の安定性を高める役割をもつため，背中の痛みや損傷を抱える患者のリハビリテーションでは，胸腰筋膜に付着する筋の強化が重要となる．同様に，患者に対して適切な持ち上げ作業技術の指導を行う場合，作業を始める前にこれらの筋を予め緊張させるように指導する．これにより，腰部の支持性が高まると同時に，作業時の腰椎に負荷されるストレスを軽減できる．

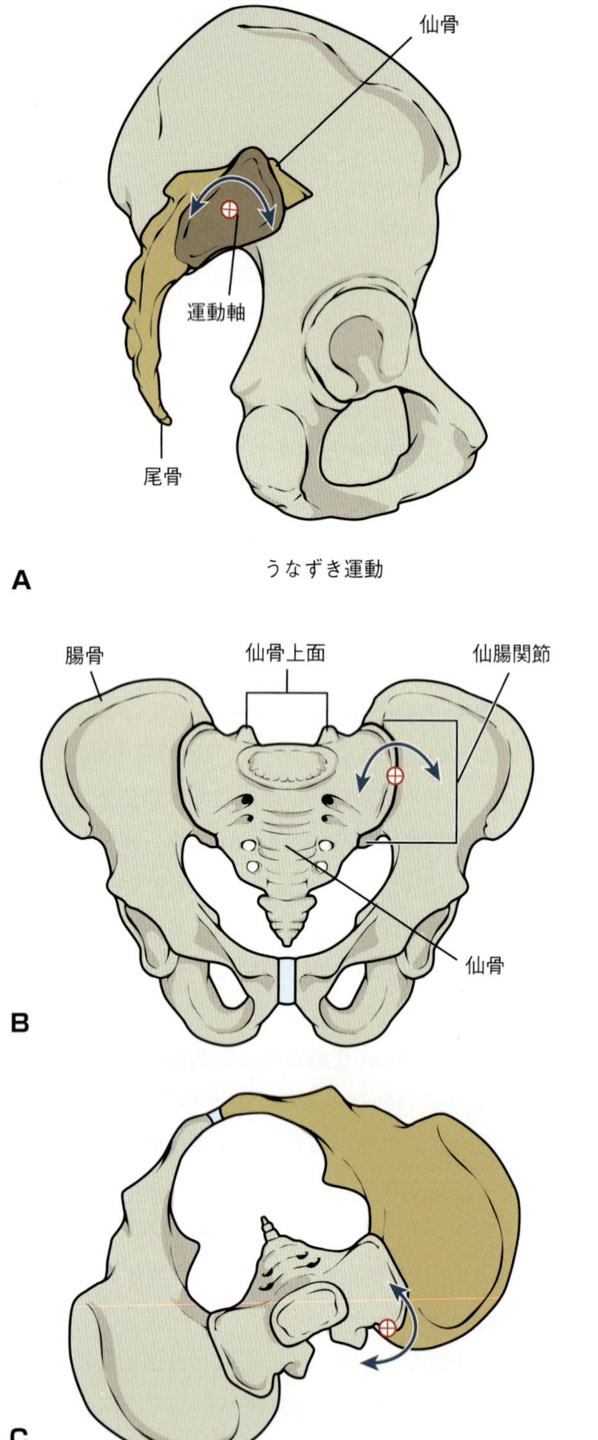

図 8-18　仙腸関節の運動．A）矢状面における内側-外側を軸とする前-後方向の運動，B）前額面における前後を軸とする内転-外転の運動，C）水平面における垂直線を軸とする内旋-外旋の運動．

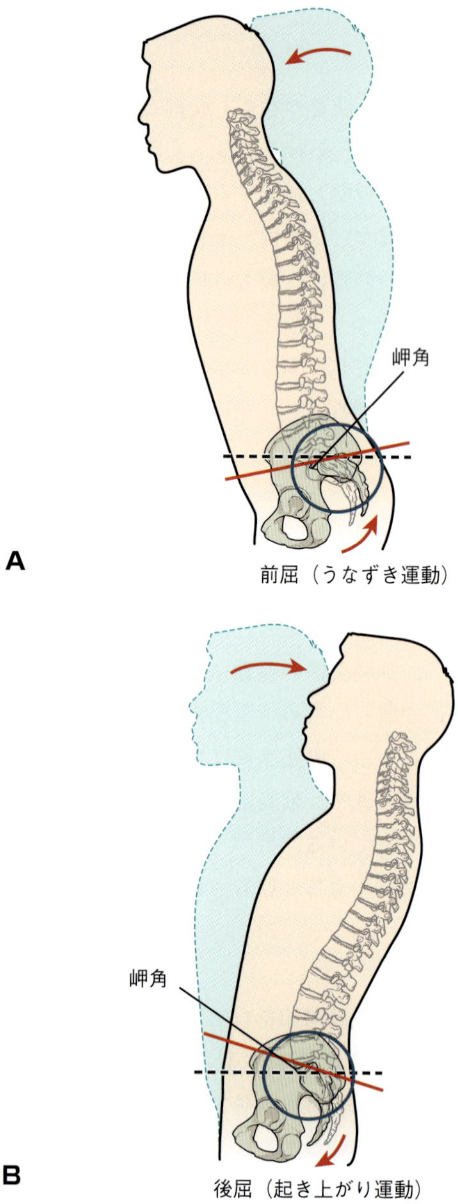

図 8-19　仙骨の前屈（うなずき運動）と後屈（起き上がり運動）．A）前屈（うなずき運動）では仙骨岬角が下前方へ動く，B）後屈（起き上がり運動）では仙骨岬角が上後方へ動く．

は，仙骨の前屈（うなずき運動）（sacral motions of nutation）（ラテン語：*nutare*，英語：to nod）と後屈（起き上がり運動）について述べている．**前屈**では，仙骨底の**岬角**が下前方へ移動するのに対して，仙骨遠位端と尾骨は後方へ移動する（**図 8-19A**）．また前屈時に左右の腸骨稜が接近し，坐骨結節が離れる．加えて，前屈は骨盤下口をより大きくする．逆に，**後屈**は岬角を上後方へ移動させ，尾骨を前方へ移動させるとともに，左右の腸骨稜を離れさせ，坐骨結節を近づける（**図 8-19B**）．また後屈時に骨盤上口が拡張する．妊娠時のリラキシン（ホルモン）の分泌は靱帯を緩ませ，仙腸関節や恥骨結合の動きの大きさを増大させる[35]．そのため，胎児を収容するために骨盤上口を大きくするとともに，出産時には骨盤下口を拡げる．しかしながら，この過度の靱帯

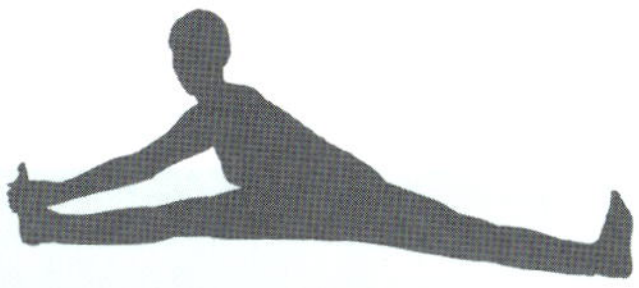

臨床的視点

仙腸関節あるいは恥骨結合の痛みを訴える患者は多いが，これらの関節の脱臼はそう多くない．また，これらの関節が脱臼しているかどうかの区別がつかない患者はまれであるが，妊婦においては起こりうる．仙腸関節あるいは恥骨結合の脱臼は非常に強い痛みを伴う．その痛みは局所的で，どんな動きでも強い痛みが発生する．片足立ちのような荷重負荷を増加させると特に痛みが強くなる．このような場合，専門医への紹介が必要となる．

の緩みは強い痛み，時には仙腸関節と恥骨結合のずれを生じさせる．出産後の授乳期には，リラキシンの分泌は治まり，靱帯は再び締まってくる．しかし，この際に仙腸関節や恥骨結合が左右非対称に戻ることがまれではなく，その結果慢性的な腰痛や股関節痛を生じさせることもある．

立位時や歩行時，頭部・上肢・体幹の重量は第 5 腰椎から仙骨へ伝達され，その応力は骨盤を通過し，恥骨結合や大腿骨頭へ，さらには床へ伝わる．座位では，その荷重応力が恥骨結合や坐骨結節に分配され，その後，座っている椅子へ伝わる．これらの応力は，仙骨では腸骨間の前方を遠位に向かって伝わり，腸骨では後方を近位に向かって通過する．そして，それらの応力は仙骨や腸骨を同時に圧縮する（**図 8-20**）．またこの関節を覆っている広範囲の強い靱帯は，これらの運動を制限し，仙腸関節の安定化をもたらしている[36]．

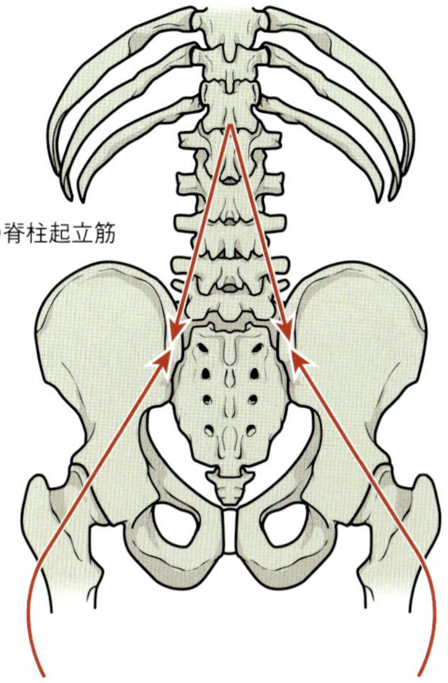

図 8-20　仙腸関節における圧縮力．仙骨と腸骨を一緒に圧縮する応力は，仙骨を遠位および前方に向けて伝わるとともに，腸骨を近位および後方に向けて伝わる．

靱帯

背面では，外側仙骨稜と腸骨粗面内側の骨間のスペースが靱帯で満たされている（**図 8-21B**）．これらの靱帯の線維は多方向を向き，関節の長さの約半分を覆っている．短および長後仙腸靱帯のいくつかの層は骨間に靱帯や仙骨後面を覆う．これらの靱帯は腸骨粗面（後殿筋線）に付着する．また線維の方向は中央および下方を向き，仙骨に付着する．腹側には前仙腸靱帯がある（**図 8-21A**）．この靱帯は薄く，背面にある靱帯ほど大きくない．前および後仙腸靱帯は腸骨から仙骨を吊るし，荷重応力を仙骨から腸骨へ伝達する緩衝装置としての機能を果たしている．この靱帯による懸垂機構の存在が，一部の研究者において仙腸関節が体重を支える関節ではないと考えさせる要因となっている[43]．さらに，これらの靱帯は仙骨の後屈運動を制限する．腰椎を覆い仙骨と腸腰靱帯に付着する強靱な前縦靱帯については脊椎の項で説明している．

仙骨下部を坐骨結節や坐骨棘に連結している仙結節靱帯と仙棘靱帯は幅広く，長い靱帯である（**図 8-21**）．これらの靱帯は，仙骨岬角を前下方へ傾ける要因となる前方荷重応力に対抗する支持力を仙骨の遠位側面に与えるとともに，仙骨の前屈運動の量をコントロールする．仙結節靱帯は，尾骨の側方，また坐骨結節の上内側で触診される．それは，30～40° の角度で坐骨結節を仙骨底方向へ吊り上げる厚い紐状の組織として触診される．

これらの骨構造と広範囲を覆う強靱な靱帯システムの組み合わせは，仙腸関節を自動的に締め付けるメカニズムをつくる．腸骨に対して仙骨を下げようとする応力が増加すると，背面の靱帯が緊張して腸骨を引き寄せる．

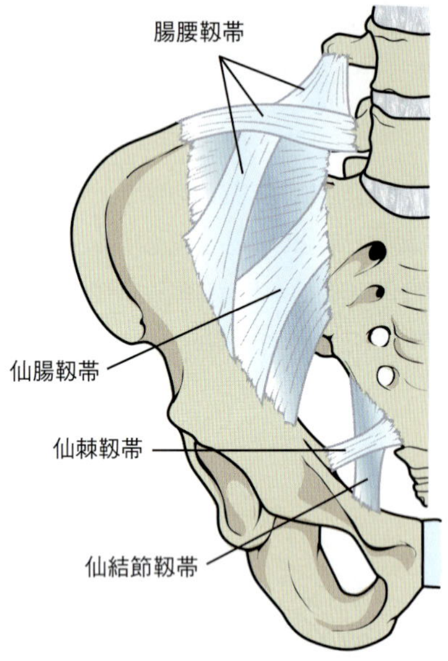

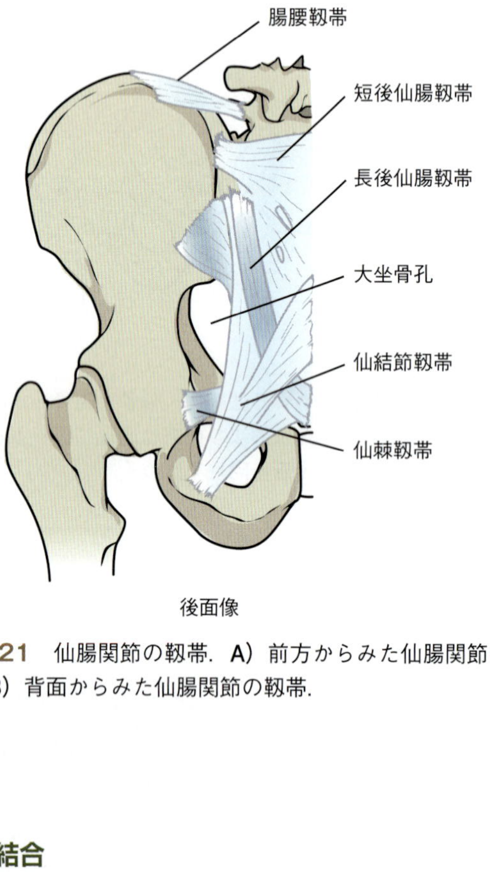

図 8-21　仙腸関節の靱帯．A）前方からみた仙腸関節の靱帯，B）背面からみた仙腸関節の靱帯．

恥骨結合

恥骨の関節面は硝子軟骨に覆われ，線維軟骨の円板によって区分される．この関節は強靱な靱帯によって保護され，そして線維軟骨は腹直筋や錐体筋，内腹斜筋の付着によって補強されている．恥骨結合は左右の恥骨を連結させることで，仙骨と寛骨の関節でつくられる骨盤の輪を完成させる（**図 8-22**）．そのため，仙腸関節で起こる小さな運動でさえも，恥骨結合の運動を伴う．通常，

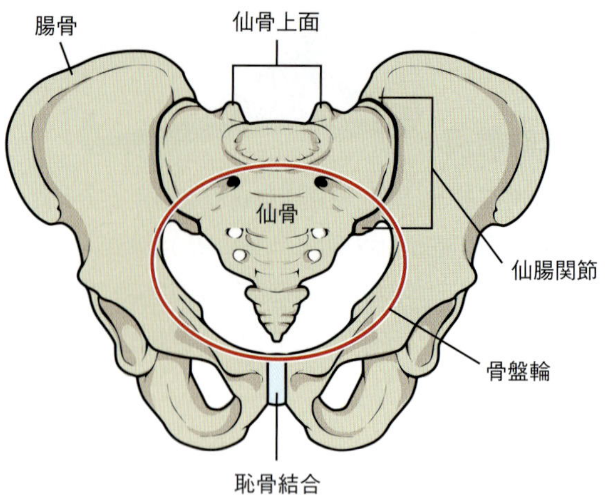

図 8-22　骨盤輪は骨盤の各部分の連結により形成される．骨盤の各部分が連結しているため，骨盤輪内のある結合部の小さな動きでも，その他の関節の状態に影響する．

この関節での運動はほとんど起こらない．しかしながら，過度な応力が負荷された場合，仙腸関節や恥骨結合の損傷や脱臼を引き起こすかもしれない．このような関節疾患の発症に影響する負荷応力が生じるような状況として，ジャンプ時の着地，交通事故時に膝を車内のダッシュボードにぶつける，左右差のある脚長のまま歩く，あるいはサッカーのキックをブロックされるように高強度の股関節屈曲運動を突然妨げられるときなどが挙げられる．

尾骨の関節

仙尾関節や尾骨間の関節は，不動結合として分類される．不動結合は，発達とともに骨間が一続きに融合した状態と定義される[44]．尾骨の基部は仙骨尖と仙尾関節をつくる．この関節は，線維軟骨円板をもち，仙尾靱帯と呼ばれる小さくて強靱ないくつかの靱帯に完全に囲まれている．またわずかではあるが，排便時や出産時に受動的な前後方向の運動がみられる．関節の癒合は一般的な老化現象として起こる．尾骨間の関節は下端に3つの椎骨が並び小さな関節をつくる．これらの関節は通常成人期までに癒合し，運動は生じない[45]．

骨盤のバランス

腸骨に連結する仙骨は骨盤の一部分である．下肢と脊柱の柔軟な部位に挟まれる骨盤では，独特な運動がみられる．骨盤の動きは，仙腸関節や腰仙関節が強固に連結しているため，必ず脊柱の動きを伴う（特に腰部）．したがって，もし骨盤が動けば，腰椎の運動に影響を与え，

腰椎の運動もまた骨盤の運動に作用する．同様に，骨盤は股関節を形成するため，股関節あるいは骨盤のどちらかの運動は，その他方の運動に影響を与える[46,47]．股関節と骨盤の関係については第 9 章で紹介する．

筋

頭頸部や体幹の筋は，脊柱中央を軸として両側で対を成す．その両側にある筋が同時に収縮するとき，矢状面での屈曲あるいは伸展運動が生じる．もし片側のみ筋が収縮した場合，前額面における側屈運動，あるいは水平面での回旋運動が起こる．脊柱の安定化を促す場合は，頸部と体幹の両側にある筋を同時収縮させることが一般的である．この同時収縮は，体重や四肢筋の運動，床反力から生じる応力に耐える能力を高める効果がある．

頸部や体幹にある表層筋の機能に関する運動学的な知識量は，四肢筋とそれほど変わらない．一方で，頸部や体幹の深層筋の活動と機能の根拠となる知識は少ない．なぜなら，3～5 層の筋が重なっているため，触診や表面電極による筋電図（EMG）によって各深層筋を区別して研究することが難しいからである．体軸骨格筋に関する研究のほとんどは表面筋電図を使用しているが，深層筋の活動を調査するには針電極を用いた筋電図測定が必要である．しかし，多くの研究施設では，針電極を使用する設備が整っておらず，また取扱いの資格を持つ研究者もいない場合が多い．加えて，技術的な問題点として，針電極が正しい位置に挿入されているかどうかの確証を得ることが難しい点が挙げられる．これらの理由から，体軸骨格の深層筋やそれらの機能については未解決な点が残されている．

前面にある頸部の筋

頸部前面にある筋が一側あるいは両側性に収縮することによって，頸の様々な運動に機能する．例えば，両側の筋が収縮すると，頭頸部は屈曲運動を起こす．最近の研究では，運動軸の近くにある小さな筋群は脊椎の固定筋としての役割を果たすとともに，固有感覚情報を提供すると報告されている[51]．頸部の筋群の近位付着部や遠位付着部，神経支配，作用，触診方法に関する内容を**表 8-5** にまとめた．

主な頸部屈筋

胸鎖乳突筋を除き，前面にある頸部筋群は，位置および機能的に近い他の筋群と共同して活動する．それらの筋群には以下のものがある．

- 前頭直筋と外側頭直筋
- 頭長筋と頸長筋
- 前，中，および後斜角筋

これらの筋群の特徴については**表 8-5** に紹介している．

2 つの短い**前頭直筋**と**外側頭直筋**のうち，外側頭直筋は頭部の調整に優れ，片側のみ収縮すると側屈運動が起こる．**頭長筋**の線維は前頭直筋を覆う．**頸長筋**は 3 つの部分から成る．この筋群は，環椎から第 3 胸椎に付着し，脊椎の前外側表面を覆う．Basmajian[50] は，頸長筋には頸椎の強い屈曲作用があることを筋電図解析から明らかにしている．また，会話時や咳をするとき，および飲み込むときに頸長筋活動の増加が出現し，頸部の安定化をもたらすとの仮説についても言及している．運動の要素に加え，最近の研究において，頸長筋には相当数の筋紡錘があり，固有感覚情報の制御にも強く関与していることが示唆されている[51]．

斜角筋（scalene muscles）（ギリシャ語：*skalenos,*

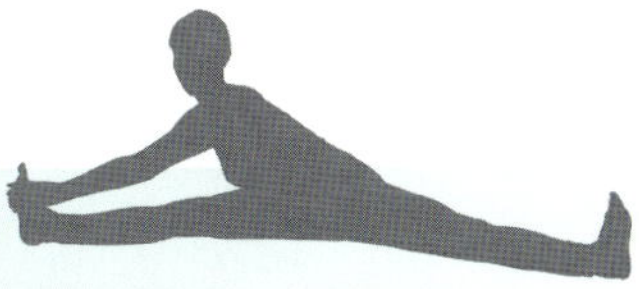

臨床的視点

これまでの脊柱筋の機能に関する知識を整理し概観することは，臨床家としての知識の基礎をつくり，根拠に基づくリハビリテーションアプローチを構築するために必要である．急性あるいは慢性期の腰椎捻挫および挫傷に対するリハビリテーションでは，現在，筋機能を改善させるアプローチ法は 2 つある．その筋の機能とは，体幹の運動と安定化をもたらす機能である．腹直筋や脊柱起立筋のような表在性の体幹筋は“体幹の運動”作用を担うが，多裂筋や腹横筋，内腹斜筋を含む深層にある体幹筋は“体幹の安定”作用を担う．四肢のリハビリテーションと同様に，運動に作用する筋よりまず安定化作用の筋を強化すべきである．

表 8-5　頸椎の筋群

グループ	筋	近位付着部	遠位付着部	神経支配	作用	触診 / 視診
前面の頸部筋群	前頭直筋	頭蓋骨底部（後頭顆の前方部分）	C1 の前面	C1-C2	頭部の屈曲．しかし筋の走行は屈筋として作用するには不十分な位置にある．この筋は頭部の安定化，あるいは固有感覚情報の提供に関与している可能性がある．	深部にあり触察は困難
前面の頸部筋群	外側頭直筋	後頭骨頸静脈突起	C1 の横突起	C1-C2	頭部の安定化，および固有感覚情報の提供．頭部の内-外側方向に対する運動．	深部にあり触察は困難
前面の頸部筋群	頭長筋	後頭骨底部	C3-C6 の横突起	C1-C3	両側性の筋収縮は頭部や頸を屈曲させる． 片側性の筋収縮は側屈と回旋に関与する． またこの筋は脊柱軸の近くに位置するため，関節に圧縮力を与える．	これらの筋群は前頭直筋を覆う．頭長筋は頸長筋とともに触察できる（頸長筋における記述を参照）．
前面の頸部筋群	頸長筋	C1 の前結節，C1-C3 の椎体，C3-C6 の横突起	C5-T3 の椎体，C3-C5 の横突起	C2-C6	頸の屈曲．さらに，上部僧帽筋の作用により肩甲骨が動くときに，頭長筋と一緒に働いて頭部の安定化をもたらす．	頸部前外側表面の近傍に指を置き，胸鎖乳突筋（SCM）の内側および深層へ進めなさい．また触察する頸長筋と同側にある SCM をリラックスさせるために，被検者に頭部を回旋させる．それから，筋収縮を触れやすくするために他方の手で抵抗を加えながら頸を屈曲させる．
前面の頸部筋群	前斜角筋	C4-C6 の横突起	第 1 肋骨	C4-C6	両側性収縮は頸を屈曲させる．また頸椎が安定するとき，第 1 肋骨を挙上させる． 片側性収縮では頸の側屈と同側への回旋が起こる．	鎖骨の真上，および SCM の後ろで触察できる．

前面の頸部筋群	中斜角筋	C4-C6 の横突起の背面部	第 1 肋骨の上面	C3-C8	両側性収縮は頸を屈曲させる． 片側性収縮は頸を側屈させるとともに，同側へ回旋させる． 強制吸気時に第 1 肋骨を持ち上げる．	鎖骨の上の，前斜角筋のすぐ横で触察できる．
前面の頸部筋群	後斜角筋	C4-C6 の横突起の背面部	第 2 肋骨の前面	C7-C8	両側性収縮は頸を屈曲させる． 片側性収縮は頸を側屈させるとともに，同側へ回旋させる． 強制吸気時に第 2 肋骨を持ち上げる．	
前面の頸部筋群	胸鎖乳突筋（SCM） 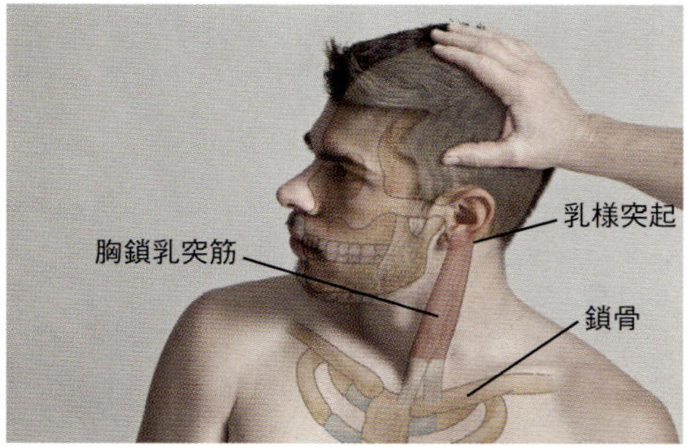 	1）胸骨柄の上縁と 2）鎖骨の上縁	側頭骨の乳様突起と後頭骨の上項線	脊髄副神経（脳神経 XI） C1-C3	両側性収縮は顎を前に突き出すように頸を屈曲させる． 片側性収縮は頸を反対側へ回旋させるとともに，同側へ側屈させる．また頭部や頸の伸展にも関与する．	被検者に頭部を反対側へ回旋させると，頸部の前面に最も張りだし，簡単に観察することができる．
頸部背面の後頭下筋群	大後頭直筋 小後頭直筋 下頭斜筋 上頭斜筋	**大後頭直筋**：軸椎の棘突起 **小後頭直筋**：環椎 **下頭斜筋**：軸椎の棘突起 **上頭斜筋**：環椎の横突起	**大および小後頭直筋**：後頭骨の下項線 **下および上頭斜筋**：後頭骨	C1（後頭下神経）	両側性の収縮は環椎後頭関節で頭部を伸展させる． 片側性の収縮は側屈と環軸関節を回旋させる．	被検者を仰向けに寝かせ，頸筋群をリラックスさせながら指先で触診察できる．
背面の横突棘筋群	回旋筋 多裂筋 頭半棘筋 頸半棘筋	**回旋筋**：1 つの椎骨の横突起 **多裂筋**：2–5 個の椎骨の横突起 **頭および頸半棘筋**：T1-T6 の 横突起	**回旋筋**：上位椎骨の棘突起基部 **多裂筋**：上位椎骨の棘突起 **頭半棘筋**：下項線の上 **頸半棘筋**：C2–C5 の棘突起	脊髄神経の後枝	両側性収縮は頭部や頸を伸展させる． 片側性収縮は側屈と収縮側へ頭部を回旋させる．	**回旋筋**：最も深層にある． **多裂筋**：回旋筋を覆う． **半棘筋**：この筋群の中で最も表層に位置する．触察するには仰臥位をとらせ，頸筋をリラックスさせるのが良いが，上位にある複数の筋群に覆われているために，触察するのが難しい．

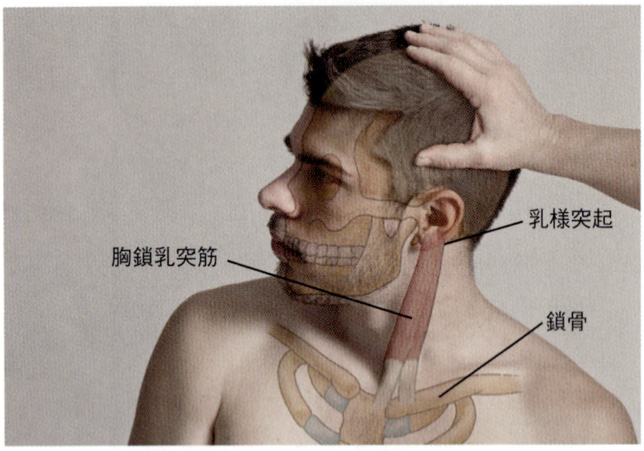

図 8-23　胸鎖乳突筋を一側性に検査する方法．左側の胸鎖乳突筋を強く収縮させるためには，頭部を右へ回旋させ，検査者の手で抵抗を加えながら頭部を左へ側屈させる．

英語：uneven triangle）は，第 4～6 頸椎の横突起に**上位付着部**，第 1 肋骨および第 2 肋骨に**下位付着部**がある．斜角筋の上位付着部は，頭長筋と頸長筋の一部の下位付着部と隣接している．そのため，後頭骨の前面から頸椎を通過して第 1 および第 2 肋骨へ直線を引いたようにみえる．

C5-T1 脊髄神経や鎖骨下動脈および静脈は，第 1 肋骨の上および前斜角筋と中斜角筋の間を通過する．これらの筋の変性や肥大，痙攣は血管や神経根の圧縮を引き起こし，痛みの発生や機能障害の原因となる．このような状態は**胸郭出口症候群**（thoracic outlet syndrome）と呼ばれる．

胸鎖乳突筋（sternocleidomastoid muscles）は，前面にある頸部筋のなかで最も表層にある（**図 8-23**）．ほとんどの解剖学の教科書で述べられているように，この筋の両側性収縮で頸部の屈曲運動が起こる．しかしながら，Kapandji[1] は，頸椎領域全体に広がる胸鎖乳突筋が頸椎を屈曲させるためには，頸椎の安定化作用をもつ脊柱筋の協調的な活動を必要とすると指摘している．脊柱筋群の協調的な収縮が得られず，両側の胸鎖乳突筋のみの収縮が生じると，頭部の伸展と頸椎前弯が増強する．また通常，胸鎖乳突筋の片側性の収縮によって収縮した方向への側屈運動と反対側への回旋運動が起こる．

胸鎖関節に胸鎖乳突筋の付着部があるため，左右の胸鎖乳突筋は呼吸（吸気）の補助筋と考えられている．喘息発作あるいは他の呼吸困難を呈する者は，胸鎖乳突筋やその他の呼吸補助筋の活動が出現する．

頸部屈曲補助筋

咀嚼や嚥下，話すときに活動する多くの小さな筋群にも頸部屈曲運動の補助筋として分類されるものがある．この筋として，広頸筋や**舌骨上筋群**（顎二腹筋，茎突舌骨筋，顎舌骨筋，オトガイ舌骨筋），**舌骨下筋群**（胸骨舌骨筋，甲状舌骨筋，胸骨甲状筋，肩甲舌骨筋）が挙げられる．これらの筋群の主な機能は舌骨や甲状軟骨，下顎骨の運動である．顎が両側の咬筋の活動によって安定すると，舌骨上筋群や舌骨下筋群は頸部屈曲に作用する．しかしながら，頸部屈曲の主動作筋が麻痺した場合，補助筋群は頸部をある程度安定させるが，背臥位の状態から頭部を持ち上げられるほどの収縮力はない．その上，呼吸困難感がある場合，これらの補助筋群が吸気時に作用できないため，呼吸補助筋としての役割を果たすことができない．

背面にある頸部の筋

頸椎の背面には多数の筋がある．この背面筋群は前面にある筋群よりも大きい．これは頸の伸展位を保持するために，より強い筋力を必要とすることを示している．頸部の神経は背面筋群の間を抜け出る．よって神経がそれらの筋によって圧縮を受けることがある．この影響は緊張性頭痛，あるいは頸部および肩の痛みとして表れる．

臨床的視点

緊張性頭痛を呈する患者は多い．ストレスによる頸や上背部の持続した筋緊張が主な原因と考えられ，患者はこれらの筋痛と頭痛を訴える．一般的に緊張性頭痛では前頭部および側頭部周辺の痛みを生じる．臨床家は頸部筋を触診することによって，痛む部分や痙攣，圧痛点などを確認する．また，緊張性頭痛を引き起こす筋群には，後頭下筋や横突棘筋，脊柱起立筋，斜角筋がある．頭痛の原因がどの筋の問題で生じているのか，治療を開始する前に各筋の評価を実施しなければならない．

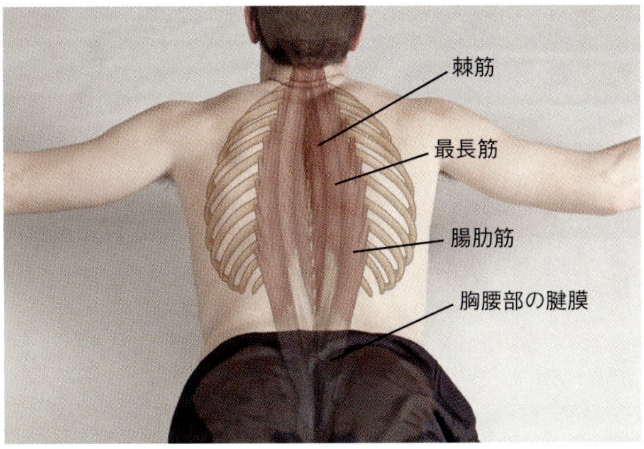

図 8-24　脊柱起立筋群は脊柱全体にわたって走行しているが，この筋は腰部において確認しやすい．胸部では菱形筋や僧帽筋に覆われている．

後頭下筋

この筋は深層にある短い 4 つの筋群で構成され，上位 2 つの頸椎と後頭骨を連結する．これらの筋群は，**大後頭直筋**と**小後頭直筋**，**下頭斜筋**，**上頭斜筋**である．この筋群と前面にある短い筋群は頭部の姿勢を正確に微調整する役割を担っている．

横突棘筋

横突棘筋はその名のとおり，横突起と棘突起に付着する筋群である．この筋群には，**回旋筋**と**多裂筋**(**multifidus**)（ラテン語：*multifid*，英語：many parts），それら筋群の上側に位置する**頭半棘筋**と**頸半棘筋**の 4 つの筋がある．

脊柱起立筋

背面にある多数の脊柱筋群はまとめて**脊柱起立筋**，あるいは**仙棘筋**と呼ばれる．これらの筋群は仙骨から後頭まで続き，それらの複合作用は脊椎の伸展運動とともに，体幹の屈曲姿勢を防ぐ働きがある（**図 8-24**）．棘突起から内側-外側方向には，**棘筋**，**最長筋**，**腸肋筋**がある．さらに，これら 3 つの筋群はそれぞれの筋が位置する脊柱の各領域別に分類される．例えば，最長筋はその領域によって頭最長筋，頸最長筋，胸最長筋に区別される．

頸部には 3 つの筋群から成る脊柱起立筋がある．それらの筋群は，頸腸肋筋，頭および頸最長筋，頭および頸板状筋で構成されている．そのなかで，**頸腸肋筋**が最も外側に位置し，**頭最長筋**と**頸最長筋**は頸腸肋筋の内側に位置する．また頸部にある脊柱起立筋のなかで最も表層および内側に位置するのが**頭板状筋**と**頸板状筋**である．さらに，これらの筋群は僧帽筋上部と肩甲挙筋に覆われる．僧帽筋上部と肩甲挙筋については，第 5 章の肩の項目で述べられている．

背面にある胸腰筋群

脊柱背面にある胸腰筋群の多くは頸部筋から拡張したものである．胸腰部の筋群は，肩関節複合体や脊柱への作用に影響を与える．また深層にある筋群のモーメントアームは短く，その作用は脊柱の動きを生み出すことはないが，脊柱を安定させる機能がある．脊柱の運動軸から遠位に位置する大きな筋群が主に脊柱運動に作用する．

背部の深層筋

脊柱背部の内在筋は背面の頸部筋に接続する．内在筋には，深部にある横突棘筋群とこの筋群の表層にある脊柱起立筋が含まれる．これらの筋群の機能は，伸展運動の調整と脊柱の安定である．またこの機能は，胸腰筋膜同様に，腰方形筋や大腰筋，広背筋，内腹斜筋，腹横筋の活動によってサポートされる．

横突棘筋群

横突棘筋群は，頸部と同じように，胸椎および腰椎の横突起と棘突起の間にある内在筋であり，複数の筋で構成される．それぞれの筋は，1〜5 個の脊椎分節にまた

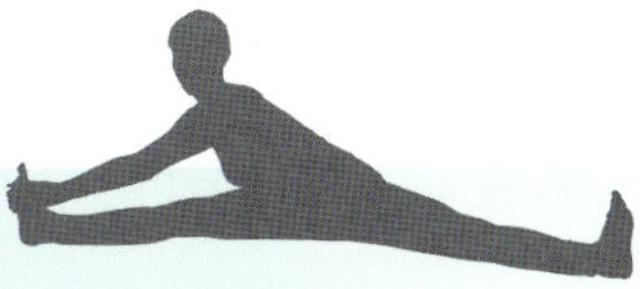

臨床的視点

表 8-6 に記載している触診方法に加えて，脊柱起立筋は立位でも触診できる．この姿勢では，前後に体幹を動かすことによって確認できる．左右の脊柱起立筋を触診するときは，身体を前方へ傾けて背部筋を緊張させたり，後方へ傾け筋を弛緩させる．また体幹を側屈させたり，回旋させたりしながら触診する．歩行時には荷重支持側と反対側にある脊柱起立筋が活動する．

表 8-6 背面にある筋群

グループ	筋	近位付着部	遠位付着部	神経支配	作用	触診 / 視診
脊柱起立筋 頸部 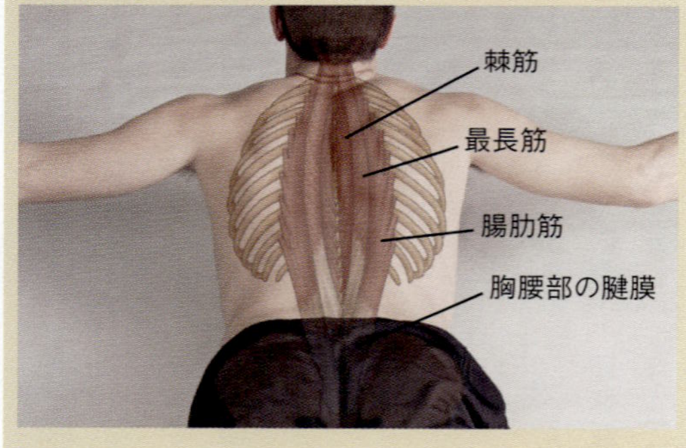 	頸腸肋筋	第 3-6 肋骨角	C4-C6 の横突起	C1-T4	両側性収縮は頸椎を伸展させる. 片側性収縮は頸椎を側屈させる. これらの筋群の一部は頸部の回旋に関与する.	これらの筋を個々に触察するのは難しく，筋群として触診される．背面の頸部筋のなかで最も表層に位置する筋群は，棘突起の両側で並走する膨隆部を形成する.
	頭および頸最長筋	上位 5 つの胸椎横突起	乳様突起，および C2-C6 の横突起			
	頭および頸板状筋	項靱帯の下部，および T1-T3 の棘突起	頭板状筋：乳様突起と上項線 頸板状筋：上位に位置する頸椎の横突起			
	横突間筋	隣接する椎骨のなかで下位に位置する椎骨の横突起	隣接する椎骨のなかで上位に位置する椎骨の横突起			
	棘間筋	隣接する椎骨のなかで下位に位置する椎骨の棘突起	隣接する椎骨のなかで上位に位置する椎骨の棘突起（棘間靱帯の両側に付着）	脊髄神経の後枝	運動や位置感覚（固有感覚）情報の提供	脊柱起立筋群として触察できる.
	多裂筋	4-5 個下位に位置する胸椎の横突起，腰椎の乳様突起，後腸骨稜，仙骨	棘突起の共同腱	脊髄神経の後枝	脊柱の局所的な安定性. 深層の筋束は運動時に関節包の損傷を防ぐ作用をもつ	深部にあり触察は困難.

内在性の背筋群：横突棘筋群	回旋筋	下位に位置する椎骨の横突起	1-2個上位に位置する椎骨の棘突起	脊髄神経の後枝	両側性収縮は脊柱の局所的な安定性. 片側性収縮は同側へ回旋させる.	横突棘筋群のなかで最も深層に位置する．触診は困難.
脊柱起立筋 胸部と腰部 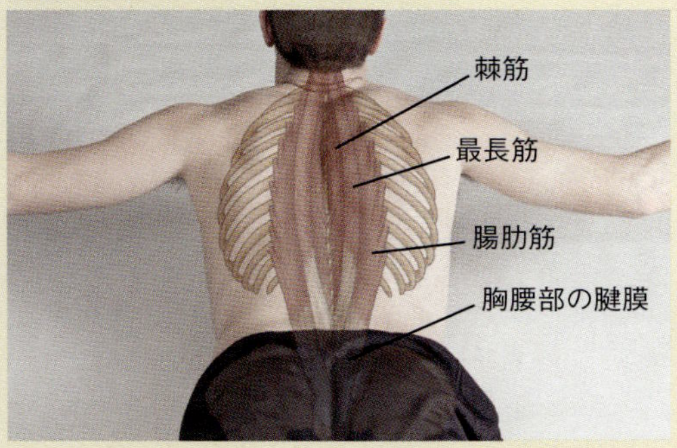 	胸腸肋筋と腰腸肋筋		上方にある下位肋骨と横突起			
	胸最長筋と腰最長筋	T11-S5からの広範な腱や筋膜，仙骨，仙結節靱帯と仙腸骨靱帯，後腸骨稜，大殿筋線維	上方にある肋骨と横突起	脊髄神経の後枝	両側性収縮では脊柱の伸展が起こる. 片側性収縮は脊柱を側屈させる.	被検者を腹臥位の姿勢に置き，上半身を持ち上げ，床から離すように指示すると，脊柱起立筋群の活動が腰部や下位胸部で確認される. 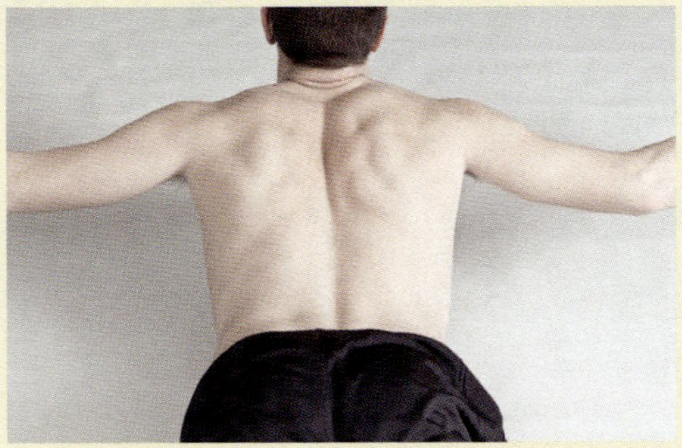
	胸棘筋と腰棘筋		上方にある棘突起			
	腰方形筋	腸骨稜の脊柱起立筋付着部外側	第12肋骨とL1-L3の横突起	T12-L3	第12肋骨を下げる. 体幹の側屈	被検者を背臥位の姿勢に置き，腸骨稜の脊柱起立筋付着部外側の上に触診する指を置く．またこの筋を収縮させるため，被検者に対して同側の骨盤をもち上げるように指示する.

がる筋束（fasciculi）（英語：small bundles）をもつ．**横突間筋**と**棘間筋**の収縮は，解剖学的な特徴から体幹の側屈と伸展運動に関与すると思われている．しかしながら，これらの筋の断面積はとても小さく，また付着部位も運動軸に近いため，わずかな力しか発揮できない．したがって，体幹の運動や安定化に作用するだけの筋力はないと考えられる．一方で，これらの筋群は，椎間の位置情報や筋の長さ・張力情報をモニターする固有感覚器としての機能を果たすことが報告されている[24, 52, 53]．

多裂筋は，胸椎の横突起や腰椎の乳頭突起，後腸骨稜，仙骨のそれぞれから出た筋束が2〜5個の椎骨間をまたいで棘突起に付着する．胸部では，深層にある**回旋筋**が多裂筋に含まれる．腰部の多裂筋には，表層と深層の線維が走行する[54]．表層の線維は5個程度の椎骨間をまたがって付着するが，深層線維は最大でも2つの椎骨間しかまたがない．表層線維の走行はほぼ垂直線上にあるため，腰椎を伸展させる作用がある．深層線維は短く，走行が回旋運動軸に近いため，それぞれの椎骨間に局所的な圧縮力を与え，安定化に作用する[55]．また，この多裂筋の表層線維と深層線維は，個別に活動するとした研究報告もある[56]．さらに，深層線維の機能は椎骨間の安定化作用のみならず，椎間関節包に付着する線維が運動時に関節包が挟まれて損傷することを防ぐとの報告もある[57]．

胸腰部の脊柱起立筋

胸腰部の脊柱起立筋は広範囲にわたる筋である．強靱な腱と筋膜は，脊柱起立筋あるいは仙棘筋を第11胸椎から第5仙骨までの棘突起や仙骨，仙結節靱帯，仙腸骨靱帯，後腸骨稜，大殿筋の筋線維のそれぞれに固定している．これらの付着部から，深層および表層の筋群が腰部，胸部，頸部へと走行する．**腰部の腰最長筋**と**腰腸肋筋**の深層線維の一部は，上後腸骨棘や腸骨稜付近に付着する．これらの筋束は，多裂筋の外側に位置し，腰椎横突起の内側部に付着する最長筋やL1〜L4の先端部に付着する腸肋筋を含んでいる．Porterfield と DeRosa[24]は，これらの筋が腰部の運動に加え，後方への剪断応力に対する腰椎の強い安定化作用と圧縮力を生む機能を果たすと報告している．

これらの筋に対して，**胸最長筋**や**胸腸肋筋**は表層にある．両筋には，仙骨や腸骨稜，腰椎棘突起から生じる長い腱がある．その腱から延びる筋束について，胸腸肋筋は下位6〜8本の肋骨に付着するが，胸最長筋は肋骨や胸椎の横突起に付着する．また腰部の長い腱は深層にある脊柱起立筋を覆う腱膜をつくる[53]．

腰方形筋

腰方形筋は背面腹壁にある大きな筋である．この筋は，腸骨稜の後部と第12肋骨の間にまたがり，脊柱起立筋の側方に位置する．直立姿勢から左右どちらか一方へ体幹を曲げる（側屈運動をする）と，体幹下部では反対側の腰方形筋の遠心性収縮が観察される．そして元の直立姿勢に戻すときには同じ筋の求心性収縮が起こる．またこの筋は同側の骨盤を挙上する役割も担っている．また脊柱起立筋や腹横筋を含む他の筋は，腰方形筋の骨盤挙上作用を補助する．上腕が固定されていれば，広背筋も補助筋として作用する．さらに，腰方形筋は前額面における脊柱の変形（**側弯**）を防ぐ役割も果たしている．

前外側面にある体幹筋群

前外側面にある体幹筋群（**表8-7**）は，腹部臓器の支持や強制呼吸時に機能することに加え，体幹の屈曲や

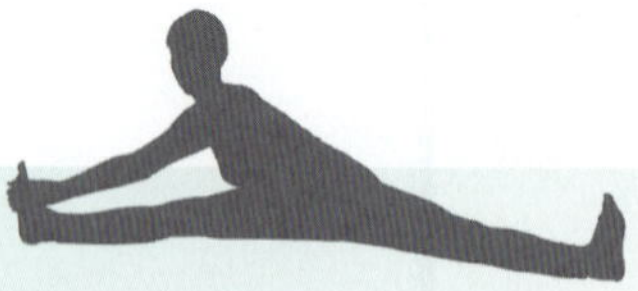

臨床的視点

先行研究によって，腹横筋が腰痛の予防と治療において重要な筋であることが判明した．患者の腹直筋の筋力が正常であっても，それが腰仙部の安定化に関与する腹横筋の筋力も正常とは限らない．腹横筋の機能を評価する簡単な方法は，筋活動を触診することである．膝を曲げたまま，上前腸骨棘（ASIS）付近で腹横筋を触診する．それから患者に臍を沈めるように腹部に力を入れてもらい，腹横筋の活動を触診する（腹部が内側へ動くように触診される）．また腹部の緊張を維持しながら肩甲骨が床から浮くまで背中を丸くするように起き上がらせる．このとき腹部の内側方向への動きが維持されれば，腹横筋は活動していると判断できる．しかし，もし外側方向へ動いた場合は，腹横筋の活動不十分と判断される．

表 8-7 前面および外側にある体幹筋群

グループ	筋	近位付着部	遠位付着部	神経支配	作用	触診／視診
腹部	腹直筋 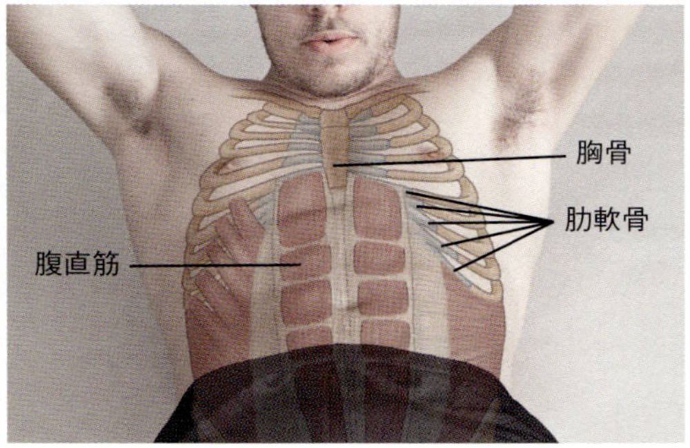 	胸骨の剣状突起と肋軟骨	恥骨，恥骨結合	肋間神経（T5-T12）の前枝	体幹屈曲	腹直筋の発達した被検者では，体幹を屈曲させることにより，その筋の長さを通して観察および触診することができる．腱画とその間にある筋肉部分が容易に確認できる．肥満型の被検者では，腱画と筋肉の境界が確認できないことがよくある．しかし，被検者に仰臥位で頭部を上げるよう指示すると，常に筋の緊張を触察できる．
	外腹斜筋 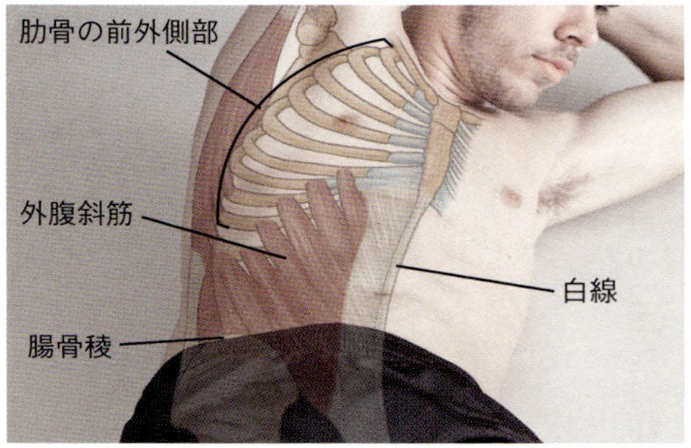 	肋骨の前外側面から前下方に走行する筋線維束	筋を白線に接続する腱膜．下位の線維は腸骨稜に付着する．	肋間神経（T7-T12）	両側性収縮は体幹を回旋することなく，屈曲させる． 片側性収縮は体幹を反対側へ回旋させるとともに，同側へ側屈させる．	筋の線維走行が傾斜しているため，回旋を伴う体幹の屈曲は外腹斜筋の強い収縮を引き出す．また上半身に抵抗を加えることによって，さらに高い筋の活性化が得られる．
	内腹斜筋	鼠径靱帯，腸骨稜，胸腰筋膜．筋の線維は遠位付着部へ扇形に広がる．	恥骨，白線に接続する腱膜，最下位にある3，4本の肋骨	下位肋間神経と腸骨下腹神経（T9-L1）	両側性収縮は体幹を屈曲させる． 片側性収縮は収縮側への側屈と回旋を起こす．	腹壁の他の筋層から内腹斜筋を明確に区別することができない．しかしながら，体幹の左回旋時に腹部の左側で感じられる筋緊張の少なくとも一部は，内腹斜筋の活動によるものである．
	腹横筋	下位肋骨，胸腰筋膜，腸骨稜，鼠径靱帯	腱膜を介して，他の腹筋群とともに白線の中へ部分的に結合する．	下位の肋間神経，腸骨下腹神経，腸骨鼠径神経	腹部圧縮	強制呼気時に，下位肋骨と腸骨稜との間の前外側部で腹壁の筋緊張が感じられる．
呼吸筋	横隔膜	胸骨剣状突起の内面，下位6本の肋骨と肋軟骨の内面，腰筋や方形筋群を覆う腰肋部の腱，前縦靱帯と上位3つの腰椎椎体に付着する2つの腱脚	中央部の付着部：横隔膜の左右部の筋線維は，腱中心の付着部でドームを形成するために盛り上がっている．	横隔神経（C3-C5）	吸気	両側の胸郭前面の下に指先を置くことによって直接的に触察できる．

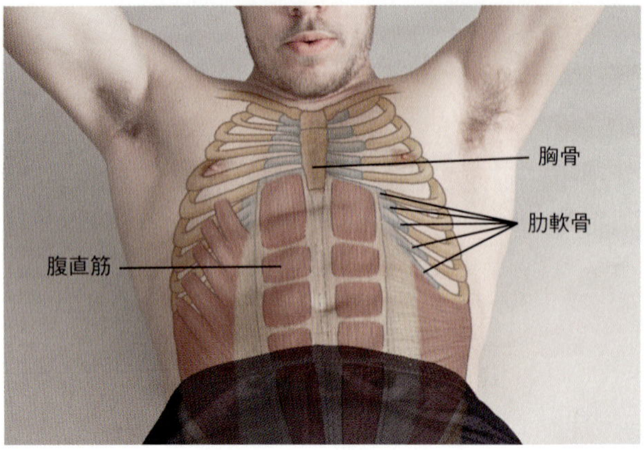

図 8-25　腹直筋の収縮．仰臥位において，脊柱を屈曲させるように頭部や肩部を上げる．すると筋を横断する３つの腱画がみられる．最も下の腱画は臍の少し下にある．

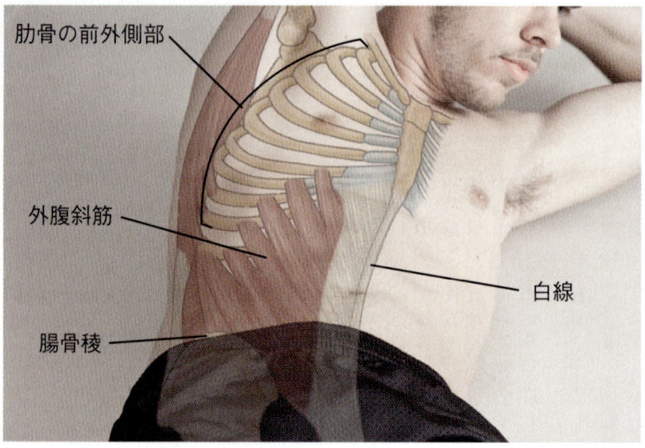

図 8-26　右外腹斜筋の収縮．仰臥位において，頭部や肩部を上げ，体幹を左へ回旋させる．右外腹斜筋に加え，広背筋や前鋸筋の活動が観察される．このとき，腹直筋も収縮している．

側屈，回旋運動に作用する．これらの筋群にはいくつかの層があり，大きな筋鞘を成す．様々な層の線維は異なる方向へ走り，その要因が複合的な動きをつくり出すことに貢献している．同じような線維走行の配列が胸部でも観察される．外肋間筋と内肋間筋の線維走行の関係は外腹斜筋と内腹斜筋の関係と同じである．

白線は腹部の正中線上にある線維帯で，上は剣状突起，下は恥骨まで延びている．また白線は両側にある筋の腱膜を結び付けている．

腹直筋

腹直筋は前腹壁にある筋で，白線の両脇にある２つの部分で構成される．縦方向の筋線維で３つの腱画（tendinous inscription）（英語：a mark or line）で区分けされている．最も下の腱画は臍と同じ高さかわずかに下の位置にある（**図 8-25**）．これらの腱に区分けされた腹直筋は“6 パック”と呼ばれることもある．**図 8-25** に示すように，最も下の腱画は臍の下にあり，３つの筋腹がみられる．白線の最も拡がっている部分は臍の上あたりになる．腹直筋の最も下の部分は下腹部まで続いているが，図中の最も下の区画はショーツで隠れている．

外腹斜筋

外腹斜筋は表層の腹壁を構成する筋である（**図 8-26**）．腹直筋の外側にあり，腹部の前外側部を覆う．この筋の左側が収縮すると体幹は右側へ回旋し，右側が収縮すると左側へ回旋する．両側が収縮すると，体幹を回旋させずに，屈曲運動をサポートする．また外腹斜筋は咳込むときにも両側が収縮する．

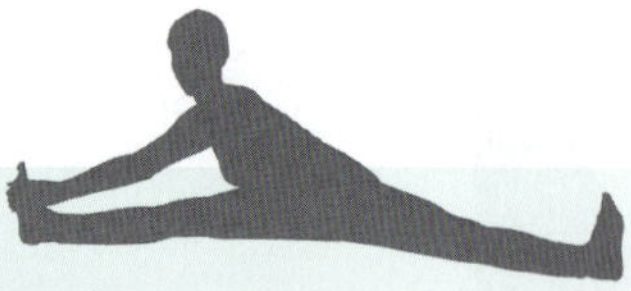

臨床的視点

肺気腫や気管支喘息のような呼吸器疾患をもつ患者は，肩で息をするように利用可能なすべての呼吸筋を使って呼吸する．正常な呼吸では，主に横隔膜を収縮させて吸息する（呼息は筋の弛緩により受動的に行われる）．しかしながら，運動後に呼吸が荒々しくなるときや呼吸疾患をもつ者は呼吸補助筋も活動させて呼吸する．患者の呼吸パターンは，簡単なテストで確認できる．まず患者を背臥位でリラックスさせる．そして，一方の手を腹部にのせ，他方の手を上胸部の肋骨の上に置き，それらの手の動きを観察する．そのとき，吸息時にどちらかの手が上がり，どちらかが動かないか確認する．健常者では，安静呼吸時に横隔膜の収縮と弛緩により腹部に置いた手が上下する．しかしながら，呼吸困難を示す患者は呼吸補助筋（胸鎖乳突筋，斜角筋，肋間筋，胸筋，前鋸筋）を活動させるので，胸部が上昇する．このような場合，鎖骨や胸骨が上昇し，肋骨が拡がるような動きをみせる．

内腹斜筋

内腹斜筋は外側の腹壁の第 2 層を成し，外腹斜筋に覆われている．この筋は外腹斜筋と同じ部分にあるが，その筋線維走行の向きは外腹斜筋と直角に交わる．近位付着部から遠位付着部へ拡がる内腹斜筋の線維の方向は，内肋間筋と同じ向きである．この筋は，外腹斜筋下にあるため容易に触診できないが，身体をねじりながら腹筋運動を行うときにその筋の活動が観察できる．**図 8-26** に示すような運動において，右側外腹斜筋と左側内腹斜筋の活動が同じ線上に続いている．この両方の筋活動が体幹を回旋させる．

腹横筋

腹横筋は腹壁の最も内層に位置する．この筋は，コルセットのように腹腔を取り囲むため“コルセット筋”とも呼ばれる．筋線維の走行方向は横向きである．腹横筋（および多裂筋）の障害は，臨床的に腰痛を呈する患者に多い[58]．また，腹横筋は腹壁を引き締める作用をもつと考えられている．

外肋間筋と内肋間筋

外肋間筋と**内肋間筋**は，その名前が示すように肋骨の間にある．これらの筋は，腹部の内・外腹斜筋が胸部まで延長したものと誤解してはならない．肋間筋は，隣接する肋骨の間にまたがり，2 層の筋で胸腔を取り囲む．内肋間筋は外肋間筋より深層にあり，それぞれの肋間筋の線維走行は直角に交わっている．また両筋群は，肋間神経に支配され，呼吸時に肋骨を持ち上げたり，下げたりする機能をもつ．肋間筋は肋骨間に指先を押し当てることで触診できる．肋骨を動かすと，筋が活動して触診しやすくなる．例えば，左手を頭の上にのせたまま身体を右側へ曲げると，左側の肋骨間の距離を拡げる．その後，元のまっすぐな姿勢に戻すことで肋間筋が触診できる．

横隔膜

横隔膜はドーム状に盛り上がる膜状筋であり，胸腔と腹腔を区分している．横隔膜には開口部があり，大動脈や大静脈，食道，神経，大腰筋，腰方形筋が通過する．息を吸い込むと，横隔膜の中心が沈下して，腹腔臓器を圧迫する．その結果，吸気時に腹部が盛り上がる．これが“腹式呼吸”と誤って呼ばれる要因となる．背臥位での呼吸は主に，横隔膜で行われる．一方，注意して意識的に呼吸を行うと，胸郭上部を使った呼吸パターンに変化する．

頭頸部筋と体幹筋の機能

すでに述べたように，頭頸部や体幹の筋群は体幹の運動のみならず，四肢の運動にも重要な役割をもつ．本項では，体軸骨格の筋群の果たす役割について解説するが，後半部分では，様々な活動場面での運動機能について述べられている．これらの活動とは，歩行や日常生活活動のような比較的単純な行動が中心である．一方で，ランニングやその他のスポーツ競技，レクリエーション活動などのような複雑な要素を含む活動にすべての患者が参加する訳ではない．しかしながら，臨床家として大事なことは，患者の要望を理解し，その要望に応えられるように適切な治療プログラムを計画することである．本項では，頭頸部や体幹の筋群の基本的な機能を扱うが，後半部分で紹介される複合的な運動場面での筋群の基本的機能の重要性についても確認してほしい．

頭部と脊柱のバランス保持

立位を保持したときの頸部や体幹筋群の機能は，アンテナ塔を支えるケーブルにたとえられる．アンテナが垂直位を保つと，ケーブルの支える力は少なくてすむ．しかし，もしアンテナが傾いた場合，安定性を維持するためには，傾いた方向と反対側のケーブルの支持力を増加させる必要がある．安定性を維持する別の方法は，アンテナを地面に押さえ付けるケーブルの力を高めることである．人体では，これらの機械的な安定性を高める応力が同時に作用する．体軸筋群は立位姿勢をとらせ，その姿勢を維持する機能がある．

- 前面にある筋群：頭長筋，頸長筋，斜角筋，胸鎖乳突筋，腹直筋，内腹斜筋，外腹斜筋，大腰筋
- 背面にある筋群：後頭下筋，横突棘筋，脊柱起立筋
- 外側面にある筋群：横突棘筋，胸鎖乳突筋，腰方形筋，大腰筋，内腹斜筋，肋間筋

通常，安静座位や立位でまっすぐな姿勢をとるとき，これらの筋群は身体の動揺に関連し，周期的な最小限の活動が観察される（**図 8-27A**）．身体の重心位置の変化，あるいは身体を押されたり，引かれたりするような外力が加わると，重心位置を元に戻したり，外乱刺激に対して抵抗したりするために，直ちに強い筋収縮が発生する．

これらの筋群に麻痺症状が表れた場合，重心移動に関連して姿勢が変化する．多くの場合，麻痺により収縮できない筋に代わり麻痺していない筋が働く，もしくは身体構造自体の支持性に受動的に頼るしかなくなる．例えば，腹筋群が麻痺した状況で座位や立位姿勢を保持する場合，身体の重心が変化すると脊柱起立筋の遠位性収縮と求心性収縮によって体幹の運動をコントロールできるため，わずかに体幹を屈曲させて姿勢を保持できる．体幹の屈筋と伸筋の相互作用は，椅子に座って，片方の手指を腰部脊柱起立筋に置き，他方の手指を腹直筋上部に置くことによって確認できる．体幹を前方へ傾けると脊柱起立筋の活動が触診でき，体幹を後方へ傾けると腹直筋の収縮と脊柱起立筋が弛緩していることが触診できる．

体幹の運動と脊柱の安定性

横突棘筋や脊柱起立筋は，脊柱のアライメントに対して伸展および回旋，側屈の作用をもつ．重力に対抗して脊柱を伸展させたときの筋群の活動（求心性収縮）（**図8-27C，D**），あるいは体幹屈曲をコントロールする遠位性収縮（**図8-27B**）が筋電図によって確認された．これらの筋が麻痺すると，腹臥位で脊柱を伸展できなかったり，あるいは立位での姿勢制御が困難になったりする（**図8-28**）．

横突棘筋や脊柱起立筋は，側屈や回旋運動，および最大吸息，強制呼息時に高い筋活動が生じるが，それらの活動の主動作筋ではない．背部の筋群は，不要な動きを抑えるために脊椎を伸展させ，脊柱を安定させる協力筋としての作用をもつ．例えば，外腹斜筋は体幹を回旋させると同時に屈曲させる作用がある．一方，反対側の腰多裂筋の活動は,体幹を反体側へ回旋させる作用がある．この筋活動は外腹斜筋の回旋作用を相殺し，体軸を正中位に戻す．結果的に，外腹斜筋の活動は回旋運動よりも体幹を安定させる効果の方が高い[59]．脊柱起立筋と多裂筋は体幹を側屈させると持続的に活動する．しかし，その姿勢を維持するためのサポートがあれば，これらの筋活動はなくなる[60]．この研究結果は，背部伸展筋群が側屈運動の主動作筋ではないことを示している．体幹の側屈は，運動方向と反対側にある腹横筋や腰方形筋，大腰筋の遠心性収縮によって起こり，また同じ筋群の求心性収縮によって元の直立姿勢に戻る．

脊柱近傍の体幹筋は，脊柱の安定化装置として作用する[61]．具体的には，多裂筋や腹横筋がその安定化作用筋群として挙げられる[62]．腰痛や仙腸関節の損傷を有する患者は，これらの筋群の筋力低下があると考えられている[62]．さらに，下肢の筋力強化のみのトレーニングを行うよりも,下肢筋力強化と体幹機能（体軸安定性）へのアプローチの両方を実施する方が，垂直跳びのパフォーマンスを改善させる[63]．体幹を安定させる機能には，脊柱の中間位を確認して，維持することが必要である[64]．脊柱の中間位は，脊柱への負担が最も小さい姿勢として，Panjabi[65]によって定義されている．この姿勢は，仙腸関節をおおよそ中間位（骨盤の前傾と後傾の中間位）にすると確認できる．また腰椎のアライメントは仙腸関節の位置に直接影響を受けるので[46]，骨盤の位置を調整することで腰椎のアライメントを整えることができる．肩の運動には肩甲骨の安定性が重要であるように，体幹の安定装置である体幹筋がその役割を果たすことにより，体幹と四肢の運動がより正確で安全に行える．

体幹筋に加えて，股関節の筋群も脊柱の運動に影響を与える．大腰筋は，第12胸椎（T12）～第5腰椎（L5）の横突起や椎体，椎間板に付着する．大腰筋の活動は股関節や体幹の運動のみならず，体幹の安定装置としての機能ももつ．例えば,腸腰筋は起き上がる際に頭部や腕，体幹を持ち上げるとともに，それらの部位が後方に倒れるのを防ぐ．Sullivan[66]は腰椎を屈曲させる大腰筋の作用線を分析した結果，前方へ向かう作用線のみならず，脊椎軸を通過する作用線があることを報告した．この結果から，Sullivanは大腰筋が腰椎の安定装置としての役割を果たすと結論づけている．

体幹筋の重要な機能の1つに，胸郭や骨盤，脊椎の固定がある．この機能は，頸や肩，股関節の近位付着部を安定させるなど，四肢の運動にも影響を与える．背臥位で頭部を持ち上げようと頸を屈曲させると，胸郭を安定させるために腹直筋の等尺性収縮が起こる．下肢伸展挙上運動を行うときには，骨盤や腰椎を安定させるためにすべての腹筋群が活動する．この運動を腹筋群強化プログラムとして利用する場合，下肢の長さを変えたり（膝関節を屈曲させる，あるいは伸展させる），一側あるいは両側に運動したりすることで，運動強度を段階的に調節することができる．肩関節において,最大屈曲（外転）位から伸展（内転）させるような徒手的な抵抗運動を負荷する場合においても，腹筋群の活動，特に負荷される側の外腹斜筋と反対側の内腹斜筋が強く収縮する．

腹臥位では，脊柱起立筋の活動がみられる．さらに股

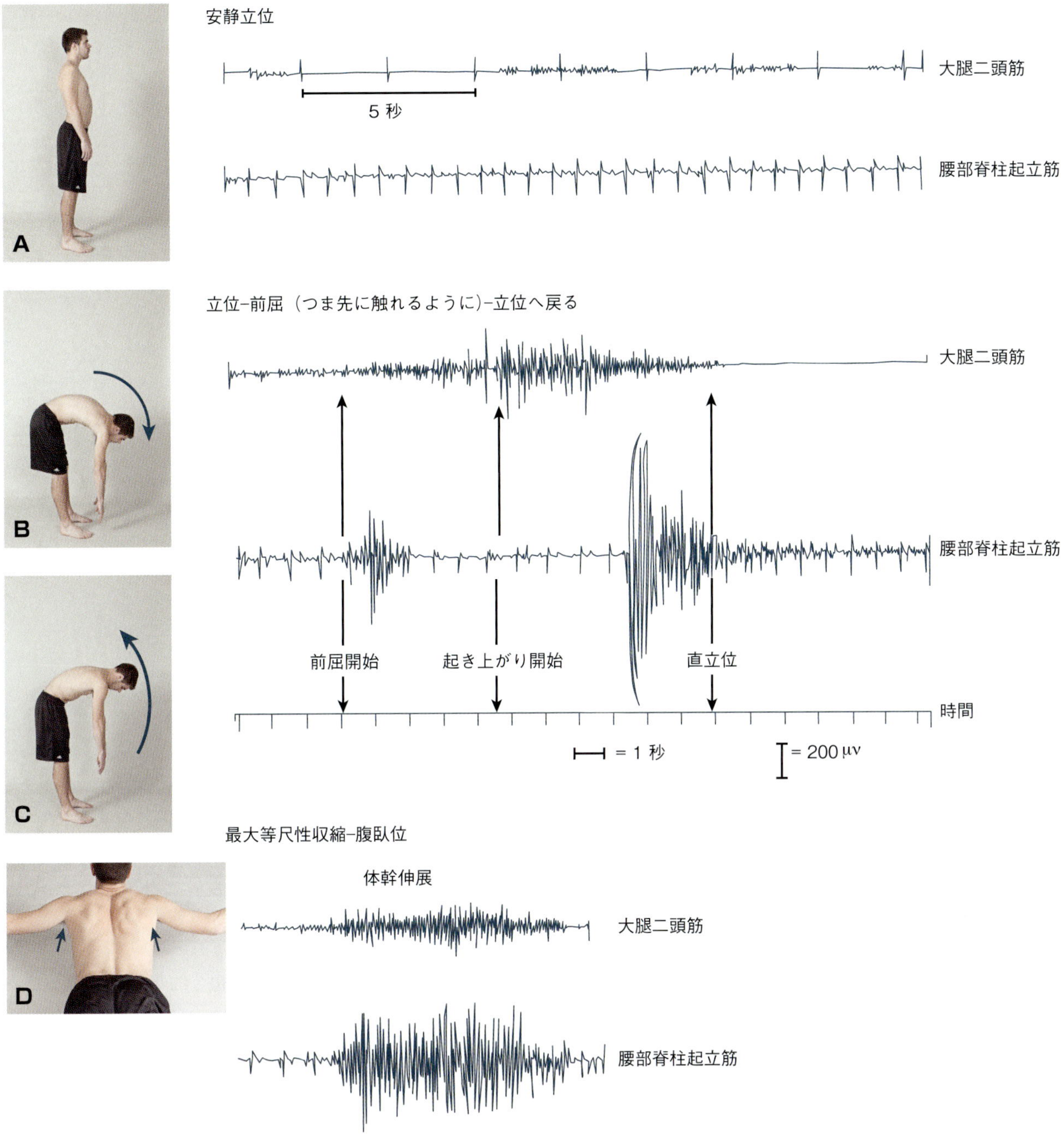

図 8-27　写真に表示する各動作時にみられる右腰部脊柱起立筋（第3腰椎レベル）と右大腿二頭筋の表面筋電図．A）通常のリラックスした立位姿勢では，大腿二頭筋における軽微な筋活動が断続的にみられる．脊柱起立筋の活動はかろうじて認識できる程度である．この筋電図でみられる規則的な放電は心電図によるものである．B）つま先に触れるように体幹を屈曲させるとき，大腿二頭筋の遠心性収縮がみられるが，股関節伸展によって体幹を起き上がらせるときには，この筋の求心性収縮が観察される．同様に，脊柱起立筋でも B）遠心性，および C）求心性収縮が動作の開始時と終了時に観察される．この筋は屈曲時の約 2/3 は活動がみられず，またこの状態は起き上がりのおよそ 1/3 が完了するまで続く．D）被検者が抗重力姿勢にあるときに加えられる徒手的な抵抗によって，最大の等尺性収縮による筋活動が得られる．この最大収縮時の筋電図で観察される振幅と頻度を基準として，動作時の筋活動を検討する．この体幹伸展時に骨盤を安定させる大腿二頭筋の収縮に注目してほしい．

関節を伸展する際にも，骨盤を安定させるために背部伸筋群の収縮が観察される．また腕を最大限挙上するときにも背部の伸筋群が自動的に収縮する．

体幹前屈と膝関節伸展位で行う持ち上げ動作

立位から膝を伸ばしたまま身体を前に曲げ（前屈），

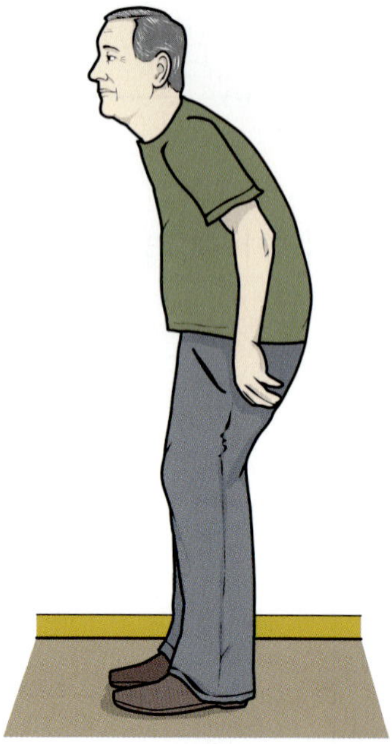

A

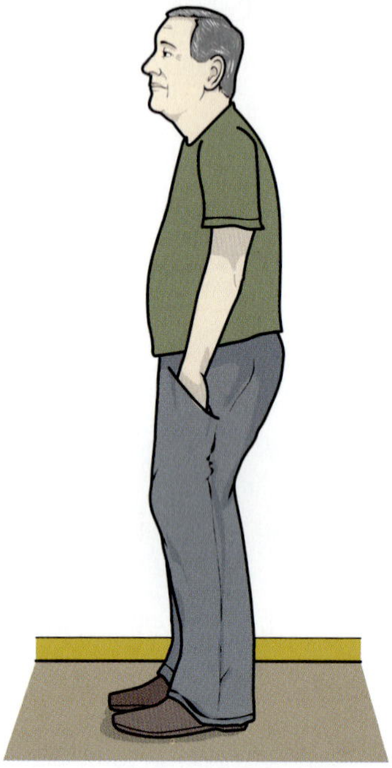

B

図 8-28　この男性は，彼がまだ若い頃に患った灰白髄炎（ポリオ）が原因で腹筋と背筋群の麻痺がある．A）脊柱を伸展できない状態が示されている．彼は背部の靱帯システムで体幹を支えている．このとき，胸腰筋膜と靱帯群の緊張を高めるために骨盤が後傾していることに注目してほしい．B）両手で押し下げる動作ができるとき，彼はより直立姿勢に近い状態を維持できる．ここでは，ポケットの中にある手で偶然にこの姿勢が現れている．実際には，彼は脊柱を伸展させるためにポケットの中で彼の股関節辺りを押している．安定した物につかまるか，あるいは肘や手で体幹を支えない限り，彼の体幹は不安定なバランスを示すしかない．一方で，彼は引き出しやドアのような他の物を効果的に押したり，引いたりすることができない．また彼は食事プレートのような物を持ち上げたり，運んだりすることもできない．なぜなら，このわずかな重さの物ですら，彼の制御できる範囲を超えてしまうほど頭部や腕，体幹の重心が変動するからである．

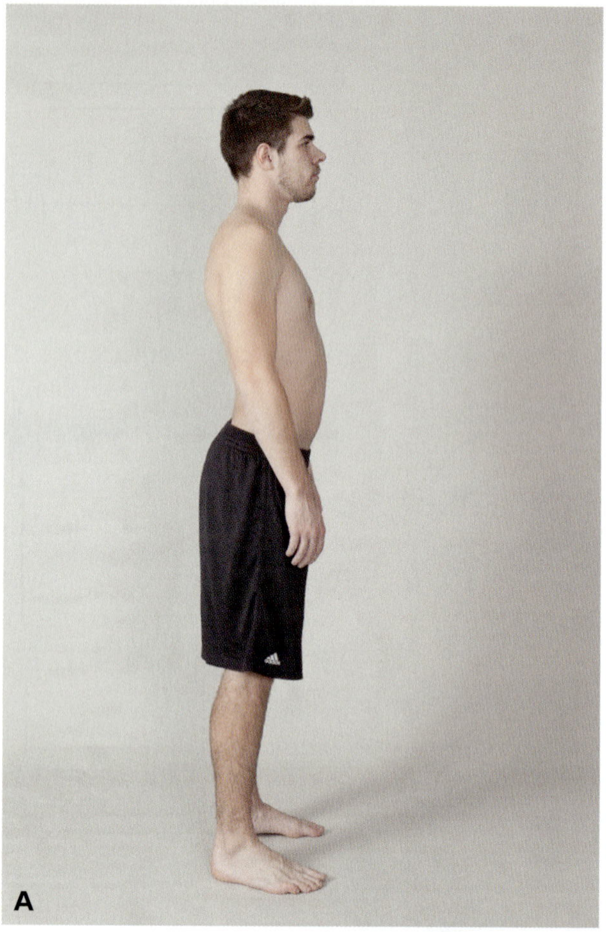

A

図 8-29　股関節と体幹の伸筋群は一緒に活動する．A）安静立位時，これらの筋群は直立位を維持する程度の軽微なレベルの活動をみせる，

荷物を持ち上げるような動作は複合的な要素を含んでいる．この活動は，多くの研究者によって研究されているが，いまだすべての要素について完全には解明されていない．本項では，この活動のいくつかの理論について簡単に言及する．

立っているヒトが身体を曲げてつま先に向かって手を伸ばすとき，体幹の伸筋群が働くと同時に股関節の伸筋群も活動する（**図 8-29A**）．この運動は，股関節伸筋（主にハムストリング筋群）と脊柱起立筋の遠心性収縮によって起こる（**図 8-29B**）．また，これらの筋群の求心性収縮により，姿勢を直立位に戻す（**図 8-29C**）．体幹を前屈すると，可動範囲の 2/3 を過ぎたあたりで脊柱起立筋の活動が突然抑制されることが筋電図で確認された．また直立位に姿勢を戻す際にも，この筋活動の抑制は体幹が可動範囲の 1/3 に伸展するまで継続する．この筋活動の抑制する地点を“クリティカルポイント（臨界点）”と呼び，平均すると約 81° の体幹屈曲位でみら

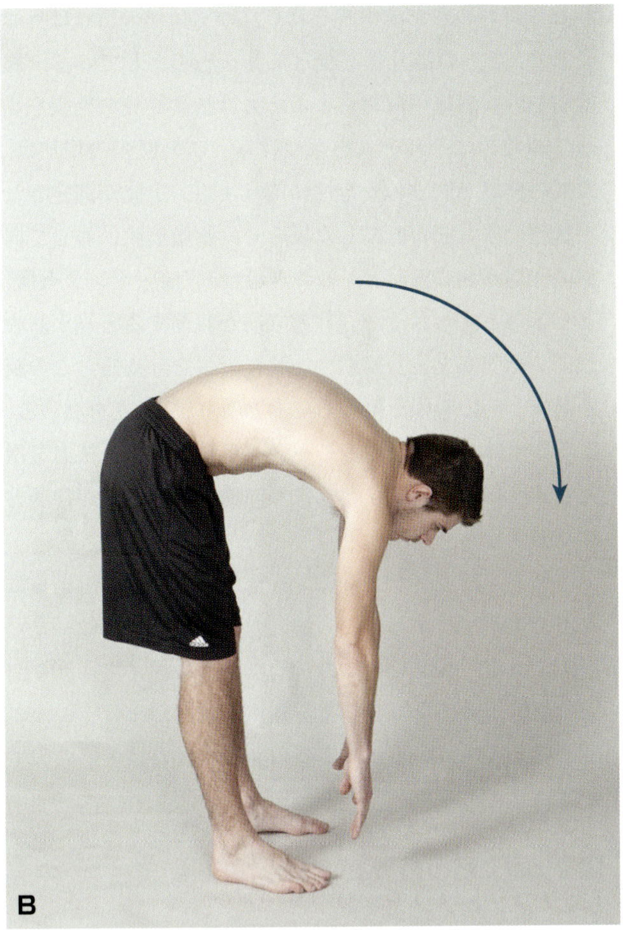

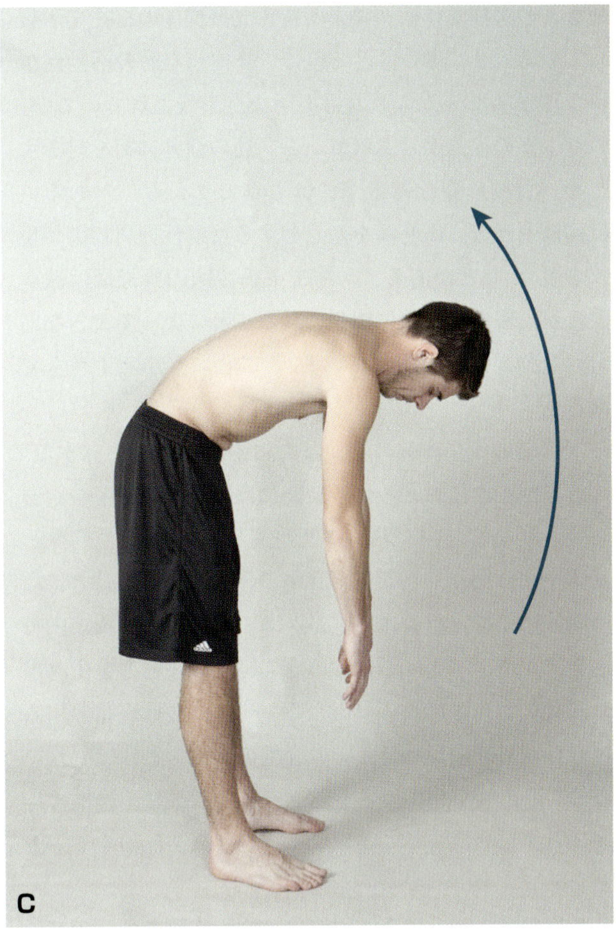

図 8-29（つづき） B）床に手を付けるように体幹を屈曲させるとき，床へ体幹を降ろす割合をコントロールするために，股関節伸筋群と脊柱起立筋は遠心性の活動を行う．C）立位姿勢に戻ろうとするとき，これらの同じ筋群は求心性に収縮する．

れると報告されている[69]．また著者らは，この値が股関節最大屈曲の 60%，および脊柱最大屈曲の 90%に相当することを確認している．荷物を降ろす，あるいは床から持ち上げるときに臨界点の角度はわずかに増加する．針筋電図によって深層にある腰多裂筋の活動を記録した研究では，臨界点での活動減少がみられたが，これは前述の活動抑制に必ずしも対応しない[59]．前述したような，体幹前屈の大きなトルクが加わるとき（あるいは脊柱が伸展しているとき）にみられる脊柱起立筋の活動抑制は，脊柱伸展筋群に加えて関節面や背面にある靱

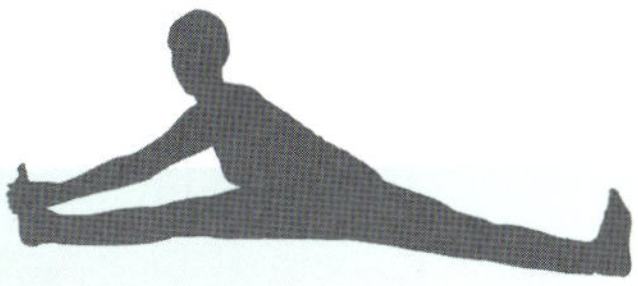

臨床的視点

近年，腰背部損傷および腰痛に対するリハビリテーションアプローチの一環として“コアスタビリティ”運動を用いるようになった．コアスタビリティ運動は，体幹筋群の同時収縮を含み，これらの筋群の剛性を増大させ，活動時の脊柱安定性を改善する[67, 68]．体軸から遠位にある“グローバル”筋群および近位に位置する“ローカル”筋群というような表現は，体幹の運動に関与する遠位筋群から体幹の安定化に関与する“コア”筋群を区別するために使われている[68]．腰痛患者は，健常者よりもコアスタビリティ機能が減弱している[68]．脊柱の安定化は上下肢の機能にも影響するため，四肢機能を損傷した患者に対しても，コア筋群を改善するプログラムによってパフォーマンスを向上させる可能性がある[63]．

帯などの脊柱支持構造による荷重支持機能の存在を示唆している．この80°付近で起こる脊柱起立筋の活動減少の生理学的なメカニズムは不明な点が残されているが，いくつかの推論が示されている．筋の活動抑制を起こすために背面の脊柱靱帯が伸ばされて支える[70]，あるいは関節や靱帯，筋紡錘を基点とする反射性抑制制御が現れる説[69]などがある．一方で，筋電図の放電量は減少するが，筋が受動的に伸張されることによって大きな応力（受動張力）が生じている[69]ことにも注意すべきである．

下位腰椎は，体幹の屈曲応力に耐える機能を有する．この屈曲応力に耐える体幹機能には，背面の靱帯や胸腰筋膜，腹横筋，内腹斜筋などが関与している[28, 53, 71, 72]．身体を屈めたり，起こしたりする体幹の前後の動きには股関節伸筋群（ハムストリングス，大殿筋，股関節内転筋群）が作用する．これらの筋群は大きな応力を生み出し，腰椎を介して上体に伝える．一方，腰椎が屈曲すると脊柱起立筋の形状ラインは脊椎のラインとほぼ平行になる．この姿勢における脊柱起立筋の収縮は，腰椎の伸展に効果を発揮することはなく，椎間板を圧縮する応力となる．

棘間靱帯や棘上靱帯，関節包，胸腰筋膜を含む背部の靱帯や軟部組織は，腰椎前屈位で大きな支持力を発揮する．この姿勢では，股関節伸筋群の活動によって体幹が伸展される．体幹が伸展することによって重心が股関節運動の軸に近づき，脊柱起立筋が活性化され脊柱が完全に伸展する．胸腰筋膜の側方向への動的な運動は，外側部に付着する腹横筋や内腹斜筋の収縮によって起こる．一方で，この活動が両側に起こると，腹圧が増加し，胸腰筋膜の他動的な伸張が妨げられる．

最後に，さらなる応力が胸腰筋膜やそれに付着する腰部の筋群によって生じる．表層や深層の筋膜は互いに交わり三角形の形を成す．それぞれの三角形の頂点は外側にあり，2つの椎骨部を覆う部分を底辺としている．腹横筋や内腹斜筋の収縮による応力は胸腰筋膜の緊張を高め，棘突起にそれぞれを近づける．この緊張の増加は，腰椎の伸展と胸椎の安定性に関与する．上肢が固定された状態で広背筋が収縮した場合も，胸腰筋膜に対して同様の作用が起こる[7, 71]．この理論は，"油圧ポンプ機構"としてたとえられる．脊柱起立筋が収縮すると筋が膨張して，その筋を包む腱膜や筋膜に緊張を与える．この膜の緊張が筋の膨張を抑える応力となり，筋硬度を高める．この作用は，体幹の屈曲モーメントに対する抵抗力を増大させ，体幹を起こすときにも同様に膜の圧力が伸展力を補強する．

これまでに述べたように，背部は大きな力に耐えることができる．しかし，この耐久力のメカニズムはいまだ不明である．複雑な生体力学的な要素に加えて，筋や関節，軟部組織に影響を与える様々な側面からいくつかの説が考えられているが，実際のメカニズムは多くの因子が関係している．

膝を曲げて行う持ち上げ動作（スクワットリフティング）

床の荷物を持ち上げる他の方法として，膝や股関節を屈曲，また足関節を背屈させる方法がある．この方法には2つのタイプがあり，それぞれの方法は骨盤と脊柱の位置が異なる．その2つの異なる骨盤と脊柱の位置とは，1）腰椎の前弯を伴う骨盤前傾（**図8-30A**）と2）腰椎の後弯を伴う骨盤後傾（**図8-30B**）である．持ち上げ動作時の脊柱起立筋の活動が体幹の位置によって異なることが筋電図の記録により明らかとなっている．体幹を反らすような姿勢の方が，曲げるような姿勢よりも筋電図の活動量がより大きく観察される．さらに，持ち上

臨床的視点

持ち上げ動作（リフティング）に関する身体力学的なポイントは，適切な姿勢で実施することや，持ち上げる物を身体の重心に近付けること，身体がねじれないようにすることに加えて，臨床家が患者に伝えなければならない要素が他にもある[7, 25]．その要素の1つは，身体の重心を支持基底面内に置き，低く保つことである．その他に，前もって持ち上げる物の重量について知っておくことや，運ぶ方向へ足を向けておくこと，持ち上げる前に働かせる筋の準備をしておくことが挙げられる．物体を持ち上げるリフティング技術やその他の様々な機能的な活動については第13，14章，および15章でより詳細に論じる．

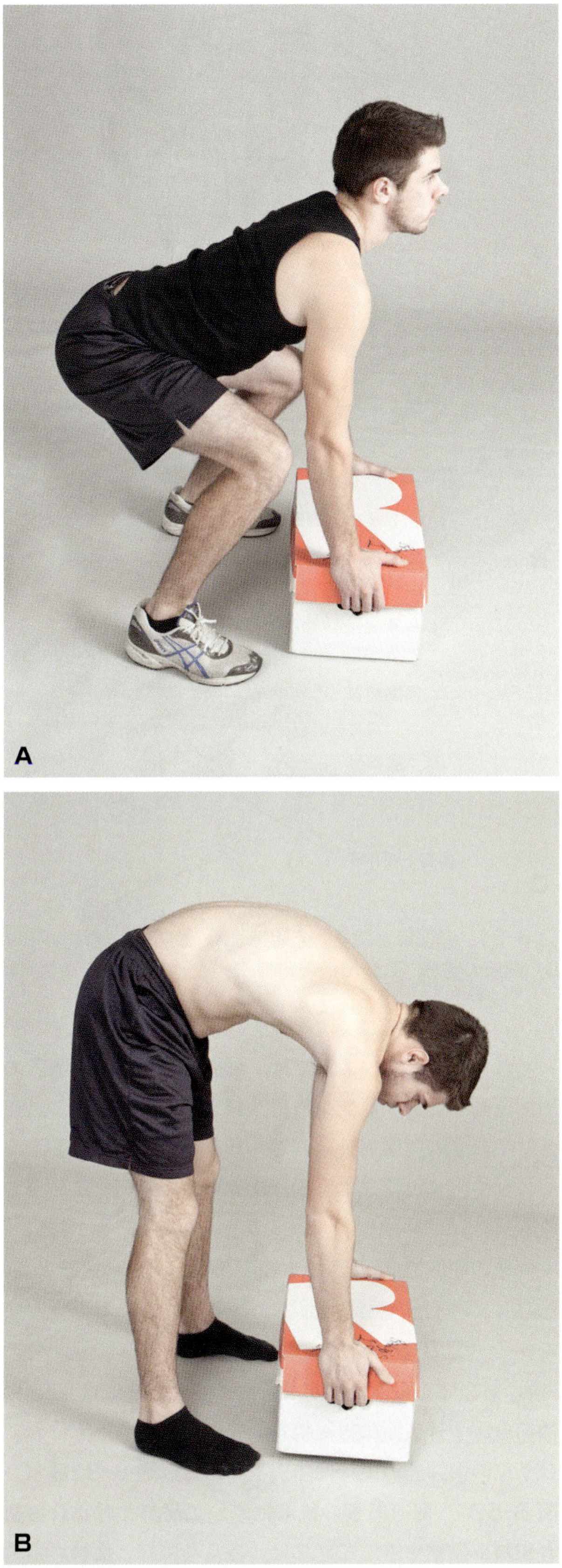

図 8-30　箱を持ち上げる活動．A）しゃがみ込んで箱を持ち上げる場合，腰椎の前弯を伴う骨盤の前傾は腰部脊柱起立筋のより大きな活性化をもたらす，B）骨盤後傾は脊柱起立筋の活性化の量を減少させ，椎間板により強いストレスを与える．

げ動作開始時に最大の活動量が観察される[73]．身体を低くして床から荷物を持ち上げる場合の初期には，腰椎前弯位を保持する脊柱起立筋の静的収縮に加えて，下腿三頭筋や大腿四頭筋，股関節伸筋群の遠位性収縮を必要とする．脊柱がより後弯するような姿勢では，脊柱起立筋の筋活動は減少する．また前述したように，膝関節をまっすぐにしたままで身体を曲げるときには脊柱起立筋の活動が抑制される．腰椎を後弯させながら持ち上げ動作を行うと，動作開始時に脊柱起立筋の収縮はみられないが，動作の中間あたりで最も大きな活動が観察される[74]．

四肢筋と体幹筋の関連性

懸垂や腕立て伏せ，座位でのプッシュアップ，松葉杖歩行のように腕を使って身体を持ち上げる動作を行うには，腕の力が強ければできるとは限らない．これらの運動の原動力は，肘関節の屈筋群（懸垂運動）や伸筋群（プッシュアップ運動），および肩関節の内転筋群や伸筋群，肩甲骨下制筋群の求心性収縮である．一方，体幹を支える協力筋として作用する腹筋群や体幹伸筋群は，椎骨間関節の動揺を抑えるとともに，上肢筋群が機能するための安定した土台をつくる．もし，脊髄損傷により腹筋群や脊柱起立筋が麻痺すると，腕の筋力の強さに関係なく，身体を持ち上げる運動ができない可能性がある．

上肢のもつ運動機能を完全なるものにするためには腹筋群と体幹伸展筋群の活動が必要であるのと同様に，これらの筋活動は下肢筋の機能にも重要である．立ち上がりや座る，膝を深く曲げる，階段昇降は類似した下肢筋の活動パターンを示す．座位，またはしゃがんだ姿勢から身体を起こす動きや階段を昇る運動では，大腿四頭筋や股関節伸筋群（特にハムストリングス）の求心性収縮に伴う膝関節伸展運動が重要である．加えて，これらの動作には，頭部や脊柱の直立位を保つための脊柱起立筋の収縮が必要である．また，座る，しゃがむ，階段を降りる場合には，大腿四頭筋やハムストリングスの遠心性収縮が必要であるが，これらの運動も頭部や体幹をまっすぐに保つために脊柱起立筋の収縮が必要となる．このように，下肢の運動パフォーマンスにとって体幹の安定性は重要な要素である．

上肢や下肢で運動強度の高い活動を行う場合，腹筋群や体幹伸筋群は体幹の安定化を促し，下肢から上肢への力の伝達を可能にする．例えば，ドアを引く，あるいは相撲をとるように何かを押すような運動は，効果的に力を物体へ伝えるために体幹の高い安定性が要求される．押す運動は，体幹が反返らないように腹筋群や股関節屈筋群を活動させる．逆に，引っ張る運動は，体幹が前屈しないように背部や股関節の伸筋群が活動する．

他の日常生活や仕事，スポーツ活動に関しては第13章～15章において詳細に述べる．しかしながら，上下肢の運動を含む多くの活動において腹筋群や体幹伸展筋群の活性化が要求されることを理解しなければならない．前述したように，体幹の安定は2つの目的を達成するために必要である．その目的とは，四肢の運動を行うために土台としての機能を果たすこと，そして運動強度の高い活動を行うときに力の伝達効率を高めることである．

呼吸と咳

呼吸時における吸息の主動作筋は横隔膜である．吸息の2/3は横隔膜の働きによる．残る部分は外肋間筋や斜角筋の作用である．腹筋群や内肋間筋は強制呼気時に収縮する．通常，安静呼吸において収縮する筋は吸息を行う筋のみである．安静呼気は，吸息筋群の弛緩と肺の受動的収縮によって行われる．

運動時，あるいは肺活量測定時に行う力強い呼吸では，呼吸主動作筋の活動に加え，補助筋の活動も動員される．胸鎖乳突筋や小胸筋，舌骨上筋，舌骨下筋は，吸息の補助筋として作用する．さらに，大胸筋や前鋸筋も強制吸気時に活動することが判明している．運動時や強制呼気時には腹筋群の収縮が出現する．広背筋は，手をテーブルに置くなど上肢を安定させた場合に，呼気の補助筋として作用する．また，咳込むときには広背筋の強い収縮がみられる．

僧帽筋上部や脊柱起立筋，腰方形筋は強制呼吸時に活動する．これらの筋の活動は呼吸に作用するというよりはむしろ，安定化装置としての役割を果たしている．咳をするとき腹筋の収縮が起こる．この腹筋の収縮は体幹の屈曲運動を伴うが，この運動は脊柱起立筋の活動によって制御される．このように咳やくしゃみをすると反射的に背部伸筋群が収縮するため，背部を損傷した患者は激痛を感じる．

顎関節

顎関節は，身体の中でも最も使用頻度の高い関節であろう．噛む，話す，あくび，飲み込む，くしゃみなどの活動に伴い，顎関節は1日に1,500～2,000回運動するといわれている．この関節では，側頭骨に対する下顎骨の開閉運動，および前突や後退，側方運動がみられる．通常，下顎骨の開閉運動は側方へ移動することなくまっすぐに動く．また指3本を置けるくらい口を開くことができる．

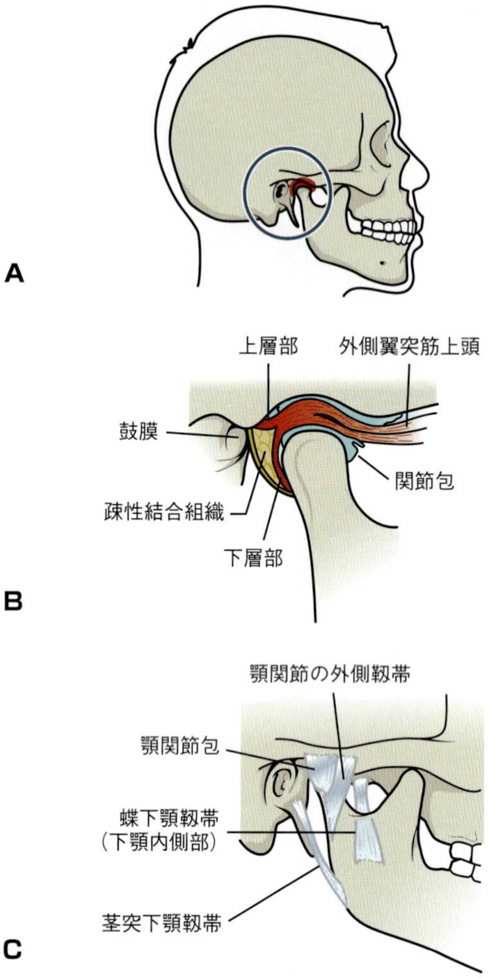

図8-31　顎関節と関連する靱帯．A）顎関節の観察，B）関節の部分，C）関節の靱帯．

両側の顎関節は，凸面の下顎関節頭と凹面の関節窩（下顎窩），側頭骨の関節結節によって構成される滑膜関節である（**図8-31A**）．成人における下顎関節頭の大きさは，前額面からみる幅が矢状面よりも約2倍程度広い．関節を成す骨表面は線維軟骨で覆われており，上位および下位の関節腔の間に関節円板がある（**図8-31B，C，図8-5B**）．関節円板の後部は厚い二層部と呼ばれる結合組織に連結する．二層部は，豊富な神経と血管の供給を伴う海綿状組織により分けられる．関節円板の中央および側方は関節頭の側面に接続し，前部は関節包と外側翼突筋に接続する（**図8-5**）．これらの付着部は，口を開けるときに関節頭と一緒に関節円板を前方へ移動させる要因となっている．また関節を囲んでいる関節包は，側方を側頭下顎の靱帯により補強されている．その靱帯は関節結節や頬骨弓から下顎頸へ走行する．関節包や靱帯は下顎骨の運動（特に下制と後退）を制限する．さらに，下顎骨の前突運動は茎突下顎靱帯によって制限される（茎状突起は**図 8-31A** に示すように顎関節の下にある）．

顎関節の運動

口が開くとき，下顎関節頭は下位関節腔の周囲を回転する．このとき関節円板が関節結節の下へ移動する．そのため，顎関節の運動は土台が動いているようにもみえる．口を閉じるときには，反転した動きがみられる．下顎関節頭のこれらの動きは，耳珠（外耳道入口にある突起部）付近を触れながら指先を両側の下顎骨に当て，さらに被検者にゆっくりと口を開けるように指示することによって確認できる．下顎関節頭の後ろの部分は手袋をして，指先を耳の中に入れ，そして前方へ押し当てることで触診できる．このとき，口を開けさせると関節頭は指先から離れ，口を閉じると戻る（**図 8-7**）．顎関節におけるその他の運動には，下顎を前方へ突き出す前突運動や下顎を後方へ動かす後退運動，右および左への側方運動がある．顎の機能的な動きは，これらの運動の組み合わせで行われる．咀嚼からみると，これらの運動は食物を噛み切る，噛み砕く，すり潰すといった言葉で表される．

筋

閉口

口を閉じる作用をもつ3つの筋群は三叉神経（第Ⅴ脳神経）に支配される．これらはとても強い力を発揮する筋群である．**側頭**筋は側頭窩から起こり，その線維は頬骨弓の下を通過する腱に収束して下顎骨筋突起に付着する（**図 8-32**）．この筋は，側頭窩の上に指を置き，被検者に咬むように指示すると触診できる．またこの筋は下顎の後退や側方移動でも触診できる．咬筋は頬骨弓から起こり，浅部と深部に分かれる．そしてこの筋は下顎角および下顎枝に付着する（**図 8-32**）．浅部筋を触診するためには指を頬骨弓の下および下顎枝の上に置き，それから被検者に咬むように指示することによって触診できる．深部筋は手袋を付けた示指を口の中の歯と頬の間に入れ，可能な限り耳に近いところまで指を進めて触診する．被検者に軽く咬むように指示を出しても，咬筋の強い収縮は簡単に触診できる．また咬筋は側方運動にも関与する．

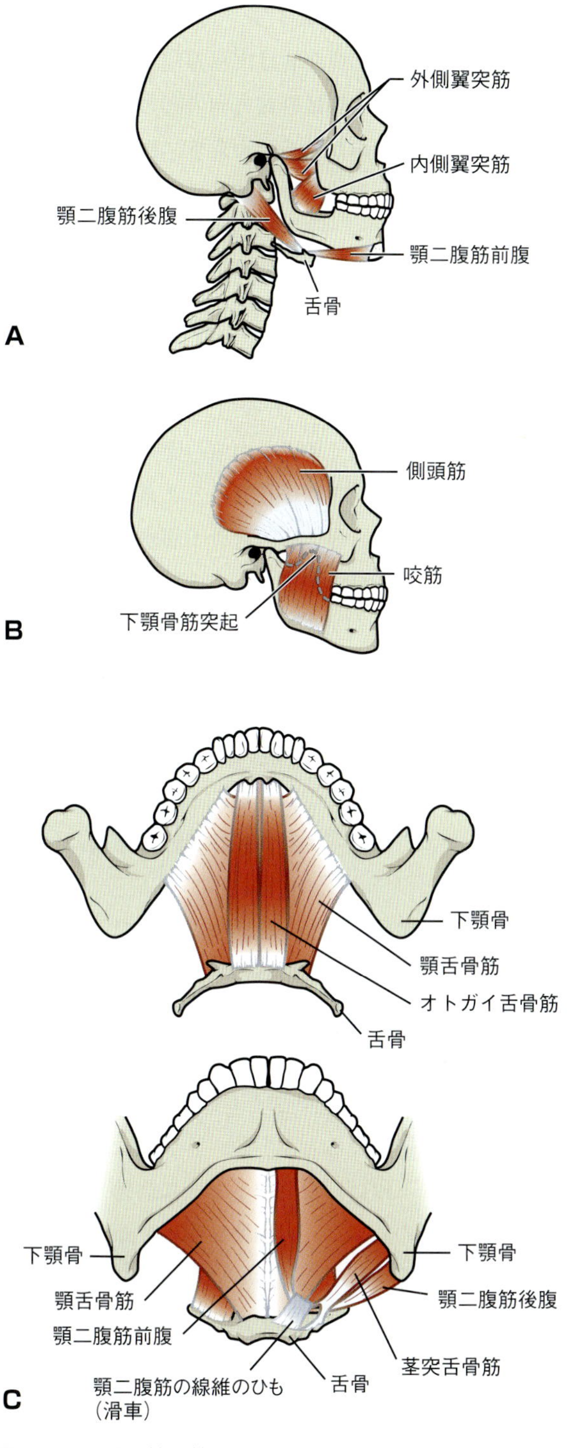

図 8-32　顎関節の筋群

内側翼突筋は下顎の内側に位置し，外側にある咬筋の鏡像のようにもみえる．内側翼突筋は蝶形骨の翼突窩（pterygoid）（ギリシャ語：*pteron*，英語：wing）から下顎枝および下顎角の内面へ付着し，咬筋と互いに咬む動作に関与する．またこれらの筋群は下顎枝周囲を包む

“スリング（三角巾）”を形成する．大きな縦方向の力（咬む力）に加えて，内側翼突筋は内側方向への作用を生じる．一方で，同側の咬筋は外側方向の応力を生じる．内側翼突筋は，下顎角あたりに指を置き，被検者に軽く咬むように指示すると口腔外から触診できることがある．

開口

安静時の下顎骨は，唇が閉じ，歯と歯の間が数mm開く程度の位置にある．これは側頭筋による低強度の活動が持続して起こるためである[75]．この筋活動の減弱や重力の影響は口を開く要因となる．素速く口を開くときや抵抗に逆らって口を開こうとするとき，外側翼突筋の一部や顎二腹筋，舌骨上筋，舌骨下筋が収縮する．

外側翼突筋は，垂直方向に走行する咬筋や内側翼突筋に比べて，水平方向に走行する（**図8-32**）．この筋は下顎関節頭，および一部が顎関節の関節円板に付着する．また外側翼突筋は2頭からなり，三叉神経（第Ⅴ脳神経）に支配されている．上頭は蝶形骨大翼に付着し，45°程度の傾きをもって上部に位置する．下頭はより水平方向を向き，扇形に広がって蝶形骨翼状突起外側板に付着する．

外側翼突筋は深層にあり，触診や筋電図で記録することが難しい．このため，この筋の活動は筋電図分析よりもむしろ，解剖学的な特徴に基づいて論じられる．この筋の作用は筋線維の方向から，下顎骨の前突や下制，側方移動が考えられる[76]．一方，いくつかの筋電図調査を行った研究報告によると，上頭の筋活動は口を閉じるときに発現し，下頭は口を開けるときに活動すると述べられている．この結果は，外側翼突筋の2頭はそれぞれに異なる作用をもつことを結論づけさせる[77,78]．これらの研究者は，上頭の機能が関節結節の後面に下顎関節頭を固定するように前突させるのに対して，下頭の主な作用は下顎骨の下制と前突であると述べている．

顎二腹筋は，顎の下面に位置する2つの筋腹をもつ筋である．前腹は下顎骨の中央部近くの内側縁に付着し，後腹は側頭骨の乳突切痕に付着する．さらに，この2つの筋腹は舌骨の腱に結合する．2つの筋腹の活動を記録した筋電図研究において，口を開くときに高い活動が観察され，前突や後退，側方運動時に軽度の活動が観察されている[79]．また，これらの筋腹の筋活動は嚥下時にも観察されており，短時間ではあるが高振幅の筋放電が複雑なパターンで発生すると報告されている．それぞれの筋腹の神経支配は異なり，後腹は顔面神経（第Ⅶ脳神経）に支配され，前腹は三叉神経（第Ⅴ脳神経）に支配されている．

その他の顎関節にある筋には，顎舌骨筋とオトガイ舌骨筋がある．これらの筋群は舌骨を挙上させる効果をもつが，舌骨が固定されている場合には下顎の下制運動に関与する．

顎関節症

健常者を対象とした研究論文25編をレビューした報告によると，20～80％の対象者に顎関節の問題や症状があると指摘している[80]．さらに，この顎関節に関する問題の発生率は男性よりも女性に多く，また加齢の影響を受けるとされている．咀嚼筋と顎関節は相互に密接に関連するとともに，頭部や頸部，肩部，胸部と接続するため，これらの領域の評価は複雑で難しい．顎関節の機能障害は，痛みが耳や頭，顔，その他の上半身の部位に及ぶことがあるため，特定しにくい[81]．また他の部位の病態が顎関節症の一因となることもある．顎関節の機能異常の原因の多くは，多因子の影響を受けるが，以前に受けた外傷[82]や頭頸部の異常姿勢[83]との関連が高いとの報告もある．

交通事故で発症する鞭打ち症のような頭頸部の損傷や自転車のハンドルに顎をぶつける，あるいは地面に対して後頭部から落ちるような事故から顎関節症を発症することがある．顎関節の問題は，より重要視される頸部や血管系，および中枢神経系への懸念のために問題視されず，治療せずに放置されることもある．食いしばる癖や**歯ぎしり**，頻繁にガムを噛む，飴玉やナッツを歯で噛み砕く，頸椎牽引，長期の指しゃぶりや口呼吸，噛み合わせの問題，あるいは長い時間大きく口を開けることを必要とする歯科治療のような状況が長期的に繰り返されると，微小な関節損傷を生じることがある．また，職業およびスポーツ競技において反復性の高い特殊な活動によっても顎関節の疼痛や機能不全を発症することがある．例えば，潜水士の頭部伸展，バイオリニストが頭部を前方に傾け顎で固定する，重量挙げ選手が歯を食いしばる，フリースタイル水泳選手の非対称性の呼吸法などである[84]．

極端な脚長差，あるいは脊椎側弯症のような異常姿勢は，頭蓋脊椎への負担を増加させ，肩の高さや頭部の傾きなどのバランスに影響を与えて左右非対称の原因となる．同じように，頭部の位置が前方にある場合は，頭蓋脊椎の矢状面のアライメントに大きな変化を生じさせる．この頭部の前方突出は頸椎の正常な前弯をなくし，まっすぐな状態となる異常姿勢である．この姿勢では，頭長筋や頸長筋は短縮し，持続的な緊張が起こるため，前を見るためには頸を過伸展しなければならない．さらに，後頭骨下部にある伸筋群や舌骨上筋を短縮させ，舌骨下筋を伸張させる．これらの筋長の変化は下顎の位置に影響し，咀嚼筋を過剰に働かせる結果となる．またC1およびC2では，後方部位の圧縮を受け，頭蓋顔面部の痛みを伴うことがある[83]．このような状況を考えると，なぜ顎関節の病態を単独で考えることができないのか，またなぜ機能回復のために歯科医や理学療法士などの多職種からのアプローチが必要なのかが理解できるであろう．

要約

体軸骨格は，頭蓋および肋骨，また頸椎から仙骨・尾骨まで連なる脊柱から構成される．脊柱は 4 つの部位に分けられる（頸椎部および胸椎部，腰椎部，仙骨部）．それらは，多くの機能を有するとともに，上下肢に連結している．その機能のなかで，脊柱は上下肢間の力の伝達を効率よく行うために，体幹の安定のみならず，体幹の運動にも貢献している．脊椎間の動きは椎間板によって可能となり，靱帯や筋の作用によって脊柱の安定が保たれている．脊柱は 3 つの運動面をもち，それぞれの脊柱領域の運動方向と可動範囲は椎骨の関節面の位置により決まる．また脊柱では，側屈や回旋運動は複合的な運動として観察される．これらの動きがどのようにカップリングするかは，運動時の脊柱のアライメントに依存する．顎関節の運動は，身体の最も強い筋群のいくつかの活動によって行われる．この関節の機能不全は，顎関節自体あるいは頸部の病態から二次的な原因で発症する．

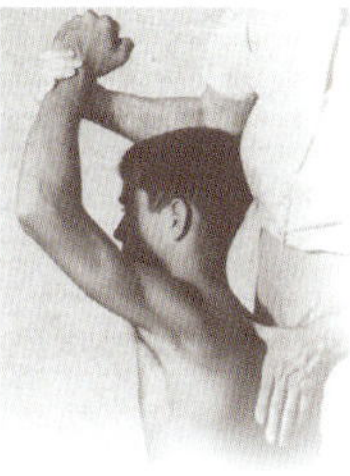

臨床事例の解決方法

Kamryn は，適切に荷物を持ち上げる方法を Matt に指導する必要があると考えていた．Matt は，これまでに Kamryn から教わった筋骨格系に関する知識により，骨盤前傾位に置くことで腰部へのストレスが減弱することを知っていた．次に，Kamryn は彼のリハビリテーションプログラムとして，腹筋群や体幹伸展筋群，股関節の大腿部の筋群を強化するように勧めた．また，実際のリフティング技術の指導も行った．まず，彼に安定性を高めるために足を拡げさせ，コア筋群を引き締めるよう意識させながら，腰椎の弯曲を維持したままでしゃがむように指示した．この姿勢を維持しながらしゃがむには，股関節と膝関節を屈曲させ，身体のバランスを保つために殿部を後方へ押し出す必要がある．また，十分にしゃがんだ姿勢がとれたことを確認して，Kamryn は彼に荷物を身体に近付けて持ち上げる前にしっかりと握るように指導した．その後，下肢を伸展させて，直立姿勢を取らせた．Kamryn は，Matt がこの技術を習得すれば，再び背中を損傷しないように，今度は荷物を他の場所へ運ぶ方法について指導するであろう．

確認問題

1. 立位の骨格模型あるいは被検者を矢状面から眺め，頸椎や胸椎，腰椎の弯曲を観察し，触診しなさい．また被検者の体幹を前屈させて，胸椎の弯曲の増加，および頸椎や腰椎がまっすぐに並ぶことを観察しなさい．次に，被検者の体幹を伸展させたとき，腰椎の弯曲が増加し，胸椎が一直線になることを確認しなさい．また被検者を椅子に座らせ，立位姿勢にあるときの弯曲と異なる点を列挙しなさい．
2. 被検者に片方の靴を脱がせて立たせ，各身体部位における左右の高さの違いを観察および触診して確認しなさい．
   - a．肩
   - b．上前腸骨棘
   - c．腸骨稜
   - d．上後腸骨棘
   - e．肩甲骨の下角

脊柱が側方へ変位していないかどうか, 第 7 頸椎（C7）から仙骨までの脊椎の突起を触診しながらトレースしてみなさい．次に，被検者に靴を履かせ，もう一度確認しなさい．そして，それらの違いについて説明しなさい．

3. 被検者をあなたの前に立たせて，右腕を頭の上に挙げさせ，体幹を左へ側屈させなさい．平坦な部分がなく，左側へ滑らかなカーブを描いているかどうか，第 7 頸椎（C7）から仙骨までの脊椎の突起を触診しながら確認しなさい．また右側へ側屈させたときの状態も同様に確認しなさい．

4. 骨盤が安定するように，被検者を背もたれのない椅子あるいはテーブルの上に座らせ，体幹を左右に回旋させてみなさい．そのとき，回旋運動の大部分がどの部分で起こっているのかを確認しなさい．

5. 骨格模型の関節を外して，環椎や軸椎の特徴（椎体，椎孔，横突起，棘突起，椎弓板，椎弓根，すべての関節面）を確認しなさい．また頸椎および胸椎，腰椎それぞれの椎骨も同様に確認しなさい．さらに，椎骨の同じ部分が各領域でどのように変化するのかを説明しなさい．これらの椎骨の各部位の変化が 3 つの脊椎領域の機能にどのように影響するのかを考えなさい．

6. 2 つの椎骨（および肋骨）が成す関節の特徴を説明し，可能な運動をすべてシミュレーションしなさい．また動きを制限する骨構造および靱帯について説明しなさい．

7. 本章で記載された頸部および体幹の筋を触診しなさい．

8. 背臥位で横になっている被検者の腹筋と腰部脊柱起立筋を触診しなさい．次に，以下の指示を被検者に与えて考えなさい．

a．「頭を上げてください」．このとき，なぜ腹筋が収縮するのか？

b．「片方の足を数 cm だけ上げてください」．このとき，なぜ腹筋が収縮するのか？

c．「咳をしてください」．このとき，なぜ腹筋が収縮するのか？　脊柱起立筋の状態はどうか？

9. 被検者に腹臥位の姿勢をとらせ，両腕を頭の横に置かせる．この被検者の脊柱起立筋を触診し，次の指示を与えなさい．

a．「腕を数 cm 上げてください」．このとき，なぜ脊柱起立筋が収縮するのか？

b．「下肢を数 cm 上げてください」．このとき，脊柱起立筋が収縮する理由を述べなさい．

10. 被検者に端座位をとらせ，腹筋と腰部脊柱起立筋を触診しなさい．そして，下に示す動作を被検者に実施させなさい（股関節は 90° 屈曲位にしたままで行わせる）．

a．「体幹を曲げてください」．被検者が体幹を曲げている間，あるいは直立姿勢に戻るとき，どの筋群が収縮し，またその筋群の収縮のタイプは何か？

b．「体幹を右側へ曲げてください．次に元の姿勢に戻ってください」．このとき，どちら側の筋が収縮し，またその筋群の収縮タイプは何か？　腹筋，および腰部脊柱起立筋は，どちらも矢状面で起こる股関節や体幹のわずかな位置の変化によって収縮することに注目しなさい．

11. 以下に示す活動の分析をしなさい．さらに，各関節でみられる主な運動や筋収縮のタイプ，また安定化に作用する筋について説明しなさい．

a． 背臥位での活動：起き上がる（腹筋運動）．そして元の背臥位に戻る．

b． 腹臥位での活動：頭や肩を上げ，体幹を伸展させる．

c． 腹臥位での活動：プッシュアップをする．

d． 立位での活動：懸垂をする．

e． 立位での活動：体幹を前屈させ，床を手で触れる．そして元の姿勢に戻る．

f． 立位での活動：椅子に座る．そして元の姿勢に戻る．

g． 階段を昇る．そして階段を降りる．

12. 背臥位で股関節と膝関節を屈曲させたときと伸展させたときの腰椎の状態を比較しなさい．なぜ腰椎の位置が股関節の運動で変化するのかを説明しなさい．

13. 腹筋運動を行う場合，腕をどこに置けば腹直筋をより収縮させることができるのかを説明しなさい．

14. 被検者の大腿直筋と腹筋群の活動を触診しながら，下肢を伸展した状態で完全に起き上がるまで腹筋運動を行わせなさい．次に，股関節と膝関節を屈曲させた状態で同様に完全に起き上がるまで腹筋運動を行わせなさい．最後に，被検者に軽く部分的な腹筋運動を行わせなさい．この様々な運動様式において，それぞれの筋が収縮するとき，あるいは弛緩するときにどんな違いを感じるのか？　また部分的な腹筋運動との違いは何か？　あなたの考えを述べなさい．

15. 頭蓋骨における顎関節周辺の骨構造（側頭骨や耳道，下顎窩，関節結節，頬骨弓）を確認しなさい．さらに，下顎骨の筋突起や下顎枝，下顎体，下顎頭を確認しなさい．そして，下顎頭の形と角度に注目しながら，下顎窩や関節結節との間で行われる開口および閉口時の関節運動をシミュレーションしなさい．
16. 被検者にゆっくりと開口および閉口させたときの下顎頭の動きを触診しなさい．左右対称に関節結節の上を降下することに続いて起こる回転を確認しなさい．また開口するときの下の歯の動きがまっすぐなのか，あるいは逸脱するのか注意して観察しなさい．次に，被検者にゆっくりと下顎を前突および後退させたとき，あるいは両側へ逸脱（側方運動）させたときの下顎頭と顎先の動きを触診しなさい．
17. 咬筋と側頭筋を触診し，これらの筋の収縮を確認するために被検者に歯を食いしばるように指示しなさい．また顎の下の顎二腹筋を触診し，この筋の収縮を確認するためにある程度の抵抗を加えて開口させなさい．
18. 被検者に最大限まで顎関節の運動を行わせ，その運動に関与する各筋群を触診しなさい．被検者の運動が左右対称に行われているか確認しなさい．

文献

1. Kapandji IA. *The Physiology of the Joints : The Trunk and Vertebral Column, Vol 3.* Edinbugh : Churchill Livingstone, 1974.
2. Cailliet R. *Low Back Pain Syndrome*, ed 3. Philadelphia : FA Davis, 1981.
3. White AA, III, Panjabi MM. The basic kinematics of the human spine : A review of past and current knowledge. *Spine* 3(1) : 12-20, 1978.
4. Myklebust JB, Pintar F, Yoganandan N, et al. Tensile strength of spinal ligaments. *Spine* 13(5) : 526-531, 1988.
5. Tkaczuk J. Tensile properties of human lumbar longitudinal ligaments. *Acta Orthopaedica Scandinavica* S115 : 1-69, 1968.
6. Nachemson A. Lumbar intradiscal pressure. *Acta Orthopaedica Scandinavica* 43 : 1-104, 1960.
7. Nachemson A. Disc pressure measurements. *Spine* 6(1) : 93-97, 1981.
8. Nachemson A. Lumbar intradiscal pressure. In Jayson M(ed) : *The lumbar spine and back pain*. Edinburgh : Churchill Livingstone, 1987, pp 191-203.
9. McNally DS, Adams MA. Internal intervertebral disc mechanics as revealed by stress profilometry. *Spine* 17(1) : 66-73, 1992.
10. Fennell AJ, Jones AP, Hukins DWL. Migration of the nucleus pulposus within the intervertebral disc during flexion and extension of the spine. *Spine* 21 : 2753-2757, 1996.
11. Fazey PJ, Song S, Monsas A, et al. An MRI investigation of intervertebral disc deformation in response to torsion. *Clinical Biomechanics* 21 : 538-542, 2006.
12. Panjabi M, Yamamoto I, Oxland T, Crisco J. How does posture affect coupling in the lumbar spine? *Spine* 14(9) : 1002-1011, 1989.
13. Farfan HF. Biomechanics of the lumbar spine. In Kirkaldy-Willis WH, Burton CV(eds) : *Managing Low Back Pain.* Edinburgh : Churchill Livingstone, 1988.
14. Walker BF. The prevalence of low back pain : A systematic review of the literature from 1966 to 1998. *Journal of Spinal Disorders* 13(3) : 205-217, 2000.
15. Grieve GF. *Common Vertebral Joint Problems*. Edinburgh : Churchill Livingstone, 1988.
16. Fryette HH. *Principles of osteopathic techniques.* Carmel, CA : Academy of Applied Osteopathy, 1954.
17. Edmondston SJ, Aggerholm M, Elfving S, et al. Influence of posture on the range of axial rotation and coupled lateral flexion of the thoracic spine. *Journal of Manipulative & Physiological Therapeutics* 30(3) : 193-199, 2007.
18. Mimura M, Moriya H, Watanabe T, Takahashi K, Yamagata M, Tamaki T. Three-dimensional motion analysis of the cervical spine with special reference to the axial rotation. *Spine* 14(11) : 1135-1139, 1989.
19. Harrison DE, Harrison DD, Troyanovich SJ. Three-dimensional spinal coupling mechanics : Part I. A review of the literature. *Journal of Manipulative & Physiological Therapeutics* 21(2) : 101-113, 1998.
20. American Medical Association. *Guides to the Evaluation of Permanent Impairment*, ed 3. Chicago : American Medical Association, 1988.
21. Thor CP, Gabler HC. The relationship between thoracic organ injuries and associated rib fractures. *Biomedical Sciences Instrumentation* 44 : 292-297, 2008.
22. Carrier G, Fréchette E, Ugalde P, Deslauriers J. Correlative anatomy for the sternum and ribs, costovertebral angle, chest wall muscles and intercostal spaces, thoracic outlet. *Thoracic Surgery Clinics* 17(4) : 521-528, 2007.
23. Cappello M, DeTrover A. On the respiratory function of the ribs. *Journal of Applied Physiology* 92(4) : 1642-1646, 2002.
24. Porterfield JA, DeRosa C. *Mechanical Low Back Pain Perspectives in Functional Anatomy*. Philadelphia : WB Saunders, 1991.

25. Adams MA, Hutton WC. The mechanical function of the lumbar apophyseal joints. *Spine* 8 : 327-330, 1983.
26. Yamamoto I, Panjabi MM, Osland TR, Crisco JJ. The role of the iliolumbar ligament in the lumbosacral junction. *Spine* 15(11) : 1138-1141, 1990.
27. McNeely ML, Magee TDJ. A systematic review of physiotherapy for spondylolysis and spondylolisthesis. *Manual Therapy* 8(2) : 80-91, 2003.
28. Bogduk N, Macintosh JE. The applied anatomy of thoracolumbar fascia. *Spine* 9(2) : 164-170, 1984.
29. Mennell JB. *Physical Treatment by Movement, Manipulation and Massage*. Philadelphia : The Blakiston Company, 1947.
30. Colachis SC, Jr., Worden RE, Bechtol CO, Strohm BR. Movement of the sacroiliac joint in the adult male : A preliminary report. *Archives of Physical Medicine and Rehabilitation* 44 : 490-498, 1963.
31. Ro CS. Sacroiliac Joint : Part I. Anatomy. In Cox JM(ed) : *Low Back Pain*. Baltimore : Williams & Wilkins, 1990.
32. DonTigny RL. Anterior dysfunction of the sacroiliac joint as a major factor in the etiology of idiopathic low back pain syndrome. *Physical Therapy* 70(4) : 250-265, 1990.
33. Grieve GF. *Modern Manual Therapy of the Vertebral Column*. Edinburgh : Churchill Livingstone, 1986.
34. Cohen SP. Sacroiliac joint pain : A comprehensive review of anatomy, diagnosis, and treatment. *Anesthesia and Analgesia* 101(5) : 1440-1453, 2005.
35. Foley BS, Buschbacher RM. Sacroiliac joint pain : Anatomy, biomechanics, diagnosis, and treatment. *American Journal of Physical Medicine and Rehabilitation* 85(12) : 997-1006, 2006.
36. Forst SL, Wheeler MT, Fortin JD, Vilensky JA. The sacroiliac joint : Anatomy, physiology and clinical significance. *Pain Physician* 9(1) : 61-67, 2006.
37. Sashin D. A critical analysis of the anatomy and pathological changes of the sacroiliac joints. *Journal of Bone and Joint Surgery* 12A : 891-910, 1930.
38. Goode A, Hegedus EJ, Sizer P, Jr., Brismee JM, Linberg A, Cook CE. Three-dimensional movements of the sacroiliac joint : A systematic review of the literature and assessment of clinical utility. *Journal of Manual & Manipulative Therapy* 16(1) : 25-38, 2008.
39. Weisl H. The movements of the sacroiliac joint. *Acta Anatomica* 23(1) : 80-91, 1955.
40. Gaskill M. A solid base of support. *Today in Physical Therapy* 4 : 42-45, 2007.
41. Lindsay DM, Meeuwisse WH, Vyse A, Mooney ME, Summersides J. Lumbosacral dysfunctions in elite cross-country skiers. *Journal of Orthopaedic and Sports Physical Therapy* 18(5) : 580-585, 1993.
42. Kapandji IA. *The Physiology of the Joints. Lower Limb, Vol 2* ed 5. Edinburgh : Churchill Livingstone, 1987.
43. DonTigny RL. Function and pathomechanics of the sacroiliac joint. *Physical Therapy*. 1985 ; 65(1) : 35-44.
44. Starkey C. Taber's Cylopedic Medical Dictionary. In Starkey C(ed) : *Taber's Cyclopedic Medical Dictionary*, ed 20. Philadelphia : FA Davis, 2005, p 2123.
45. Palastanga N, Field D, Soames R. *Anatomy and Human Movement. Structure and Function*. ed 4. Boston : Butterworth Heinemann, 2002.
46. Nakayama T, Yamamoto I, Fujiwara T, Yamada T. Sagittal kinematics and muscular activities of torso and hip during trunk flexion and extension. *Journal of Physical Therapy Sciences* 18(2) : 165-173, 2006.
47. Andersson E, Oddsson L, Grundström H, Thorstensson A. The role of the psoas and iliacus muscles for stability and movement of the lumbar spine, pelvis and hip. *Scandinavian Journal of Medicine in Science and Sports* 5(1) : 10-16, 1995.
48. Fick R. *Anatomie und Mechanik der Gelenke : Teil III, Spezielle Gelenk und Muskel Mechanik*. Jena, Germany : Fisher, 1911.
49. Prushansky T, Ezra N, Kurse N, Man L, Schneiderman Y. Reproducibility of sagittal plane pelvic tilt measurements in normal subjects using digital inclinometry. *Gait & Posture* 28 : 513-516, 2008.
50. Basmajian JV. Cyclobenzaprine hydrochloride effect on skeletal muscle spasm in the lumbar region and neck : Two double-blind controlled clinical and laboratory studies. *Archives of Physical Medicine and Rehabilitation* 59 : 58-63, 1978.
51. Boyd-Clark LC, Briggs CA, Galea MP. Muscle spindle distribution morphology, and density in longus colli and multifidus muscles of the cervical spine. *Spine* 27(7) : 694-701, 2002.
52. Abrahams VC. The physiology of neck muscles : Their role in head movement and maintenance of posture. *Canadian Journal of Physiology and Pharmacology* (55) : 332-338, 1977.
53. Macintosh JE, Bogduk N. The anatomy and function of the lumbar back muscles and their fascia. In Twomey LT, Taylor JR (eds) : *Physical Therapy of the Low Back*. New York : Churchill Livingstone, 1987.
54. Moseley GL, Hodges PW, Gandevia SC. Deep and superficial fibers of the lumbar multifidus muscle are differentially active during voluntary arm movements. *Spine* 27(2) : E29-E36, 2002.
55. MacDonald DA, Moseley GL, Hodges PW. The lumbar multifidus : Does the evidence support clinical beliefs? *Manual Therapy* 11(4) : 254-263, 2006.
56. Moseley GL, Hodges PW. Reduced variability of postural strategy prevents normalization of motor changes induced by back pain : a risk factor for chronic trouble? *Behavioral Neuroscience* 120(2) : 474-476, 2006.
57. Lewin T, Mofett B, Vidik A. The morphology of the lumbar synovial intervertebral joints. *Acta Morphologica Neerlando-Scandinavica* 4 : 299-319, 1962.

58. Kiesel KB, Underwood FB, Mattacola CG, Nitz AJ, Malone TR. A comparison of select trunk muscle thickness change between subjects with low back pain classified in the treatment-based classification system and asymptomatic controls. *Journal of Orthopaedic and Sports Physical Therapy* 37(10) : 596-607, 2007.
59. Valencia FP, Munro RR. An electromyographic study of the lumbar multifidus in man. *Electromyography and Clinical Neurophysiology* 25(4) : 205-221, 1985.
60. Pauly JE. An electromyographic analysis of certain movements and exercises : I. Some deep muscles of the back. *Anatomical Record* 155(2) : 223-234, 1966.
61. Hodges P, Richardson C. Inefficient muscular stabilization of the lumbar spine associated with low back pain : A motor control evaluation of transversus abdominis. *Spine* 21(22) : 2640-2650, 1996.
62. Richardson CA, Snijders CJ, Hides JA, Damen L, Pas MS, Storm J. The relation between the transversus abdominis muscles, sacroiliac joint mechanics, and low back pain. *Spine* 27(4) : 399-405, 2002.
63. Butcher SJ, Craven BR, Chilibeck PD, Spink KS, Grona SL, Sprigings EJ. The effect of trunk stability training on vertical takeoff velocity. *Journal of Orthopaedic and Sports Physical Therapy* 37(5) : 223-231, 2007.
64. Norris CM. Functional abdominal training : Part 2. *Journal of Bodywork and Movement Therapies* 3(4) : 208-214, 1999.
65. Panjabi MM. The stabilizing system of the spine. Part II : Neutral zone and instability hypothesis. *Journal of Spinal Disorders* 5(4) : 390-396, 1992.
66. Sullivan MS. Back support mechanisms during manual lifting. *Physical Therapy* 69(1) : 38-45, 1989.
67. Akuthota V, Nadler SF. Core strengthening. *Archives of Physical Medicine and Rehabilitation* 85(3) : S86-S92, 2004.
68. Borghuis J, Hof AL, Lemmink KAP. The importance of sensory-motor control in providing core stability : Implications for measurement and training. *Sports Medicine* 38(11) : 893-916, 2008.
69. Kippers V, Parker AW. Posture related to myoelectric silence of erectores spinae during trunk flexion. *Spine* 9(7) : 740-745, 1984.
70. Floyd WF, Silver PH. Function of erectores spinae in flexion of the trunk. *Lancet* 257(6647) : 133-134, 1951.
71. Gracovetsky S, Farfan H, Helleur C. The abdominal mechanism. *Spine* 10(4) : 317-324, 1985.
72. Gracovetsky S, Kary M, Levy S, Ben Said R, Pitchen I, Hélie J. Analysis of spinal and muscular activity duringflexion/extension and free lifts. *Spine* 15(12) : 1333-1339, 1990.
73. DeLitto SR, Rose SJ. An electromyographic analysis of two techniques for squat lifting and lowering. *Physical Therapy* 72(6) : 438-448, 1992.
74. Holmes JA, Damaser MS, Lehman SL. Erector spinae activation and movement dynamics about the lumbar spine in lordotic and kyphotic squat lifting. *Spine* 17(3) : 327-334, 1992.
75. Basmajian JV. *Muscles Alive : Their Function Revealed by Electromyography*, ed 4. Baltimore : Williams & Wilkins, 1978.
76. Gray H. *Anatomy of the Human Body*, ed 28. Philadelphia : Lea & Febiger, 1966.
77. McNamara JA, Jr. The independent functions of the two heads of the lateral pterygoid muscle. *American Journal of Anatomy* 138(2) : 197-205, 1973.
78. Sarnat BG, Laskin DM. *The Temporomandibular Joint : A Biological Basis for Clinical Practice*, ed 4. Philadelphia : WB Saunders, 1992.
79. Widmalm SE, Lillie JH, Ash MM, Jr. Anatomical and electromyographic studies of the digastric muscle. *Journal of Oral Rehabilitation* 15(1) : 3-21, 1988.
80. Burakoff R. Epidemiology. In Kaplan AS, Assael LA (eds) : *Temporomandibular Disorders : Diagnosis and Treatment*. Philadelphia : WB Saunders, 1991.
81. Travell JG, Simons DG. *Myofascial pain and dysfunction : The trigger point manual*, Vol. 1. Baltimore : Williams and Wilkins, 1983.
82. Pullinger AG, Monteiro AA. History factors associated with symptoms of temporomandibular disorders. *Journal of Oral Rehabilitation* 15(2) : 117-124, 1988.
83. Mannheimer JS, Dunn J. Cervical spine-evaluation and relation to temporomandibular disorders. In Kaplan AS, Assael LA(eds) : *Temporomandibular Disorders : Diagnosis and Treatment*. Philadelphia : WB Saunders, 1991.
84. Goldman JR. Soft Tissue Trauma. In Kaplan AS, Assael LA (eds) : *Temporomandibular Disorders : Diagnosis and Treatment*. Philadelphia : WB Saunders, 1991.

INTRODUCTION TO

第3部：下肢

第2部では，上肢および体幹について説明した．第3部では，臨床的視点から骨盤，股関節，膝，足関節といった下肢の運動学的機能を説明する．各章ごとに，各体節の解剖を重要な筋機能，関節運動学と骨運動学についてまとめている．

第9章では，骨盤と股関節を取り上げる．骨盤は股関節に隣接しているため，股関節運動および機能に関連して説明する．さらに，片脚立位および歩行における体重負荷と下肢の構造を，単下肢体重負荷を中心に解説する．

第10章では，膝関節を取り上げる．膝関節は，脛骨大腿関節と膝蓋大腿関節によって構成される．各関節における力と神経系についても説明する．股関節と膝関節の相互作用についても，本章において解説する．

第11章では，足関節と足部を取り上げる．多関節による運動では，開放運動連鎖（open kinetic chain：OKC）および閉鎖運動連鎖（closed kinetic chain：CKC）における機能と運動の相違を示す．足部固有の運動は，他の体節に与える影響とともに説明する．

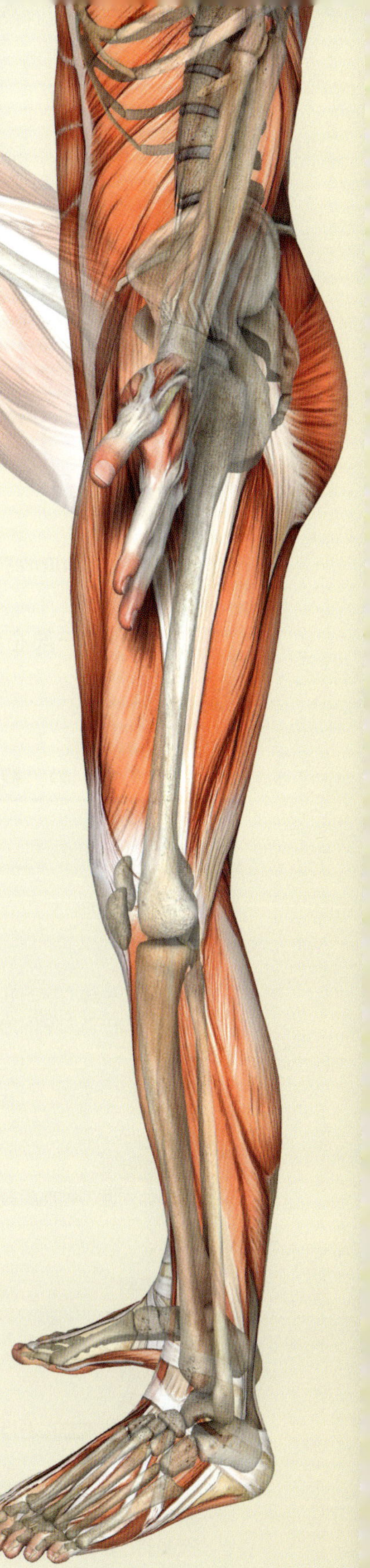

第9章
骨盤と股関節

Dolores B. Bertoti, MS, PT, and Christopher R. Carcia, PhD, PT, SCS, OCS

"一部を知ることは間違いのもと，全容を知ってこそ知恵が身につく."

—アジアの諺

本章の概要

学習目標

本章では，骨盤および股関節について詳細に記述している．本章の終わりまでに，以下に示す目標を達成してほしい．

- ❑ 骨盤および股関節の骨，関節，軟部組織，筋を示すことができる．
- ❑ 骨盤，股関節，腰部，体幹の関係性と機能的運動への役割を説明できる．
- ❑ 骨盤の前傾，後傾，側方傾斜，前方回旋，後方回旋の運動を説明できる．
- ❑ 股関節の運動（屈曲，伸展，外転，内転，外旋，内旋）および股関節の運動に関わる筋群を列挙できる．
- ❑ 特定の機能的活動で働く骨盤および股関節に関与する主な筋を示すことができる．
- ❑ 3面上の運動に関わる股関節の筋を列挙し，機能的運動に関わる特徴を述べることができる．
- ❑ 開放運動連鎖（open kinetic chain：OKC）と比較して閉鎖運動連鎖（closed kinetic chain：CKC）における股関節と筋の機能を説明できる．
- ❑ 片脚立位における中殿筋と内転筋群の役割を含む前額面上の骨盤制御を述べ，機能の意味を説明できる．
- ❑ 骨盤および股関節に関する一般的な病態を述べることができる．

本　章　の　概　要

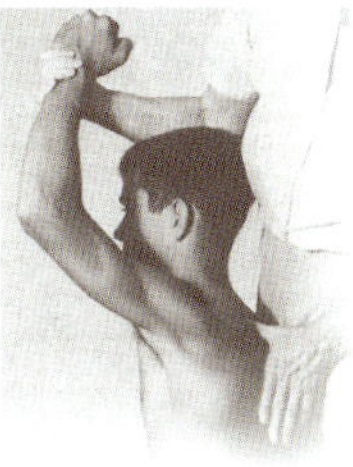

臨床事例

Noelle は Reyes という定年を過ぎた男性と一緒に働いているが，Reyes の歩行が不安定であることに気づいている．Reyes は左下肢に体重をかけるたびに，立脚側（左側）に体幹を傾ける．Noelle は，Reyes の跛行（歩行偏位）の長期作用を心配している．Noelle は，この跛行の原因を明らかにするために，どんな評価をすべきか．また，Reyes へどのように助言すべきか．

はじめに

骨盤および股関節は，肩部と同様に構造と機能が一体的に絡み合っている．しかし，肩部と対照的に，骨盤および股関節の第 1 の役割は開放運動連鎖（open kinetic chain：OKC）における運動ではなく，閉鎖運動連鎖（closed kinetic chain：CKC）において作用することである．体幹と肩甲骨，肩甲骨と肩甲上腕関節との間に直接的な関係があるのと同様に，体幹と骨盤，骨盤と股関節との間にも関連がある．

解剖学用語で，「肢帯」は機能的装具または部分の動きを保障する骨組として作用する解剖学的構造を示す．骨盤帯が完全な肢帯を形成するのに対して，肩関節複合体は不完全な肢帯である．骨盤帯には，後方に仙骨と第 5 腰椎を経て軸骨格に取り付けられる左右の骨盤が含まれる．左右の骨盤は前方で恥骨結合として接合する．上腕骨骨頭が関節窩と関節を形成するのと同様に，大腿骨頭は寛骨窩で関節を形成する．これらの基本的類似点を超えて，構造と機能において骨盤帯は肩甲帯とは異なった特徴をもつ．

*骨盤*という単語は，ラテン語の「ボウル」または「鉢」から来ている．その文字通りで，骨盤は大切な内臓が入る骨のボウルを形成している．その上，骨盤の筋骨格系は，両下肢と HAT（頭部・上肢・体幹）との連絡を構成している．骨盤には，次のような複数の機能がある．すなわち，1）HAT に安定した基盤を与えること，2）内臓を包んで，支えること，3）上部から下部へ，また下部から上部へといった，HAT と両下肢間の力を伝達したり，吸収したりすること，である．骨盤帯は，安定性を与えることに加えて，効率的かつ効果的に体を動かすために，腰椎，仙骨，股関節とともに作用する．仙腸関節，第 5 腰椎に関係する運動は前章で述べているので，詳細は参照のこと．本章では骨盤制御と運動に関連する部分のみを説明する．

見てわかるように，股関節は構造的に非常に安定しており，たいへん可動性にも富んでいる．股関節は，体幹と地面との間で大きい力を伝えることに加えて，身体の移動システムにおいて大きな役割を担っている．例えば，歩行中に荷重負荷側の股関節外転筋は，全体重の約 85 %と平衡を保つような力を生み出さなければならない．股関節は，昇る，椅子から立ち上がる，靴ひもを結ぶために足を持ち上げるなど，身体を昇降させる際に，主な役割を果たす．

近位部を動かすか，遠位部を動かすかによって，筋は関節運動を起こす．股関節も例外ではない．股関節の筋群の作用によって，骨盤に大腿骨を近づける（例えば，股関節屈曲によって一歩一歩進む），または大腿骨に骨盤を近づける（例えば，床に落ちた物を拾うために体を傾ける）などである．これは，安定している部位や移動する部位によって異なり，日常の動作に関与している．

骨

本章で示す第 1 の骨は，股関節を構成する骨，つまり骨盤と大腿骨である．仙骨，尾骨，腰椎は骨盤運動に関与しているが，それは第 8 章で述べた．股関節および骨盤に関与する筋群を理解するために，骨を復習として提示する．

骨盤

骨盤には，器官のための機能，運動学的な機能といっ

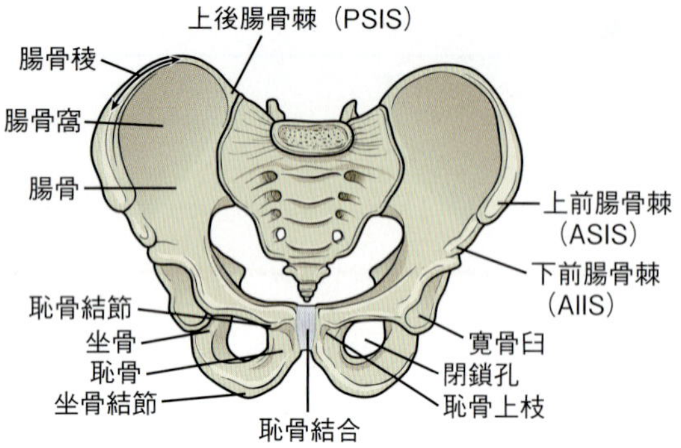

前面像

図 9-1　骨盤のランドマークを示した．寛骨臼；腸骨-腸骨稜，腸骨窩，ASIS，AIIS；坐骨-坐骨結節；恥骨-恥骨枝，恥骨結合，恥骨結節

たいくつかの重要な機能がある．器官のための機能は，内臓を支えて保護する機能，産道を骨で支える機能の2つである．骨盤の運動学的な機能は，以下を含む．

- 立位におけるHATの大腿骨への体重移動と体重支持，または，座位におけるHATの坐骨結節への体重移動と体重支持
- 体幹と下肢との滑らかな移動が起こり，周期的な骨盤の揺れを起こすための歩行中の骨盤回旋
- 幅広い領域を筋の付着部として提供すること

骨盤（pelvis）は，左右の寛骨と仙骨から構成される．寛骨（os coxa）（英語：hip bone）は「無名骨」（innominate）（ラテン語：*innominatum*）とも呼ばれることがあり，寛骨は1つの骨ではなく，3つの骨が癒合して成り立つ．寛骨は，前方および上方の腸骨，後方の坐骨と前下方の恥骨で構成される（**図 9-1**）．3つの骨は個々の骨だが，ともに**寛骨臼**（acetabulum）（カップ）（英語：a shallow vinegar vessel or cup）を形成する．寛骨臼は，大腿骨頭が入って股関節を形成するためのカップである．寛骨臼は安定性の主要点であり，股関節を形成している．他に，骨盤で重要な点は**大坐骨切痕**（greater sciatic notch）と**閉鎖孔**（obturator foramen）である．坐骨神経は，大坐骨切痕を通過し，梨状筋と交差する．閉鎖孔は坐骨と恥骨によって形成され（**図 9-1**），閉鎖孔を通過して血管と神経は下肢へ向かう．

腸骨

腸骨（ilium）は，寛骨のうち前方および上方に位置する．腸骨は，「腰に手を置いて」と言われたときに触る骨である．腸骨は，股関節ではなく骨盤である（**図 9-2A**）．腸骨体の約40％が寛骨臼の形成に関わる．

腸骨は，母指を腸骨上縁の**腸骨稜**（iliac crests）に置くことで触察できる．腸骨の表面は，腹部および股関節を交差する多くの筋の付着部になっている．通常では，立位において左右の腸骨稜は水平線を成す．**上前腸骨棘**（anterior superior iliac spine：ASIS）は，腸骨稜の最も前方かつ上方にある．ASISは縫工筋と大腿筋膜張筋の付着部で，骨盤位置，下肢長，Qアングルを評価するための重要なランドマークである．腸骨稜を後方にたどると，**上後腸骨棘**（posterior superior iliac spine：PSIS）が確認できる．PSISは，ASISより広く，より頑丈で，触察で粗く感じる．PSISのすぐ下方にくぼみがある．これは，仙腸関節のための後方のランドマークである（**図 9-2B**）．

下前腸骨棘（anterior inferior iliac spine：AIIS）と**下後腸骨棘**（posterior inferior iliac spine：PIIS）は，それぞれASISとPSISより下方にある．AIISとPIISのランドマークは，容易には触察できない．AIISは大腿直筋の近位付着部である．**腸骨窩**（iliac fossa）は腸骨の大きいくぼみの内面で，強力な腸骨筋が付着する深く大きい面がある．腸骨外側の後殿筋線，前殿筋線，下殿筋線は触察できないが，3つの殿筋の付着部を切り離

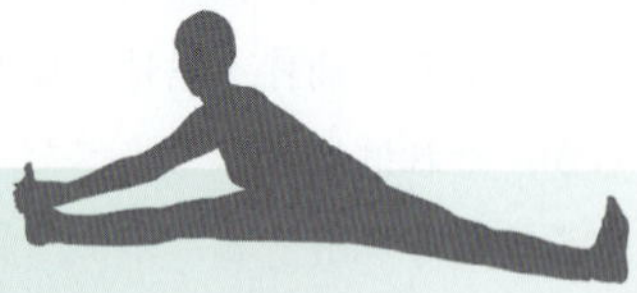

臨床的視点

臨床的に，前額面における骨盤側方傾斜は，両腸骨稜の高さを確認することによって評価される．骨盤の左右対称性も，前方から親指を両ASISに置くことによって確認できる．多くの人でASISは容易にわかり，皮膚の下に見える．

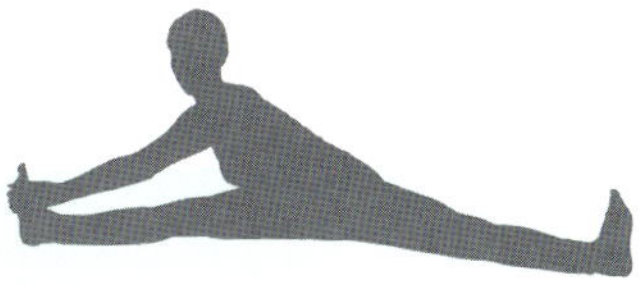

臨床的視点

坐骨結節は，硬い椅子に座るか，股関節と膝関節を屈曲させた側臥位で容易に触察できる．坐骨結節は，一度同定すれば立位でも殿溝の下へたどって触察できる．坐骨結節は，テーブルの前または平行棒内での立位においても触察できる可能性がある．手で体幹の重さを支えている間に，体幹を前方へ屈曲させる．この姿勢，そして股関節伸筋群より体幹を押し上げるために手で押して直立姿勢に戻るときに，坐骨結節は触察される．坐骨結節は，車椅子で移動している人や大腿切断者にとって重要である．長時間車椅子に座っている人は，長時間の圧迫による皮膚損傷に注意しなければならない．除圧は，適切なシートパッドの選択と定期的に除圧技術を指導することで可能となる．大腿切断者は，立位や歩行中において坐骨結節で体重を負荷するよう設計された義足を使用している．

すとわかる（**図 9-3**）．

坐骨

坐骨（ischium）は，骨盤の後方かつ下方の骨である．坐骨体は，寛骨臼の約 40%を作る．触察の上で最も顕著な特徴は，坐骨最下面の大きな**坐骨結節**（ischial tuberosity）である（**図 9-3**）．坐骨は，座位において体重負荷で突出する重要なランドマークである．そして，

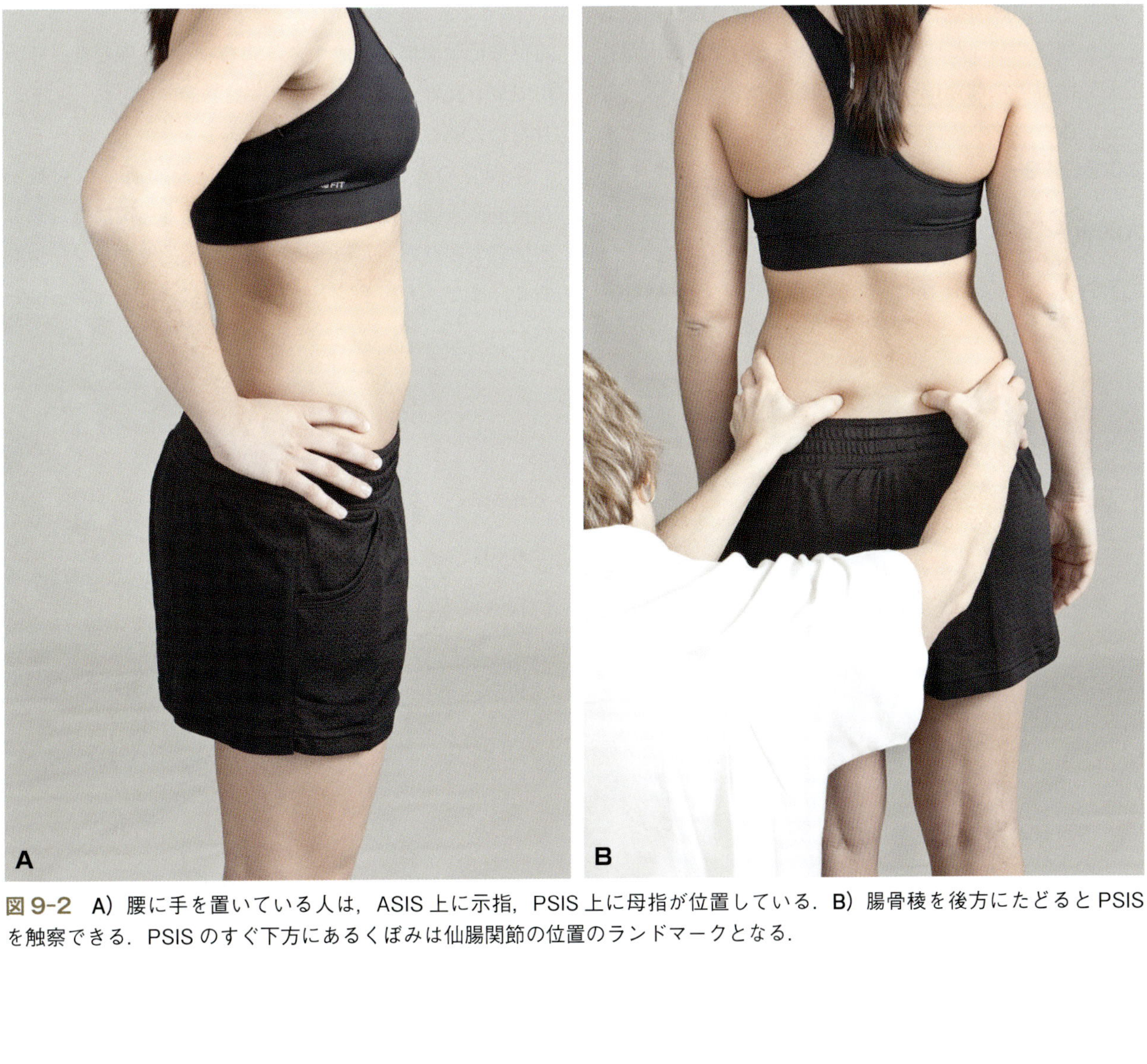

図 9-2　**A**）腰に手を置いている人は，ASIS 上に示指，PSIS 上に母指が位置している．**B**）腸骨稜を後方にたどると PSIS を触察できる．PSIS のすぐ下方にあるくぼみは仙腸関節の位置のランドマークとなる．

ハムストリングスと大内転筋（一部）の起始である．

坐骨枝（ischial ramus）（ラテン語：*branch*，英語：ram's horns）は，容易に触察できず，坐骨体から恥骨枝に及ぶ．これは，大内転筋（一部）および股関節外旋筋群のいくつかの付着部である（図 9-1）．仙腸関節を補強する仙棘靱帯の付着部になる坐骨棘がある．

恥骨

恥骨（pubis）は，骨盤の前下方の骨である．恥骨体は，寛骨臼の残り約 20％の形成を担う．正面から恥骨を見ると，恥骨は主に**上枝**（superior ramus）と**下枝**（inferior ramus）から構成されていることが容易に確認できる．股関節内転筋群の大部分が恥骨に付着する．**恥骨結合**（symphysis pubic）は左右恥骨間の半関節で，後に説明する．恥骨上枝の内側および上面に**恥骨結節**（pubic tubercle）がある（図 9-1）．鼠径靱帯は，ここに付着する．

寛骨臼

寛骨臼は，股関節を形成するための大腿骨頭と関節面を成す骨盤の部分として名付けられたものである．寛骨臼と大腿骨との関節については関節の部分で述べるが，寛骨が 3 つの骨の結合であるため，ここでも少し説明する（**BOX 9-1**）．

BOX 9-1 | 骨盤における骨の主要点

腸骨
- 腸骨稜
- 腸骨窩
- 上前腸骨棘（ASIS）
- 下前腸骨棘（AIIS）
- 上後腸骨棘（PSIS）
- 下後腸骨棘（PIIS）

坐骨
- 坐骨枝
- 坐骨結節
- 坐骨棘

恥骨
- 恥骨上枝および下枝
- 恥骨結合
- 恥骨結節

寛骨（腸骨，坐骨，恥骨の結合）
- 寛骨臼
- 大坐骨切痕
- 閉鎖孔

大腿骨

大腿骨（femur or thigh bone）は，近位では股関節，遠位では膝関節を構成する（**図 9-4**）．大腿骨は，体の中で最も長く，強い骨である．興味深いことに，ヒトの身長は大腿骨の長さの約 4 倍である [1]．

大腿骨のうちで最も触察が容易な場所は，**大転子**（greater trochanter）である．中殿筋と股関節外旋筋群が付着するため，大転子は重要な臨床的ランドマークであり，また，大転子は下肢長の計測におけるランドマー

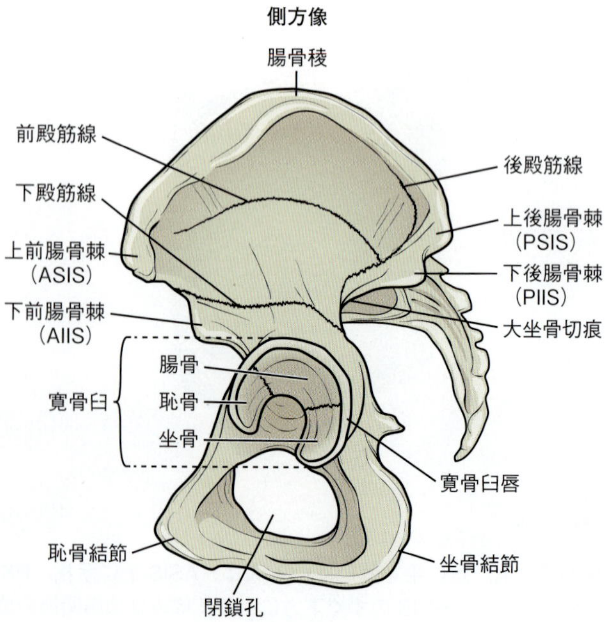

図 9-3　骨盤側方像．前殿筋線，後殿筋線，下殿筋線と坐骨結節を含む，ランドマークを示した．

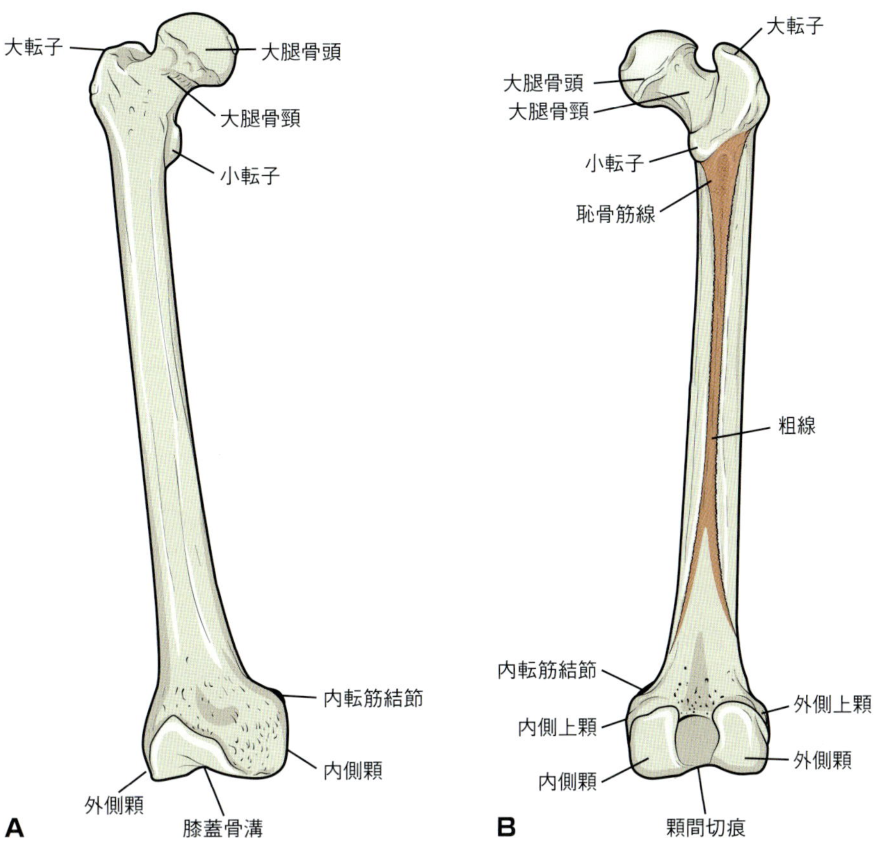

図 9-4　ランドマークを示した大腿骨の A）前面像および B）後面像．大転子，小転子，恥骨筋線，大腿骨頭，大腿骨頸，大腿骨体，粗線，内転筋結節，内側顆および外側顆，内側上顆および外側上顆を含む．

クとなる．健常成人において，大転子は大腿骨頭の中心と同じ高さである[2]．大転子は大腿骨側面に突出しているため，大転子に付着する多くの股関節筋群のモーメントアームを延長させることになり，てこの力を増大させる．これらの筋には，中殿筋，小殿筋，大殿筋，股関節外旋筋群が含まれる．大転子は，筋の牽引線を股関節運動軸から外すことにより，これらの筋群のモーメントアームを延長させる．それによって，これらの筋群によって発生させるトルクを増大させる．

大腿骨は大きな筋によって囲まれているため，近位部主要点の大部分は触察が難しい．触察できない大腿骨の近位部主要点は，以下のとおりである．小転子（lesser trochanter）（大転子の内側，下方にある）は腸腰筋の付着部である．**粗線**（linea aspera）は，大腿骨背面のほぼ全長に走っている顕著な隆起であり，股関節内転筋群のいくつかの付着部になっている．大転子と粗線の間に，**恥骨筋線**（pectineal line）（恥骨筋が付着するため名付けられた）がある．遠位大腿骨は，容易に触察できる．

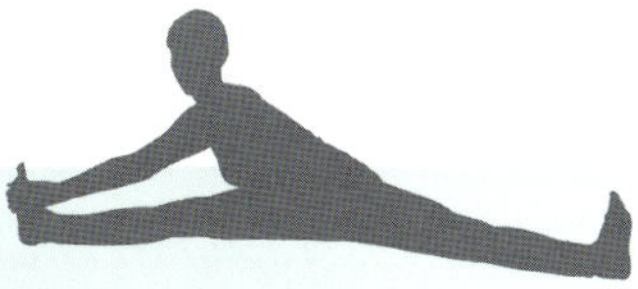

臨床的視点

大腿骨大転子の触察には，被検者を仰臥位にして両下肢を伸展させる．母指を腸骨稜の側面に置いて，大腿外側へできるだけ指を伸ばす．もう一方の手で他動的に被検者の大腿部を内側および外側に回旋させると，中指の下に大転子の動きを感じられるだろう．一度，大転子を確認したなら，指が左右，上下にすべる大きな骨の突起として正確に触察されるだろう．立位において，両下肢の大転子の高さは同じでなければならない．

BOX 9-2 | 股関節機能に関連した大腿骨の特徴

大腿骨頭
大腿骨頸
大転子
小転子
粗線
恥骨筋線
大腿骨体（骨幹部）
内転筋結節

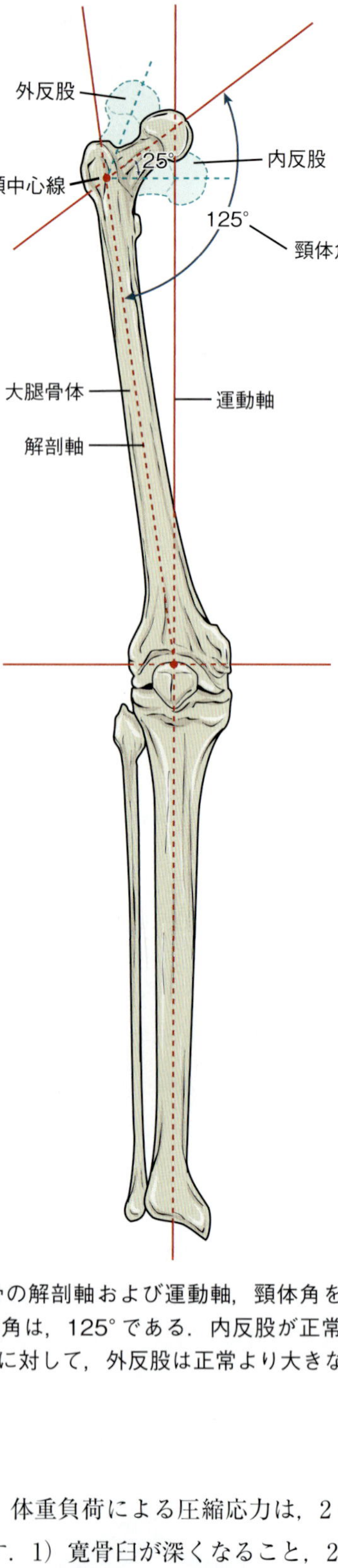

図 9-5 大腿骨の解剖軸および運動軸，頸体角を示す．成人の典型的頸体角は，125° である．内反股が正常より小さな角度であるのに対して，外反股は正常より大きな角度である．

これらの大腿骨遠位部は，第 10 章で述べる．

大腿骨近位部の**大腿骨頭**（femoral head）および**大腿骨頸**（femoral neck）は触察不可能であるが，大変重要な股関節構造である．大きな丸い大腿骨頭は，硝子軟骨でほぼ完全に覆われる．大腿骨頭窩は，硝子軟骨を欠く大腿骨頭の一部である．大腿骨頭靱帯（円靱帯）とそれに付随する血管は，寛骨臼から大腿骨まで窩を通して進む．大腿骨頭は，大腿骨頸部によって大腿骨体につながっている．大腿骨頸は，大腿骨頭が内側かつ後上方に向かうよう角度をつけている．寛骨臼は，それに対応して外側かつ前下方に角度をつけている．肩甲上腕関節でみたほど差は大きくないが，股関節においても大腿骨頭は対応する臼蓋より広い関節面をもっている．このように，いくつかの解剖学的および生体力学的な特徴によって，股関節の適合と安定性が増大する（BOX 9-2）．

大腿骨の生体力学的な角度

大腿骨には，前額面に 1 つ，水平面に 1 つ，合計 2 つの特徴的な角度がある．両方の角度とも，大腿骨の力学的効率を改善させる．

頸体角

前額面では，荷重線上に膝関節と大腿骨頭が一直線になり，大腿骨体中心線（解剖軸）は運動軸より傾いている（**図 9-5**）．前額面の大腿骨頸と大腿骨体との角度が頸体角である．**頸体角**（angle of inclination）は一生を通して変化するが，平均すると 125° である[3]．頸体角の一生を通しての変化は，構造と機能との調和の良い実例である．新生児の典型的な頸体角は通常 150° で，寛骨臼はかなり浅い．股関節は不適合で相対的に不安定な位置に置かれている．幼少期と幼児期の間に起こる正常な筋緊張による関節への圧縮応力および張力応力，運動に伴う筋収縮，体重負荷による圧縮応力は，2 つの重要な変化を起こす．1）寛骨臼が深くなること，2）頸体角が減少すること，である．乳児の仰臥位からの運動発達は，四つ這いを経て，最終的に立位から歩行へ移行することで，未熟な骨組織をモデリングすることに貢献する．すなわち，寛骨臼が深くなり，そして頸体角が減少するように，骨と関節は促進的なストレスを与える状態に置かれるのである．これら 2 つの変化によって，寛骨臼と

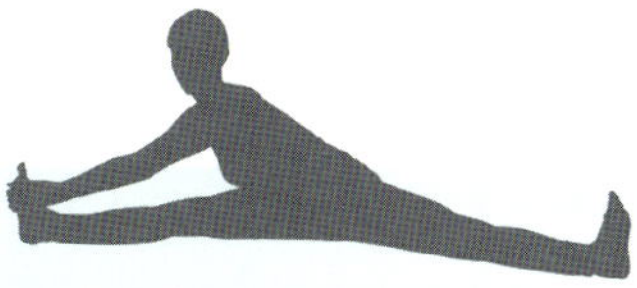

臨床的視点

外反股と内反股について考察すると，人体の構造と機能がどのように関連しているか，一生において様々な段階で機能変化に対するリスクがどのように生じるのかを認識することができる．発達障害をもつ小児（特に脳性麻痺または二分脊椎）は，しばしば外反股を呈する．運動発達遅滞では，運動制限と筋力の異常によって，出生時にみられる150°の頸体角は維持され，125°の典型的頸体角に減少しない．この頸体角の増大は，股関節の不安定性，筋力低下，力を産生する能力の低下を引き起こす．

高齢者において，加齢による頸体角の変化（内反股）は股関節部骨折のリスク増大を示す．興味深いことに，股関節部の骨折を受傷した患者に骨折について尋ねると，多くは実際に骨折を引き起こすような転倒ではなかったという，むしろ，股関節から崩れて倒れたという感覚を経験したのである．いい換えれば，おそらく内反股が股関節部の骨折の原因となり，その結果転倒に至ったのだろう．

大腿骨頭との適合性が改善し，最適な力を発揮させるために関節をまたぐ筋の配置が整う．

大腿骨頸と大腿骨の解剖軸との成す角である頸体角が130°を超えると**外反股**（coxa valga）という（**図9-5**）．外反股は，脱臼または亜脱臼傾向をもつ股関節不安定性のような機能的予後をもたらす．外反股では，下肢が長く見える可能性がある．頸体角の増大は，体重負荷において股関節を内転位に位置させ，下肢長の機能的な延長を引き起こす[4-6]．外反股は，運動軸から大転子の距離を短縮させ，大転子に付着する筋により生み出される力を低下させる．股関節外転筋のモーメントアーム長の短縮は，股関節外転筋の筋力低下を引き起こし，骨盤安定性を低下させる．

高齢になると，頸体角は加齢変化によってわずかに減少する可能性がある．この時点で，大腿骨頭は関節安定性を増加させるために，寛骨臼とより適合するようになる．頸体角の減少は，股関節外転位で支持基底面を広げた見かけ上の下肢長の短縮につながる．

頸体角が125°未満である場合には異常で，**内反股**（coxa vara）と呼ばれている（**図9-5**）．内反股は，鋭く曲げられた大腿骨頸部に張力応力を増大させ，大腿骨頸部骨折の素因になる．頸体角の減少である内反股は高齢者に起こりやすい[6]．これらの構造変化（外反股または内反股）は，トルクを変化させるため筋力を低下させる．モーメントアーム長と長さ-張力関係が変化するため，トルクの低下が起こる．

前捻角

水平面では，大腿骨のもう1つの特徴的な角度形成がみられ，それは**前捻角**（angle of torsion）と呼ばれている（**図9-6**）．前捻角は，大腿骨の先天的な内側へのねじれである．「バーズ・アイ・ビュー（鳥瞰図）」のように大腿骨を上方から見て大腿骨近位部の大腿骨頭と頸部を結ぶ軸（大腿骨頭頸部軸）と，大腿骨遠位部の大腿骨内側顆と外側顆を結ぶ軸（大腿骨顆部横軸）を想定する．大腿骨頭頸部軸に対して，大腿骨顆部横軸は内側にねじ

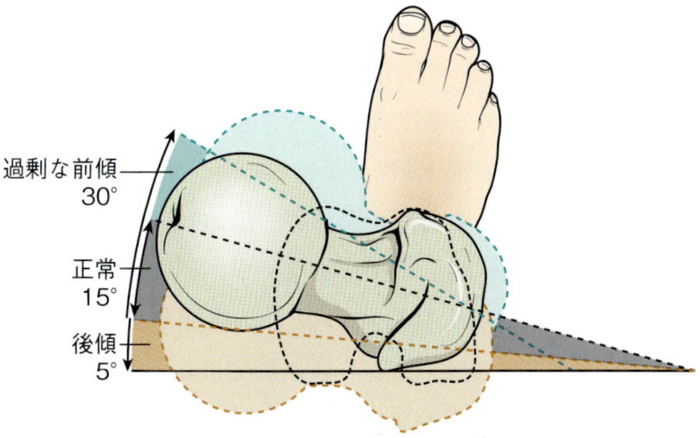

図9-6　前捻角は，大腿骨を上方から見て，大腿骨近位部の大腿骨頭頸部軸を大腿骨遠位部の大腿骨顆部横軸上へ重ねることで確認できる．正常15°と比較して前傾および後傾と表す．

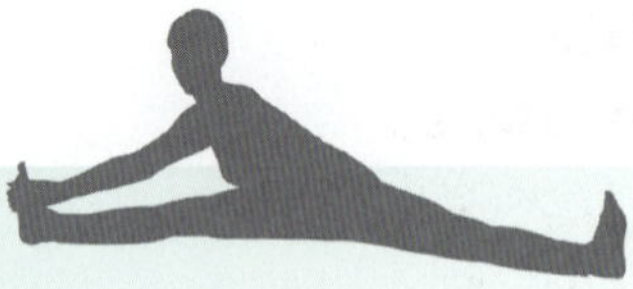

臨床的視点

前捻角と頸体角は，身体における効率的な生体力学的デザインの良い例である．生来の大腿骨捻転によって，弾力性が増し，力の吸収と伝達が可能となる．いくぶんの弾力性と力で曲がる特性を有する大腿骨骨幹は，まっすぐな管よりも，大きな力を支えることができる．頸体角は，骨盤から大転子へ付着する筋によるトルクを増大させる．この角度によって，寛骨臼へ加わる力は骨盤全体に分散する．

れている．この大腿骨の内側へのねじれは，胎生期の発達で起こる自然な変化を反映している．発達において，四肢は体幹から離れていく．胎児が子宮内で育つとき，腕はやや外側にねじれるが（第5章と第6章の運搬角を参照すること），胎児の姿勢になると下肢は内側にねじれ，発達し続ける．乳児期に前捻角は40°くらいであるが，発達過程において前捻角は減少していき，成人期には10〜20°となる[3, 7-11]．正常より前捻角が増大すると**前傾股**（anteversion）となり，股関節の不安定性が生じて関節不適合性を呈する．過剰な前傾股をもつ人は，臨床的に「トゥイン」を示し，付随的に股関節外旋運動が制限されるため，股関節内旋の見かけの増加がみられる[7]．一般的ではないが，前捻角の減少を後傾股という．**後傾股**（retroversion）では，立位および歩行時に「トゥアウト」を呈する[8]．

寛骨臼の生体力学的角形成

大腿骨と同様に寛骨臼は2つの特徴的な角形成を示す（前額面に1つ，水平面に1つ）．両角度形成は，股関節脱臼を抑制し，寛骨臼と大腿骨頭の安定性を高める．股関節の安定性は，歩行や走行といった活動において特に重要である．

CE角

前額面では，CE角（center edge angle，wiberg角とも呼ばれる）は，大腿骨頭中心に始まる2本の線で形成される角度によって定義される（**図9-7**）．大腿骨頭中心と臼蓋外上縁（臼蓋嘴）を結ぶ線と，大腿骨頭中心を通る垂直線のなす角度である[9]．CE角が小さいと大腿骨頭の小さい範囲しか保持しないが，CE角が大きいと寛骨臼によって大腿骨頭の大きい範囲を保持する．CE角は発育により変化し，5歳以降ではCE角が20°より小さいと臼蓋形成不全である[10]．CE角は，25°より大きいと正常であるとみなされる[9]．

寛骨臼前傾角

水平面では，寛骨臼前傾角（acetabular anteversion angle）は寛骨臼後縁で始まる2本の線で形成される．矢状面と平行に前方へ延ばした線を基準線とし，寛骨臼前縁に斜めに延ばした線を2本目の線とする（**図9-8**）．これら2本の線の交差によって形成される角度は，寛骨臼前傾角と定義される．寛骨臼前傾角の正常値は，15〜20°である[11]．寛骨臼前傾角が15°未満では寛骨臼によって大腿骨頭の大きな範囲を覆うが，20°より大きいと寛骨臼によって骨頭の小さい範囲しか保持しない．寛骨臼前傾角が20°より大きい場合は，股関節にかかる負荷が有意に大きいことが証明されている．特に階段を降りるとき，関節炎変化につながりやすくなる[12]．

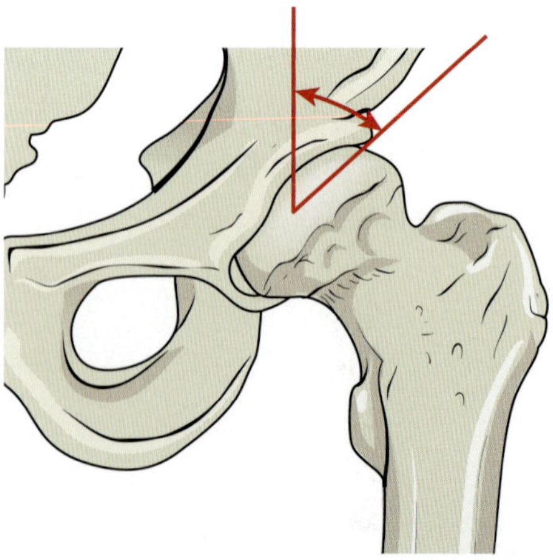

図9-7　CE角（center edge angle）．CE角は，大腿骨頭中心に始まる2本の線で形成される．大腿骨頭中心を通る垂直線を基準線とし，大腿骨頭中心と臼蓋嘴を結ぶ線をもう一方の線とする．CE角は，大腿骨頭がどのくらい寛骨臼によって覆われるかを示す．正常範囲で大腿骨頭が寛骨臼によって覆われるには，CE角が少なくとも25°必要である．

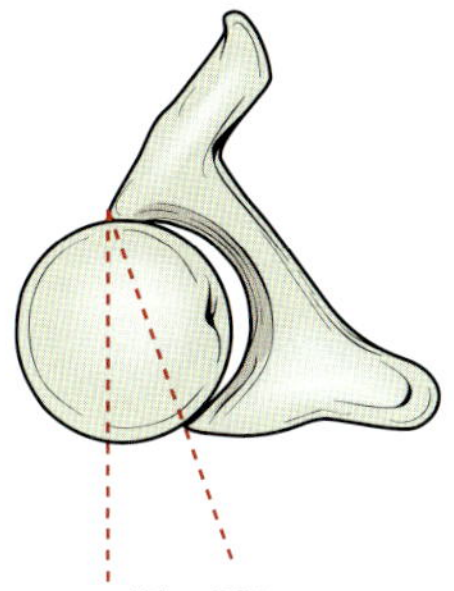

図 9-8　寛骨臼前傾角（acetabular anteversion angle）．これは，矢状面と平行である基準線と寛骨臼後縁から寛骨臼前縁に延ばした線によって形成される角である．寛骨臼前傾角の正常値は，15〜20° である．

関節

骨盤および股関節の機能は，この領域に近い他関節との相互作用に影響される．例えば，腰仙関節および仙腸関節は，骨盤および股関節に影響を与える．骨盤機能への関連性は，本章の後半で説明する．しかし，本項は股関節で主に起こっている骨運動学的な運動に焦点を当てる．股関節運動の説明では，大腿骨に対して骨盤が移動する*骨盤運動*なのか，骨盤に対して大腿骨が移動する*股関節運動*なのかを確認しなければならない．骨盤運動（大腿骨に対する骨盤運動）は，次のとおりである．骨盤前傾と骨盤後傾，左または右（上または下）の側方傾斜，そして前方回旋（前方突出）または後方回旋（後退）．一方，股関節運動（骨盤に対する大腿骨の運動）は，屈曲と伸展，外転と内転，そして内旋と外旋である．固定した大腿骨上を骨盤が動くか，固定した骨盤上を大腿骨が動くかにかかわらず，これら運動自由度 3 度の運動は骨盤と大腿骨近位部間の 3 軸関節で可能である．それらの運動は，どちらの骨が動くかによって名称が異なるだけである．

骨盤

骨盤が下肢および体幹との連結であるため，骨盤運動とその制御は腰部と股関節の両方で運動に親密に関係している．これらの相互関係のため，骨盤運動には複数の関節が関与している．全体で，7 つの関節（腰仙関節［腰仙連結］[1]，左右の仙腸関節 [2]，仙尾結合 [1]，恥骨結合 [1]，両側の股関節 [2]）が関与する．第 8 章で説明したように，仙腸関節，恥骨結合，仙尾結合は動きが小さいが，これらの関節の運動は非常に重要である．これらの関節は損傷しやすく，結果として生じる疼痛と機能不全によって可動性が制限もしくは過剰になる可能性がある．腰仙関節，仙腸関節，仙尾結合に関する詳細な説明には，以前の章を参照されたい．恥骨結合についてはここでも述べるが，本章では骨盤および股関節の運動に最も焦点を当てる．

第 8 章で述べたとおり，骨盤環は腸骨，仙骨，恥骨の連結によって形成される．仙腸関節の詳細については，第 8 章で説明した．恥骨結合は，左右の恥骨間の前方での連結である（**図 9-1**）．恥骨の関節面は硝子軟骨で覆われていて，両恥骨間には線維軟骨円板がある．第 1 章から思い出してみると，恥骨結合は安定性を主たる機能とする半関節である．恥骨結合は四方八方が強い靱帯によって保護されていて，その上，腹直筋，錐体筋，内腹斜筋が付着することで補強されている（第 8 章）．恥骨結合は，前方で骨盤環を閉じている．骨盤環は，それを形成している骨によって完全に閉じられた環であるため，仙腸関節で起こる動きは恥骨結合の動きに影響を及ぼし，逆に恥骨結合で生じる動きは仙腸関節の動きに影響を及ぼす．

股関節

股関節または寛骨臼大腿関節は，運動自由度 3 度の 3 軸性関節である．股関節は，球関節（臼状関節）である．

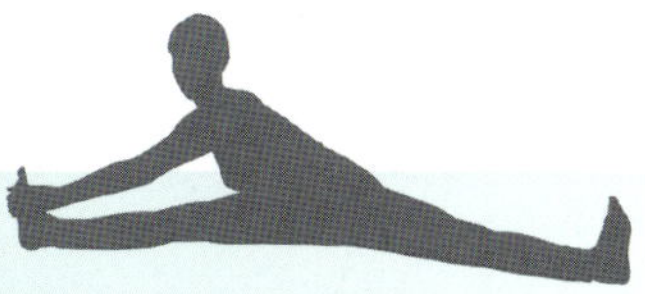

臨床的視点

仙腸関節（SI joint）および恥骨結合は，過剰な力によって損傷または脱臼が起こりうる．例えば，跳んで強く着地することで起こる力，自動車事故でダッシュボードに膝をぶつけることで起こる力，脚長差を補正せずに歩くことで起こる力，もしくは，サッカーにおいて敵によって突然に妨害されたキックで強く股関節を屈曲することで起こる力．これらのすべては恥骨結合の損傷を起こしうる．

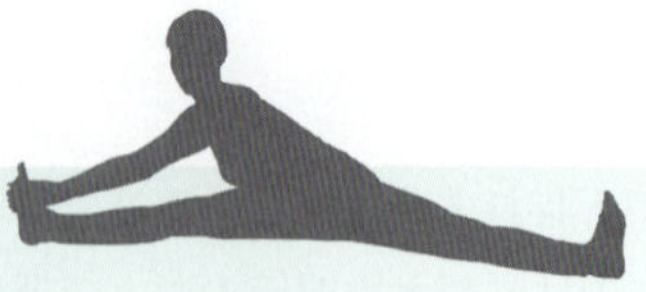

臨床的視点

寛骨臼唇は，関節安定性を与える股関節の重要な構造である．不意で強力な股関節屈曲 - 伸展運動を要求されるスポーツ，例えば，ダンス，アイス・ホッケー，野球，サッカー，武道，ゴルフなどで損傷しやすい[13]．第1に，これらのスポーツ活動の間，股関節に加わる反復ストレスのタイプのため[13, 14]，関節唇損傷と大腿骨臼蓋インピンジメントとの間に高い相関がみられた．これらの損傷を経験している対象者の平均年齢の範囲は，10代半ば～40歳までである（活動的な人から構成される年齢の範囲）．徴候には，大腿骨長軸方向へ荷重負荷を与える検査での疼痛および股関節伸展，外転，外旋へ他動最終域で他動運動を加えたときの疼痛を含む．患者を損傷前の活動に回復させるために，大部分で関節鏡下での修復が行われる[14]．

大腿骨頭と寛骨臼の関節面はよく適合している．そして，他の球関節である肩甲上腕関節よりもより強く連結している．この高い適合と大腿骨頭と寛骨臼間の強固な結合組織の存在が，股関節の安定性に貢献している．股関節は，以下の運動を起こすために，3つの平面上（屈曲-伸展，外転-内転，内旋-外旋）で動く．大部分の活動において，股関節の運動はこれら3つの平面の組み合わせとして起こる．その上，これら股関節の運動は，機能的な活動において骨盤と腰椎の運動を伴う．

股関節の寛骨臼の部分は，強い線維軟骨性の寛骨臼唇（関節唇）によって縁どられる深い球状のくぼみである．それによって，関節の深さと安定性が増している（**図9-9**）．寛骨臼は，前方と下方に面している（大腿骨頭の上に屋根を形成する）．実際に，出生時の寛骨臼は非常に浅い．正常発達の間に起こる移動における体重負荷の力によって，二次的に寛骨臼は深くなる．

寛骨臼の関節面は，その前側，上側，後側だけを含む．寛骨臼の上方辺縁は（容易に蹄鉄として視覚化される），より厚くて，硝子軟骨が並んでいる．これは，体重負荷が起こる場所である[15, 16]．この馬蹄形（コ字状）の関節軟骨より下位に**寛骨臼窩**（acetabular fossa）の中心がある．臼蓋のこの中心領域には，硝子軟骨がない．寛骨臼窩では体重を支えず，大腿骨頭と接触しないくらい十分深い．しかし，それには他の重要な役割がある．寛骨臼窩は，有益な関節感覚入力を与える固有受容器を含む線維性の弾性組織脂肪体を含む．股関節に重く負荷がかけられたとき，寛骨臼窩も滑液の貯蔵所として用いられる[17]．下肢への体重負荷で関節を圧縮すると，関節を潤滑するために滑液が分泌される[18, 19]．関節にかかる力が減少すると，滑液は滑液包に戻る．寛骨臼窩には大腿骨頭靱帯（円靱帯）があるが，他の項で説明する．股関節内を陰圧として大腿骨頭と寛骨臼との適合を助けるように，寛骨臼窩は寛骨臼唇とともに不完全な真空（陰圧

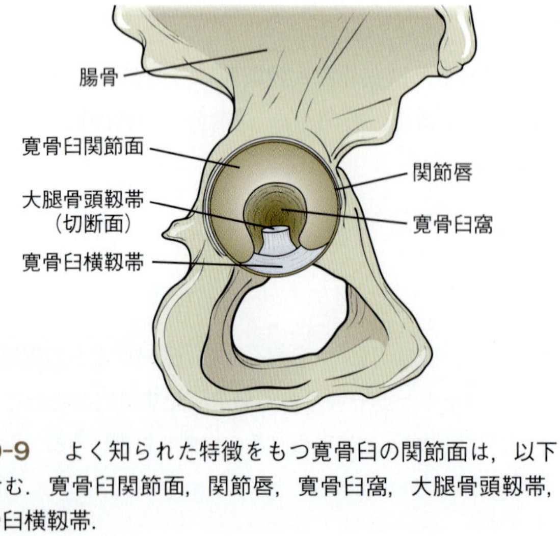

図9-9　よく知られた特徴をもつ寛骨臼の関節面は，以下を含む．寛骨臼関節面，関節唇，寛骨臼窩，大腿骨頭靱帯，寛骨臼横靱帯．

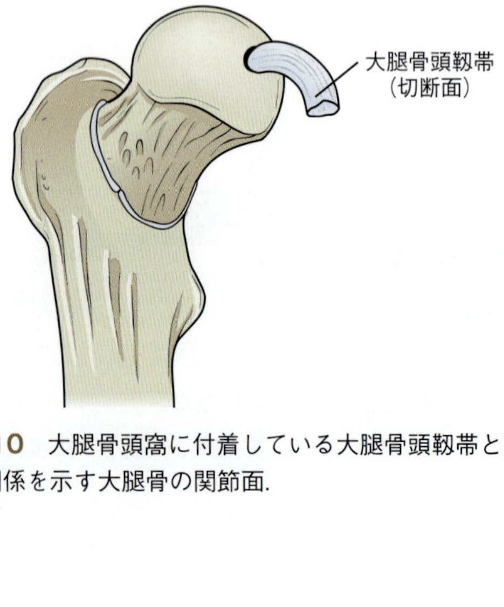

図9-10　大腿骨頭窩に付着している大腿骨頭靱帯と寛骨臼窩の関係を示す大腿骨の関節面．

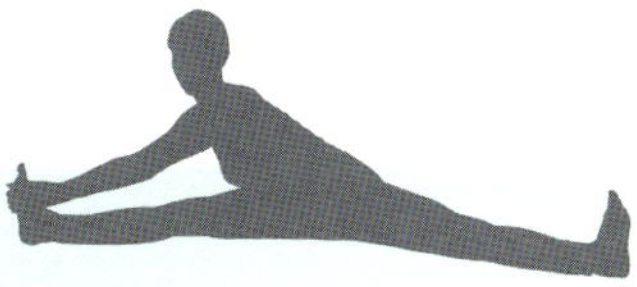

臨床的視点

パートナーと次の運動を行うことによって，股関節の不完全な真空（陰圧状態）を経験することができる．パートナーは，一方の股関節を伸展させ，他方の下肢を屈曲させてテーブルに仰臥位で横たわる．足関節より近位を把持し，股関節を伸展させてテーブルから約30°下肢を持ち上げる．そこで，股関節を引き離すように力を加える．その後引き離す力を緩めると，大腿骨を関節に引き入れる吸引力を感じることができる．

状態）を作る[20, 21]．

大腿骨頭は球体の2/3であり，寛骨臼は半球である．肩甲上腕関節と同様に，大腿骨頭は寛骨臼より大きい関節面をもつ．大腿骨頭の中心に，硝子軟骨が欠けた小さいくぼみである大腿骨頭窩がある．この大腿骨頭窩は，大腿骨頭靱帯と血液供給の接続点として，寛骨臼窩と一致する（**図9-10**）．四足動物が股関節部を屈曲，わずかに外転，外旋して体重負荷するとき，大腿骨頭は寛骨臼によって完全に覆われる（**図9-9**）．しかし，非荷重では大腿骨頭が寛骨臼より大きいため，股関節は不一致といえる．この不一致を補うように，股関節周囲の軟部組織は関節の安定性と支持性を著しく改善させる．

骨運動学

この領域の骨運動学は，どの部分が運動するかに応じて変化する．開放運動連鎖の活動では，基本的な3平面における股関節の運動は，凹面である寛骨臼内における凸面である大腿骨頭の運動として起こる．しかし，股関節運動が閉鎖運動連鎖の姿勢で起こるとき，骨運動学的運動は大腿骨頭（凸面）上で移動している寛骨臼（凹面）と関係する．寛骨臼は骨盤の一部であるため，体幹と腰部に機能的かつ構造的に連結される．閉鎖運動連鎖の姿勢における股関節の運動は，その隣接した部分で動作を生じさせる．すべての関節において，遠位の骨が動いても近位の骨が動いても，2つの関節面は同じであることを思い出してほしい．もし近位部が固定されている場合には運動は遠位部で起こるが，遠位部が固定されている場合は運動は近位部に起こる．我々は骨盤運動すなわち大腿骨に対する*骨盤の運動*と，股関節運動すなわち骨盤に対する*大腿骨の運動*という両方の視点から，この関節の骨運動学をみていく．

大腿骨に対する骨盤運動

大腿骨に対して骨盤が運動するとき，関節運動を示すのに用いられる特有な用語がある．次の用語は，骨盤運動を表す．矢状面における骨盤前傾および骨盤後傾，前額面における側方傾斜，そして水平面における前方突出（前方回旋）と後退（後方回旋）（**図9-11**）である．安静時では，骨盤は中間位（基本肢位）にある（**図9-11A1**）．中間位（基本肢位）は，ASISが水平にPSISに合わせられる状態で，恥骨結合と垂直，またはわずかに後方で一直線になる[22, 23]．

骨盤の矢状面での運動は，骨盤の*前傾*か*後傾*である（**図9-11A2，A3**）．骨盤前傾は，ASISが恥骨の前方に下に向かって動くように，骨盤が前方へ傾斜する運動である．この運動に関係して，腰椎は前弯するように伸展する．この領域の筋について説明するときにみていくが，骨盤前傾の主動作筋は腸腰筋である．骨盤後傾は，骨盤が後方へ傾く運動である．つまりASISは上方および後方に動き，腰椎は前弯を減らすように屈曲する．この動きは，骨盤を後方および下方（伸展）へ回転させる大殿筋と骨盤を上方および前方へ回転させる腹筋群が協調して働くことによる合力の結果として起こる．骨盤前傾および後傾は，矢状面上で前額軸周りの骨盤環全体の運動である．骨盤運動と股関節運動に関した概念を説明すると，矢状面における（大腿骨を基準にした）骨盤傾斜運動は，（骨盤を基準にした）股関節屈曲・伸展の運動と実際には同じである．骨盤前傾は固定された大腿骨上を骨盤が動くときに起こり，股関節屈曲は固定された骨盤上を大腿骨が動くとき起こる．同様に，骨盤後傾は大腿骨が固定されて骨盤が動くときに起こり，股関節伸展は骨盤を固定して大腿骨が動くときに起こる．したがって，立位，または片脚立位の体重支持側において，骨盤が前傾および後傾すると，両股関節は屈曲および伸展する．骨盤前傾はまた，股関節の屈曲拘縮または股関節運動において腹筋群による制御が不十分なときに起こる．

直立位における骨盤後傾の程度は，両股関節の関節包と靱帯の緊張によって決まる．このうち腸骨大腿靱帯（Y靱帯）が最も影響しているが，この靱帯については，本章の後半で説明する（**図9-12A，9-13**）．もし骨盤を大きく後傾しようとすると，骨盤運動と同時に膝関節屈曲の代償運動が起こる．膝関節屈曲によって股関節は屈曲し，股関節前方の靱帯は緊張が緩み，大きな骨盤後傾運動が可能となる．座位においては，股関節前方の靱帯は緩み，骨盤運動をもはや制限しない．そして，PSISと恥骨結合が通る面がより水平になるよう骨盤は後傾する．骨盤後傾は，腰椎の生理的前弯の減少を伴う．このような腰椎の平坦化は，特に座位において目立つ．反対に，立位でよくみられるように，骨盤前傾には腰椎前弯の増大が伴う[14-16]．

骨盤傾斜の臨床評価方法

骨盤前傾および後傾の可動域の測定は，PSISと恥骨結合を通る線を描くことで求めることができる（**図9-11D**）．水平面とこの線が成す角は，**骨盤傾斜角**（angle of pelvic inclination）と呼ばれている．骨盤傾斜を測定するこの方法は，矢状面上の傾斜角度（成人男性が50～60°の間，女性はいくぶん大きい）を考えたFick[24]によって，最初に提唱された．骨盤傾斜角を測定するFickの方法が，かつて多くの研究者によって使われたが，広く採用されなかった．時々，「骨盤入口面」（小骨盤への入口）が基準面として使われる．**図9-11D**の線a-bによって示されるこの平面は，腰仙連結と恥骨結合を通過する．この平面が使われる場合，骨盤傾斜角はFickの方法によって測定される角度より大きくなる．

生体において，骨盤傾斜角を測定することは難しい．したがって，骨盤傾斜角が正常または異常なのかを判断するために，より臨床的に適用できる方法が必要である．最近の研究では，健常者30名（男性15名，女性15名）に対して，デジタル傾斜計を使って骨盤傾斜角を測定し，高い検者内信頼性および検者間信頼性を得た[49]．**図9-11E**のように，骨盤傾斜角を傾斜計によって測定した．女性の骨盤傾斜角平均値は73.8°±6.1°から76.1°±6.1°の間であり，男性では70.1°±5.7°から75.4°±4.2°の間であった．この研究では中間位の骨盤傾斜角を測定することに加え，自動運動による最大骨盤前傾および最大骨盤後傾を測定し（**図9-11E2，3**），これによって，骨盤傾斜の全可動域を算出することができた．平均値は，男性では13.85°±4.1°，女性では19.1°±7.3°であった．

骨盤傾斜が正常なのか異常なのかを判定する単純で臨床的に実用的な方法は，ASISと恥骨結合との位置関係を評価するものである．被検者を側方から見て，ASISと恥骨結合がほぼ垂直線上にある場合，骨盤傾斜は正常と判定される．Walkerら[25]は，この方法の信頼性を確認している．

*側方傾斜*とは，前額面上において前後軸の周りを，骨

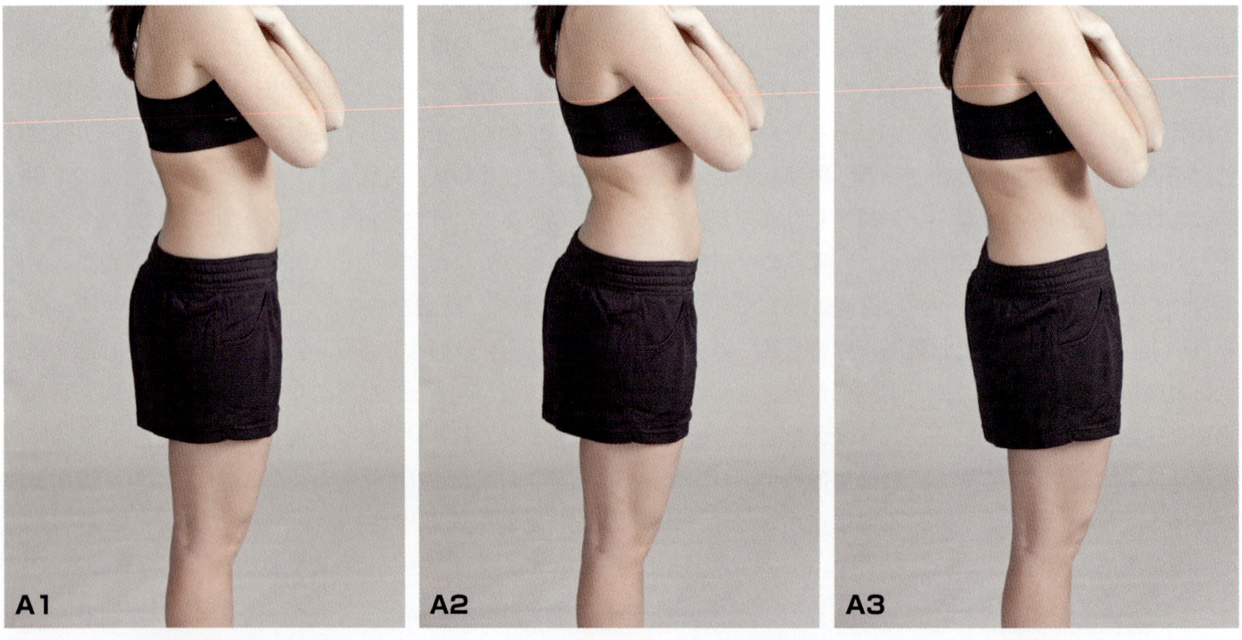

図9-11　骨盤運動．A1）中間位（基本肢位），A2）骨盤前傾位，A3）骨盤後傾位．

（次頁へつづく）

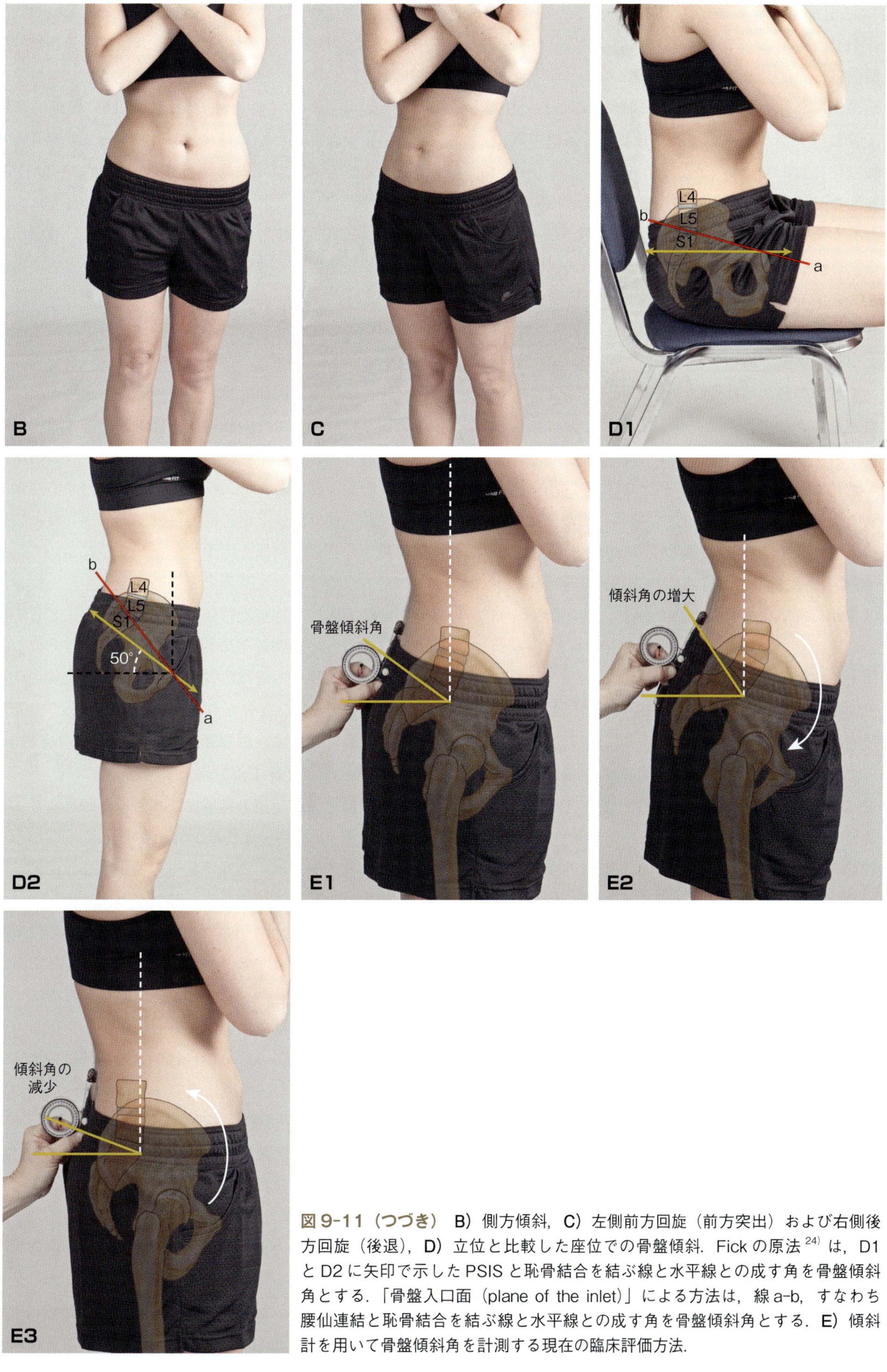

図 9-11（つづき） B）側方傾斜，C）左側前方回旋（前方突出）および右側後方回旋（後退），D）立位と比較した座位での骨盤傾斜．Fick の原法[24]は，D1 と D2 に矢印で示した PSIS と恥骨結合を結ぶ線と水平線との成す角を骨盤傾斜角とする．「骨盤入口面（plane of the inlet）」による方法は，線 a–b，すなわち腰仙連結と恥骨結合を結ぶ線と水平線との成す角を骨盤傾斜角とする．E）傾斜計を用いて骨盤傾斜角を計測する現在の臨床評価方法．

盤の左または右が上または下に動くことである（**図9-11B**）．骨盤の一側が側方に傾斜するとき，対側の股関節は運動の回転中心または軸となる．側方傾斜は，骨盤の一側と対側との相反関係において起こる．すなわち，骨盤の一側が挙上すると，骨盤の対側は下制する．片脚立位において，あなたが両手をそれぞれのASISに置くとき，非支持脚の骨盤がわずかに挙上するのを感じるだろう．重力によって非荷重脚が下制しないために起こる，片脚立位における骨盤の側方傾斜は，本章および12章で，立位および歩行を説明するときに述べる．

*骨盤回旋*は，水平面上で上下軸周りの骨盤の前方移動および後方移動である．側方傾斜と同様に，骨盤回旋において対側の股関節は運動の回転中心となる．すべての骨盤運動において，左側および右側の骨盤は相反する．なぜなら，閉鎖性制御ですべての運動が起こるなら，一側が動くと対側は反対方向へ動かなければならないからである．骨盤回旋については，骨盤の一側が前方回旋（前方突出）するにつれて，対側は後方回旋（後退）する（**図9-11C**）．水平面におけるこれらの回転運動は，歩行ではきわめて重要な骨盤運動であり，後に述べる．

骨盤上の股関節運動

股関節の主要な運動には，矢状面における屈曲と伸展，前額面における外転と内転，水平面における内旋および外旋がある．成人における股関節の可動域については**表1-2**を参照せよ．大腿骨の解剖軸は，大腿骨長軸を通る線によって示される（**図9-5**）．運動軸は，股関節と膝関節の中央を結ぶ線で表される．典型的な成人では，立位において運動軸は頸体角のため垂直に近い．立位において，左右の大腿骨頭中心を結んでいる線は，“common hip axis”と呼ばれている．股関節の運動は，大腿骨頭および頸部領域の中心を通り抜ける3軸のいずれかで起こる[26]．

股関節の*屈曲*および*伸展*は，矢状面上，左右軸の周りで起こる．成人における可動域は，屈曲120°，伸展10〜20°である[2, 16−21]（**表1-2**）．正常な一側の膝関節屈曲位での股関節屈曲は，大腿前面が体幹前面と接触するまで起こる．膝関節伸展位では，股関節屈曲はハムストリングスの筋長によって制限される．股関節伸展は腸骨大腿靱帯によって10〜20°に制限されている（腸骨大腿靱帯については，後に述べる）．ヒトがその限界を越えて股関節を伸展するとき，腰椎に近位付着部をもつ大腰筋の過剰な力が作用し，腰椎前弯を増大させる．

股関節の*外転*および*内転*は，前額面上で前後軸の周りに起こる．可動域は約45°で，通常，数度の骨盤側方傾斜（上昇）を伴って起こる．この骨盤運動は，骨盤挙上“hip hiking”と呼ばれる．股関節内転は，臨床的には身体の正中線（0°）で，両大腿が接触するまでを考えるが，正中線を越えて下肢を交差させることで，30〜40°の内転が起こる[2, 16−21]（**表1-2**）．股関節を完全に内転するには軽度屈曲位でなければならないため，股関節内転は純粋な平面上の運動ではない．しかし，股関節内転は，例えば，走る，蹴る，回る，リラックスした座位で足を組むといった多くの機能的な活動において重要な運動である．

立位における股関節*内旋*および*外旋*は，水平面上で垂直軸周りに起こる．この軸は，大腿骨頭中心と膝関節を通る大腿骨の運動軸と同一である（**図9-5**）．股関節内旋は，骨盤前部に対して大転子が前方に移動する運動であり，股関節外旋は，逆方向の運動である．骨盤と股関節運動間の密接な関係を例示すると，立位において，骨盤の前方回旋は体重支持側の股関節内旋を生じ，反対に骨盤の後方回旋は体重支持側の股関節外旋を生じる．椅子座位のように膝関節と股関節がともに90°屈曲位のとき，股関節内旋・外旋は脛骨の運動によって定義される（座面から下垂した脛骨を0°，中間位とする）．成人における関節可動域は，股関節外旋が0〜45°，内旋が0〜45°である[2, 16−21]（**表1-2**）．

股関節の他動的関節可動域は，相当に年齢とともに変化して，**表1-2**でみられる平均値から大きく外れる可能性がある．例えば，正期産新生児の正常な股関節肢位は，出生前の胎児姿勢のため，伸展が著明に制限された屈曲位である．いくつかの研究により，新生児の股関節の平均値は28°（SD＝8.2）の伸展制限があると明らかにされている[27]．幼児期から幼少期に動き回るにつれて屈曲拘縮はなくなり，仰臥位から腹臥位へ，抗重力伸展活動の発達が起こる．発達に伴い，股関節は伸展方向への可動域が増大し，生後6週では19°の「屈曲位拘縮」となり，生後6か月の間は，7°屈曲位が維持される[28, 29]．反対に，その他の運動方向の柔軟性は，幼児期，思春期，成人期を通じて段階的に減少する．高齢期の変化としては，60歳以上の健常者の股関節可動域（自動）は，若年齢群の可動域より減少し（**表1-2**）[30]．70〜92歳の間に，股関節運動のすべてで減少がみられる．また，最も減少の大きい運動は股関節外転（33%）である[31]（**表1-2**）．複数の研究において，健常者では股関節運動の左

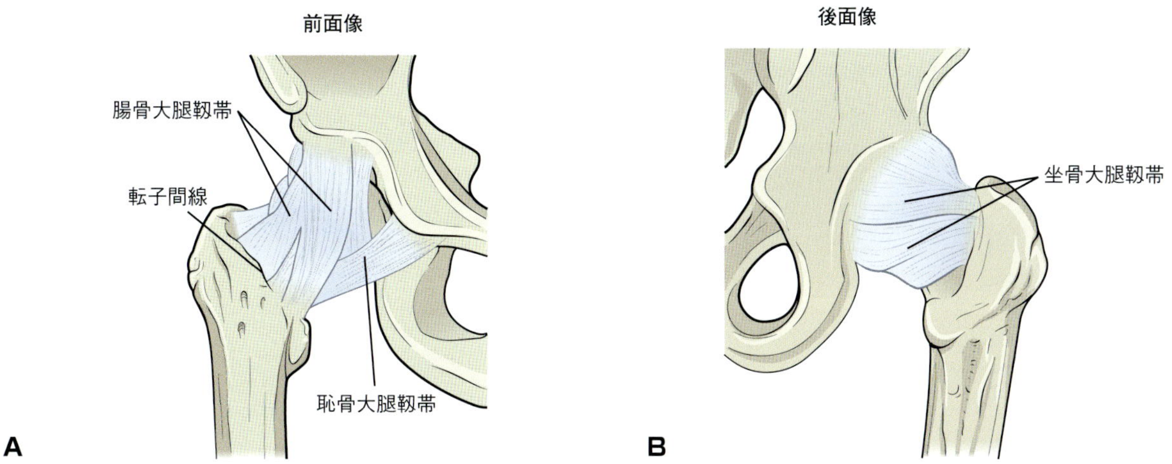

図 9-12　右股関節の靱帯．A）前面像は腸骨大腿靱帯（Y 靱帯）および恥骨大腿靱帯を示す．B）後面像は坐骨大腿靱帯を示す．

右差は有意差をもたないことが明らかになった[27, 29, 32]．これらの研究成果は，関節可動域検査において，個人の正常可動域について健側を基準として判定することの妥当性を示している．

股関節運動の制限因子は靱帯性であるため，最終域感（end feel）は通常硬い．膝関節屈曲位での股関節屈曲は例外で，腹部脂肪組織による制限のため軟らかい．過度の肥満では股関節屈曲が制限され，靴ひもを結ぶこと，車の運転のような動作が制限される．また膝関節伸展位での股関節屈曲は，ハムストリングスの筋長によって制限される．

関節運動学

凸面である球状の大腿骨頭は，凹面である臼蓋内を動く．したがって，股関節は“凹凸の法則”を遵守する．すなわち凸面である大腿骨頭は，凹面である臼蓋の中を大腿骨遠位の動きと反対方向にすべる．矢状面上の股関節運動では，屈曲時に大腿骨頭が後方へすべり，伸展時に前方にすべる．矢状面上の運動が，他の面上の運動とともに起こるとき，関節面のすべりと軸回旋の両方が起こる．例えば，屈曲が外転-内転または内旋-外旋と組み合わさるとき，大腿骨頭は臼蓋の中ですべりと軸回旋を起こす．

股関節の副運動は，引き離し（離開）および側方，背側，腹側へのすべりを含む．関節内の陰圧は，通常，関節を引き離す力を制限する．ある研究では，成人の遺体で関節を側方へ 3 mm 引き離すのに 45 ポンド（20.4 kg）の力が必要だった．しかし，関節包が切開されると真空ではなくなり，わずかな力で大腿骨を約 8 mm 引き離すことができた[33]．Arvidsson は，成人では open-packed position（関節の緩みの位置）において，有効な関節離開には 90 ポンド（40.7 kg）を超える牽引力が必要となることを明らかにした[34]．しかし，股関節が完全な伸展，内旋，外転の close-packed position（関節の締まりの位置）にあるとき，関節包と靱帯は緊張して，副運動および関節離開にはさらなる力が必要になる．脚の重さと関節モビライゼーションに要する力のために，通常，治療中に身体部位を支える固定装置や外部ストラップを使用することが必要である[35]．

股関節周囲の軟部組織

股関節周囲の軟部組織は，関節唇，滑液包，関節包と 4 つの主要な靱帯を含む．前述のように，強い線維軟骨性の関節唇は関節窩の深さを補い，大腿骨頭を保持するために，蹄鉄のような形の寛骨臼縁を囲んでいる．この形状により骨性適合が改善され，安定性が増している．関節唇の下部蹄鉄端（寛骨臼切痕の上に張る部分）は寛骨臼横靱帯（**図 9-9**）といい，臼蓋下部でつながっている．関節包は，寛骨臼縁の外側に付着していて，管のように大腿骨頸を囲んでいる強い構造である．関節包は，前面では転子間線に沿って，そして後面では転子間稜より少し上に付着する．この厚い関節包は，上側および前側で最も強く最も厚い．そして，体重負荷において股関節に最大の安定性を与える．

強い靱帯は，様々な方向で関節包を補強しており，靱帯の付着部によって腸骨大腿靱帯，恥骨大腿靱帯，坐骨大腿靱帯（**表 9-1**）と名付けられている．すべての靱帯は関節包内にあり，骨盤の付着部から起こり，相当の補強と安定性を提供して，大腿骨頭および大腿骨頸部周辺でらせん形になる（**図 9-12**）．興味深いことに，こ

表 9-1　股関節の靱帯

像	関節	靱帯	近位付着部	遠位付着部	制限する運動
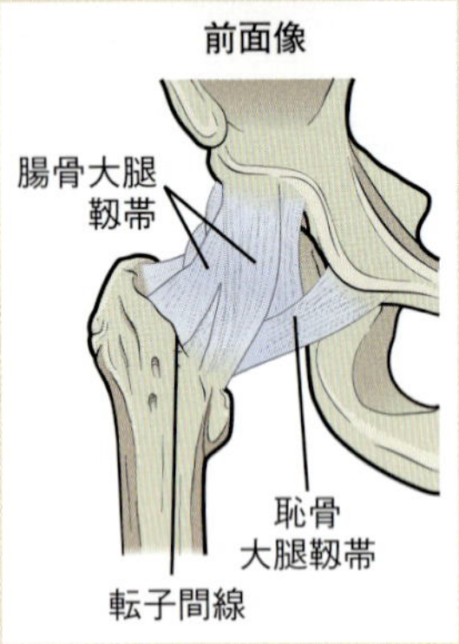	股関節	腸骨大腿靱帯（bigelow の Y 靱帯）	AIIS（下前腸骨棘）および寛骨臼上縁（腸骨部）	関節包前面および上面を補強するように大腿骨転子間線に付着する．	腸骨大腿靱帯は，股関節伸展，特に過伸展，内転，いくぶん外旋を制限する．また，骨盤後傾を制限する．
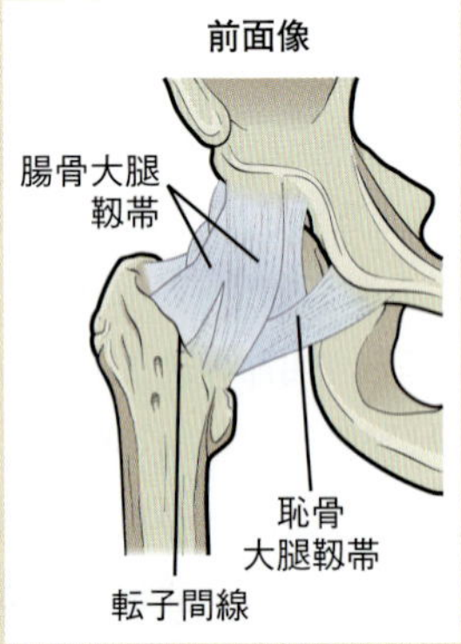	股関節	恥骨大腿靱帯	恥骨上枝前面および寛骨臼（関節唇）前内側もしくは恥骨部	関節包前面および下面を補強するように転子窩前方および大腿骨頸部に付着する．	股関節伸展，外転，外旋．また，同側骨盤側方傾斜を制限する．
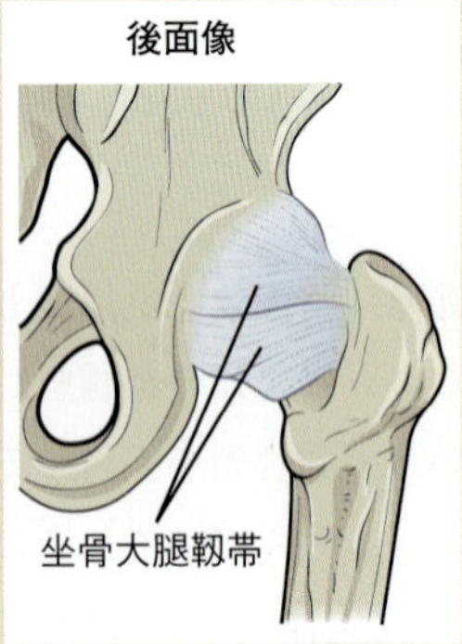	股関節	坐骨大腿靱帯	臼蓋縁および関節唇の坐骨部，後方，下方	関節包の後方および側方を補強するように，大転子近くの大腿骨頸部後面に付着する．	股関節伸展，外転，内旋．過屈曲を制限する．上部線維は過剰な内転（特に股関節屈曲位での）を制限する．また，同側性の骨盤回旋を制限する．
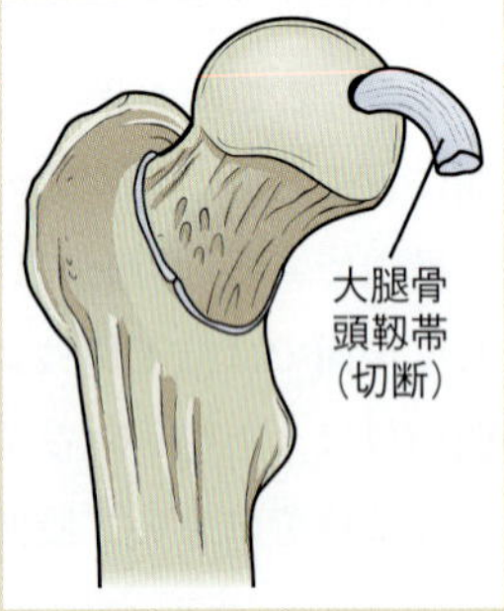	股関節	大腿骨頭靱帯（円靱帯）	寛骨臼窩の中心	大腿骨頭窩	内転，屈曲および外旋，または内転，伸展および内旋の極度の制限を防止する[3]．主な機能：大腿骨頭に血液を供給する閉鎖動脈の枝（大腿骨頭靱帯動脈）の導管．

れらの靱帯は股関節安定性に寄与することに加えて，股関節伸展を制限して，最小の筋活動で直立位を保持することに役立ち，伸展位での股関節を安定化させる．腸骨大腿靱帯は，股関節前側および上側を補強する．それが逆位の「Y」に似ているため，この靱帯は Y 靱帯とも呼ばれている．恥骨大腿靱帯は，股関節の前方および下方に位置し，坐骨大腿靱帯は股関節の後方および下方を補強する．これらの靱帯はすべて，股関節屈曲位では緩ん

でいて，股関節伸展位では緊張している．立位では，腸骨大腿靱帯（特にその下部）は，股関節過伸展を防止する（**図9-12**）．股関節前方の靱帯（特に恥骨大腿靱帯）は，股関節外旋を制限する．そして，坐骨大腿靱帯は内旋を制限する．股関節外転は，恥骨大腿靱帯および坐骨大腿靱帯の緊張によって制限される．股関節内転は，Y靱帯上部の緊張によって制限される．骨盤と股関節をつなげるこれらの靱帯は，骨盤に安定性を与える．

大腿骨頭靱帯には，股関節を明らかに安定させるほどの強さはない．別名は，*円靱帯*といい“*teres*”はラテン語で“頭”を意味している．大腿骨頭靱帯は興味深い構造であり，滑膜の平らな筒に入っている．大腿骨頭靱帯は主に，大腿骨頭に補助的に血液を供給する小動脈の導管として機能している．それに加えて，寛骨臼窩と大腿骨頭を結ぶ弾性のあるワイヤとして機能している．それが弱い構造であるため，その機械的な役割は小さい．また，股関節外旋を伴う外転および屈曲，もしくは股関節内旋を伴う内転および伸展というような極端な肢位をとるまで緊張しない[3]．**表9-1**に，靱帯，付着部，機能の一覧表を示した．

股関節には20もの滑液包がある．予想されるとおり，その20もの滑液包は，高い摩擦または圧縮力をかけられる筋腱領域と関係している．大転子上，腸腰筋腱上，

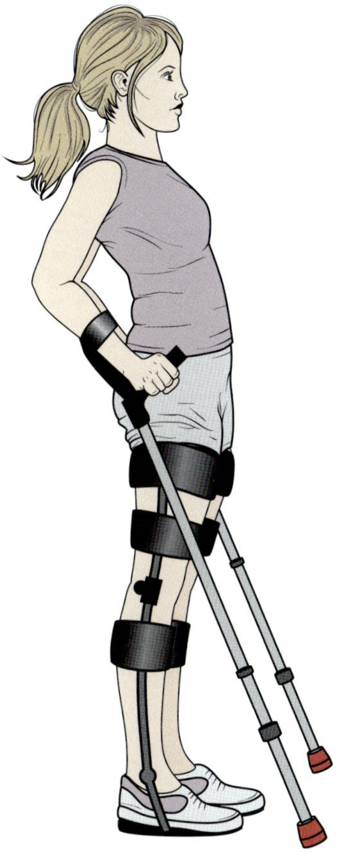

図9-13　股関節伸筋群に運動麻痺が認められる場合，HAT（頭部，上肢，体幹）の重心を股関節軸の後方に置いて，腸骨大腿靱帯にもたれることによって機能的立位バランスをとる．そのとき腰部前弯の増大が同時に起こる．

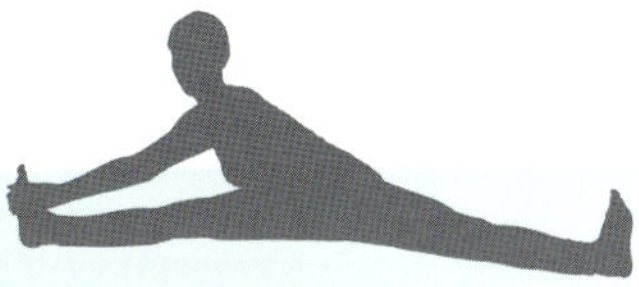

臨床的視点

股関節の靱帯は非常に強いため，対麻痺者はこれらの靱帯を用いて立つことができる．また，機能的な活動において，股関節制御を補うためにいくつかの代償を使うことを学習する．腸骨大腿靱帯（Y靱帯）は，股関節の伸展を制限する．腸骨大腿靱帯は非常に強いため，膝関節と足関節を装具で固定すると対麻痺者は立位保持が可能になる（**図9-13**）．対麻痺者は，上半身の体重を股関節のY靱帯に寄りかからせるように，上半身の重心を股関節軸に対して後方に移動させると，股関節の伸展を維持することができる．

大腿骨大転子部滑液包炎は，一般にみられる臨床状態である．実際に大転子と大転子後面にわたる腸脛靱帯の間を補ういくつかの小さな滑液包および大きい滑液包の炎症が起こる．それらの滑液包の役割は，大転子と大殿筋の間，そして腸脛靱帯と大転子の間の摩擦を減らすことである．転子部滑液包炎は，例えば脚長差と大腿前傾といったアライメント異常と時々関係している．大転子部滑液包炎は，転倒して股関節外側部を打撲した場合，もしくは股関節外側部へ反復性の微細外傷が加わった場合に起こる可能性があり，しばしばランナーに認められる．老化した股関節では，大腿骨大転子部滑液包炎は退行変化に続いて起こる可能性が高い．

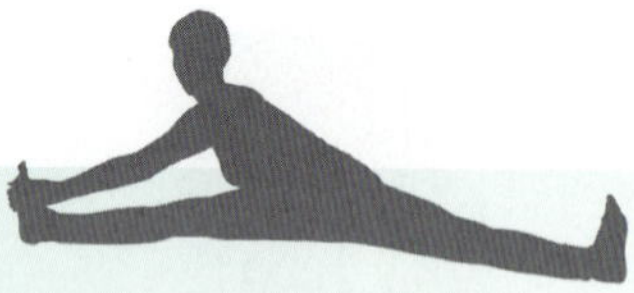

臨床的視点

股関節の筋群を支配する神経は，腰仙骨神経叢からの脊髄神経（L1～S3）から起こる．これらの神経は，解剖学的な位置と機能によって名付けられているため記憶しやすい．大腿神経は，大腿前面にあるほとんどの屈筋群を支配している．閉鎖神経は内側および下方に位置する閉鎖孔を通過して，内転筋群を支配する．上殿神経と下殿神経は殿筋群を支配する．そして，坐骨神経は大腿後面のハムストリングスを支配する．

腸骨-恥骨領域の主な3つの滑液包は，最も重要である[22, 36, 37]．

筋

骨盤および股関節領域の筋機能について研究するとき，次のことに注意する必要がある．筋が働くと，大腿骨上で骨盤が動くか，骨盤上で大腿骨が動く．例えば，股関節屈筋群が働くとき，骨盤が固定されていたら股関節が屈曲し，大腿骨が固定されていたら骨盤が前傾する．骨盤および股関節におけるこれらの筋の機能は，下肢が荷重されているか非荷重なのかによって決まる．荷重下では大腿骨は動かず，大腿骨上を骨盤が動き，反対に開放性運動連鎖または非荷重姿勢では，固定された骨盤上を大腿骨が動く．関節の機能的な課題要求に応ずるために，骨盤および股関節周囲筋群は順応性をもち，それらの構造上の特徴（例えば，大きさ，長さまたは作用線）が活かされる．

股関節周囲の筋群について，片脚立位のような機能に関係することを学ぶ前に，まずは解剖学的面上の運動を理解する必要がある．したがって，まず股関節筋群およびその作用，すなわち股関節屈筋群，伸筋群，内転筋群，外転筋群，外旋筋群，内旋筋群について説明する．筋が関節のどこを横切るか知ることは，筋機能をより簡単に想像するために有効である．以下に股関節筋群の概略を述べる．

- 股関節の前方を横切る大部分の筋は，股関節を屈曲させ，大腿神経に支配されている．股関節前面筋群は以下のとおりである．
  - 腸腰筋
  - 大腿直筋
  - 縫工筋
  - 恥骨筋（内転筋でもある）
  - 大腿筋膜張筋（外転筋でもある）
- 股関節内側にある大部分の筋は，股関節を内転させ，閉鎖神経に支配されている．股関節内側筋群は以下のとおりである．
  - 長内転筋
  - 短内転筋
  - 大内転筋
  - 薄筋
  - 恥骨筋（屈筋でもある）
- 股関節の後方を通る大部分の筋は，股関節を伸展させ，坐骨神経に支配されている．股関節後面筋群は以下のとおりである．
  - 大殿筋
  - 大腿二頭筋
  - 半腱様筋
  - 半膜様筋
  - 大内転筋（後部線維）
- 股関節外側にある大部分の筋は，股関節を外転させる．股関節外側筋群は以下のとおりである．
  - 中殿筋
  - 小殿筋
  - 大腿筋膜張筋（屈筋でもあり，弱い内旋筋でもある）

股関節外旋は，その運動だけに作用する筋群，例えば深層外旋筋群によって行われる．また，主動作筋としての作用のほかに，股関節外旋筋としても作用する筋がある．股関節内旋筋には，内旋だけに作用する筋はなく，他の作用をする筋が内旋も行う．これらの筋は，回旋軸に関連して関節を横切っているため回旋運動に関与する．

表 9-2 の股関節筋群を参照，股関節筋群は主な作用によって，股関節の6つの運動ごとに体系づけられる．

表 9-2　骨盤および股関節領域の筋群

グループ	筋	近位付着部	遠位付着部	神経	運動	触察
股関節屈筋群（主要な5つ）	腸腰筋 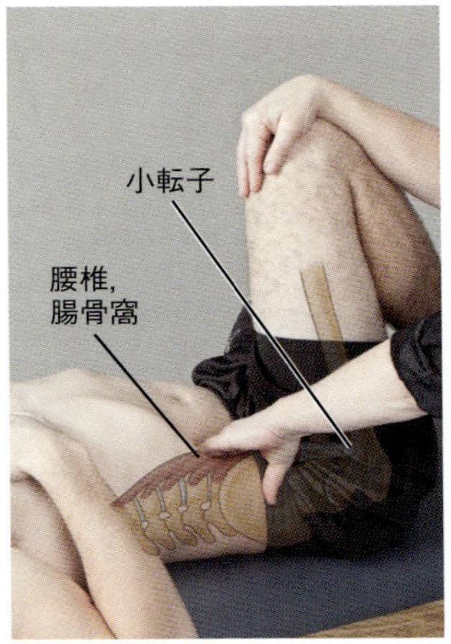 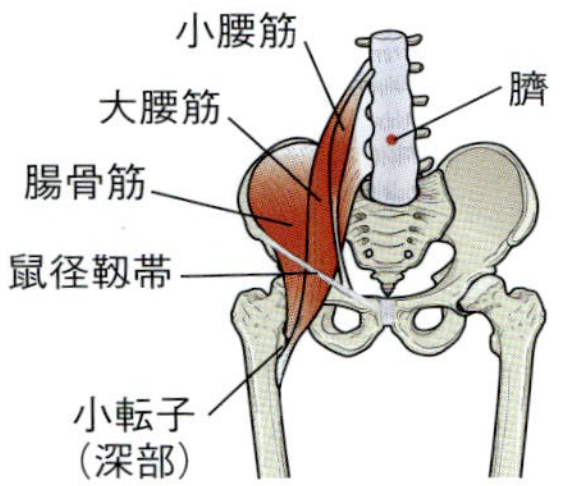 	**腸骨筋**：腸骨窩，腸骨の内面，股関節前面および内側と大腿骨頸を覆っている．大腿骨頸を後内側方向へまわりこむ． **大腰筋**：第12胸椎～第5腰椎の椎体，椎間円板，肋骨突起	小転子	**腸骨筋**： 大腿神経の分枝（L1-L4） **大腰筋**： 腰神経叢の分枝（L1-L4）	股関節屈曲：骨盤前傾	**腸骨筋**：深部にあり触察は困難．腹部内臓の後方で平坦に横たわっている，部分的に腸骨窩を占有する． **大腰筋**：被検者は仰臥位または座位で，腹筋群の緊張を緩める．触察している指は，腰に置く．下部肋骨と腸骨稜の間を，腹腔後壁の方へ深くかつ優しく探って，脊柱の近くで大腰筋の円柱状の硬い筋腹をその筋収縮として感じる可能性がある．

（次頁へつづく）

表 9-2 骨盤および股関節領域の筋群（つづき）

グループ	筋	近位付着部	遠位付着部	神経	運動	触察
屈筋群	大腿直筋 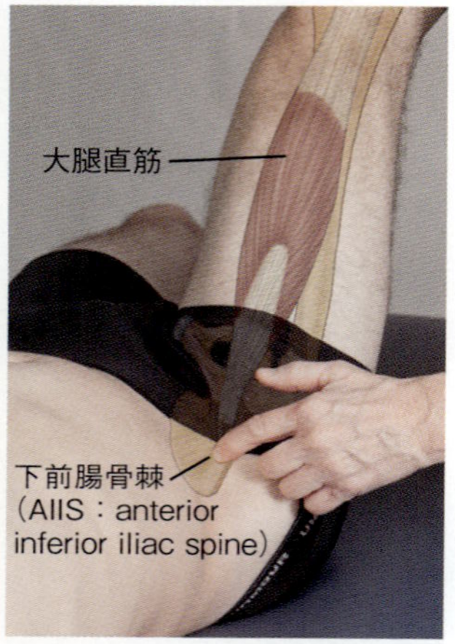 	AIIS および寛骨臼上縁	細くなって幅の広い腱になり，膝蓋骨底（上端）に付着する．そして，膝蓋腱（膝蓋靱帯）を介して脛骨粗面に付着する．	大腿神経（L2-L4）	股関節屈曲：膝関節伸展	被検者を仰臥位にして，股関節屈曲および膝関節伸展に抵抗させる．大腿直筋腱は，外側を走行する TFL と内側を走行する縫工筋の間に形づけられる「V」の字で触察できる．筋部は，大腿前面から膝蓋骨底へ触察できる．
屈筋群	縫工筋 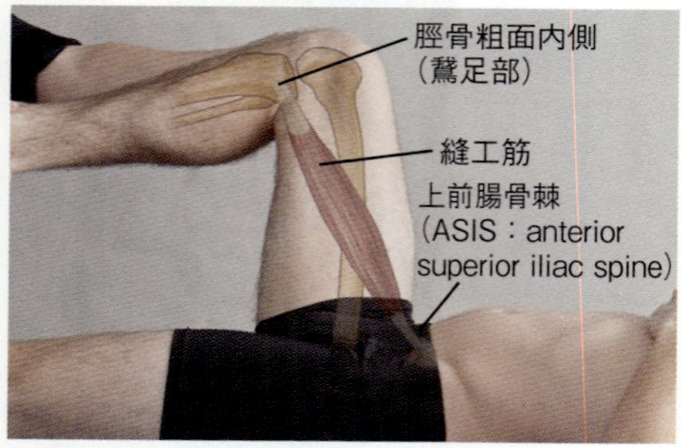 	上前腸骨棘（ASIS：anterior superior iliac spine）	脛骨粗面の内側．薄筋および半腱様筋腱の遠位付着部の前方．	大腿神経（L2-L3）．	股関節屈曲，外転，外旋；膝関節屈曲および内旋	筋の下部をよく観察することはできないが，触察によってたどることはできる．検者が膝関節と股関節を 90° 屈曲位，股関節を外旋位に保持して，被検者が等尺性収縮と弛緩を交替に繰り返したならば，縫工筋は，鵞足（第 10 章を参照）でその遠位付着部を触察できる．
屈筋群	大腿筋膜張筋 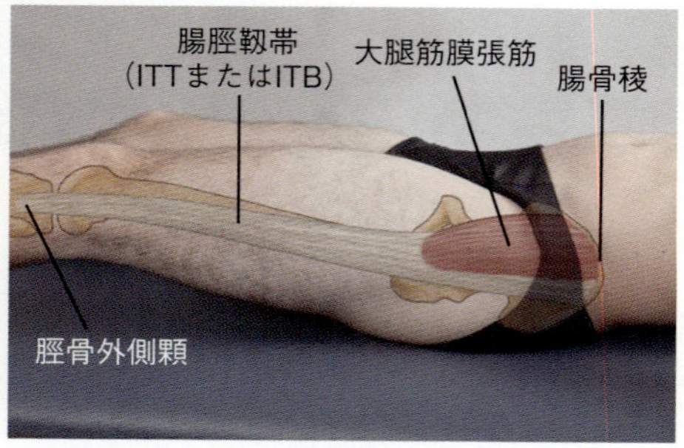 	腸骨稜，縫工筋近位付着部の ASIS 外側	上約 1/3 は大腿筋膜張筋で，下約 2/3 が腸脛靱帯となり，それから脛骨の外側顆に付着する．	上殿神経の分枝（L4-L5，S1）	股関節屈曲，外転，内旋	股関節を屈曲，外転，内旋させて，縫工筋の上部外側の股関節近くに特定できる．

屈筋群	恥骨筋 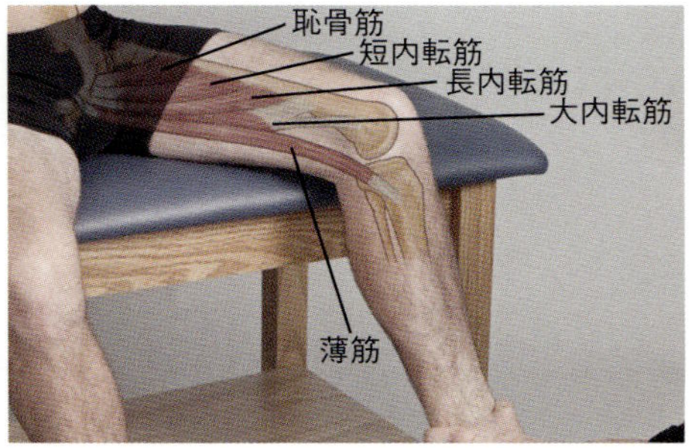	恥骨上枝	大腿骨の恥骨筋線（小転子と粗線との間）	大腿神経（L2-L4）.	股関節屈曲，内転	腸腰筋の外側および長内転筋の内側に隣接する平坦な筋．別々の筋としての恥骨筋の触察は困難であるが，他筋と一緒の筋収縮は感じられるだろう．恥骨上枝の上で，恥骨筋付着部を触察できる.
内転筋群（主要な５つ）	長内転筋 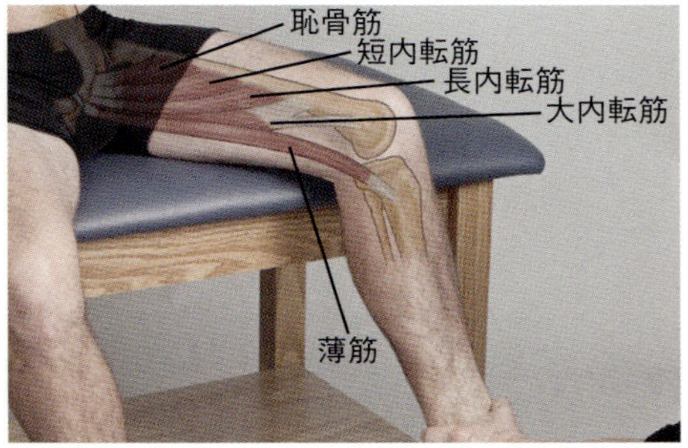	恥骨	大腿骨の粗線（中部 1/3）	閉鎖神経（L3-L4）	股関節内転	提案：以下のように，あなた自身で触察しなさい．座位で，触察する指を鼠径部近位，恥骨枝末端に置く．ここで，内転筋腱のいくつかを前から後ろへつかむことができる．股関節内転位および外旋位で，屈曲させてあなたの足が組まれるまで，運動を続ける．長内転筋腱は，突出していて，他と容易に区別できる.
内転筋群	短内転筋 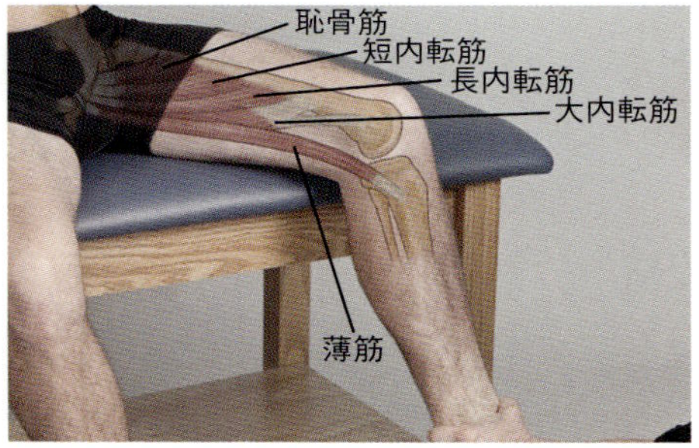	恥骨	近位粗線および恥骨筋線	閉鎖神経（L3-L4）	股関節内転	短内転筋の付着部は股関節を内転させることによって触察できて，突出した長内転筋腱の外側に筋腹がある.

（次頁へつづく）

表 9-2 骨盤および股関節領域の筋群（つづき）

グループ	筋	近位付着部	遠位付着部	神経	運動	触察
内転筋群	大内転筋 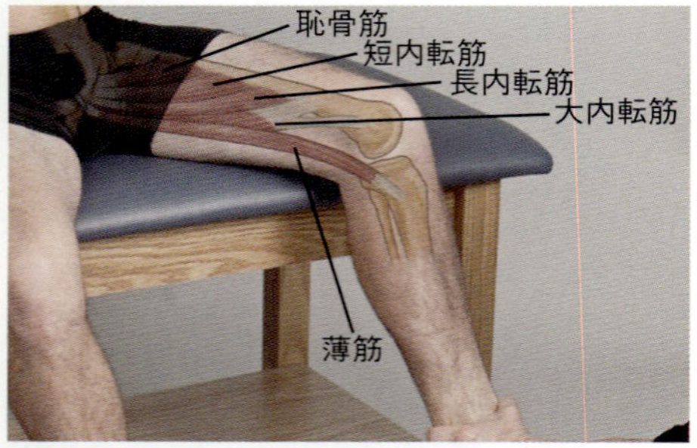 	恥骨枝および坐骨枝，坐骨結節	大腿骨の粗線（全部）と内転筋結節	閉鎖神経（L2-L4）および坐骨神経（L4）	股関節内転	股関節内転に抵抗している間，大腿内側に沿って大内転筋を触察できる．そして，大腿骨の内転筋結節で停止をたどることができる．
内転筋群	薄筋 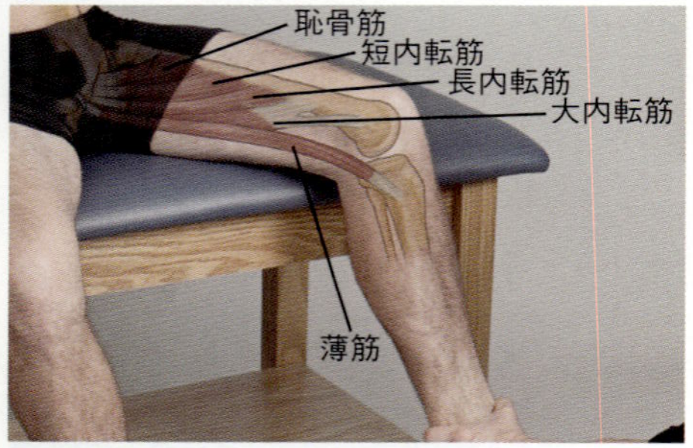 	恥骨	脛骨近位の前内側	閉鎖神経（L2-L3）	股関節内転	薄筋は膝関節をまたいで，脛骨の前内側に付着する．縫工筋および半腱様筋付着部のそばを膝関節屈曲に対して抵抗すると，ハムストリングスおよび薄筋が働く．恥骨下枝に付着する薄筋は坐骨結節の内側を走行し，ハムストリングスは坐骨結節の外側を走行する．
	恥骨筋*					
伸筋群（主要な4つ）	大殿筋 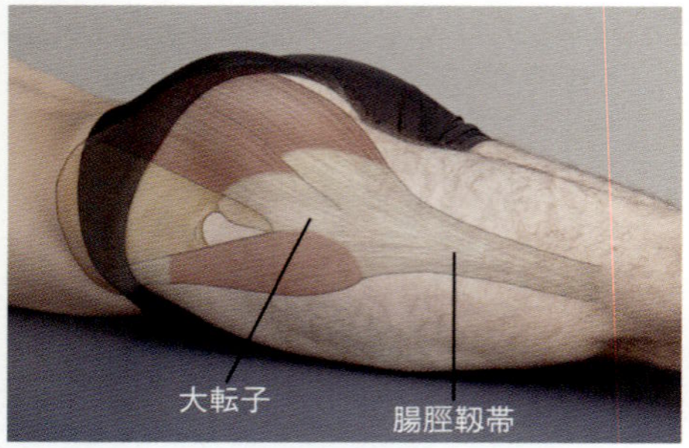 	腸骨稜の後方，腰背筋膜，仙骨，尾骨，仙結節靱帯	大腿骨後面の殿筋粗面（大転子の遠位部），腸脛靱帯	下殿神経（L5，S1-S2）	股関節伸展，外旋．骨盤後傾	腹臥位または立位で，大殿筋を単に「セッティング（setting）」することで，関節運動をしなくても容易に観察される．股関節伸展および外旋で大殿筋のより強い収縮がみられる． 大殿筋の強い収縮は，階段を昇る，走る，跳ぶ際にも観察される．

* 屈筋群を参照

伸筋群	大腿二頭筋（長頭） （外側ハムストリングス） 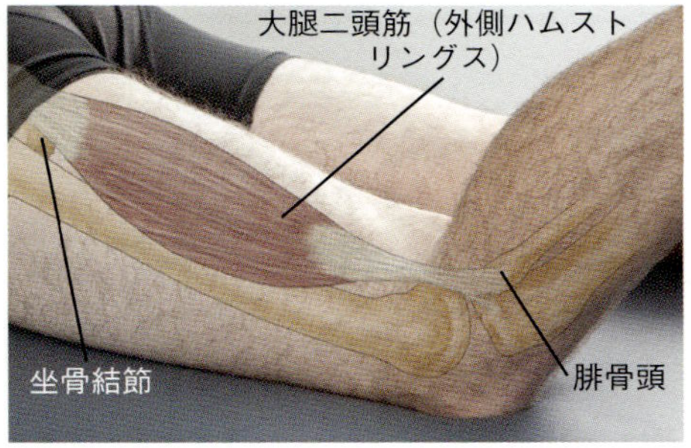	2頭： 1）長頭　坐骨結節 2）短頭　大腿骨の粗線外側唇	腓骨頭および脛骨外側顆	坐骨神経（L4-L5，S1-S2）	股関節伸展：膝関節屈曲，外旋	膝関節屈曲または脛骨外旋を伴う膝関節屈曲に抵抗するとき，坐骨結節から腓骨頭まで走行する大腿骨後外側で容易に触察できる．
伸筋群	半膜様筋と半腱様筋 （内側ハムストリングス） 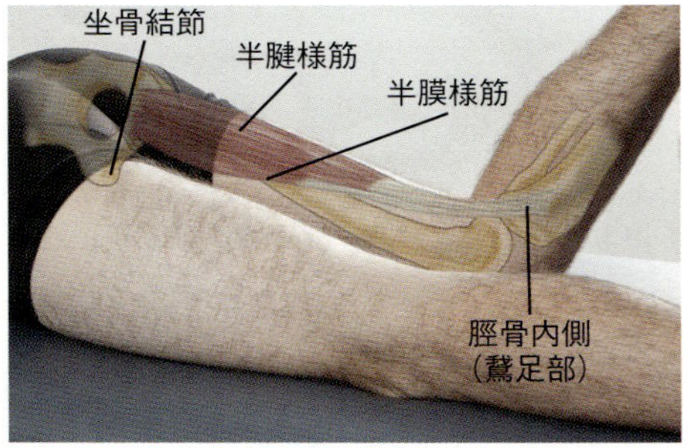 大内転筋（後部線維）*	坐骨結節	脛骨の内側顆後面，薄筋付着部の遠位	坐骨神経（L4-L5，S1-S2）	股関節伸展：膝関節屈曲，内旋	半腱様筋腱は，膝関節を屈曲させて，膝関節後内側のちょうど近位部に触察される．半膜様筋の大部分は，半腱様筋および大内転筋に覆われている．被検者を腹臥位にして，膝関節屈曲または膝関節の内旋を伴う膝関節屈曲に抵抗するとき，2筋の遠位部を触察できる．
外転筋群（主な3つ）	中殿筋 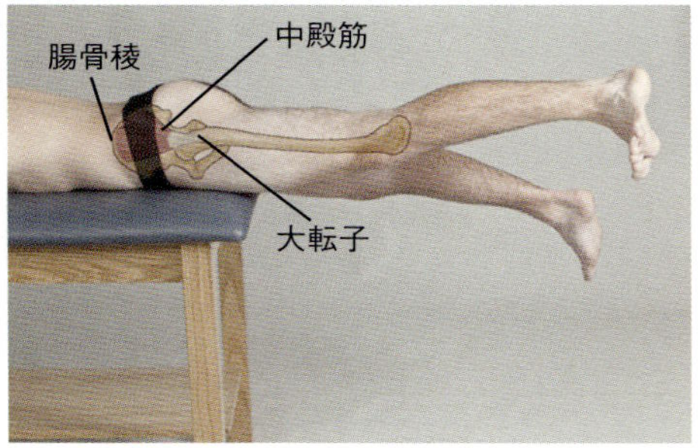	腸骨稜，腸骨外側面，前殿筋線に起始をもち，扇状を成す．前殿筋線は，小殿筋の起始と中殿筋の起始との境界線である．	大転子の尖端近く	上殿神経（L4-L5，S1）	股関節外転：前部線維は屈曲，内旋，後部線維は伸展，外旋．立脚期において反対側骨盤の低下を防止して骨盤の安定性を維持する．	股関節外転に抵抗しているときに，大転子上方，腸骨稜の下方外側に触察できる．HAT（上体）を支えるために収縮するので，片側立位の立脚側でも容易に触察できる．

* 内転筋群を参照

（次頁へつづく）

表 9-2 骨盤および股関節領域の筋群（つづき）

グループ	筋	近位付着部	遠位付着部	神経	運動	触察
外転筋群	小殿筋	腸骨外側面，前殿筋線と下殿筋線の間に近位付着部をもち，扇状を成す．	大転子の前面	上殿神経（L4-L5，S1）．	股関節外転，内旋	股関節外転と内旋で小殿筋と中殿筋の同時収縮が起こるため，小殿筋と中殿筋をよく区別できるというわけではない．筋の前部は股関節を内旋させるとき，最も厚い部分で中殿筋とともに触察しやすい．
	大腿筋膜張筋*					
外旋筋群	梨状筋 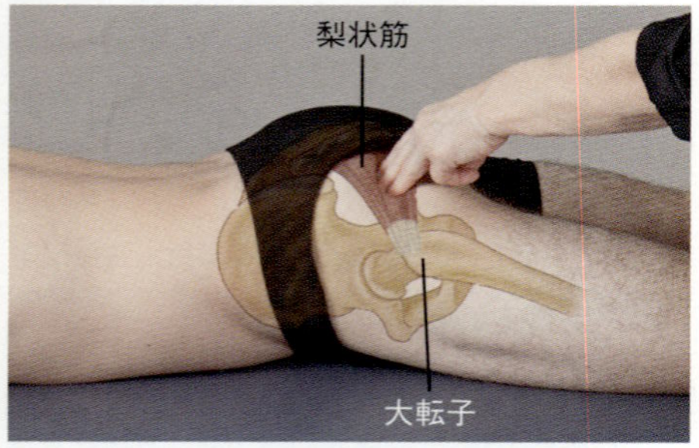 	仙骨の前面．坐骨切痕，仙結節靱帯	筋線維は外下方へ向かい，中殿筋後縁に続き，そして大転子内側へ付着する．	第1および第2仙骨神経の枝（L5，S1-S2）	股関節外旋	股関節を少し屈曲するように下肢を持ち上げ，股関節を外旋位にして特に大殿筋の緊張を緩めると触察できる．触察する指を大転子後方におき，最も確認できる点まで動かす．
	深層外旋筋群：梨状筋（梨状筋は，強く作用するため上に分けて記載した），上・下双子筋，内・外閉鎖筋，大腿方形筋	水平方向の筋線維が仙骨，坐骨，恥骨の後方に付着して，大殿筋によって覆われる．梨状筋が最も上，大腿方形筋が最も下にあり，他の4筋は中間にある．	大転子	一般的にはS1-S2からの分枝	股関節外旋	個別の筋ではなく，外旋筋群として触察される．かなりの精度で梨状筋（外旋筋群の最も上）と大腿方形筋（外旋筋群の最も下）を触察できる． 大腿方形筋：股関節を外旋するとき，または股関節外旋に抵抗するとき，坐骨結節と大転子の間に筋収縮を触察できる．
外旋筋群	大殿筋**	上記参照				大殿筋と縫工筋は，次いで股関節外旋を担う大きな筋である．
	縫工筋*	上記参照				
内旋筋群	複数の運動に関わる筋群 中殿筋（前部線維） 小殿筋 大腿筋膜張筋 恥骨筋 内転筋群					

* 屈筋群を参照
**伸筋群を参照

表 9-3　股関節運動の主動作筋

股関節運動	主動作筋
屈曲	腸腰筋 大腿直筋 ●特に膝関節伸展を伴う 縫工筋 ●特に股関節外転および外旋を伴う 恥骨筋 ●特に股関節内転を伴う 大腿筋膜張筋 ●特に股関節外転および内旋を伴う
伸展	大殿筋 大腿二頭筋（長頭） 半膜様筋 半腱様筋 大内転筋（後部線維）
内転	長内転筋 短内転筋 大内転筋 薄筋 恥骨筋（屈筋としても分類される）
外転	中殿筋 小殿筋 大腿筋膜張筋（屈筋および内旋筋としても分類される）
外旋	大殿筋（伸筋としても分類される） 深層外旋筋群 縫工筋（屈筋としても分類される） ●特に股関節屈曲および外転を伴って
内旋（内旋を第1の作用とする筋はない．すべての筋は，内旋を第2の作用とする筋である）	小殿筋（前部線維） 中殿筋（前部線維） 大腿筋膜張筋 ●特に股関節屈曲と外転を伴って 恥骨筋 内転筋群

表 9-3 は，股関節の基本運動の早見表である．**BOX 9-3** は，股関節筋群の重要な体重負荷機能についての要約である．

屈筋群

股関節屈筋群は，主として開放運動連鎖で下肢運動に作用し，歩行遊脚期に下肢を前進させる運動，ステップに足をあげる運動，蹴る動作などの運動を行う．股関節前面を通る筋は9つあるが，それらのうち，5つの筋は主要な股関節屈筋であり，作用の強い順に腸腰筋，大腿直筋，縫工筋，恥骨筋，大腿筋膜張筋（tensor fasciae latae：TFL）である．このうち，腸腰筋は最も強力で純粋な股関節屈筋である．腸腰筋は股関節前方の中間を走行するため，作用線は股関節屈筋として作用するのに合理的である．縫工筋，TFL，恥骨筋は，関節の正中

BOX 9-3 | 股関節筋機能の一覧

股関節伸筋群：単関節筋の大殿筋と比較した二関節筋のハムストリングス

- ハムストリングスは膝関節屈曲位で十分に収縮できないため，主として膝関節伸展位での股関節伸展に作用する．
- 大殿筋のような単関節筋は，膝関節肢位に関係なく機能する．したがって，ハムストリングスが十分に収縮できない膝関節屈曲位において，大殿筋は最も強力に働く．

股関節外転筋群

- 中殿筋，小殿筋，TFL のような股関節外転筋群の主な機能は，単下肢支持期における骨盤の高さの維持である．
- 一歩ごとに起こる単下肢支持期において，第1のてこで体重の 85% を大腿骨頭周辺の股関節外転筋群で均衡を保たなければならない．また，股関節に体重の 2.5 倍という高い圧縮力が加わる．
- COG が支持側の足部を越えて側方移動するとき，股関節は内転位となる．
- 股関節外転筋群は「長さ-張力」関係が最も有利となる股関節内転 15° で最大トルクを発生する．しかも，股関節外転筋群は，単下肢支持期の最適な時期にその肢位に置かれるのである．
- 股関節外転筋の筋力低下
  - 単下肢支持期において骨盤の高さを維持できない（Trendelenberg sign：トレンデレンブルグ徴候）
  - 頻度の高い3つの代償方法．
    1. COG*が垂直線を越えるまたは股関節の少し外方までの立脚側への体幹の傾き．
    2. 遊脚側の骨盤が下がって立脚側股関節が最大に内転する．その肢位では，関節包，靱帯，腸脛靱帯の緊張によってさらなる内転は防がれる．
    3. 関節軸から遠い位置で上向きの力を与えるために対側（非障害側）の手で杖を持つ．

異常歩行：体重が立脚側下肢の中心に置かれて，立脚中期で典型的にみられる．

1. トレンデレンブルク歩行または中殿筋歩行-中殿筋の筋力低下によって，患側立脚期に反対側骨盤が下がる．代償として，COG を患側へ移動させるために患側へ体幹を側屈する．
2. 大殿筋歩行-大殿筋の筋力低下によって，患側立脚期に体幹が後方に傾く．これは，COG を後方に維持して，股関節伸展を保つために起こる．

* 訳注：COG（center of gravity）とは，身体の合成重心のこと．

線に対して外側または内側に走行するため，これらの筋は軸に対する位置関係によって，前額面または水平面，もしくはその両方で作用する．TFL が前外側に位置しているのに対して，恥骨筋と縫工筋は前内側に位置している．TFL は股関節屈曲と内旋に作用するが，その位置のため非常に強い外転筋でもある．それについては，外転筋群のところで述べる．大腿直筋，縫工筋，TFL は，股関節および膝関節という 2 つの関節をまたぐため，能動的および受動的な機能不全に陥りやすい．

腸腰筋

腸腰筋（iliopsoas）（ラテン語：*ilio*，英語：ilium，ギリシャ語：*psoa*，英語：the loins）はその位置する場所（腸骨，腰部）から名付けられ，腸骨筋と大腰筋という 2 筋から構成される（**図 9-14A**）．これら 2 筋の近位付着部は別々であるが，遠位付着部は共通である（**図 9-14B**）．腸腰筋の股関節より遠位の部分は縫工筋の内側に位置しており，縫工筋上部によって一部覆われている．大腰筋は腸骨筋の内側にあり，長い筋腹をもつ．

腸腰筋は単関節筋で，股関節屈筋として非常に強力であるため，股関節屈筋群のなかで最も重要である．機能的には，歩行時の遊脚期における下肢の屈曲および前方への振り出しに働く．また，腸腰筋の近位付着部は腰椎であるため，機能的な活動において骨盤を前傾させて腹筋群とともに骨盤安定性を維持するために作用する．仰臥位で両下肢を固定して左右腸腰筋を同時に働かせると，大腿骨に対して骨盤が動き体幹が起きあがる．それは，完全に上体を起こすときの運動，つまり，起きあがり動作である．腸腰筋は，股関節の回旋，特に股関節外転位での外旋に弱く作用する．しかし，股関節の回旋力は弱いため機能的な意味はごく小さい[38, 39]．我々は，腸腰筋の主な役割は骨盤に対して大腿骨を動かす強力な股関節屈筋であり，大腿骨に対して骨盤を移動させる骨盤を前傾させる筋であると考えている．

大腿直筋

筋が大腿骨前面をまっすぐ走行するため，大腿直筋（rectus femoris）（両羽状筋）と名付けられた．それは，大腿四頭筋のうち股関節と膝関節の両方をまたぐ唯一の筋（二関節筋）である（**図 9-15**）．股関節屈曲と膝関節伸展の両方に作用して，大腿直筋は股関節屈筋として相当な力を生み出すことができるが，膝関節伸展位での股関節屈曲では十分に力を出せない恐れがある．大腿直

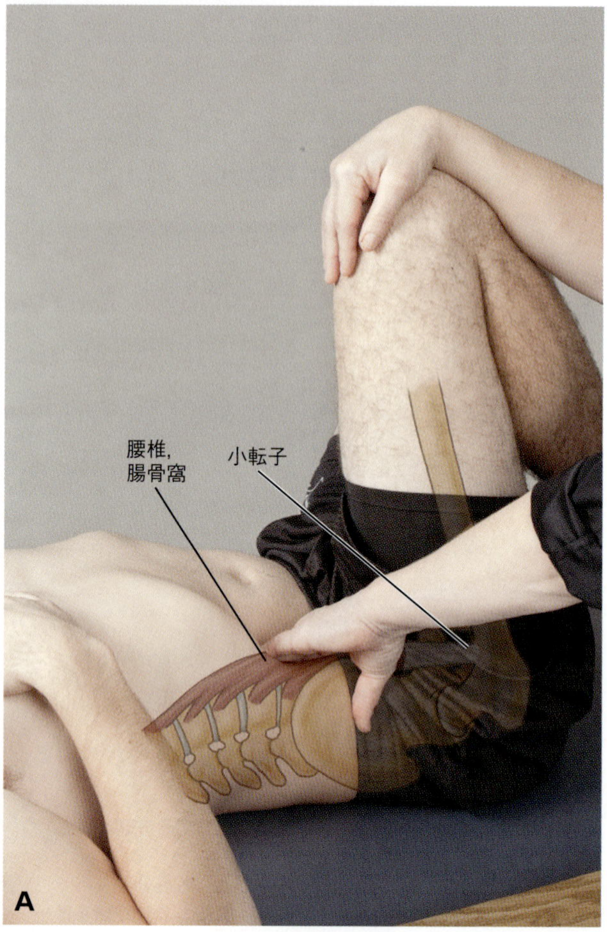

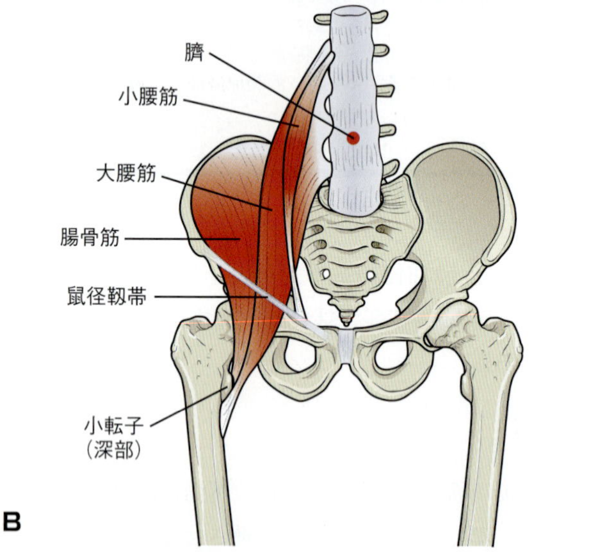

図 9-14　A）腸腰筋と大腰筋の触察．大腰筋の筋収縮を感知するためには，検査者は十分な深さに指をおく必要がある．被検者の腹筋群は緊張を緩めた状態にさせ，軽い抵抗に抗して股関節を屈曲させて筋収縮を感知する．B）腸腰筋の付着部

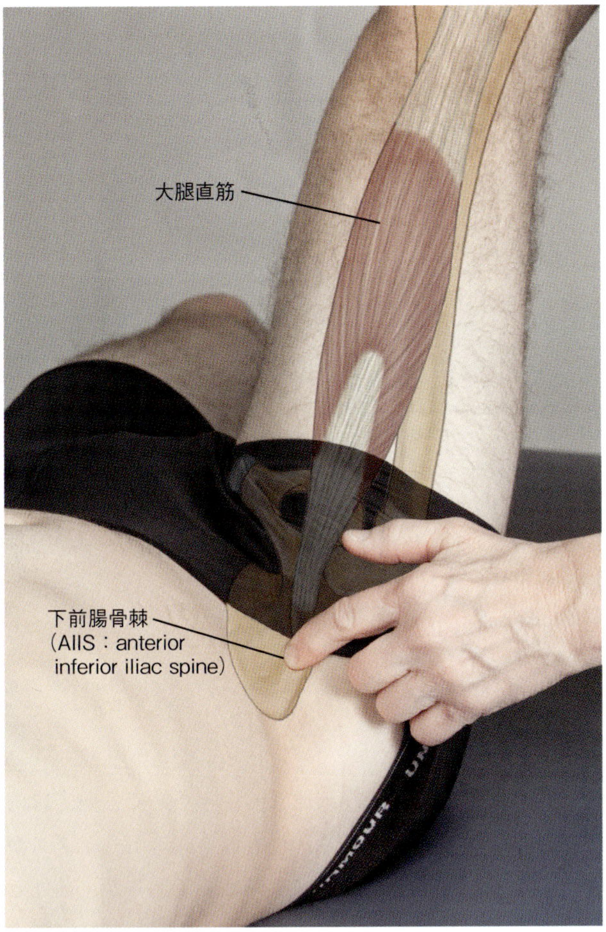

図 9-15　大腿直筋．被検者は大腿直筋を収縮させている．大腿直筋の付着部を示した．

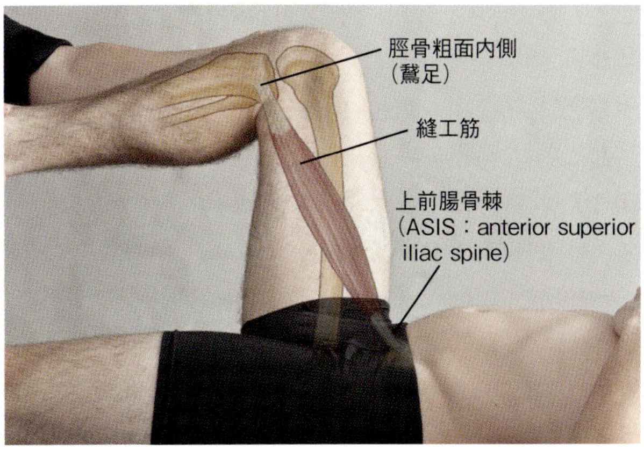

図 9-16　縫工筋．被検者は縫工筋を収縮させている．縫工筋の付着部を示した．

筋は，例えば階段を昇るときのように，膝関節屈曲位での股関節屈曲に強く作用する．

縫工筋

身体のなかで最も長い筋で，表在にある．縫工筋（sartorius）（ラテン語：*sartor*，英語：a tailer）とは仕立て屋，洋服屋の意味である．帯状で ASIS から斜めに走行し，大腿の前面および内側へ向かい脛骨の近位前内側（脛骨粗面の内側）に付着する（**図 9-16**）．縫工筋は二関節筋で，薄筋および半腱様筋腱とともに鵞足を形成する（第 10 章を参照）．その愛称である「テイラーの筋（tailor muscle）」は，股関節屈曲，外転，外旋での「テイラー（tailor）」または足を組んだ座位姿勢を示している．縫工筋の膝関節における作用は第 10 章で説明する．

股関節屈曲-伸展の軸から縫工筋の作用線までの垂直距離は相当に大きい．したがって，この筋の断面積は比較的小さいが，かなり大きいトルクを発揮することができる．縫工筋が収縮することによって作用線が関節から離れていくと，力学的にモーメントアーム長が増大してトルクを増大させる．縫工筋は，筋長が長いため大きく短縮することができる．また，股関節および膝関節の両方をまたぐため，股関節外旋を加えて股関節および膝関節が同時に屈曲するときに最も効果的に作用し，足部のクリアランスを確保するとき，ウマやオートバイ，自転車にまたがるときに観察される[22, 40]．

大腿筋膜張筋

縫工筋の外側，大腿前外側に大腿筋膜張筋（tensor fasciae latae：TFL）がある．主な作用が，「大腿筋膜（fascia lata）」または腸脛靱帯を「緊張（tense）」させ

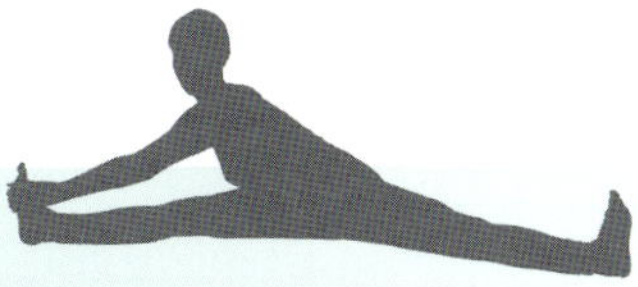

臨床的視点

腸脛靱帯が硬く（きつく）なると，股関節が屈曲と伸展の運動をするとき，それが大転子上を動くため「パチンという（snaps）」．硬い腸脛靱帯によるこの「ばね股症候群（弾発股）（snapping hip syndrome）」は，大転子滑液包炎をよく伴い，長距離ランナーによく認められる．

ることなので，このように名付けられた．TFL は，大腿部および膝関節の外側を安定化させる．その筋腹はわずか 2，3インチ（約 5〜8 cm）の長さであるが，TFL の腱は長く，腸脛靱帯（ITB または ITT）を形成する（**図 9-17**）．TFL は手をズボン横のポケットに入れると，ちょうど TFL 上に置く状態になることから，「ポケット・マッスル（pocket muscle）」という愛称で呼ばれた．TFL は縫工筋のように股関節および膝関節の両方に影響する．TFL は，股関節屈曲-外転に作用し，程度は小さいが内旋にも作用する．

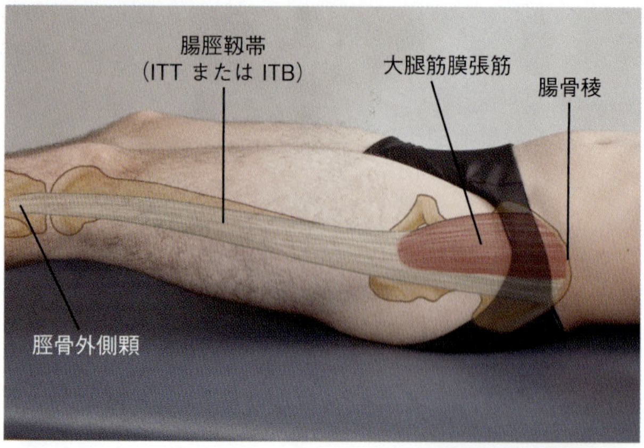

図 9-17　股関節をわずかに屈曲および内旋させた状態での股関節外転による大腿筋膜張筋（TFL）の筋収縮．幅広い腸脛靱帯の長さが明らかになるように，TFL の付着部を示した．TFL と中殿筋前部線維は股関節部の前外側にあり，中殿筋前部線維に対して TFL は前方にある．

恥骨筋

恥骨筋（pectineus）（ラテン語：*pecten, comb*）は，股関節前内側に位置し，鼠径部で深部に位置する平坦な筋で，その遠位付着部は近位付着部とほぼ同程度の広さである．四角形または櫛状の形状をしている（**図 9-18**）．恥骨筋は，本質的に内転筋群に属していて，その筋線維は長内転筋とほぼ平行して走行している．しかし，股関節屈曲および内旋にも作用する．

第 2 の屈筋群

上記 5 つの股関節屈曲の主動作筋に加えて，股関節を屈曲させる筋がいくつかある．それらは股関節の前方でより内側を横切っている筋である．長内転筋，大内転筋，薄筋には股関節屈曲作用があるが，大内転筋以外は収縮時の股関節の位置関係によって作用が異なる[41]．

内転筋群

股関節内転筋群は大腿内側部の大きな筋で，前方に内側広筋および縫工筋があり，後方にハムストリングスがある．大腿前内側部の恥骨筋は内転筋であるが，前述したように股関節屈筋でもある．ほかに内転筋群には，大内転筋，長内転筋，短内転筋，薄筋がある．薄筋を除くと，これらの内転筋は，全体として三角形を成す．骨盤のかなり狭い部位に始まり，幅が広がり三角形となり，大腿骨に付着する．股関節が屈曲するとき，これらの筋の作用線は関節軸に関連して変化するため，各筋の運動

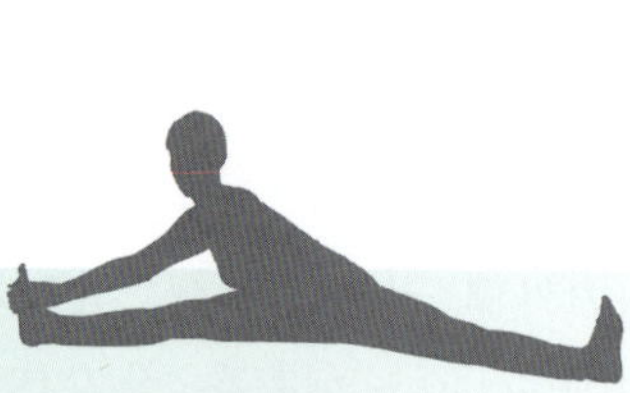

臨床的視点

股関節内転筋群は，抵抗運動の際に恥骨から大腿遠位部までの大腿内側で触察できる．両膝を閉じて力を入れると自分の内転筋を触察できる．筋を個別に触察することは難しいが，付着部のほうへ触察することで確認することができる．**表 9-2** の触察の欄を参照せよ．

股関節内転筋群の支配神経は，主に閉鎖神経である．

大内転筋の後部線維は坐骨神経からの分枝によって支配されているが，長内転筋腱は大腿前内側の鼠径部で触察できる非常に目立つ腱である．長内転筋腱が顕著であるため，義足の設計ではこの腱に対する除圧を考慮して義足ソケットの近位内側にチャネルをつける必要がある．

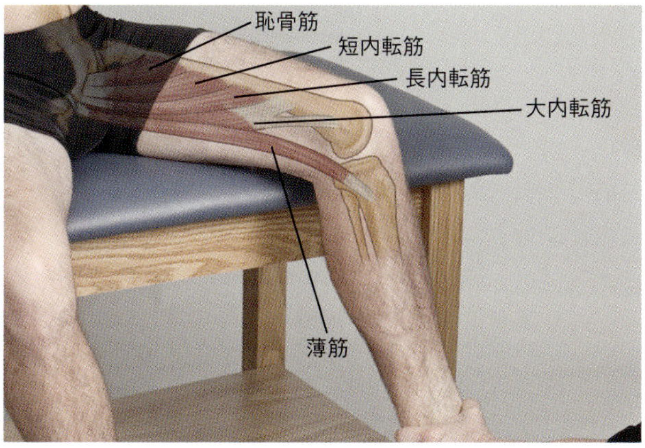

図 9-18　股関節内転筋群．恥骨筋，長内転筋，短内転筋，大内転筋，薄筋．これらの筋の付着部を示した．

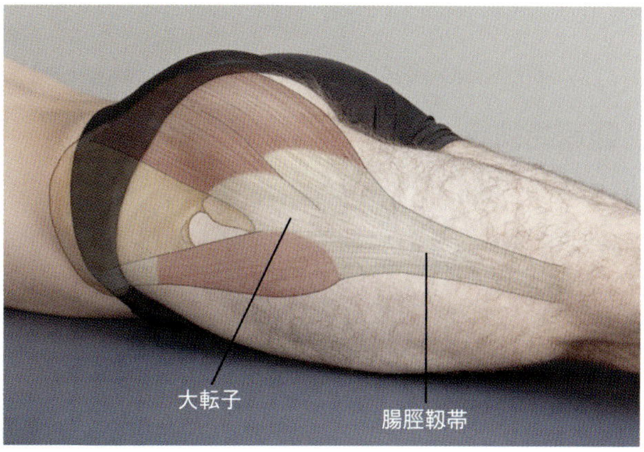

図 9-19　股関節を伸展および外旋するとき大殿筋は強力に働く．大殿筋の付着部を示した．

は特定の関節の位置だけによって決まる．ある位置では，異なる内転筋が，それぞれ股関節屈曲，伸展，回旋に作用するかもしれない．機能的運動への様々な作用は，本章の後半で述べる．

長内転筋および短内転筋

その名前が示すように，長内転筋（adductor longus）は長い帯状の筋である．腱が非常に厚くて目立つため，鼠径前方で容易に確認できる．長内転筋は強力で，単関節筋であり，短内転筋（adductor brevis）は小さく協働筋として働く（**図 9-18**）．

大内転筋

その大きさから名付けられ，深部に位置する大内転筋（adductor magnus）は，実際には 2 つの部分でできている．大内転筋の前部線維は強い内転筋であるが，その後部線維は股関節伸展を補助する（**図 9-18**）．

薄筋

薄筋（gracilis）（ラテン語：*gracilis*，英語：slender or grace-like）は細長く，他の股関節内転筋とともに作用する（**図 9-18**）．薄筋の遠位付着部は，脛骨内側（鵞足部）である．腱によって強力に付着し，膝関節の安定性に寄与する．

伸筋群

股関節伸展の主動作筋は，股関節および大腿部の後面にある．大殿筋，大腿二頭筋（長頭），半腱様筋，半膜様筋，大内転筋（後部）である．

大殿筋

大殿筋（gluteus maximus）（ギリシャ語：*gloutos*，英語：buttock）は大きくて，殿部の丸みを作っている表在筋である．**表 9-2** で示すように，その筋線維は，骨盤後面から大腿骨近位へ外側に走行する（**図 9-19**）．その作用線を視覚化すると，体重負荷において大殿筋が主として安定性を高める役割を果たすことが容易に推察できる．大殿筋は，階段を昇る，走る，跳ぶといった運動で強力に収縮する[42]．歩行，走行において股関節を伸展する求心性収縮，特に走行で遊脚側下肢を減速する遠心性収縮の両方に作用する[42]．また，腹筋群と協力して骨盤を後傾させるように働く．股関節屈曲位で体重

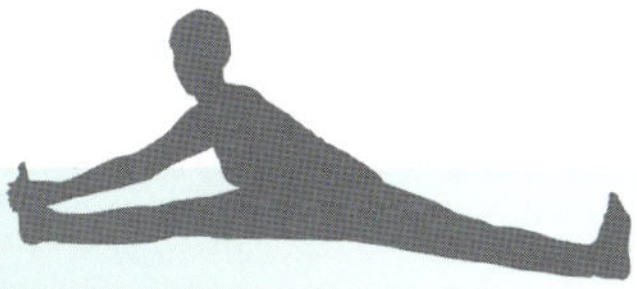

臨床的視点

身体のバランスおよび姿勢を適切にすることは，すべての機能的な活動において重要な考えである．腹横筋と多裂筋と同時に大殿筋を働かせて骨盤を中間位に維持することは，重いバーベルを持ち上げる，または食器を洗うために台所シンクに立っているような活動において腰椎および身体中心部を安定させている．

臨床的視点

腸腰筋短縮による股関節屈曲拘縮があると，矢状面で骨盤前傾が起こる．それと同様に，ハムストリングスが坐骨結節に付着しているため，ハムストリングスが短縮すると骨盤後傾が起こる．

股関節外転筋および内転筋のトルクは，加齢性変化に大きく左右される[44]．立位バランスではこれらの筋が主に関与するため，特に高齢者において骨盤安定性を改善して転倒を防止するために，これらの筋の筋力強化を行うだけでなく，リハビリテーションに対する機能的なアプローチと予防プログラムにバランストレーニングを取り入れる必要がある．

を支えて立っていて，急に身体をまっすぐ上にするよう股関節を伸展させると，大殿筋の強い収縮が触察できる[43]．

大腿二頭筋，半腱様筋，半膜様筋

大腿二頭筋（長頭）(biceps femoris)，半腱様筋(semitendinosus)，半膜様筋（semimembranosus）は，ハムストリングスとして知られている大腿後面の筋である．この筋群は，股関節を伸展して，膝関節を屈曲する．これらの筋の近位付着部は坐骨結節で，遠位付着部は脛骨近位部である．これらの二関節筋は大きくて力強く，相当な股関節伸展力を出すことが可能であるが，それらは２つの関節をまたいでいるため収縮不全に陥る可能性がある．ハムストリングスは膝関節で強く作用するため，次の章で詳細に説明する．この筋群は，強力な股関節伸筋で大殿筋とともに作用する．

大腿二頭筋は大腿後面の外側を走行し，外側ハムストリングスとして知られている．大腿二頭筋には長頭と短頭があるが，長頭のみ二関節筋である．内側ハムストリングスは紡錘状の半腱様筋および半膜様筋（**図9-20A，B**）の２筋である．股関節伸展に対するハムストリングス３筋の貢献度は一定ではない．この点については，本章の後の節で説明する．ハムストリングスは，大殿筋よりも小さい範囲の骨盤前後バランスに影響を与える[43]．

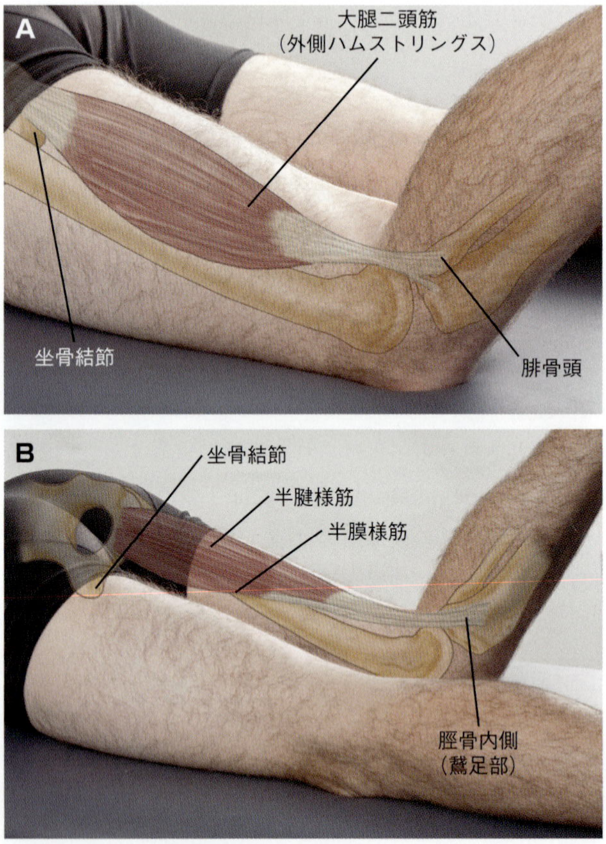

図9-20　A）大腿二頭筋（外側ハムストリングス）とB）半腱様筋および半膜様筋（内側ハムストリングス）．ハムストリングスの付着部を示した．

外転筋群

この筋群は，股関節の外側に位置しており，中殿筋，

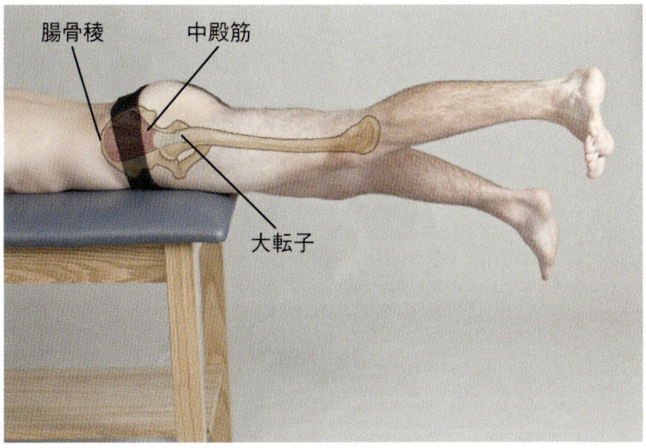

図 9-21　被検者が左股関節を外転すると，中殿筋の収縮を確認できる．中殿筋の付着部を示した．

小殿筋，大腿筋膜張筋がある．前述したが，TFL は大腿前外側にあり，股関節屈曲および内旋にも作用する．

中殿筋

中殿筋（gluteus medius）は，股関節外側の筋群のなかで最も大きい. 後部は大殿筋によって部分的に覆われ，前部は TFL によって部分的に覆われる．一方，中部は厚い筋膜のみに覆われている（図 9-21）．肩甲上腕関節の三角筋のように，この扇形の筋には前部線維，中部線維，後部線維がある．しかし，三角筋のように，これらの部分はお互い明確には分かれていない．また，三角筋と同様, 中殿筋は全体として強力な外転筋として働き，骨盤を強力に安定させるように作用する．前部線維は股関節屈曲と内旋を補助し，後部線維は股関節伸展と外旋を補助する．後部線維は比較的小さく，梨状筋による股関節外旋を補う．梨状筋については，本章の後半で説明する．

開放運動連鎖において中殿筋は股関節外転筋として働く．片脚立位において，中殿筋は反対側（非荷重側）骨盤の低下を防ぐために骨盤の側方安定性を高める（図 9-22）．これは中殿筋の非常に重要な機能的役割であるため，本章の後半で詳細に述べる．

小殿筋

扇形の小殿筋（gluteus minimus）は殿筋のなかで最も深層にある．小殿筋は臼蓋の近くにあり，中殿筋に覆われている．股関節外転における中殿筋の協働筋として働き，股関節内旋にも作用する．小殿筋には，付加的に 2 つの興味深い機能的役割があるとされる．それは，1）小殿筋の収縮によって関節包の挟み込みを防ぐ，2）寛

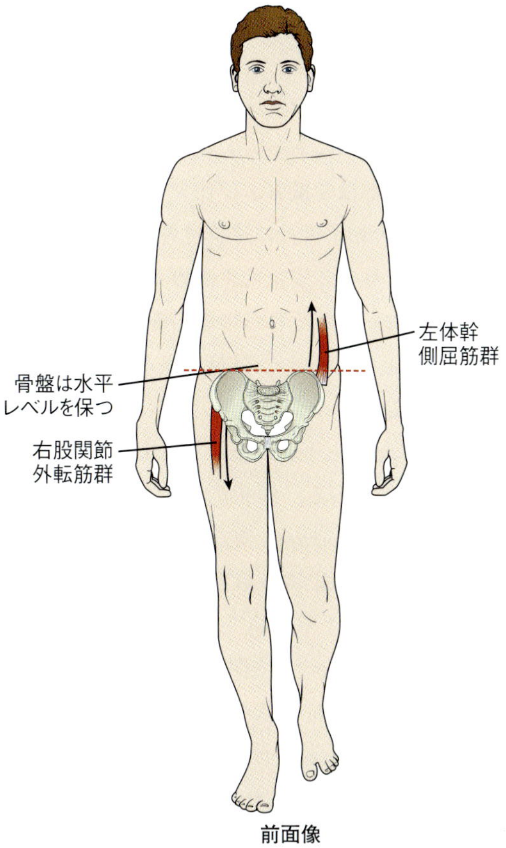

図 9-22　片脚立位における股関節外転筋群．片脚立位において，中殿筋は非荷重側骨盤の低下を防ぐために骨盤の側方安定性を高める. 片脚立位において支持脚は内転位にあって，股関節外転筋は伸張される．それによって，強い筋収縮を発揮するための最適な長さになる．

骨臼に対してしっかりと大腿骨頭を圧迫し, 安定させる，である[45]．

大腿筋膜張筋（TFL）

TFL は，股関節屈筋群としてもすでに説明した．TFL は強力な股関節外転筋として作用するとともに，大腿外側を安定させる．外転筋としては，股関節屈曲位で最も強力に作用し，その主な役割は腸脛靱帯（iliotibal tract：ITT または iliotibal band：ITB）の緊張を保つことである．TFL は荷重下の活動において大腿部および膝関節の外側安定性を高める．TFL 特有の作用は，股関節の位置と必要とされる力によって決まる．また，股関節内旋を補助する．TFL は大殿筋および ITT につながるため，閉鎖運動連鎖において膝関節の安定にも関与している．TFL は膝関節の外側支持構造を受動的に補助するために，側方への膝関節運動なしで ITT に緊張を加える．

外旋筋群

股関節の６つの小さい外旋筋は，股関節外旋の主動作筋であり，殿部後面にあって大殿筋に覆われている．それらの近位付着部は骨盤および仙骨であり，ほぼ水平方向に走行して，大転子付近に遠位付着部をもつ．これは，関節に圧縮力を与えて安定性を高めるような位置関係である．立位において，それらの牽引線は股関節軸を通る鉛直線とほぼ直角を成し，外旋筋として良い位置にある．６つの外旋筋のなかで最も上位にある筋は梨状筋（piriformis）で，最も下位にある筋は大腿方形筋（quadratus femoris）である．洋梨形の梨状筋（pear-shaped muscle）（ラテン語：*pirum*，英語：pear）（**図 9-23**）は，中殿筋と同じくこの領域の第２層に属し，両方とも大殿筋に覆われている．上双子筋（gemellus superior），下双子筋（gemellus inferior），内閉鎖筋（obturator internus）は共同腱を有しており，梨状筋と大腿方形筋の間にある．外閉鎖筋（obturator externus）は，これらの筋の前方にある．大転子の後方へこれらの筋が入り込むため，牽引線は全体として運動軸の後方となり，外旋筋として作用する．これらの回旋筋は，股関節運動を微調整する役割を果たす股関節の「回旋筋腱板（rotator cuff）」であると考えられている[46]．

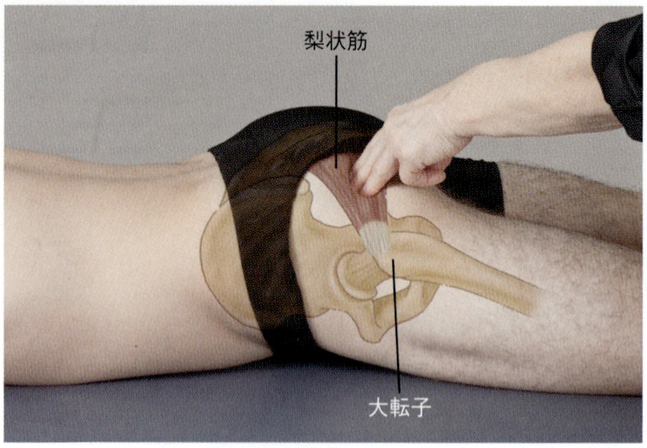

図 9-23　梨状筋の位置と触察．

内旋筋群

水平面において股関節内旋のみを起こす筋はなく，他運動の主動作筋である中殿筋前部線維，小殿筋（前部線維），TFL，恥骨筋，内転筋群によって股関節内旋が行われる．さらに，内側ハムストリングスも内旋に作用する．

骨盤および股関節における筋機能に影響する要因

これまでの章で，筋が様々に機能的な活動を行うこと

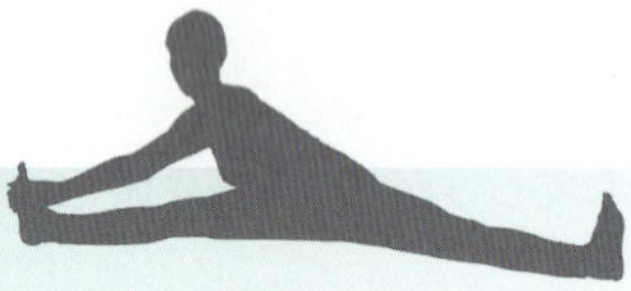

臨床的視点

梨状筋は臨床的に炎症または過用によって頻繁に二次的な症状が起こる部位である．大腿後面の筋群を支配する坐骨神経は大坐骨孔を通り，梨状筋のすぐ下を通過する．深層外旋筋群，特に梨状筋の筋スパズム（muscle spasm）またはタイトネス（tightness）は可動域制限を伴って深層殿部の圧痛を起こす．股関節内旋および坐骨神経の炎症において，筋のトリガーポイントまたは坐骨神経の炎症刺激はどちらも，下肢末梢部への放散痛を引き起こす．その結果，機能の制限が起こる．

Delp ら[39]による研究では，対象とした股関節筋群 18 筋のうち 15 筋は，過剰な股関節屈曲位において内旋の作用があった．股関節屈曲によって内旋のモーメントアームは増大し，外旋のモーメントアームは減少する．股関節がさらに屈曲されると，いくつかの筋は外旋から内旋へと役割を換えるため，この変化が起こるのである[39]．股関節屈曲位ではこれらの外旋筋群は回旋軸の前方にあるため，股関節内旋に作用する．これは作用の「切り替え（switching)」である（**図 9-24**）．このために，これらの筋の伸張運動は股関節および膝関節を屈曲させて股関節を外旋させる．

を説明した．それは，機能的な活動が効果的および効率的に起こるように，主動作筋，拮抗筋，協働筋，固定筋，中和筋として作用することである．筋の役割は，次にあげるいくつかの因子で決定される．

- 筋がまたぐ関節の数
- 筋がまたいでいる他の関節の肢位
- 筋の大きさおよび断面積（筋線維のタイプとアライメントを含む）
- てこの力（関節軸から牽引線の距離であるモーメントアーム長が大きく影響する）
- 筋収縮の種類-遠心性，求心性，等尺性
- 重力に対する体節の位置
- 運動課題
- 運動を起こすための収縮か，固定性・安定性をうるための収縮か
- 運動速度

これらの要因に加えて，骨盤および股関節は，荷重時か非荷重時かによって，課題とそれに対する応答が機能的に大きく異なる．骨盤および股関節筋群の機能的な役割を分析するとき，以下の3つの重要な運動学的概念のすべてを考慮することが大切である．1）筋の作用に影響している牽引線とてこの力，2）単関節筋か二関節筋か，3）開放運動連鎖か閉鎖運動連鎖か．次に，これらの概念を詳しく述べて，骨盤および股関節に与える影響について例を示す．

筋の牽引線とてこの力

筋の作用は，運動軸に対する牽引線によって決まる．股関節の可動域は大きいため，股関節の位置変化によって，筋に付加的機能が生じることや筋の牽引線が変更されることがある．例えば，中殿筋とTFLは股関節外転筋であるが，両方とも股関節を内旋させることがある．すなわち，股関節が屈曲位のとき中殿筋前部線維とTFLは股関節を内旋させる．また，それらは股関節伸展位でも内旋にわずかに作用する．しかし，股関節が90°屈曲しているほうが，内旋モーメントアーム長がより大きくなる．

股関節の位置が変わると，筋の牽引線が大きく変化し，筋に付加的機能を与えられるだけでなく，拮抗した運動が起こることがある[47]．梨状筋は，その良い例である．

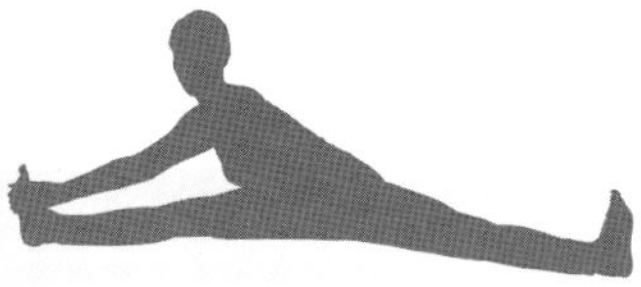

臨床的視点

歩く，走る，蹴るのような活動において下肢を振りだし，強力な股関節屈曲力を与えるために，股関節屈筋群はほとんど開放運動連鎖で作用する．しかし，立位，すなわち両下肢が閉鎖運動連鎖の状態を考えてみると，腸腰筋の遠位付着部は大腿骨であるため腸腰筋が硬くて伸張しないと，腸腰筋の近位付着部を引っ張ることになる．すなわち，腸骨筋が骨盤を引くために骨盤前傾が起こり，大腰筋が腰椎を引くために腰椎前弯が起こる．したがって，骨盤前傾および腰椎前弯姿勢を呈している患者を検査するときには，股関節屈筋の可動性の評価は必要である．

腸腰筋は，座位で90°を超えて股関節屈曲させるのに十分な緊張をもたらすことができる唯一の股関節屈筋である．歩行中に必要な股関節屈曲角は30°にすぎないため，腸腰筋に高度の筋力低下をもつ患者であっても，ともすれば歩行にとって十分な股関節屈曲角を作ることができる（第12章を参照）．しかし，これらの患者は，座位で足を持ち上げるのに両手を使わなければならない．座位で体を後方に傾けて，それからまっすぐの状態に戻るとき，腸腰筋は腰椎および大腿骨に対して骨盤を安定させるために機能する．両側腸腰筋が麻痺しているなら，HATの重心線が股関節軸よりも後方に落ちるとすぐに後ろに倒れてしまう．そのため対麻痺者は，座位で後方に倒れるのを防ぐために，一般に体幹および上肢の支持を必要とする．

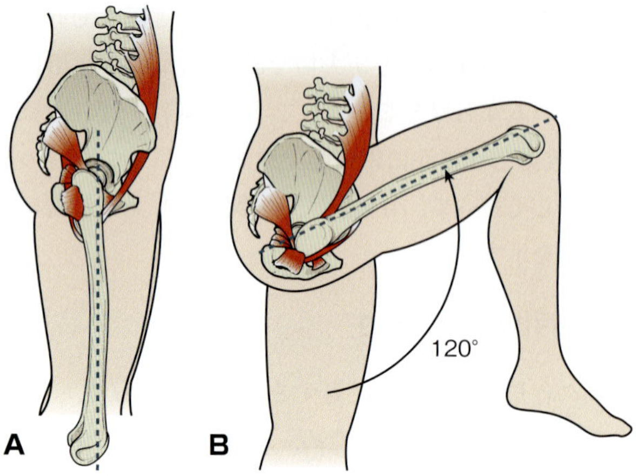

図 9-24　股関節伸展位から屈曲位への運動では，小さな外旋筋群は，回旋軸に対して後方から前方へ移動する．これらの筋の位置が移動するため，結果としてこれらの筋の作用が切り替わる．A）股関節伸展位では，これらの筋は外旋筋である．B）股関節屈曲位では，これらの筋は内旋筋である．

梨状筋は，股関節伸展位では外旋筋であるが，股関節屈曲位では内旋筋になる（**図 9-24**）[3, 47]．機能的逆転のもう１つの例は内転筋群で起こる．内転筋群の牽引線は，股関節伸展位では股関節軸の前方にあり，股関節屈曲位では股関節軸の後方にある．股関節内転筋群は，中間位では股関節屈筋として働くが，屈曲位では股関節伸展を補助する．例えば，ロッククライミングのときのように股関節が屈曲位のときには，股関節内転筋群は強力な股関節伸筋であるが，股関節伸展位では，内転筋群は屈筋として大きな力を発揮する（**図 9-25**）．屈筋から伸筋へ切り替わる正確な角度は内転筋の種類によって変化するが，一般的に運動中のこの切り替えは股関節屈曲 50〜70°の間で起こる[47]．機能的逆転は他の関節でも起こるが，股関節においてよくみられる．

他の関節と同様に，骨盤および股関節部にはお互いが協調および拮抗の機能を果たす筋がある．ある部分の牽引線が，他の部分の牽引線に対して反対側にあると，同一筋において機能の違いが起こる．このように，アライメントによっては，ある筋がそれ自身のフォースカップル（force couple）となりうる．例えば，大殿筋の主な作用は股関節伸展であるが，詳しくみると上部線維は股関節を外転させ，下部線維は内転させる．同様に，中殿筋は全体として股関節を外転させるが，前部線維は内旋筋，後部線維は外旋筋としても作用する．このように，1つの筋に複数の機能をもたせることは，少ない筋によって運動が遂行できることになるため運動効率を良くする方法といえる．

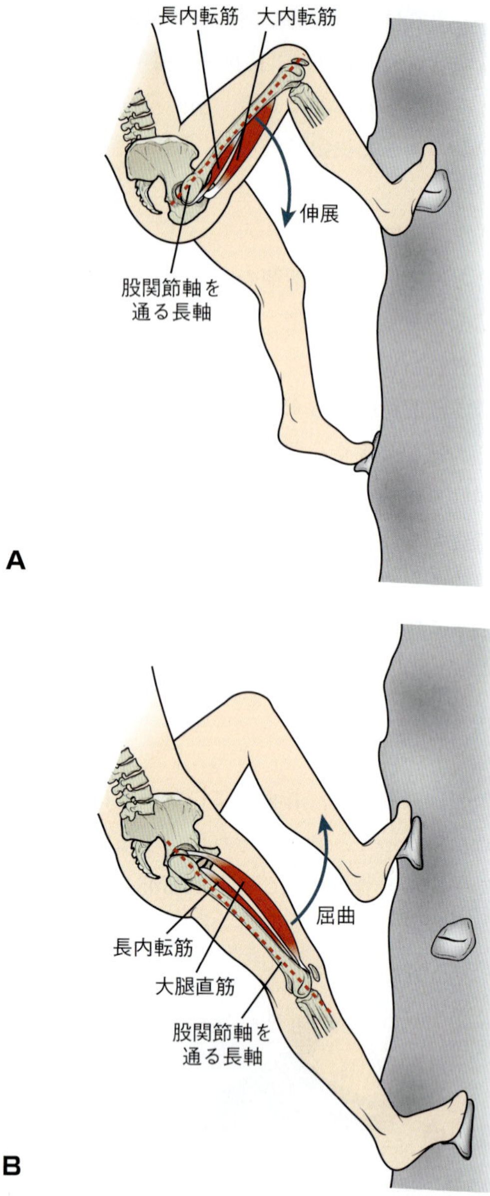

図 9-25　股関節内転筋群は，関節の運動軸に対する筋の牽引線の位置によって，股関節屈筋または伸筋のどちらとしても作用する．A）股関節屈曲位のとき，内転筋群は伸筋として作用する．B）股関節伸展位のとき，内転筋群は屈筋として作用する．

筋の効率性：多関節筋と単関節筋

骨盤および股関節周囲には，2つの関節をまたぐいくつかの筋がある．大腿直筋，縫工筋，TFL，薄筋，ハムストリングスである．「長さ-張力」関係について前の章を思い出してほしい．二関節筋の機能は，それがまたぐ2つの関節の肢位によって大きく影響される．すべての筋は，静止長の約 70%までしか短縮することができない（第4章）．二関節筋もこの法則に従うため，二関節筋がある関節で最大の力を発揮するためには，他方の関節では引き伸ばされた状態となっている必要がある．二関節筋が両関節で短縮するように働くと，自動運動において機能不全の状態，すなわち効率的な収縮ができなくなる．例えば，大腿直筋は膝関節屈曲位で股関節を屈曲させると，股関節屈筋として強く働くが，膝関節伸展位で股関節を屈曲させると，強い力が発揮できず機能不全の状態となる．また，大腿直筋は股関節伸展位で膝関節を伸展させると，膝関節伸筋として最も強く働く．同様に，ハムストリングスは膝関節伸展位で股関節を伸展させると，股関節伸筋として最も強力に働くが，膝関節屈曲位で股関節を伸展させると，強い力が発揮できず機能不全の状態となる．また，ハムストリングスは股関節屈曲位で膝関節を屈曲させると，膝関節屈筋として最も強く働く．機能的活動の多くは，このような二関節筋の性質を最も有効に活用している．

荷重時と非荷重時の股関節周囲筋群の機能

下肢筋群は，荷重時および非荷重時の両方において研究する必要がある．最も重要な下肢機能の一部は，荷重時の身体運動において起こる．頭部，上肢，体幹（HAT）の重量を制御して支持する役割は，体重の約 2/3（例えば，体重 150 ポンド［約 68 kg］の人では 100 ポンド［約 45.4 kg］）を制御して支持することを意味する．一方，一側下肢を動かすことは，体重の約 1/6（例えば，体重 150 ポンド［約 68 kg］の人では 25 ポンド［約 11.4 kg］）だけの制御に等しい．HAT を制御して支持するのに必要な力は，一側下肢を動かすのに必要な力と比べて格段に大きいことは明白である．例えば，蹴る，走る，歩くときに下肢を振り出すといった非荷重（non weight-bearing：NWB）における下肢運動では，運動速度を増加させることができる．しかし，荷重（weight-bearing：WB）時の活動では，足部上で下肢筋群には強力な収縮が要求される．そのような運動では，可動する足部の上で骨盤の安定性を得るために，骨盤および股関節周囲筋群の果たす役割が大きい．負荷のない開放運動連鎖において問題がないような中等度の筋力低下は，閉鎖運動連鎖において遂行能力の著しい低下として顕在化する．

骨盤および股関節の筋活動の分析

本節では，多くの機能的課題を達成するために，骨盤および股関節周囲筋群が全体として働く方法を考察する．大腿骨に対して骨盤が運動するのか，骨盤に対して大腿骨が運動するのか，主要な運動について各基本面上の運動をここで説明する．

矢状面運動の分析

矢状面の運動において，骨盤に対して大腿骨が動くことを股関節の屈曲および伸展という．一方，大腿骨に対して骨盤が動くことを骨盤の前傾および後傾という．こ

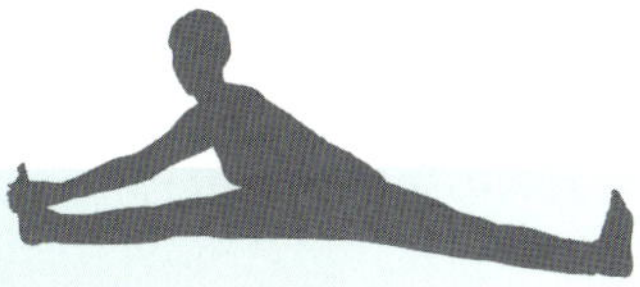

臨床的視点

腰部は損傷されやすく，腹筋群に相当な筋力があって十分安定している場合に限り，強力な腸腰筋は腰部で大きな力を発揮することができる．起きあがりでは，一度肩甲骨が床を離れたなら腹筋群は等尺性収縮するため，通常，腹筋群の筋力強化のためには，完全に起きあがる必要はない．腹部のカールにおいて股関節屈曲 90° に維持することで，股関節屈筋群が発生する力の大きさを制限することができる．

平均的な身長で体重 150 ポンド（約 68 kg）の成人では，一側下肢の重さは約 25 ポンド（約 11 kg）であり，一側下肢の重さと長さによって発生するトルクは約 75 フィート-ポンドである．この人が同時に両下肢をあげる場合には，股関節屈筋群によって対抗しなければならないトルクは約 150 フィート-ポンドである．腹筋群があまりに弱くて骨盤および腰椎が安定しないと，骨盤前傾は増大して，過度な腰椎前弯が起こり，腰部負担が著しく増大することで腰部損傷の危険性が生じる．

れは，開放運動連鎖または閉鎖運動連鎖のどちらでも起こりうる．

股関節屈曲機能の概要

股関節屈筋群は，骨盤および腰部を大腿骨に連結する．大腿骨に対する骨盤運動を考えると，股関節屈筋群は骨盤を前傾させる．股関節屈筋群は，骨盤を前傾させて二次的に腰椎前弯を増大させるために，腰部筋群とのフォースカップルとして働く．起きあがりのように強力な力が必要なときは，股関節屈筋群は腹筋群と共同して働く．

立位での股関節屈曲

片脚立位において，股関節を屈曲して非荷重側の膝関節を胸部に向かってあげたとき，腸腰筋，大腿直筋，縫工筋，TFL は，すべて股関節屈曲に作用する．TFL によって生じる内旋は縫工筋の外旋運動によって中和され，同様に大腿直筋による膝関節伸展運動は重力によって抵抗されるとともに膝関節屈筋群によって中和され，大腿直筋の他動的な機能不全が防止される．腸腰筋，大腿直筋，縫工筋，TFL が同時に働くと，純粋な股関節屈曲が起こる．蹴る運動のように股関節伸展位から屈曲を始めるとき，最適な長さまで筋が伸張されることで股関節屈曲の等尺性トルクは最大となる．股関節が伸展位から屈曲位に動くとき，屈曲していくにつれて作用する股関節屈曲トルクは減少する．また，その運動に抵抗が加わる場合には，股関節屈曲運動の早期において内転筋が屈筋として作用する[49]．

座位での股関節屈曲

股関節の肢位に関係なく，腸腰筋は股関節屈曲力のほとんどを発揮する．縫工筋はその長さと帯状の形から主に股関節屈筋と考えられているが，階段を昇るときのように股関節および股関節が同時に屈曲するとき，最も重要な役割を果たす．座位のように股関節角度が鋭角である場合，縫工筋および TFL は収縮するのものの筋緊張を十分高めることができず，この肢位では股関節屈曲に有効に作用することはできない．

起きあがりおよび下肢伸展挙上

起きあがりまたは下肢伸展挙上（straight leg raise：SLR）では，腹筋群は股関節屈筋群と共同して働くように，ある筋群が運動を遂行するときには，他の筋群は安定性を提供している．例えば典型的な起きあがりでは，肩甲骨がベッドから離れて体幹が十分に屈曲するまで，頸部屈筋群および腹筋群は求心性収縮を行う．このとき，股関節屈筋群は股関節を安定させてその位置を維持するために求心性収縮を行う．完全な座位まで起きあがりを続ける場合には，固定された大腿骨上に体幹および骨盤を持ち上げるために腸腰筋が求心性収縮して，腹筋群は等尺性収縮を続ける．HAT の重量によって相当なトルクが発生するため，腸腰筋は完全な座位姿勢まで起きあがるために大きな力を発生させなければならない．腹筋群に筋力低下があり，腰椎の安定性を保てないときには，大腰筋が腰椎を引いて腰椎前弯が起こる．このようにして起こる腰椎前弯の増大により腰椎はさらなるストレスを受けて，起きあがりにおいて背部は損傷されやすい状態に置かれる．

このように，腹筋群によって体幹が動くときには，股関節屈筋群による安定性が必要となる．一方，SLR において，これらの筋群の役割は逆転する．この運動では骨盤に対して大腿骨が動き，腹筋群は股関節屈曲運動が可能となるように腰椎および骨盤に安定性を与える．この運動では下肢重量により生じるトルクに抗するため

臨床的視点

大殿筋またはハムストリングスの筋力低下は，いくつかの臨床症状を伴う．そして，しばしば整形外科的症状を有する患者および完全免荷期間が長いスポーツ外傷患者においてみられる．大殿筋に筋力低下がある場合，歩行時に下肢で体重支持する際に体幹がわずかに前傾することがある．他に，一般的な代償として大殿筋歩行がみられる．大殿筋またはハムストリングスに著しい筋力低下を有する患者の歩行評価を行う臨床家は，この代償または異常歩行を注意深く観察し，徒手筋力テストによって大殿筋やハムストリングスの筋力低下を確認しなければならない．

に，腸腰筋は十分な力を発揮しなければならない．様々な筋と同じく，この力は筋（例えば，腸腰筋）を通して伝達される．筋収縮によって近位および遠位の両方を各々の方向へ引っ張る力が働く[50]．SLR は通常，対側股関節および膝関節を屈曲して骨盤を安定させている間に，片側性に起こる．この肢位で腹筋群が腸腰筋の近位付着部である骨盤および腰椎に安定性を与えることで，片側性の SLR が遂行できる．

股関節伸展機能の概要

股関節屈筋群と同様，股関節伸筋群は大腿骨に対して骨盤を動かし，または骨盤に対して大腿骨を動かすが，股関節屈筋群とは反対に，股関節伸筋群は骨盤を後傾，または股関節を伸展させる．強力な大殿筋は，骨盤を後傾させ，腰椎前弯を減少させるフォースカップルとして腹筋群と共同して働く．骨盤上で大腿骨を動かす股関節伸展において，大殿筋はハムストリングスとともに働く．大殿筋は最も強力な股関節伸筋であり，膝関節の肢位に関係なく働く[42]．ハムストリングスは膝関節屈筋としても作用するため，股関節におけるハムストリングスの作用は膝関節の肢位によって影響を受ける．膝関節伸展位で，ハムストリングスは主に股関節伸展に作用する．膝関節屈曲位でハムストリングスが股関節伸展に働くとき，ハムストリングスは能動的に不十分である．股関節においてハムストリングスの最大機能を出すのに最も良い膝関節の肢位は，膝関節伸展位である．すでに説明したように，股関節の内外旋軸の後方を横切る筋である内転筋群は股関節伸展に作用することができる．大内転筋はほとんどの肢位において股関節伸筋として作用するが，他の小さな内転筋群は牽引線が運動軸の後方にあるときのみ伸展に作用する．

腹臥位での股関節伸展

腹臥位は，股関節伸筋群である大殿筋とハムストリングスの活動を分けるのに最適な姿勢である．この姿勢では股関節および骨盤運動の両方とも起こる．

片側の股関節伸展は，大殿筋の収縮によって起こる．膝関節屈曲位で股関節を伸展するには，大殿筋が強力に働く必要がある．なぜなら，膝関節屈曲位ではハムストリングスが十分収縮しないためである．ただし，ハムストリングスは不十分ながら収縮するため，大殿筋単独の股関節伸展運動ではない．また，膝関節屈曲位で全可動域にわたって股関節を伸展するとき，ハムストリングスの機能不全により，患者はよく大腿後面に痙攣のような感覚を訴える．

ハムストリングスおよび大殿筋は，それぞれ股関節の

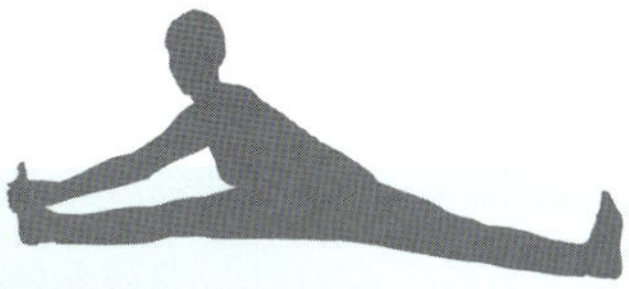

臨床的視点

Basmajian は，筋収縮が起こると近位および遠位付着部は筋の中央に向かって動くことを発見した[50]．このことから，近位付着部を固定して遠位付着部を動かすか，その逆の方法によって筋力強化運動が可能である．患者が歩行中に骨盤の高さを保てないならば，股関節外転筋群の筋力が弱いと考えられるため，患者に股関節外転運動か骨盤の側方傾斜運動を行わせて筋力を強化すればよい．開放運動連鎖において十分に筋力強化してから，単下肢支持において股関節外転筋群の収縮を促すように治療を展開するとよい．

中殿筋の最大等尺性トルクの平均値は，男性が 92～114 フィート-ポンド，女性が 58～76 フィート-ポンドと報告された．ただし，年齢，肢位の違い，固定の種類によって変わってくる[39–42]．Neumann らは，男性を対象に最大等尺性トルクの平均値を測定し，股関節内転 10° までこれらの筋を伸張したときに 100 フィート-ポンドという最大等尺性トルク平均値を記録したと報告している[53]．ゆったりした片脚立位では股関節内転はわずかであるが，最適な「長さ-張力」関係になるよう股関節外転筋群を十分伸張される肢位にすることで，体重によるトルクに打ち勝つように外転筋群がトルクを発揮する．

回旋に関与する．大殿筋は，腹臥位で患者を検査する際に強力な外旋筋として作用する．大殿筋は，外旋位になることでより強力に活動し，内旋位になると減弱する．対照的に，内側ハムストリングスは，股関節伸展時に内旋を伴うとより活動する．

一般に，股関節運動または骨盤運動は別の運動として扱われるが，それらが一緒に起こる場合がある．それは，股関節伸展運動において，約20°までは骨盤運動を伴わないが，20°を超えると骨盤前傾運動が起こる．腹臥位で片側の股関節伸展を行うとき，骨盤は脊柱起立筋群のわずかな筋収縮によって比較的安定している．しかし，両側同時に股関節伸展を行うと，股関節伸筋群の筋収縮および両下肢の重量による骨盤牽引によって，骨盤および脊椎の位置は著しく変化する．すなわち，両側性の股関節伸展は脊柱起立筋群に対する要求を増加させて，安定性を与えることなく股関節屈筋群を伸張させて腰仙角と腰椎前弯を増大させる．

立脚側下肢および座位における股関節伸筋群

座位または立位における体幹と骨盤の前方および後方への傾きは，股関節伸筋群の遠心性および求心性収縮によって股関節で制御される．例えば，床に落ちた物を拾うときの体幹前屈運動は，股関節伸筋群の遠心性収縮によってある程度行われる（**図2-33A**を参照）．一方，直立姿勢に戻るときは，同じ股関節伸筋群の求心性収縮によって行われる．このような股関節伸筋の働きは，他の活動でより巧妙な形で起こる．例えば，階段の昇降，椅子からの立ち上がり，歩行などの活動は，膝関節伸筋としての大腿四頭筋と股関節伸筋としてのハムストリングスとの同時収縮と関連している．座位で体幹を前傾させる，立位でつま先を触るためにかがむ，階段を昇る，椅子から立ち上がるような機能的な活動では，すべてにおいて股関節を制御する主要な筋としてハムストリングスが作用する．これらの運動が，敏速であるか，もしくは中等度または最大の抵抗を伴うとき，大殿筋も作用する[51]．

前額面運動の分析と制御

前額面の運動には，骨盤に対して大腿骨が動く股関節外転および内転と，大腿骨に対して骨盤が動く骨盤の側方傾斜がある．

外転機能の概要

繰り返しになるが，大腿骨に対して骨盤が動き，または骨盤に対して大腿骨が動く．大腿に対する骨盤運動，例えば骨盤の側方傾斜において，回転軸は，運動が起こっている方と反対側の骨盤側にある．片側の骨盤挙上は骨盤の側方傾斜運動の一例であり，歩行中，単下肢支持期に起こる．骨盤に対して大腿骨が動くとき，正中線から離れて股関節は外転するか，または正中線に向かって股関節は内転する．

中殿筋，小殿筋，TFLは，前額面において骨盤に対して大腿骨が動くのに必要な主要な力を発揮する．一方，縫工筋，梨状筋，大殿筋上部線維は，股関節が特定の肢位のとき，股関節外転を最大限補助する．例えば，股関節屈曲位では縫工筋と梨状筋は強力な外転筋として作用する．

主要な股関節外転筋のうち中殿筋は最も強力である．中殿筋の重要性は研究によって示されており，股関節外転筋断面積の20%を小殿筋が占めるのに比較して60%を中殿筋が占める．なお，TFLと梨状筋は各々10%を占めている[52]．しかし，興味深いことに外転筋の平均総断面積は他の大腿部筋群と比べて小さい．例えばFickによる研究では，典型的成人において大腿四頭筋断面積は175 cm^2，ハムストリングスは58 cm^2，外転筋は43 cm^2と報告している[24]．この研究結果を考慮すると，股関節外転筋群はどのように立脚期に必要な強い力を生み出すのかという疑問が浮かぶ．

股関節外転筋群が生み出すてこの力に関係するメカニズムを理解すると，この質問の答えがわかる．外転筋群の断面積は比較的小さいが，股関節外転筋群は構造的に優位である．大転子にある外転筋の付着部によって，筋の作用線が股関節回旋軸から約2～3インチ（約5～8 cm）になるように，牽引線は外側にそれる．それによって，中殿筋は72°のモーメントアーム角（moment arm angle）をもつ．また，TFLは83°，小殿筋は61°である．これは，重要な「てこの力」である．膝蓋腱のモーメントアーム角の15～20°と，それらの値を比較してみると良いだろう[52]．比較的小さい股関節外転筋であっても，これらのてこの力の利点のおかげで大きいトルクを発生できる．筋は筋が伸張された状態で収縮すると大きなトルクを発生させるが，筋が短縮するに従ってトルクは直線的に減少する．実際に，単下肢支持期において支持側下肢は15°内転しており，外転筋は最適の長さに伸張されている．そのため，相当なトルクを発揮することがで

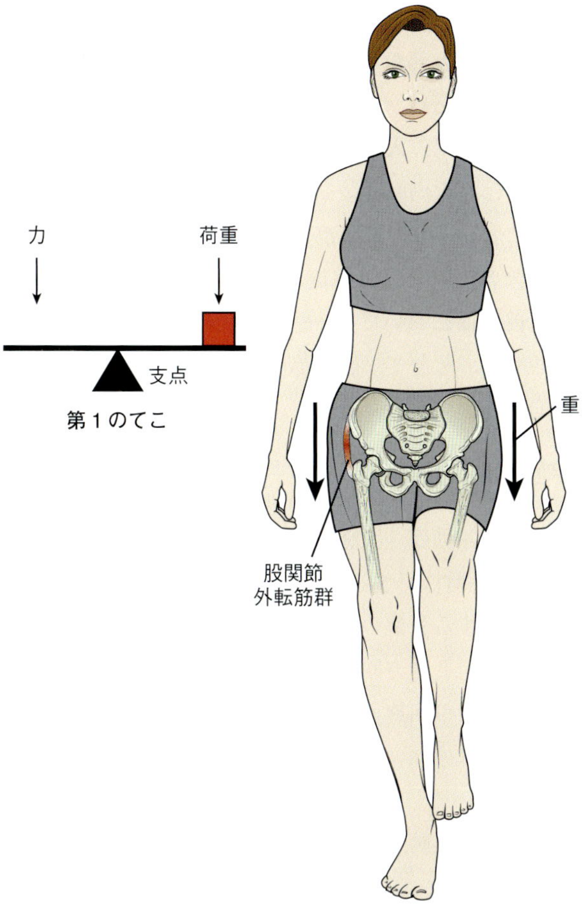

図 9-26　外転筋群と体重が支点である股関節の両側にあるため，単下肢支持期の股関節外転筋群は第 1 のてこである．

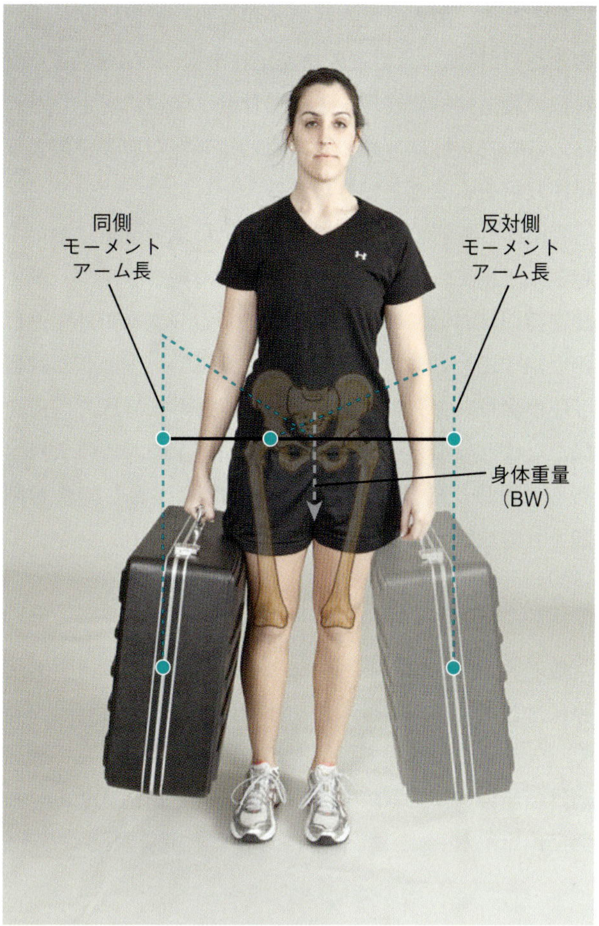

図 9-27　股関節にかかる圧縮力を小さくするために，片側性の股関節痛または変形性股関節症の患者には患側上肢で荷物を持たせるべきである．患側上肢で荷物を持つ際のモーメントアームは，非障害側上肢で荷物を持つ際のモーメントアームより短いため，関節反力もより小さい．一方，非障害側上肢で荷物を持つ際のモーメントアームおよび荷物によるトルクはたいへん大きいため，荷物のトルクによってかかる関節反力も付随して大きい．

き，機能的に骨盤を安定させる（**図 9-22，9-26**）．単下肢支持期では，身体重心が支持側足部を越えて側方移動することで支持側股関節は内転位になり，外転筋への高い要求に応答することができるのである．

大腿骨に対する骨盤運動において，外転筋は骨盤を側方傾斜する．第 4 章で説明した筋機能に関する研究からわかるように，筋の付着部を固定して十分な安定性が得

臨床的視点

単下肢支持期には，大腿骨頭と寛骨臼の間に体重の 2.5〜4 倍以上に及ぶとされる高い圧縮力が発生する[54–56]．歩行周期の荷重応答期の終わりに体重の 4 倍の力が生じる[57]．痛みのある股関節にこの圧縮力が加わった場合を想像してみよう．肥満がある場合には，さらに大きな圧縮力が加わることを想像してほしい．我々は治療者として，痛みのある股関節にそのような高い圧縮力が加わらないようにしなければならない．あなたが患者に提案できることは，痛みのある股関節と同側の手で重い物をもって運ぶことである（**図 9-27**）．

られるときに最大等尺性収縮が起こる．骨盤は閉鎖系であるため，片側の骨盤運動は安定性を保つのが難しいが，対側の股関節外転筋群によって骨盤は最適に安定化される．この安定性は，両側股関節外転筋群が均等に最大等尺性収縮をすることで得られる．

股関節外転筋の主要な機能は，閉鎖運動連鎖において起こり，単下肢支持期において骨盤の高さを保つ．単下肢支持期においては，中殿筋を主とする支持側外転筋群が収縮する．このとき，身体重量の 85%（HAT と対側下肢を含む）を大腿骨頭周囲の股関節外転筋群で均衡を保たなければならない．大腿骨頭は第１のてこの支点である（**図 9-26**）．股関節外転筋群は，主として骨盤制御と骨盤均衡の機能的力源となる．

内転機能の概要

他の股関節周囲筋群と同様に，内転筋群によって大腿骨に対して骨盤が動き，または骨盤に対して大腿骨が動く．骨盤運動において，股関節内転筋群は主として股関節外転筋群と同時収縮することで骨盤を安定させる．股関節内転筋群によって骨盤に対して大腿骨が動くとき，股関節は前額面で内転する．股関節内転筋群は，基本的に同じ近位付着部から起こり，大腿骨に沿って様々な高さで付着するため，それらの力線も変化する．位置関係の違いによって，大部分の内転筋群には二次的作用がある．例えば，大内転筋後部線維は，股関節伸筋として作用することがあり，恥骨筋は股関節を屈曲させる．そして大部分の内転筋群は内旋に関与する．抵抗に対して，または前額面において，５つの内転筋はすべて股関節を内転させる．そして，股関節屈曲，伸展，回旋の運動に二次的に作用する．

水平面運動の分析

水平面の運動は，大腿骨に対する骨盤の回旋運動として，または骨盤に対する大腿骨の回旋運動として起こる．大腿骨に対する骨盤の水平面の運動は，前方回旋（または前方突出）と後方回旋（または後退）である．骨盤に対する大腿骨の回旋とは，股関節内旋および外旋である．

骨盤回旋

骨盤は閉鎖運動連鎖系にあるため，骨盤の前方回旋（ま

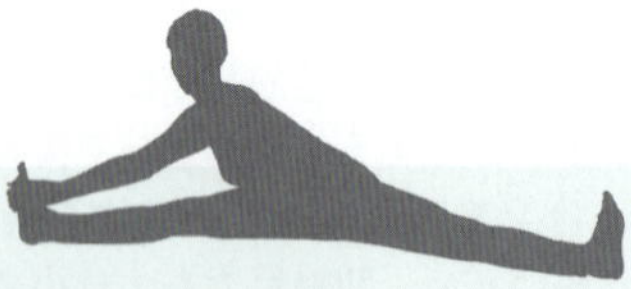

臨床的視点

股関節外転筋の筋力低下があると，骨盤の高さを一定に保って歩くことが困難になる（**図 9-28**）．中殿筋筋力低下における陽性徴候は，単下肢支持期において非荷重側の骨盤が下がる現象である．これは，**トレンデレンブルグ徴候**（Trendelenberg sign）と呼ばれる（**図 9-28C**）．例えば，右中殿筋の筋力低下が高度な場合，患者が右側下肢のみで立位をとろうとすると骨盤の左側は下がる．なお，支持側股関節は内転位になり，その運動は関節包と靱帯によって制限される．股関節外転筋に筋力低下がある患者は，様々な方法で代償する．頻度の高い代償の１つは，患側立脚期の体幹側屈である．この代償は，筋力が低下した外転筋群へ要求されるトルクを小さくするため，支持側股関節を越えて重心および HAT 重量を水平移動する．この代償は，**トレンデレンブルグ歩行（Trendelenberg gait）**または**中殿筋歩行（gluteus medius gait）**として知られている．代償的な体幹側屈は，立脚側下肢の関節圧縮力（joint compression force）を減らすため，股関節，膝関節，足部に疼痛のある患者にみられる．ただし，代償歩行はエネルギー消費を増加させ，体幹および下肢に代償的に異常な力を生じさせる．治療者として杖またはクラッチを使用するよう勧めることがあるが，それらは関節圧縮力を減らすためである．非障害側の手で杖を使うことは，骨盤が水平を保つ力を与える（**図 9-28D**）．歩行中は，患側下肢および非障害側の杖で同時に体重を支える．床から伝わる上向きの力は，杖，上肢，体幹を通じて遊脚側骨盤の高さを保つのを補助する．杖による力は運動軸から遠く離れて作用するため，小さい上向きの力であっても中殿筋に要求される力を減らすのにかなり役立つ．杖と重心の間のレバーアームは，重心と股関節の間のレバーアームより 4～5 倍長い[58]．異常歩行を回避するには，杖から運動軸へのレバーアームの長さが有利に働くため，杖による力は最小（体重の 2～10%）でも十分な補助として作用する（**図 9-28E**）[58]．

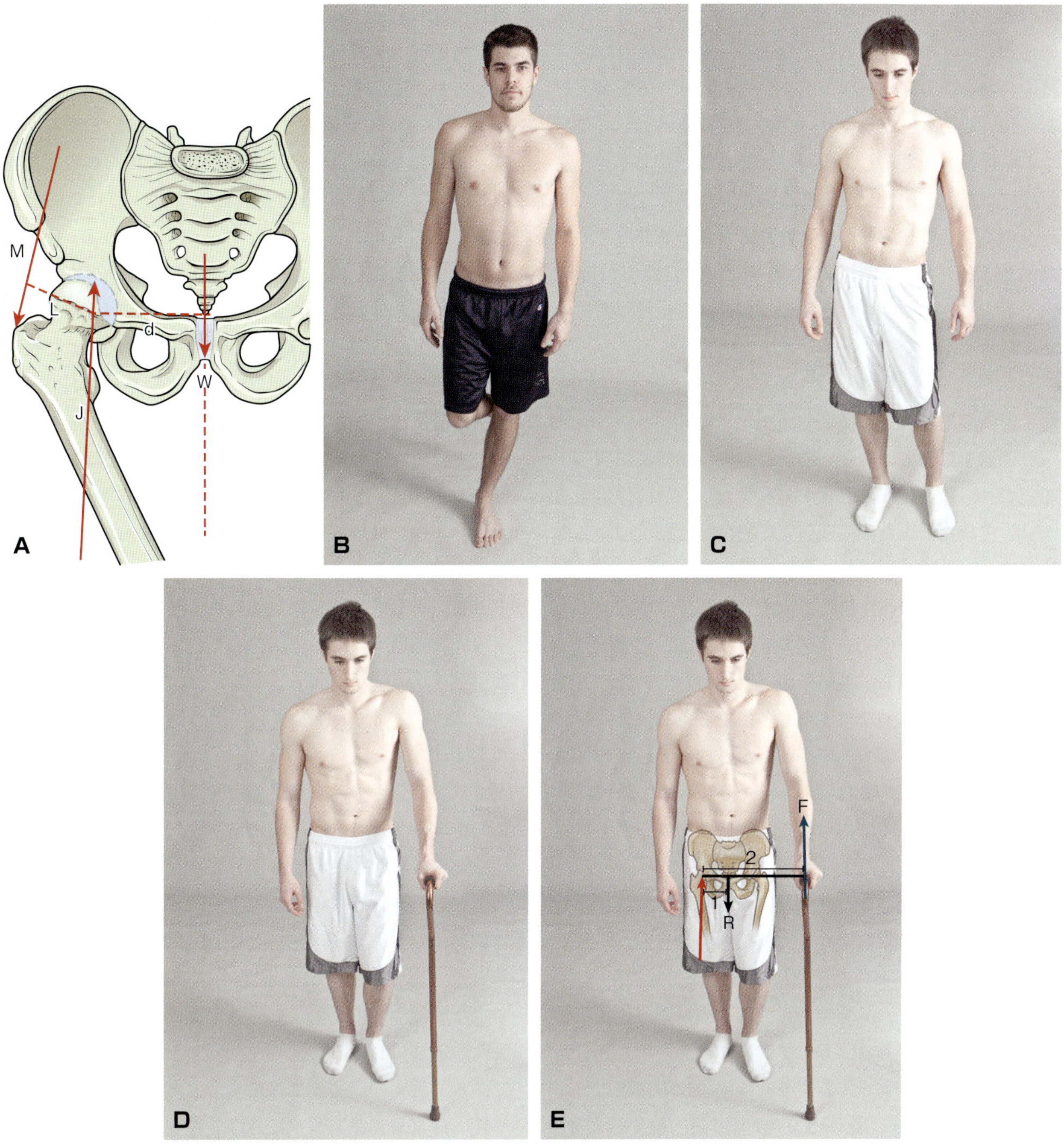

1＝体重のレバーアーム長
2＝杖のレバーアーム長

図 9-28　片脚立位における中殿筋機能．**A）** 片脚立位における骨盤にかかる力．W＝体重の 85%（頭部，上肢，体幹，対側下肢），M＝骨盤の高さを保つのに必要な股関節外転力，J＝大腿骨頭と寛骨臼の間の関節反力（joint reaction force），d＝4.25 インチ（約 10.8 cm，W のレバーアーム長），L＝2.75 インチ（約 7 cm，M のレバーアーム長）．レバーアーム長は X 線を用いて測定され，学生が M および W の実際のトルクを算出できるように記載した．**B）** 非障害側片脚立位における骨盤アライメント．**C）** 右股関節外転筋の筋力低下を有している場合，左下肢を床から離すと左側骨盤が下がるトレンデレンブルグ徴候．**D）** 右中殿筋に筋力低下がある場合，左手で杖を支えることは骨盤を水平に保つ力を補助する．**E）** 挿絵：非障害側の手で持つ杖によってつくられるモーメントアームは長いため，歩行中に杖へほとんど力を入れなくても十分な力を補助することができる．1 は体重のモーメントアーム長，2 は杖のモーメントアーム長を示す．杖のモーメントアーム長が，著しく長いことに注目せよ．

たは前方突出）および後方回旋（または後退）は水平面の運動で対となる運動として起こる．いい換えれば，骨盤の一側を前方回旋（前方突出）したとき，骨盤の反対側は後方回旋（後退）する．この骨盤回旋に対して作用する筋群は，一覧にして股関節回旋筋群として述べた筋だけではなく，例えば腹斜筋群および深層の背筋群のようないくつかの体幹筋群を含む．これらの筋群とその機能的動きは，すでに第8章で述べた．骨盤回旋は第12章でさらに述べる．骨盤回旋の重要性は，歩行周期において最も明瞭となる．

股関節内旋および外旋機能の概要

股関節を囲んでいる多くの筋は，股関節回旋に関与する．これらの筋のうちどれが外旋または内旋に作用するかは，矢状面上または前額面上の股関節の肢位によって決まる．例えば，大殿筋は股関節伸展位では強い外旋筋であるが，股関節屈曲位では大殿筋上部線維は内旋の助けになる[47]．6つの小さい外旋筋（梨状筋，上双子筋，下双子筋，内閉鎖筋，外閉鎖筋，大腿方形筋）は，外旋方向への牽引に有効な角度をもっている．しかし，股関節屈曲に移行するにつれて，強力な外旋筋としての作用は低下する．股関節屈曲90°位で，それらの牽引線は外旋よりもむしろ外転に作用し，梨状筋は内旋筋として作用する[3,47]．

すべての股関節筋群のうち，内転筋群は中殿筋，小殿筋または大腿筋膜張筋よりも股関節内旋に有意に関与することが筋電図を用いた研究によって証明された[51,59]．これは回旋軸が，大腿骨頭から大腿骨内側顆への運動軸を通過するからである．そして，生まれつきの大腿骨角形成（前捻角）によって股関節回旋軸の前方に粗線（筋の付着部）がある（**図9-5**）．股関節が内旋するとき，粗線は恥骨に近づく．股関節外旋によって，内転筋群の近位付着部・遠位付着部間の距離は長くなり，少し伸張されて最適な長さになるように内転筋群が配置される．それによって内転筋群が有効な内旋筋として作用できる．補助的な内旋筋群は，中殿筋前部線維，小殿筋前部線維，TFLである．股関節屈曲位では，これらの筋の内旋モーメントアームは増大する．

他の単関節筋と同様に，内旋および外旋の最大等尺性トルクは筋を伸張させた状態で起こり，筋が短縮するにつれて等尺性トルクは減少する[60]．矢状面および前額面において，股関節が中間位に近いときそれらの力は等しい．股関節が屈曲または伸展位であるとき，最大内旋トルクに興味深い変化が起こる．内旋筋群は股関節屈曲位では伸展位で発生させるトルクの約3倍を発生させ[61,62]，逆に外旋筋群は股関節屈曲位または伸展位ではとんど違いを示さない．内旋トルクのこの大きい違いは，中殿筋，小殿筋，梨状筋（これらの筋は，股関節屈曲位で内旋を補助する）の作用線の変化で起こると考えられる．

要約

本章では，骨盤および股関節領域の基本的な解剖と運動学を取りあげた．この領域の下肢に安定性および運動性を与える二重の役割を強調して述べた．また，体表解剖学と触察の説明を表にして提示した．本章の中心は，骨盤および股関節運動，骨盤および股関節の関係性であった．（3軸における）骨盤および股関節運動を起こす主な筋について要約した．重要な概念は，骨盤および股関節領域における特定の運動学的な要点に関するものである．例えば，筋が生み出す力と牽引線，筋活動の効率性，荷重および非荷重における特有な機能について説

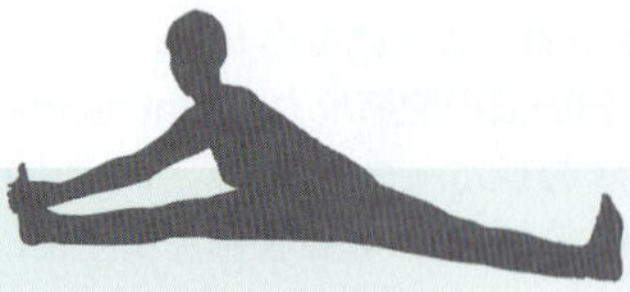

臨床的視点

興味深いことに，内転筋群の断面積は外転筋の断面積をはるかに凌ぐ．一見したところ，片脚立位および歩行では，内転筋群と比較して外転筋群がより大きな役割を担うため，これは非論理的にみえるかもしれない．これらの活動において，股関節外転筋は重力に抗して働かなければならないが，内転筋群は従重力の状態にある．両膝間で物体を圧搾する，またはロープをよじ昇るような股関節内転運動は比較的珍しい活動なので，内転筋群の断面積が大きい理由にはならない．内転筋群の断面積が大きい理由は，股関節屈筋群，伸筋群，回旋筋群としての付加的な役割を担い，そして股関節を安定させる役割をもつことによる．

明した．さらに，一般の機能的運動を記述して運動学的に分析した．骨盤および股関節領域の障害においてみられる異常歩行についても解説した．

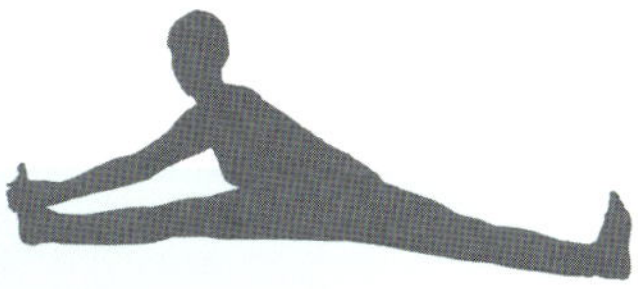

臨床的視点

股関節回旋筋筋力検査の検査姿勢は座位である．この姿勢での検査は，歩行，走行，カッティング，回転のような活動で使われる内旋筋群の筋力について誤認される結果が得られる可能性がある．すなわち，股関節伸展位で直立して行う活動では股関節内旋筋群の筋力が不十分な患者であっても，座位では内旋筋の筋力が正常とみえる可能性がある．

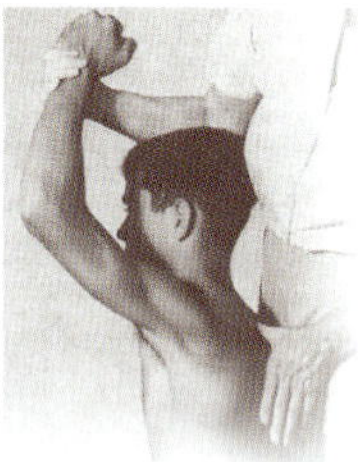

臨床事例の解決方法

Noelle は，股関節外転筋，特に中殿筋が歩行の立脚期に骨盤を安定させる主な役割を果たすことを知っている．中殿筋の役割は，遊脚側下肢の骨盤が下がらないようにすることである．Noelle は，Reyes に左足で立つよう指示するとすぐ支持側に体幹を側屈することに気づいた．左片側立位において，Noelle が Reyes の体幹を手で支えてこの代償的な体幹側屈を防ぐと，Reyes の骨盤右側が下がることがわかる．Noelle は，これを左股関節外転筋（中殿筋）の筋力低下を示すトレンデレンブルグ徴候として認識する．この現象を確認するために，Noelle は Reyes の股関節外転筋に対して徒手筋力検査を行う．Noelle は，Reyes に杖を与えて右手で使用するように伝え，どのようにそれを使うべきかを実演する．Noelle は Reyes に，筋力低下が改善しない場合，杖を使わずにいると代償的な体幹側屈を続けることになり，最終的に腰椎の軟部組織および骨に変性や変形が起こる可能性があること，Reyes の股関節外転筋筋力が改善するまで杖を使うことで，歩行中に骨盤の高さを保つことができて腰椎への負担が減少することを説明した．

確認問題

1. 骨盤運動と股関節運動との関係は何か？　この領域でどのように役立つか？
2. 立位において，あなたの大殿筋を左右とも収縮させなさい．股関節および骨盤でどのような運動が起こるだろうか？　そして，これらの運動は立脚期で機能的な安定にどのように関与するか？
3. 構造および機能の点で肩甲上腕関節のどの筋が中殿筋と似ているのか？　それらはどのように似ていて，どのような特徴をもつのか？
4. 坐骨結節は，なぜリハビリテーションにおいて重要なランドマークなのか？
5. 荷重および非荷重での活動において股関節機能を比較しなさい．

研究活動

1. 骨格または関節を外した骨格を使って，これらのランドマークを特定しなさい．そしてどれが触察できるか．あなた自身およびパートナーでランドマークを特定しなさい．

骨盤

腸骨
腸骨稜
上前腸骨棘（ASIS）
下前腸骨棘（AIIS）
上後腸骨棘（PSIS）
下後腸骨棘（PIIS）
後殿筋線
前殿筋線
下殿筋線
大坐骨切痕
閉鎖孔
腸骨窩
寛骨臼
坐骨
坐骨枝
坐骨結節
恥骨
恥骨枝
恥骨結合
恥骨結節

大腿骨

大腿骨頭（大腿骨頭窩を含む）
大転子
小転子
大腿骨頸
大腿骨体（骨幹部）
恥骨筋線
殿筋粗面
粗線
内転筋結節
内側顆と内側上顆
外側顆と外側上顆
膝蓋骨溝

---

2. 立位で**図 9-2** のように手を股関節部の上に置いて，大腿骨に対して骨盤を動かす次の運動を行いなさい．骨盤前傾，骨盤後傾，骨盤側方傾斜，前方回旋（前方突出），後方回旋（後退）．様々な骨盤運動を行ったとき，一方の手が他方の手に対してどのように動くか記述しなさい．
3. 仰臥位でパートナーと一緒に ASIS と大転子の位置を確認しなさい．ASIS と大転子の距離を左右ともに測定して比較しなさい．まだ膝関節（第 10 章）と足関節（第 11 章）を学習していないが，近位部のランドマークとして ASIS と大転子をともに使用して，脚長を内側脛骨プラトー（**図 10-4C**）と内果（**図 11-5**）に対して計測しなさい．これらの計測によって脚長と同様に，骨盤，大腿骨，脛骨で長さの違いや類似点をどのように識別するかを考察しなさい．
4. 仰臥位のパートナーとともに，股関節屈曲，外転，内転，外旋，内旋の全可動域を他動的に動かしなさい．**表 1-2** を参考にして関節可動域を記述しなさい．最終域感（end feel）を記述しなさい．
5. **表 9-2** を用いて，パートナーで股関節周囲の筋を触察しなさい．
6. 骨盤および腰部の運動と股関節伸展を区別しなさい．腹臥位でパートナーが横になっている．まず，他動的に股関節を伸展する．その後，股関節伸展の自動運動をするよう指示して，運動を観察しなさい．次に，パートナーにテーブルの端へ動くよう指示して，足を床に置いて股関節 90° 屈曲位になるようにさせる．他動的に対側股関節を伸展して，関節可動域と最終域感を記述しなさい．それから，パートナーに股関節伸展の自動運動をするよう指示しなさい．初期肢位およびこの肢位における股関節伸展の違いは何か，またその違いの理由を答えなさい．
7. 膝関節屈曲位と伸展位において，股関節屈曲可動域を比較しなさい．膝関節屈曲位で他動的に股関節を屈曲しなさい．それから，膝関節伸展位で他動的に股関節を屈曲しなさい．それぞれ可動域と最終域感を記述しなさい．なぜ可動域に違いがあるのか，またこの機械的な制限を何と呼ぶか答えなさい．さらに，膝関節伸展位で股関節屈曲を制限する因子を答えなさい．
8. パートナーにおいて，次の筋を最も短い（短縮された）肢位，そして最も長い（伸張された）肢位にしなさい．骨盤，腰部，股関節における影響を分析しなさい．

腸腰筋	大腿二頭筋
恥骨筋	半膜様筋
大腿直筋	半腱様筋
大腿筋膜張筋	縫工筋

9. 次の股関節周囲筋の運動を分析しなさい.

a. 前方と後方に上体を傾けることができるよう椅子に横向きに座りなさい. 膝窩部でハムストリングス遠位部の腱を触察しなさい. 上体の後傾に伴い股関節は伸展し, ハムストリングスは緊張を緩める. そして, 後傾位から前傾方向に移動させて床への垂直線と交差するころ, ハムストリングスは収縮する. さらなる上体の前傾に伴い股関節は屈曲し, ハムストリングスが持続的に収縮する. 上体を前傾させるときに起こるハムストリングスの収縮の種類を答えなさい. また, 前傾位からまっすぐの姿勢まで後傾させるときに起こるハムストリングスの収縮の種類を答えなさい. 上体の後傾を制御する股関節の筋, 後傾位からまっすぐの姿勢への移動を制御する股関節の筋を答えなさい.

b. 直立位で坐骨結節上の起始でハムストリングスを触察しなさい. 体幹を後傾させて, ハムストリングスの緊張が緩んでいることを確認しなさい. それから体幹を前傾したときに, ハムストリングスと比較して大殿筋はあまり収縮しないことを確認しなさい.

c. 直立位で大転子上方の中殿筋を触察しなさい. 両足で快適に立っているときには, 筋は緊張していない. 次に, 体重をゆっくり右足へ移して, 右中殿筋が強く収縮することを確認しなさい. この収縮の目的を答えなさい. 片脚立位での支持側股関節は内転位であることを確認しなさい. 支持側股関節が内転位となる目的と, それに関与する筋を答えなさい.

d. 歩行中に左右の中殿筋を触察しなさい. 左右の中殿筋が収縮する時期を答えなさい. 非荷重時および荷重時の中殿筋の筋収縮を分析しなさい. **図 9-28** を参考に, 片脚立位における中殿筋を主とした外転筋群の機能を分析しなさい. 片脚立位になって HAT および挙上側下肢の重量が, 片脚立位での平衡および骨盤安定性に与える影響を説明しなさい. これらの重量に対抗する筋を答えなさい. 片脚立位において機能している「てこ」の種類を答えなさい. また, トレンデレンブルグ徴候を図示して, 支点, 荷重のレバーアーム, 力のレバーアームを記入しなさい. 片脚立位において, 挙上する側の骨盤が下がるというこの現象を説明しなさい. さらに, 支持側への体幹を側屈, または非支持側での杖使用という一般的な代償について, 図示して考察しなさい.

10. 股関節内転筋群の運動を分析しなさい. 次の肢位と運動において, あなた自身の内転筋群を触察しなさい.

a. 両足を床につけず, 端座位をとりなさい. そして股関節を外旋, 内旋しなさい.

b. 左足をブロック上に載せて直立しなさい. このとき右足は体重を支えず自由にしなさい. 次に, 右股関節を外転して, 元に戻しなさい. このときの右内転筋を触察して, 抵抗がない運動では内転筋が収縮しないことを確認しなさい. この肢位で内転運動を制御している筋と収縮の種類を答えなさい. 体幹を垂直に保ったまま, 股関節を屈曲して, 股関節を外旋, 内旋しなさい. 股関節の外旋, 内旋を股関節伸展位と屈曲位で行うとき, 内転筋の活動に違いがあるか答えなさい. 股関節屈曲位で内転筋群は収縮するか答えなさい.

c. 股関節を屈曲位にするために, 高い台または椅子に足を置き片脚立位をとりなさい. 例えば, よじ昇るときのように, 足を押し下げてあなたの体を持ち上げなさい. このとき, 内転筋が強く収縮することを確認しなさい.

d. 骨盤および大腿骨の骨格模型に, ひもを内転筋群の起始に取り付けて, 端を中央付近, または特定の遠位付着部で固定しなさい. ひもの緊張を保って, a, b, c の上で運動を行うとき, 牽引線を表すために “ひも” を移動させなさい. 股関節が屈曲位と伸展位にあるとき, 運動軸と牽引線との関係が変化することを確認しなさい. 股関節の回旋軸は, 解剖軸よりもむしろ運動軸であることを確認しなさい.

11. 異なる肢位における股関節回旋筋の機能を分析しなさい.

a. パートナーに立位をとらせて, 梨状筋を触察しなさい. パートナーに股関節を内旋, 外旋させて, 梨状筋が収縮する時期を確認しなさい.

b. パートナーを仰臥位にして, 股関節および膝関節を屈曲位として足は台上に置かせる. 梨状筋を触察するときには, 一側下肢を胸部に向かって持ち上げさせなさい. 股関節および股関節は各々 90° 位で,パートナーに股関節を内旋，外旋させなさい．この肢位で梨状筋が収縮する時期を確認しなさい．

c. なぜ股関節肢位の違いが筋収縮を変化させるのかを，あなた自身の言葉で説明しなさい．

文献

1. Moore K. *Clinically Oriented Anatomy*. Baltimore : Williams & Wilkins, 2004.
2. Iglič A, Antolic V, Srakar F. Biomechanical study of various greater trochanter positions. *Archives of Orthopaedic and Trauma Surgery* 114 : 76-78, 1995.
3. Kapandji IA. *The Physiology of the Joints, Vol 2, Lower Limb*, ed 5. Edinburgh : Churchill Livingstone, 1987.
4. Brenneman SB, Stanger M, Bertoti D, eds. Musculoskeletal system : Age related issues : Pediatric. In Myers RS (ed) : *Saunders Manual of Physical Therapy Practice*, Philadelphia : WB Saunders, 1994, pp 1229-1283.
5. Bertoti D. Cerebral Palsy : Lifespan management. In *Orthopaedic Interventions for the Pediatric Patient, Orthopaedic Section Home Study Course*, Alexandria : American Physical Therapy Association, 2000, pp 1-10.
6. Bertoti DB. *Functional Neurorehabilitation through the Life Span*. Philadelphia : F. A. Davis Company, 2004.
7. Neely FG. Biomechanical Risk Factors for Exercise-Related Lower Limb Injuries. *Sports Medicine* 26(6) : 395-413, 1998.
8. Crane L. Femoral torsion and its relation to toeing-in and toeing-out. *Journal of Bone and Joint Surgery* 41A : 421-428, 1959.
9. Manaster BJ, Radiological Society of North America. Adult chronic hip pain : Radiographic evaluation. *Radiographics* 20 : S3-S25, 2000.
10. Crockarell JR, Jr., Trousdale RT, Guyton JL. The anterior centre-edge angle : A cadaver study. *Journal of Bone and Joint Surgery Br* 82(4) : 532-534, 2000.
11. Tönnis D, Heinecke A. Acetabular and femoral anteversion : Relationship with osteoarthritis of the hip. *Journal of Bone and Joint Surgery Br* 81(12) : 1747-1770, 1999.
12. Daniel M, Iglič A, Kralj-Iglič V. Hip contact stress during normal and staircase walking : The influence of acetabular anteversion angle and lateral coverage of the acetabulum. *Journal of Applied Biomedicine* 24(1) : 88-93, 2008.
13. Kang C, Hwang DS, Cha SM. Acetabular labral tears in patients with sports injury. *Clinincal Orthopaedic Surgury* 1 (4) : 230-235, 2009.
14. Streich NA, Gotterbarm T, Barié A, Schmitt H. Prognostic value of chondral defects on the outcome after arthroscopic treatment of acetabular labral tears. *Knee Surgery Sports Traumatology, Arthroscopy* 17(10) : 1257-1263, 2009.
15. Ipavec M, Brand R, A, Perdersen D, R, Mavcic B, Kralj-Iglic V, Iglic A. Mathemechanical modeling of stress in the hip during gait. *Journal of Biomechanics* 32 : 1229-1235, 1999.
16. Carter DR, Wong M, Orr T, E. Musculoskeletal ontogeny, phylogeny, and functional adaptation. *Journal of Biomechanics* 24 : 3-16, 1991.
17. Palastanga N, Field D, Soames R. *Anatomy and Human Movement. London* : Heinemann Medical Books, 1989.
18. vonEisenhart-Rothe R, Eckstein F, Mueller-Gerbl M. Direct comparison of contact areas, contact stress and subchondral mineralization in human hip joint specimens. *Anatomy and Embyology* 195 : 279-288, 1997.
19. Oatis CA. *Kinesiology The Mechanics & Pathomechanics of Human Movement*, ed 2. Philadelphia : Lippincott Williams & Wilkins, 2008.
20. Kronrath G, Hamel A, Olson S. The role of the acetabular labrum and the transverse acetabular ligament in load transmission of the hip. *Journal of Bone and Joint Surgery Am* 80 : 1781-1788, 1998.
21. Wingstrand H, Wingstrand A, Krantz P. Intracapsular and atmospheric pressure in the dynamics and stability of the hip. *Acta Orthopaedica Scandinavia* 61 : 231-235, 1990.
22. Levangie PK, Norton CC. *Joint Structure & Function : A Comprehensive Analysis*, ed 4. Philadelphia : FA Davis, 2005.
23. Kendall FP, McCreary EK, Provance PG. *Muscles : Testing and Function*, ed 4. Baltimore : Williams & Wilkins, 1993.
24. Fick R. *Anatomie und Mechanik der Gelenke : Teil III, Spezielle Gelenk und Muskel Mechanik*. Jena, Germany : Fisher, 1911.
25. Walker ML, Rothstein JM, Finucane SD, Lamb RL. Relationships between lumbar lordosis, pelvic tilt and abdominal muscle performance. *Physical Therapy* 67(4) : 512-516, 1987.
26. Begon M, Monnet T, Lacouture P. Effects of movement for estimating the hip joint centre. *Gait Posture* 25(3) : 353-359, 2007.
27. Hass SS, Epps CH, Jr., Adams JP. Normal ranges of hip motion in the newborn. *Clinical Orthopaedics and Related Research* 91 : 114-118, 1973.
28. Coon V, Donato G, Houser C, Bleck EE. Normal ranges of hip motion in infants six weeks, three months and six months of age. *Clinical Orthopaedics and Related Research* 110 : 256-260, 1975.
29. Boone DC, Azen SP. Normal range of motion of joints in male subjects. *Journal of Bone and Joint Surgery Am* 61 (5) : 756-759, 1979.

30. Walker JM, Sue D, Miles-Elkousy N, Ford G, Trevelyan H. Active mobility of the extremities in older subjects. *Physical Therapy* 64(6) : 919-923, 1984.
31. James B, Parker AW. Active and passive mobility of lower limb joints in elderly men and women. *American Journal of Physical Medicine and Rehabilitation* 68(4) : 162-167, 1989.
32. Svenningsen S, Terjesen T, Auflem M, Berg V. Hip motion related to age and sex. *Acta Orthopaedica Scandinavica* 60(1) : 97-100, 1989.
33. Wingstrand H, Wingstrand A, Krantz P. Intracapsular and atmospheric pressure in the dynamics and stability of the hip. *Acta Orthopaedica Scandinavica* 61(3) : 231-235, 1990.
34. Arvidsson I. The hip joint : Forces needed for distraction and appearance of the vacuum phenomenon. *Scand J Rehabil Med* 22 : 157-161, 1990.
35. Kaltenborn FM. *Manual Mobilization of the Joints. The Kaltenborn Method of Joint Examination and Treatment*, ed 6. Oslo, Norway : Olaf Norlis Bokhandel, 2002.
36. Paluska SA. An overview of hip injuries in running. *Sports Medicine* 35(11) : 991-114, 2005.
37. Pfirrmann C, Chung CP, Theumann B. Greater trochanter of the hip : Attachment of the abductor mechanism and a complex of three bursae—MR imaging and MR bursography in cadavers and MR imaging in asymptomatic volunteers. *Radiology* 221 : 469-477, 2001.
38. Basmajian JV, DeLuca CJ. *Muscles Alive : Their Functions Revealed by Electromyography*, ed 5. Baltimore : Williams & Wilkins, 1985.
39. Delp S, Hess W, E, Hungerford D, S, Jones L, C. Variation of rotation moment arms with hip flexion. *J Biomech* 32 : 493-501, 1999.
40. Williams P. *Gray's Anatomy*, ed 38. New York : Churchill Livingstone, 1999.
41. Dostal WF, Andrews JG. A three-dimensional biomechanical model of hip musculature. *Journal of Biomechanics* 14(11) : 803-812, 1981.
42. Lieberman D, Raichlen D, Pontzer H, Bramble D, Cutright-Smith E. The human gluteus maximus and its role in running. *Journal of Experimental Biology* 209(11) : 2143-2155, 2006.
43. Joseph J. *Man's Posture : Electromyographic Studies*. Springfield, IL : Charles C Thomas, 1960.
44. Johnson ME, Mille ML, Martinez KM, Crombie G, Rogers MW. Age-related changes in hip abductor and adductor joint torques. *Archives of Physical Medicine and Rehabilitation* 85(4) : 593-597, 2004.
45. Beck M, Sledge JB, Gautier E, Dora CF, Ganz R. The anatomy and function of the gluteus minimus muscle. *Journal of Bone and Joint Surgery Br* 82(3) : 358-363, 2000.
46. Torry MR, Schenker ML, Martin HD, Hogoboom D, Philippon MJ. Neuromuscular hip biomechanics and pathology in the athlete. *Clinics in Sports Medicine* 25 : 179-197, 2006.
47. Steindler A. *Kinesiology of the Human Body Under Normal and Pathological Conditions*. Springfield, IL : Charles C Thomas, 1955.
48. Basmajian JV, Greenlaw RK. Electromyography of iliacus and psoas with inserted fine-wire electrodes. *Anatomical Record* 160 : 130, 1968.
49. Janda VSV. The role of the thigh adductors in movement of the hip and knee joint. *Courrier* 15 : 1-3, 1965.
50. Basmajian JV. Electromyography of two-joint muscles. *Anatomical Record* 129 : 371-380, 1957.
51. Basmajian JV. *Muscles Alive : Their Function Revealed by Electromyography*, ed 4. Baltimore : Williams & Wilkins, 1978.
52. Clark JM, Haynor DR. Anatomy of the abductor muscles of the hip as studied by computed tomography. *Journal of Bone and Joint Surgery Am* 69(7) : 1021-1031, 1987.
53. Neumann DA, Soderberg GL, Cook TM. Comparison of maximal isometric hip abductor muscle torques between hip sides. *Physical Therapy* 68(4) : 496-502, 1988.
54. Inman VT. Functional aspects of the abductor muscles of the hip. *Journal of Bone and Joint Surgery* 29 : 2, 1947.
55. LeVeau B. *Williams and Lissner : Biomechanics of Human Motion*, ed 3. Philadelphia : WB Saunders, 1992.
56. Frankel VH, Nordin M. *Basic Biomechanics of the Skeletal System*, ed 2. Philadelphia : Lea & Febiger, 1989.
57. Maquet PGJ. *Biomechanics of the Hip as Applied to Osteoarthritis and Related Conditions*. Berlin : Springer-Verlag, 1985.
58. Inman VT, Ralston HJ, Todd F. *Human Walking*. Baltimore : Williams & Wilkins, 1981.
59. Williams M, Wesley W. Hip rotator action of the adductor longus muscle. *Physical Therapy Review* 31(3) : 90-92, 1951.
60. May WW. Maximum isometric force of the hip rotator muscles. *Physical Therapy* 46(3) : 233-238, 1966.
61. Jarvis DK. Relative strength of the hip rotator muscle groups. *Physical Therapy Review* 32(10) : 500-503, 1952.
62. Woodruff G. *Maximum Isometric Torque of the Hip Rotator Muscles in Four Positions of Hip Flexion-Extension*. Denton, TX : Texas Woman's University, 1976.
63. Neumann DA. *Kinesiology of the Musculoskeletal System : Foundations for Physical Rehabilitation*. St. Louis:Mosby Inc., 2002.

第 10 章
膝関節

“踏み出すことが望まれているなら，恐れずに大きな一歩を踏み出せ．
大きな地割れを，小さく２回に分けて跳び越えることはできない．”

—*David Lloyd George, 1863-1945*
英国の政治家，首相

本章の概要

学習目標

本章の終わりまでに，以下に示す目標を達成してほしい．

- ❑ 膝関節の骨，関節，軟部組織と筋を特定できる．
- ❑ 脛骨大腿関節と膝蓋大腿関節の関係性と機能的な運動への寄与について述べることができる．
- ❑ 膝関節の動力源である筋を列挙することができる．
- ❑ 機能的な動作で膝関節に作用している筋を特定する際の，重力と体位の影響について述べることができる．
- ❑ 特定の機能的な活動において膝関節の肢位を決定し，動かす筋群を挙げることができる．
- ❑ 膝関節で一般的に起こりやすい運動器障害とその機能的予後を述べることができる．
- ❑ 閉鎖運動連鎖で，膝関節が股関節と足関節の運動にどのように影響を与えるかについて説明できる．

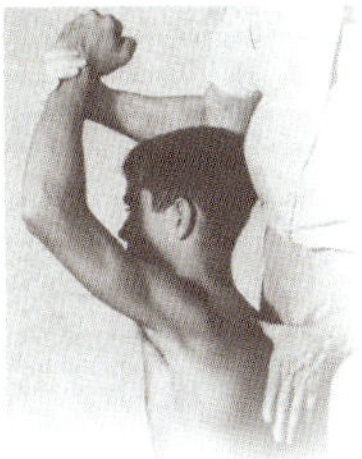

臨床事例

Logan は階段昇降，膝曲げや膝立ちで膝関節に痛みを感じた．彼は登山を趣味としているが，Yosemite 国立公園でハイキングをした週末から数日間，左膝関節部に痛みがあることに気が付いた．今日は，膝関節の痛みを治すため，初めて臨床家を訪れている．臨床家の Cole は，Logan の既往歴をとり，検査を開始するところである．Cole は Logan に「あなたには明確な徴候がみられるが，治療の選択肢について説明する前にいくつか検査を行いたい」と話した．

はじめに

膝関節は，3 つの骨（大腿骨，脛骨と膝蓋骨）で構成され，2 度の運動自由度と 3 つの関節面からなる複合関節であり（**図 10-1** および，**10-2**），関節包によって内側脛骨大腿関節，外側脛骨大腿関節および膝蓋大腿関節が囲まれている．しかしながら，すべての靱帯が関節包内にあるというわけではない．

機能的に，膝関節は立位時に筋活動なしで体重を支えることができる（人によっては，静止立位を維持するのに関節の靱帯に頼ることがある）．膝関節は，座る，しゃがみ込む，昇るなどの動作の際に，体重の下降と上昇において重要な役割を果たしており，フットボールのレシーバーがタックルを避けるときのように，地面に接している足の上で身体を回転させることができる．歩行や走行では，膝関節は体重の 4～6 倍に相当する垂直力を維持し，身体重心[1]の垂直方向と横方向の振動を減らしている[2,3]．膝関節を制御する筋のうちいくつかは股関節または足関節を通過しているため，膝関節とこれらの関節には深い関係がある．

膝関節は身体で最も大きな関節であるにもかかわらず，競技や工業現場などで障害を受けやすい関節の 1 つである[4,5]．膝関節が危険にさらされる 1 つの要因として，大腿骨と脛骨という 2 本の長いレバーアームの間に位置し，大きなトルクを受けることが挙げられる．大きな力に耐えることができ，強い安定性と広い可動性を有

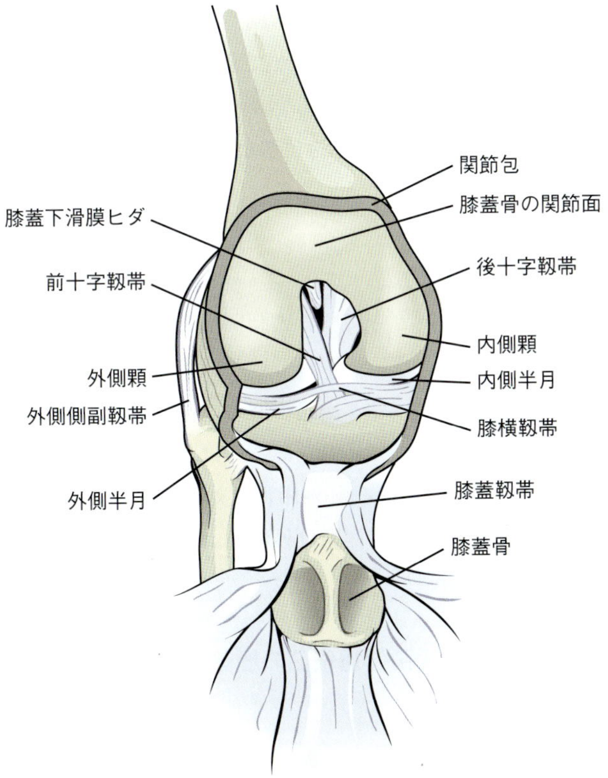

図 10-1　若年成人の約 90° 屈曲させた右膝関節の前面像．関節をみるため関節包の前面は切除され，膝蓋骨を下へめくっている．

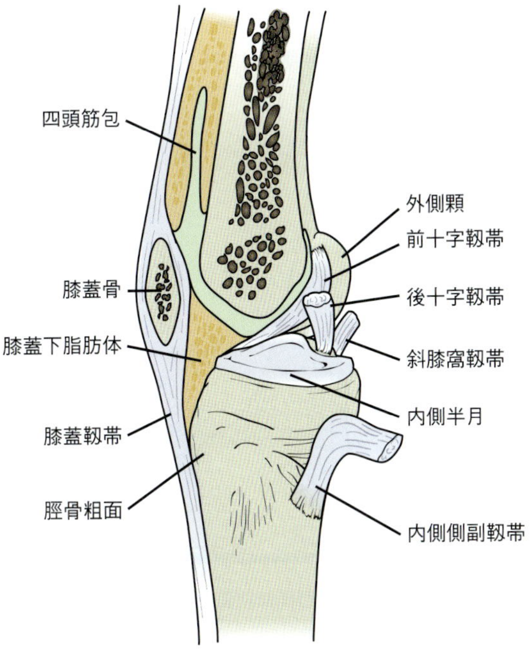

図 10-2　大腿骨と膝蓋骨を矢状面で分断した右膝関節の内側像．

するといった膝関節の多面的な機能は，特徴的な仕組みによって構成されている．比較的浅い関節面は広い可動性をもたらすが，関節が支持性と安定性を保持するためには軟部組織に頼らなければならない構造になっている．

骨

膝関節は大腿骨，脛骨と膝蓋骨の3つの骨で構成されている．腓骨近位は膝関節に近いが，膝関節の一部とはされていない．しかしそれは足関節の機能にかかわるため，第11章で説明する．ハムストリングスと腓腹筋によって覆われている後面よりも前面のほうが骨を触診しやすい．被検者はベッドに座り，膝関節を90°屈曲位の弛緩させた状態で前方の構造を触診するのが最も容易である．

大腿骨

大腿骨遠位は，膝関節の近位端を形成する．大腿骨の遠位は，内側から外側方向に広い形状をしている．この内・外側方向への大腿骨遠位の広がりは，内側および外側**顆**（condyles）（ギリシャ語：*kondylos*，英語：knuckle；a rounded projection on a bone）と呼ばれる．内側-外側顆は関節軟骨で覆われていて，前方はそれぞれ連結しているが，後方は別々に分かれている．大腿骨が垂直線に対して斜めになっているため，内側顆は外側顆より大きく，さらに遠位へ伸びることで，末梢部の前額面では両側の顆部は同じ高さになっている（**図10-3**）．平均的に，成人では内側顆は外側顆より1.7 cm大きい[6]．顆部の前上面には**顆間溝**あるいは**滑車溝**という溝が形成されている．これは膝蓋骨の後面と大腿骨が関節を構成している箇所にあたる．膝蓋大腿関節における大腿骨顆部の関節軟骨は脛骨大腿関節における大腿骨顆部の関節軟骨と連続しているが，内側-外側顆を区別する軽微な隆起が存在している[7]．膝蓋骨と接している外側顆の前面は内側顆よりも前方へ突出しており，大腿骨外側顆の前方突出が不十分であると膝蓋骨の外側脱臼を引き起こしやすい[8-10]．**顆間窩**は大腿骨顆部をその最下面で後方に向かって両側に分けている．十字靱帯は顆間窩を横断するように通過している．

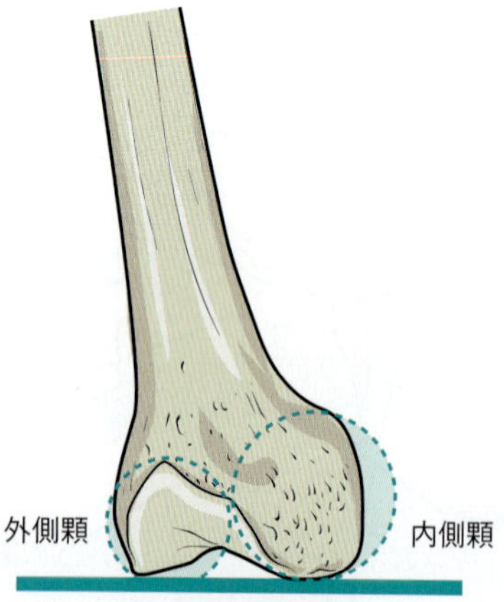

図10-3　大腿骨の垂直面におけるアライメントを補うため内側顆は外側顆よりも大きく，それによって前面では大腿骨遠位は水平となる．

大腿骨顆部の直上は**上顆**（epicondyles）（ギリシャ語：*epi*，英語：upon）である．**図10-4B**で示すように，顆部のすぐ近位で大腿骨が遠位方向へ広がっている部分である．内側-外側顆部は膝蓋骨の両側の前面で容易に触診することができ（**図10-4A**），内側-外側上顆（**Box 10-1**）はその近位で触れることができる．触診している指をそこから逆方向へ戻し，大腿骨顆部から下方向へ動かすと**脛骨大腿関節線**のくぼみに触れることができる（**図10-4C**）．正常な膝関節を伸展位で弛緩させた状態では，関節面は膝蓋骨下端からすぐ下方で内・外側に触診することができる．大腿骨に対する脛骨の動きを感じながら，他動的に脛骨回旋や膝関節伸展を行うことで関節線を確認することができる．

膝蓋骨と関節を成す大腿骨顆部前面は凹面であり，一方，脛骨と関節をなす顆部遠位の後面は緩やかな凸面で，ロッキングチェアのようである．

脛骨

脛骨近位端は，ともに脛骨大腿関節を形成している大腿骨と形が合うように広がっている．脛骨の関節面は大腿骨の関節面に比べはるかに小さい．脛骨は2つの緩やかな凹面のプラトー（高原）あるいは顆部と呼ばれる部分があり，大腿骨の内側-外側顆と対応している．大腿骨と同様に，脛骨の内側顆は外側顆よりも大きい．これ

BOX 10-1 | 大腿骨遠位部の触診可能な骨構造

- 内側上顆
- 外側上顆
- 内側顆
- 外側顆
- 脛骨大腿関節線

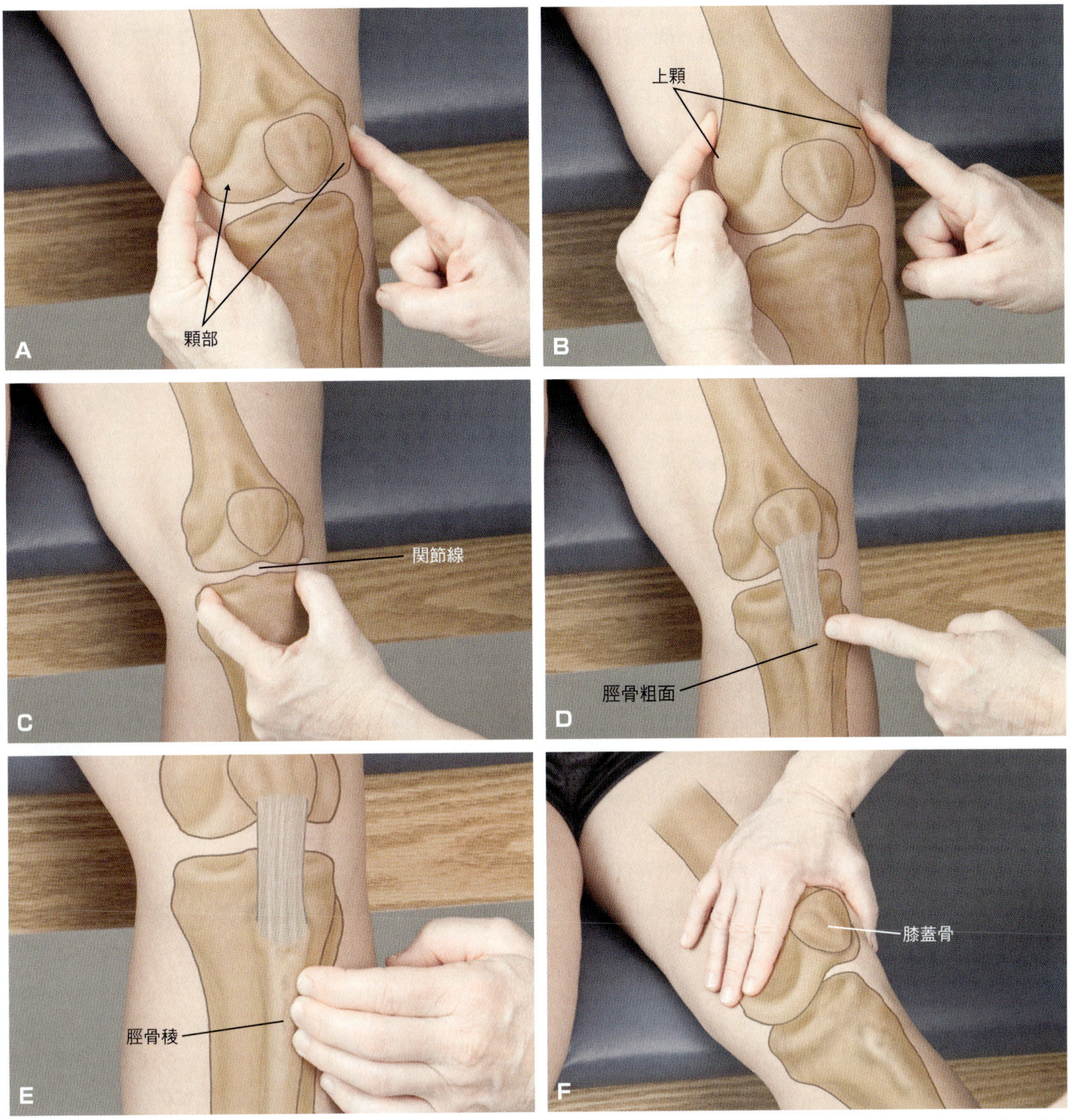

図 10-4 関節面の解剖．A）内側-外側顆部．B）内側-外側上顆．C）関節線．D）脛骨粗面．E）脛骨稜．F）臨床家は膝蓋骨を把持している．

は立位において膝関節の内側により多くの荷重がかかるとき，その荷重量が広い関節面によって分散されるようになっており，重要な解剖学的設計といえる[11]．2つの脛骨顆部の間には，2つの小さな棘と内側-外側結節で構成された顆間隆起がある．膝関節伸展時には，この顆間隆起は大腿骨顆間窩内に位置する．

脛骨の前側と脛骨顆部の下側は大腿四頭筋腱の付着部である**脛骨粗面**があり，大きく粗くなっている部分である（**図 10-4D**）．脛骨外側のプラトー中央からやや遠位かつ後方（外側関節縁から約2横指）は腓骨の近位端が接している脛骨窩である．腓骨頭の高さからやや遠位にある脛骨近位部の内側面には，**鵞足**（後述する重要な支持構造）が位置している．

脛骨の骨幹は横断面では三角形をしている．鋭い**脛骨稜**（**図 10-4E**）は，骨を内側-外側面に分けて，足関節まで遠位方向に触診することができる．脛骨の内側面は筋で覆われておらず，容易に触診することができる（**Box 10-2**）．一方で脛骨の外側かつ後面は筋に覆わ

BOX 10-2 | 脛骨近位部と腓骨の触診可能な骨構造

- 脛骨内側顆またはプラトー
- 脛骨外側顆またはプラトー
- 脛骨粗面
- 脛骨稜
- 腓骨頭

BOX 10-3 | 膝蓋骨の触診可能な骨構造

- 膝蓋骨尖（下端）
- 膝蓋骨底
- 膝蓋骨前面
- 外側関節面（後面）
- 内側関節面（後面）
- 内側縁小関節面（後面）

れており，触診することができない．

膝蓋骨

膝蓋骨（patella）（ラテン語：*patina*，英語：small plate）は，身体で最も大きな**種子骨**になるために，その骨化は3〜5歳から始まる．種子骨とは，腱を保護し，牽引時の腱の角度を変えるために腱内にある小さな骨である．この腱とは膝蓋骨と脛骨間にある膝蓋靱帯である．膝蓋骨の近位は丸くなっており，膝蓋骨尖（下端）は三角形にやや似た形状である．膝蓋骨前面の表面は凸面である．後面は楕円形で大腿骨とは関節面で接しており，膝蓋骨上縁から下端まで垂直に走る隆起によって2面に分けられている．この垂直隆起は，大腿骨の滑車溝に対応する．外側関節面は内側より大きくて凹面であり，大腿骨の表面に対応している．内側関節面の内側縁は，小関節面と呼ばれている小さな領域である．膝蓋骨の関節面は身体において最も厚い関節軟骨の一部によって覆われているが[12, 13]，その厚さは先行研究によると4.7〜6.6 mm[14]，最大では7.75 mm[15]と報告されている．

膝蓋骨は，膝関節においていくつかの重要な機能をもつ．Heegaardら[16]によると，膝蓋骨は以下のことに作用している．

1. 膝関節可動域において膝関節伸展筋群のトルクを増加させる．
2. 大腿四頭筋の牽引方向を協調的に集中させる．
3. 膝関節を大きく屈曲するような動作時に，圧迫と摩擦力が減少するように筋と腱を滑らかにすべらせる．
4. 膝関節の安定性に寄与する．
5. 膝関節屈曲時における大腿骨顆部への直接的な外傷から骨を保護する．

このように膝蓋骨は，膝関節の機能すべてに関与している．膝蓋骨が損傷あるいは欠損した場合，脛骨大腿関節は直接的な悪影響を受けることになる．

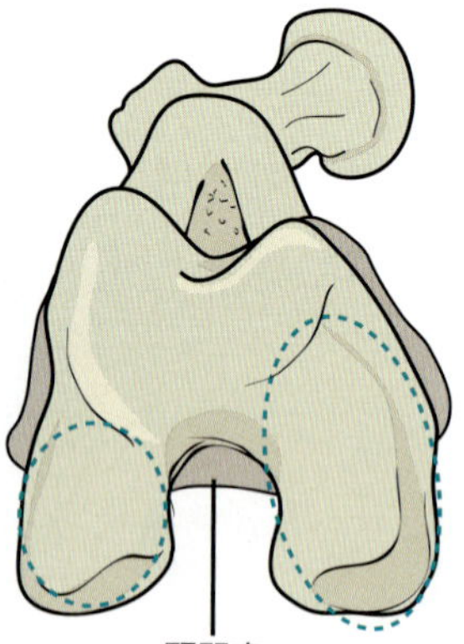

図 10-5　顆間窩は，最も下後方で2つの顆部を分けている．これは，十字靱帯が横断する部分である．内側-外側の大腿顆部における，大きさと面積（点線の部分）の差に着目してほしい．

膝蓋骨を触診する際は，被検者は背臥位となり，膝関節をリラックスした伸展位にしておくと最もよい（Box 10-3）．厚い膝蓋靱帯は脛骨粗面から膝蓋骨の間で触診することができる．大腿四頭筋を弛緩させ，膝関節を完全伸展させた場合，膝蓋骨は外側と遠位方向に容易に動かすことができ，不快感を感じることなしに大腿骨を圧迫させることが可能である（図 10-4F）．

以下は膝関節の触知不可能な構造で，図 10-1，10-2および10-5に図示している．大腿骨顆部上の膝蓋骨関節面，顆間窩，**膝窩**（popliteal fossa）（ラテン語：*poples*，英語：posterior knee）底を形成する領域を囲み，顆部から近位に伸びている内側-外側顆上線，顆間隆起によって分けられている脛骨顆部の関節面（"脛骨プラトー"），ほぼ円形に近い外側**半月**（meniscus）（ギリシャ語：*meniscus*，英語：crescent），内側半月，前および後十字靱帯，前面で半月板を接続している膝横靱帯である．

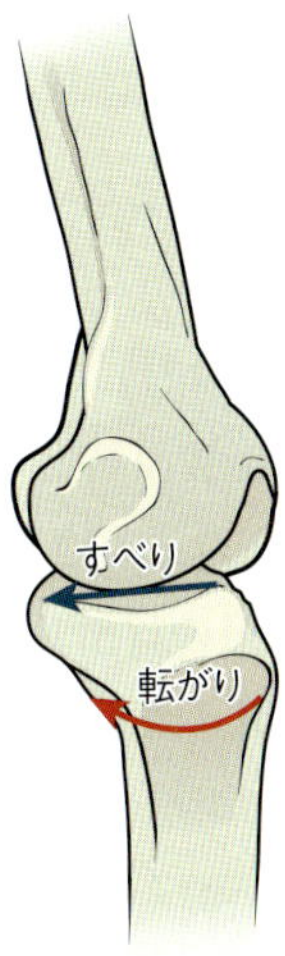

図 10-6　開放運動連鎖における膝関節の転がりとすべり．膝関節が屈曲する際は，脛骨は後方に転がり，大腿骨は同一方向にすべる．

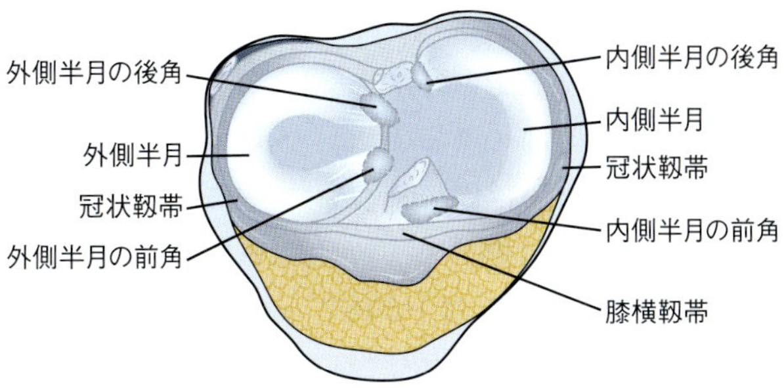

図 10-7　内側-外側半月と右の脛骨高原（プラトー）への付着部．半月板は，脛骨とその前後端に付着する．半月板の端に沿った他の付着部は脛骨にあるが，内側半月は外側半月より確実に固定される．

関節

膝関節は，内側-外側脛骨大腿関節と膝蓋大腿関節の2つの関節を含んでおり，それらは1つの関節包によって覆われている．前述したように，近位脛腓関節はその関節包に含まれないため，膝関節の一部とはされていない．これについては第 11 章で述べる．

脛骨大腿関節

人体において最も大きな関節である脛骨大腿関節は，人体で最も長い2つの骨から構成される．膝関節の複雑さや内側-外側の大腿骨顆部が脛骨の相対する部分とどのように適合し機能しているかについて，内側-外側の2つの関節として扱う考え方もある[17]．

脛骨大腿関節は，高い安定性と2度の自由度をもつ可動性を備えている．内側-外側の大腿骨顆部は，前後方向と左右方向に凸面である．それらの前方は膝蓋骨関節面と接しており，遠位から後方に向かう顆間切痕（intercondylar notch）によって区切られている．これらの大腿骨顆部は，より小さくて緩やかな凹面をもつ2つの脛骨顆部と関節を作っている．その緩やかな凹面のため，脛骨顆部は一般にプラトー（高原）と呼ばれている．脛骨外側顆も，前後方向に凸面である．脛骨の顆間隆起と，くさび形で不完全な円形または三日月の形をしている内側-外側の半月板（関節半月）によって，関節面の適合性はやや増加している．大腿骨顆部における関節面の前後径は，脛骨顆部のおよそ2倍の長さを有しているため，膝関節の屈曲と伸展の運動において，純粋な転がりまたはヒンジ運動を行うことは不可能である．その代わりに，顆部は可動域の全体を通じて転がりとすべりの両方の運動を行うが，そのそれぞれの比率は変動する（**図 10-6**）．屈曲の初期では転がりの比率が増し，屈曲の最終域ではすべりの比率が増す[6]．大腿骨外側顆の関節面の長さは内側よりも長いため，2つの顆部の動きは異なっている．このような顆部の大きさの違いによる影響は，本章の後半で述べる．

半月板

半月板の存在は，膝関節に重要な特性をもたらしている．線維軟骨性の半月板は脛骨に付着し，関節窩を深くすることで，関節の適合を良くしている．通常は適合性が増加すると運動性が低下するにもかかわらず，半月板は適合性と膝関節屈曲における可動性の両方をもたらしている[18]．半月板は脛骨において，前方および後方端または極に付着する（**図 10-7**）．外側半月の構成はほとんど円形であるが，内側半月はよりC字型に近い形状をしている．半月板は，遊離した**冠状靱帯**によって脛骨と関節包に沿って外側端に固定されている．これらの靱帯は，**半月状脛骨靱帯**としても知られている．前後の顆間窩と冠状靱帯に沿った半月板の角が，唯一の骨への付着部である．これらの靱帯は，半月板の周辺縁を関節包にも取り付ける．半月板はこれら以外の部分には付着しないので，膝関節の可動性を維持している．外側半月は内側半月より可動性が大きい．さらに半月板はこの他の靱帯や筋にもいくつか付着する．これらの付着部についてまとめると以下のようになる．

1. 膝横靱帯は，2つの半月板の前角に付着する．

2. 線維帯は，半月板の前角と膝蓋腱（半月状膝蓋骨の線維）の支帯の両方に付着する．
3. 内側側副靱帯の深部線維は，内側半月に付着する．
4. 半膜様筋腱は，内側半月の後部端に線維を送る．
5. 膝窩筋は，外側半月の後部端に線維を送る．
6. 半月大腿靱帯は，後十字靱帯の近くで，外側半月（後方）から内側顆の内部に及んでいる．

半月板は，その外側端で最も厚くなっており，楔形をしている．半月板は顆部の中心にいくにつれて，より薄くなる．半月板の端は厚く内側辺縁は薄いという構造は，関節の適合と安定性を良くしている．Clark と Ogden[19] によれば，外側半月は内側半月より，脛骨顆部において広くスペースを取っており，顆部の中心により近く位置している（**図 10-7**）．

半月板は脛骨に付着しているため，他動的かつ自動的に，膝関節の運動によって制御される．他動的に膝関節が伸展するにつれて，半月板は大腿骨によって前側に押され，そして脛骨顆部上より前方で大腿骨顆部へ接触する．反対に，半月板は膝関節屈曲とともに後方に移動する．Kapandji[6] によれば，内側半月は 6 mm，外側半月は 12 mm 動くとされている．加えて，半月板は移動するか，軸回旋の間，大腿骨顆部の動く方向に従って変形する．半月板の端は，それらの靱帯および筋の付着部で移動する．例えば，前方運動は伸展筋へ向かう半月状膝蓋骨の線維に起因し，後方運動は膝関節屈曲筋（半膜様筋と膝窩筋）の付着に起因する．突然の捻転または強力な運動で，半月板が大腿骨顆部とともに移動するのに失敗すると，半月板は顆部によって破砕または破れる可能性がある．

半月板の膝関節での役割は以下のとおりである．

1. 半月板は膝関節窩を深くすることで安定性をもたらす[18]．
2. 半月板は衝撃力を吸収し，分配する[20]．
3. 半月板は関節の接触面積と適合性を増加させることによって衝撃力を分配することが可能である[21]．そして関節の接触面積が増加することで，体重負荷はより大きな領域に分散する．したがって，半月板が取り除かれれば，体重負荷に耐える関節面は半月板が耐えていたのと同じ負荷に耐えなければならない．この力は，半月板があったときの約 3 倍に及ぶ[18]．
4. 半月板は，滑液を関節面に広げることによって，関節潤滑性を促進させる[18, 22]．
5. 半月板は，関節包が関節内に入り込むのを防止する[18]．
6. 膝関節の過伸展は靱帯が大部分を予防しているが，半月板も一部担っている[18]．

膝関節が過伸展であるとき，膝関節の荷重領域は最大となり，内側-外側の脛骨大腿関節の表面とほぼ等しい[2]．膝関節屈曲で，荷重領域は脛骨顆部の後方に移動して，より小さくなる．半月板が外科的に切除されると表面積が減少し，圧力が大腿および脛骨関節顆の上で増加する原因になる．そして，それは後に変形性関節症に至る可能性がある[23]．

靱帯と関節包

比較的浅い脛骨大腿関節は，いくつかの靱帯によって

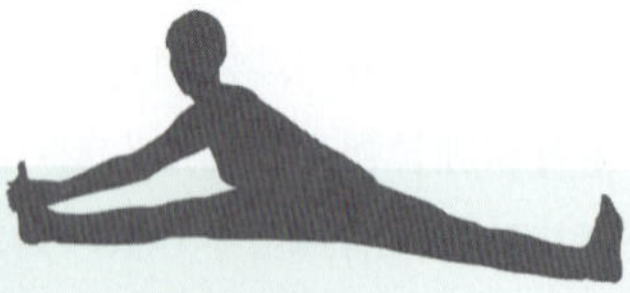

臨床的視点

半月板の損傷には，その断裂が急性に生じたものや時間をかけて生じたものが存在する．スクワットのような運動中や膝関節屈曲位で体重が加わるようなスポーツでの繰り返されるストレスによって，半月板の後面は摩耗し始め，時間とともに，半月板の後面には肉眼で見える断裂が生じるようになる．明らかな損傷なしで半月板病変の徴候と症状がある患者では，後方半月板の MRI で病巣が認められる．そして，それは外側より内側で生じることが多い[24]．しかし，どちらの半月板が損傷されやすいかについては，内・外側に差はないという報告[25] と，バスケットボールなどでは外側が損傷されやすいという報告[26] があり，議論の余地がある．それは，一方の半月板の病変の罹患率に関して研究される母集団に依存している可能性がある．

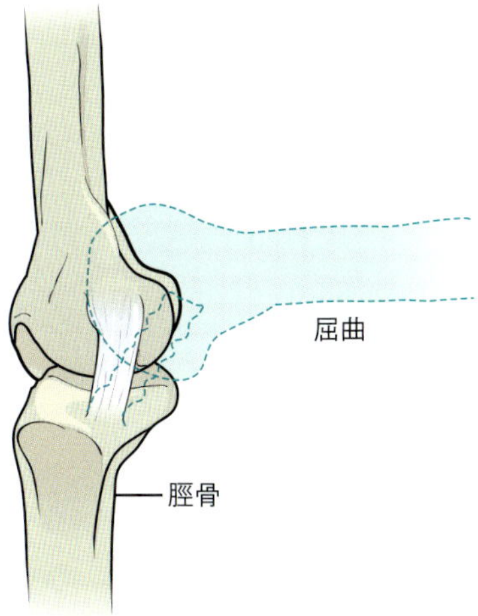

図 10-8　大腿骨の遠位付着部が運動軸と関連しており，側副靭帯は膝関節伸展で緊張し，屈曲で弛緩する．この位置関係によって伸展時に終末回旋に対して安定性を提供するが，屈曲時には軸回旋を可能にしている．

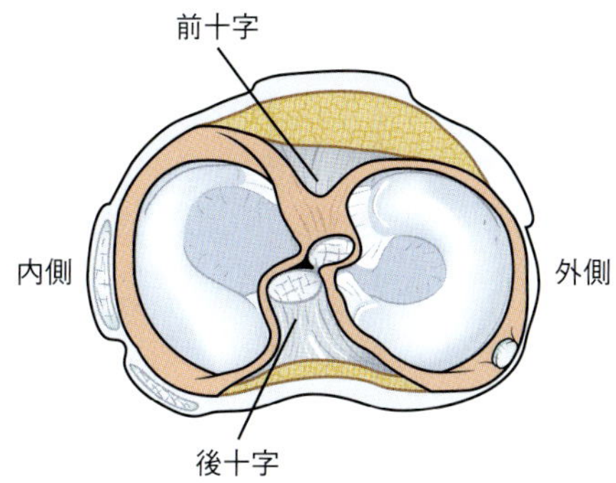

図 10-9　上方からの十字靭帯は，それらがあたかも平行に，膝関節内で互いに交差しているようにみえる．

保護されている．関節包，側副靭帯と十字靭帯の2つのペアが関節を安定させている．これらの靭帯は**表 10-1**に要約されている．側副靭帯は内側-外側方向，十字靭帯は前後方向の安定性に関与している．これら両グループの靭帯は関節包外にあり，膝関節伸展位で緊張する．

側副靭帯

大腿骨顆部上の側副靭帯の付着部は，屈曲するために膝関節の軸に対して上後方に遠位付着している．遠位付着部も膝関節が伸展や屈曲の運動をする際に，靭帯が機能するような位置になっている（**図 10-8**）．側副靭帯は，膝関節伸展時の終末回旋が起こる際に安定性をもたらし，屈曲位では軸回旋を可能にしている．膝関節が屈曲するとき，軸回旋は関節面の適合性の減少によって容易になる．大腿骨顆部の後面はより大きな凸状で，顆間切痕はこの点でより広くなっている．このように，膝関節が屈曲するとき，脛骨顆間結節と半月板による接合面は減らされ，顆部で接触している際はより回旋が自由になる．

内側側副靭帯（medial collateral ligament：MCL）は，内側関節包の厚みを増し，2か所で脛骨に付着する，幅広く平坦な靭帯である．この付着により，靭帯は屈曲と伸展で関節を安定させるように働いている．靭帯の前方部分は長さ約10 cmで，屈曲で緊張し，後方部分は伸展でより短縮し緊張する[27]．滑液包は，この靭帯の表層と深層の間に位置する．膝関節に**外反**力が加わったとき，内側側副靭帯はその60%未満を抑制するが，それが25°の屈曲で力が膝関節に加わったときには約80%の保護抑制力を有する[28]．関節包や十字靭帯は膝関節伸展時における外反力への耐久性をもつ一方，内側側副靭帯は主に屈曲時に膝関節を保護している．

内側側副靭帯とは対照的に，外側側副靭帯（lateral collateral ligament：LCL）は，より短く，索状である．足を組んだとき，上にくる方の膝関節に内反力が加わると，外側側副靭帯が関節包の外側に位置し，容易に触診することができる．内反力が加わるにつれて，靭帯は外側関節縁に沿って指で容易に触診することができる．内側側副靭帯の反対方向で，外側側副靭帯は膝関節を保護する．外側側副靭帯は膝関節完全伸展位では内反ストレスに対する保護力において全体のちょうど半分以上を担うが，膝関節が25°の軽度屈曲位にあるとき，それは内反ストレスに対する保護力のうち約70%を担う[28]．

十字靭帯

前および後十字靭帯（posterior cruciate ligament：PCL）（ラテン語：*crux*，英語：cross）は，屈曲と伸展の動作の全体を通じて，制御と安定性を膝関節に提供する．これらの靭帯は，大腿骨顆間窩（**図 10-1，10-2**）内で関節の中央に位置している．側面から，または，正面から見たときに十字をつくるので，それらは十字靭帯という．しかしながら，上方（**図 10-9**）から見ると平行にみえる．これらの靭帯は線維性関節包内にはあるが滑液関節包外にある，つまり関節包内であるが，滑膜外に存在する．それらすべてが同時に緊張しなくとも，十字靭帯は屈曲と伸展の動作の全体を通じて比較的一定の長さを維持する．このように，これらの靭帯は，顆部表面のすべりを助けている．

表 10-1　膝関節の靱帯

図	関節	靱帯	近位付着部	遠位付着部	制限する動作
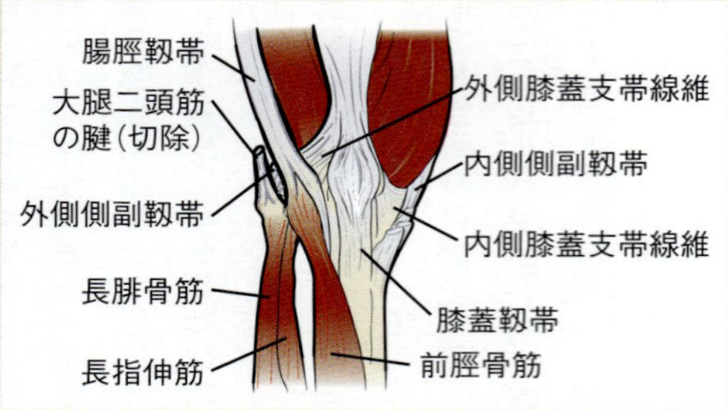	脛骨大腿関節	内側側副靱帯	大腿骨の内側上顆	後方部分は，内側上顆上で付着する．前方部分は，遠位内側脛骨の中間の上側面の鵞足に沿って付着する．	前額面の外反力から保護する．
	脛骨大腿関節	外側側副靱帯	大腿骨の外側上顆	腓骨頭の外側面．大腿二頭筋腱で結合する．	前額面の内反力から保護する．
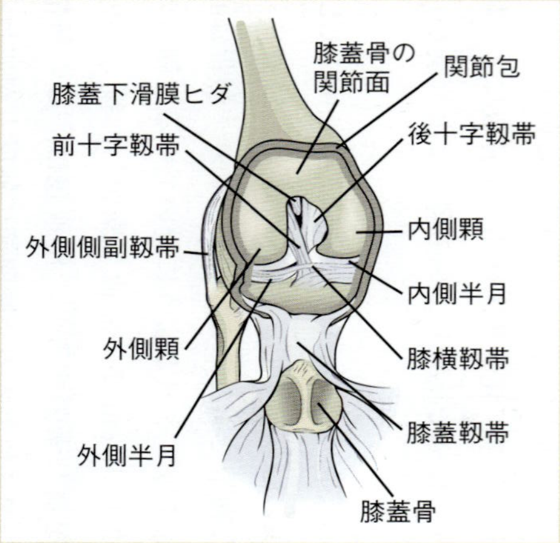	脛骨大腿関節	前十字靱帯	内側半月の前付着部後方の前顆間脛骨窩	外側大腿骨顆部の後内側面．	大腿骨上で脛骨顆部の前方偏位を防止して，過伸展から保護する．
	脛骨大腿関節	後十字靱帯	後方脛骨棘	前十字靱帯の内側を通過し，内側大腿骨顆部の前外側面へ付着する．	大腿骨上で脛骨顆部の後方偏位を防止して，過屈曲から保護する．

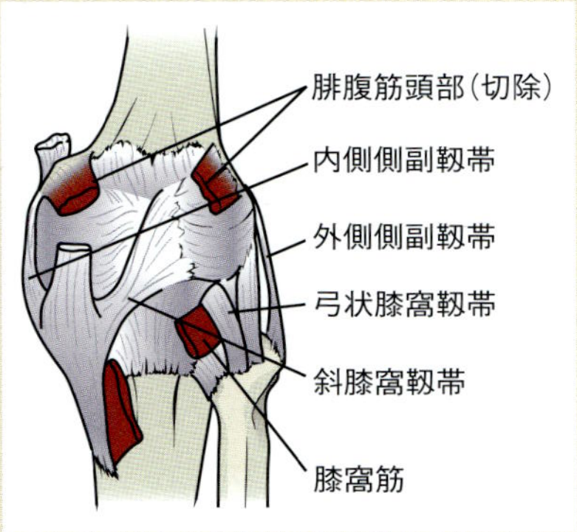

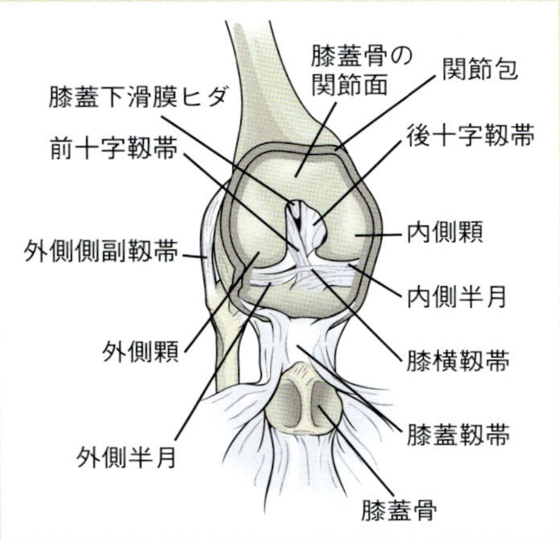

脛骨大腿関節	弓状靱帯	外側大腿骨顆部上の後方関節包と膝窩筋腱	斜膝窩靱帯の上で後方腓骨頭部ともう一方で１つの頭部のＹ字状の停止部を形成する．	後外側の関節包を過伸展と回旋力から保護する．
脛骨大腿関節	斜膝窩靱帯	半膜様筋の遠位付着部の近くの後内側の脛骨	外側腓腹筋頭部の近くの後外側の大腿骨	膝関節後面を過伸展から保護する．
腓骨大腿関節	膝窩腓骨靱帯 （図には描かれていない）	大腿骨外側上顆の近くの膝窩筋の筋腱移行部[168]	腓骨茎状突起の先端	後外側の脛骨回旋と脛骨後方移動に抵抗する．
膝蓋大腿関節	膝蓋靱帯	膝蓋骨の頂点	脛骨粗面	大腿四頭筋腱の継続として，膝関節前方を保護する．
半月大腿関節	Humphrey 靱帯（前半月大腿靱帯） （図には描かれていない）	外側半月の後角	大腿骨への後十字靱帯遠位付着部	外側半月板を固定する． 注：一般的には Humphrey 靱帯か Wrisberg 靱帯のどちらかをもつ（両方ともではなく）．
半月大腿関節	Wrisberg 靱帯（後大腿靱帯） （図には描かれていない）	外側半月の後角	大腿骨内側顆	外側半月を安定させる．

十字靱帯の両方とも，脛骨から生じ，膝関節内の大腿骨遠位部に付着する．前十字靱帯（anterior cruciate ligament：ACL）が斜めであるのに対して後十字靱帯はより垂直に走行している．前十字靱帯は長いが，後十字靱帯は厚く，一層強い．それぞれ螺旋をつくるようにねじれて線維の束を形成する．この位置関係によって，各靱帯の一部は膝関節の動き全体を通じて，緊張している[29]．各靱帯は，付着部またはそれらの相対的な位置から名付けられた線維状の２つの帯（束）をもつ．前十字靱帯束は付着部から名前がつけられており，前内側帯（anteromedial band：AMB）と後外側帯（posterolateral band：PLB）[30] と呼ばれる．後十字靱帯束はそれらの相対的な位置により，前外側帯（AL）と後内側帯（PM）がある[29]．

膝関節の前方および後方への移動は，それぞれ前および後方十字靱帯によって制限される．前十字靱帯の断裂は，大腿骨に対する脛骨の前方偏位または脛骨に対する大腿骨の後方偏位が生じる[31, 32]．前十字靱帯が断裂した死体では，大腿骨に対して脛骨は 7 mm 前方偏位していたと報告がある[33, 34]．ACL 損傷のないものでは，この運動ははるかに小さい．健常な若年成人における平均値は，膝関節 90° の屈曲位で 1.2～2.7 mm という結果であった[35]．

一方で，後十字靱帯は前十字靱帯とは反対方向の安定性に提供する．ランニング時のような閉鎖運動連鎖において，後十字靱帯は脛骨顆部に対する大腿骨顆部の前方偏位（脱臼）あるいは大腿骨顆部に対する脛骨顆部の後方偏位を制限している．通常，後十字靱帯は脛骨と大腿骨の間に最小の受動運動だけができるように制御している．正常な若年成人における平均変位は膝関節 90° の屈曲位で，男性で 0.6～1.0 mm，女性で 1.2～1.9 mm であった[35]．後十字靱帯は 90° と 120° の屈曲の間に脛骨後方偏位に対する最も強い制動力をもつ[29]．

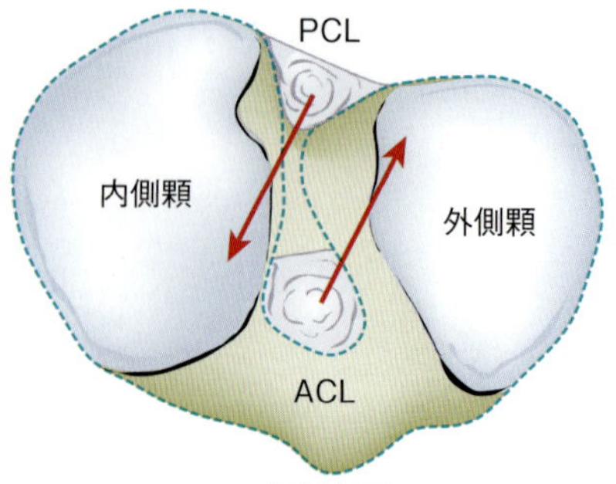

図 10-10　脛骨を上から見た図．点線は前・後十字靱帯の付着部周辺と内側で重なるように走っている滑膜の付着部である．この図から，十字靱帯が関節包の中にあるが，関節包の滑膜より外側にあることがわかる．

関節包とその他の軟部組織構造

体で最も大きな関節包は，膝関節の関節包である．関節包は関節周辺で鞘を形成する．そして，ちょうど大腿骨顆部より上，脛骨顆部の下に付着する．前方においては，膝蓋骨は切除され，後方おいては関節隙を分ける中心ヒダがある（**図 10-10**）．支帯と靱帯は，関節包の不可欠な部分を補強している．膝窩筋の近位腱は，関節包を貫き，大腿骨の外側顆部の上に付着する．半膜様筋は斜膝窩靱帯の一部を成しており，その大腿骨への付着部と同様に内側側副靱帯に線維を放つ．これらは，半月板，靱帯，支帯，骨，筋と関節包の間の複雑な他動的および自動的接続の例である（**図 10-11**）．

他の関節包と同様に，膝関節包は内側滑液層と外側線維層がある．しかしながら，これらの２枚の関節包の層は，他の関節のように各々に付着してはいない．滑液層の後面はより近位に広がるが，膝関節の上下線維層から遠位に広がることもある．滑液層は膝関節の内側-外側周辺で線維層に続いているが，膝蓋骨の上方で線維層と分離して，拡大し大腿四頭筋の下で膝蓋骨の近位に大きな嚢を形成する．この領域は**膝蓋上嚢**部で，膝関節が負

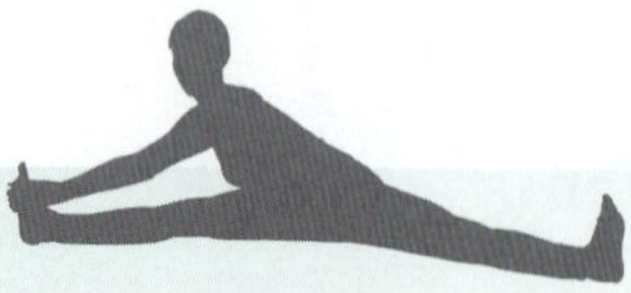

臨床的視点

内側側副靱帯は血液供給が良いという特徴のある靱帯である．このため，内側側副靱帯の損傷では，外科的に治療されることはまれである．これらの治療にあたる臨床家は，靱帯の治癒過程に沿った緩やかな負荷を与えるよう注意を払ったリハビリテーションプロトコルを立てる．内側側副靱帯に加えて他の構造も負傷した場合，外科医は内側側副靱帯を修復する場合としない場合がある．他の膝関節構造の修復術に対処している臨床家は，内側側副靱帯も修復されているか否か注意を払い，リハビリテーションプログラムを適切に調整する必要がある．

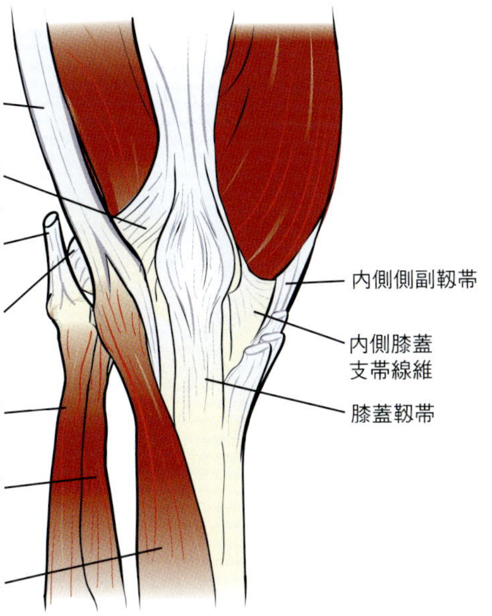

図 10-11　膝関節前面内における関節包．靱帯と腱の間には深い関係がある．支帯と靱帯は，関節包を補強して，それと融合する．

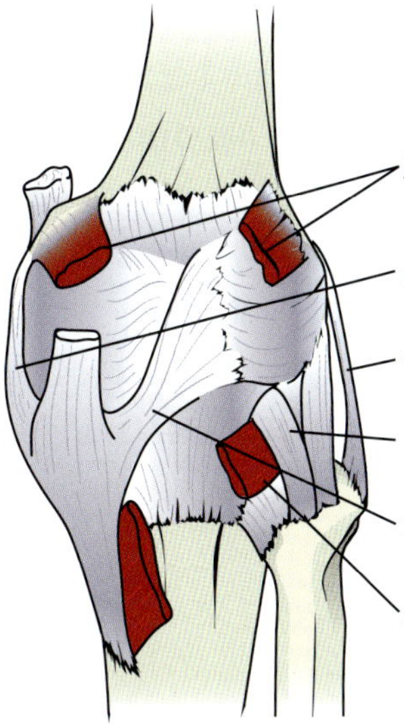

図 10-12　膝関節の後方では弓形靱帯複合体と膝窩腓骨靱帯が補助的靱帯として作用する．これらの靱帯は後方関節包の延長で，ねじり応力に対応して，後方関節包に必要な付加的な保護作用を提供する．後方の筋も，後部の支持を補助するよう靱帯と相互に作用する．膝窩筋の近位腱は，関節包を通過し，大腿骨顆に付着する．半膜様筋の一部は斜膝窩靱帯になって，内側側副靱帯と膝蓋支帯線維に線維を放っている．

傷して広範囲な腫脹を経験するとき，確認しやすくなる．関節包の滑膜側には 260 m*l*（9 オンス）以上の滑液が保持されていたとの報告もある[36]．非常に腫れやすい膝関節では，膝蓋上嚢は膝蓋骨の近位約 5 cm あたりで大きくなり目立つようになる[37]．

側副靱帯と十字靱帯に加え，膝窩にあるその他の靱帯は関節包を保護している．これらの主要で最も一貫して存在する靱帯には，弓形靱帯複合体と膝窩腓骨靱帯が含まれる．これらは，後方関節包（**図 10-12**）に加わるねじり応力に対して保護を加える後方関節包へと展開する．弓形靱帯複合体は，後腓骨茎状突起を近位付着部とし，大腿二頭筋腱と外側腓腹筋頭部の間を上方へ走行し，顆部近くの大腿骨後方で斜膝窩靱帯に遠位付着している．外側側副靱帯と同様のこれらの構造は，関節包の後外側に最大の安定性を提供する[38, 39]．

膝関節には 12 の滑液包がある[37]．しかしながら，これらの滑液包は膝関節の滑膜の延長である．それらは，膝関節周辺の脂肪体とともに，隣接する組織間の摩擦を減らして，膝関節を保護するのに役立つ．

脛骨大腿関節の運動学

膝関節（knee joint，articulatio genu）（ラテン語：*genua*，英語：knee or any structure bent like the knee）は，屈曲–伸展と軸回旋という 2 つの自由度をもつ．屈曲は，大腿後面と接触する下腿の筋量に応じて，120～150° まで可能である．しかしながら，平均的な可動域は 135° である[43]．股関節が伸展しているとき，下前腸骨棘に近位付着部をもつ二関節筋である大腿直筋の作用によって膝関節屈曲の可動範囲は狭くなる．膝関節過伸展

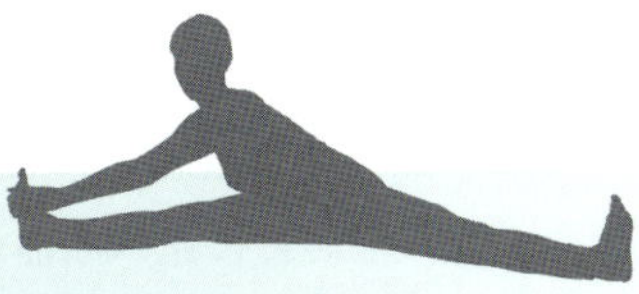

臨床的視点

膝関節には損傷の後，大きく腫脹する可能性があるため，臨床家はできるだけ早く膝関節内液の量を減らすためのあらゆる努力をしなければならない．関節の広範囲な腫脹は，関節可動域制限[40]，大腿四頭筋の筋力低下[41]，疼痛増強[42]といった障害を引き起こす．これらの問題が解決されるまでは，損傷後の完全回復は起こらない．

は軽微で，通常は 15° を超えない．

他動運動における膝関節屈曲の正常な最終域感（end feel）は軟性で，それは大腿と下腿の後面同士が接触するか，接触しない場合は大腿直筋の短縮による．伸展または過伸展に対する最終域感は，靱帯および後部関節包の緊張により堅さを感じる．股関節が 90° まで屈曲している場合，膝関節伸展は正常な伸展性が不足したハムストリングスによって制限される可能性がある．

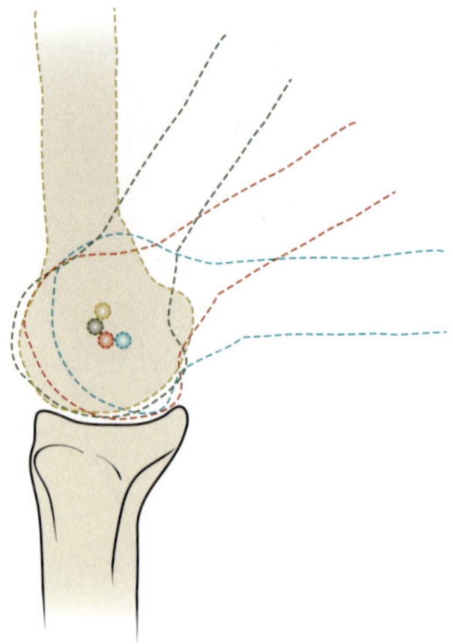

図 10-13　関節の回旋における瞬間的な中心点．これは，関節が可動範囲内ですべりと転がりを行うとき，変化する回旋の理論的な軸である．

屈曲と伸展の軸

運動軸は，臨床的な観点から，大腿骨顆部を内側-外側に通過している関節線よりも 2，3 cm 上に位置する．大腿骨顆部は脛骨顆部よりも非常に大きいため，大腿骨顆部は体重を負荷した状態で膝関節を伸展から屈曲へ曲げるとき，脛骨顆部上を転がるだけではなく，すべる必要がある．屈曲-伸展と運動するにつれて大腿骨はすべるので，可動域が変化するにつれて，運動軸の中心は変化する．例えば，あなたが座るために膝関節を屈曲させるとき，大腿骨は後方に転がるが，膝関節の屈曲が完了する前に，脛骨の表面は転がる間にその領域が使い果たされるので，膝関節を十分に屈曲させ椅子に座るためには，後方に転がり続けることができるよう，大腿骨は脛骨上を前方へすべらなければならない．閉鎖運動連鎖においては，膝関節では逆の運動が生じる．椅子から立ち上がるとき，完全に立つまで大腿骨顆部は脛骨上のスペースから出るが，前に転がり続ける必要がある．そのため大腿骨は脛骨上で前方へまず転がり始めて，それから後方にすべる．回旋の中心軸における継続的な変化（**図 10-13**）は，**瞬間回転中心**（instantaneous center of rotation：ICR）と呼ばれている．これはエンジニアまたはバイオメカニストのために重要である場合があるが，瞬間回転中心は可動域測定または治療に関しての臨床的応用性はもっていない．

閉鎖運動連鎖や体重が付加された状態で運動が起こる際，すべり運動が起こる．大腿骨が固定されて脛骨が運動するとき，動く関節面が異なるため，屈曲と伸展におけるすべりと転がりの方向の関係性は変化する．これは，関節運動のセクションで述べる．

膝関節の回転中心で生じる変化は，正常な膝関節に似せた人工膝関節または関節に適用される外部装置を設計することを困難にした１つの理由である．ヒトの膝関節の運動軸は変動するため，機械式ヒンジ継手（例えば等速性の動力計），長下肢装具または大腿義足において，問題が起こる．ヒトの膝関節が伸展から屈曲まで動くとき，取り付けられた装置の機械的な軸が固定したままであるが，膝関節の解剖学的な軸は約 2 cm 移動する．このように，機械装置のアームは大腿と脚と平行のままではありえなくなり，機械と解剖学的パーツの間にずれ，あるいは圧力が生じることになる．折り合いをつけたような慎重なアライメント設定により不快感と擦傷を防止することができる．膝関節に用いる矯正器具の適合不良は，膝関節伸展の際に隙間を作り，膝関節屈曲の際にカフから四肢へ圧力を与える可能性がある（その逆もありえる）．股関節部と足関節が整列する場合であっても，膝関節の解剖的な軸の変化は座るときに人工膝関節が対側の正常な膝関節のより前方に配置される理由でもある．

軸回旋

膝関節が屈曲するとき，水平面で軸回旋が生じる．膝関節が完全に伸展するとき，内側-外側側副靱帯は比較的緊張しており，関節を安定させて回旋を妨げる．屈曲するとこれらの靱帯は緩む．これは，屈曲位で水平面での大きな回旋が起こる可能性がある理由の１つである．**図 10-14** では，膝関節伸展位と屈曲位を，内側-外側面で比較している．伸展位に比べ屈曲位では，靱帯の付着部同士が近づくことが示されている．膝関節屈曲位では内側側副靱帯よりも外側側副靱帯がより緩む．したがって，大腿および脛骨顆部の間の運動は，内側より外側面で大きくなる．概略的に，外側顆が内側顆の周りを

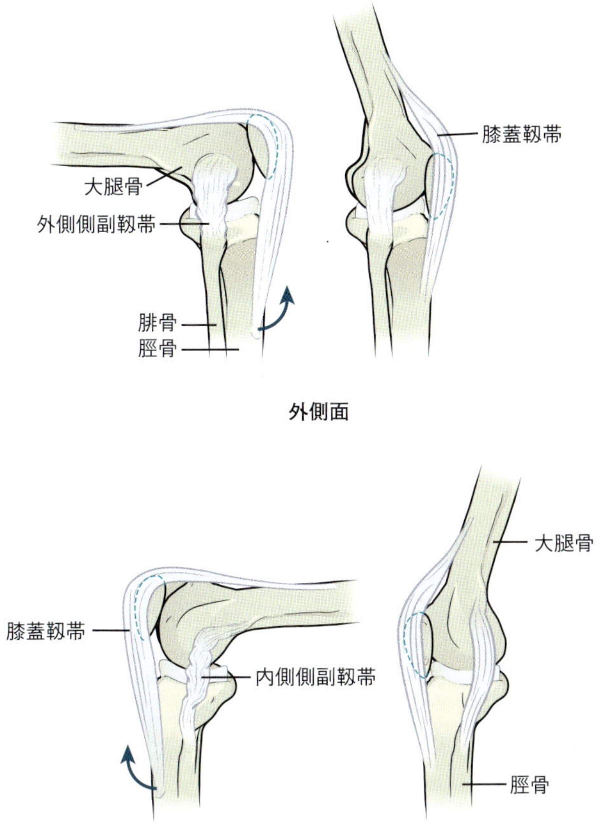

図 10-14　側副靱帯は伸展で緊張し，屈曲で緩み，軸回旋が生じる．

回旋すると述べられるように，水平面の回旋は脛骨の顆間隆起より内側に位置した軸で起こる．

この運動については多くの矛盾する値が報告されているが，発表された調査の結果では，回旋の平均値は約 40° と報告されている[44, 45]．最新の研究では膝関節屈曲 90° で同様の結果が認められた[46]．加えて，外旋は内旋に比べおよそ 2 倍の大きさである．軸回旋は膝関節屈曲角度が小さくなるにつれて減少し，伸展位では軸回旋は生じなくなる．大腿骨に対する脛骨の回旋は，座位では自力で行うことができ，足部の配置に役立つ．しかしながら，主要かつ重要な機能的運動は閉鎖運動連鎖である．膝立ち，座位，スクワット姿勢からの方向転換，走行時の急な方向転換のときには大腿骨は固定されている脛骨上を回旋する．

膝関節の他動的回旋における内側-外側の正常な最終域感は硬い．運動は，支帯と腸脛靱帯と同様に側副，十字，斜膝窩靱帯を含む関節包および靱帯の構造で制限される．

膝関節の終末回旋

通常，膝関節が伸展するとき，脛骨は固定された大腿骨の上で約 20° 外旋する．この運動は膝関節伸展の最後の 20° で起こって，**膝関節の終末回旋**または**スクリューホームメカニズム**と呼ばれている．それは，単に自動および他動の両方の膝関節伸展で起こるメカニズムで，随意的に生じさせたり，防いだりすることはできない．終末回旋は膝関節伸展時に起こらなければならないので，膝関節伸展による脛骨の外旋は伸展に連動した運動である．そして，第 8 章で述べた隣接する脊柱の椎骨に起こる運動と類似している．脛骨内旋は膝関節屈曲で起こり，脛骨外旋は開放運動連鎖での膝関節伸展で起こる．膝関節外転/内転のいくらかの観察も示されたが，屈曲/伸展を伴うこの運動の付加的なカップリング運動の発生は矛盾が多い[47]．椅子から立ち上がることのような閉鎖運動連鎖において，終末回旋は固定された脛骨に対する大腿骨の内旋として起こり，椅子に座る際に膝関節が伸展から屈曲へ動くような場合には，大腿骨の外旋が起こる．

チンパンジー，オランウータンとトリのような多くの種が膝関節屈曲位で歩くにもかかわらず，この終末回旋はヒトに膝関節伸展時のエネルギー効率を良くする洗練された機序を提供する．このスクリューホームメカニズムは膝関節をロックするため機械的安定性を提供することになり，この位置では，膝関節は，矢状面で起こる力に耐えることが可能である．ヒトはロックされた膝関節によって大腿四頭筋の収縮なしでも立位を保持できる，そのため膝関節が伸展していれば筋力低下があっても前後の外力に耐えることができる．これがスクリューホームメカニズムにおける主要な理由の 1 つとして考えられている[48]．膝関節における軸回旋と終末回旋はあまり大きくないが，正常な機能のためには必須である[49]．したがって，膝関節のリハビリテーションにおいて終末回旋と軸回旋動作を臨床的に評価し，回復させることが成功につながる．

スクリューホームメカニズムは，膝関節の様々な機械的および構造的因子の結果として起こる．これらの修正因子は，前十字靱帯，後十字靱帯と大腿顆部の表面構造を含む[48-51]．角度が変わるごとに各々が終末回旋で役割を果たすようである[48]．これらのうち，表面構造は，最大の役割を果たす[49]．開放運動連鎖での膝関節伸展において，脛骨顆部が大腿骨顆部上で動く際，大腿骨内側顆部上の動きが完了する前に，より短い大腿骨外側顆部上の運動は完了する．大腿骨内側顆部上の運動が終わる前に大腿骨外側顆部の使用できる表面積が使われるので，その運動を完了させるために大腿骨上での脛骨回旋は外側顆上で起こる．この伸展における最後の15°で，大腿骨に対し脛骨の受動的な外旋が生じる．閉鎖運動連鎖で膝関節が伸展するとき，脛骨よりもむしろ大腿骨の運動が起こる．開放運動連鎖と同様に，より短い大腿骨外側顆部の動きは大腿骨内側関節顆部の動きの前に完了するが，大腿骨は完全に膝関節の最終伸展を起こすために外側顆を中心に内側に回旋する．開放運動連鎖か閉鎖運動連鎖で膝関節のロックを解除する際には，終末の膝関節伸展機能における運動と反対側への回旋運動を生じる．

脛骨大腿関節の関節運動学

膝関節における締まりの位置は，完全伸展位である．完全伸展位では，終末回旋によって靱帯および関節包の構造の緊張を生じ，関節は強力に安定される．脛骨大腿関節は，完全伸展位が最も構造的に合致する肢位である．しかしながら，大腿骨が膝関節を25°あるいはそれ以上屈曲した状態で安定している場合，脛骨は大腿骨上で1〜3 mm前後方，内側-外側あるいは内転-外転方向へずれている可能性がある．屈曲位は膝関節の安楽肢位であり，関節の適合が最も小さい位置である．

開放運動連鎖で脛骨が大腿骨上を動くとき，凹面の脛骨は転がりと同一方向にすべる．したがって，伸展では脛骨が大腿骨の上で前方に転がるとき，すべりも同一方向である．同様に，膝関節が屈曲するにつれて脛骨が後方に転がるとき，脛骨は後方にすべる．立ち座り動作のような閉鎖運動連鎖で関節運動が起こるときには，凸面の大腿骨顆部が凹面の脛骨顆部上を動く．膝関節が伸展するような閉鎖運動連鎖では，すべる方向は後方であるが，脛骨上を大腿骨が転がる方向は前方である．体重支持している膝関節が屈曲するとき，大腿骨の転がりは後方で，すべりは前方であり，転がりとすべりの方向は逆となる．

膝蓋大腿関節

膝蓋骨は大腿四頭筋腱内にある．膝蓋靱帯は四頭筋腱と連続し，膝蓋骨の頂点から脛骨粗面に及ぶ．膝蓋骨の側で，腱線維は脛骨の関節丘の内側-外側に付随する粘着体を形成するために散開している．

前述のように，膝蓋骨は，関節包内に位置している種子骨である．大腿骨顆部（滑車表面）の前方および末梢部の鞍形の表面で関節を構成している．膝蓋骨の関節面には関節を内側-外側に分ける著明な垂直方向の隆起があるが，膝蓋骨の骨形状には軟骨性の表面を必ずしも反映しない多くのバリエーションがある[52]．

膝蓋骨を保持するための安定した関節がないにもかかわらず，膝蓋骨は膝関節における自動および他動的な牽引により保護されている．膝関節が完全に伸展しているとき，膝蓋骨の安定性は主に周囲の軟部組織に依存する[53]．伸展筋（または大腿四頭筋）は膝蓋骨を安定させ，膝蓋骨と大腿骨間の動きを誘導する．内側広筋斜頭（vastus medialis oblique：VMO）の主要な役割は，0〜20°までに膝蓋骨に動的安定性をもたらすことである[54]．膝蓋骨は，その他の周囲の構造からさらなる安定を受けている．遠位では，膝蓋骨は強い膝蓋靱帯によって脛骨粗面に固定されている．高密度な線維性の内側-外側支帯ならびに筋は，膝蓋骨を固定し，その安定性に寄与している[55]．側方については，膝蓋骨は表在および深部支帯，腸脛靱帯と外側広筋によって他動的に安定している．これらの側方圧は，VMOそして，膝蓋大腿の靱帯と内側半月膝蓋靱帯によって膝蓋骨の内側側面でバランスをとっている．そのうえ，下方の安定性が膝蓋靱帯によって膝蓋骨に提供されるのに対して，上方の安定性は大腿直筋と中間広筋の付着部から膝蓋骨底まで能動的に起こる．膝関節が屈曲するとき，外側構造は後方に移動して，膝蓋骨の上で外側および斜方への力が発生する．したがって，膝蓋骨は静的（筋膜）と動的な（筋）力に影響を受ける．本質的には，膝蓋骨後方と大腿骨顆部前方間の適合はわずかであり，膝蓋骨は軟部組織によって安定性がもたらされている[53]．

膝蓋大腿関節の運動学

解剖においてだけでなく機能においても，膝蓋大腿関節は脛骨大腿関節と親密に関与している．脛骨大腿関節が運動すると，膝蓋大腿関節も動かなければならないが，いずれかの関節に制限がある場合，その他の関節の動きも影響を受ける．同様に，脛骨大腿関節を制御している筋が弱ければ，膝蓋大腿関節にも影響する．基本的に，1つの関節が正常か異常かということは，他の関節にも直接影響を与える．

膝蓋大腿関節の接触

膝関節が伸展位から屈曲するときは，膝蓋骨と大腿骨

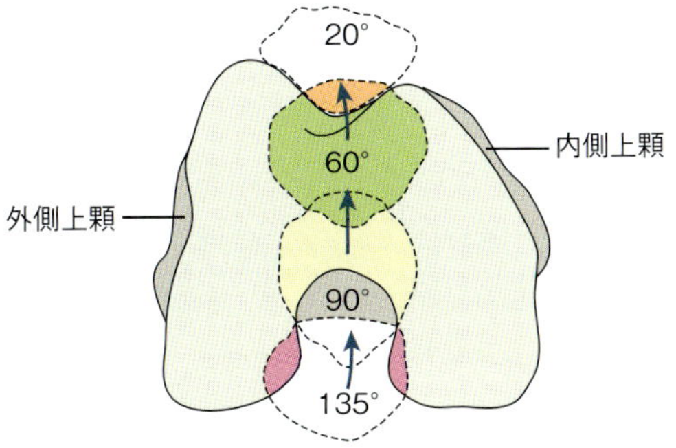

図 10-15　膝関節の完全伸展位から完全屈曲位における膝蓋骨と大腿骨顆部の接触領域．膝関節が完全伸展位から屈曲位へ運動するにつれて，膝蓋骨の後面と大腿骨顆部の前面の接点は変化する．膝蓋骨の接触領域は下面から上面へ移動するが，大腿骨の接触領域は大腿骨顆部の上からそれらの下位側面へ移動する．

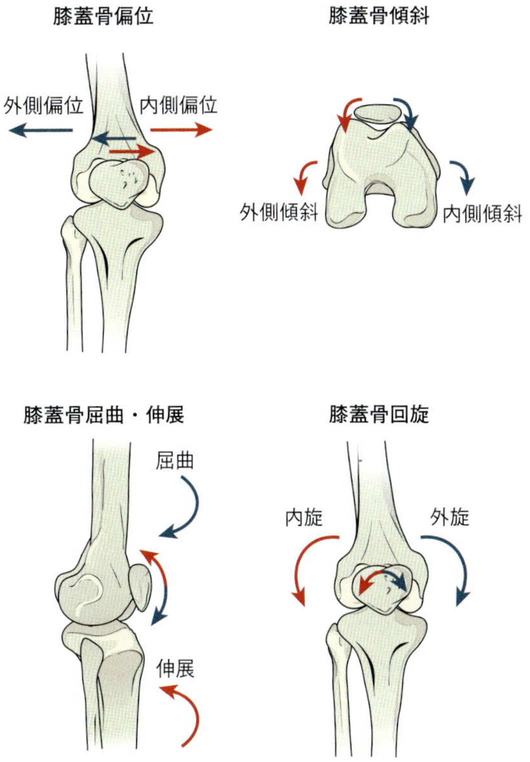

図 10-16　右膝蓋骨の動き．膝蓋骨は，内側–外側への偏位，内側–外側の傾斜，内・外旋と屈曲・伸展で顆間溝内を移動することが可能である．内側–外側への動きに注意してほしい．傾斜と回旋は，膝蓋骨頂の相対的な運動を示している．

は互いに関与しながら動く．それは開放運動連鎖であるか閉鎖運動連鎖であるかどうかに従う．開放運動連鎖において，大腿骨が固定されて脛骨が動くとき，膝蓋骨は大腿骨顆部の上を運動する．反対に，閉鎖運動連鎖において大腿骨が動くときには，大腿骨顆部は膝蓋骨表面に沿ってすべる．いずれにせよ，膝関節が伸展位から屈曲するとき，膝蓋骨の接触面はその下面からその上面へ変化し，大腿骨側の接触面はその顆間溝の上面から遠位に向かい，大腿骨の後下方の表面の方へ移動する．

膝関節が完全に伸展するとき，膝蓋骨は顆間溝の近端部に位置する．大腿四頭筋が弛緩していると，膝蓋骨後面は上膝蓋脂肪体にその下端でのみ接触している．膝関節が屈曲するにつれて，それは約 25° 屈曲位で大腿骨に接触する．膝蓋骨の下縁は，このとき顆間溝の上面で，初めて接触する[56]．**図 10-15** で示すように，膝関節が屈曲していくと膝蓋骨は下方に動き，そして，屈曲約 90° までは，膝蓋骨と大腿骨の接触面積は次第に増加し，最大となる[57]．膝関節が 115° まで屈曲するとき，膝蓋骨は顆間溝の位置で内側および外側の大腿骨顆部と接触するため，2 つの骨の接触表面積は減少する[56]．膝関節が 135° まで屈曲する頃には，後方膝蓋骨の内側縁小関節面と外側小関節は大腿骨顆部と接触がある唯一の領域である[55]．

膝蓋大腿関節の静的かつ動的なアライメント

脛骨大腿関節が完全伸展位にあるとき，膝蓋骨は 顆間溝の近位面で静止している．その位置は周囲の軟部組織によって保持されるので，これらの軟部組織の状態は膝蓋骨の配列にとって重要である．結合組織と筋は，膝蓋骨の配列に影響を与える．したがって，結合組織が緊張している場合や，筋が弱いか緊張している場合，これらの機能不全は安静時，および運動時の膝蓋骨の位置を変える．そのようなアンバランスにより，膝蓋大腿関節の損傷が起こる可能性がある．

膝関節を完全伸展位で弛緩させたとき，膝蓋骨は近位の顆間溝にある．膝関節が屈曲や伸展するとき，膝蓋骨は屈曲–伸展，内側–外側の傾斜，内側–外側の偏位と内・外旋というようにいくつかの方向に移動する（**図 10-16**）[58]．これらの運動のうち，屈曲と伸展における移動範囲が最も大きい．膝蓋骨は，完全な膝関節伸展から完全な屈曲まで 5〜7 cm の距離を移動する[59]．残念なことに，運動のタイミングと量は，論文によってまちまちである[60]．これらの差は研究の方法（生体内および生体外での違い）の違いから生じているようである．筋活動が遠心性か求心性かにかかわらず，そして，膝関節が伸展または屈曲しているかどうかにかかわらず，運動の範囲が分析される[58, 61–67]．研究の大半では，膝関節屈曲約 90° のときに膝蓋骨は外側偏位かつ傾斜位をとるとしている[58–64]．

臨床的視点

膝蓋大腿部痛症候群を呈する患者では，Qアングルがより大きい場合があるが，この状態には多くの因子が関与している可能性がある．研究者らの報告から，Qアングルが大きければ膝蓋大腿部痛症候群を必ずしも呈するというわけではないことがわかった[71]．膝蓋大腿部痛症候群の一因となる他の条件は，後足部の回内，大腿四頭筋の筋力低下，ハムストリングスの過緊張，腸脛靱帯の制限と大腿骨の前傾がある[70,74–81]．この事実における重要な関連性は，膝蓋大腿部痛症候群患者に出会う臨床家は十分に注意し，患者を評価しなければならないということである．

本章の解剖の部分で述べたとおり，膝関節が完全に伸展しているとき，膝蓋骨の頂点は脛骨大腿関節縁の近くに位置する．膝蓋骨が大腿骨のより遠位にある場合，それは**膝蓋骨が低く**，より近位にある場合，**膝蓋骨が高く**なる．このアライメント異常のいずれにおいても，膝関節の屈曲と伸展の際，膝関節の前方痛や膝蓋骨の軌道の逸脱を生じる．

膝蓋骨の過剰な外側亜脱臼は通常，関節面の適合と高い外側滑車小関節，内側軟部組織によって予防されている．腸脛靱帯の緊張またはVMOの虚弱によるアンバランスは，膝関節の運動の間，大腿四頭筋の筋収縮によって膝蓋骨の軌道はさらに外側に偏り，機能不全の原因となる関節接触域と圧力の変化によって痛みを生じる可能性がある．

膝蓋大腿関節の関節運動学

膝蓋骨の後部の表面は凹で，凸の大腿骨表面を移動する．よって，膝蓋大腿関節は凹凸の法則に従う．膝蓋大腿関節の緩みの位置は完全伸展位であり，締まりの位置は屈曲位である．膝関節が屈曲伸展するとき，膝蓋骨は顆間溝の間をすべる．膝関節が屈曲するにつれて，膝蓋骨は下方にすべり，膝関節が伸展するにつれて，膝蓋骨は上方へすべる．

膝関節の屈曲と伸展において，膝蓋骨の回旋，内・外側への偏位，内側-外側傾斜が生じる．これらの各々の運動の起こるタイミングは，研究者の間で意見は一致していない．伸展位で静止している膝関節における膝蓋骨の他動的な内側-外側の偏位の量は，膝蓋骨の幅の半分ほどである[59]．大腿四頭筋が膝関節完全伸展位で静止しているとき，膝蓋骨は近位の顆間溝に位置し，制限がない状態となる．このとき，内側-外側，上下，内・外旋方向へ数cm他動的に動かすことが可能となる[59]．

Qアングル

伸展した膝関節の前面像で，大腿骨と脛骨の軸の間の角度を示している．これは，大腿四頭筋角度または**Qアングル**と呼ばれる（**図10-17**）．角度の大きさは，男女で様々であり，ある研究では，女性は15～23°未満で，男性の10～14°よりも大きいと報告されている[68–70]．女性は男性より常にQアングルが大きいようである[71]．男女間のこの相違における1つの理由は広い骨盤のためであると推測されたが，この理由は否定されてきた[72]．最近の研究の多くは，男性のQアングルが小さいのは体力[72]や身長の違い[73]から生じているとしている．性により若干の違いがある可能性があるにもかかわらず，脛骨が垂直方向に足と地面に体重を伝えることが可能であるように，このQアングルは大腿骨軸が内転することで生じている．したがって，我々が一側の下肢で立っているとき，力は膝関節の内側に向けられる．過剰なQアングルは，**X脚または外反膝**と呼ばれ，反対にQアングルがより0°に近い，または，膝関節が外側に凸である場合，そのアライメントは**O脚またはがに股**と呼ばれる．膝蓋大腿の痛みを訴える群は，痛みを伴わない群より，Qアングルが大きいことが多いと報告されている[74,75]．

筋

膝関節を通過する筋の多くは，股関節または足関節も通過する．したがって，それらの筋が膝関節でどれくらいうまく働くかは，その他の関節の位置に依存している．次の3つの因子を思い出してほしい．1）多関節筋が収縮し，それが通過するすべての関節で完全な関節運動が不可能であるとき，自動運動の機能不全が起こる，2）多関節筋が十分に伸張しないとき，他動運動の機能不全

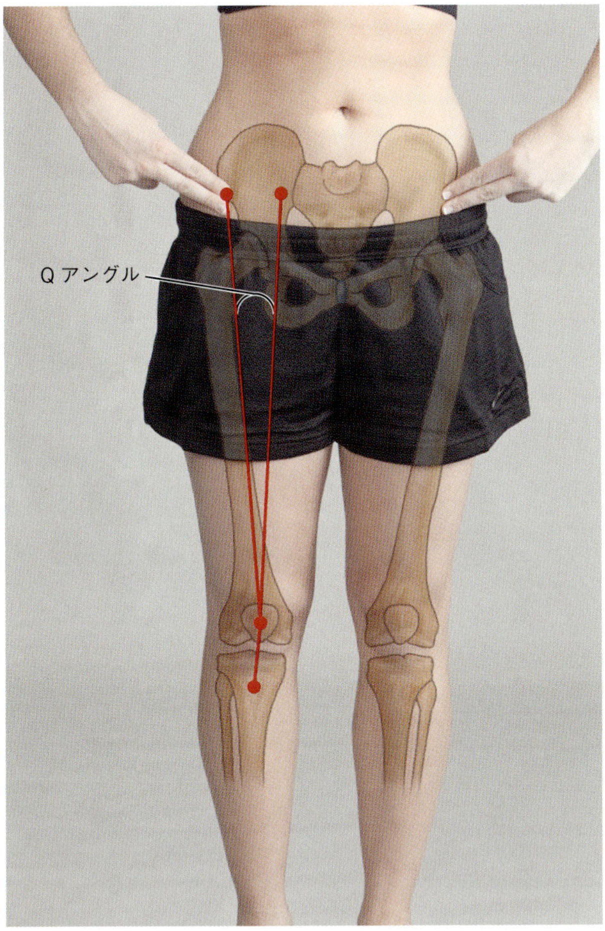

図 10-17　大腿骨軸に対する脛骨のアライメントは，Q アングル（大腿四頭筋角度）を形成する．それは，上前腸骨棘から膝蓋骨の中央まで引いた線と，脛骨粗面から膝蓋骨の中央に向けて上方に引いたもう 1 本の線との角度である．

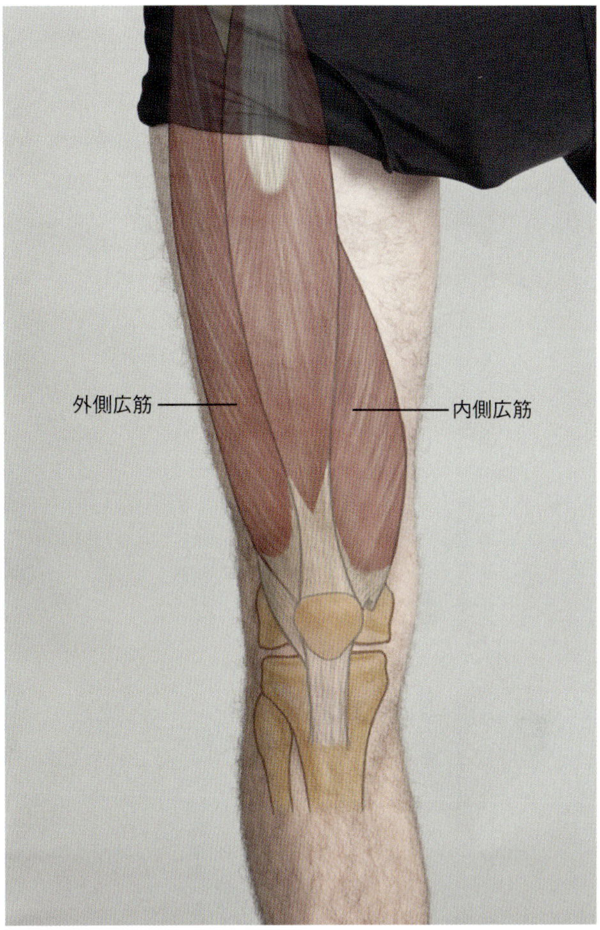

図 10-18　大腿直筋，外側広筋と内側広筋は，大腿の前面で観察され，膝関節伸展時に四頭筋が強く収縮すると，容易に観察できる．

が起こる，3）多関節筋が付着する一方で拮抗筋が多関節筋の最適な機能を導くような肢位にその関節を置くとき，最適な機能が得られる．これらの原理が，膝関節の運動の間，しばしば使われている．我々は膝関節の周囲の筋を特定し，これらの原理がどのように膝関節機能にあてはまるかについて検討する．膝関節周囲筋の特定の解剖学的な情報は，**表 10-2** にある．これらの筋に関する付加的な情報は，以下に示している．

膝関節伸展筋群

大腿四頭筋群は膝関節を伸展させる筋群であり，大腿直筋，外側広筋，内側広筋，中間広筋から構成される．これらの 4 つの筋は，一束になり脛骨の前方にある膝蓋骨，膝関節包に強固に付着している．ほとんど脂肪組織が存在しないような非常に筋が発達した被検者において，大腿直筋，内側広筋と外側広筋は別々の単位（**図 10-18**）として観察されることがあるが，他の被検者においては，これらの筋の境界はより明瞭でない．中間広筋は深部に位置しており，表面からは観察できない．

大腿直筋は大腿の中央に位置し，表層にあって，大腿の下までまっすぐに伸びる．大腿直筋はまた，大腿四頭筋の中で唯一股関節の運動にかかわる筋である．外側広筋は 4 つの大腿四頭筋で最も大きく，大腿直筋の外側にある．外側広筋線維は 12～15° の角度で膝蓋骨の方へ収束し，それは末端部分でさらに角度は大きくなる[82]．内側広筋は，大腿直筋の内側にあり，2 つの異なる線維束を有しているため，2 つの異なる機能をもっている[82]．より近位の線維は縦状で，膝関節伸展時に他の大腿四頭筋とともに作用するが，より末梢部の斜位線維は，特に伸展の最終域で，膝蓋骨を安定させる[82, 83]．しかしながら，内側広筋の斜頭（VMO）は膝関節伸展では機能せず，膝蓋骨に安定性を与えるだけに作用すると述べている一部の研究者もいる[54, 82]．4 つのうち最も深層にある中間広筋は，大腿直筋の下に位置し，2 つの他

表 10-2　膝関節の筋群

グループ	筋	近位付着部	遠位付着部	神経支配	運動	触診
大腿四頭筋 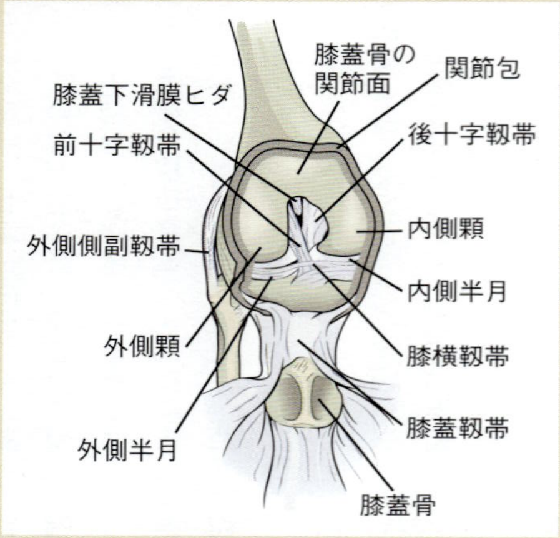	大腿直筋	1) 前面あるいは「まっすぐな（前下腸骨棘からの）」腱 2) ちょうど寛骨臼の縁より上の後方あるいは「反転した」腱 この腱は前方へいくにつれて，股関節の近くを走行し，関節包に結合する．2つの腱は結合し，前方で関節包の一部を覆う．	筋線維は，膝蓋骨の上縁に付着する幅広い腱と狭くなっている深い腱膜に付着する． 膝蓋骨の外側縁，外側膝蓋支帯，そして，膝蓋靱帯（脛骨粗面）に着く．	大腿神経（L2-L4）の分枝	股関節屈曲と膝関節伸展	股関節が屈曲しているとき，近位付着部の腱は縫工筋と大腿筋膜張筋の間にV型の領域で観察され，触察できる可能性がある． 筋腹は表層にあり，その付着部である膝蓋骨の上で触察される可能性がある．
大腿四頭筋 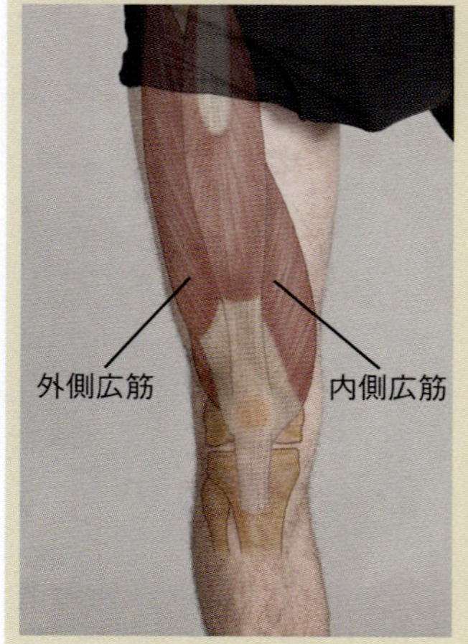	外側広筋	大腿骨（およそ大転子と同程度の高さ，粗線と同程度後方）の外側および後面上に幅広い腱膜によって付着する．	膝蓋骨の外側縁，外側膝蓋支帯，膝蓋靱帯，脛骨粗面	大腿神経（L2-L4）の分枝	膝関節伸展	筋は，大転子から膝蓋骨まで観察され，触察できる可能性がある．

大腿四頭筋 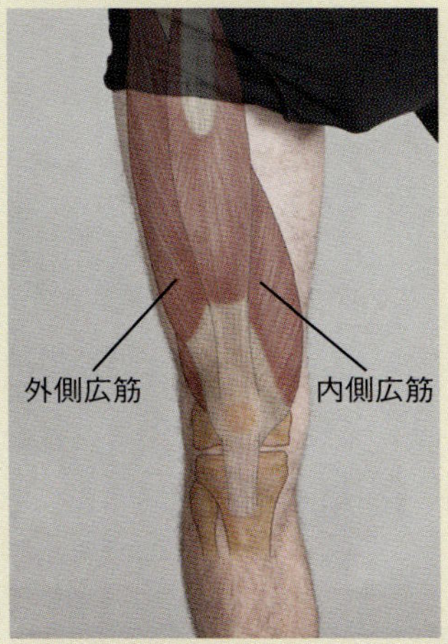	内側広筋	大腿骨の内側後面で，転子間線と同じ高さで，骨粗線に付着する.	膝蓋骨の上縁は，他の２つの広筋の腱で，直接膝関節包に融合する.	大腿神経（L2-L4）の分枝	股関節屈伸展と膝蓋骨固定	遠位部はとても大きく，大腿の内側で触察できる（図 10-18 参照）.
大腿四頭筋	中間広筋	大腿骨の前外側面で，小転子と同じ高さで粗線に付く．筋線維は大腿骨と平行に走る.	膝蓋骨の上縁で，２つの他の広筋腱で，直接膝関節包に融合する.	大腿神経（L2-L4）の分枝	膝関節伸展	大腿直筋を持ち上げられると，中間広筋は大腿直筋の下で内側-外側いずれかから触察される可能性がある.
膝関節伸展時の活動	膝関節筋	時に中間広筋から分かれて大腿骨遠位部前面に付着する.	滑膜と膝蓋上嚢	大腿神経（L2-L4）の分枝	膝関節伸展時に滑膜と膝蓋上嚢を牽引し，大腿骨と膝蓋骨間で挟まらないようにする.	非常に深部にあり，触察は困難である.
ハムストリングス 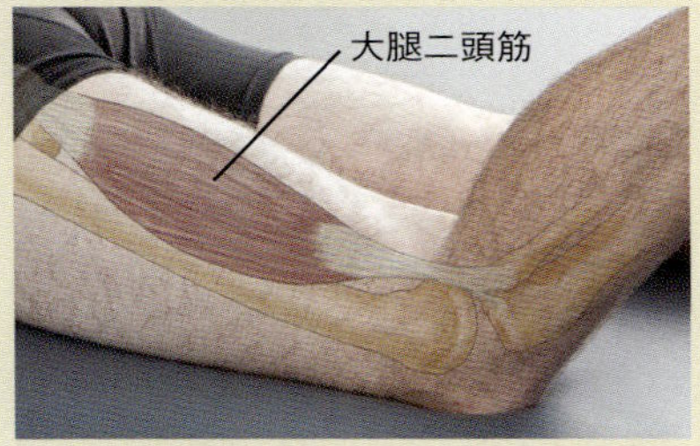	大腿二頭筋	1）長頭は半腱様筋と同一の付着腱を有し，坐骨結節に付着する. 2）短頭は骨幹下部と外側骨粗線に付着する.	長短頭はともに腓骨，脛骨外側顆，筋膜に付着する.	坐骨神経（L4-L5, S1）の分枝	股関節伸展, 股関節外旋, 膝関節屈曲，膝関節外旋	大腿二頭筋の長頭は膝関節屈曲の抵抗運動をさせると（被検者は腹臥位），坐骨結節と腓骨の上部でその付着部が観察され，触察できる可能性がある. 短頭は主に長頭によって覆われているため，特定が困難である. 下肢が大腿骨に対して外旋すると，二頭筋腱は座位で容易に触察できる.

（次頁へつづく）

表 10-2　膝関節の筋群（つづき）

グループ	筋	近位の付着部	遠位の付着部	神経支配	運動	触診
ハムストリングス 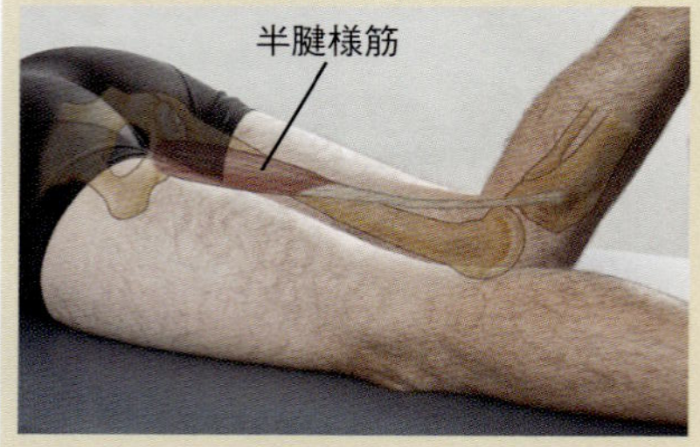 	半腱様筋	大腿二頭筋長頭と同一の腱で坐骨結節に付着する．	脛骨内側の膝関節付近，薄筋の付着部の遠位．	坐骨神経（L5，S1，2）の分枝	股関節伸展，股関節内旋，膝関節屈曲，膝関節内旋	被検者に腹臥位で膝関節屈曲の抵抗運動をさせると，膝関節の内後方に腱が観察され，触察される可能性がある． 被検者が座位で，腱の触診が可能な場合がある． 内側で触察している指は膝関節の「溝」に置かれる．ここで，いくつかの弛緩した腱が区別される可能性がある． それからこの領域の筋が関節運動なしで緊張すると，半腱様筋腱はかなり下にある組織から上に上がる（実際には膝関節の後ろで最も顕著な腱）． 腱は，筋腹から坐骨結節の方向へ斜めに向かって走行する可能性がある．
ハムストリングス 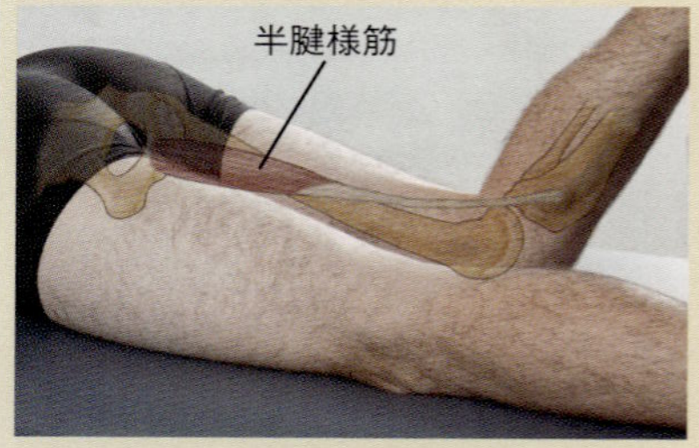 	半膜様筋	坐骨粗面	脛骨内側顆	坐骨神経（L5，S1，2）の分枝	股関節伸展，股関節内旋，膝関節屈曲，膝関節内旋	半膜様筋の筋腹は半腱様筋より，遠位でより広がるため，その下部では半腱様筋腱の両側で触察される可能性がある． 半膜様筋がその遠位付着部に接近するので，その腱は深いままで，触察は難しい．
膝関節屈曲筋 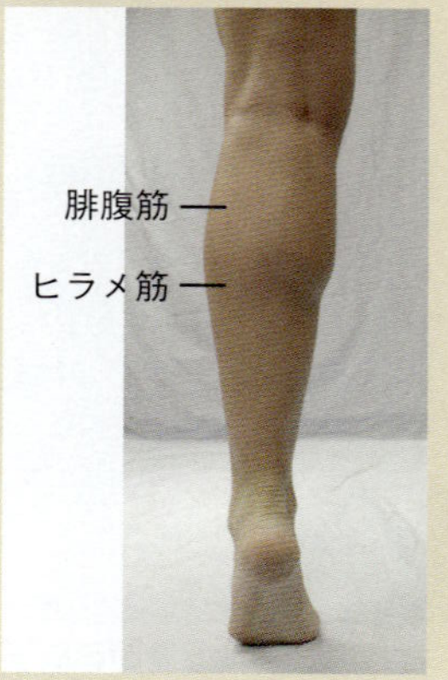 	腓腹筋	内側-外側顆上部で，屈曲筋の上を通り膝関節に付着する．	踵骨の後面	脛骨神経（S1，S2）	膝関節屈曲，足関節底屈	筋腹は膝関節屈曲の抵抗運動をすると観察できる．

膝関節屈曲筋	足底筋（図なし）	大腿骨外側顆上で，腓腹筋外側頭と膝窩筋間に位置し，部分的に関節包と融合している．	踵骨とアキレス腱	脛骨神経（L5，S1）	弱い膝関節屈曲筋	この筋は常にあるとは限らない．ヒラメ筋の内側縁に沿っている．
膝関節屈曲筋 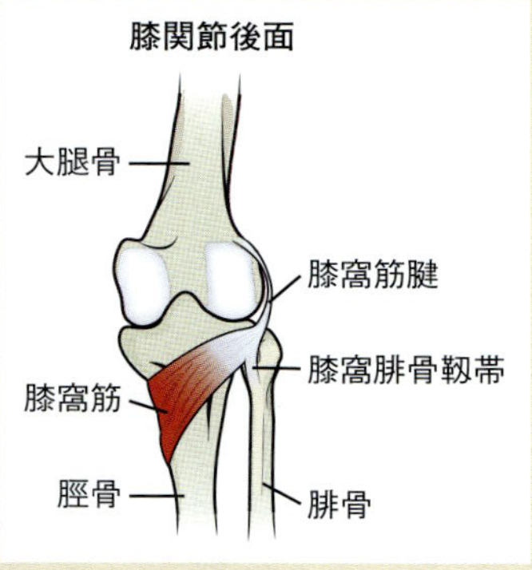	膝窩筋	大腿骨外側顆の外側面と外側半月．	内側で近位から遠位方向へ広がっている．近位脛骨後面と内側側副靱帯	脛骨神経（L4-S1）	膝関節のロック解除と膝関節屈曲初期における膝関節内旋．片脚立位時の姿勢保持とバランス保持の補助	膝関節後面の非常に深部にあるため触察は困難である．
膝関節内旋筋	縫工筋	9章参照				
膝関節内旋筋	薄筋	9章参照				
膝関節内旋筋	半腱様筋	上記参照				
膝関節外旋筋	大腿二頭筋	上記参照				
膝関節外旋筋	大腿筋膜張筋	9章参照				

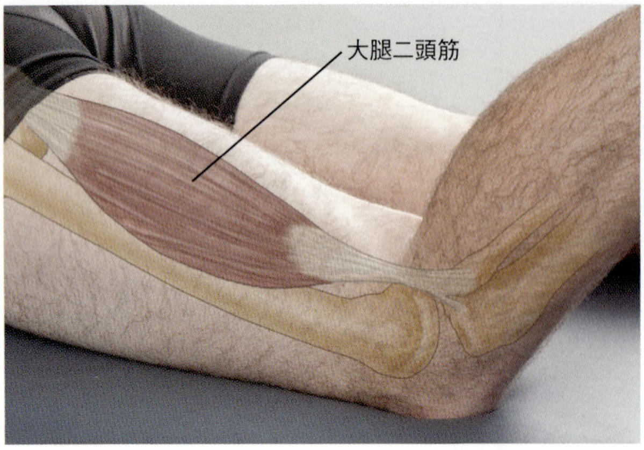

図 10-19　大腿二頭筋．膝関節屈曲に抵抗をかけると，大腿骨の後外側でこの外側ハムストリングの腱がはっきり見られる．

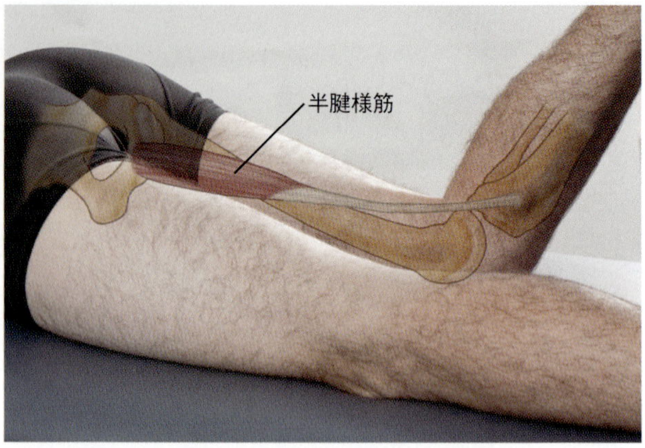

図 10-20　半腱様筋．膝関節屈曲に抵抗をかけると，大腿骨の後内側でこの腱の隆起が見られる．半膜様筋が半腱様筋腱の下で触診される可能性があるが，平坦な形状のため区別するのは困難である．

の広筋と，部分的に融和している．

膝関節筋は，大腿骨の軸の前下部と膝関節嚢，または，膝蓋骨上端に付着する小さい平坦な筋である．この筋は中間広筋の下にあって，時折結合していることがある．また，膝関節筋は中間広筋に伸びる神経の分岐によって支配される．膝関節筋の機能は，膝関節伸展時に膝蓋大腿関節で関節包あるいは滑膜が衝突しないように，それらを牽引すると考えられている[37]．膝関節伸展時に前上滑膜，関節包，**ヒダ**は損傷を受けないように移動する必要があり，そのためにこの筋は重要な機能に寄与しているといえる．

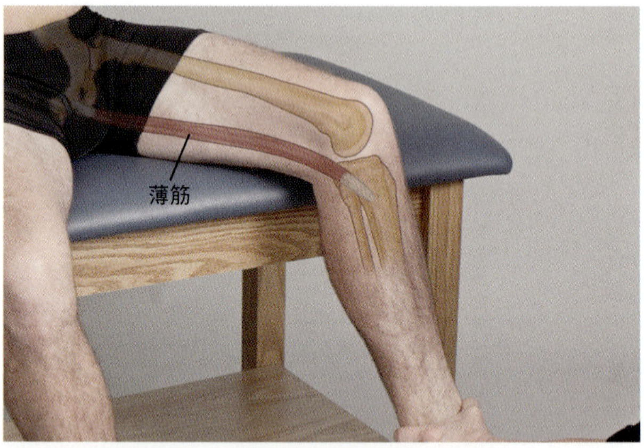

図 10-21　薄筋．この筋は半腱様筋の内側にあり，座位の被検者に膝関節屈曲と同時に脛骨内旋に抵抗をかけることにより，容易に観察される．

膝関節屈曲筋群

多くの筋は，膝関節屈伸の運動軸の後方を通り，膝関節屈曲の様々な範囲に寄与している．主な筋はハムストリングス（大腿二頭筋，半腱様筋と半膜様筋）であるが，腓腹筋，足底筋，膝窩筋，薄筋，縫工筋も膝関節屈曲に寄与する．これらの筋は，**表 10-2** に示される．

大腿二頭筋は，大腿骨の後方にあり，「外側ハムストリング」としても知られている（**図 10-19**）．半腱様筋は内側ハムストリングの１つで，大腿二頭筋長頭の内側に位置している．半膜様筋がハムストリングスで最も大きい横断面をもつにもかかわらず，大部分が半腱様筋に，近位では大内転筋によって覆われているため，容易に触診できない．半膜様筋はこれらの筋とともに，大腿の内側および後方にある筋の大部分を占める．

半腱様筋の遠位腱（**図 10-20**）が特定されれば，半腱様筋の内側でもう１つの小さく硬い，丸い腱が触診できる可能性がある．これは，薄筋の腱である（**図 10-21**）．いったん腱が特定されると，薄筋は半腱様筋からその近位付着部の方へ筋腹を触診することによって区別できる可能性がある．薄筋は，恥骨の方へ向かうコースの中間を走行する．座位において，大腿に対する下腿の内旋も，半腱様筋と薄筋をそれらの腱から判別しやすくなる．薄筋と縫工筋は，膝関節屈曲の補助筋として作用する[37]．これらの股関節の筋については，第９章でさらに詳細に述べられている．

腓腹筋の主な役割は足関節底屈であるが，膝関節屈曲でも役割を果たしている．腓腹筋は膝関節において，深い屈曲より伸展位に近い屈曲位で作用する[84, 85]．腓腹筋は膝関節屈曲約 30° から伸展まで，大腿四頭筋と共同収縮することで膝関節の安定化を補助する[86]．腓腹筋が膝関節屈曲筋としてよりも足関節底屈曲筋として重要であるので，それは第 11 章でさらに詳細に述べられる．

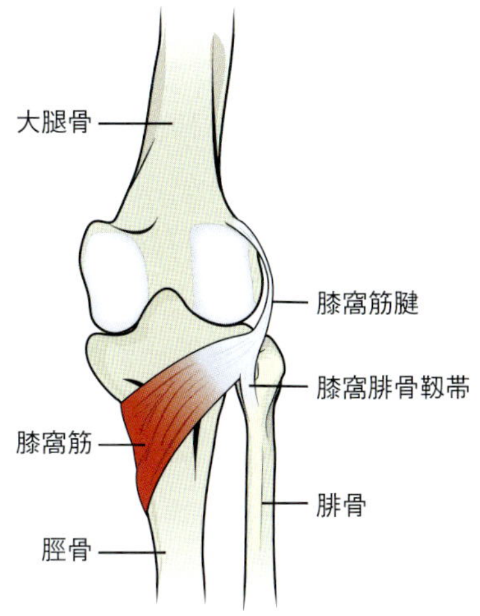

図 10-22　膝窩筋．深層にあり，関節包の近くにある．足底筋と腓腹筋外側頭は膝窩筋線維を覆っており，近位付着部から下内側方向へ走行している．

足底筋は膝関節後部にある小さい筋で，膝関節における役割は小さい．筋腹は大きい場合，萎縮している場合があり，その特定の機能は知られていない．

膝窩筋は，膝関節後面にある小さい筋ではあるが，その役割は重要である．この領域で最も深部に位置しており，大腿骨顆部と外側半月に付着する．膝窩筋は関節包の近くにあり，足底筋と腓腹筋の外側頭によって覆われている．その筋線維は近位付着部から脛骨後内側に向けて下内側方向へ走行している（**図 10-22**）．膝関節の後外側の静的および動的な関節安定化を提供することが膝窩筋の役割である[87]．膝窩筋は開放運動連鎖では大腿骨に対して脛骨を内旋させ，荷重下では大腿骨の外旋に作用する[88]．また脛骨の上で大腿骨が前方脱臼するのを防ぐことで膝関節を安定させ，膝関節屈曲の際に，後方に外側半月を引くことによって，インピンジメント損傷から保護する[89]．

脛骨回旋筋群

脛骨内旋筋として作用する筋は，半腱様筋，半膜様筋，膝窩筋，薄筋，縫工筋である．脛骨外旋筋は，大腿筋膜張筋によって補助される大腿二頭筋である．大腿二頭筋は，強力な外旋筋である．大腿二頭筋の収縮は，被検者を腹臥位にし，膝関節を 90° を越えてわずかに屈曲させると，内側ハムストリングから分離することができる．脛骨外旋を行うと，筋は収縮する．

第 9 章で述べたように，縫工筋，薄筋と半腱様筋の腱

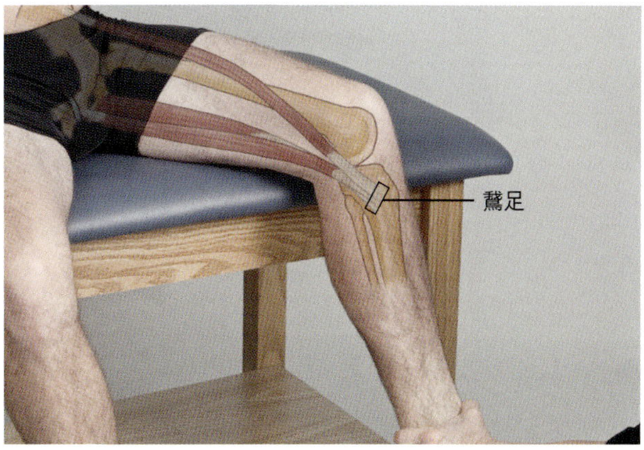

図 10-23　鵞足：脛骨の前内側にある．縫工筋，薄筋と半腱様筋で形成されている．

の遠位付着部は脛骨の前内側で内側顆の下方にあり（**図 10-23**），**鵞足**（pes anserinus）（ラテン語：*pes*，英語：foot：ラテン語：*anserinus*，英語：goose）を形成する．これらの 3 つの腱の線維のいくつかは，下腿筋膜に混合していく．3 つの筋は，膝関節の中間位での内側安定性にとって重要であると考えられる．

膝関節における筋機能

膝関節の主要な 2 つの筋群は，膝関節伸展筋と膝関節屈曲筋である．脛骨は大腿骨を中心に回旋するが，この回旋は膝関節屈曲筋の収縮によるものである．膝関節を通過する筋の多くがもう 1 つの関節も通過しているため，それらの筋における機能的活動は他の関節の肢位に依存している．膝関節に作用している多くの二関節筋は，それらの機能的な活動によって，膝関節そのものに影響を与える．本項では，筋機能の相互作用について述べる．

膝関節伸展筋群

大腿四頭筋の機能的な活動は，膝関節を安定，加速，減速する役割を果たす大きな筋群（**図 10-24**）である．例えば，スキーで斜面を下るときには膝関節を安定させるために等尺性筋収縮が生じ，ジャンプでは突発的な求心性収縮が生じ，ジャンプから着陸する際の膝関節の屈曲を減速させる．加速的な運動が求心性収縮を必要とするのに対して，安定化させるような運動では等尺性収縮が必要となり，遠心性収縮は運動を減速させる際に生じる．多くの活動において，その要求が変化するにつれて，この収縮形態は絶えず変化する．例えば，短距離選手はレースの開始時に大腿四頭筋の等尺性収縮を使用する

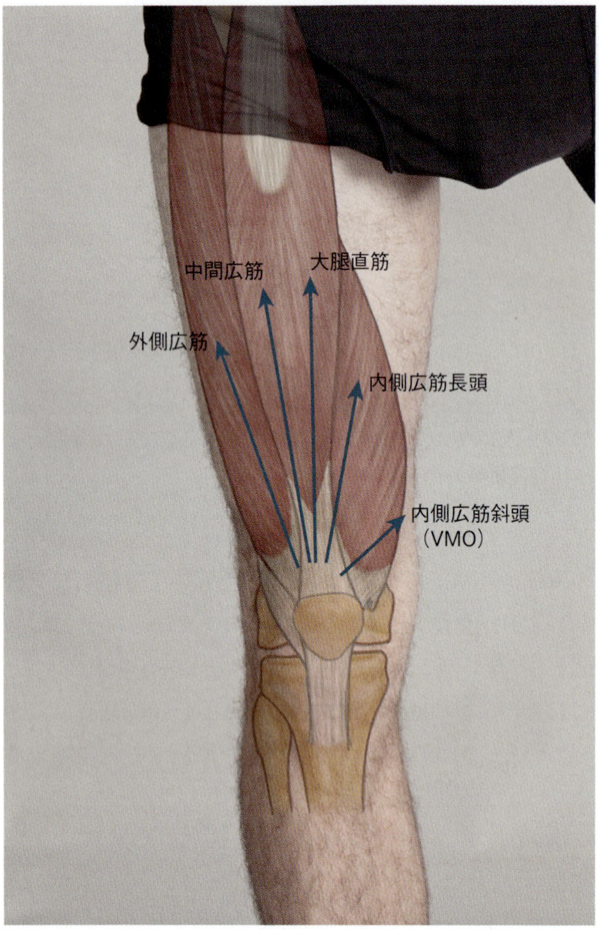

図 10-24 大腿四頭筋の作用は，膝関節の伸展である．内側広筋斜頭は，最終伸展で膝蓋骨に外側安定性を提供する．

が，いったんレースが開始され，地面を強く踏み返す際には大腿四頭筋が求心性収縮し，足部が地面に接地したときは遠心性収縮で膝関節をコントロールする．

必然的に，大腿四頭筋は大きいだけでなくて，それは体内の力の1,000ポンド以上（4,450 N または 2,200 kg）を生み出すことができる強力な筋群でもある．椅子からの立ち上がり，昇り動作，歩行，走行，ジャンプ動作のような閉鎖運動連鎖では，体を持ち上げて，降ろして，ジャンプから着地する際に膝関節が屈曲するのを防止するために，そのような大きな力が必要である．その上，大腿四頭筋は十字靱帯のような膝関節の受動的な制限を補足するため強力な抑制力を提供する．その作用により大腿骨顆部は脛骨プラトー上に適正に保たれる．

既に我々は，大腿四頭筋の1つである大腿直筋が股関節を通り，股関節屈曲と膝関節伸展の作用をもっていることを知っている．股関節が伸展位であるとき，大腿直筋は膝関節伸展筋としてより活発に活動し，膝関節伸展で最大のトルクを発揮させる．被検者が座位で抵抗に対して膝関節を伸展していると力を発揮しにくく，大腿直筋を伸張させるため後方へ傾くと，膝関節伸展力は増加することから，この効果が観察できる．

以前は，内側広筋が膝関節伸展の最後の20～30°を担っていると考えられていたが，EMGによる実験で，大腿四頭筋の4つの筋すべてが可動域の前半から全体を通じて活動することを示した[82, 90, 91]．Basmajian[92]とその他の研究者[83, 93－99]は，膝関節伸展運動ではほとんどあるいは全く抵抗がないとき，4つの筋のEMG活動の開始は様々であるが，抵抗に抗した運動をする際には4つの筋すべてが活動することを発見した．内側広筋は2つの異なる線維方向があり，縦走線維と斜位線維があり，これらの断片はそれぞれ，内側広筋斜頭（vastus medialis oblique：VMO）と内側広筋長頭（vastus medialis longus：VML）と呼ばれている[82]．VMLの上方縦走線維は，前額面で膝蓋骨上の付着部から15～18°内側に走行している．VMOの下方線維は，50～55°斜めに走行している[82]．VMOの筋線維は斜角状のため，有効な膝関節伸展筋として作用することができないが，伸展の最終域で膝蓋骨に内側安定性を提供すると考えられている[82, 83]．検体における機械的な研究において，LiebとPerry[82]は，大腿四頭筋のVMO以外の各々で膝関節を伸展することができ，中間広筋が最も効率的だった（最小の力で可能であった）ことを発見した．彼らは，VMOの収縮により膝関節を伸展させることが不可能であることを発見した．内側広筋斜頭（VMO）は，膝蓋骨が大腿骨の顆間溝をすべる際に軌跡を順調に保つことにおいて重要な役割を果たすと考えられている[82, 83]．VMOによる内側方向の力は，滑車溝で膝蓋骨の側方偏位を防止するために，外側広筋によって生じる外側方向への力に対抗している可能性がある．

膝関節屈曲筋群

膝関節の後方には，屈曲筋として作用するいくつかの筋がある．しかしながら，これらの筋には，付加的な役割がある（機能的な活動の間，膝関節を回旋させることを含む）．

ハムストリングス

開放運動連鎖における膝関節屈曲と回旋は，筋力をほとんど必要としない．一方で，閉鎖運動連鎖での膝関節あるいは，関与する他関節で作用するときは，これらの筋に強力な力が必要とされる．ハムストリングスは，腹

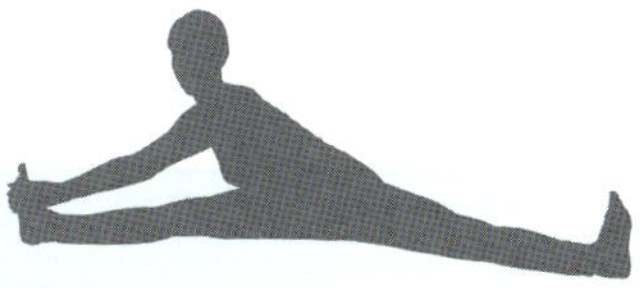

臨床的視点

膝関節における検査の 1 つとして，臨床家は大腿直筋の柔軟性をしばしば測定しなければならない．患者を腹臥位にし，大腿直筋の近位付着部を伸張させる．まず患者を腹臥位とし，さらに股関節を伸展することで程よく大腿直筋を伸張しながら，他動的にできるだけ膝関節を屈曲させる．この検査の場合に臨床家が気をつけなければならないことは，股関節が中間位をとっているかということである．股関節外転位では大腿直筋の下前腸骨棘への付着部における伸張を軽減させ，膝関節屈曲が容易に可能となることから，診断を誤ってしまうことになる．

臥位で体幹を伸展させる際，骨盤を安定させる主要な股関節伸展筋である．第 8 章で，EMG の活性によって確認されたように，被検者が立位で足を触るように前方へかがんでから，立位（図 8-29）に戻るとき，ハムストリングスも大腿骨の上で骨盤を制御するために作用する．ハムストリングスは大腿骨が脛骨上で前方へすべることを防ぎ，膝関節を安定させている[100]．

また，ハムストリングス，縫工筋，薄筋は股関節と膝関節において回旋運動を起こし，膝窩筋も膝関節の回旋筋である．立脚期に足部が地面に接地したあと，膝関節と股関節は支持側の下肢上へ体を前進させるために回旋する必要がある．その回旋は，これらの回旋筋によって始まり，制御される．走行，方向転換，カッティング，不安定な支持基底面（例えば平坦でない地面または揺れるボート）でのバランス保持のような活動において，これらの回旋筋の筋出力は著しく増加する．膝立ち位または中腰姿勢（例えば造園，溶接，鉱業またはサッカー）で行われる活動においては，体幹と上肢のひねりに反応して，固定された脛骨の上で回旋するという股関節と膝関節の動きが始まり，制御することに強い力を発揮する．このように，一般的にハムストリングスのような膝関節屈曲筋の損傷は，膝関節の屈曲筋としてよりも回旋筋群または，四肢運動の減速に作用する運動に起因する．

膝窩筋

膝窩筋が下腿の深部に位置し，触診するのが困難なことを述べたが，膝窩筋は小さい筋であるにもかかわらず，重要な機能をもつ．脛骨における筋の付着部は三角形に近い形をしているが，内側側副靱帯への付着部を一部の解剖学者は膝窩筋-腱部（popliteus muscle-tendon unit：PMTU）[87] または膝窩筋-腱複合体（popliteal muscle-tendon complex：PMTC）と呼んでいる[89]．膝窩筋は膝関節屈曲筋に分類されるが，その力は小さい．Basmajian と Lovejoy[101] は，膝関節屈曲-伸展運動における膝窩筋の活動は最大 EMG 活動のわずか 10～15%であったと報告した．一方で，膝関節を自動的に内旋させると，膝窩筋の活動は最大活動量の 40～70%まで増加した．Basmajian と Lovejoy の研究以来，他の研究者らも膝窩筋は実質的には膝関節屈曲に寄与しないという結論に同意した[48, 89, 102－104]．

膝窩筋は実質的な膝関節屈曲に寄与するよりはむしろ，伸展した膝関節のロックを解除し，膝関節の後外側の安定に関与するという 2 つの重要な機能があるようである[87, 88, 105]．膝窩筋は，伸展した膝関節のロックを解除するような脛骨の回旋を開始するために，最適なアライメントである．膝関節の伸展最終域で大腿骨に対する脛骨の外旋が必要となるため，膝関節屈曲の開始は大腿骨に対する脛骨内旋のリバースアクションを必要とするが，この運動は膝窩筋によって行われると考えられる．さらに，Barnett と Richardson によって膝窩筋の EMG が研究された[102]．立位からの膝関節屈曲が行われたとき，膝窩筋の強い EMG 活動が認められた．膝関節が直角に近づいたとき，クラウチング姿勢を長く保持するため膝窩筋は活動し，その活動が維持された．研究者は，体が完全な中腰姿勢にあるとき，体重によって大腿骨顆部が脛骨プラトーを前方にすべっていく傾向があるため，膝窩筋は後十字靱帯による膝関節の安定化を補助するために機能したと結論づけた．それらの研究以来，他の研究者はこの最初の発見を確認し，自らの研究を通して，膝窩筋が膝関節の後外側の重要で有効な安定性を担っていることを証明してきた[39, 87, 105, 106]．PCL が大腿骨内側顆に付着し，膝窩筋は外側顆に付着していることを思い出してほしい．膝窩筋の運動は，荷重下で膝関節を屈曲する場合に顆部が前方へすべることを防いでいる後十字靱帯の機能を補助する．膝窩筋の重要な機能としては，機能的な活動の間，運動感覚の情報を提供していることが挙げられる[89]．膝窩筋は側副靱帯に付着しているため，側副靱帯が外側半月のような膝関節構造を保護する必要に迫られた際には，筋が急速に反応することが可能であると仮定される[89]．この仮説における背景の1つとして，膝窩筋にはより多くの筋紡錘があることが挙げられるが，筋紡錘が多く含まれている小さい筋が筋紡錘の少ない大きな筋に平行して走行している場合，固有受容性の情報を中枢神経系に提供すると考えられていることからも，この事実は重要である[107]．

膝関節における単関節筋と二関節筋

膝関節周囲の単関節筋は，大腿四頭筋における3つの広筋，膝窩筋と大腿二頭筋短頭の5つしかない．残りの筋は，股関節と膝関節（大腿直筋，縫工筋，薄筋，半腱様筋，半膜様筋，大腿二頭筋長頭と大腿筋膜張筋の腸脛靱帯）または膝関節と足関節（腓腹筋）を通過している．このように，股関節と足関節の運動または肢位は，膝関節の可動域ならびにこれら二関節筋が発生させる力に影響する（他動的および自動的機能不全）．

膝関節が主要な二関節筋をもつには重要な理由がある．単関節筋は通常，二関節筋と相乗的に機能する．例えば，大腿直筋が膝関節の伸展に作用するとき，大腿四頭筋の広筋群も活発に活動する．しかしながら，膝関節伸展が続くにつれて単関節筋群のモーメントアームが短くなるため，広筋群の筋出力は低下する．しかし，大腿直筋が膝関節で活動しながら股関節をより伸展させることによって付加的な力が膝関節に加えられる可能性がある．そして，それによってその近位の付着部で筋を伸張する．

機能的な運動において単関節筋を使用することは，安定性のためにより多くの筋活動とエネルギーを必要とするため効率的でない[108, 109]．例えば，椅子からの立ち上がりのような運動で作用する場合，大腿直筋のような二関節筋が働く可能性があるが，その筋長は近位部では短縮せず，遠位部では短縮する．二関節筋を用いて，一側で正の仕事が起こり，もう一側で負の仕事が起こる．そして，それによって要求されるエネルギー量を減らす[110]．同じ動作を，仮に単関節筋のみが働いて実施されるなら，より多くの労力が必要となる．

単関節筋は，通常単一平面上のみで運動する．例えば，中間広筋は膝関節伸展を行う．そのとき二関節筋は，水平面上での運動も起こす[111]．二関節筋が運動の方向を決定するのに対して，単関節筋は通常，力を発生するのに用いられる[112]．前述したように，筋が活動する運動方向などは重複している．運動のために必要とされるというより，利用可能なより多くの筋によって運動が引き起こされている．しかしながら，効率的かつ機能的な運動を行うときには，この重複が重要である．ある研究で，二関節筋は両方の付着部が同時に短縮するとき，その活動は最大となり，両方の付着部端が伸張するときには最少となり，そして，一側が短縮し，もう一側の付着部が伸張するとき，中等度の活動レベルとなることがわかった[108]．下肢のように多関節が同時に動くとき，多くの効果的な運動は二関節筋において一側の伸張ともう一側の付着部の短縮で生じるが，そのような活動は，機能的な運動における一般的なエネルギーの減少である．我々が力の発生と運動を提供するために単関節筋だけに頼る場合，筋活動はずっと多くのエネルギーを必要としており，非常に効率が悪いことがわかるだろう[111, 113]．単関節筋が機能的な活動を行うとき，いくつかの他の筋が単関節筋にその活動をさせるだけではなく，多くのエネルギーを必要とし，その活動に関係する筋を制御することも必要である．二関節筋は幸いにも，1つの関節でトルク産生を提供するにつれて，同時にそれらは他の関節でトルク産生を減らすことで我々の運動を制御している[114]．

通常の機能的な活動のうち，特に力を必要としている動作においては，二関節筋は同時に両方の関節を動かすのにあまり用いられない．しばしば，二関節筋の動作は他の筋の重さまたは収縮への抵抗によってどちらか1つの関節で妨げられる．そして，それによって，主動作筋が任意の関節で最適な機能を発生することが可能になるように，1つの関節で安定性を提供する．二関節筋が同時に両方の関節で短縮して，両方の関節でその可動範囲を完了する場合には，大きく短縮する必要があるにもかかわらず，自身が短縮することによって急速に緊張が失われる．これは筋の長さ-張力曲線に基づいている．実際，二関節筋が両端で短縮する場合，筋の活動不全が生じ，筋が通るいずれの関節もすべての運動を達成することができない．通常，二関節筋が通る2つの関節は，一側の関節で短縮している間，もう1つの関節では筋を段階的に伸張するように動く．そのことが筋の好ましい長さ-張力の関係を維持するため，重要な現象といえる．膝関節には通過している多くの二関節筋があるため，各筋が膝関節で機能を果たすとき，通過している他の関節と関連してどのように働くか識別することが重要である．二関節筋の動作は，付随する運動の組み合わせで考慮される．

股関節伸展と複合した膝関節屈曲

被検者が腹臥位あるいは立位において，股関節伸展位で膝関節を屈曲すると，ハムストリングスは両関節で同時に短縮し，膝関節を完全に屈曲させることは困難となる．一部の被検者では，この運動を行うと大腿後面の筋が痙攣してしまう．股関節を伸展位にしたまま膝関節の屈曲を続けると，すべての被検者において，筋出力は急速に低下する．長さ–張力曲線の関係上，有効な可動範囲は，ほぼ使い果たされることになる．ハムストリングスのような多関節筋において，膝関節を完全に屈曲させて，さらに股関節伸展ができないことは，ハムストリングスの活動性不全が原因である．

ハムストリングスの完全な可動域をしばしば制限するもう1つの要素は，大腿直筋（股関節と膝関節において同時に伸張されている）が十分に伸びないことが挙げられる．大腿直筋における他動伸張性が不十分であると，股関節伸展と膝関節屈曲による伸張時の活動性不全が生じる．大腿直筋が短縮している被検者を腹臥位にし，その膝関節を他動的に屈曲させると，筋が伸張されることによって股関節は屈曲するであろう．

股関節屈曲と複合した膝関節伸展

下肢を伸展位で挙上する自動運動は背臥位あるいは立位で行われることが多い．下肢伸展挙上（SLR）は膝関節伸展位を保持したまま股関節を屈曲する運動である．股関節の屈曲を続けると，運動が続けられない点に到達し，膝関節は屈曲する．ほとんどの場合，ハムストリングスの伸張性が不十分でSLRが困難となる．それほど多くはないが，大腿直筋は股関節と膝関節で同時に短縮し続けることができないため，股関節の運動が制限されるか，股関節で大腿直筋のさらなる収縮を得るために膝関節が屈曲してくる．この場合，大腿直筋の活動が不十分であると，完全な股関節屈曲と膝関節伸展の運動は実施できない．臨床家は，初めは膝関節伸展位で，次に膝

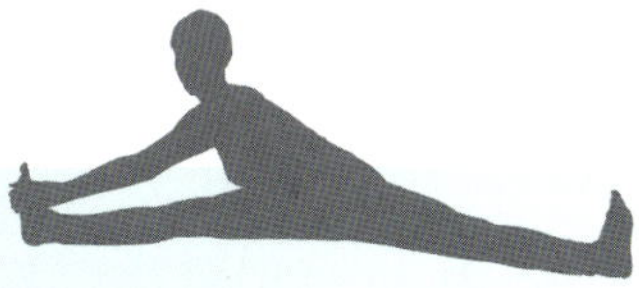

臨床的視点

大腿四頭筋の麻痺は，銃の被弾またはその他の外傷による大腿神経の損傷で起こる．これらの場合，背臥位でのSLRや座位での膝関節伸展が不可能になる．腹臥位では，ハムストリングスの求心性および遠心性収縮によって膝関節は屈曲や伸展をすることができる．

しかしながら，彼らが目立つ跛行なしで歩くことができ，安全な活動をすることができるように，様々な代償が用いられる．股関節からの運動量は，歩行の際に膝関節をまっすぐにするのに用いられる．大腿四頭筋麻痺患者が直面する大きな問題は立脚期に下肢へ荷重がかかる際に，膝折れが起こることである．非常に有効な代償は，閉鎖運動連鎖で膝関節を伸ばすために大殿筋を使用することである．これは，踵接地（初期接地）時からそれに続く立脚期で起こる．たとえ膝関節の後方に強力な支持を適用するとしても，一部の人々では立位で膝関節が折れることを防止できるような膝関節における支持力と制御力を大殿筋で高めている．例えば，階段を昇る際のように力が必要であるとき，弱化した大腿四頭筋の側の手で，大腿前面を押す．これはよく観察され，異常としてはあまり注意されない．一部の患者では，弱い膝関節をまっすぐに保つために手とともに大殿筋を用いて動くホップアンドスキップのフォームを利用する．通常低い椅子から立ち上がることは，健側脚によって達成できるが，必要に応じて手で椅子を押す．しばしばみられる個別な代償は，股関節部からやや前傾を強めることである．この運動によって矢状面における膝関節の運動軸よりもHATの重心を前方に移動させ，大腿四頭筋の筋力が膝関節を伸展させる必要がなくなる．この運動によって生じる過剰な伸展方向の力は，後方の皮膚，後十字靱帯とハムストリングスによって制限される．残念なことに，膝関節の過伸展は，この反復的な後方への力が関節へのストレスを増加させた結果として起こる．

義肢装具（ブレース）は，通常，反復的な過伸展力によって最終的に靱帯の弛緩と骨の変形などが起こるリスクを低下させるための良好な選択肢である．歩行時の前傾姿勢がわずかであっても，それは時間とともに腰痛を引き起こす原因となり得る．

関節屈曲位でSLRを他動的に行うことによって到達不能な理由を同定することができる．膝関節屈曲位でSLRの可動範囲は大きくなるだけではなく，ハムストリングスがSLRの減少を引き起こしている場合には，他動的な抵抗を感じる．SLRが筋の伸張性低下，関節拘縮（例えば，30°）または痙性によって制限されているなら，正常な歩幅は減少する．歩幅が減少している患者は，たいてい膝関節を屈曲させて歩いている．歩行については，第12章で詳しく述べる．

股関節屈曲と複合した膝関節屈曲

膝関節伸展位での股関節屈曲または膝関節屈曲位での股関節伸展は，下肢における正常な機能肢位ではない．より機能的な組み合わせは，股関節屈曲位での膝関節屈曲である．膝関節が屈曲するとき，この複合運動によって股関節ではハムストリングスが伸長する．その結果，長さ–張力曲線において好ましい筋長となり，効率的なトルクを生み出す．股関節–膝関節屈曲運動の間，股関節屈曲筋とハムストリングスは機能的に役立つ運動を提供するために相乗的に働くが，他の運動の組み合わせで，これらの2つの筋群は拮抗筋として作用する可能性がある．このときには，股関節屈曲筋は，ハムストリングスの機能を最適にするために，股関節を屈曲させる．

我々は，歩行，走行，ジャンプ動作において，この複合運動を効果的に行っている．この相乗的な運動が，下肢を前進させる遊脚期に行われる．

股関節伸展と複合した膝関節伸展

股関節と膝関節の運動におけるトルク産生について，一般的で機能的なもう1つの複合運動は，股関節伸展位での膝関節伸展である．これは，座位からの立ち上がり，階段昇り，走行，前方あるいは上方へのジャンプ動作のような活動で起こるとても役立つ複合運動である．通常は大腿四頭筋を収縮することで膝関節が伸展し，ハムストリングスの膝関節周囲が伸張され，股関節伸展筋として作用する．この運動において，股関節屈曲位での膝関節屈曲の場合のように，長さ–張力曲線の有効な部分は，筋機能を最適化するために用いられる．

閉鎖運動連鎖において，ハムストリングスと大腿四頭筋の共同収縮は，身体を持ち上げる（膝関節伸展と股関節伸展を使用する）か，身体を降ろす（膝関節屈曲と股関節屈曲を使用する）ために起こる．ヒトが椅子から立ち上がるとき，大腿四頭筋は膝関節を伸展させるため求心性収縮を行い，ハムストリングスは股関節を伸展するために求心性収縮を行う．ヒトが座るとき，両方の筋群の遠心性収縮は膝関節屈曲（大腿四頭筋の作用）と股関節屈曲（ハムストリングスの作用）を制御する．

足関節底屈と複合した膝関節屈曲

腓腹筋は膝関節屈曲と足関節底屈の運動を同時に行うことができる，しかし，両方の関節の全可動域を動かそうとすると，筋は長距離を短縮しなければならず，筋の緊張は急速に落下する．他の二関節筋と同様に，それは急速に収縮機能不全に直面し，同時に完全に両方の関節を屈曲させることができない．したがって，股関節屈曲に伴う膝関節伸展，または股関節伸展に伴う膝関節屈曲の場合のように，あまり役立つ運動ではない．

足関節底屈と複合した膝関節伸展

大腿四頭筋は膝関節を伸展させるが，腓腹筋とヒラメ筋は足関節を底屈させる．大腿四頭筋が膝関節を伸ばすにつれて，腓腹筋は膝関節において伸張される，そして，足関節の底屈に最適な条件となる．この機能的なコンビネーションは，例えば，つま先立ち，走行，ジャンプで，一般に見られる．この筋の相乗関係により，機能的な運動は最も効率的に起こる．

関節にかかる力

正常な活動においてさえ，膝関節の関節面には，体重をはるかに超えた荷重が加わり，微小な外傷や以降の変形が起こる可能性がある[115]．開放運動連鎖において，膝関節が伸展位のときは体重の1.6倍，膝関節が60°屈曲位にあったときは体重の3倍の関節反力が脛骨大腿関節に加わるとSmidt[116]によって算出された．これらの力が膝関節（例えば，造園，ジョギングまたは屋根ふき）の過用によって，足部から脊椎への関節構造の過可動性または低可動性に陥ると，症候性炎症反応が起こる場合がある．そして，それは体重負荷活動において，膝関節での代償運動または安定化が必要となる[115]．例えば，足関節の過剰な内反は，脛骨の増加した内旋と脛骨大腿および膝蓋大腿関節構造に対する反復的な異常な応力を発生する．

脛骨大腿関節にかかる力

立位時に，体重ベクトルは両膝関節の間を通り，各脛骨プラトーには体重の45%（150ポンド［67.5 kg］の人

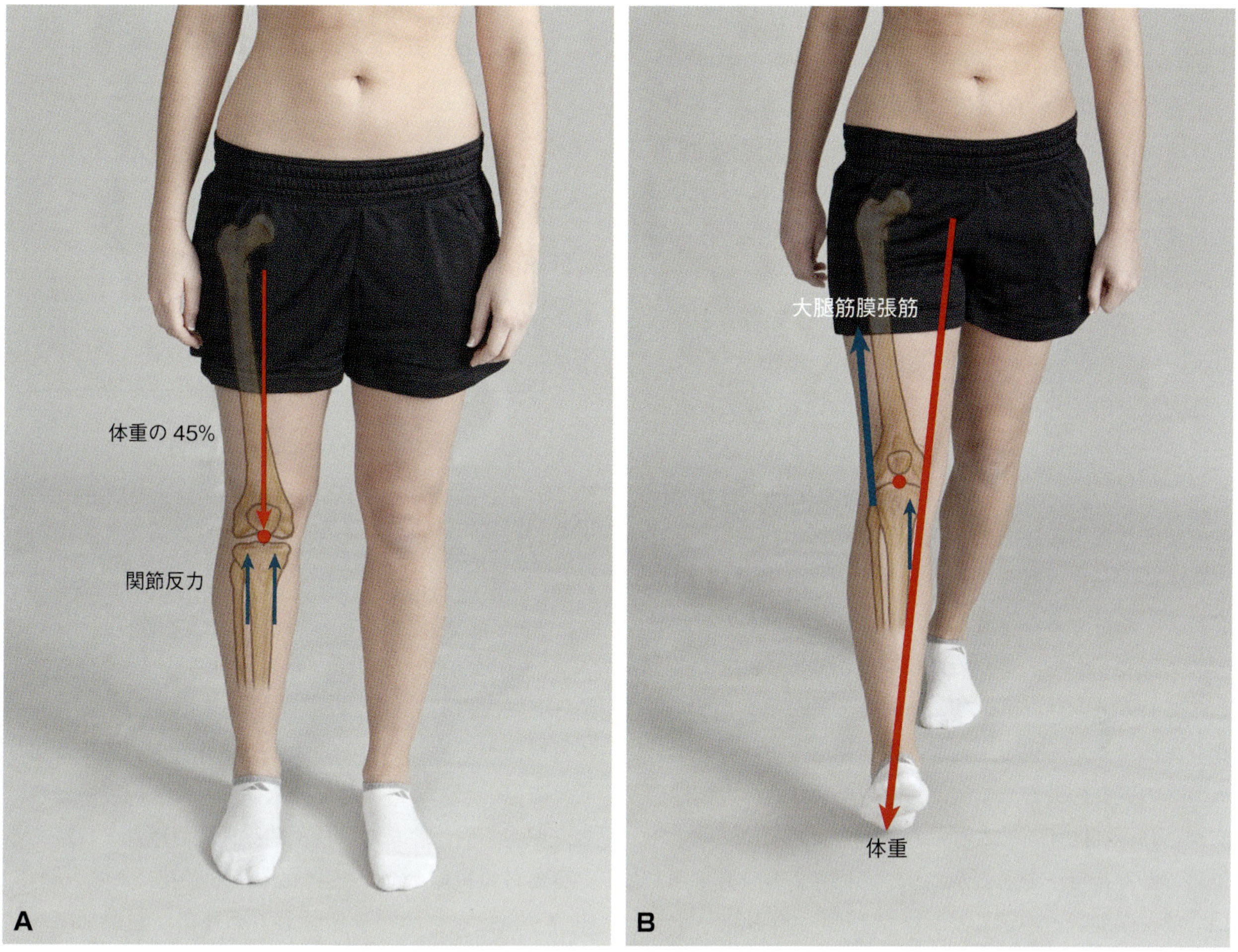

図 10-25　膝関節にかかる力は，立位では関節の中心にあり，歩行や走行では内側に移動する．A）両脚立位での関節反力は，膝関節の中心を通過する．B）歩行あるいは走行のように，片側で体重を負荷するとき，関節反力は膝関節の内側に偏位し膝関節に内反力をつくる．そして，膝関節の内側の関節反力を増加させる．

では 68 ポンド［30.6 kg］）の圧縮力がかかる（**図 10-25A**）．しかしながら，片脚立位において，圧縮力は体重の約 2 倍まで増加する．立位では，この圧縮力は脛骨の荷重面に等しく分布する [2]．膝関節は，片脚立位において，大腿，HAT と反対側下肢の重さを支えることになる．この体重は，S2 よりわずかに高い重心の位置と支持基底面内で支えられているが，片脚立位時においては，この重心線は内反スラストが生じている膝関節の内側を通過する（**図 10-25B**）．これらの脛骨大腿関節の圧縮力は階段昇り動作，走行，ジャンプ動作，スクワッ

臨床的視点

半月板は，膝関節の安定性と衝撃吸収に対する不可欠な構造である．膝関節が衝撃を吸収する能力のうち約 45% を提供する [122]．半月板が除去された場合，膝関節にかかるストレスは正常レベルより 2～3 倍増加する [123]．様々な調査研究によって，完全または部分的な半月板切除術の後，膝関節の骨関節炎を発症するという一貫した結果が得られた [23, 124]．また，外科医が重度に損傷した半月板を処置することは有効である．関節鏡による修復が，現在の半月の損傷後における一般的な処置方法である．手術後の特に回復の初期の週に，患者の治療に当たる臨床家は，組織の治癒過程を尊重し，回復した半月板を保護するために可動域のどこで注意しなければならないかについて認識している必要がある．

ト動作で増加し，正常歩行においては，脛骨大腿関節の圧縮力は内側コンパートメントによって体重の4倍に相当する力の大部分（60%）を支持している[117]．それは，脛骨内側顆部がその外側より約3倍多くの関節軟骨が存在する理由である[118]．体重は，腸脛靱帯による動的および静的な力によって平衡される．動的な力は，大殿筋と大腿筋膜張筋の付着部を通して，片脚立位においては股関節と膝関節で起こる．片脚立位時，腸脛靱帯の緊張は大腿外側で脛骨まで触診することができる．

膝関節が伸展位から屈曲するにつれて，脛骨大腿関節には特に完全伸展から約90°屈曲する際に剪断応力が加わる[119]．半月板は，膝関節に加わる力をいくらか吸収して，より大きな領域の上に力を分散させる．しかしながら，膝関節が受ける剪断力に対する主な制限因子は，筋と十字靱帯である．前十字靱帯は，大腿骨上での脛骨の前方運動を制御している．膝関節が90°屈曲位であるとき，ハムストリングスはこの制御を補助することが可能である．また，後十字靱帯は大腿骨上における脛骨の後方への運動の最終域で後方剪断力を制御し，大腿四頭筋がこれを補助する．これらの剪断力は膝関節が荷重下であるか非荷重下であるかどうかに依存する．荷重下では，前十字靱帯にかかるストレスは，0〜90°屈曲まででしだいに減少する[120]．最近の研究では，前十字靱帯に対する負荷のピークが開放運動連鎖と閉鎖運動連鎖での活動で同一になることを証明した（**図10-26**）が，開放運動連鎖では，抵抗を増加させると前十字靱帯の緊張も増加したが，閉鎖運動連鎖で抵抗を付加しても緊張は増加しなかった[121]．

体重または腸脛靱帯のトルクを変えるような異常は，圧縮力の不整な分布を生じ，内側または外側に，中心関節力を偏位させる[2]．長年の過剰な生理的圧力を受けている領域には，痛み，関節軟骨の破壊や骨関節炎を呈する可能性がある．その圧力やモーメントアームを変化させうる原因として，大腿筋膜張筋の麻痺，腸脛靱帯の緊張，肥満，内反膝または外反膝，大腿骨頸部の外傷あるいは外科的短縮，足部の過剰な内反，骨折による大腿骨，脛骨または足部のアライメントの変化などが挙げられる．

膝関節の異常が進行する生体力学的原因の例は，肥満である[125]．体重が増加するにつれて，歩行の各ステップで体幹を左右に揺らすような運動が観察される．第9章で述べたように，この歩容では股関節外転筋の力が少なくて済む．大腿筋膜張筋は股関節外転筋の1つであるため，膝関節で圧縮力に対する力は減少する（**図10-25**）．加えて，体幹の過剰な側方偏位は，関節反力が同様に横に移動する原因になる．これは，外側顆と足部の外反スラストへの過剰な圧力で，顆部の圧力の不均衡を

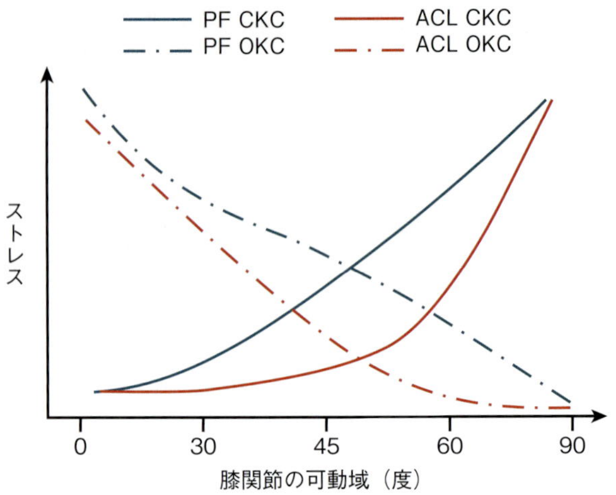

図10-26　開放運動連鎖（OKC）と閉鎖運動連鎖（CKC）で前十字靱帯（ACL）と膝蓋大腿関節（PF）にかかる剪断力．膝関節を伸展位から屈曲させる際，荷重下では前半で前十字靱帯と膝蓋大腿関節へかかるストレスは小さいが，非荷重下では運動の後半でこれらにかかるストレスが最少になる．

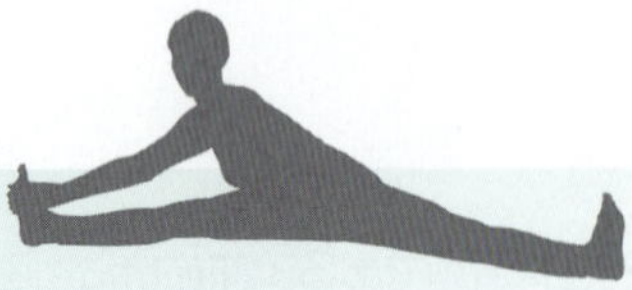

臨床的視点

正常歩行や走行のとき，内側コンパートメントへの圧縮ストレスが増加するので，内側コンパートメントの骨関節炎を呈する場合がある．関節軟骨が時間とともに摩耗して内側の圧縮力が続くと，内反ストレスの付加的な増大が起こる．そして，増加した内反ストレスで内側コンパートメントの損傷が繰り返される．外科的修正が不十分であるとき，臨床家は，内側コンパートメントのストレスを減らすために，装具の使用で若干の代償をさせることがある．これらの補正には，足装具としての靴や膝関節の負荷軽減装具が用いられる．さらに，膝関節周囲筋群の筋力を増加させるような運動療法が有益である場合もある．

生じる．これらの異常な力は時間経過とともに，膝関節の外反変形，軟骨および半月の摩耗，破壊と骨関節炎につながる[2)]．

膝蓋大腿関節にかかる力

滑車の目的の1つは，力の方向または角度を変えることである．膝蓋骨は大腿四頭筋の力の角度を変化させるので，大腿四頭筋の滑車と考えられている．**図10-27**から，膝蓋骨によってつくられる大腿四頭筋の牽引角度の変化はさほど有意でないようであるが，実際の計測値は異なっている．可動域の全体を通じて，膝蓋骨を切除した膝関節は，15〜30%の強さを失う[126)]．いい換えると，大腿四頭筋は，膝蓋骨がない状態で正常と同程度の力を出すのに，15〜30%余計に働く必要がある．膝蓋骨は大腿四頭筋腱と膝蓋靱帯に付着するため，大腿四頭筋が収縮するとき，それはあたかも綱でつながれているようである．大腿四頭筋腱と膝蓋靱帯による2つの力は，反対方向から膝蓋骨を引っ張ることで，大腿骨に対して膝蓋骨を圧縮するように押しつけている（**図10-28**）．膝関節を伸展するとき，腱と靱帯の力はほぼ直線上にあるため，それらによる合力は小さい（**図10-28A**）．膝関節が屈曲するとき，合力は大きくなり，筋力を容易に上回る．膝関節屈曲角度が増加するにつれて，ベクトル長がより大きくなるので，膝蓋大腿関節の関節反力は増加する（**図10-28B**と**C**）．Smidt[116)]は膝関節が15°屈曲位で大腿四頭筋が最大の等尺性収縮をするとき，膝蓋大腿関節反力は体重の0.8倍であると算出した．膝関節が90°であったとき，その力は体重の2.6倍まで増加した．歩行では，関節反力は，体重の0.5〜1.5倍である[119)]．スクワット動作では，関節反力は体重の7〜8倍まで増加する[119)]．膝蓋大腿部痛症候群の患者は，階段昇降や膝立ち動作，スクワット動作で痛みが起こると報告されるのも不思議ではない．

膝関節がその可動域の全体を通じて動くにつれて，脛骨大腿関節にかかるストレスと同様に，膝蓋大腿関節にもストレスが加わる．膝蓋大腿関節におけるストレスは，膝蓋骨を大腿骨に圧縮する力から起こり，これは，膝蓋大腿関節反力としても知られている．脛骨大腿関節と同様に，この関節反力も，開放運動連鎖であるか閉鎖運動連鎖であるかで変化する．開放運動連鎖での膝蓋大腿の圧縮力は0°屈曲位で最大となり，膝関節が90°まで屈曲するにつれて減少する（**図10-26**）．閉鎖運動連鎖において，膝蓋大腿関節へのストレスは90°で最大となり，

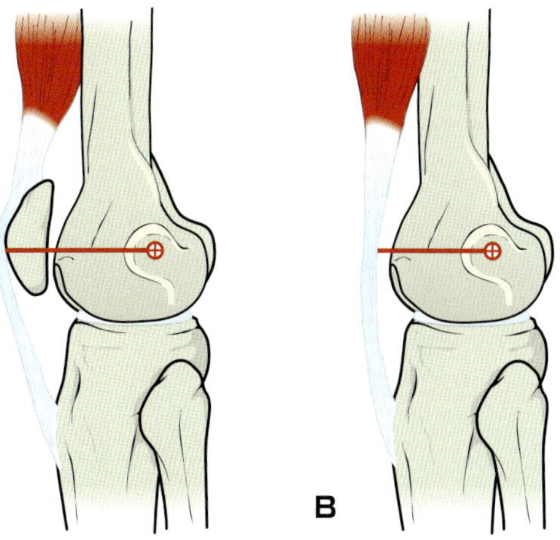

図10-27　膝蓋骨と大腿四頭筋の滑車機構．A）膝蓋骨があると，大腿四頭筋のモーメントアームは，より長くなる．B）膝蓋骨が存在しないとき，大腿四頭筋のモーメントアームは有意に短くなる．そして，大腿四頭筋により提供される潜在的な力の減少を引き起こす．

膝関節が完全伸展まで伸展するにつれて減少する[127)]．

我々の考察と**図10-15**から，膝関節がその可動域の全体を通じて動くにつれて，膝蓋骨と大腿骨が互いに接触する面積が変化することを思い出してほしい．膝蓋骨を大腿骨に押し付けている圧力が増加するため，接触する面積も増加する傾向があることは重要である．面積がより大きくなると，この関節反力が許容され，膝蓋骨と大腿骨は，この増加したストレスを許容することができる．関節反力と接触面積の比率が，**接触圧**である．それで，関節反力は膝関節90°屈曲位で増加するにもかかわらず，膝蓋骨と大腿骨間の接触面積も増加するため，膝蓋大腿関節はその接触圧を許容することができる．

膝関節に作用する筋によるトルク

膝関節に働く筋力によって運動が起こるが，その生み出された力のことをトルクと呼ぶ．膝関節に作用するトルクの大きさは，相当なものである．大腿四頭筋群は，歩行時には体重の1〜3倍，階段の昇り動作では体重の4倍，スクワット動作では体重の5倍に相当するトルクを生じる[128)]．

大腿四頭筋によるトルク

初期の研究者らは等尺性運動の測定を行い，膝関節伸展筋の最大トルクは膝関節が60°屈曲位になる頃に最大に到達して，膝関節をさらに伸展させると減少することがわかった[129-131)]．等速性求心性収縮における最近の研

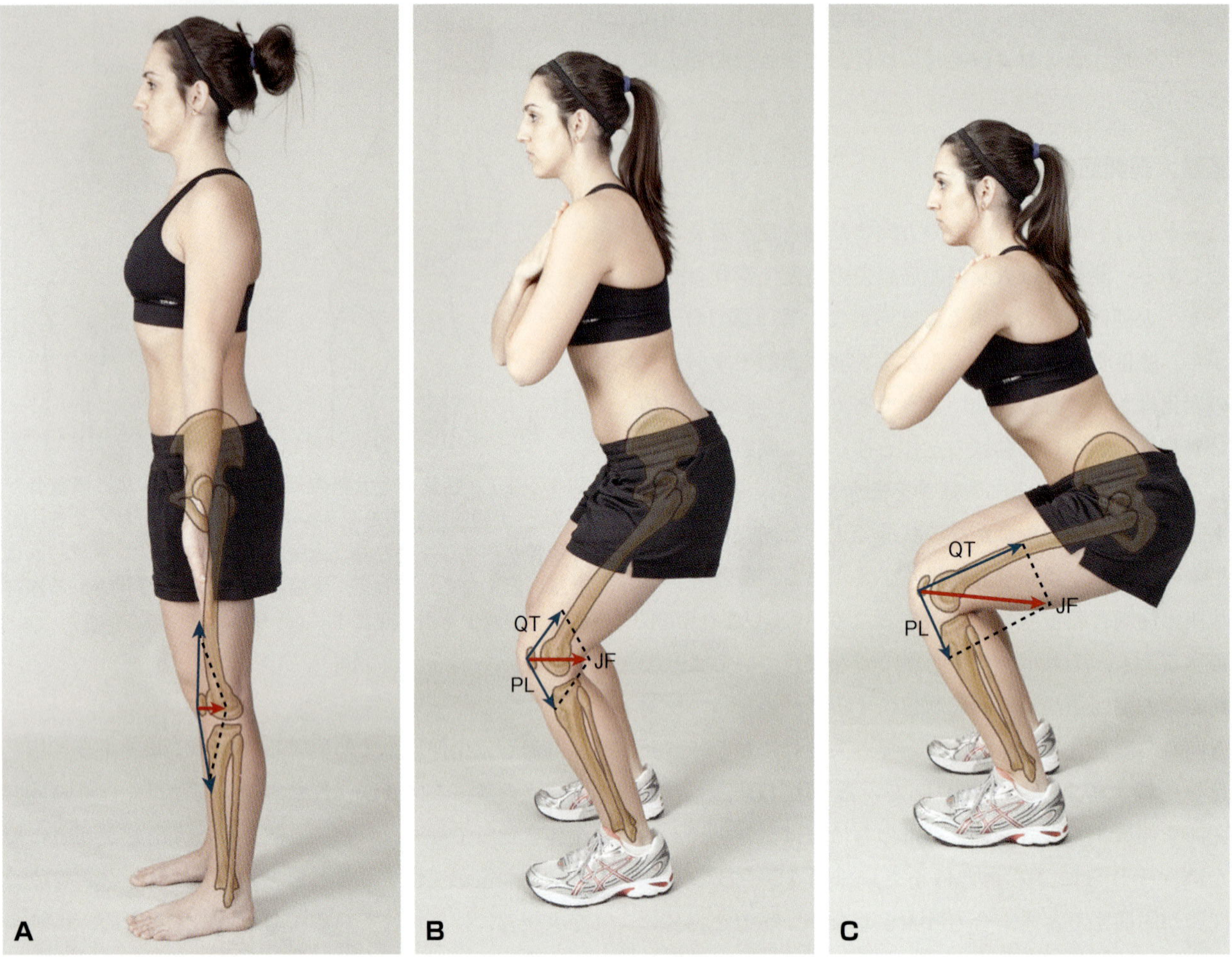

図 10-28　膝蓋大腿関節の圧縮力は膝蓋骨と大腿骨の間にかかる合力であり，大腿四頭筋が上方へ膝蓋骨を引き付け，大腿四頭筋腱が反対方向へ膝蓋骨を引き付けることで生じる．A）完全な立位においては，合力は小さい．B）部分的なスクワット動作において，大腿四頭筋と大腿四頭筋腱によって発生される合力は増加し，大腿骨に対しての膝蓋骨の圧縮力を増加させる．C）90°のスクワット動作では，大腿骨顆部に膝蓋骨を押し付ける明らかな合力が生じる．QT：大腿四頭筋，PL：膝蓋靱帯，JF：関節反力

究では，重力（下肢の重さ）の影響を修正すると，トルクの最大値が得られた角度は 50～60°の周りで一定のままであることが証明された[132]．

第 2 章および第 3 章から，筋力は主に生理的長さとモーメントアーム長で測定されることを思い出してほしい．大腿四頭筋は，80～30°屈曲位でその最大の強さの約 90%を維持することが可能である[116]（図 10-29）．この筋群は，高いレベルの強さを維持できる範囲が大き

臨床的視点

膝蓋大腿部痛症候群（patellofemoral pain syndrome：PFPS）患者は，階段の昇り動作，膝立ち動作，スクワット動作といった膝蓋骨と大腿骨の間に圧力を増加させる活動において，膝関節前方の痛みのような古典的な症状を呈する．膝関節伸展の全可動域にわたる大腿四頭筋の抵抗運動は，これらの患者では痛みのため，完了するのが不可能である場合がある．PFPS 患者の大腿四頭筋を強くすることは，しばしば臨床家にとって挑戦的な事項である．しばしば，膝蓋骨が顆間溝にかかる前である，屈曲の初めの 20°，伸展の最終域付近での抵抗に対する力は強い．

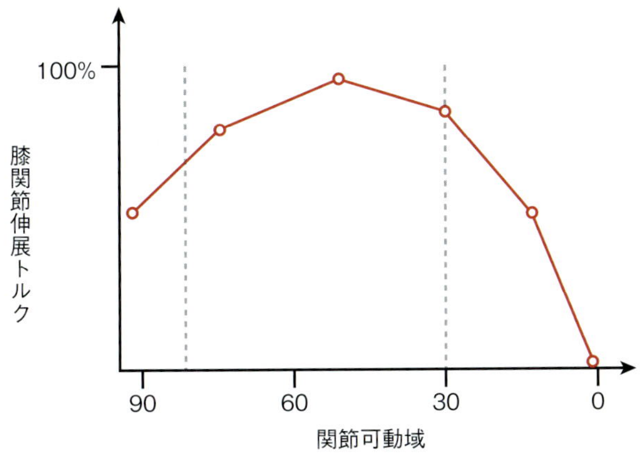

図 10-29　Smidt によるデータ[116]．膝関節伸展トルクは，80～30° まで膝関節の全可動域を通じて少なくとも 90%以上に維持される．膝関節が完全伸展位に近づくにつれて，大腿四頭筋の力を発生する能力は減弱する．

いが，それはどのようにして可能になっているのだろうか．大腿四頭筋の強さは，生理的長さとモーメントアーム長の複合強度の原則を通して最適化される．膝関節 80° 屈曲位では広筋における良好な長さと張力の関係性が成立するため，大腿四頭筋は高いレベルの強さを生み出すことができる．この因子を統合すると，膝関節における膝蓋骨のモーメントアーム長は伸展運動中に変化し続け，良好な大腿四頭筋の筋出力を生み出す．膝関節が完全に屈曲すると，膝蓋骨は顆間溝に位置して運動軸に近くなり，大腿直筋が二関節筋として強度を維持する．膝関節が伸展するにつれて，膝蓋骨は 45° 屈曲位で顆間溝から移動し，最大レバーアーム長が最大となる．Smidt[116] は，膝蓋骨のレバーアーム長の平均は 45° 屈曲位で 4.9 cm，90° 屈曲位では 3.8 cm と測定した．それから，完全伸展位では 4.4 cm に減少した．膝関節伸展時に股関節が伸展していれば，大腿直筋は筋長を比較的変化させないように維持できる点で有利であることはすでに説明した．これらの因子（生理的筋長またはモーメントアーム長）のうちどちらが大腿四頭筋によって力の産生において優位に役割を果たすかという議論については，決定的な結論は得られなかった．

膝関節が完全伸展位に近づくと，力を発生する大腿四頭筋の能力は有意に減弱する（**図 10-29**）．他動的には完全伸展するが，自動運動では達成することができないことを**エクステンションラグ**という．他動運動では完全に伸展するとき，エクステンションラグは痛みまたは筋力低下によって起こる場合がある．自動，他動ともに完全伸展しない場合，関節拘縮や軟部組織に問題が生じている可能性がある．関節拘縮は，運動を制限している関節包の緊張や骨性の制限から起こる場合がある．軟部組織の制限は，通常，関節やその周囲の瘢痕，柔軟性がない筋や浮腫によって起こる．

膝関節を完全に伸展させるには，損傷または制限の原因となっている組織の回復が重要である．エクステンションラグがある場合，もし痛みが原因であれば治療は痛みを軽減することから始める必要がある．大腿四頭筋の筋力低下が原因である場合，膝関節の自動的な完全伸展を取り戻すために様々な技術が用いられる．患者が松葉杖のような歩行補助具や装具なしで歩行が許可されるまでに，膝関節の完全伸展を達成しなければならない．完全な膝関節伸展が獲得されないままでの歩行は，膝関節の変性を誘発し，不安定性を増加させる[133－135]．

機能的に，椅子からの立ち上り動作や昇り動作において，身体を持ち上げるために 50～60° 屈曲位で大腿四頭筋のより大きなトルク出力が必要となる．これらの活動において，身体重心から下ろした垂線は，膝関節軸よりかなり後方にあり，大腿四頭筋の大きな抵抗トルクに適合する（**図 10-30**）．立位においては，大腿四頭筋のトルクはごくわずかしか必要とされない．

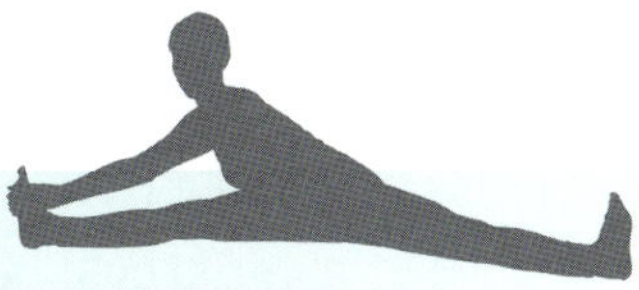

臨床的視点

座位から立ち上がる際にハムストリングスと大腿四頭筋のどちらも働くが，この活動の膝関節伸展運動において，大腿四頭筋が主な役割を果たす[136]．外傷のため体重負荷が制限された患者や，片脚で体重を支えることができない患者または高齢により筋力が低下した者は，椅子から立ち上がることが困難になる．椅子の座面が低ければ，立ち上がりは難しくなる．臨床家は座位から立位へ移る際の大腿四頭筋の強度を確認しなければならず，動作の遂行が困難であるならば処置が必要である．高い椅子に座るように指導することは，生活を少しでも楽にする 1 つの方法である．

膝関節屈曲筋によるトルク

ハムストリングスの等尺性トルクの最大測定値は，筋が股関節と膝関節で延長されるとき（股関節屈曲と膝関節伸展）最大となり，股関節伸展位と膝関節屈曲位で筋が短縮した肢位で収縮するとき最小となる．大腿四頭筋と他の二関節筋も同様の形態で働き，長さ-張力曲線の原理を利用する．筋が短縮するにつれて筋のモーメントアーム長が変化する場合であっても，長さ-張力因子はハムストリングスのトルク産生において優性に働くようである．Smidt[116] は，90° 屈曲位では 2.5 cm，45° 屈曲位では 4.1 cm，完全伸展位では 2.5 cm という膝関節屈曲筋のモーメントアーム長を発見した．ハムストリングスのモーメントアーム長が変化するにもかかわらず強さが減少することは，膝蓋骨が有効な可動域全体を通じて大腿四頭筋の高い筋出力を維持するのに重要な役割を果たしていることを示唆している．機能的に，股関節屈曲位での膝関節伸展で発生する大きなトルクは，ヒトが床を触るために手を伸ばしているか，座位で体幹を前傾させているとき，ハムストリングスが HAT の重量を上下に移動するために用いられる（図 2-27 および 2-33 を参照）．

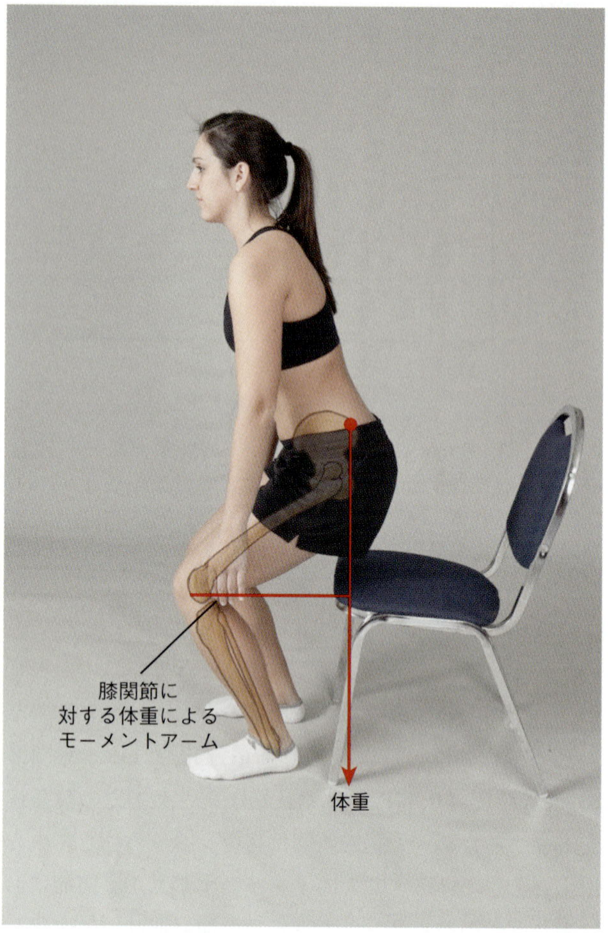

図 10-30　椅子座位からの立ち上がり動作では，体重によるモーメントアームが長いため，大腿四頭筋による大きなトルクが必要とされる．

大腿四頭筋-ハムストリングスのトルク比

大腿四頭筋のピークトルクは膝関節屈曲筋のピークトルクよりも大きい[137]．膝関節伸展筋の横断面積は屈曲筋よりも 2 倍近く大きく[138]，モーメントアームも屈曲筋より長い[116]．これらの筋群における強さの不均衡は，ハムストリングスの挫傷のような外傷の原因として示唆された．ハムストリングス / 大腿四頭筋比（ハムストリングスのピークトルクを大腿四頭筋のピークトルクで割る）の正常値は 60°/sec では 0.60～0.69，300°/sec では 0.85～0.95 まで増加する（重力の補正はしていない）[139]．

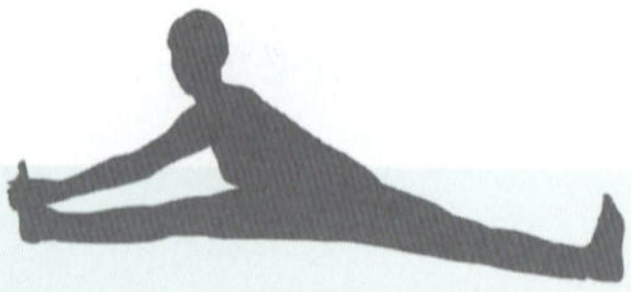

臨床的視点

臨床家は，筋が収縮する場合，その拮抗筋は弛緩するという相反神経支配によって，筋の伸張性が改善されるということを知っている．したがって，その拮抗筋を収縮させながら，筋を伸張させると，より良好な結果が得られる．例えば，ハムストリングスを伸張するとき，大腿四頭筋の収縮によりハムストリングスが弛緩していると，より大きな柔軟性が得られる．ハムストリングスは床を触る動作のような，立位姿勢から体幹を前屈する運動で伸張されるが，これはハムストリングスを伸張するのには，あまり良好な方法でない場合がある．しかしながら，多くの人は，柔軟運動としてこの運動を使用するようである．人によってはハムストリングスが伸張していると感じ，人によっては伸張ではなく収縮していると感じる．臨床家は，このような方法でハムストリングスの伸張を行う人に対し，それに代わるより効果的な方法を，その理由を含め教育しなければならない．

しかしながら，筋出力を重力で補正すると，その比率は低く（0.45〜0.55），速度による変化はない[132,140]．2006年の研究では女性および男性のサッカー選手を比較し，それらを思春期前および青年期の年齢で 4 つのグループに分けた[141]．この研究において，より成熟した女性では大腿四頭筋の強さが増加していたのに対し，より成熟した男性ではハムストリングスの強さの増加を示した．成熟した女性では，大腿四頭筋力の比率が大きく，前十字靱帯損傷の危険があることが示された[141]．

筋と靱帯の機能的な相互作用

徒手による関節の他動運動は，膝関節の靱帯および関節包の構造によって静的に制限されているが，非常に強い力には耐えることができない．最終域での緩徐な力でも，静的構造に結局有害な影響を及ぼす．例えば，一般的に膝関節の過伸展は，受動的な支持と安定性を単に関節構造だけに依存していることによって起こった結果である．通常，筋の動的な収縮と靱帯と関節包による静的な力は，膝関節を安定させるために用いられる．さらに靱帯と他の軟部組織は，靱帯を保護するために反射的な筋収縮をもたらす，固有受容感覚と運動感覚といった感覚系としての機能も有している（第 3 章を参照）[142-144]．

近年，前十字靱帯と固有受容感覚の役割が注目されている．前十字靱帯損傷とその再建後に進行する不安定性と能力低下の頻度について，靱帯の感覚機能と被検者の関節組織を研究することで着目されている[142,145-151]．

感覚神経刺激と反射

膝関節の靱帯，関節包とその他の軟部組織には，感覚神経線維やレセプターによる豊かな神経分布がある（図 3-9 を参照）．メカノレセプターは，ヒトの十字靱帯・側副靱帯，関節包と滑液内壁，そして半月板の外側端で認められている[152,153]．ヒトの被検者では関節のメカノレセプターから筋への反射が示された（前十字靱帯への負荷によるハムストリングスの促通と大腿四頭筋の抑制）[154]．

関節包の腫脹は大腿四頭筋の抑制と膝折れの原因になることがわかっている[41,155-158]．この抑制は，靱帯と関節包のメカノレセプターの変形に起因すると考えられてきた．関節包に生理食塩液を 60 m*l* 注入することによって，大腿四頭筋の EMG 振幅は 30〜50％減少した[152]．関節滲出液に起因する大腿四頭筋の抑制は，損傷後の回復にとって有害である．

ACL の損傷が起こると，固有受容感覚は低下する[148,159]．臨床的に，Barrack, Skinner と Buckley[160] は，完全な ACL 断裂例では，正常な膝関節と比較して緩徐な他動運動における膝関節の固有受容感覚の閾値が 25％上昇することを示した．関節靱帯が損傷されると，動揺への反応時間が遅れる[161]．本研究は，ACL が損傷している膝関節では安全な反応時間の範囲内でストレスに反応することができないことを示していて，関節に加わるストレスへの反応時間がより長くなると，膝関節が損傷される危険性が高いといえる．

静的および動的な連結

神経学的な要素に加えて，本章の初めに述べられた動的および静的構造には，重要な局所的連結がある．これらの相互の局所的な連結は，半月板への多数の付着，靱帯と支帯による関節包の強化，半膜様筋と腸脛靱帯の広範囲な軟部組織への付着部と膝窩筋による関節包への線維の混入を含む．

筋による靱帯の保護

筋は時折，自然と靱帯を保護するように働くが，その

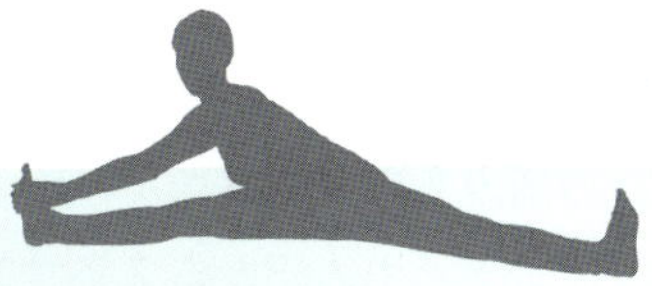

臨床的視点

膝関節損傷または手術後のリハビリテーション過程における初期の方針は，腫脹を減らすことである．腫脹が治癒するまでは，大腿四頭筋力の大きな増加は不可能である．臨床家は，リハビリテーションにおいて，筋力強化の前に腫脹を解決するような努力をしなければならない．その上，ACL 損傷を呈した患者を担当した臨床家は，失われた固有受容感覚を復元することを考慮しなければならない．関節の固有受容感覚機能についてのメニューをリハビリテーションプログラムの一部として含める必要がある[162,163]．

状況は病的である可能性がある．靱帯にかかるストレスを減らすために筋が自然に使用される例は，歩行の際に見られる．ハムストリングスは遊脚期の終わりに，遊脚側の下肢を減速させ，十字靱帯にかかるストレスを軽減する．

筋も，靱帯による膝関節の支持と安定性を補助するように作用する．我々は，特に単下肢支持と遊脚の際に，膝関節の内側および外側にある靱帯が内・外反のストレスに対抗して安定性を提供するのに，内側および外側における膝関節の筋が補助することをすでに述べた．上記のように，大腿骨に対し脛骨が前方へ移動する際のストレスに対して，ハムストリングスがACLを補助し，大腿骨の上で脛骨の後方への動きを制限するため，大腿四頭筋がPCLを補助する．膝窩筋は完全伸展位から膝関節のロックを解除する際に働くだけでなく，膝関節の重要かつ有効なスタビライザーである[164]．立脚期において，足関節の単関節筋であるヒラメ筋は膝関節で第２の補助作用をもつ．体重負荷の際にヒラメ筋が収縮するとき，荷重側の足部はその位置を保つが，脛骨が後方に移動し，膝関節が伸展する原因になる．腓腹筋は，膝関節伸展の量を制御し，過伸展を予防するという重要な役割を果たしている[84]．

通常，損傷された靱帯の代わりに筋が作用しなければならないとき，病的状況が起こる．これらの状況では，筋活動の亢進は，さらなるエネルギー消費を必要とする．ACL完全損傷の患者では，腓腹筋内側のEMG振幅がより大きくなり，ハムストリングスと大腿四頭筋が初期から活動を開始することがわかった[165]．多くのスポーツ活動においては，膝関節を筋が保護するには随意反応時間があまりに緩徐であるが，リハビリテーションプログラムには筋収縮の協調性とタイミングを考慮した運動を含む必要がある．膝関節損傷によってハムストリングスの反応時間が低下した患者に対する，12週間にわたる閉鎖運動連鎖を用いた動的な協調プログラムが示されている[166]．筋が迅速なスポーツ活動において十分な保護を提供する能力がなくても，日常生活活動で膝関節を保護するために十分な代償を提供する可能性がある．

要約

膝関節は脛骨，大腿骨と膝蓋骨からなり，外観上はそれほど複雑には見えないが，膝関節複合体を作る膝蓋大腿関節および脛骨大腿関節は決して単純でない．これらの２つの関節は，連携して働き，運動機能に不可欠である膝関節の機能を担う．膝関節で働く筋の多くは二関節筋であるため，それらは他関節の肢位に影響を受ける．下肢の運動は閉鎖運動連鎖であるため，これらの二関節筋は膝関節やその他の関与する関節だけではなく下肢全体の機能に大きく影響する．膝関節の完全伸展は，脛骨の回旋によって達成される．開放運動連鎖の肢位では脛骨が大腿骨に対して外旋し，荷重下では大腿骨が脛骨に対して内旋し，完全伸展する．膝関節の運動とパワーをもたらすのには相当な筋力が必要とされる．大腿四頭筋とハムストリングスは，膝関節と股関節のアライメントを同期させ，走行とジャンプ動作で，相当な筋出力を発揮するための準備をする．膝蓋大腿関節の関節反力は，膝蓋骨を一側から引き寄せている大腿四頭筋と他端から引き寄せている膝蓋靱帯によって発生する．この圧縮力は膝関節屈曲角度が増すにつれて増加するが，膝関節はその可動域を運動するにつれて膝蓋骨表面の広い領域を覆っている非常に厚い関節軟骨と，大腿骨との接触面積の増加によって，これらの力を許容することが可能である．

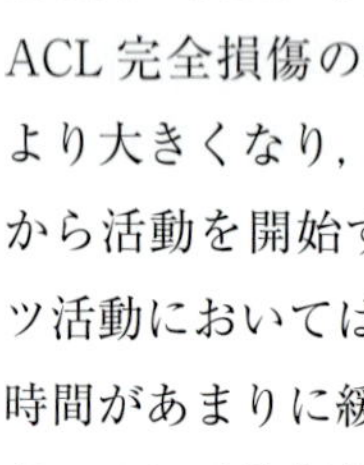

臨床事例の解決方法

結局，Cole が Logan に施行した検査では，Logan の痛みを再発させた．検査により，Logan の大腿四頭筋，股関節外転筋と股関節伸展筋に筋力低下が認められた．ハムストリングスと下腿三頭筋群に若干の柔軟性低下も認められた．Logan は，60〜30° 屈曲の範囲での抵抗運動において，痛みを訴えた．Cole は，Logan は膝蓋大腿部痛症候群を呈していて，様々なリハビリテーションによって治療することができると話した．また，目標は痛みを引き起こすことなく大腿四頭筋を強化することであると Logan に説明した．Cole は，Logan の痛みのない範囲での開放運動連鎖・閉鎖運動連鎖エクササイズの組み合わせを用いた運動プログラムを考案した．また Cole は，柔軟性エクササイズも指導した．

確認問題

1. 臨床事例とその解決方法を参考にして，Cole は Logan に膝蓋大腿関節のストレスを最少にするため，開放運動連鎖・閉鎖運動連鎖エクササイズでどの程度，運動させるのだろうか？　Logan が開放運動の連鎖・閉鎖運動連鎖エクササイズで痛みを生じた場合，Cole は Logan のエクササイズにおけるストレスと痛みを和らげるために，何をすることができたか？
2. あなたが Logan にハムストリングスのストレッチを指導する場合，彼にどんなタイプのストレッチを行うように命じるだろうか？　また，なぜあなたはこの運動を選択したか明確に答えなさい．ハムストリングスをストレッチするとき，考慮の必要があるキーポイントは何か？
3. あなたの患者は，自動運動ではあと 15° で膝関節を完全に伸展させることができるが，他動的には完全に伸展することができる．患者が膝関節を完全に伸展できない理由は何か？　最後の数度を伸展できるようにするため，この患者にどんな種類の運動を処方することができたか？
4. 膝蓋骨下端が関節縁の約 1 インチ（約 2.5 cm）近位に位置している場合，膝関節にどのような影響を及ぼす可能性があるか？
5. 他動的に膝関節の伸展筋をストレッチするとき，あなたは相手の肢位をどのように設定し，どんなストレッチを利用するか？　あなたは，最適なストレッチを提供していることを確認するため，どのようなアライメントに気をつける必要があるか？
6. あなたは，PCL 再建を行った患者を担当している．リハビリテーションプログラムの初期で，開放運動連鎖・閉鎖運動連鎖においてどんな動作を回避する必要があるか？　説明しなさい．
7. あなたが休暇で家に帰ると，祖父が最近大好きな肘掛け椅子から立ち上がることに苦労していると不平を言う．祖父の大好きな肘掛け椅子は座面が深く（大きくて柔らかいクッション），低い．あなたは，祖父が大好きな肘掛け椅子からより少ない労力で立ち上がるために，どんなアドバイスを与えることができるだろうか？
8. 開放運動連鎖で膝関節を伸展させるとき，脛骨が運動の最終域で数度外旋するのはなぜか，また，体重が負荷された立位で膝関節を伸展させるとき，大腿骨が脛骨に対して内旋するのはなぜか，あなた自身の言葉で説明しなさい．この回旋運動が不可能であった場合，膝関節の機能へはどのような影響があるか？
9. あなたが治療にあたっている患者は，膝蓋大腿部痛症候群を呈している．評価において，反張膝が認められた．この評価結果をもとに，膝関節の後面で触診の際に最も圧痛が起こりやすいと考えられるのは何か．またそれはなぜか？[167)]

研究活動

1. 骨において，以下のランドマークを特定して，触知可能なものを選びなさい．

大腿骨	脛骨	腓骨	膝蓋骨
内側・外側顆	内側・外側顆	頭部，頸部，骨幹	前面および後面
上顆	脛骨プラトー		
内転筋結節	顆間隆起		
骨粗線	脛骨粗面		
内側・外側の前縁，顆上線	前縁		
顆間切痕	骨間縁		
膝窩面	近位の関節面		
膝蓋面			
末梢の関節面			

2. 膝関節を屈曲させた座位で，パートナーの膝蓋骨，脛骨前縁，腓骨上部，脛骨粗面，大腿骨の内側-外側顆の外側上顆を触診しなさい．脛骨と大腿骨の間にある内側-外側の関節裂隙の位置を確認しなさい．膝関節を伸展させ，大腿四頭筋を弛緩させ，膝蓋骨を把持して，上下左右，近位から遠位方向へ他動的に動かし

なさい．この課題を行うために，大腿四頭筋を完全に弛緩させるように保持しなさい．各運動方向の相対的な運動範囲を述べなさい．

3. 腹臥位のパートナーの膝関節を他動的に屈曲させ，可動域と最終域感に注意しなさい．パートナーの一側の股関節を屈曲させ，他動的な膝関節屈曲を繰り返しなさい．股関節を屈曲させると，運動はなぜより大きくなるか？　股関節が伸展しているときに，膝関節屈曲を制限する構造は，何であるか？
4. パートナーを椅子に座らせ，膝関節をゆっくり伸展するとき，大腿骨に対する脛骨の終末回旋を観察しなさい．それから，パートナーをゆっくり立ち上がらせ，脛骨上で大腿骨が内旋するのを観察しなさい．この２つの運動の違いを説明しなさい．
5. 踵が床に接地した椅子座位で，パートナーに膝関節の軸回旋を行わせなさい．あなたは内外果と脛骨顆部の偏位を触診し，観察しなさい．膝関節の屈曲角度を４段階に変えた肢位と，完全伸展位で観察と触診を繰り返しなさい．膝関節が伸展するにつれて，回旋がより少なくなり，膝関節が完全伸展位になると膝関節の軸回旋が不可能となる点に注意しなさい．また完全伸展位では股関節の回旋を生じる．可能な軸回旋がこのように変化するのはなぜか説明しなさい．
6. パートナーを選択し，本章の説明に従い，膝関節にある以下の筋と腱を触診して，それらの動きを確認しなさい．
   大腿四頭筋
   大腿二頭筋
   半膜様筋
   半腱様筋
   内転筋
   薄筋
   腓腹筋の近位付着部
   縫工筋と大腿筋膜張筋の遠位付着部
7. パートナーを正常な（リラックスした）状態で立たせてまっすぐ前方を向かせなさい（パートナーの視線が下を向くと，筋活動は変化する）．以下の活動において，大腿四頭筋とハムストリングスを触診しなさい．筋が弛緩しているか，収縮の強度に注意しなさい．
   a．正常なリラックスした立位．
   b．足関節から前方へ傾き，戻りなさい，そして，わずかに後ろに傾きなさい．
   c．片足立ちをしなさい．
   d．膝関節を過伸展させなさい．
   e．股関節部から体を前方へ曲げ，床を触りなさい．そして立位に戻りなさい．
   f．膝関節を深く屈曲（スクワット）させ，戻しなさい．
8. パートナーを，椅子座位の状態から，ゆっくり立ち上がらせ，立位を保持させて，ゆっくり座位に戻らせながら，ハムストリングスと大腿四頭筋を触診しなさい．立ち上がるとき，座るときに，大腿四頭筋とハムストリングスはなぜ収縮するか？　また，大腿四頭筋はどんな収縮をするか？
9. 階段の昇り降りの動作の際に，先行する下肢とそれに続く下肢において，大腿四頭筋とハムストリングスの活動を分析しなさい．
10. パートナーの膝関節に Q アングルを描き，背臥位での角度を測定しなさい．その後片足立ちをさせ，もう一度角度を測定しなさい．そして，それが変化するかどうかを説明しなさい．

文献

1. Inman VT, Ralston HJ, Todd F. *Human Walking*. Baltimore : Williams & Wilkins, 1981.
2. Maquet PG. *Biomechanics of the Knee*. Berlin : Springer-Verlag, 1983.
3. Morrison JB. The mechanics of the knee joint in relation to normal walking. *Journal of Biomechanics* 3(1) : 51-61, 1970.
4. Louw QA, Manilall J, Grimmer KA. Epidemiology of knee injuries in adolescents : A review. *British Journal of Sports Medicine* 42(1) : 2-10, 2008.

5. Clayton RAE, Court-Brown CM. The epidemiology of musculocutaneous tendinous and ligamentous injuries. *Injury* 39(12) : 1338-1343, 2008.
6. Kapandji IA. *The Physiology of the Joints, Vol 2, Lower Limb*, ed 5. Edinburgh : Churchill Livingstone, 1987.
7. Kwak SD, Colman WW, Ateshian GA, Grelsamer RP, Henry JH, Mow VC. Anatomy of the human patellofemoral joint articular cartilage : Surface curvature analysis. *Journal of Orthopaedic Research* 15(3) : 468-472, 1997.
8. Carrillon Y, Abidi H, Dejour D, Fantino O, Moyen B, Tran-Minh VA. Patellar instability : Assessment on MR images by measuring the lateral trochlear inclination-initial experience. *Radiology* 216(2) : 582-585, 2000.
9. Fucentese SF, Schöttle PB, Pfirrmann CW, Romero J. CT changes after trochleoplasty for symptomatic trochlear dysplasia. *Knee Surgery, Sports Traumatology, Arthroscopy* 15(2) : 168-174, 2007.
10. Post WR, Teitge R, Amis A. Patellofemoral malalignment : Looking beyond the viewbox. *Clinics in Sports Medicine* 21(3) : 521-546, 2002.
11. Levine HB, Bosco JA, 3rd. Sagittal and coronal biomechanics of the knee : A rationale for corrective measures. *Bulletin of the NYU Hospital for Joint Diseases* 65(1) : 87-95, 2007.
12. Adam C, Eckstein F, Milz S, Putz R. The distribution of cartilage thickness within the joints of the lower limb of elderly individuals. *Journal of Anatomy* 193 : 203-214, 1998.
13. Shepherd DE, Seedhom BB. Thickness of human articular cartilage in joints of the lower limb. *Annals of the Rheumatic Diseases* 58(1) : 27-34, 1999.
14. Weckbach S, Mendlik T, Horger W, Wagner S, Reiser MF, Glaser C. Quantitative assessment of patellar cartilage volume and thickness at 3.0 tesla comparing a 3D-fast low angle shot versus a 3D-true fast imaging with steady-state precession sequence for reproducibility. *Investigative Radiology* 41(2) : 189-197, 2006.
15. Eckstein F, Winzheimer M, Hohe J, Englmeier KH, Reiser M. Interindividual variability and correlation among morphological parameters of knee joint cartilage plates : Analysis with three-dimensional MR imaging. *Osteoarthritis and Cartilage* 9(2) : 101-111, 2001.
16. Heegaard J, Leyvraz PF, Curnier A, Rakotomanana L, Huiskes R. The biomechanics of the human patella during passive knee flexion. *Journal of Biomechanics* 28(11) : 1265-1279, 1995.
17. Blaha JD, Mancinelli CA, Simons WH. Using the transepicondylar axis to define the sagittal morphology of the distal part of the femur. *Journal of Bone and Joint Surgery Am* 84(suppl 2) : 48-55, 2002.
18. Seedhom BB. Loadbearing function of the menisci. *Physiotherapy* 62(7) : 223, 1976.
19. Clark CR, Ogden JA. Development of the menisci of the human knee joint : Morphological changes and their potential role in childhood meniscal injury. *Journal of Bone and Joint Surgery Am* 65(4) : 538-547, 1983.
20. Fukuda Y, Takai S, Yoshino N, et al. Impact load transmission of the knee joint-influence of leg alignment and the role of meniscus and articular cartilage. *Clinical Biomechanics* 15(7) : 516-521, 2000.
21. Messner K, Gao J. The menisci of the knee joint : Anatomical and functional characteristics, and a rationale for clinical treatment. *Journal of Anatomy* 193 : 161-178, 1998.
22. MacConaill MA. The function of intra-articular fibrocartilages, with special reference to the knee and inferior radio-ulnar joints. *Journal of Anatomy* 66 : 210-227, 1932.
23. Aagaard H, Verdonk R. Function of the normal meniscus and consequences of meniscal resection. *Scandinavian Journal of Medicine in Science and Sports* 9(3) : 134-140, 1999.
24. Metcalf MH, Barrett GR. Prospective evaluation of 1485 meniscal tear patterns in patients with stable knees. *American Journal of Sports Medicine* 32(3) : 675-680, 2004.
25. Smith JP, III, Barrett GR. Medial and lateral meniscal tear patterns in anterior cruciate ligament-deficient knees : A prospective analysis of 575 tears. *American Journal of Sports Medicine* 29(4) : 415-419, 2001.
26. Krinksy MB, Abdenour TE, Starkey C, Albo RA, Chu DA. Incidence of lateral meniscus injury in professional basketball players. *American Journal of Sports Medicine* 20(1) : 17-19, 1992.
27. Chen L, Kim PD, Ahmad CS, Levine WN. Medial collateral ligament injuries of the knee : Current treatment concepts. *Current Reviews in Musculoskeletal Medicine* 1(2) : 108-113, 2008.
28. Grood ES, Noyes FR, Butler DL, Suntay WJ. Ligamentous and capsular restraints preventing straight medial and lateral laxity in intact human cadaver knees. *Journal of Bone and Joint Surgery Am* 63(8) : 1257-1269, 1981.
29. Papannagari R, DeFrate LE, Nha KW, et al. Function of posterior cruciate ligament bundles during in vivo knee flexion. *American Journal of Sports Medicine* 35(9) : 1507-1512, 2007.
30. Girgis FG, Marshall JL, Monajem A. The cruciate ligaments of the knee joint : Anatomical, functional and experimental analysis. *Clinical Orthopaedics and Related Research* 106 : 216-231, 1975.
31. Hoppenfeld S. *Physical examination of the spine and extremities*. East Norwalk, CT : Appleton-Century-Crofts, 1976.
32. McCluskey G, Blackburn TA. Classification of knee ligament instabilities. *Physical Therapy* 60(2) : 1575-1577, 1980.
33. McQuade KJ, Crutcher JP, Sidles JA, Larson RV. Tibial rotation in anterior cruciate deficient knees : An in vitro study. *Journal of Orthopaedic and Sports Physical Therapy* 11(4) : 146-149, 1989.
34. Shoemaker S, Daniel D. The limits of knee motion. In Daniel DM, Akeson WH, O'Connor JJ (eds) : *Knee Ligaments : Structure, Function, Injury and Repair*, New York, 1990, Raven Press.
35. Chandler TJ, Wilson GD, Stone MH. The effect of squat exercise on knee stability. *Medicine & Science in Sports*

and Exercise 21(3) : 299-303, 1989.
36. Clunie G, Hall-Craggs MA, Paley MN, et al. Measurement of synovial lining volume by magnetic resonance imaging of the knee in chronic synovitis. *Annals of the Rheumatic Diseases* 56(9) : 526-534, 1997.
37. Moore K. *Clinically Oriented Anatomy*. Baltimore : Williams & Wilkins, 2004.
38. Veltri DM, Warren RF. Anatomy, biomechanics, and physical findings in posterolateral knee instability. *Clinical Sports Medicine* 13(3) : 599-614, 1994.
39. LaPrade RF, Ly TV, Wentorf FA, Engebretsen L. The posterolateral attachments of the knee : A qualitative and quantitative morphologic analysis of the fibular collateral ligament, popliteus tendon, popliteofibular ligament, and lateral gastrocnemius tendon. *American Journal of Sports Medicine* 31(6) : 854-860, 2003.
40. van der Wees PJ, Lenssen AF, Hendriks EJ, Stomp DJ, Dekker J, de Bie RA. Effectiveness of exercise therapy and manual mobilisation in ankle sprain and functional instability : A systematic review. *Australian Journal of Physiotherapy* 52(1) : 27-37, 2006.
41. Stokes M, Young A. Investigations of quadriceps inhibition : Implications for clinical practice. *Physiotherapy* 70 : 425-428, 1984.
42. Herrington L, Al-Shammari RA. The effect of three degrees of elevation on swelling in acute inversion ankle sprains. *Physical Therapy in Sport* 7 : 175, 2006.
43. Hislop HJ, Montgomery P. *Daniels and Worthingham's Muscle Testing : Techniques of Manual Examination*, ed 7. Philadelphia : WB Saunders, 2002.
44. Ouellet R, Lévesque HP, Laurin CA. The ligamentous stability of the knee : An experimental investigation. *Canadian Medical Association Journal* 100(2) : 45-50, 1969.
45. Ross RF. A quantitative study of rotation of the knee joint in man. *Anatomical Record* 52 : 209, 1932.
46. Mossberg K, Smith LK. Axial rotation of the knee in women. *Journal of Orthopaedic and Sports Physical Therapy* 4(4) : 236-240, 1983.
47. Wilson DR, Feikes JD, Zavatsky AB, O'Connor JJ. The components of passive knee movement are coupled to flexion angle. *Journal of Biomechanics* 33(4) : 465-473, 2000.
48. Fuss FK. Principles and mechanisms of automatic rotation during terminal extension in the human knee joint. *Journal of Anatomy* 180 : 297-304, 1992.
49. Johal P, Williams A, Wragg P, Hunt P, Gedrovc W. Tibiofemoral movement in the living knee : A study of weight-bearing and nonweight-bearing knee kinematics using "interventional" MRI. *Journal of Biomechanics* 38(2) : 269-276, 2005.
50. Rajendran K. Mechanism of locking at the knee joint. *Journal of Anatomy* 143 : 189-194, 1985.
51. Rehder U. Morphometrical studies on the symmetry of the human knee joint : Femoral condyles. *Journal of Biomechanics* 16(5) : 351-356, 1983.
52. Fulkerson JP, Hungerford DS. *Disorders of the Patellofemoral Joint.* Baltimore : Williams & Wilkins, 1990.
53. Waryasz GR, McDermott AY. Patellofemoral pain syndrome (PFPS) : A systematic review of anatomy and potential risk factors. *Dynamic Medicine* 7 : 9, 2008.
54. Goh JC, Lee PY, Bose K. A cadaver study of the function of the oblique part of the vastus medialis. *Journal of Bone and Joint Surgery Br* 77(2) : 225-231, 1995.
55. Amis AA. Current concepts on anatomy and biomechanics of patellar stability. *Sports Medicine and Arthroscopy Review* 15(2) : 48-56, 2007.
56. Fujikawa K, Seedhom BB, Wright V. Biomechanics of the patellofemoral joint. Part I : A study of the contact and the congruity of the patellofemoral compartment and movement of the patella. *Engineering in Medicine* 12(1) : 3-11, 1983.
57. Von Eisenhart-Rothe R, Siebert M, Bringmann C, Vogl T, Englmeier KH, Graichen H. A new in vivo technique for determination of 3D kinematics and contact areas of the patellofemoral and tibiofemoral joint. *Journal of Biomechanics* 37(6) : 927-934, 2004.
58. Brunet ME, Brinker MR, Cook SD, et al. Patellar tracking during simulated quadriceps contraction. *Clinical Orthopaedics and Related Research* 414 : 266-275, 2003.
59. Carson WG, Jr., James SL, Larson RL, Singer KM, Winternitz WW. Patellofemoral disorders : Physical and radiographic evaluation. Part I : Physical examination. *Clinical Orthopaedics and Related Research* 185 : 165-177, 1984.
60. Wilson T. The measurement of patellar alignment in patellofemoral pain syndrome : Are we confusing assumptions with evidence? *Journal of Orthopaedic & Sports Physical Therapy* 37(6) : 330-341, 2007.
61. Doucette SA, Child DD. The effect of open and closed chain exercise and knee joint position on patellar tracking in lateral patellar compression syndrome. *Journal of Orthopaedic & Sports Physical Therapy* 23 : 104-110, 1996.
62. Brossmann J, Muhle C, Schröder C, et al. Patellar tracking patterns during active and passive knee extension : Evaluation with motion-triggered cine MR imaging. *Radiology* 187(1) : 205-212, 1993.
63. Sheehan FT, Zajac FE, Drace JE. In vivo tracking of the human patella using cine phase contrast magnetic resonance imaging. *Journal of Biomechanical Engineering* 121(6) : 650-656, 1999.
64. Koh TJ, Grabiner MD, DeSwart RJ. In vivo tracking of the human patella. *Journal of Biomechanics* 25(6) : 637-643, 1992.

65. Cheng C-K, Yao N-K, Liu H-C, Lee K-S. Influences of configuration changes of the patella on the knee extensor mechanism. *Clinical Biomechanics* 11(2) : 116-120, 1996.
66. Lin F, Makhsous M, Chang AH, Hendrix RW, Zhang L-Q. In vivo and noninvasive six degrees of freedom patellar tracking during voluntary knee movement. *Clinical Biomechanics* 18(5) : 401-409, 2003.
67. Katchburian MV, Bull AM, Shih Y-F, Heatley FW, Amis AA. Measurement of patellar tracking : Assessment and analysis of the literature. *Clinical Orthopaedics and Related Research* 412 : 241-259. 2003.
68. Woodland LH, Francis RS. Parameters and comparisons of the quadriceps angle of college-aged men and women in the supine and standing positions. *American Journal of Sports Medicine* 20 : 208-211, 1992.
69. Omololu BB, Ogunlade OS, Gopaldasani VK. Normal Q angle in an adult Nigerian population. *Clinical Orthopaedics and Related Research* 467(n8) : 2073-2076, 2009.
70. Horton MG, Hall TL. Quadriceps femoris muscle angle : Normal values and relationships with gender and selected skeletal measures. *Physical Therapy* 69(11) : 897-901, 1989.
71. Livingston LA. The quadriceps angle : A review of the literature. *Journal of Orthopaedic and Sports Physical Therapy* 28 : 105-109, 1998.
72. Byl T, Cole JA, Livingston LA. What determines the magnitude of the Q angle? A preliminary study of selected skeletal and muscular measures. *Journal of Sport Rehabilitation* 9(1) : 26-34, 2000.
73. Grelsamer RP, Dubey A, Weinstein CH. Men and women have similar Q angles : A clinical and trigonometric evaluation. *Journal of Bone and Joint Surgery Br* 87(11) : 1498-1501, 2005.
74. Näslund J, U.B. N, Odenbring S, Lundeberg T. Comparison of symptoms and clinical findings in subgroups of individuals with patellofemoral pain. *Physiotherapy Theory and Practice* 22(3) : 105-118, 2006.
75. Doucette SA, Goble EM. The effect of exercise on patellar tracking in lateral patellar compression syndrome. *American Journal of Sports Medicine* 20 : 434-440, 1992.
76. Lathinghouse LH, Trimble MH. Effects of isometric quadriceps activation on the Q angle in women before and after quadriceps exercise. *Journal of Orthopaedic and Sports Physical Therapy* 30 : 211-216, 2000.
77. Boucher JP, King MA, LeFebvre R, Pépin A. Quadriceps femoris muscle activity in patellofemoral pain syndrome. *American Journal of Sports Medicine* 20 : 527-532, 1992.
78. Host JV, Craig R, Lehman RC. Patellofemoral dysfunction in tennis players : A dynamic problem. *Clinics in Sports Medicine* 14 : 177-203, 1995.
79. Tyson AD. The hip and its relationship to patellofemoral pain. *Strength and Conditioning* 20 : 67-68, 1998.
80. Kerrigan DC, Riley PO, Nieto TJ, Della Croce U. Knee joint torques : A comparison between women and men during barefoot walking. *Archives of Physical Medicine and Rehabilitation* 81 : 1162-1165, 2000.
81. Livingstone LA, Mandigo JL. Bilateral rearfoot asymmetry and anterior knee pain syndrome. *Journal of Orthopaedic and Sports Physical Therapy* 33(1) : 48-55, 2003.
82. Lieb FJ, Perry J. Quadriceps function : An electromyographic study under isometric conditions. *Journal of Bone and Joint Surgery Am* 53A : 749-758, 1971.
83. Toumi H, Poumarat G, Benjamin M, Best TM, F'Guyer S, Fairclough J. New insights into the function of the vastus medialis with clinical implications. *Medicine & Science in Sport & Exercise* 39(7) : 1153-1159, 2007.
84. Li L, Landin D, Grodesky J, Myers J. The function of gastrocnemius as a knee flexor at selected knee and ankle angles. *Journal of Electromyography and Kinesiology* 12(5) : 385-390, 2002.
85. Arampatzis A, Karamanidis K, Stafilidis S, Morey-Klapsing G, DeMonte G, Brüggemann GP. Effect of different ankle and knee joint positions on gastrocnemius medialis fascicle length and EMG activity during isometric plantar flexion. *Journal of Biomechanics* 39(10) : 1891-1902, 2006.
86. Azegami M, Yanagihash R, Miyoshi K, Akahane K, Ohira M, Sadoyama T. Effects of multijoint angle changes on EMG activity and force of lower extremity muscles during maximum isometric leg press exercises. *Journal of Physical Therapy Sciences* 19(1) : 65-72, 2007.
87. Ullrich K, Krudwig WK, Witzel U. Posterolateral aspect and stability of the knee joint. I. Anatomy and function of the popliteus muscle-tendon unit : An anatomical and biomechanical study. *Knee Surgery, Sports Traumatology, Arthroscopy* 10(2) : 86-90, 2002.
88. Pasque C, Noyes FR, Gibbons M, Levy M, Grood E. The role of the popliteofibular ligament and the tendon of the popliteus in providing stability in the human knee. *Journal of Bone and Joint Surgery Br* 85(2) : 292-298, 2003.
89. Nyland J, Lachman N, Kocabey Y, Brosky J, Altun R, Caborn D. Anatomy, function, and rehabilitation of the popliteus musculotendinous complex. *Journal of Orthopaedic and Sports Physical Therapy* 35 : 165-179, 2005.
90. Isear JA, Erickson JR, Worrell TW. EMG analysis of lower extremity muscle recruitment patterns during an unloaded squat. *Medicine & Science in Sport & Exercise* 29(4) : 532-539, 1997.
91. Pocock GS. Electromyographic study of the quadriceps during resistive exercise. *Journal of the American Physical Therapy Association* 43 : 427-434, 1963.
92. Basmajian JV. Muscles Alive : *Their Function Revealed by Electromyography*, ed 4. Baltimore : Williams & Wilkins, 1978.
93. Dionisio VC, Almeida GL, Duarte M, Hirata RP. Kinematic, kinetic and EMG patterns during downward squatting. *Journal of Electromyography and Kinesiology* 18 : 134-143, 2008.
94. Qi Z. Influence of knee joint position on cocontractions of agonist and antagonist muscles during maximal voluntary

isometric contractions : Electromyography and Cybex measurement. *Journal of Physical Therapy Sciences* 19 : 125-130, 2007.

95. McClinton S, Donatelli G, Weir J, Heiderscheit B. Influence of step height on quadriceps onset timing and activation during stair ascent in individuals with patellofemoral pain syndrome. *Journal of Orthopaedic and Sports Physical Therapy* 37(5) : 239-244, 2007.

96. Ebersole KT, O'Connor KM, Wier AP. Mechanomyographic and electromyographic responses to repeated concentric muscle actions of the quadriceps femoris. *Journal of Electromyography and Kinesiology* 16(2) : 149-157, 2006.

97. Babault N, Pousson M, Ballay Y, Van Hoecke J. Activation of human quadriceps femoris during isometric, concentric, and eccentric contractions. *Journal of Applied Physiology* 91(6) : 2628-2634, 2001.

98. Pincivero DM, Gear WS. Quadriceps activation and perceived exertion during a high intensity, steady state contraction to failure. *Muscle & Nerve* 23(4) : 514-520, 2000.

99. Blanpied PR. Changes in muscle activation during wall slides and squat machine exercise. *Journal of Sport Rehabilitation* 8(2) : 123-134, 1999.

100. Withrow TJ, Huston LJ, Wojtys EM, Ashton-Miller JA. Effect of varying hamstring tension on anterior cruciate ligament strain during in vitro impulsive knee flexion and compression loading. *Journal of Bone and Joint Surgery Am* 90(4) : 815-823, 2008.

101. Basmajian JV, Lovejoy JF, Jr. Functions of the popliteus muscle in man : A multifactorial electromyographic study. *Journal of Bone and Joint Surgery Am* 53(3) : 557-562, 1971.

102. Barnett CH, Richardson AT. The postural function of the popliteus muscle. *Annals of Physical Medicine* 1 : 177-179, 1953.

103. Mann RA, Hagy JL. The popliteus muscle. *Journal of Bone and Joint Surgery Am* 59(7) : 924-927, 1977.

104. Prado Reis F, Ferraz de Carvalho CADE. Electromyographic study of the popliteus muscle. *Electromyography and Clinical Neurophysiology* 13(4) : 445-455, 1973.

105. Harner CD, Höher J, Vogrin TM, Carlin GJ, Woo SL. The effects of a popliteus muscle load on in situ forces in the posterior cruciate ligament and on knee kinematics : A human cadaveric study. *American Journal of Sports Medicine* 26(5) : 669-673, 1998.

106. Shahane SA, Ibbotson C, Strachan R, Bickerstaff DR. The popliteofibular ligament : An anatomical study of the posterolateral corner of the knee. *Journal of Bone and Joint Surgery Br* 81 : 636-642, 1999.

107. Peck D, Buxton DF, Nitz A. A comparison of spindle concentrations in large and small muscles acting in parallel combinations. *Journal of Morphology* 180(3) : 243-252, 1984.

108. Prilutsky BI. Coordination of two- and one-joint muscles : Functional consequences and implications for motor control. *Motor Control* 4(1) : 1-44, 2000.

109. Bobbert MF, van Soest AJ. Two-joint muscles offer the solution, but what was the problem? *Motor Control* 4(1) : 48-52, 2000.

110. Elftman H. Biomechanics of muscle with particular application to studies of gait. *Journal of Bone and Joint Surgery Am* 48(2) : 363-377, 1966.

111. Hof AL. The force resulting from the action of mono- and biarticular muscles in a limb. *Journal of Biomechanics* 34(8) : 1085-1089, 2001.

112. van Ingen Schenau GJ, Bobbert MF, Rozendal RH. The unique action of biarticular muscles in complex movements. *Journal of Anatomy* 155(1) : 1-5, 1987.

113. McNitt-Gray JL. Subject specific coordination of two- and one-joint muscles during landings suggests multiple control criteria. *Motor Control* 4(1) : 84-88, 2000.

114. Nozaki D. Torque interaction among adjacent joints due to the action of biarticular muscles. *Medicine & Science in Sport & Exercise* 41(1) : 205-209, 2009.

115. Davies GJ, Wallace LA, Malone T. Mechanisms of selected knee injuries. *Physical Therapy* 60(12) : 1590-1595, 1980.

116. Smidt GL. Biomechanical analysis of knee flexion and extension. *Journal of Biomechanics* 6(1) : 79-92, 1973.

117. Wimby CR, Lloyd DG, Besier TF, Kirk TB. Muscle and external load contribution to knee joint contact loads during normal gait. *Journal of Biomechanics* 42(14) : 2294-2300, 2009.

118. Kettlekamp DB, Jacobs AW. Tibiofemoral contact area—Determination and implications. *Journal of Bone and Joint Surgery Am* 54(2) : 349-356, 1972.

119. Nisell R. Mechanics of the knee : A study of joint and muscle load with clinical applications. *Acta Orthopaedica Scandinavica : Supplementum* 216 : 1-42, 1985.

120. Beynnon B, Johnson R, Fleming B, Stankewich C, Renstrom P, Nichols C. The strain behavior of the anterior cruciate ligament during squatting and active flexion-extension : A comparison of an open and a closed kinetic chain exercise. *American Journal of Sports Medicine* 25(6) : 823-829, 1997.

121. Fleming BC, Oksendahl H, Beynnon BD. Open or closed kinetic chain exercises after anterior cruciate ligament reconstruction? *Exercise and Sport Sciences Reviews* 33(3) : 134-140, 2005.

122. Shrive NG, O'Connor JJ, Goodfellow JW. Load-bearing in the knee joint. *Clinical Orthopaedics and Related Research* 131 : 279-287, 1978.

123. Kurosawa H, Fukubayashi T, Nakajima H. Load-bearing mode of the knee joint : Physical behavior of the knee joint with and without menisci. *Clinical Orthopaedics and Related Research* 149 : 283-290, 1980.

124. Rangger C, Kathrein A, Klestil T, Gloetzer W. Partial meniscectomy and osteoarthritis : Implications for athletes. *Sports Medicine* 23(1) : 61-68, 1997.

125. Bourne R, Mukhi S, Zhu N, Keresteci M, Marin M. Role of obesity on the risk for total hip or knee arthroplasty. *Clinical Orthopaedics and Related Research* 465 : 185-188, 2007.

126. Kaufer H. Mechanical function of the patella. *Journal of Bone and Joint Surgery Am* 53(8) : 1551-1560, 1971.

127. Steinkamp LA, Dillingham MF, Markel MD, Hill JA, Kaufman KR. Biomechanical considerations in patellofemoral joint rehabilitation. *American Journal of Sports Medicine* 21 : 438-444, 1993.

128. Buchbinder MR, Napora NJ, Biggs EW. The relationship of abnormal pronation to chondromalacia of the patella in distance runners. *Journal of the American Podiatry Association* 69(2) : 159-162, 1979.

129. Mendler HM. Postoperative function of the knee joint. *Journal of the American Physical Therapy Association* 43 : 435-441, 1963.

130. Mendler HM. Knee extensor and flexor force following injury. *Physical Therapy* 47(1) : 35-45, 1967.

131. Williams M, Stutzman L. Strength variation through the range of joint motion. *Physical Therapy Review* 39(3) : 145-152, 1959.

132. Westring SH, Seger JY. Eccentric and concentric torque-velocity characteristics, torque output comparisons, and gravity effect torque corrections for the quadriceps and hamstring muscles in females. *International Journal of Sports Medicine* 10(3) : 175-180, 1989.

133. Schmitz RJ, Kim H, Shultz SJ. Effect of axial load on anterior tibial translation when transitioning from non-weight bearing to weight bearing. *Clinical Biomechanics* 25(1) : 77-82, 2010.

134. Hurley MV. The role of muscle weakness in the pathogenesis of osteoarthritis. *Rheumatic Diseases Clinics of North America* 25(2) : 283-298, 1999.

135. Slemenda C, Brandt KD, Heilman DK, et al. Quadriceps weakness and osteoarthritis of the knee. *Annals of Internal Medicine* 127(2) : 97-104, 1997.

136. Van der heijden MM, Meijer K, Willems PJ, Savelberg HH. Muscles limiting the sit-to-stand movement : An experimental simulation of muscle weakness. *Gait & Posture* 30(1) : 110-114, 2009.

137. Hiemstra LA, Webber S, MacDonald PB, Kriellaars DJ. Hamstring and quadriceps strength balance in normal and hamstring anterior cruciate ligament-reconstructed subjects. *Clinical Journal of Sports Medicine* 14(5) : 274-280, 2004.

138. Lehmkuhl LD, Smith LK. *Brunnstrom's Clinical Kinesiology*, ed 4. Philadelphia : FA Davis, 1983.

139. Davies GJ. Isokinetic approach to the knee. In Mangine RE (ed) : *Physical Therapy of the Knee*, New York : Churchill Livingstone, pp. 221-243, 1988.

140. Fillyaw M, Bevins T, Fernandez L. Importance of correcting isokinetic peak torque for the effect of gravity when calculating knee flexor to extensor muscle ratios. *Physical Therapy* 66(1) : 23-31, 1986.

141. Ahmad CS, Clark AM, Heilmann N, Schoeb JS, Gardner TR, Levine WN. Effect of gender and maturity on quadricepsto-hamstring strength ratio and anterior cruciate ligament laxity. *American Journal of Sports Medicine* 34(3) : 370-374, 2006.

142. Barrack RL, Lund PJ, Skinner HB. Knee joint proprioception revisited. *Journal of Sport Rehabilitation* 3 : 18-42, 1994.

143. Jerosch J, Prymka M. Knee joint proprioception in normal volunteers and patients with anterior cruciate ligament tears, taking special account of the effect of a knee bandage. *Archives of Orthopaedic and Traumatic Surgery* 115 : 162-166, 1996.

144. Hewett T, Paterno M, Myer G. Strategies for enhancing proprioception and neuromuscular control of the knee. *Clinical Orthopaedics* 402 : 76-94, 2002.

145. Lephart SM, Kocher MS, Fu FH, Borsa PA, Harner CD. Proprioception following ACL reconstruction. *Journal of Sports Rehabilitation* 1 : 188-196, 1992.

146. Beard DJ, Dodd CA, Trundle HR, Simpson AH. Proprioception enhancement for anterior cruciate ligament deficiency : A prospective randomised trial of two physiotherapy regimes. *Journal of Bone and Joint Surgery Br* 76(4) : 654-659, 1994.

147. Risberg MA, Beynnon BD, Peura GD, Uh BS. Proprioception after anterior cruciate ligament reconstruction with and without bracing. *Knee Surgery, Sports Traumatology, Arthroscopy* 7(5) : 303-309, 1999.

148. Roberts D, Zätterström R, Lindstrand A, Fridén T, Moritz U. Proprioception in people with anterior cruciate ligamentdeficient knees : Comparison of symptomatic and asymptomatic patients. *Journal of Orthopaedic and Sports Physical Therapy* 29(10) : 587-594, 1999.

149. Risberg M, Mork M, Jenssen H, Holm I. Design and implementation of a neuromuscular training program following anterior cruciate ligament reconstruction. *Journal of Orthopaedic and Sports Physical Therapy* 31(11) : 620-631, 2001.

150. Beynnon BD, Good L, Risberg MA. The effect of bracing on proprioception of knees with anterior cruciate ligament injury. *Journal of Orthopaedic and Sports Physical Therapy* 32(1) : 11-15, 2002.

151. Cascio BM, Culp L, Cosgarea AJ. Return to play after anterior cruciate ligament reconstruction. *Clinics in Sports*

Medicine 23(3) : 395-408, 2004.
152. Kennedy JC, Alexander IJ, Hayes KC. Nerve supply of the human knee and its functional importance. *American Journal of Sports Medicine* 10(6) : 329-335, 1982.
153. Schutte MJ, Dabezies EJ, Zimny ML, Happel LT. Neural anatomy of the human anterior cruciate ligament. *Journal of Bone and Joint Surgery Am* 69(2) : 243-247, 1987.
154. Solomonow M, Baratta R, Zhou BH, et al. The synergistic action of the anterior cruciate ligament and thigh muscles in maintaining joint stability. *American Journal of Sports Medicine* 15(3) : 207-213, 1987.
155. Spencer JD, Hayes KC, Alexander IJ. Knee joint effusion and quadriceps reflex inhibition in man. *Archives of Physical Medicine and Rehabilitation* 64 : 171-177, 1984.
156. Fahrer H, Rentsch HU, Gerber NJ, Beyeler C, Hess CW, Grunig B. Knee effusion and reflex inhibition of the quadriceps : A bar to effective retraining. *Journal of Bone & Joint Surgery* 70 : 635-638, 1988.
157. Bolgla LA, Keskula DR. A review of the relationship among knee effusion, quadriceps inhibition, and knee function. *Journal of Sport Rehabilitation* 9(2) : 160-168, 2000.
158. Torry MR, Decker MJ, Viola RW, O'Connor DD, Steadman JR. Intra-articular knee joint effusion induces quadriceps avoidance gait patterns. *Clinical Biomechanics* 15 : 147-159, 2000.
159. Meunier A, Odensten M, Good L. Long term results after primary repair or nonsurgical treatment of anterior cruciate ligament rupture : A randomized study with a 15-year follow-up. *Scandinavian Journal of Medicine and Science in Sports* 17(3) : 230-237, 2007.
160. Barrack RL, Skinner HB, Buckley SL. Proprioception in the anterior cruciate deficient knee. *American Journal of Sports Medicine* 17 : 1-6, 1989.
161. Lofvenberg R, Karrholm J, Sundelin G, Ahlgren O. Prolonged reaction time in patients with chronic lateral instability of the ankle. *American Journal of Sports Medicine* 23 : 414-417, 1995.
162. Myer G, Paterno M, Ford K, Quatman C, Hewett T. Rehabilitation after anterior cruciate ligament reconstruction : Criteria-based progression through the return-to-sport phase. *Journal of Orthopaedic and Sports Physical Therapy* 36(6) : 385-402, 2006.
163. Laskowski ER, Newcomer-Aney K, Smith J. Proprioception. *Physical Medicine and Rehabilitation Clinics of North America* 11(2) : 323-340, 2000.
164. Recondo JA, Salvador E, Villanúa JA, Barrera MC, Gervás C, Alústiza JM. Lateral stabilizing structures of the knee : Functional anatomy and injuries assessed with MR imaging. *Radiographics* 20 : S91-S102, 2000.
165. Lass P, Kaalund S, LeFevre S, Arendt-Nielsen L, Sinkjaer T, Simonsen O. Muscle coordination following rupture of the anterior cruciate ligament. *Acta Orthopaedica Scandinavica* 62(1) : 9-14, 1991.
166. Ihara H, Nakayama A. Dynamic joint control training for knee ligament injuries. *American Journal of Sports Medicine* 14(4) : 309-315, 1986.
167. Bard G. Energy expenditure of hemiplegic subjects during walking. *Archives of Physical Medicine and Rehabilitation* 44 : 368-370, 1963.
168. Brinkman J-M, Schwering PJA, Blankevoort L, Koolos JG, Luites J, Wymenga AB. The insertion geometry of the posterolateral corner of the knee. *Journal of Bone and Joint Surgery Br* 87(10) : 1364-1368, 2005.
169. Veltri DM, Deng XH, Torzilla PA, Maynard MJ, Warren RF. The role of the popliteofibular ligament in stability of the human knee : A biomechanical study. *American Journal of Sports Medicine* 24(1) : 19-27, 1996.

第11章 足関節と足部

"前進は常に危険をはらむ．一塁に足をつけている限り，二塁には盗塁できない．"

—*Frederick B. Wilcox*，アメリカの作家

本章の概要

学習目標

本章では，足関節と足部複合体について詳細に記述している．本章の終りまでに，以下に示す目標を達成してほしい．

- ❑ 足関節複合体の骨格，関節，筋肉について理解する．
- ❑ 足部と足関節複合体の骨，関節，軟組織と筋を特定する．
- ❑ 後足部と中足部の関係と，それらが機能的な運動にどのように寄与するか考察する．
- ❑ 下腿の前面，外側，後面の浅層と深層の筋を記載する．
- ❑ 歩行における，足部の位置による影響を検討する．
- ❑ 足の巻き揚げ機作用を説明して，その効果の例を提示する．
- ❑ 一般的にみられる足部の運動障害について，またそれらが閉鎖運動連鎖機能において，どのように他の関節に衝撃を与えるか述べる．

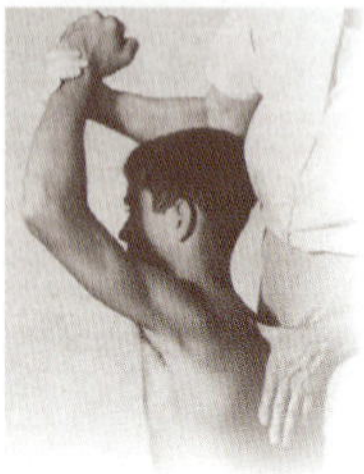

臨床事例

Chaz はこの春卒業し，専門職に就いて約６か月が経った．今日，彼は足底筋膜炎による疼痛がある患者を診る予定である．彼は学生の頃，この診断を受けた２，３名の患者を診ていたが，彼自身が担当するのは初めてである．検査項目については知っているが，彼はそれでもなお不安を感じている．彼は準備するため，評価する項目について頭の中で復習をし始めた．

はじめに

足関節と足部は，複雑な機構である．26 の骨，34 の関節と 100 以上の筋，腱，靱帯から成る部分である．足関節と足部の関節は，どんな地形の凹凸にでも適合できる柔軟な構造により，体重を支える精密な構造に 1 秒に満たないうちに変化することができる．足関節と足部の柔軟で堅牢な特徴は，以下のような多くの重要な，日常的な機能に寄与する．

- 体重の支持
- 固定された足部上での下肢の制御と安定化
- 不規則な地面への適合
- より近位部分のアライメント不良または機能異常の代償
- つま先立ちや昇り動作，ジャンプ動作における身体の上昇
- 歩行，走行，ジャンプから着地する際の衝撃吸収
- 機械の操作
- 上肢の切断または麻痺のある人における手の作用の代償

足関節と足部の損傷や痛みおよび機能不全は，静止立位においてでも足部や足関節に大きな外力が加わることで生じ，よくみられる現象である．平らな地表を歩くとき，足関節には体重の 4.5 倍の力がかかる[1]．このような大きい力が加わるとき，足部は地形に合わせるため調整を行い，小さい支持基底面の中に重心を保つために膝または股関節の位置や運動を補正しなければならない．足部が靴で保護されていないときは，外傷と温度変化の危険にさらされる．靴を履いている場合，足部は異常な圧力と摩擦，ならびに暖かく湿った環境により，バクテリアおよび菌類の増殖，他の感染症や皮膚の変性が起こる恐れがある．

骨

足部と足関節には 26 の骨がある．これらの骨は，下腿，足根骨，中足骨，指骨に分けられる（**図 11-1**）．下腿骨には，脛骨と腓骨が含まれる．足根骨は 7 つ，中足骨は 5 つ，指節骨は 14 ある．

下腿骨

脛骨は体重の約 90%を支えるのに対し，腓骨は体重のわずか 10%を支持するのみで，基本的には荷重されない骨として考えられている．腓骨が支持している体重はごくわずかであるため，腓骨を骨折している人でも痛みはないか，またはわずかな痛みがあるのみで歩行することができる．

脛骨

脛骨は脛骨粗面から遠位に，前面の隆起または「むこうずね」に沿って容易に触診される．内側面が筋に覆われていないため，足関節の近位まで全長にわたって触診することができる．脛骨の側面で最も遠位にある部分は，**内果**（medial malleolus）（ラテン語：*diminutive of malleus*，英語：hammer）である．これは足関節の内側で目立ったランドマークを形成している脛骨の拡大した末端部分の目立った突起である．内果の外側面は距骨と関節をもつが，体重を支持する部分ではない．

脛骨の遠位に向けて，脛骨の長軸は水平面において外旋する．成人になり身体が成熟する頃には，外旋は 15～40° に達する[2-4]．この外旋によって内果は前方に置かれ，立位や歩行の間，足部は前額面に対しわずかに外旋する．

脛骨の末端部の外側面は三角形の凹面になっており，腓骨がはまっている．脛骨の下面は，鞍型になっており，**プラフォン**と呼ばれている．プラフォンは，距腿関節の近位表面を形成する脛骨の「天井」または遠位端である．プラフォンは内側から外側に凸面になっており，前側か

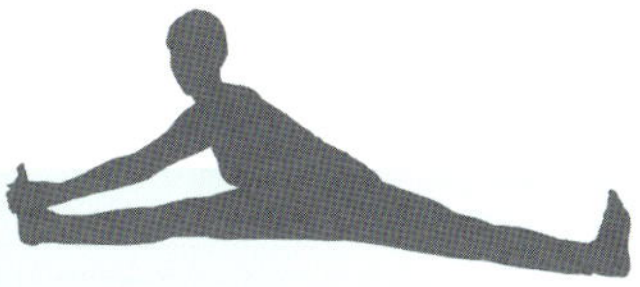

臨床的視点

乳児のとき,我々の脛骨は平滑であった．年齢を重ねて，這い，ずり上がること，歩行，走行を始めるにつれて，我々は数多くの物体に下腿をぶつけている．通常では我々が10歳を過ぎる頃，脛骨はもはや平滑でなくなっている．あなた自身の脛骨に沿って指を走らせてみると，その粗さを理解することができるであろう．脛骨が打たれて，挫傷を負うにつれて，この粗さが出現してくる．それらの挫傷により，骨とそれを覆っている骨膜の間に腫脹が起こる．いったん打撲が治癒すると，痛みはなくなるが，瘢痕組織が残り，これが脛骨に感じる粗さになる．

ら後方に凹面になっていて，この面で体重の 90%を支えている．

腓骨

腓骨は細い骨で，主に筋と靱帯が付着する．腓骨の最も遠位端は外果で，足関節の外側面の上に容易に観察されるランドマークである．内外果を触診すると，外果が内果より遠位にあることがわかる．この両果の位置により，足関節の外側への運動が内側への運動より制限されることになる．膝蓋骨が矢状面上でまっすぐ前を向いた状態での立位では，外果が内果より後方にあることは触診で容易に理解できる．

外果の凸面のより近位面は，脛骨遠位外側の腓骨切痕にしっかりはまり込んでいる.外果内側のより遠位面は，距骨と関節をもっている．

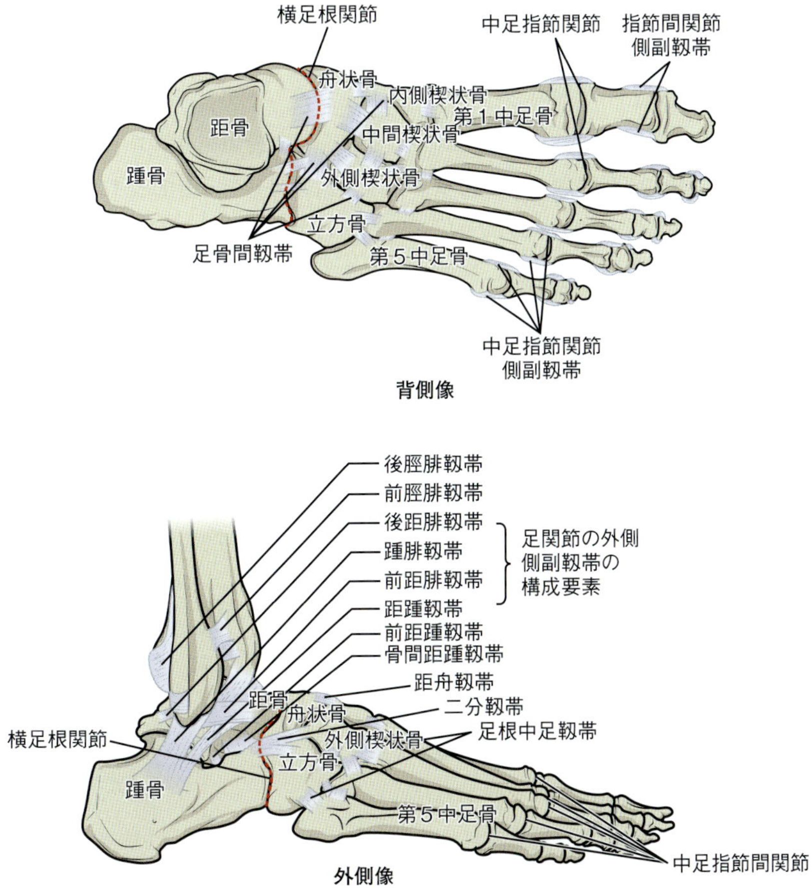

図 11-1　足部と足関節の骨．A) 足部と足関節の背側像．B) 足部と足関節の外側像．

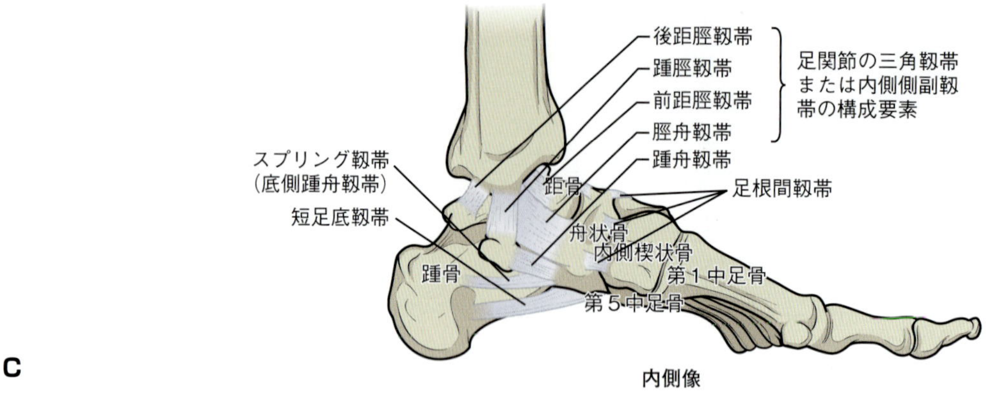

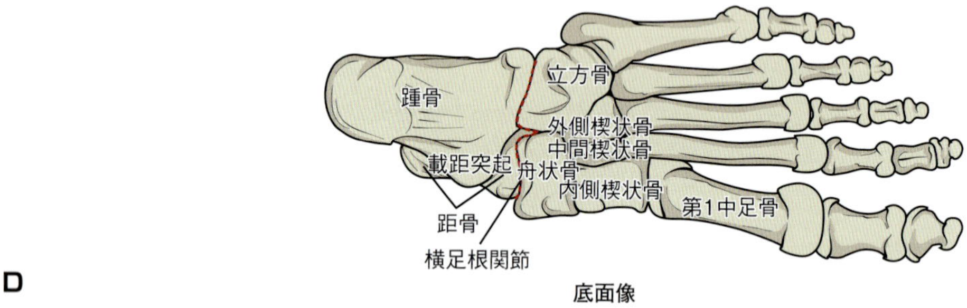

図 11-1（つづき） C）足部と足関節の内側の靱帯．D）足底．

足根骨

足部は後足部，中足部，前足部の３つの部分に分けられる．足根骨は，足部のうち後足部と中足部の２つの部分に分けられる．後足部は距骨と踵骨から成り，中足部はその他の舟状骨，立方骨と３つの楔状骨の５つの足根骨からなる．後で述べるが，後足部は中足部の運動と位置について重要な役割を果たす．足部の骨とそれに関連する靱帯は，**内側縦アーチ**，より小さい**外側縦アーチ**と**横アーチ**の３つのアーチを形成する．

距骨

一側下肢での体重負荷の間，体重はすべて，距骨を通して伝達される．距骨は，いくつかの側面からみて特徴的な骨である．まず，体内において筋の付着部をもたない数少ない骨のうちの１つである．下肢を足に接続するため，奇妙な形状をしている．上部，下部，内側，外側および前部で他の骨と関節をもつため，表面の半分以上が関節軟骨で覆われている．前部分は頭部と呼ばれ，体部から短い頸部でつながっている．頭部は，矢状面からわずかに（約 30° 未満）内側に傾いており，舟状骨に向かっている．距骨体部の上面は，ドーム状に丸くなっているが，そのドームは下位脛骨の鞍形に合致する形状で，前方から後方にかけて凸，内側から外側にかけて凹である．ドームは後方より前方の方が少し広い（**図 11-2**）．

下方では，距骨は踵骨と３つの小関節面（前方，内側および後方）で関節を作っている．距骨の外側面・内側面は，それぞれ外果・内果と関節を作っている．距骨頭の前面は舟状骨と関節を作っている．距骨の後内側には内側および外側結節によって形成される溝があり，この溝を長母指屈筋腱が通っている．

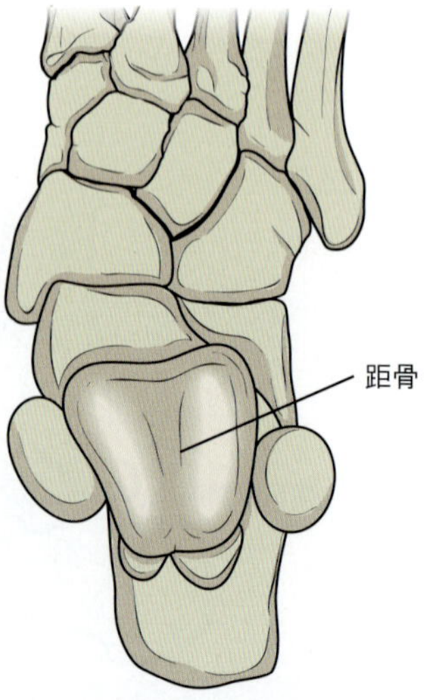

図 11-2 距骨は後方より前方の幅が広い．

ドームの前面は，被検者の足関節を他動的に底屈させると，脛骨と距骨の関節のすぐ遠位で触診することができる．この点のわずかに遠位および外側には，**足根洞**（距骨と踵骨の関節の間にある溝）の上部の陥凹部がある．足部が回内されると，距骨の頸部はより顕著に突出する可能性がある．距骨は，舟状骨粗面と内果の末端部の間でも触診することができる．距骨内側は，足部が他動的に回外されるとより露出するが，回内すると触診できなくなる．内果の末端部のすぐ後方で，距骨の内側結節の小さい突出部を触診できることがある．

踵骨

後足部のもう 1 つの骨は踵骨であり，足根骨の中で最も大きく，最も強度がある．踵骨は距骨の下方にあり，対応している 3 つ小関節面で距骨と関節を作っている．踵骨は，歩行中に床反力を受ける最初の骨であり，距骨から地面へ向かう体重の大部分を伝える．踵骨は，骨と皮膚の間にある厚い皮下脂肪によって保護されているが，残念なことに，人が歳をとるにつれて皮下脂肪の厚みを失うため，年配の人では長時間立っていることが困難になる可能性がある．踵骨底部の後面は，体重負荷の際に地面に接触する．その部分により，アキレス腱に長いてこを与えられるため，下腿後面の筋群は走行やジャンプ動作における強力な力を発揮することができる．

距骨と関節をつくっている部分は踵骨の中間の部分であり，この部分には**載距突起**（sustentaculum tail）（ラテン語：*sustenataculum*，英語：a support）と呼ばれる内側に拡大した部分がある．載距突起は，距骨が支持される水平の棚のようなものである．それは距骨の下内側面を支持していて，2 本の骨がそれらの 3 つの関節のうちの中央の関節面を形成している．載距突起の端はちょうど内果の先端の遠位で，小さな（およそ 1 横指）突出部として触知できることがある．

前方で，踵骨は立方骨と関節をもつ（**図 11-1**）．踵骨後方の底面には内側および外側結節という 2 つの結節ある．これらは足底筋膜といくつかの足部内在筋の付着部になっている．内側結節は，体重負荷の間，地面と接触している[5]．

舟状骨

その名前が意味するとおり，舟状骨（navicular）（ラテン語：*navicula*, 英語：diminutive of navis）はボート形の骨で（**図 11-1**），距骨頭と 3 つの楔状骨の間にある．舟状骨は後方で距骨と，前方で 3 つの楔状骨と関節をつくる．内側には舟状骨粗面があるが，この粗面は突出しており，載距突起より 1 横指前方で触診することができる．それは内果の下面から，下方，前方，各 1 インチ（約 2.5 cm）の位置にある．

3 つの楔状骨

ちょうど舟状骨の前方に，3 つの楔状骨（cuneiform）（ラテン語：*cuneus*，英語：wedge）がある（**図 11-1**）．楔形をしているため，このように名付けられた．内側から外側へ，内側楔状骨，中間楔状骨および外側楔状骨の順に並んでいる．楔状骨は足部の甲を横切っており，背側の縦アーチの一部を形成するとともに，横アーチの一部としても知られている．このアーチの高さは，個人によってかなり変化する．内側楔状骨は 3 つの楔状骨のうち最も大きくて内側にあり，舟状骨粗面と第 1 中足骨底の間に位置している．中間および外側楔状骨はそれぞれ第 2 および第 3 中足骨と並んであり，近位では舟状骨と関節をもつ．中間楔状骨は楔状骨のうちで最も小さく，外側楔状骨は立方骨の内側と関節をもつ．

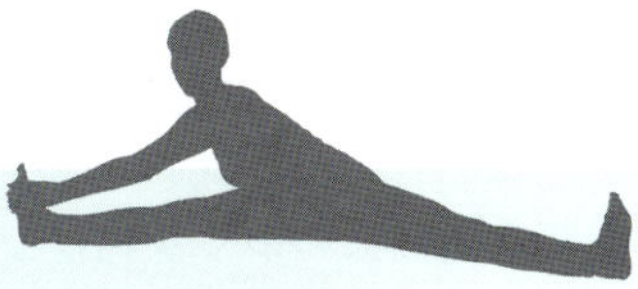

臨床的視点

高齢者は，長時間にわたる立位または歩行で踵の痛みをしばしば訴える．前述のように，加齢によって皮下脂肪は薄くなる．また，立位や歩行，長年にわたって運動することから受ける反復的なストレスによって扁平化する．臨床家はこれら高齢者に対し，何らかの解決方法を示す必要がある．少しヒールの高い靴を着用することで，皮下脂肪が減少した踵骨にかかる直接的なストレスを軽減させる可能性がある．また，踵部分の中敷きが深い靴では踵が覆われ，皮下脂肪の端が踵骨の下に適合し，パッドが必要な部分を補強することになる．体重を踵にかける高齢者には，前足部と後足部に体重をバランスよくかけるように指示しなければならない．

立方骨

その名前が意味するとおり，この骨は6面体である．そのうち3つの面は，他の骨と関節をつくる．立方骨の後面は踵骨と関節をつくり，内側面は外側楔状骨と関節をつくり，前面は第4および第5中足骨と関節をつくる（**図 11-1**）．その外側面と底面は，足底で長腓骨筋腱が通る溝をつくる．

中足骨

足根骨が後足部と中足部を形成するのに対して，中足骨および指節骨は**前足部**を形成する．手の中手骨と同様に，足部には5つの中足骨がある．各中足骨はその他の中足骨と類似しているが，鑑別上若干の特性がある．中足骨は，内側から外側に第1～5まで番号がついている．第1中足骨は5つのうち最も短くて，最も太く，第2中足骨は最も細くて最も長い．第2中足骨は，両側の中足骨とともにその近位端が楔状骨にしっかりと固定され，中足骨のうち最も運動が少ない．第4中足骨は第3中足骨より後方にあり，第5中足骨は中足骨の中で最も後方にある（**図 11-1**）．第5中足骨の外側面上には粗面があり，短腓骨筋腱が付着する．第5中足骨底にあるこの粗面は大きく，足部外側の足底付近のちょうど立方骨のくぼみの遠位で，容易に触診できる．

各中足骨は，底部，軸，凸状の頭部があり，底部は頭部より大きい．大きさは違うものの，各中足骨の構造は類似している．各中足骨は内側から外側にかけ，その底部は足根骨の遠位と関節をつくり，頭部は指節骨の近位と関節をつくる．中足骨軸は，足底からみて凹のアーチ状であるが，これは，中足骨に荷重時にさらなる負荷が加えられることを考慮すると重要である．第1中足骨頭部のすぐ後方には2つの種子骨があり，2つの小さい溝が形成される．長母指屈筋腱の線維鞘はそれらの種子骨に付いている[6]．長母指屈筋腱がそれらの間を走行し，母指外転筋腱と母指内転筋腱がこれらの種子骨に付着する[6]．種子骨は，足の長母指屈筋腱を保護して導き，衝撃を吸収することによって第1中足骨頭を保護する．短母指屈筋のモーメントアームを増加させるのに役立ち，体重負荷の衝撃を吸収して，摩擦を減らす[7]．

中足骨頭は，足部の背面および足底面のどちらかでも触れることができる．中足骨頭は，足指を他動的に屈曲，伸展させることによって，特に足底から容易に触診できる．それらの底側面は，つま先立ちで体重が負荷される際の，足部のふくらみを構成する．第1中足骨頭のすぐ近位で，種子骨（特に内側）は時々触診されることができて，わずかに左右に動かすことができる．中足骨軸は，足部の背側で，最もよく触診できる．

指節骨

手と同様に，14本の指節骨があり，第1指には2つ，残りの足指にはそれぞれ3つずつある．それらは，中足骨とともに前足部を構成する．各指骨は，近位が凹面の基部，軸は短く，凸面の頭部をもつ．足指は近位，中間および遠位指節骨があり，母指は近位および遠位の指節骨からなる．近位の指節骨頭は滑車状で，隣接した指節骨底部に適合する．中間の指節骨は近位のものより太く短いが，遠位の指節骨はより平坦で小さい．これらの骨は，足指で容易に触診できる．

関節

足部と足関節は26の骨，34の関節から成る．これらの骨と関節の多さは手関節および手部と比較されることがある．しかしながら，足部の関節は主に体重負荷での作用に貢献し，運動連鎖においてより近位の症状を引き起こすか，補正することがある．足部の関節について考えていく前に，我々は足部全体の運動を起こす関節に焦点を当てる．しかし注意しておいてほしいのだが，隣接している骨でもその関節について詳しく述べないものもある．例えば，足根中足関節（足根骨の遠位列と中足骨の間の関節）について後で述べるが，楔状骨の間にも関節があり，外側楔状骨と立方骨の間にも関節がある．また，舟状骨と立方骨の間にも関節がある．これらの関節は足部の機能的な運動の間，わずかな運動しか起こらないため，それらについては述べないが，確かに関節は存在している．運動学的な観点から，何か症状を呈さない限りそれらは機能的な運動には影響を与えない．まれな例として，これらの関節をつないでいる靱帯が損傷した場合においては，臨床家はこの解剖を評価しなければならない．

足部の関節と足関節の多くが純粋な平面上にはなく，純粋な平面に対し傾斜しているため，これらの関節の運動は実際のところ多面上で起こる．これらの運動について，足部と足関節には特有な名称がある．我々が様々な関節について述べる前に，これらの運動について定義することは重要である．

運動学的用語*

この後に述べるが，足部と足関節の運動軸は，純粋な平面に対して傾いている．換言すれば，運動の軸は伝統的な運動学的平面に対し斜めである．その結果，これらの軸周辺で起こる運動は，純粋な屈曲-伸展，外転-内転または内旋-外旋ではない．これらの運動軸が伝統的な運動と異なっているため，これらの運動の名称も異なる．これらの運動については第1章で述べているが，復習としてここで短かく繰り返す．内側-外側軸の周りで矢状面に近い面で起こる足部と足関節の運動は，背屈と底屈である．関節を成す2つの体節が近づく運動が**背屈**である．純粋な矢状面では，この運動は，屈曲として知られている．2つの部分が離れてより遠くに動く運動が**底屈**である．底屈と同義のよく知られている用語は伸展である．足関節と足部の関節も，前後軸周りの前額面上で動く．これらの運動は，内がえしと外がえしである．**内がえし**は足部の底面が反対側の下肢に向かうような回転運動である．**外がえし**は，逆の運動であり，足部の底面が反対側の下肢から向きがそれるように外側に転がる．最後の運動は，垂直（上下）軸周辺で，水平面上で起こる．これらの運動は外転と内転である．伝統的な運動と同様の名称であるが，伝統的な外転と内転とは異なる運動軸および平面上で起こる．他の体節では外転と内転は前額面上の運動であるが，足部においては，垂直軸周辺で水平面上の運動である．足部においては，内転は足部が正中線の方へ動く運動で，**外転**は足部が正中線から離れる運動である．これらの運動は，**図 11-3** の中で表される．

これらの個々の運動は臨床的にしばしば測定されるが，機能的な運動ではない．機能的な運動では，通常同時に3つの運動すべてが組み合わさっている．基本的な平面と直角を成さず，3つの平面すべてを横切る1つの関節軸は，**三平面軸**と呼ばれている[8]．この軸周りの運動は，3つの平面すべてで起こる．足部と足関節で，これら三軸の運動は，**回内**と**回外**と呼ばれている．回内と回外は，底屈または背屈，内がえしまたは外がえしと外転または内転を含む三軸の運動が一度に起こっている（**図 11-4**）．距腿関節と距骨下関節がより大きく三平面の中で機能しているのは，それらの軸が純粋な運動面に対して斜めであるためである．回内または回外において起こる合同の運動は，足部が開放運動連鎖または閉鎖運動連鎖であるかどうかで変化する．ここでは開放運動連鎖で回内と回外を構成している運動について解説する．開放運動連鎖において，回外は内がえし，内転と底屈の複合運動で起こり，回内は外がえし，外転と背屈の複合運動で生じる．回内と回外については本章後半で詳述する．

* 訳注：日本で一般的に用いられている定義とは異なる点に注意すること．本書における「内がえし（inversion）」は日本における「回外（supination）」に相当し，「外がえし（eversion）」は「回内（pronation）」に相当する．

脛腓関節

脛骨と腓骨を堅固に固定する近位脛腓関節と遠位脛腓関節の2つの関節がある．また，下腿骨間膜（1枚の緻密結合組織）は2つの骨の間を走行し，2つの骨のアライメントの維持を補助する．下腿骨間膜にも，いくつかの下肢筋が付着する．近位または上脛腓関節は滑膜関節（a syndesmosis）（ギリシャ語：*syndemos*, 英語：band or ligament）であるが，遠位または下脛腓関節は靱帯結合による関節である．遠位脛腓関節は靱帯結合であり，この関節を保持している主要な構造は遠位下腿骨間膜の延長である骨間靱帯である．前および後脛腓靱帯も，遠位脛腓関節の支持を補助する．

運動学

近位脛腓関節はちょうど膝関節の遠位にあるにもかかわらず，膝関節よりむしろ足関節の影響を受ける．腓骨が脛骨と関連して動くため，この関節の運動は，足関節の背屈と底屈に伴って起こる．これらの2つの関節運動はほんのわずかだが，それらの運動は足関節の背屈と底屈の運動に不可欠である．

近位脛腓関節の運動は，腓腓靱帯と同様に大腿二頭筋腱の遠位付着部，外側側副靱帯，ならびに膝窩筋の腱と筋膜によって抑制される．足関節背屈のとき，関節の軽微な滑走運動を感知することができる．膝損傷または手術後の固定による不動は，近位脛腓関節の運動制限につながる可能性があり，足関節の背屈制限につながる．上脛腓関節の重要性は Helfet[9] によって述べられており，その臨床との関連は「忘れられた関節」として Radakovich と Malone[10] によって提示されている．

距骨の丸い天井は前方が後方より広いが，果部は足関節底屈および背屈の全可動域で距骨との適合性を維持している[11]．このように距骨の前方および後方で違いがあるにもかかわらず，果部と距骨は遠位脛腓関節で起こる運動において，常に適合することが可能である．足関節が背屈して底屈するにつれて，腓骨の外転と回旋が起

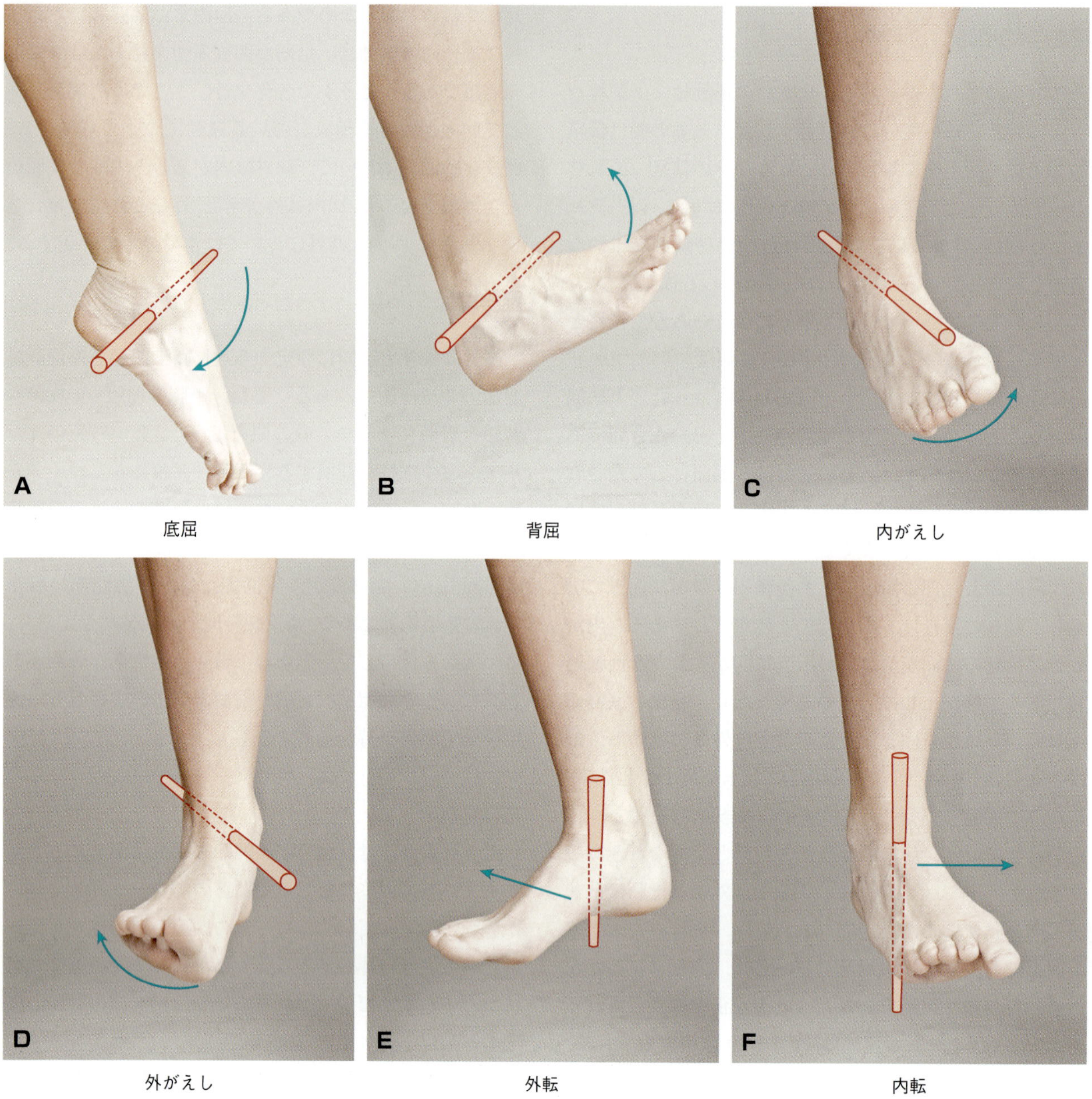

図 11-3　距腿関節および距骨下関節の運動．A，B）底屈–背屈，C，D）内がえし–外がえし，E，F）外転–内転．

こるが，腓骨が１本の連続した骨であるためこの運動は近位脛腓関節の運動に変換される．背屈が起こると，腓骨は内旋しながら末端部が脛骨から離れるように外転し，腓骨頭は上方に動く[12]．底屈では腓骨は外旋しながら遠位が脛骨に向かうように内転し，腓骨頭は下方に移動するという逆の運動が起こる．この腓骨の運動が制限されると，足関節の完全な運動は不可能である．近位脛腓関節の最終域感は，靱帯性の制限のため硬い．

脛骨軸が外旋すると，足部のアライメントも外旋する．この回旋は膝関節と足関節の相対的な角度をつくり，この角度は**脛骨捻転**と呼ばれている．このアライメントの角度を測定するいくつかの方法がある[13−17]．脛骨捻転を測定する方法は多数あるため，文献で報告されている可動域が広範囲にわたっているのも不思議ではない．脛骨捻転の成人における平均値は，20〜23°で，文献によっては−4〜＋56°にわたっているものがある[2, 11, 14, 16, 17]．

関節運動学

近位脛腓関節の腓骨の関節面は凹であり，凹凸の法則に従う．脛骨に対する腓骨の転がりとすべりは，同じ方向に起こる．足関節の緩みの位置は，約 10° 底屈位である．膝関節の肢位は近位脛腓関節には影響しない．近位

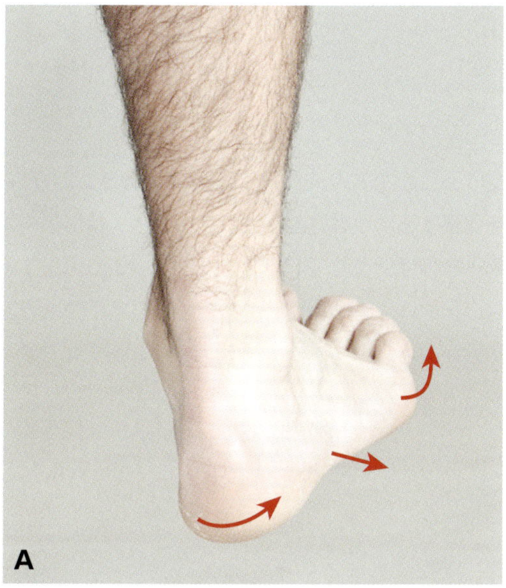

回内

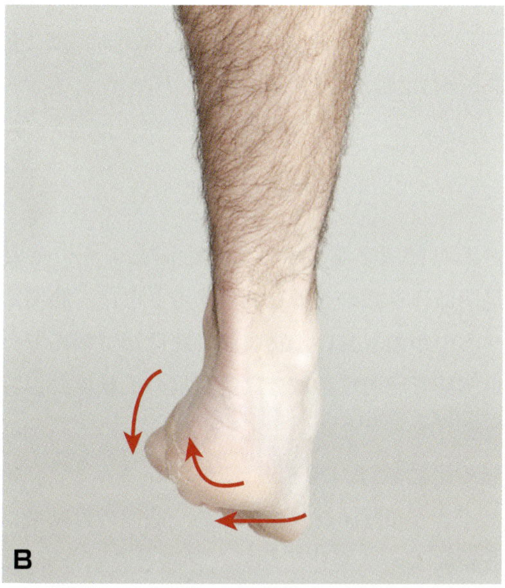

回外

図 11-4　回外と回内は，足部と足関節の三軸運動である．これらは開放運動連鎖で起こる．
A）回内は，外がえし，外転と背屈の複合運動を含む．B）回外は，内がえし，内転と底屈の複合運動を含む．

脛骨大腿関節の締まりの位置は完全背屈位である．この関節の範囲内の脛骨のすべり運動は，ごくわずかである．手で内果と外果を固定すると，距骨は前方または後方に他動的に数 mm 動かすことができる．正常では 2〜3 mm の運動がみられる [18]．

距腿関節

距腿関節は，一般に足関節と呼ばれる．距腿関節は，距骨と下腿（crus）（英語：leg）の間にある，1 度の運

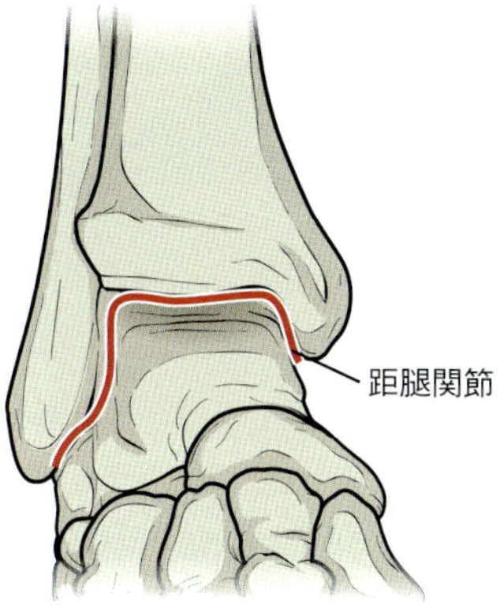

前面像

図 11-5　距腿関節．この関節は，距骨，脛骨と腓骨から成る．その形状はほぞ穴のようになっている

動自由度をもつ蝶番関節である．前述のように，距骨上面はドーム状の滑車で脛骨の末端部と関節をもち，体重が負荷されるが，内側面は脛骨の内果と，外側面は腓骨の外果とそれぞれ関節をつくる．脛腓靱帯が適所で堅固に脛骨と腓骨を固定しており，それらは楔形の距骨の滑車に適合する丈夫なほぞ穴をつくる（**図 11-5**）．

距腿関節の関節包は薄い．関節の矢状面上の運動を可能にするため，関節包内には前方および後方ヒダがある．関節包の内側と外側は，靱帯によって横に補強される．内側側副靱帯は三角靱帯としても知られている．それは浅層および深層線維を備えている大きな構造で，関節の外がえしや外反の傾きを制限する機能をもつ [18]．これらを正確に区別するのは困難であるが，三角靱帯は 3 つの大きな線維群がある．**表 11-1** に距腿関節の靱帯を記載する．

距腿関節の外側側副靱帯は，前距腓靱帯および後距腓靱帯と踵腓靱帯からなるが，内側側副靱帯のように線維の混合もなく，強くはない．前距腓靱帯は平坦な帯状でかなり弱く，踵腓靱帯および後距腓靱帯はより太く強い．前距腓靱帯は足関節の前外側で足根洞の上を通過するが，最もよく損傷を受けやすい靱帯である．人がジャンプして，他の人の足部に着地してしまった場合など，足関節の底屈に内反または内転ストレスが加わると，この靱帯は損傷する．

運動学

内外果の先端を結んだ線が，足関節の近似の運動軸である．膝関節の内側-外側軸が矢状面で身体の正中線と直角を成すとき，内果の先端は通常外果の前上方にある．したがって足関節軸は，矢状面および前額面に対して斜

臨床的視点

前脛腓靱帯の外傷は一般によくある外傷であり，残念ながら，それは非常に重大な外傷になり得る．足根部の他の靱帯とは異なり，歩行の際，前脛腓靱帯は各歩でストレスがかかる．体重を足部の上で支持するとき，距骨にかかる体重が脛骨と腓骨を引き離す傾向があるため，靱帯はストレスを受けている．この靱帯が負傷すると，各歩でストレスを受けることになる．もしも損傷していると診断されず，靱帯を保護するような処置がされない場合，特に損傷後の数日間，靱帯は反復性ストレスを受けて適切に治癒することがないため，患者は長期間にわたる痛みと不快感で苦しむ可能性がある．

足関節の外側側副靱帯外傷が起こった際，ときに足関節の前外側にテニスボールまたはゴルフボール大の「ガチョウの卵」のような腫脹が起こることがある．外側果および外側足根骨付近の血管から分岐した血管が，足根洞内を通っている．捻挫の直後にこの「ガチョウの卵」が現れた場合，これらの血管の一部が破裂した可能性がある．数時間以内に「ガチョウの卵」は消失して，足関節周りの広汎の浮腫と斑状出血に置き換わる．

めである（**図 11-6**）．その垂直軸は水平面に対しても斜めである[11]．

足関節において，Lundberg ら[19]は，中間位から 30° 底屈位での，各平面上での角度を測定した．矢状面（底屈）は最高 28°，水平面（内旋方向）は 1°，前額面（回内）は 4° であった．30° 背屈位では，矢状面は 23°，水平面（外旋方向）は 9° と前額面（回外）は 2° であった．本質的には，本研究と他[20, 21]の研究により，背屈と底屈は複合運動であり，完全な背屈と底屈を起こすには他の平面上の運動が必要とされることを証明した．臨床的見地からは，距腿関節が斜めであるため，背屈と底屈が純粋な平面運動でなく，矢状面に加えて他の平面上の運動を必要とすると理解するに十分である．

解剖学的肢位における背屈の正常可動範囲は 0〜30° である[12, 22, 23]．ある研究で，18〜54 歳までの健常男性における自動運動での背屈の可動域は 13°（標準偏差 4）であったが[24]，これは被検者が背臥位で，膝関節を伸展させた状態で測定されたものである．そのような位置では，膝関節と足関節をまたいでいる腓腹筋が膝関節で伸張された状態になるため，足関節の背屈が制限される（受動的な機能不全）．この測定方法は立脚期に膝関節が伸展，足関節が背屈するということに関連しているため重要で機能的な方法であるが，関節構造のみによって決定される可動域を測定することも同じように重要である．足関節の単独の運動を測定するときは，膝関節を屈曲させるのが最も良い．腓腹筋は膝関節で緩んでいるため，足関節背屈の可動域は，腓腹筋の柔軟性に影響を受けず，より大きくなる．

底屈の可動域は，30〜58° にわたる[19, 22, 24, 25]．膝関節をまたぐような背屈筋はないため，底屈の可動域は膝関節の肢位によって変化しない．背屈と底屈の可動域は，使われる技術と被検者の集団の違いによって，研究者によっても 2〜3° の変動があるが，他動運動の方が自動運動より可動域が大きく，加齢とともに足関節の運動機能が低下する[26]．

足関節背屈の正常な最終域感（end feel）は硬い．膝関節屈曲の制限因子は靱帯構造に起因するが，膝関節伸展では，腓腹筋の長さまたは抵抗によって制限される．底屈の最終域感は，関節包，靱帯と背屈筋群の抵抗のため硬い．

関節運動学

ここでは，大部分の関節可動域改善の手技で用いられる開放運動連鎖と関連して，距腿関節の関節運動学について述べる．距骨は，背屈と底屈において，脛骨と腓骨で形成される足関節の範囲で転がり，すべる．足関節が

表 11-1　足関節と足部複合体の靱帯

図	関節	靱帯	近位付着部	遠位付着部	機能
	距腿および距骨下関節	三角靱帯（内側側副靱帯）	脛骨の内果	4つの靱帯が扇状に付着する．1）距骨の前内側へ（前脛距靱帯），2）踵骨の載距突起へ（脛踵靱帯），3）舟状骨へ（脛舟靱帯），および 4）距骨の後内側へ（後脛距靱帯）	外がえしの間，距腿，距骨下および距舟関節にかかる外反ストレスから保護し，安定させる．
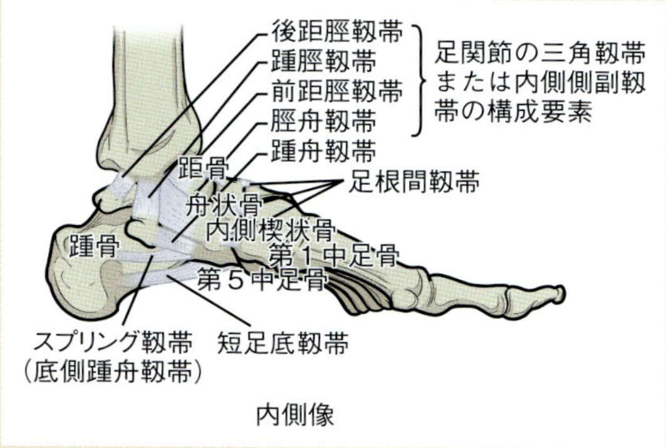	距腿および距骨下関節	前距腓靱帯	脛骨の外果	距骨の頸部	外側側副靱帯の一部．底屈時に内がえしや内転などの運動が混合しないように制限する．
	距腿および距骨下関節	踵腓靱帯	外果の先端	踵骨の外側面	外側側副靱帯の一部．距腿および距骨下関節にかかる内がえしまたは内反ストレスを制限する．
	距腿および距骨下関節	後距腓靱帯	外果の後内側にある外側果窩	距骨の外側結節	外側側副靱帯の一部．関節内で距骨を安定させ，背屈の間，外転を制限する．
	距骨下関節	外側，後方および内側距踵靱帯	距骨の外側面，後面，および内側面の下方	踵骨の近位の外側，後方および内側面．各靱帯は結合し，内側側副靱帯となる．	主要ではないが距骨下関節の安定性に寄与する．
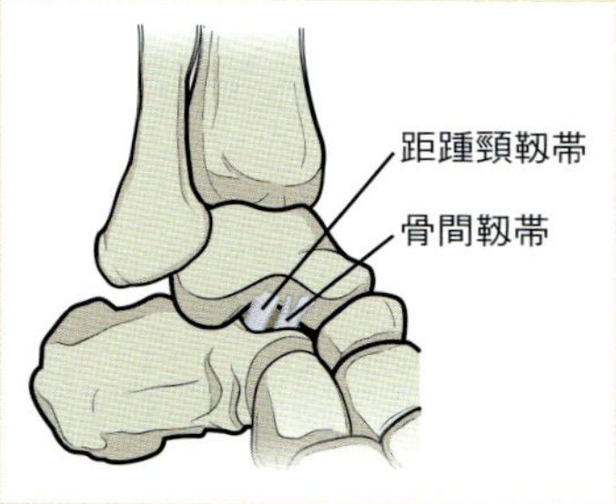	距骨下関節	骨間靱帯（距踵靱帯）	2つの帯（前後）が足根洞内で距骨溝に付着する	足根洞内の踵骨溝	外がえしの最終域を制御する．

（次頁へつづく）

表 11-1　足関節と足部複合体の靱帯（つづき）

図

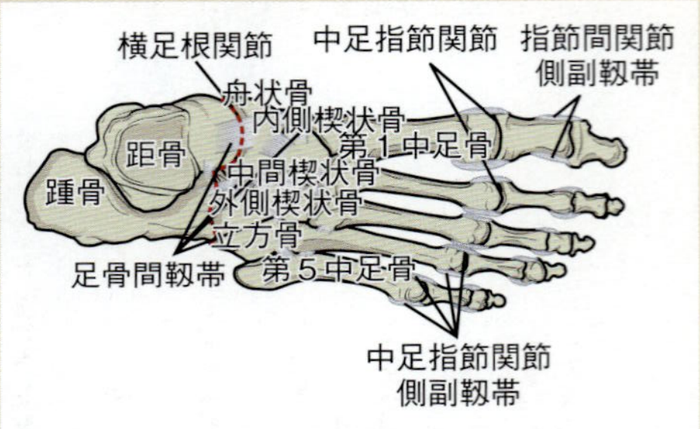

背側像

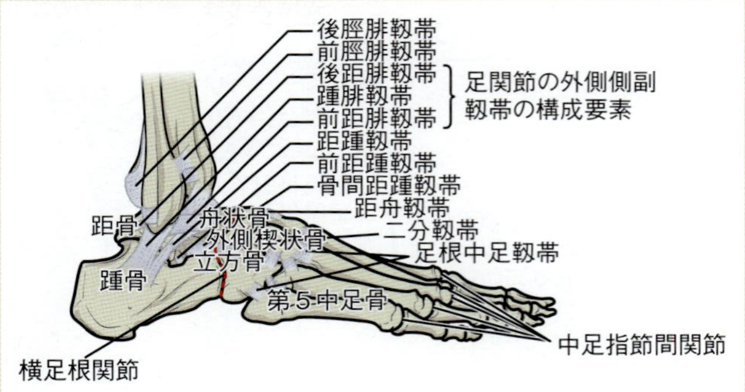

外側像

関節	靱帯	近位付着部	遠位付着部	機能
距骨下関節	距踵頸靱帯	距骨の下外側面の頸部	踵骨頸部の骨間靱帯の外側	内がえしの最終域を制御する.
横足根関節：距舟関節	距舟靱帯	距骨頸の背側	舟状骨，背側面	舟状骨上で距骨の動きを制限する. 回転を許す.
	底側踵舟靱帯（スプリング靱帯）と外側踵舟靱帯	載距突起	舟状骨	特に荷重している間，縦足弓内側部を維持する.
横足根関節：踵立方関節	二分靱帯	踵骨上部の前方	Y 靱帯のうちの遠位. 踵立方関節（内側）：立方骨の背内側面. 踵舟関節（外側）：舟状骨の背外側面.	横足根関節を支持する．回転（足部の内がえし / 外がえし）は許す.
	長足底靱帯	踵骨底面の大結節の前方	立方骨の底面	外側縦アーチの低下を制限する.
	短足底靱帯（底側踵立方靱帯）	踵骨底面から長足底靱帯の深部へ	立方骨の底面	外側縦アーチを維持する.

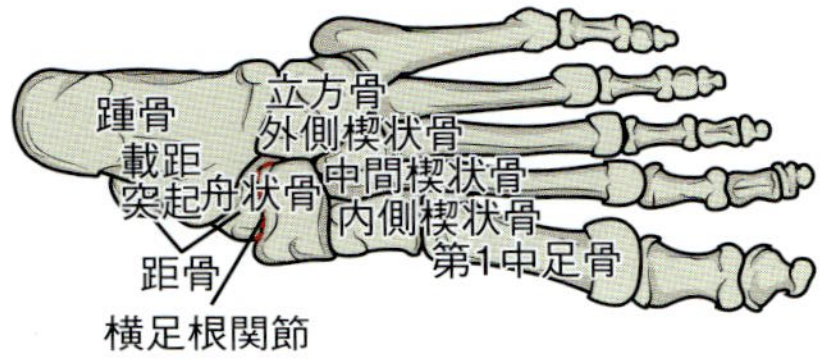

底面像

	背側靱帯	第 1 中足骨：内側楔状骨の背側面．第 2 中足骨：各楔状骨の背側面．第 3，4 中足骨：外側楔状骨の背側面．第 5 中足骨：立方骨の背側面	各中足骨底の背側	足根中足関節を保護して，支持する．足根骨と中足骨の間のすべりを許す．
足根中足関節	底側靱帯	第 1 中足骨：内側楔状骨からの縦走線維． 第 2，3 中足骨：内側楔状骨からの斜方線維．第 4，5 中足骨：立方骨からの線維の一部	各中足骨底の底部	足根中足関節を保護して，支持する． 足根骨と中足骨の間のすべりを許す．
足根中足関節	骨間楔中足靱帯	1: 内側楔状骨 2: 外側楔状骨 3: 外側楔状骨	1 および 2: 第 2 中足骨 3: 第 4 中足骨底	足根中足関節を保護して，支持する． 足根骨と中足骨の間のすべりを許す．
中足間関節	背側靱帯，底側靱帯，および骨間靱帯	各中足骨（第 1 中足骨を除く）は，その隣接した中足骨と接続している	各中足骨（第 1 中足骨を除く）は，その隣接した中足骨と接続している	中足間関節を保護して，支持する． 中足骨の間に少しのすべりを許す．
中足指節関節	側副靱帯	中足骨頭の内側および外側結節	対応する内側と外側の基節骨底	関節包を補強して，それぞれの関節の側方運動を制限する．屈曲と伸展を許す．
	底側靱帯	中足骨頭の底部	基節骨底の底部	それぞれ線維を交える側副靱帯を補助する．
	深横中足靱帯	隣接した中足指節関節の底側靱帯	隣接した中足指節関節の底側靱帯	関節包と中足指節関節を支持する．
指節間関節	側副靱帯	近位の指節骨頭の内側と外側	対応する隣接した末節骨底部の内側と外側	関節包を保護し，補助する．
	底側靱帯	基節骨頭の底側面	隣接した末節骨底の底面	それぞれ線維を交える側副靱帯を補助する．

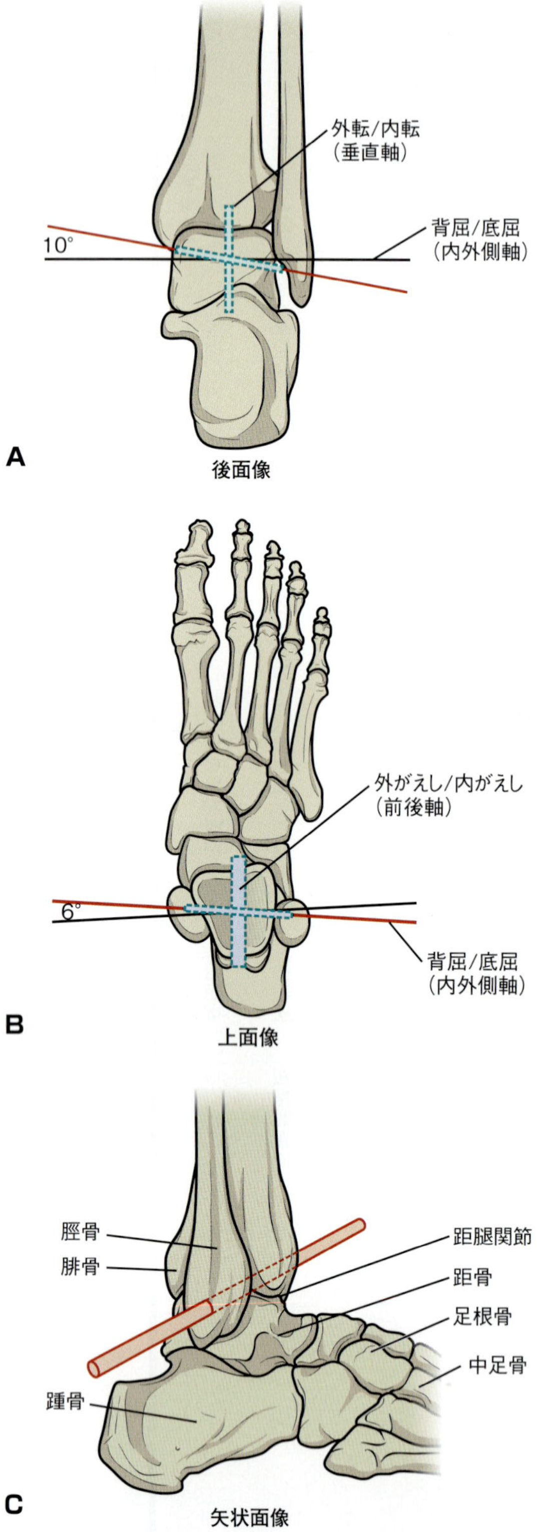

図 11-6　距腿関節の底屈-背屈の運動軸．A）後面像，B）上面像，およびC）矢状面像．AとBの黒い線は運動の基本的な運動軸を示し，赤い線は実際の運動軸を示す．

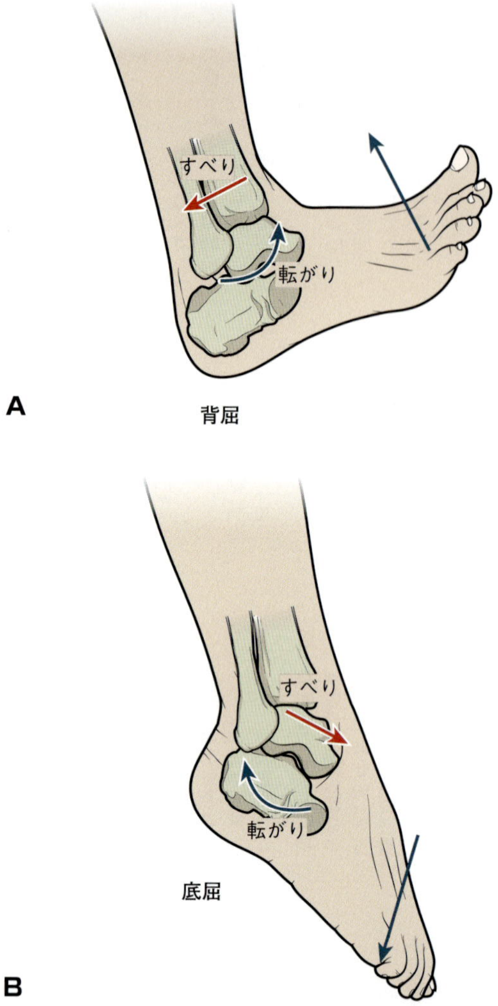

図 11-7　距腿関節の関節運動．開放運動連鎖において，A）背屈時，B）底屈時に距骨が転がると同時に反対側へのすべりが起こる．

背屈するとき，距骨は凸の法則に従い，前方に転がりながら後方にすべる（**図 11-7**）．底屈では距骨は後方に転がり前方にすべるという反対の運動が起こる．緩みの位置は約 10° 底屈で，締まりの位置は完全背屈位である．関節包パターンは関節包の可動性が低下した際に認められるが，背屈より底屈でより生じる．

距骨下関節

足関節と足部の開放運動連鎖および閉鎖運動連鎖では，足根骨や中足骨関節すべてにおいて小さいが重要な運動が起こる．これらの関節は，歩行や走行中における荷重時に衝撃を吸収できるようアーチを柔軟に保ち，さらに加速時には足部を固定する，というような瞬間的変化が求められる（**図 11-8**）．これらの関節が外傷や外科的固定術または人工関節置換術によって，わずかな運動機能が失われた場合，すぐに明らかになる．通常これらの関節によって吸収される力は運動連鎖に沿って転換され，最終的に膝関節や足部の他の関節の過剰運動性に

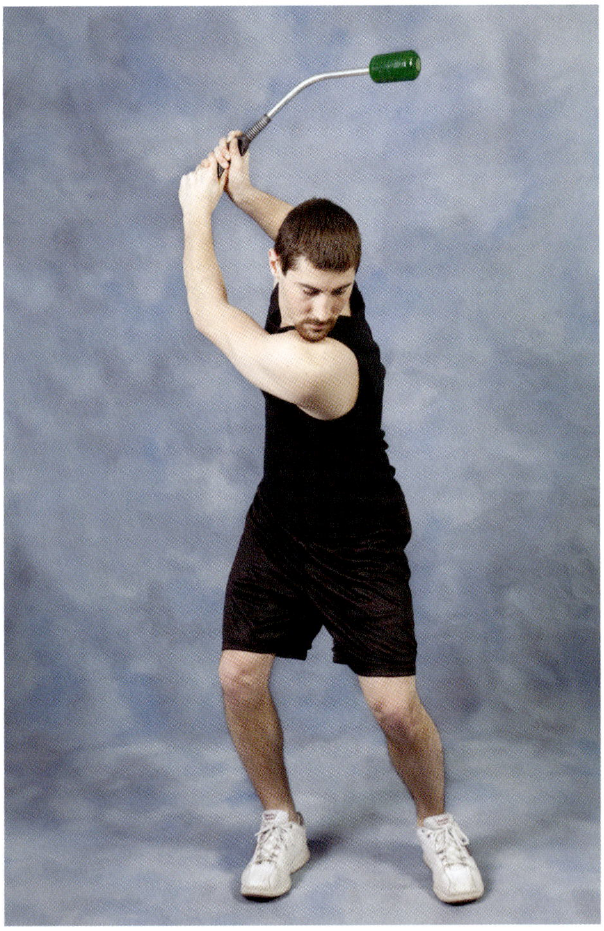

図 11-8　足部と足関節は，様々な閉鎖運動連鎖の活動において，多くのストレスを受け，それらに即座に適応しなければならない．

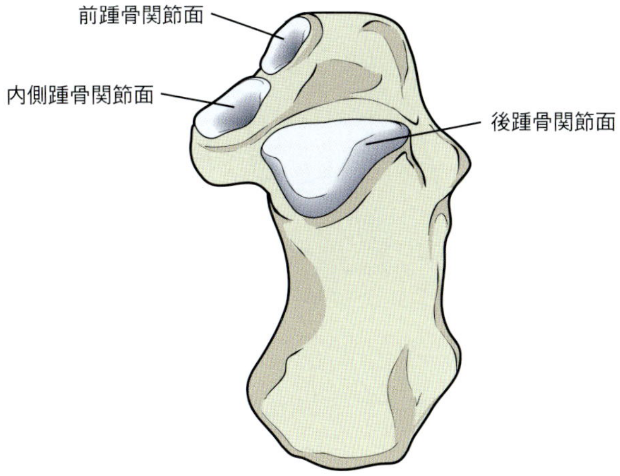

図 11-9　踵骨の背側面で，距骨の下方面と関節をなす踵骨関節面を示す．後踵骨関節面は凸であるが，内側および前踵骨関節面は凹である．

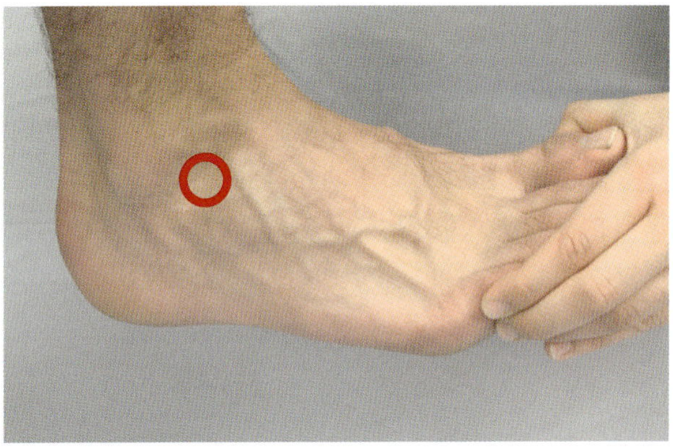

図 11-10　足関節外側の足根洞は，足関節の内側面に向かって斜めに走る円錐形足根管で最も広い開口部である．そして，内果と載距突起の間にある開口部は狭い．

よる代償が必要となる[27]．

前述のように，踵骨の上面は，距骨の下面と関節を成す3つの小関節面（後部，中間および前部）をもつ．踵骨後部の小関節面は凸，踵骨中央と前部の小関節面は凹である（**図 11-9**）．この解剖学的構成によって，踵骨の上で距骨の前後移動が妨げられる．距骨下関節には2つの関節包がある．1つは距骨と踵骨の後関節面を囲み，もう1つは，距骨下関節ならびに距舟関節の中央と前方の関節面を囲む．しかしながら，距舟関節は距骨下関節の一部ではなく，横足根関節の一部と考えられている．**表 11-1** で，距骨下関節を支持している靱帯を説明する．

距骨の後部と中間の関節面の間に，足根洞をつくる円錐形の溝がある．この溝または足根管は，足関節外側の足根洞から足関節内側の内果と載距突起の間を通り，前後の距骨下関節包を分けている．足根洞は外果のすぐ前で最も広い終点となる（**図 11-10**）．短く，太くて強

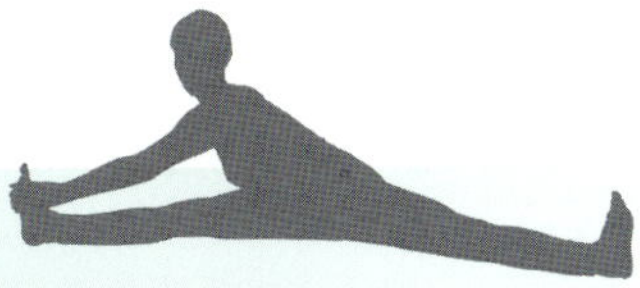

臨床的視点

足関節外側の捻挫では，一般的に足関節固有受容体に影響を及ぼす．臨床家は，足関節捻挫の既往歴がある人に共通してバランス能力の低下があることを認めている．足関節捻挫後の完全なリハビリテーションプログラムの１つは，バランスと敏捷性の制御の回復を促進する固有感覚エクササイズの導入である[29−32]．

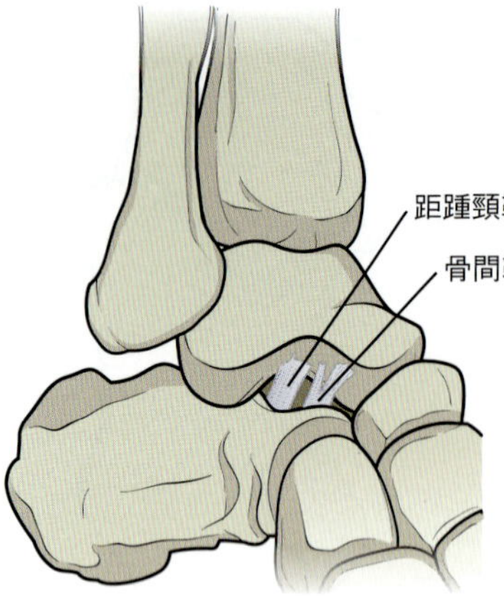

図 11-11 骨間靱帯および距踵頚靱帯は，距骨と踵骨の連結を保持するために最も重要な靱帯である．

い骨間距踵靱帯と距踵頚靱帯は，足根洞の長さを横切り，強力な力を発揮し，距骨と踵骨をしっかりと結合している（**図 11-11**）．足根洞にある靱帯と脂肪組織には，神経受容体と小脳に由来する神経線維が豊かに存在していることが判明した[28]．Valenti[28] は，これにさらに臨床の EMG からの根拠に基づいて，骨間靱帯が閉鎖運動連鎖における反射の「距骨下関節の固有感覚中枢」であると仮定した．

運動学

距腿関節と同様，距骨下関節は単一平面上ではなく，複数平面にまたがる運動軸で運動する．距骨下関節が複数平面上で運動するが，軸が斜めであるため，一軸関節である[33]．距骨下関節の三平面運動軸は，**図 11-12** でみられるように，踵骨の後外側面から始まり，距骨下関節と距骨頚部の上内側面を通り前上方および内側に向かう[11, 34-37]．多くの研究者が，距骨下関節軸の正確な角度を同定しようとした．彼らは独自の方法を使用して，距骨下関節の軸は，矢状面で 45°（±5°）と水平面では約 25°（±9°）である[11, 36, 38, 39] という近似の結果を得た．

距骨下関節の可動域については，屍体と正常な被検者での研究により，関節の三平面軸における回旋またはネジ状の運動として解説される．距骨下関節の可動域は大きく，研究によっては 5～65° にわたっている[38]．結果が大きく異なっている原因は，方法，研究の条件，被検者数と分析の正確さの違いなど多くの因子によるものと考えられる．精密な研究では，内がえしと外がえしはそれぞれ，30° と 18° となった[40]．これと他の研究から示されるように，数人の臨床家と研究者によって，完全な

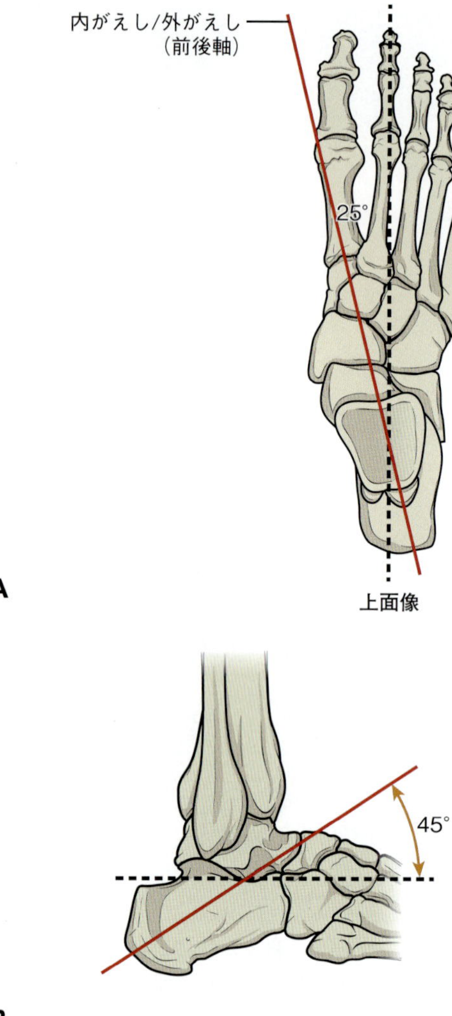

図 11-12 距骨下関節の運動軸．踵骨の後外側から足根洞を通って前上方および内側方向に伸びる軸である．黒い破線は純粋な運動軸を示し，赤い線は内がえし/外がえし運動の基準軸を示す．

内がえし/外がえし運動の可動域は，内がえし-外がえしの可動域に対し，2：1 または 3：2 の比率であることが確認された[11, 35, 41-45]．距骨下関節が距腿関節とは独立して運動することがあるということが，距骨下関節の可動域測定における広い変動の，もう 1 つの，しかし重要な要因として考えられる．特に機能的な運動について検討するとき，距骨下関節の運動を距腿関節の運動から切り離すことは非常に困難である．2 つの関節のこの深い関係については，本章の後半で述べる．

関節運動学

距踵関節の関節面では，開放運動連鎖において，距骨の凹面の上を踵骨の凸面が移動する．したがって，この関節の関節運動は凹凸の法則に基づいている．換言すれ

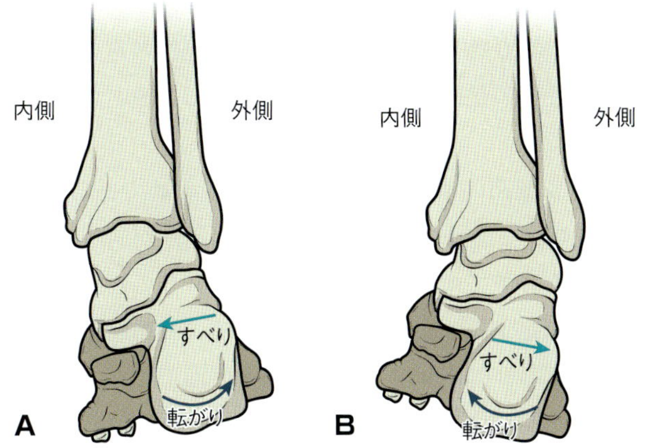

図 11-13　距骨下関節の関節運動．それぞれ反対側の転がりとすべりが起こる．開放運動連鎖における A）外がえしと B）内がえし．

ば，踵骨関節面は内がえしで外側にすべり，外がえしでは内側にすべる（**図 11-13**）．距骨を固定すると，踵骨は他動的に前方，後方そして，遠位（引き離し）にすべらせることができる．

横足根関節

横足根関節は，中足根関節または**ショパール関節**とも呼ばれている．上から見ると関節線はＳ字状で，距舟および踵立方関節の２つの関節面がある（**図 11-14A**）．しかしながら，これらの関節の独立運動は通常起こらない．したがって，２つの関節があるにもかかわらず，横足根関節として１つにされる．横足根関節について検討する前に，この関節をつくる関節の各々について簡単に述べる．

距舟関節

距舟関節は，舟状骨の凹面に丸い距骨前部の距骨頭が適合し，ボールアンドソケット関節に近い（**図 11-14B**）．距舟関節の関節包は，距踵関節の前方２つの連結と同じ関節包である．この関節の靱帯についての詳細は，**表 11-1** を参照してほしい．この関節包の下面は，スプリング靱帯（別名：底側踵舟靱帯）によって支持され，補強される．スプリング靱帯は，距骨に隣接したその内層が線維軟骨でかなり厚く弾力性のない三角形の靱帯であり[46]，その構造は，距骨頭の土台またはハンモック様の支持として用いられる．立位では，足部にかかる体重は，距骨頭部を床の方向へ押す．スプリング靱帯は，縦アーチの位置とアライメントを維持するため距骨頭を

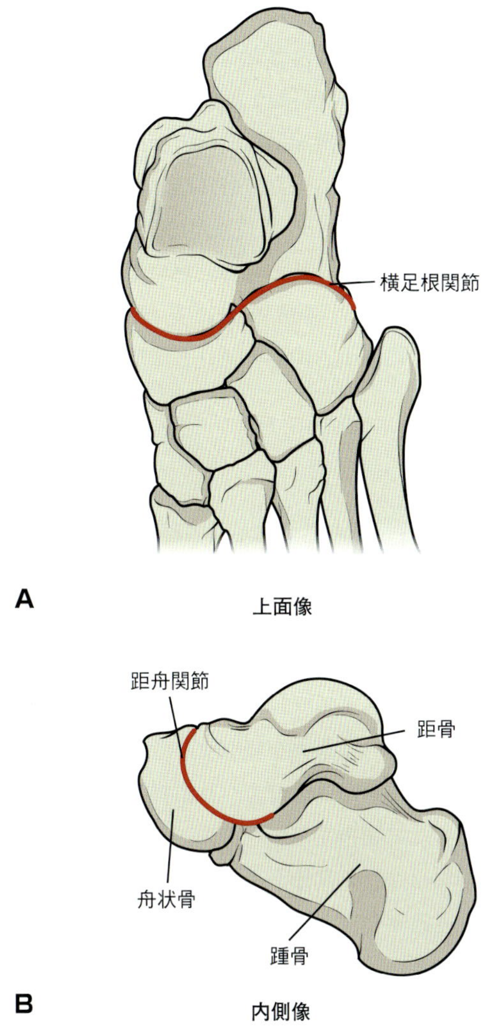

図 11-14　横足根関節．横足根関節は内側の距舟関節と外側の踵立方関節で構成される．A）横足根関節はＳ字状である．踵立方関節は，その関節面の形状のため，ほとんど運動しない．B）距舟関節はその「ボールアンドソケット」状の形状により，より大きな運動が起こる．

支持する[5]．

スプリング靱帯は載距突起の位置を特定し，前方に移動することによって触診することができるが，その位置では舟状骨結節を触診している可能性がある．載距突起と舟状骨の間のアーチの下で若干の圧をかけてみると，靱帯の位置を判別することができる．舟状骨はその関節の構成のため，距骨周辺で容易に回転することができるが，後足部を覆って距骨を固定し，舟状骨または中足部を後足部の周りで回転させることによって，この関節の可動性をみることができる．

踵立方関節

距舟関節とは異なり，踵立方関節はそれ自身の関節包

をもつ．また距舟関節とは異なり，踵立方関節の構造はほぼ楔状で関節運動はほとんど起こらない．踵骨前部の関節面と横足根関節の外側関節を形成する立方骨後部は，互いに適合する．各関節面は凹および凸面で，その対応する関節面と適合し，垂直方向に凸，水平方向に凹の関節をつくっており，その運動範囲は制限される[47]．この関節は鞍関節である．長い表層と短い深層の２層をもつ足底靱帯が，この関節を主に支持する[47]．**表 11-1** には，これに関する詳細と踵立方関節の靱帯を記載している．

運動学

横足根関節は，後足部の上で前足部の動きに関与する．横足根関節は回内で足部の縦アーチを低下させ，回外でアーチを上昇させる．換言すればこの中足根関節は，それを足部が接触する無数の面に適応させるために足部のロックを解錠して，さらに立位や歩行，走行，ジャンプ動作の間，体重負荷の衝撃力を吸収する．反対に，中足根関節は足部をロックし，上前方へ体を推進させる力を転送する固いてこに変換する．

横足根関節には２つの関節があるため，その運動は複雑で，２本の運動軸の周りを回転することになる．１本の軸は，距骨下関節軸に近く，水平面より約 10° 内側，縦断面に対して 15° 上方の縦の軸である（**図 11-15A**）[36]．この縦軸周りの中足根関節の運動は，内がえしと外がえしを含む[11]．他方の軸は，距腿関節軸と類似していて，ちょうど水平面より 52° 上方，縦断面に対し 57° 傾いた軸である（**図 11-15B**）．斜めの軸周りの運動は，前足部の背屈に伴う外転と底屈に伴う内転である[11]．横足根関節の２本の軸は，回内するとき平行になり，回外するとき交差するが，これらの相対的な立場によって，中足根関節が緩んだり（それぞれ平行になるとき）固定されたり（交差するとき）する（**図 11-16**）．

横足根関節の骨の半分が距骨下関節を成すので，距骨下関節の骨の位置により横足根関節の位置が決まる．例えば，距骨と踵骨が距骨下関節で回外するとき，横足根関節を占めている骨の残り半分である舟状骨と立方骨も回外し，距骨下関節の回内が起こると，舟状骨と立方骨はそれらの対応する骨によって同様に回内する．それで，距骨下関節が回外するか回内するかによって，他の関節も同じ方向へ運動する．距骨下関節がどの方向に運動するかによって，足部のこれらの関節運動すべての総和によって回外と回内のより大きい範囲を生じることになる．そのようなアライメントによって足部の適合性はより高くなり，足部は瞬時にどんな面にでも適応することができる．

横足根関節の運動は，その運動軸が斜めであるため，３つの純粋な運動平面上で違う角度の運動が同時に起こることを考慮に入れる必要がある．これらの運動は，分離して測定するのが非常に困難である．臨床的見地からは，足部の回外と回内で各関節が各平面でどれだけ運動するかを測定することは必要ではない．距腿関節より遠位すべての関節がこれらの運動に関与し，その中で距舟関節が最も大きく動いていると理解するだけで十分である[48]．距骨下関節と同様に，回内に対する回外の可動域は，ほぼ２：１または３：２の比率である．

関節運動学

中足根関節が２つの小さな関節から成ることから，中足根関節の関節運動学は複雑であると思うかもしれないが２つの関節について別々に考えれば，最も簡単になるだろう．距舟関節は，凸の近位関節面上を凹の遠位関節面が動くため，転がりとすべりは同じ方向になる．したがって，舟状骨が距骨の上を動く，あるいは転がるとき，関節面も同じ方向にすべる．踵立方関節が鞍関節であるため，立方骨が踵骨に対しどちらの方向に動くかによって，転がりとすべりがどちらに関連して起こるかが決まる．幸いにも，屈曲-伸展運動の間，立方骨は凹で舟状骨と類似していて，踵骨は凸で，距骨と類似している．したがって，踵立方関節において背屈-底屈時に起こる転がりとすべりは，距舟関節と同様になる（**図 11-17**）．この点は，制限された中足根関節に可動性をもたせなければならない臨床家にとって重要であるが，彼らは２つの関節を，個々にではなく，１つの横足根関節として可動性をもたせるよう対処し，それにもかかわらず，望ましい結果を成し遂げる可能性がある．踵立方関節の外転-内転運動においては，立方骨が凸，踵骨が凹である．したがって，関節の運動に対して，関節面のすべりは反対方向に起こる．

横足根関節の関節包パターンは，背屈，底屈，内転と内旋の低下を示す．この関節の緩みの位置は，中間位である．締まりの位置は，横足根関節の完全な回外位である[49]．回内された位置では，足根骨はより柔軟に動き，１つの骨を固定させて隣接した骨を動かすことによって，わずかなすべり運動を起こすことができる．距舟関

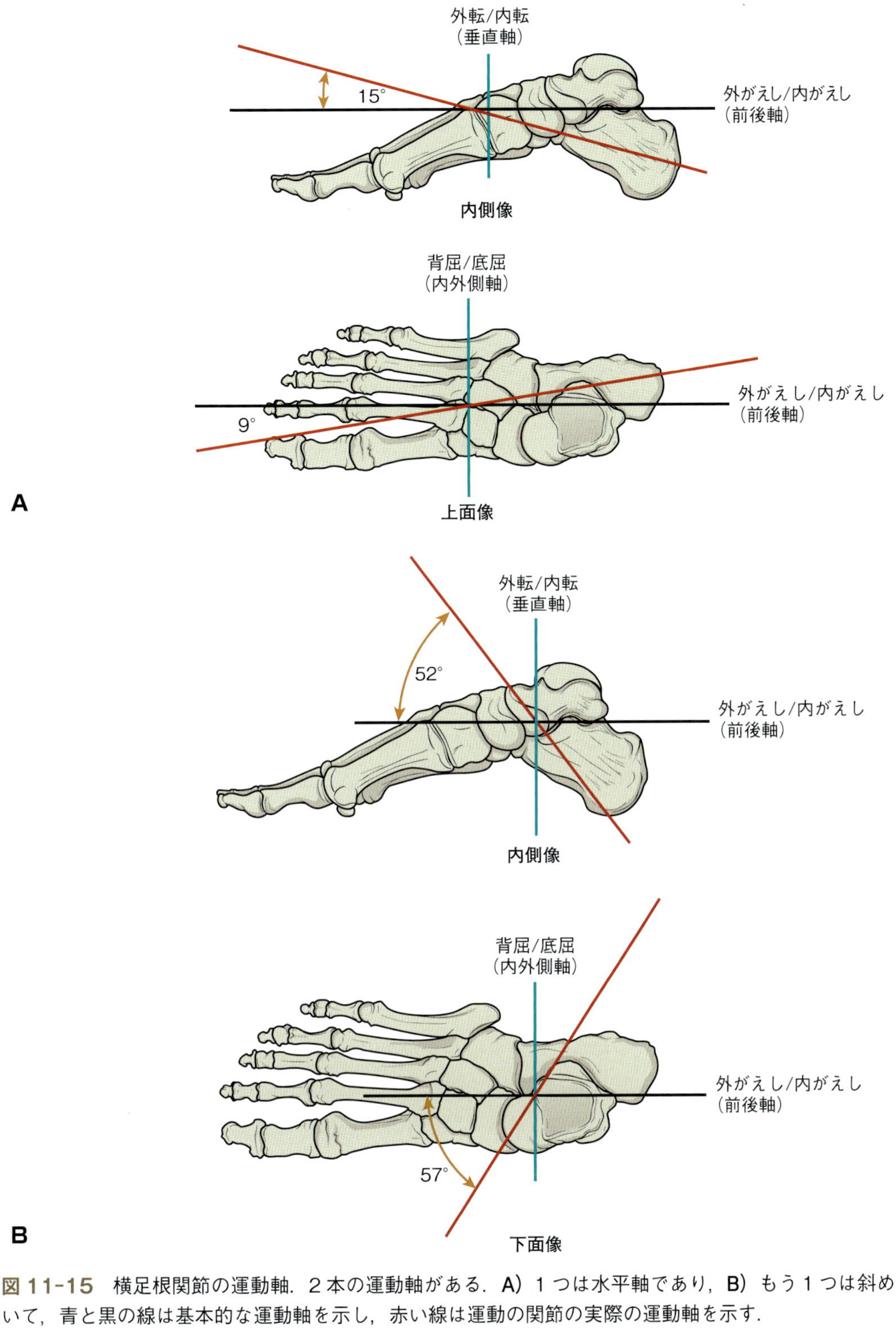

図 11-15　横足根関節の運動軸．2 本の運動軸がある．A）1 つは水平軸であり，B）もう 1 つは斜めの軸である．各図において，青と黒の線は基本的な運動軸を示し，赤い線は運動の関節の実際の運動軸を示す．

節，踵立方関節，楔舟関節では，1 つの骨を固定し，隣接した骨をすべらせることができる．楔状関節にはほとんど運動がない．

足根中足関節

足根中足関節は後足部と前足部の連結部分である．これらは横中足アーチを形成して，縦アーチにも寄与する[50]．立方骨と 3 つの楔状骨は，5 つの中足骨底部で関節を成し，**足根中足関節**を形成する（**図 11-1**）．足根中足関節は，**リスフラン関節**（ナポレオンの軍の兵士が足部をあぶみで止めた状態で落馬すると，この関節を損傷することに注目したフランスの外科医の名前に由来す

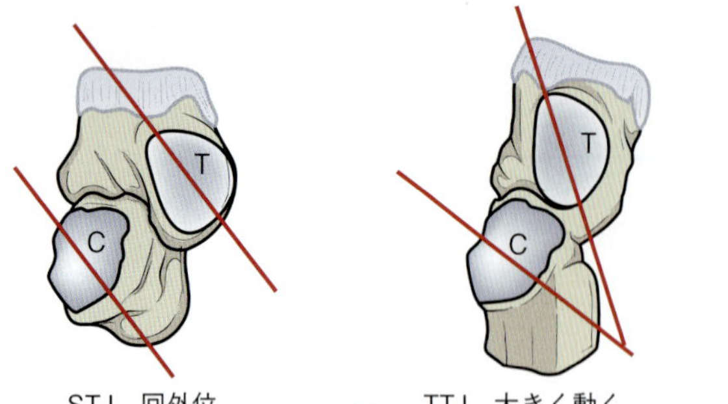

図 11-16　横足根関節の２つの関節運動軸の位置関係によって，関節の運動性が影響を受ける．A）横足根関節が回内であるとき，距舟および踵骨立方関節の運動軸は平行であり，横足根関節は自由に運動する．B）横足根関節が回外すると，２本の軸は収束して関節をロックするため，運動が制限される．T＝距骨，C＝踵骨，STJ＝距骨下関節，TTJ＝横足根関節．

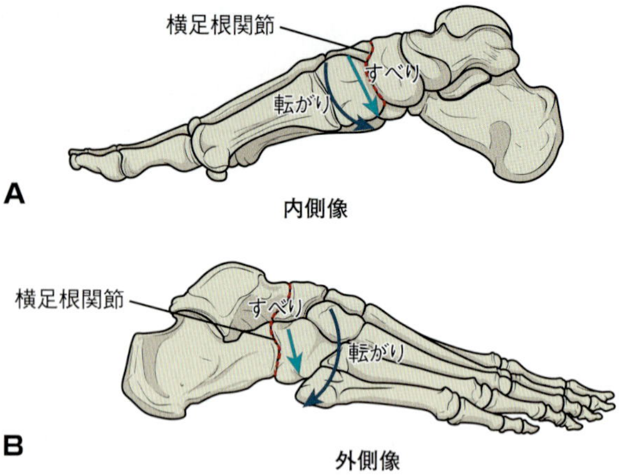

図 11-17　横足根関節の関節運動．底屈-背屈運動に伴い，同側の転がりと，反対側のすべり運動および関節のすべりが起こる．

る）とも呼ばれている．これらの関節の各々は，滑膜性の平面関節である．第１，第２と第３の中足骨は，それぞれ内側，中間および外側楔状骨とそれぞれ足根中足関節を成し，第４および第５中足骨は，立方骨の遠位面と足根中足関節を成す．第１中足関節はこれらの関節の中で最も大きく，単独の関節包をもつ．内側と外側楔状骨の間に頑丈なほぞ穴が形成され，中間楔状骨と第２中足骨底が強力に連結する．この構成によって，第２中足骨はほとんど運動できない．この関節は他の中足関節より後方にあり，足関節に近い位置にある．第２および第３中足関節は１つの関節包を共有する．中足関節で最も可動性が高いのは，第４および第５中足骨である．これらの２本の関節は同じ包を共有しており，背屈-底屈と回外-回内で約 10° の運動をもつ[51]．これらの関節を支持している靱帯は，**表 11-1** に一覧を示される．

放射状の線は，前足部の機能単位である．内側３つの放射線は，中足骨および対応する楔状骨を含む．したがって，第１の放射線は内側楔状骨と第１中足骨，第２の放射線は中間楔状骨と第２中足骨，そして，第３の放射線は第３中足および外側楔状骨である．第４の放射線は第４中足骨単独で，第５の放射線は第４中足骨と同様に第５中足骨だけを含む．

中足骨の動きのうち第２中足骨が最少であるので，前足部の運動の基準点として使われる．第２の放射線は，歩行中のプッシュオフにおける安定した土台でもある．前足部の内側は，前足部の外側と比較して運動が制限されている．第１の放射線はほとんど運動をしないが，主に屈曲と伸展運動において運動する．この可動性は足部内側を第２の放射線周りで回転させ，足部を様々な面に適応させる．第１線の底屈が足部の外がえしで起こるのに対して，第１線の背屈は足部の内がえしで起こる．前足部外側は，前足部内側ほど，中足底が楔形できつく連結されていないため，最大の可動性がある．

足根中足関節は，ほとんど平面関節である．しかしながらそれらの可動性は，隣接した中足骨に近い位置のため制限される．足根中足関節の運動が制限されるにもかかわらず，第１の足根中足関節の運動は最も明らかで足部機能にとって最も有用である．第１足根中足関節の運動は，矢状面上で底屈（屈曲）と背屈（伸展），前額面上ではわずかな内がえしと外がえし，水平面ではさらに小さい外転と内転が起こる．第１中足骨が底屈すると，通常外反を伴う．逆に，背屈では内反を伴う[52]．

中足間関節

各中足骨底がその隣接した中足骨底と関節を形成するということは，足根中足関節に関する部分で述べる．事実として，第２と第３の間，そして，第３および第４中足底の間には滑膜性の関節がある．第１および第２中足骨底の間に滑膜性の連結がないにもかかわらず，２つを接続している靱帯がある．これらの靱帯に関しては，**表 11-1** を参照してほしい．隣接した中足骨底の関係は隣接した骨の間に関連した運動の準備をし，構造を接続している靱帯はそれらを補助する．

第１，３，４，および第５中足骨は，最も安定した中足骨である第２中足骨の周りを回転する．これらの骨の内がえしと外がえしは体の正中線よりもむしろ第2の中足骨と関連して確認される．そして，中手骨の運動と手指の運動における第3中手骨と類似している．これらの中足間関節は足根間関節と同様，一方の骨が固定されると，隣接した骨は背屈および底屈方向へ動かすことができる．1つの部分が固定される場合，中足骨頭は通常各々周りの短い範囲を，または，固い第2中足骨の周りを一緒に動かすことができる．この運動は足根中足関節で起こって，可動域はそれらの関節構造ならびに横径中足靱帯によって制限される．**表 11-1** で示すように，これらの靱帯は中足骨頭間に付属する．これらの靱帯は中足骨頭の“広がっている”中枢部を制限し，外転の可動域を制限するため，重要である．

中足指節および指節間関節

これらの関節は手指の構造と同様であるが，若干の機能的な差がある．各中足骨頭部の凸面は，対応する基節骨底の凹面に適合し，中足指節（MTP）関節を形成する．これらの関節の運動軸は，矢状面および水平面の二軸性である．手指において中手指節関節（MCP）関節は，90°屈曲，0～30°の過伸展が可能である．しかしながら，足指の中足指節（MTP）関節において，これらの関係は逆転する．過伸展90°では，屈曲はわずか30～45°である．足指の過伸展の大きな可動域は，歩行の立脚期の後半で踵が地面から離れた際，つま先立ちになるときに必要とされる．筋が存在しているものの，足指の外転と内転の可動域や筋による制御は手指よりも小さい．

足指の指節間（IP）関節は，手指のそれらと類似しており，基本的に運動自由度1の蝶番関節である．第1指（または母指）は近位および遠位指節骨で関節をつくり，その他外側のより小さい4指は3つの指節骨で近位および遠位指節間関節がある．手指と同様，これらの関節には，関節包を補強する側副靱帯がある．**表 11-1** は，これらの関節の靱帯の一覧を示す．

足指と手指には，関節運動に関しては共通点と相違点がある．母指では，中足指節関節の締まりの位置は過伸展位（歩行の立脚期の最後における踏み切り時の肢位）であり，他の4つの中足指節関節の締まりの位置は最大屈曲位である．手の中手指節関節は，同様の締まりの位置をもつ．母指の締まりの位置は最大伸展位で，その他4指の締まりの位置は最大屈曲位である．そして，その肢位で物体の安定した把握をすることが要求される[49]．力産生が最も必要とされるとき最も安定した締まりの位置になることについて，第1指のMTP関節と手の中手指節関節は類似している（それらの運動方向が反対であっても）．中足指節関節のすべての緩みの位置が軽度（10°）伸展位であるが，中手指節関節の緩みの位置は軽度屈曲位である．しかし，足と手のこれらの関節は，屈曲の制限という同じ関節包パターンをもつ．母指はこの法則の例外で，屈曲ではなく伸展が制限される．

指節間関節でも，手指と足指では共通点と相違点がある．手と足の指節間関節の締まりの位置は完全伸展位であり，緩みの位置は，軽度屈曲位である．足指と手指の関節包パターンは全方向の運動制限であるが，手指では屈曲により大きな制限があるのに対して，足指では伸展でより大きな可動性の制限がある．

足関節と足部の筋

距腿関節の上を通過する筋は，大腿に付着する腓腹筋と足底筋を除いて，脛骨と腓骨に近位付着部がある．筋が距骨に付着しないため，下腿から足部にわたっている筋は足関節と距骨下関節に同時に作用する．足指は，手指のように，距腿関節より上で起こる外在筋と，足部の中から起こる内在筋によって動かされ，制御されている．

足関節，または足関節と足指に作用し，下腿に近位付着部がある筋は，主に後面，外側，前面の3つの群に分けられる．

後面の筋群

後面には表層と深層の2つの筋群がある．表層には腓腹筋，ヒラメ筋と足底筋，深層には，長い足指屈筋群と後脛骨筋が含まれる．**表 11-2** に，これらの筋に関する近位および遠位付着部，神経支配と機能を示す．表では各筋を触診する方法も示す．この情報は運動学的であるというよりはむしろ解剖学的であるので，復習のために表形式で示す．これらの筋の機能または他の筋・関節との関係については以下に述べる．

腓腹筋

腓腹筋（gastrocnemius）（ギリシャ語：*gaster*，英語：belly，ギリシャ語：*kneme*，英語：knee）は，下腿後面の筋の大部分を占める．筋は，一部膝関節包に付着する．腓腹筋の内側頭は外側頭より大きく，より遠位にまで下降する（**図 11-18**）．

表11-2 後面の筋群

<table>
<tr><th>図</th><th>グループ</th><th>筋</th><th>近位付着部</th><th>遠位付着部</th><th>神経支配</th><th>運動</th><th>触察</th></tr>
<tr><td>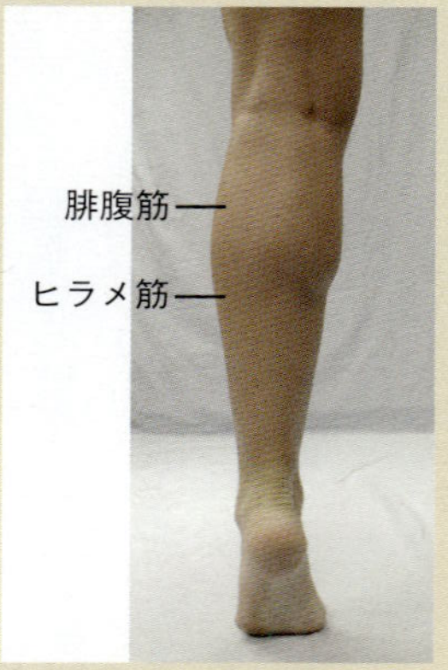
</td><td>表層</td><td>腓腹筋</td><td>外側頭：大腿骨外側顆
内側頭：大腿後面（膝窩）で大腿骨内側顆の近位</td><td>アキレス腱を経由し，踵骨後面</td><td>坐骨神経（S1-S2）から脛骨神経の分枝．</td><td>足関節底屈と膝関節屈曲</td><td>腓腹筋はふくらはぎの特徴的輪郭をつくる．つま先立ちをさせて収縮させると容易に触察できる．</td></tr>
<tr><td>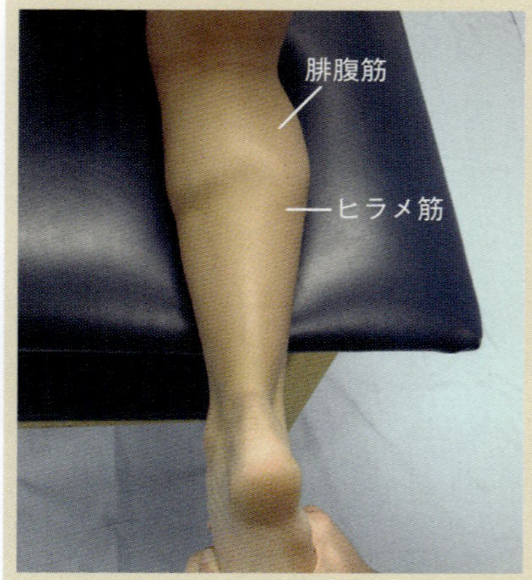
</td><td>表層</td><td>ヒラメ筋</td><td>脛骨の膝窩線および腓骨の後面の上1/3</td><td>筋の後面を覆っている腱膜（遠位ほど狭く，腓腹筋の腱と結びついてアキレス腱を形成する）</td><td>坐骨神経（S1-S2）の脛骨神経</td><td>足関節の底屈</td><td>ヒラメ筋は，ほとんど腓腹筋によって覆われているが，ふくらはぎの下部で両側へ露出している部分を触察する．つま先立ちをすると，腓腹筋とヒラメ筋は強く収縮する．ヒラメ筋の比較的孤立した収縮は，被検者を伏臥位にし，膝関節を屈曲させた状態で，軽い抵抗をかけた状態で足関節の底屈をさせると得られる．
臨床家は，腓腹筋頭の遠位に触察する指を置く．足底より，足部に軽い抵抗を加える．</td></tr>
<tr><td>図なし</td><td>表層</td><td>足底筋</td><td>大腿骨の外側上顆線</td><td>腓腹筋とヒラメ筋に結合し，アキレス腱を形成する</td><td>坐骨神経からの脛骨神経（S1-S2）</td><td>足関節底屈を補助する</td><td>腓腹筋の下にあるため触察不可能．</td></tr>
</table>

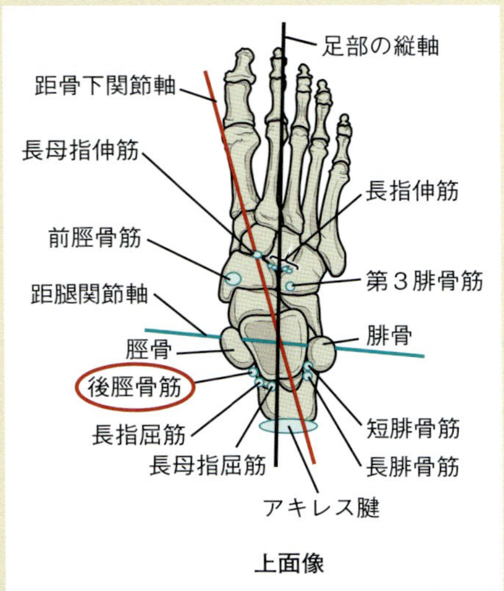	深層	後脛骨筋	下腿骨間膜の後面で脛骨と腓骨の隣接した部分	舟状骨粗面，延長した線維によって足根骨と中足骨底の関節部．	脛骨神経 (L5–S1)．	足関節内がえしと，底屈の補助	後脛骨筋の腱は，内果の上下で触察できる可能性がある．舟状骨粗面の近位で表層にあるため，この位置で触察することがもっとも容易である．内果の上部で，長指屈筋と長母指屈筋の腱の近くにあるため，判別が困難であることがある．これらの腱を触察するため，被検者は，椅子座位で足を組み，足関節を弛緩させ底屈位にする． 後脛骨筋腱は，その他の２つの腱より内果に近い状態のままである．
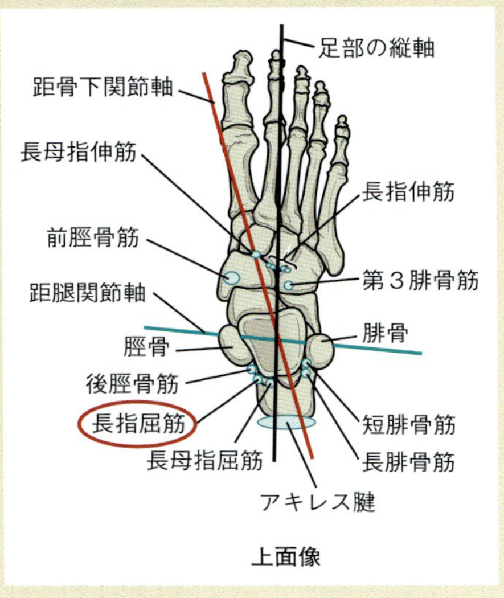	深層	長指屈筋（深層）	脛骨の膝窩筋の遠位付着部の下で，膝窩筋と後脛骨筋の間の筋間中隔	腱は，載距突起の近くに足部で足底に入り，長母指屈筋腱を横切り，第２～５末節骨の基部に付属する４つの部分に分かれる．	脛骨神経 (L5–S1)．	MTP 関節と指節間関節の屈曲，足関節の底屈．	長指屈筋の腱は，付随する他の２つからこの腱を特定することが難しいが，足指を屈曲するとき内果の内側面の上で触察することができる．FDL 単独の収縮は，基節骨を固定し，被検者に足指の遠位指節間関節を屈曲させるよう指示することによって，最も観察される．

（次頁へつづく）

表 11-2 後面の筋群（つづき）

図	グループ	筋	近位付着部	遠位付着部	神経支配	運動	触察
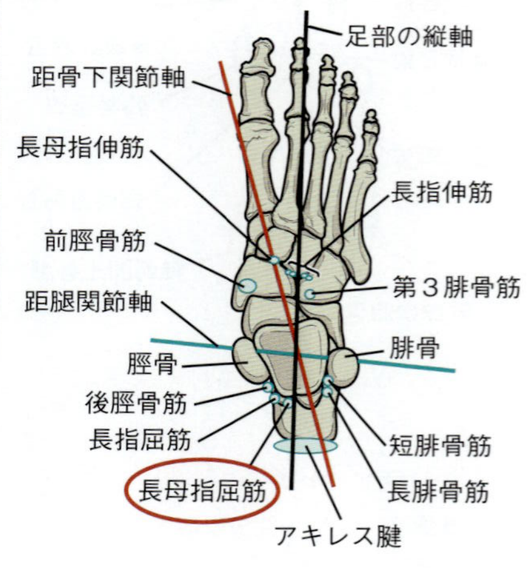 上面像	深層	長母指屈筋	腓骨および筋間中隔の後面．腱は，内果後方を通過し，距骨，載距突起の下の溝を通る．	母指の末節骨底．	脛骨神経 (L5-S2).	第 1MTP 関節，指節間関節と足関節底屈の屈曲．	長母指屈筋の腱はそれに付随する他の２つからこの腱を特定することが難しいが，足指を屈曲するとき内果の内側面の上で触察することができる．FHL の孤立した収縮は，基節骨を固定して，被検者に母指の遠位指節間関節を屈曲させるよう指示することによって，最も観察される．

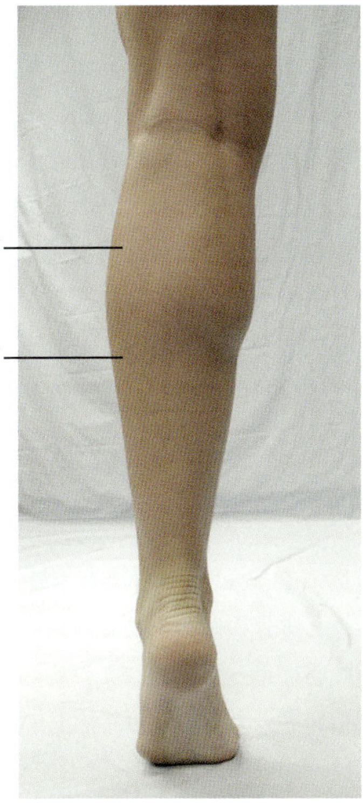

図 11-18　腓腹筋．被検者が足指の上で上へ伸び上がるとき，腓腹筋とヒラメ筋は収縮する．腓腹筋内側頭は外側頭よりも遠位に広がることに注目せよ．踵の内がえしにも注目せよ．

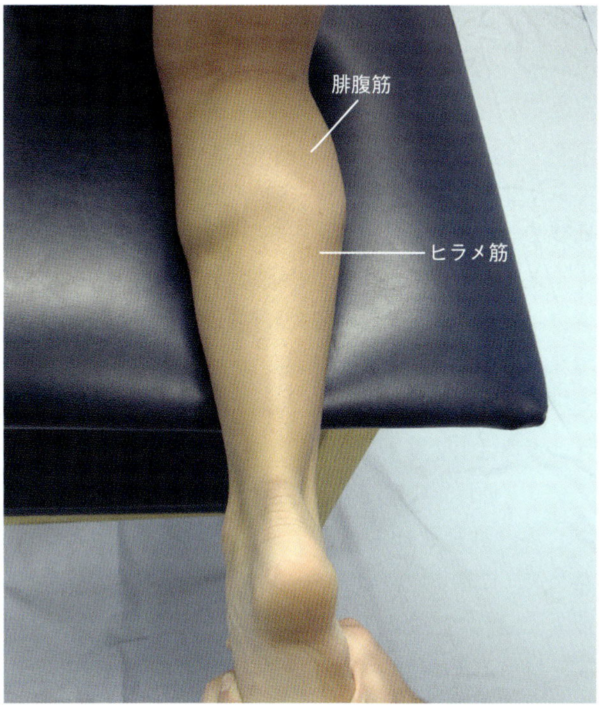

図 11-19　ヒラメ筋．被検者が膝関節を屈曲させてひざまずくと，ヒラメ筋は容易に特定される．被検者が足指を尖らせるとき，ヒラメ筋は腓腹筋のすぐ遠位で明瞭になる．

ヒラメ筋

ヒラメ筋（soleus）（ラテン語：*soles*，英語：sole，sandal）（腓腹筋に似ている）は，下腿後面の表層の筋群に属する．これらの2つの筋は，ともに下腿三頭筋とも呼ばれている．それは腓腹筋と足底筋の深部にあり，ちょうど腓腹筋の内側と外側の筋腹の遠位で，容易に観察される（**図 11-18，19**）．

ヒラメ筋と腓腹筋の腱が踵骨腱またはアキレス腱になるために結合するが，それが踵骨に達する頃にはその線維は90°らせん状になり，その内側線維が後方に移動する[53)]．この構造によって，下肢を推進させる際に腱を延ばし，付加的な弾性収縮力を供給すると考えられる[53)]．アキレス腱は，下腿の中央付近から始まり踵骨の付着部までの長さは約15 cmである[53)]．

足底筋

足底筋は，腓腹筋とともに膝関節の近位から起こる唯一の足関節・足部筋であり，下腿後面の表層筋群において非常に小さい筋である．腓腹筋とヒラメ筋の間にあるが，必ずしも存在しない．その存在の頻度は文献で十分に裏付けられていなかったが，6～60%の人で存在しないことがわかった[54, 55)]．長さ7～10 cmの非常に小さい筋で，紡錘状の線維配置で非常に細く長い腱をもつ[53)]．足底筋の本当の機能はわかっていないが，何人かの被検者では足関節底屈で腓腹筋とヒラメ筋を補助していることがわかった[53)]．

下腿三頭筋の機能

足関節の底屈は，主に下腿三頭筋によって行われ，底屈トルクのうち80%を提供する[56)]．これらの筋は，断面積のかなりの部分（足関節すべての筋の43 cm^2に対し，下腿三頭筋は33 cm^2）を占め，強力な底屈力をもつ．アキレス腱から距腿関節軸までの垂直距離は，2インチ（約5 cm）である．下腿三頭筋によって発生される最大の力とトルクを分離することが難しいにもかかわらず，最大の等尺性底屈力が測定された．中足指節関節域で測定，算出される最大等尺性底屈力は，男性で，225から440ポンド（1,000～1,780 N）にわたる[57－60)]．5～70歳にわたる3,000人以上の正常被検者を対象に，座位での底屈力を測定する非常に大規模な調査が行われた[58)]．それらによって，下腿三頭筋によって及ぼされる力の平均値が体重の2.4倍に等しいことが明らかにされた．30歳以後，下腿三頭筋の強さは段階的に減少し，70歳になる頃には体重の約1.7倍になる．力の総計に変換されるとき，本研究の若年成人男性の平均の強さは約390ポンド（約175 kg），若年成人女性では280ポンド（126 kg）であった．膝関節伸展位では，腓腹筋が長さ-張力曲線でより好ましい肢位になるため，さらにより大きな力が期待できることが考えられる．膝関節屈曲位と伸展位でトルク産生を比較する2つの研究が，若年成人女性被検者を対象に行われた．座位で膝関節90°屈曲位の被検者で発生されるトルクは平均98フィート-ポンドであった[61]．被検者が長座位で膝関節伸展位のときは，トルクの平均は122フィート-ポンドであった[62]．

ヒラメ筋は，腓腹筋よりも非常に高い割合で遅筋線維を含み，腓腹筋は主に速筋線維であることがわかった[63, 64]．これらの結果は，腓腹筋よりもヒラメ筋が足関節の安定化と姿勢動揺の制御に関係していることを示す．ヒラメ筋は遅い収縮，疲労に耐性のある運動単位から成るので効率よく作用する．換言すれば，ヒラメ筋は，主に急激に収縮し疲労しやすい運動単位から成る腓腹筋より，少ない疲労で持続的な活動レベルを維持することが可能である．

したがって，ヒラメ筋を姿勢保持筋とみなすことは理解でき，実際に筋電図でも確認されている．被検者に安静立位の状態で保持するよう指示し，筋電図を測定した[65]．この活動の間，腓腹筋の活動は被検者のわずか半数程度でしか検出されなかったのに対して，ヒラメ筋の持続した電気的活性は被検者全員で起こった．

腓腹筋とヒラメ筋の両方は，足関節の強力な底屈を必要とする活動に関与している．つま先で立ち上がる際に，両方の筋は同時に収縮する．腓腹筋は急激に緊張を高める速筋線維があるため，走行，はずむ動作，ジャンプ動作において腓腹筋の活動は欠かせない．歩行における下腿三頭筋の機能は第12章で述べる．

その他の距腿関節の運動軸の後方を通過する外在筋の腱があるが，モーメントアームが短く，底屈筋群としての力はかなり小さい．これらの筋は足部のより多くの遠位部に付着するが，踵骨には作用せず，他の関節で作用する．例えば後脛骨筋と腓骨筋の腱は，くるぶしの近くを通り，運動軸のわずかに後方を通過する．長指屈筋の腱が，少し後方の離れた位置にあるだけである．長母指屈筋はより大きな力があるが，足関節の底屈筋としてのその動きは下腿三頭筋のそれと比較して重要でない（**図11-20**）．

後脛骨筋

後脛骨筋（TP）は，下腿後面の最も深層にある筋である．脛骨と腓骨の間の下腿骨間膜の近くにあり，ヒラメ筋と腓腹筋によって覆われている．下腿後面の上部で，内側の長指屈筋，外側の長母指屈筋の間にある．下腿後面下部では，それはより内側を通過する．その腱は内果の溝にあり，屈筋支帯によって保持される（**図11-21**）．さらに，それは足底へと延びており，その遠位付着を広げることで足底における筋腱性の支持を行い，内側縦のアーチにおける力学的な完全性の維持を補助する[66]．

長指屈筋と長母指屈筋

長指屈筋（flexor digitorum longus：FDL）は下腿後面の内側，深層にあり，ヒラメ筋と腓腹筋内側頭によって覆われている．下腿では，FDLは後脛骨筋の上を通り，果では後脛骨筋腱の後方に位置するようになる．その遠位付着へ向かう途中で，各腱は，短い足指屈筋群の対応する腱を穿孔するが，この配置が手のそれと類似していることを思い出すかもしれない．

長母指屈筋（flexor hallucis longus：FHL）は，下腿後面の外側で，ヒラメ筋の下に位置する．FHLは，長

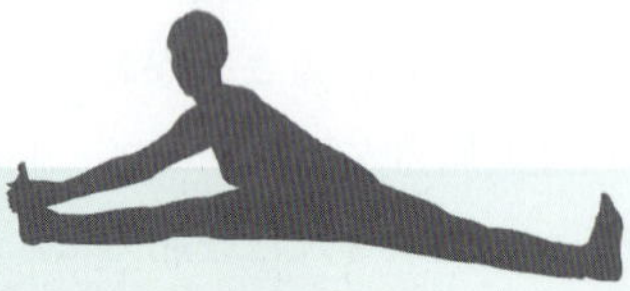

臨床的視点

臨床家が患者の治療を開始するとき，「このリハビリテーションプログラムは，終了までにどれくらいかかるか？」とよく質問される．その質問を答える前に，臨床家は個人の現状（筋力を含む）を考慮しなければならない．臨床家が予測を立てる際，腓腹筋-ヒラメ筋の筋力が正常であるとき，患者が若い場合では自分自身の体重の約2.5倍を持ち上げることが可能であり，高齢であれば体重の2倍以下となる，という研究結果を参考にすると確実である．そのような情報は，臨床家にとって，患者の質問に答える際に助けとなる1つの手段となる．

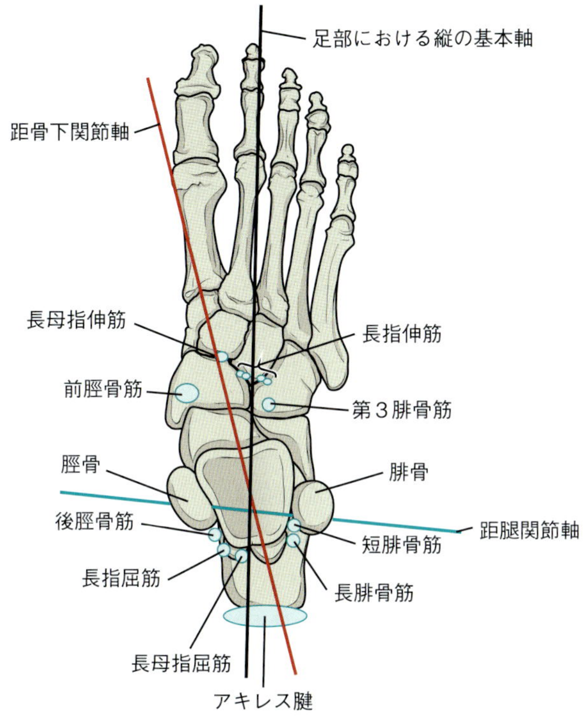

上面像

図 11-20　足関節と距骨下関節の運動軸とそれらを通過する筋群．その運動軸からの距離が最も遠い筋が，運動において最大の影響を及ぼす．運動軸に最も近い筋は，モーメントアームが非常に短く効果的でないため，運動にほとんど影響を及ぼさない．

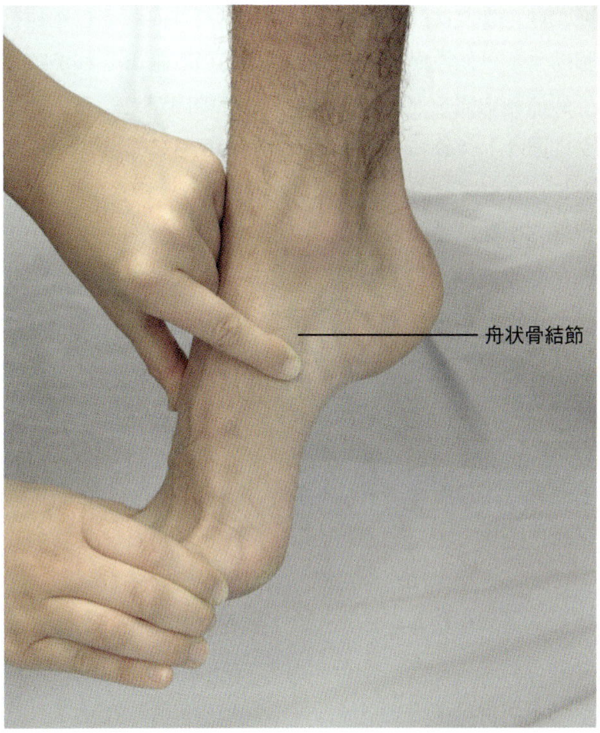

図 11-21　後脛骨筋．筋は深層にあるため触診することはできないが，内果の遠位で腱を確認することができる．舟状骨結節のすぐ後方で最も容易に触診できる．

指屈筋の約 2 倍の断面積をもつ強力な筋である．足部で足底に入った後に，FHL 腱は，FDL 腱の内側へわたる．第 1MTP 関節で，腱は 2 つの種子骨の間を通過する．

下腿後面の深層筋の機能

屈筋支帯は，手関節における横手根靱帯のように，運動の際，腱が通るトンネルを形成し，関節を通過している腱の位置を維持している．脛骨神経と動脈に加えて，後脛骨筋，長指屈筋と長母指屈筋のすべてがこの足根骨のトンネルを通過する．これらの配列は前上方から後下方に TP，FDL，FHL であり，語呂合わせとして『Tom, Dick, and Harry』と覚えるとよいだろう（TP，FDL，FHL）．

距骨下関節の活動変換器として，後脛骨筋は背屈または底屈のどちらの運動も起こす．他の筋は，限られた範

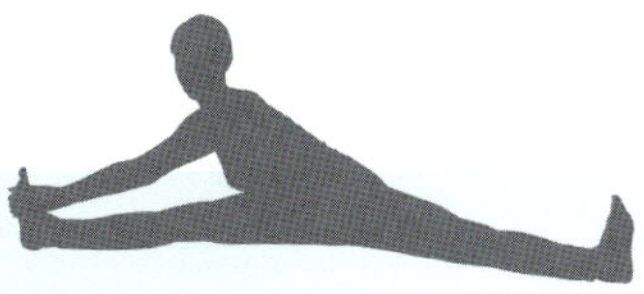

臨床的視点

腓腹筋-ヒラメ筋群が麻痺していると，つま先立ちをすることができず，歩行に非常に影響を及ぼす（第 12 章参照）．階段を昇ることは難しく，走行やジャンプ動作のような活動はほとんど不可能である．これらの状況では下腿後面の深層筋群と腓骨筋群が，機能していない下腿三頭筋の代用として使われる．下腿三頭筋の両側性麻痺の例では，脛骨が背屈して，前方に倒れるのを防ぐだけの筋力がないため，立位バランスが低下する．このような筋力低下がある人では，重心の下で支持基底面を得ようとしてつねに足を動かしているため，神経質であるとしばしば考えられる．彼らは安定した物体につかまったり，壁にもたれているときだけ，静止することができる．両下肢切断の方が義足を使って立っているときも，足関節と足部の閉鎖運動連鎖における位置を制御する筋力が得られないため，同様の問題がある．

囲だけ，または，開放運動連鎖の間だけ内がえし運動を補助する可能性がある．下腿三頭筋の収縮はそれが距骨下関節軸内側を通過するので，踵骨の内がえしを生じるが，**図11-18**の中で踵骨の位置が反対になっていることに注意してほしい．前脛骨筋，FDLとFHLは，外反位から中間位までわずかに内転する可能性がある．

後脛骨筋は，足部の動的な機能と制御に対する重要な筋である．載距突起の後脛骨筋の広範囲な遠位付着部，舟状骨粗面，楔状骨，立方骨と中足骨底は，それを足部アーチの動的な支持で重要な機能を提供させる[66]．大きな負荷が足部にかかるとき，後脛骨筋の活動は漸増し，筋収縮は足部上での立位や歩行，走行，ジャンプ動作の際にアーチを固定するために必要である．後脛骨筋の収縮によって後足部，中足部と前足部関節が安定することに加えて，舟状骨がわずかに下内側に動くが，この舟状骨の運動によって，距骨に対して舟状骨が固定される．それらが足部推進力を発揮するための位置に固定される必要があるとき，この運動は距舟および足根骨関節を動かすことから，下腿三頭筋によって発生される大きいトルクを妨げる．後脛骨筋は，歩行の立脚期の全体を通じて最も活動的な変換器である．足部が接地するとき，後脛骨筋は急激に活動し，内側縦アーチが接地の衝撃力を吸収するため，身体が地面へ向かって低下する速度を調整する．立脚期の後半には，後脛骨筋が求心性収縮し，内側縦アーチを上方に持ち上げることによって，踏み切りにおける推進力のてことして使われるように，骨を動かして足部をロックするための補助をする．後脛骨筋の単独の麻痺または慢性的な筋力弱化を呈する患者では，足部に下方への力が反復してかかることで足部の内側と足底靱帯が伸張され，最終的に舟状骨が床へ流れ，アーチが平坦化し，舟状骨で体重を支えるようになる．

FDLとFHLの機能は，歩行，走行，つま先立ちのような閉鎖運動連鎖で主に重要になる．これらの活動において，彼らは2つの重要な機能を実行する．1）収縮により縦アーチを支持する，2）立位や歩行時に安定性と制御を提供するために作用する．被検者が前方へ乗り出すとき，長い足指屈筋群は中足指節関節の伸展に抵抗し，身体の重心を支持基底面上に維持して，前方へ倒れないようにする．歩行の間，長い足指屈筋は立脚期の最終段階で強力に活動する．重心が支持基底面内を移動する際にMTP関節が過伸展する速度を制御するために著しく再び中足指節関節に作用する．これらの筋によって及ぼされるこの力は，立位のヒトの足指の下に指先を置くことによって感じることができる．人が足関節からわずか

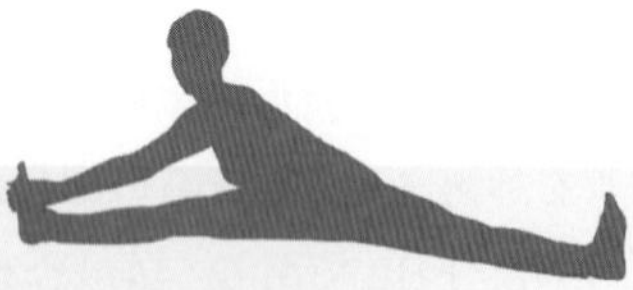

臨床的視点

後脛骨筋は歩行において体重負荷の時間のほぼ全体を通じて作用しており，活動を休止する時間はほとんどない．これは，足部の回内が過剰である患者の治療をしている臨床医にとって重要なポイントになる．これらの場合，内側縦アーチは，歩行周期の長期間にわたって低下している．これによって，おそらく後脛骨筋も，正常な足部より長い間作用していることが考えられる．臨床でこれらの患者において後脛骨筋の腱障害に対する愁訴がしばしばみられるのも不思議ではない．これらの患者を治療している臨床家は，診断した部分を治療するだけでなく，後脛骨筋が過度に働かされる根拠にも注意しなければならない．

表11-3で示されるように，両腓骨筋は総腓骨神経から分かれる浅枝によって神経支配を受ける．それが腓骨の頸部周辺で曲がり，総腓骨神経は表層に出る．この点において，神経は圧迫に弱く，知覚の鈍麻と筋の麻痺を起こすことがある．これは人が一側の下肢を反対側の膝の上に組んでしばらく座っていると，しばしば起こる．人が立ち上がって歩くと，その人は脚が「痺れた」とわかり，足部は制御されず，足関節は体重負荷によって崩れる可能性がある．通常，人が動いて神経への圧迫が軽減すると，知覚と筋機能は急速に回復する．しかしながら，ギプス包帯のように，腓骨頭の下で非常にきつい連続した圧迫を受けると，より永続的な障害が起こる場合がある．圧力がすぐに軽減されない場合，知覚の永続的な消失と腓骨筋および背屈筋群の麻痺が起こることがある．

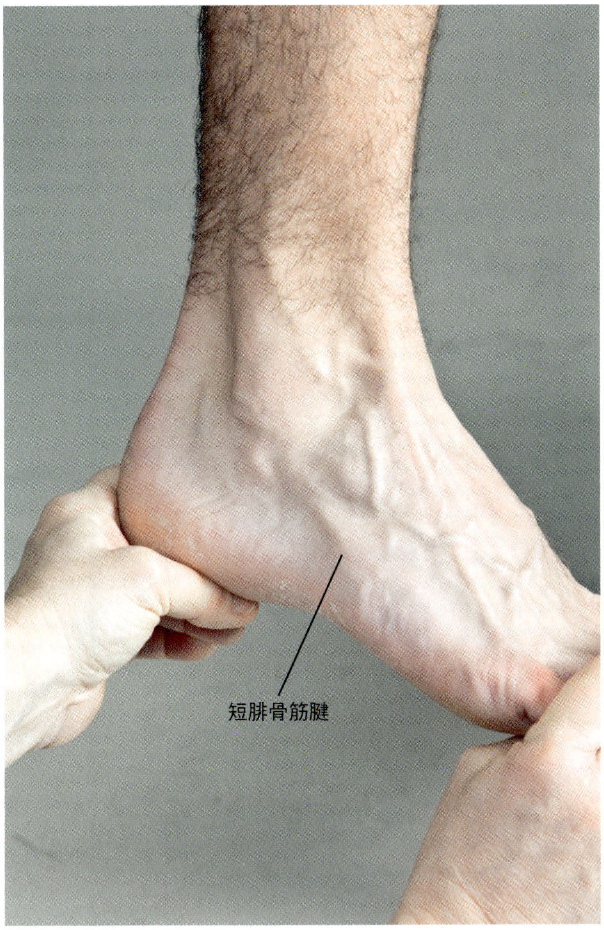

図 11-22　腓骨筋．長腓骨筋と短腓骨筋の腱は，どちらも外果の後方を通る．

に前傾するとき，強力な把持力が感知できる．

外側の筋群

この筋群は，下腿の外側で下腿後面の筋群の前にあり，比較的小さい領域を占めており，筋間中隔によって前および後部筋群と分離される．この群には長腓骨筋と短腓骨筋の2つが含まれる(**図 11-22**)．これらの筋の付着，神経支配，運動と触診については，**表 11-3** で示される．

長腓骨筋と短腓骨筋

長腓骨筋（ギリシャ語：*perone*, 英語：brooch, fibula）は，その位置により大腿二頭筋の直接の延長として起こる．長腓骨筋は短腓骨筋より2倍の断面積をもち，大きなモーメントアームをもつので，それは有意により大きなトルクを発生することが可能である[67-70]．その筋線維は外果の後方で収束して腱を形成し，立方骨にわたり足底に入っていく．足底において，腱は立方骨の前内側へ向かう溝をたどる．

短腓骨筋はその名前が示すように，長腓骨筋より短い．その腱は外果の後方を通り，踵骨と立方骨全体をまたぐ．下腿の途中から足関節に向かって，2つの腓骨筋は近づく．ほとんどすべての範囲で，短腓骨筋は長腓骨筋に覆われているが，下腿下部の一部において，短腓骨筋は長腓骨筋と分けて触診することができる．

外がえしに抵抗をかけると，両腓骨筋群は収縮する(**図 11-22**)．短腓骨筋の腱は長腓骨筋の腱より目立ち，第5中足骨の上でその付着を触知することができる．腓骨筋の腱はあたかも外果の上にすべり落ちるかのように現れるが，それらは腓骨筋支帯のそばに確実に固定されている．一部の被検者では，外果の近位で，長腓骨筋腱は短腓骨筋腱のわずかに後方の位置で触診できる可能性がある．長腓骨筋腱は，外果の遠位で骨の近くに固定される．長腓骨筋腱は短腓骨筋腱の足底側にあるが，長腓骨筋腱が立方骨の位置で足底部を横断し，短腓骨筋腱が第5中足骨の茎状突起に付着することで2つが分離するまで，区別するのは困難である．

腓骨筋の機能

開放運動連鎖において，足関節が背屈または底屈であるかにかかわらず，長・短腓骨筋および第3腓骨筋（存在する場合）は距骨下関節の外がえしの作用を担う．しかしながら，それらの筋群の主な機能は，一側の足部上で，歩行，ジャンプ動作および走行のような閉鎖運動連鎖で起こる．これらの活動において，腓骨筋は，足部のアーチ，地面に対する足部の調整と接地した足部と下腿の間に大きな支持を与える．長腓骨筋は，第1の放射線の足底面に付着することにより，外側縦アーチと横アーチを強力に支持する．それは，第1足根中足関節を固定し，前脛骨筋の外側への力に抵抗するように作用する際に重要である[71]．

長腓骨筋は，足部を回内させる力を提供するために，有利な位置にある．筋が収縮して距骨下関節を外反させるとともに，第1の放射線を引っ張ることで前足部を回内させる．これは，足部に体重をかけない状態で体験できるかもしれない，腓骨筋群を活性化するために距骨下関節を外反して，第1中足骨が回内するようにする．

腓骨筋群は，歩行の立脚期の間に重要な機能を提供するために活動する．それらは，立脚期の後半において最も活動する[72]．長腓骨筋は第1の放射線を地面の方向に等尺性に押すことで，身体の質量中心が後足部から前足部へ移動するときに安定させる[67,73,74]．長腓骨筋も，

表 11-3 外側の筋群

図	筋	近位付着部	遠位付着部	神経支配	運動	触診
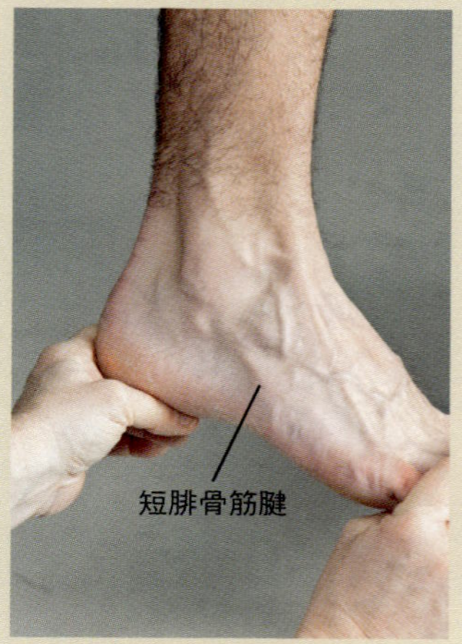	長腓骨筋	主に腓骨頭の大腿二頭筋の遠位付着部の近くに付着する．また，脛骨の隣接した領域，腓骨軸と筋間中隔にも付着する．	第1楔状骨の底面と第1中足骨底	総腓骨神経の浅枝（L5, S1 と S2）	足関節の外がえしと底屈，第1中足骨頭の下制	長腓骨筋の筋の部分は，腓骨頭の直下で確認でき，下肢の外側で下までたどることができるだろう．その腱は，足部を底屈，外がえしすると，立方骨の底面の外側で触察できる可能性がある．
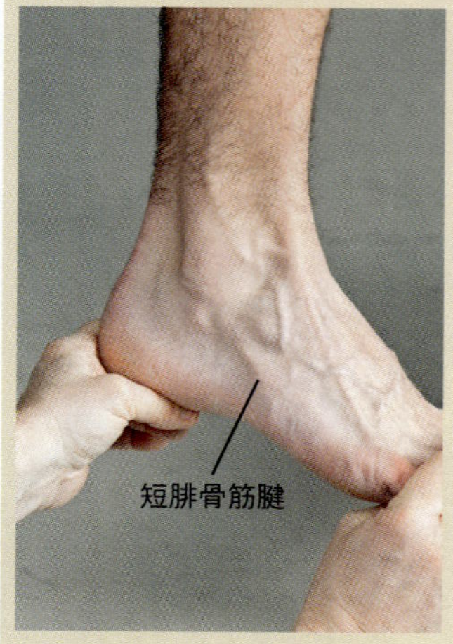	短腓骨筋	腓骨（長腓骨筋より下方）と筋間中隔	第5中足骨の茎状突起の背側面	総腓骨神経の浅枝（L5, S1 と S2）．	足関節の外がえしと底屈	その腱は，足部を底屈，外がえしすると第5中足骨の茎状突起の上で触察できるだろう．

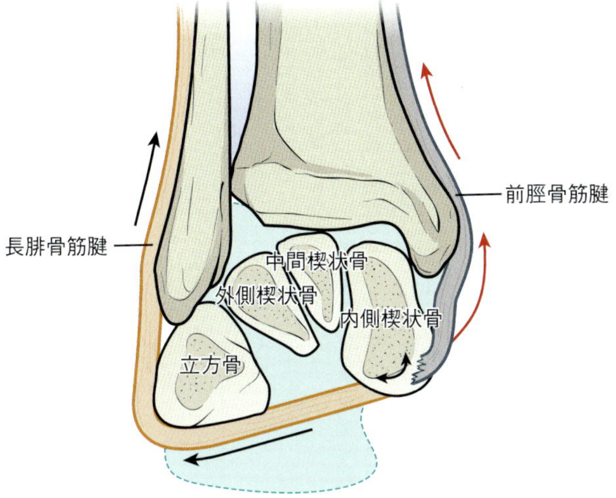

図 11-23　腓骨筋腱と前脛骨筋腱は，安定性を第１の線に提供して，足部アーチを維持するために協力する．前脛骨筋も，歩行において，踵接地の直後に遠心性収縮によってアーチの下制を制御する．

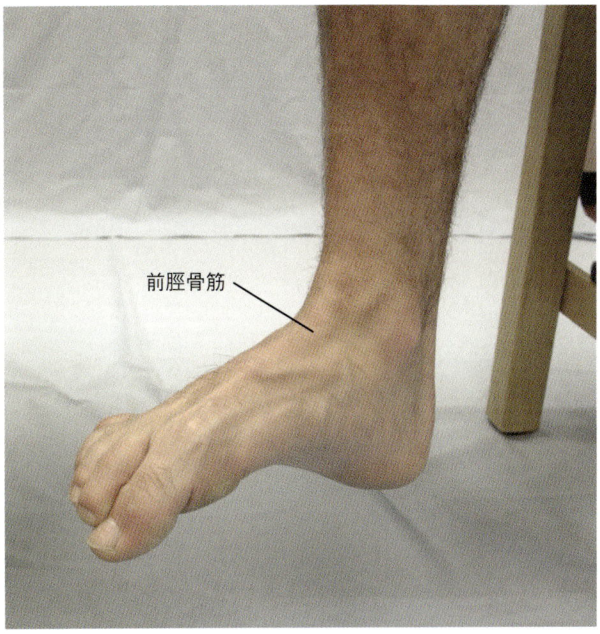

図 11-24　前脛骨筋．この筋と腱は表層にあるため，その近位付着から遠位付着まで触診できる可能性がある．

踏み切りの際に第１の放射線上で前脛骨筋と協調し，縦アーチを安定させる（**図 11-23**）[66, 75]．

腓骨筋群は底屈筋群に分類されるが，その力は非常に弱く，運動を起こすほどではない．底屈筋群としての腓骨筋群の無効さは，**図 11-20** の中で確認することができる．それにもかかわらず，正常な底屈トルクを得るためには，下腿三頭筋の力を足部を通して効果的に床に作用させるため，腓骨筋群と下腿後面の深層筋の強い収縮により足根骨および中足骨を固定することが必要になる．

前面の筋群

下腿の前面筋群は，脛骨の脛骨粗面から足関節まで触知可能である突出した前縁の外側にある筋群である．それは筋間中隔によって外側の筋群から分離されるが，触診すると，それらは連続しているようである．前面の筋には，前脛骨筋，長母指伸筋，長指伸筋と第３腓骨筋が含まれる．これらの筋はまとめて**脛骨前面筋群**とも呼ばれ，**表 11-4** でも述べる．

前脛骨筋

前脛骨筋は，下腿前側の丸みをつくる．この筋が麻痺していると，この領域が平坦に，または少し陥凹し，脛骨の前縁は正常よりさらに顕著になる．筋は足関節より上で腱になり，その腱は足関節の背側を通過する．前足関節を通過するとき，水平および十字形靱帯によって腱が抑えつけられる．

筋がその全長で表層にあるため，近位付着から遠位付着まで容易に観察，触診できるだろう（**図 11-24**）．写真の中で，被検者は足指を屈曲，足関節を背屈，内がえししているが，こうすることで前脛骨筋腱のちょうど外側にある長母指伸筋腱を収縮させずに前脛骨筋を働かせることができる．

長母指伸筋

長母指伸筋（extensor hallucis longus：EHL）の上部は，前脛骨筋と長指伸筋に覆われている．EHL の腱は，足関節の背側，前脛骨筋腱のすぐ外側を通過する（**図 11-25**）．前脛骨筋と同様に，この腱は足関節を渡る部分で横径および十字形靱帯によって適切な位置に保持される．筋肉の一部分は下腿の遠位半分で触診できる可能性があるが，前脛骨筋と長指伸筋によってほぼ完全に覆われるため，これらの筋は容易に区別することはできない．

長指伸筋と第３腓骨筋

長指伸筋（extensor digitorum longus：EDL）と第３腓骨筋は通常，その上部において区別するのが困難であるため，一緒に説明される．第３腓骨筋は EDL の最外側の部分であるが，時々，別の筋とされる．EDL は表在性であり，その外側は腓骨筋，内側は長母指伸筋と前

表 11-4　前面の筋群

図	筋	近位付着部	遠位付着部	神経支配	作用	触察
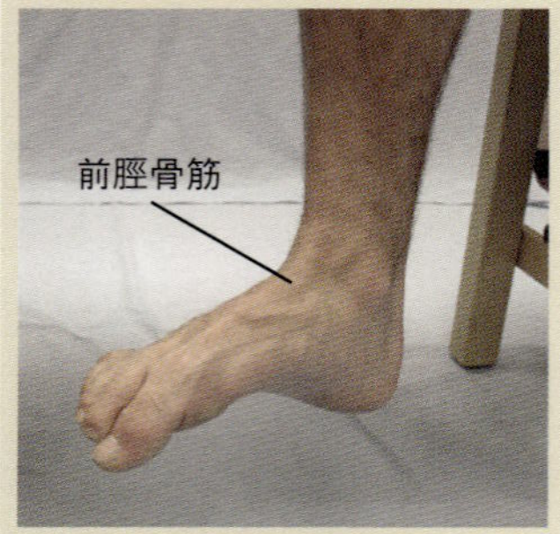	前脛骨筋	外側顆と脛骨体の近位1/2，下腿骨間膜と筋膜	内側楔状骨の内下方面と第１中足骨底	総腓骨神経からの分岐と深腓骨神経からの分枝（L4-S1）	足関節の背屈	筋の部分は近位で，足関節を背屈させると，脛骨の前方縁の外側で触察できる．腱は足関節で観察，触察でき，足関節を背屈させるとかなり浮き上がる．
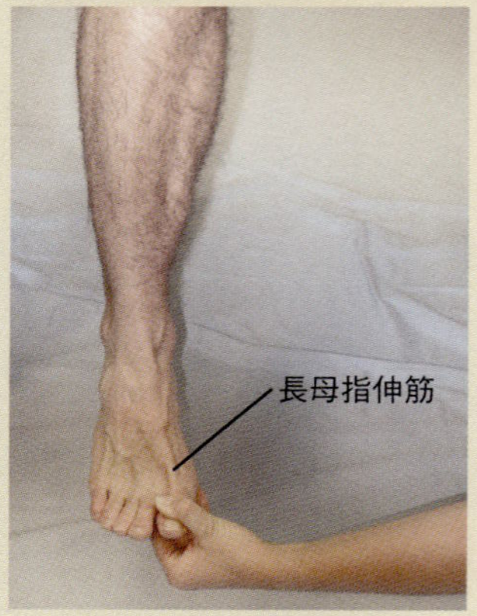	長母指伸筋	腓骨軸の中間部と下腿骨間膜	母指の末節骨底	深腓骨神経からの分枝（L4-S1）	第１中足骨と指節間関節の伸展と足関節背屈	母指の背屈に抵抗をかけると，足部の背側上を通過するEHLの腱のコースを確認することができるだろう．
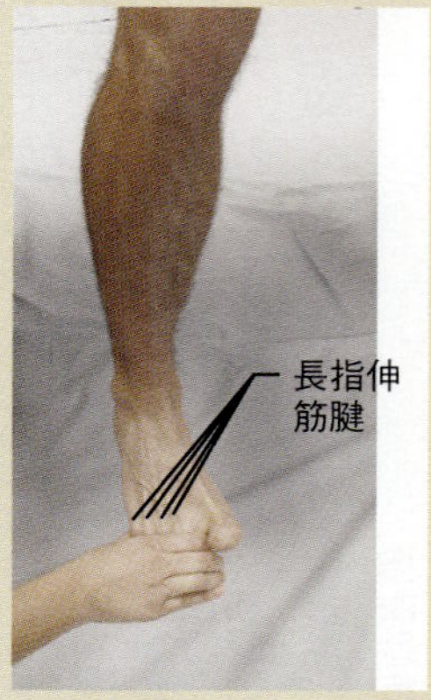	長指伸筋と第３腓骨筋	EDLは，脛骨と腓骨の上部，下腿骨間膜と筋間中隔と筋膜に付着する．第３腓骨筋は，腓骨と下腿骨間膜の遠位に付着する．	EDLの４つの腱は，対応する４つのより小さい足指の中節骨と末節骨底へ着く．第３腓骨筋腱は，第５中足骨の背側に着く．	深腓骨神経の分枝（L4-S1）	母指以外の４本の中足指節間関節と指節間関節の伸展と，足関節の背屈と外がえし	前脛骨筋の同時収縮なしで，足指伸筋の腱をよりよく観察，触察するには，被検者を椅子に座らせ，足底は床に接地しながら，足指を伸展させなさい．母指以外の４指に抵抗をかけると，個々の腱はよりよく目立つ第３腓骨筋が存在するとき，その腱は第５指へ向かう腱の外側にある．

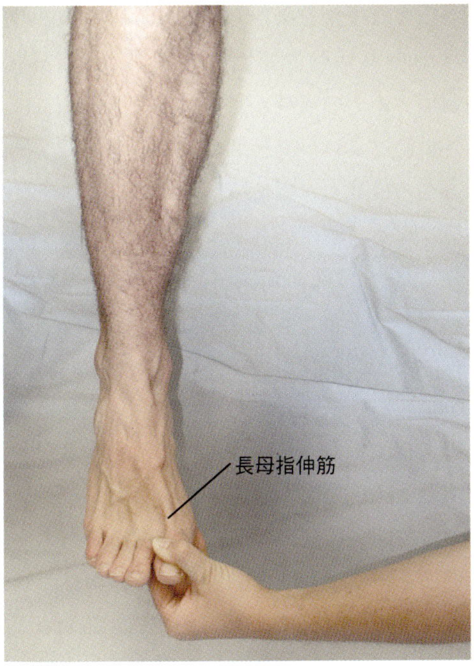

図 11-25　長母指伸筋．母指が抵抗に対して背屈するとき，その腱は観察される．足関節で前脛骨筋腱のすぐ外側を通る．

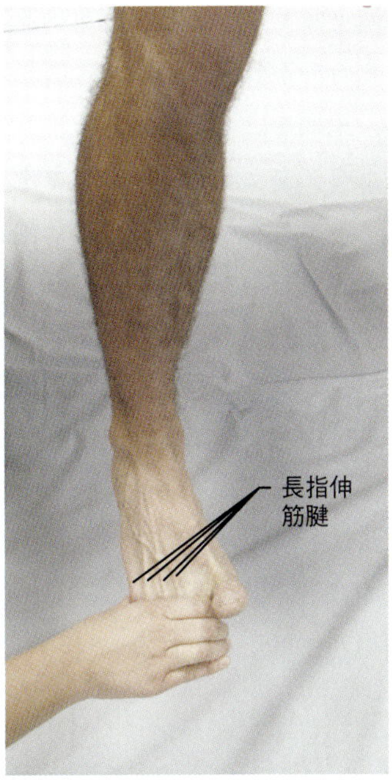

図 11-26　長指伸筋と第３腓骨筋，外側の４指のつま先が抵抗に対して背屈するとき，足部背側にその腱が観察される．

脛骨筋の間に位置する．長指伸筋と第３腓骨筋は足関節の背側を通過する共通腱を形成し，この領域の他の腱のように横径および十字形靱帯によって押しつけられる．足関節より遠位では，腱は５片に分かれ，最も外側は第３腓骨筋腱である（**図 11-26**）．第３腓骨筋は必ずしも存在せず，屍体における研究では，5[76]〜10.5%[77] の割合で存在しなかった．

脛骨前部群の機能

前脛骨筋は，足関節の主要な背屈筋である．前脛骨筋は良好なてこと直線的な牽引線で距腿関節だけに作用し，足指伸筋群全体の２倍の横断面積をもっている[67, 69]．長母指伸筋と長指伸筋は最初に足指を伸ばすので，長さ-張力関係に基づいて，足関節を背屈するための力を失う．前脛骨筋が非常に弱いか機能しない場合，足指伸筋がその足関節の背屈作用を代償しようとするが，可動域は制限される．長指伸筋が単独で代償するとき，距骨下関節の運動軸に対して外側にあるため，足関節の強い外がえしが起こる．

前脛骨筋は足部の変換器でもあり，歩行の立脚期の間に重要な役割をする．足部が接地するとき，衝撃力を吸収するために縦アーチが低下する．前脛骨筋は，このアーチが低下する速度を制御する（**図 11-23**）．足指伸筋も前脛骨筋とともに，踵が接地した後，足部が滑らかに接地するために，足部が床へ降下するのを制御する．これらの筋が床に足部運動を制御するのに失敗すると，足部が床に打ち付けられることで音が出るため，足部の制御が不適切であることが識別できる．

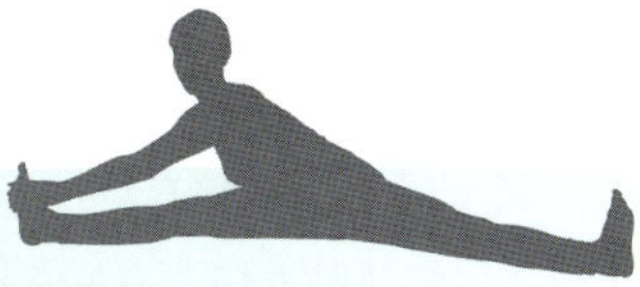

臨床的視点

脛骨前面筋群の麻痺があると，歩行の遊脚期において下垂足が起こる．深腓骨神経の損傷がある患者では，この種の歩行をする．股関節と膝関節を過剰に屈曲することで，遊脚期においてつまずいたり，床に足指を引きずらないように，背屈筋群の機能を代償する．短下肢装具は，背側屈筋の機能不全の代償をするために，非荷重の間，足関節が背屈するように設計されている．

脛骨前部群も，多くの重要な開放運動連鎖で足部と足指を動かす．歩行の遊脚期において，これらの筋は足指の背屈を保ち，地面をこするのを防止する．自動車を運転する際に足部をアクセルからブレーキまで移動させたり，音楽のリズムに合わせたり，不快な靴の中に詰め込まれた足指をくねくね動かしたりもする．足部の開放運動連鎖では，足部の重さはわずか約2ポンド（0.9 kg）であり，筋には良好なてこがあるので，ほとんど筋力を必要としない．被検者が閉鎖運動連鎖で一側の足部の上で立位を取っているとき，より強く収縮するため，よく観察，触診することができる．このとき，重心をその小さい支持基底面の中に保つために，足部の筋のすべてにおいて一定の相互作用がみられる．

足部の内在筋群

対立筋がないこと以外は，足部には手部と同様の内在筋がある．対立筋が存在しないにもかかわらず，上肢（特に上肢全体）の先天性切断をもつ人では，成長とともに熟練した感覚運動作業を遂行することが示された．これらの人々は足を非常に熟練した方法で使用することを学び，健常者が手でするようなほとんどすべてのことをすることができるようになる．

しかしながら，大部分の人には，これらの能力がない．足部の内在筋は手の内在筋と類似した名前があるにもかかわらず，非常に独特の機能のために手の対応する筋より内在筋という名称が一般的に用いられる．足部の底面には，4層の内在筋がある．これらの筋については，**表11-5**で説明する．これらの筋は，母指外転筋（**図11-27**）と他の最も表層にある筋群のいくつか（**図11-28**）を除いて，小さく，厚い足底筋膜より深層にあり，足底上に4層に並んでいるため，触診するのが困難である．触診するのが困難であるものは図（**図11-29～11-32**）に示し，触知可能な筋は写真に示す．これらの筋には，骨への付着に加えて，足底腱膜，靱帯および腱と広く関係している．これらの組織は，足部の静的および動的構造の強い結合を形成する．

例えば，足指の外転・内転と屈曲のように，内在筋が運動を起こすことができるにもかかわらず，それらの主な機能にはこれらの運動は含まれていない．手内在筋は個々に運動するのに対して，足部内在筋はグループで活動する傾向がある[78]．内在筋群は主に安定性またはバランスのために，そして，活動においては足部を支持し，補助するために働く．内在筋は横足根骨アーチの安定性において重要な役割を果たしており，実際にこのアーチを支持する主な活動的要因である[78]．母指外転筋は，主に内側縦アーチの支持が主な役割である[79]．

母指外転筋は歩行の立脚期の最後の部分で，足部が身体の前方への推進力に備えて固いてこに変わるとき，非常に活発になる．固定されたてこになるために，縦アーチは上昇し，足部の関節をぴんと張らなければならない．母指外転筋は，この位置決めに加わるために活動する．要するに，内在筋（特に母指外転筋，短指屈筋，短母指屈筋と小指屈筋）は歩行と走行時に，長い足指屈筋群がアーチを支持する力を補助する際に活動するが，骨間筋と虫様筋はMTP関節を固定して，プッシュオフの際に屈筋群の強力な力に対抗し足指の伸展を維持する[78]．

短指伸筋と短母指伸筋は，足部の背側にある唯一の内在筋である（**図11-33**）．筋腹は，足部の背側部で，およそ1ドル硬貨の大きさをした，小さく丸いこぶ状の外観を呈する．足指を自動的に伸展するとき，それはわずかに青みがかったようにみえ，すぐに明瞭になるだろう．内在伸筋群の主要な機能は，外在性の足指伸筋群の補助である．何らかの異常が存在するとき，最も目立つ変化は歩行において観察される．足指の伸展は，歩行における重要な機能である．足指の伸展が維持されない場合，足指は丸くなり，歩行の立脚期最終の踏み切りの際に，内在筋が正常に補助することができない．これらの例では踏み切りのための力が不足しており，歩幅が短縮することで明らかになる．もしも足部アーチに筋力低下または構造的な欠損がある場合，歩行時に足部の回内している時間が正常より長くなるため，足部の内在筋は歩行周期の全体を通じてより強力に，長い間活動することが必要となる[78]．これは，足部内在筋が過度に発汗する原因になる．身体の他の筋のように，発汗した足部内在筋は匂いを生じ，「足の悪臭」の原因になる．

下肢と足部の筋と関節の機能

下肢には，高エネルギーを生ずる閉鎖運動連鎖において大きな機能的な活動が求められる．例えば，一側下肢の開放運動連鎖でボールを蹴るか，足を振り出すとき，反対側の下肢は閉鎖運動連鎖で立位を保持し，体重を支持しておかなければならい．脚と足部の筋は，静的および動的な制御，動的な推進力と衝撃吸収の役割を負う．それらが機能を果たすことができない場合，立位でバランスを保った状態からジャンプ動作や走行などの活動の開始が顕著に損なわれる．足部と足関節にわたる関節構

表 11-5　内在筋群

図	グループ	筋	近位付着部	遠位付着部	神経支配	運動
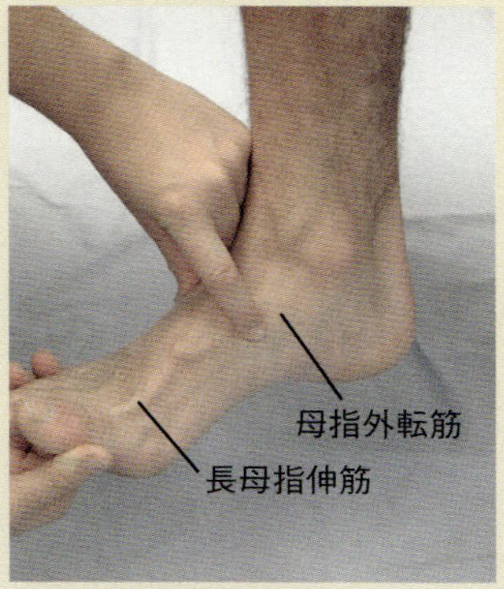	足底，第 1 層	母指外転筋	踵骨底面の内側結節，屈筋支帯と足底腱膜	第 1 基節骨底の内側面	内側足底神経（S2-S3）	母指の外転と屈曲
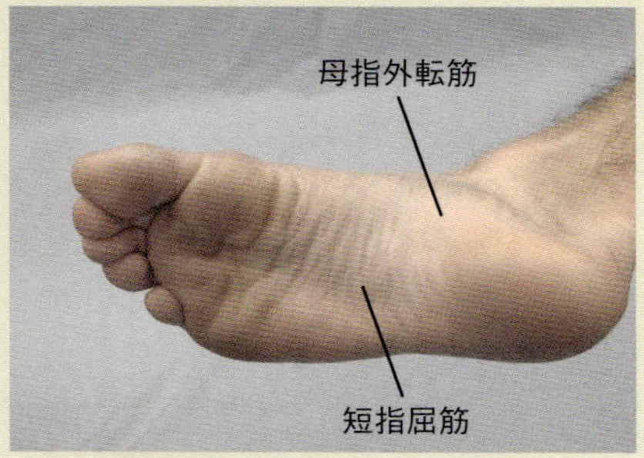	足底，第 1 層	短指屈筋	踵骨底面の内側結節，足底腱膜	第 2-5 中節骨の内側と外側	（S2-S3）	第 2-5 指の屈曲
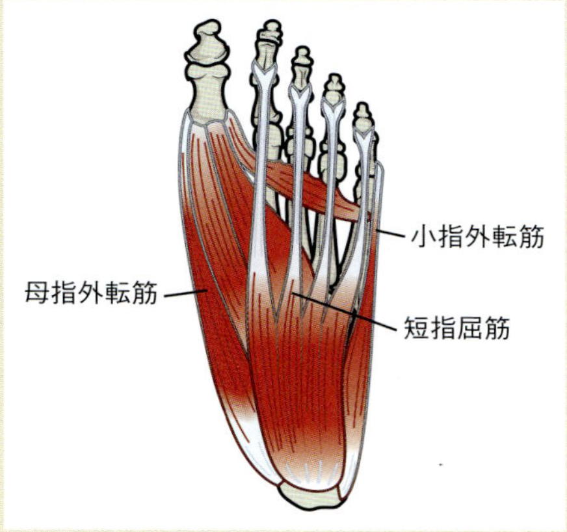	足底，第 1 層	小指外転筋	踵骨隆起，足底腱膜と筋間中隔	第 5 基節骨の外側底部	外側足底神経（S2-S3）	第 5 指の外転と屈曲

（次頁へつづく）

表 11-5　内在筋群（つづき）

図	グループ	筋	近位付着部	遠位付着部	神経支配	運動
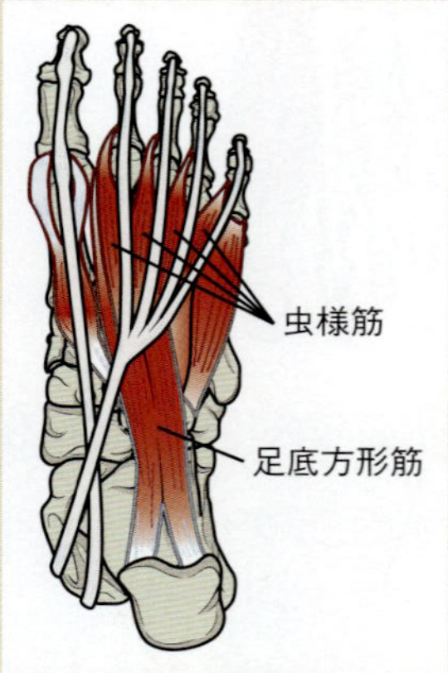	足底，第 2 層	足底方形筋	踵骨の凹面	長指屈筋腱	外側足底神経（S2–S3）	第 2–5 指の屈曲で，FDL の補助
	足底，第 2 層	虫様筋	長指屈筋の腱	第 2–5 中手指節関節の伸筋フードの内側面	第 2 指：内側足底神経（S2–S3） 第 3–5 指：外側足底神経（S2–S3）	第 2–5 指の基節骨の屈曲と中間および遠位指骨の伸展
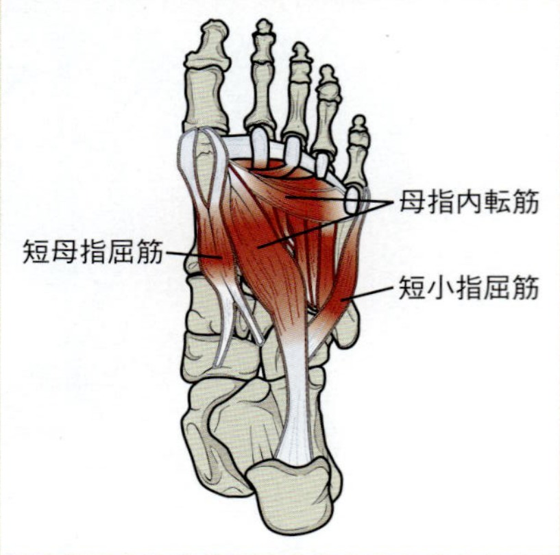	足底，第 3 層	短母趾屈筋	立方骨の足底面と外側楔状骨	母趾の基節骨底	内側足底神経（S2–S3）	母指の基節骨の屈曲

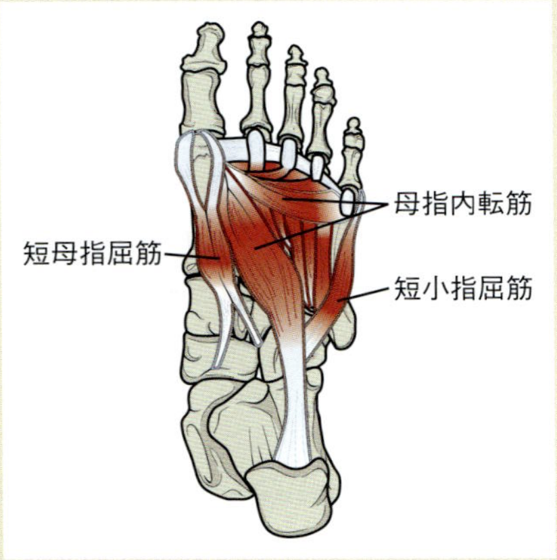	足底，第 3 層	母指内転筋	斜頭：第 2-4 中足骨底， 横頭：MTP 関節の底側靱帯	母指の基節骨底の外側	内側足底神経の深枝（S2-S3）	母指の内転． 横アーチの維持を補助する
	足底，第 3 層	短小指屈筋	第 5 中足骨底	第 5 指の基節骨底	外側足底神経の浅枝（S2-S3）	第 5 指の屈曲
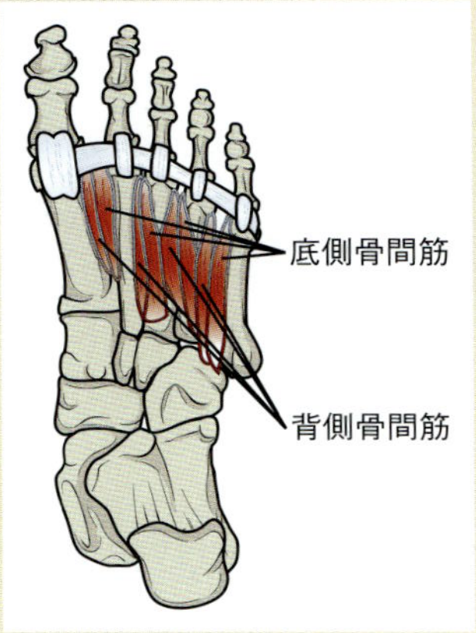	足底，第 4 層	背側骨間筋	すべての中足骨の隣接した側	第 2-4 中手指節関節の伸筋フード	外側足底神経（S2-S3）	第 2-4 指の外転と MTP 屈曲

（次頁へつづく）

表 11-5 内在筋群（つづき）

図	グループ	筋	近位付着部	遠位付着部	神経支配	運動
	足底，第 4 層	底側骨間筋	第 3-5 中足骨底の内側	第 3-5 中手指節関節の伸筋フード	外側足底神経 (S2-S3)	第 2-4 指の内転と MTP 屈曲
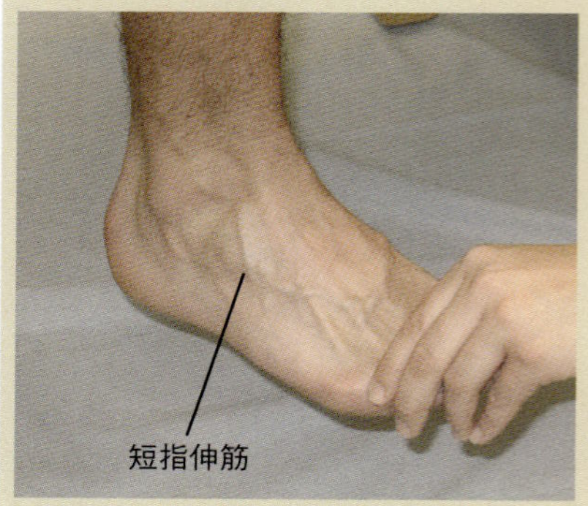	背側	短指伸筋と短母指伸筋	足根洞より遠位の足部の背外側面	第 1-4 基節骨底	深腓骨神経の外側終末岐 (S1-S2)	第 1-4 指の伸展の補助

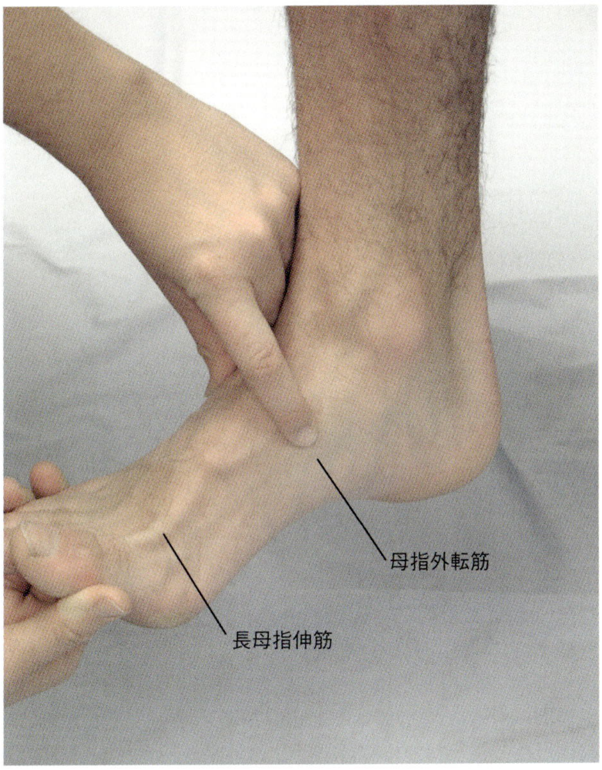

図 11-27　母指外転筋．この内在筋は，舟状骨結節より下方，わずかに前方で触診できる．検査者は，受動的に母指を外反位にし，被検者に，自動的に足指を外転するよう指示する．触診している指で筋の収縮を感じることができる．

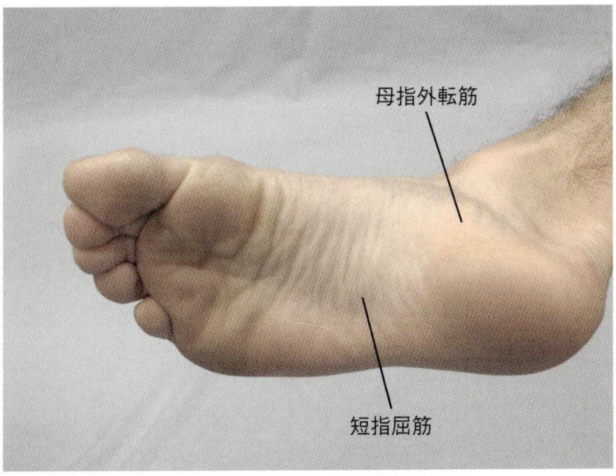

図 11-28　短指屈筋．被検者が足指を軽く屈曲させると，内在筋の第 1 層にある筋腹のいくつかは縦のアーチの中央で触診できる可能性がある．

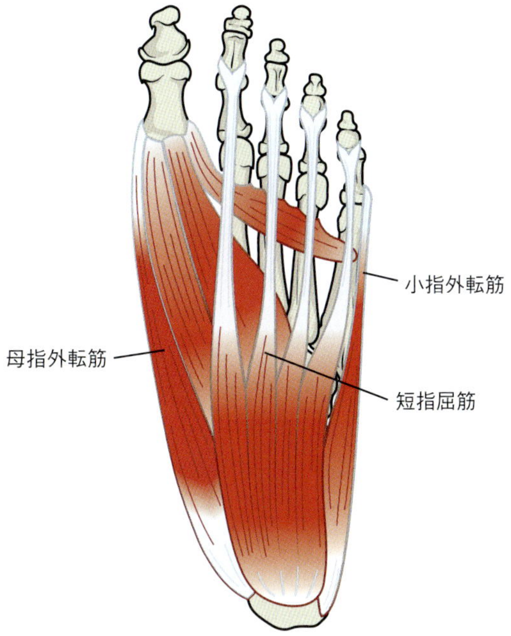

図 11-29　足底の表層，内在筋群の第 1 層．第 1 層には，母指外転筋，短指屈筋と小指外転筋がある．

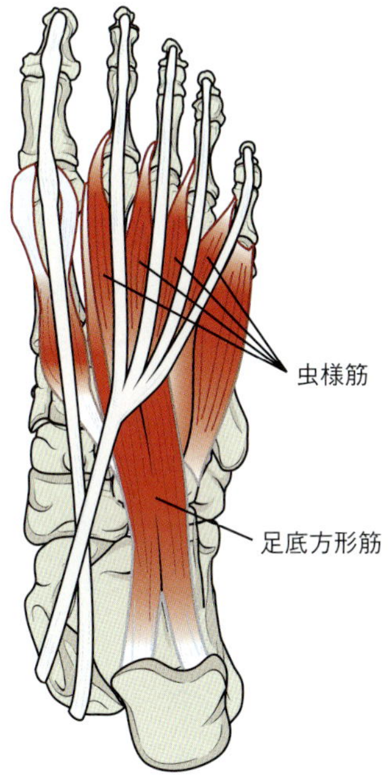

図 11-30　足底の表層，内在筋群の第 2 層．第 2 層には，足底方形筋と虫様筋がある．

造と機能は，複雑で相互に依存している．足部と足関節の機能は，それらの構造だけでなく，通過する筋にも非常に依存している．多くの筋は複数の関節をわたるため，筋が正常に機能することができない場合，複数の関節が影響を受ける可能性がある．要するに，1つの関節や筋が機能不全を起こすと，それが伝わり，足部全体の機能不全が起こることがある．足部が全身への力の吸収と伝播における不可欠な役割をするので，この不完全は運動連鎖の上で他の部分に影響を及ぼす可能性がある．

足部と足関節のどの関節も，可動域は比較的小さい．

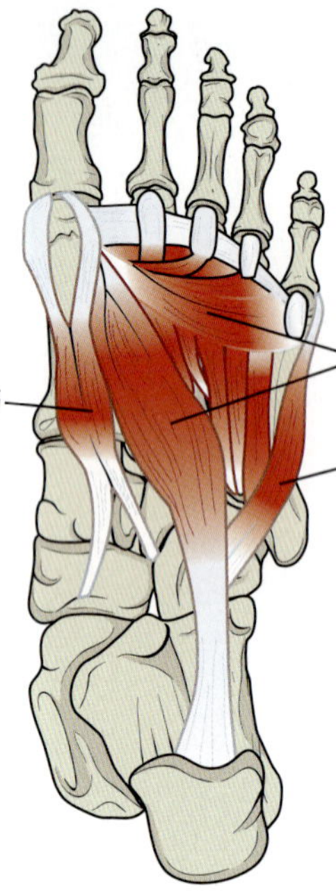

図 11-31 足底の表層，内在筋群の第3層．第3層には，短母指屈筋，母指内転筋と短小指屈筋がある．

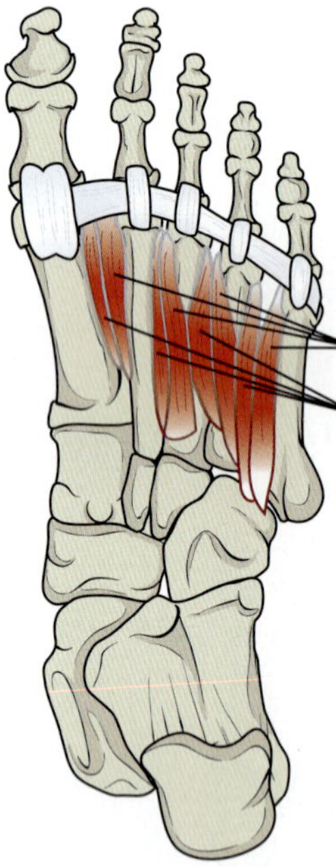

図 11-32 足底の表層，内在筋群の第4層．第4層には，底側および背側骨間筋がある．

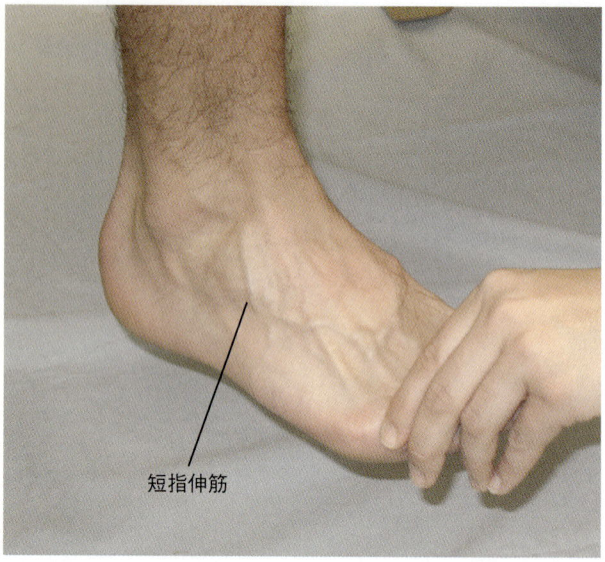

図 11-33 短指伸筋と短母指伸筋．これらの筋は，しばしば結合して1つの筋になる．筋腹は，足背の足根洞のちょうど遠位に小さな丸いノブ状の外観を呈する．それは青みがかっており，しばしば1ドル硬貨の大きさほどである．足指伸展に対し抵抗をかけると，腱が明らかになる．ときに，腱は母指の長母指伸筋腱のちょうど外側へ向かっているように見えることがあるが，これは，短母指伸筋腱である．

しかしながら，足部と足関節複合体の複数関節の構造は多くの関節を含むが，これらの関節は連携して働き，1つの関節だけで得られるよりも全体の総和としてより大きな可動域を生じる．またこのアライメントによって，足部は様々な地面や物体に適応することができる．閉鎖運動連鎖の活動において，足指のすべては足部が接地している面と接触することが望ましい．足部と足関節複合体の複数関節系によって，足指はそれを遂行することができる．この部分は，前述の内容をもとに，足部と足関節における相互関係の理解を深めてほしい．

回内と回外

回外と回内は，足部と足関節が静的および動的な活動および開放運動連鎖または閉鎖運動連鎖機能でみられる重要な運動である．これらは，足部を様々な異なる面に適応し，立位バランスを良好に維持させる運動である．しかしながら，これらの運動は複数関節を含む．

距骨下関節における運動

距腿関節と距骨下関節は相互に機能的に密接に関係しているが，回内と回外が距骨下関節で起こり，運動は距骨と踵骨の関係であることを理解することは，重要である．初めに用語について述べたように，開放運動連鎖では，回外が内がえし，内転と底屈が組み合わさった運動であり，回内が外がえし，外転と背屈が組み合わさった運動である．開放運動連鎖では，距骨下関節のうち近位の距骨は距腿関節のほぞ穴内に収まることで固定され，遠位の踵骨は自由に動くことができる．距骨下関節の運動軸が斜めであるため，踵骨運動は，三平面上で起こる．

例えば，開放運動連鎖の回内において，踵骨は前額面で外がえし，矢状面で背屈，水平面で外転する．回外で踵骨が距骨上を移動するとき，前額面は外がえし，矢状面で底屈，水平面で内転する[39]．足部を床から離し，最大限回外，回内すると，3つの平面上で起こるこれらの運動を確認することができる．

足部に体重が負荷されているときでも，踵骨は前額面に自由に運動することが可能であるが，矢状面および水平面上では運動することができない．足部の上からかかる体重によって，これらの2つの平面上では，踵骨は床に固定される．つまり，回内と回外は距骨下関節で起こるが，運動する骨は距骨ではなく踵骨である（**表11-6**）．したがって，閉鎖運動連鎖の回内運動において，踵骨は前額面上で外転することが可能であるが，距骨は底屈して，踵骨上を内転する[8]．閉鎖運動連鎖の回外においては，踵骨が前額面上で内がえしをすると，矢状面では距骨が踵骨上を背屈し，水平面上で外転する[8]．身体の荷重線が，踵骨の運動軸に対して回内では内側，回外で外側になるので，踵骨は回内とともに内がえしに，回外とともに外がえしが起こる．体重負荷時に，踵骨が内がえしと外がえしとともに回内と回外を伴う複合運動が起こると，次に距骨でも同様の運動が起こる．具体的には，体重によって踵骨は矢状面および水平面上で固定されており，距骨は，水平面上でその内側縁の方へ内転し，距骨頭は矢状面上で底屈し，回内する．体重負荷での回外では，踵骨が内がえしすると距骨は外転し，距骨頭は上昇して距骨の外転と踵骨の背屈を起こすという反対の運動が起こる．距骨に対する踵骨の運動は，開放運動連鎖より，体重が負荷されている間に起こる．起こる運動は異なっているが，距骨下関節の相対的な最終肢位は，開放運動連鎖でも閉鎖運動連鎖でも同じ肢位になる．例えば，踵骨が距骨に対して動くとき，踵骨の凸面は距骨の凹面上で外転方向に滑るが，距骨の凹面が踵骨の凸面に対して動く場合，距骨の行う運動は内転である．足部が開放運動連鎖または閉鎖運動連鎖で動くかどうかにかかわらず，2つの骨の相対的な最終肢位は同じになる．**図11-34，35**は，開放運動連鎖および閉鎖運動連鎖でこれらの異なる運動がどのように生じるかについて説明する．

表11-6　距腿関節および距骨下関節の回内と回外における開放運動連鎖および閉鎖運動連鎖での運動

運動	開放運動連鎖	閉鎖運動連鎖
回外	**底屈**：距骨に対する踵骨の運動 **内転**：距骨に対する踵骨の運動 **内がえし**：踵骨の前額面上における運動	**背屈**：踵骨に対する距骨の運動 **外転**：踵骨に対する距骨の運動 **内がえし**：踵骨の前額面上における運動 横足根関節の回外 脛腓関節の外旋 大腿骨の外旋
回内	**背屈**：距骨に対する踵骨の運動 **外転**：距骨に対する踵骨の運動 **外がえし**：踵骨の前額面上における運動	**底屈**：踵骨に対する距骨の運動 **内転**：踵骨に対する距骨の運動 **外がえし**：踵骨の前額面上における運動 横足根関節の回外または回内（前足部の状態に依存する） 脛腓関節の内旋 大腿骨の内旋

他の関節

閉鎖運動連鎖での回外と回内に関係するのは，距腿および距骨下関節だけではなく，足部の関節のすべてがこれらの運動に関与する[48]．これらの他の関節のうち最も重要なものは，横足根関節である．この関節では，距舟関節が回外と回内において最も大きな運動を生じる[48]．

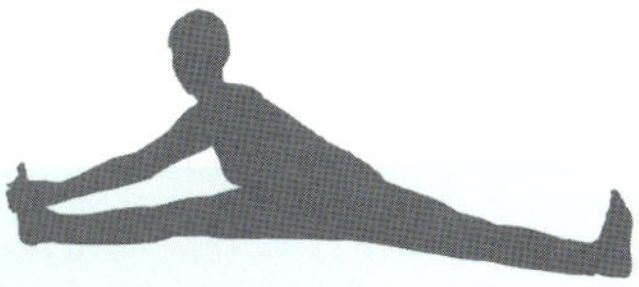

臨床的視点

臨床家は，回内と回外の間，底屈と背屈が距腿関節軸の周りではなく距骨下関節軸の周りで起こることを理解しなければならない．したがって，足関節が関節炎または外傷によって癒着した患者でも，距骨下関節において背屈と底屈の運動をすることができる．

同様に，距腿関節は，3つの平面すべてで運動する三平面関節であるため，患者が距骨下関節または三関節固定術（距骨下関節，踵骨立方骨関節および距舟関節の固定術）を受けてもなお，数度の内がえし-外がえし，背屈-底屈と外転-内転の運動をすることができる[8]．

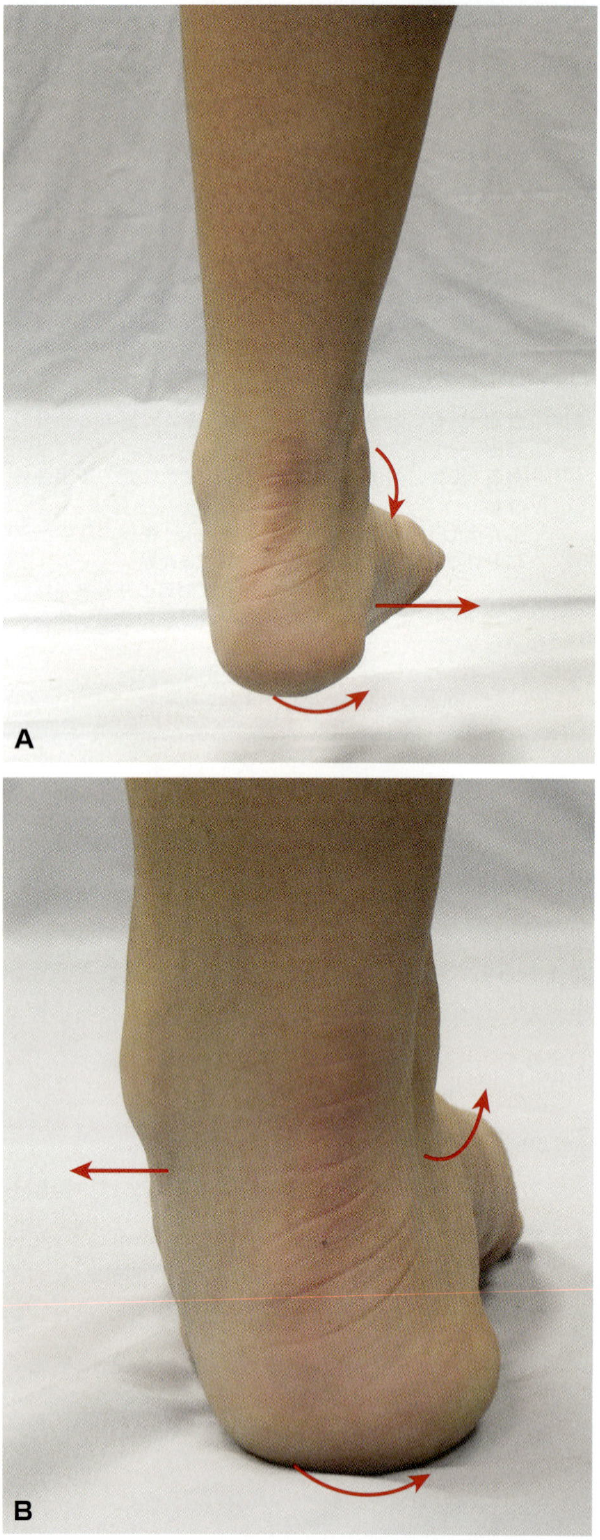

図 11-34　A）開放運動連鎖，B）閉鎖運動連鎖における回外.

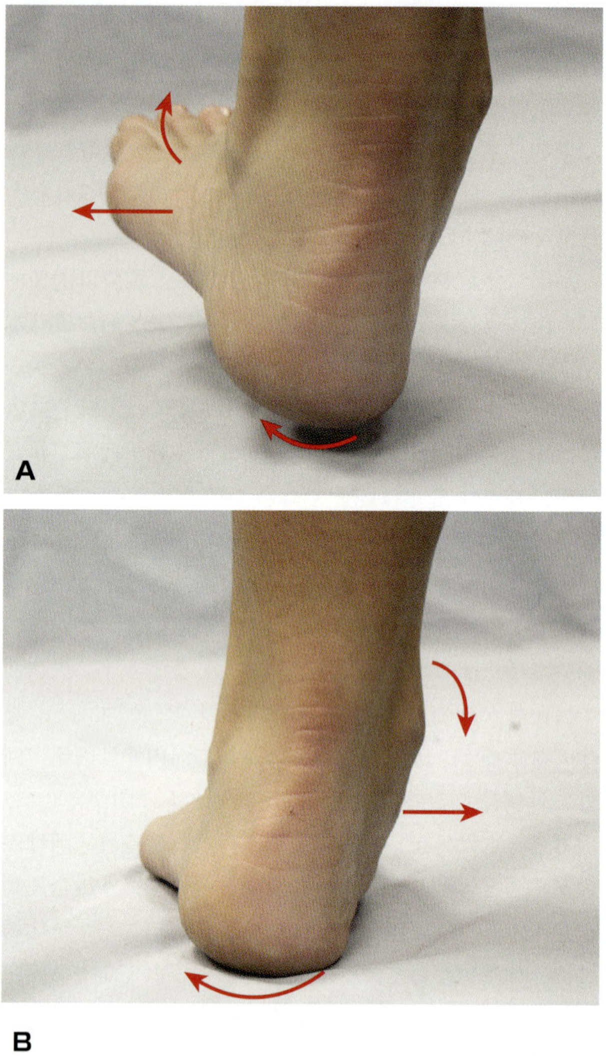

図 11-35　A）開放運動連鎖，B）閉鎖運動連鎖における回内.

特に不均等な面において，横足根関節の運動は，足部と地面の接触を維持することに不可欠である．この関節は，回内，回外運動を行うことができる．後足部が回外運動を行うとき横足根関節も回外運動を行うが，関節の近位骨（距骨，踵骨）によってその肢位が決まる．後足部が回外位にあるとき，横足根関節は固定される（**図 11-16**）．

しかしながら，後足部が回内位のとき，その程度にかかわらず，横足根関節は回外または回内方向へ動くことができる．横足根関節が前足部と後足部の間の切替えとして作用するため，その肢位は前足部のニーズに依存する．足指は地面との接触を維持することが望ましい，ということを思い出してほしい．例えば，後足部が回内される場合，足部の他の部分は後足部に連動し，外側足指は地面から離れようとするだろう．しかし，この場合には，横足根関節が回外し，外側足指を地面に向かって下降させる（**図 11-8**）．

横中足根関節での運動が不十分であったとき，足根中足関節の運動によって補助される．本章で，最も可動性のある足指は，内側では第 1 指，外側では第 4 および 5 指であると述べた．後足部が回外するとき，これが重要になる．後足部が回外運動を行うと，横足根関節もまた回外しなければならない．これらの関節が回外位にあるとき，第 1，4，および 5 指の可動性がなければ，内側の足指が地面と接地しておくことは困難である．後足部と中足部が回外位のとき，第 1 指は底屈し，床に到達するまで足指を下方へ押し込む．この第 1 指の底屈運動は，外側足指の接地を維持するために，第 4 および 5 指の背屈運動によって平衡が保たれる．

荷重された状態で回内，回外運動が起こるとき，距骨下および距腿関節よりも遠位の関節のみだけではなく，運動連鎖でより近位にある関節も，これらの運動に反応して動く．前述のように，足部と足関節に体重が負荷された状態で回外すると，距骨が外転する．関節軸が斜めであるので，距骨の外転にともない外旋も起こる．これによって，隣接している脛骨と腓骨の外旋の連鎖反応を引き起こす．同様に閉鎖運動連鎖で回内が起こると，距骨は内転とともに内旋し，その後脛骨と腓骨の内旋が引き起こされる．閉鎖運動連鎖において，隣接した関節も密着しているため，脛骨の回旋には大腿骨の回旋が付随して起こる．回外が起こると脛骨の外旋，大腿骨の外旋が起こり，回内では脛骨の内旋と大腿骨の内旋が起こる（**図 11-36A，B**）．

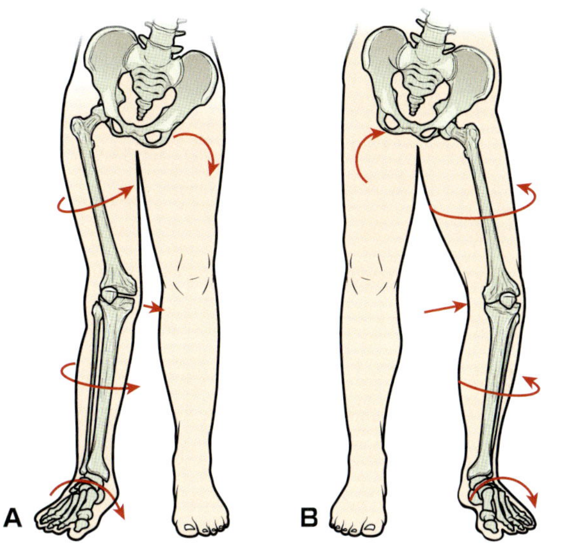

図 11-36　A）回内は脛骨と大腿骨の内旋を引き起こす．B）回外は脛骨と大腿骨の外旋を引き起こす．

足部のアーチ

足部のアーチには，次のような重要な機能がある．足部を様々な面に適応させる，閉鎖運動連鎖での活動の間足部にかかる力を吸収する，体重支持面と支持基底面を提供する，そして，身体の推進力を得るために，足部を硬いてこに変える．足部を軟性な構造から硬い構造に瞬時に変化させる足部の能力は，骨格構造による 3 つのアーチ，静的な靱帯-筋膜支持，動的な筋収縮に依存している．閉鎖運動連鎖（例えば立位）において，上にある体重は，距骨と踵骨隆起を通して後方に，中足骨と指節骨頭を通して前側に分散する．体重は，3 つのアーチを通してこれらの点に分配される[80]．内側縦アーチは最も長く最も高い．その骨構成要素は，踵骨，距骨，舟状骨，内側楔状骨と第 1 中足骨を含む．外側縦アーチは，内側より低く，踵骨，立方骨と第 5 中足骨よりなる．横アーチは，中足根および足根中足部の内側から外側にかけての部位で，非荷重の状態では凹である．このアーチの遠位で，中足骨頭は柔軟に地面の曲線に適合する．

靱帯は背側および足底面で，足根骨および中足骨をアーチ状に結合させ，曲がった梁の機械的性質を得る．中足骨も弯曲していて足底面の凹面を示し，弯曲した梁型を強化する．体重負荷されると，足部の曲がった梁はより大きく曲がり，上面（凸側）には圧縮力が，足底面（凹側）には張力がかかる[81]．直線的な構造より，梁のような設計はより大きい力の受理を可能にする．タイ

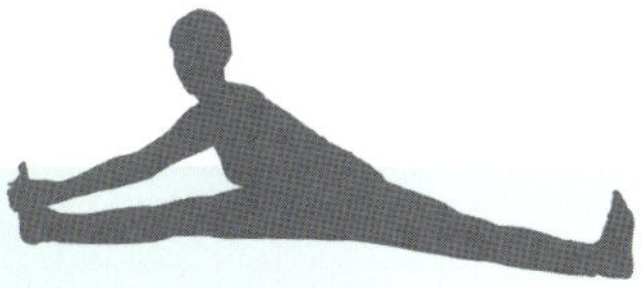

臨床的視点

内側縦アーチの高さが適当であるかどうか測定する方法は，多数ある．そのうちの迅速な方法として，内果と第 1 中足指節関節を結んだ線から舟状骨結節の位置を評価する方法がある．内果の下内側の先端から第 1MTP 関節の底面まで線を引く．内側縦アーチの高さが正常であるとき，舟状骨結節がこの線上または，線の付近にある[83]．アーチが低いとき，舟状骨結節は線よりも下にあり，アーチが高いときは，舟状骨結節は線より上にある．この線は「Feiss の線」として知られている．

ロッドは，その両端が離れて移動するのを防ぐ脱落防止帯として役に立つ．そのため梁の基部の外側に配置される場合，より大きな力も梁で支えることができる．足部において，タイロッドは足底腱膜である．そして，それは内在筋および外来筋（**図 11-37C**）によって，能動的に補強される[81]．

足底腱膜（足底筋膜とも称される）は，踵骨隆起から足指まで足底を支持する筋膜帯の強い連結である．足底腱膜は，足部のすべてのアーチを完全に保つため重要である[84]．腱膜は短指屈筋のような足部内在筋が付着し，母指外転筋などを覆う被膜である．腱と神経血管束は，足指へ向かう途中でこの腱膜を穿孔する．複雑な垂直中隔（壁）と外側の固定構造は，腱膜の縦走帯と深層構造，皮膚とその各々を接続する．足底腱膜の遠位付着部は，足指の屈筋腱鞘，足底板と足指の深層構造と関係している．これらの付着はMTP関節の遠位にあるので，これらの関節が過伸展させるとき，足底腱膜は緊張する．この張力は中足頭部から踵骨の偏位を妨げ，アーチの崩壊を防ぐ[81]．さらに，この緊張によって足根骨および中足骨を圧縮し，硬い構造を形成する．つま先立ちや歩行の立脚期後半に，このような剛性が必要とされる．

機械的に，MTP腱膜の機構は，**巻き揚げ機機構**と類似している．巻き揚げ機は，鎖やロープを引っ張ってシリンダーに巻き付けるための，クランクで回転する水平シリンダーである．それは，通常，アンカーのような重い物体を船の方へ動かすのに用いられる．MTP関節が過伸展すると，足底腱膜が中足指節関節に巻きついて，腱膜は緊張し，中足骨と足根骨も一緒に引かれて硬い構造に変わり，縦のアーチが上昇する[84]．内在筋および外在筋によって，足底筋膜の受動的な力に求心性収縮の力が加わり，より高いアーチを形成する．第1MTP関節が他動的に過伸展されると，この巻き揚げ機機構は観察される（**図 11-38**）．つまり，アーチが硬くなる，そして，足底腱膜は緊張して容易に触診できる．つま先立ちをしている人においても，縦のアーチの凹の増加を観察することもできる．

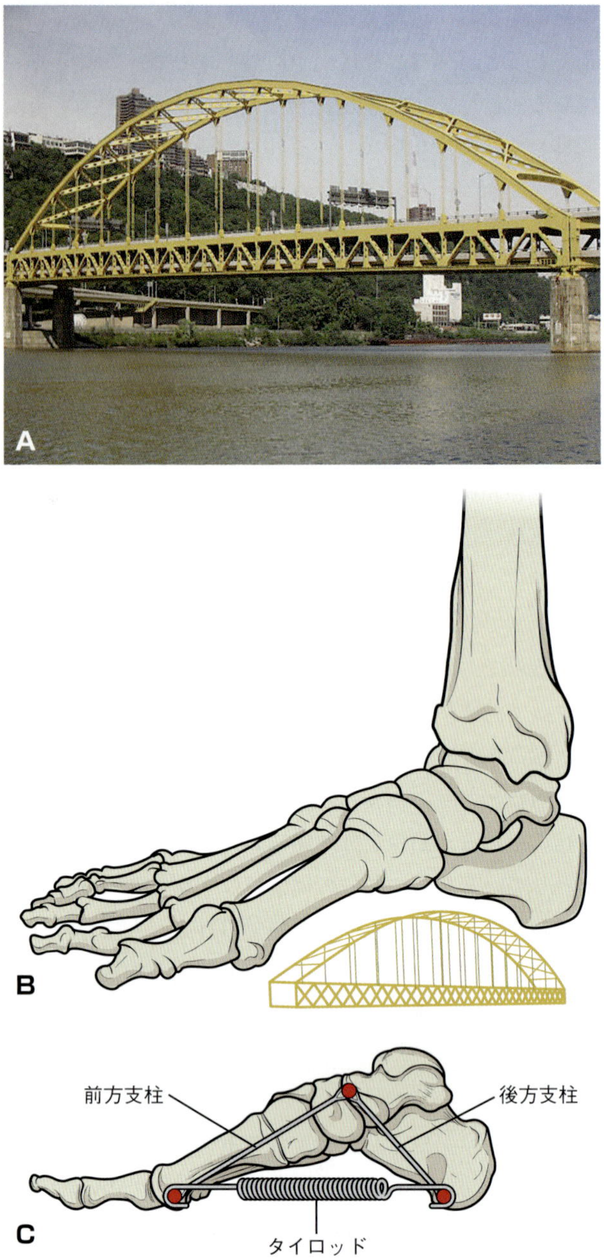

図 11-37　A と B）足部の骨の彎曲は，大きな力を吸収することが可能な構造である．足のアーチは，橋と同様に，大きく，反復性の力の吸収を可能にするデザインにより，その強さと支持性を得ている．さらに，C）内在筋と外来筋による活動的な支持とともに足底腱膜からの支持性は，タイロッドとして役立ち，構造的な弾性エネルギーを提供する（Historicbridges.org より写真提供）．

足底部の内在筋と下腿後面の外在筋はともに，荷重下で足部アーチを支持するという重要な役割を担う[74, 85]．足底部の外在筋および大部分の内在筋は，アーチの下を通る．閉鎖運動連鎖でそれらの筋が収縮すると，生じる力によってアーチが緊張する．後脛骨筋と長腓骨筋の足底の広範囲な付着は横アーチを密着させるが，縦アーチも緊張させる[74]．長母指屈筋と母指外転筋は内側縦アーチを通り，小指外転筋は外側縦アーチをたどるため，これらの筋が収縮すると縦アーチに作用する[79]．短指屈筋，足底方形筋と長指屈筋は，中足部の全長にわたって，縦アーチをぴんと張る．母指内転筋は，横アーチに作用する．

手指の筋とは異なり，足指の筋には，開放運動連鎖に

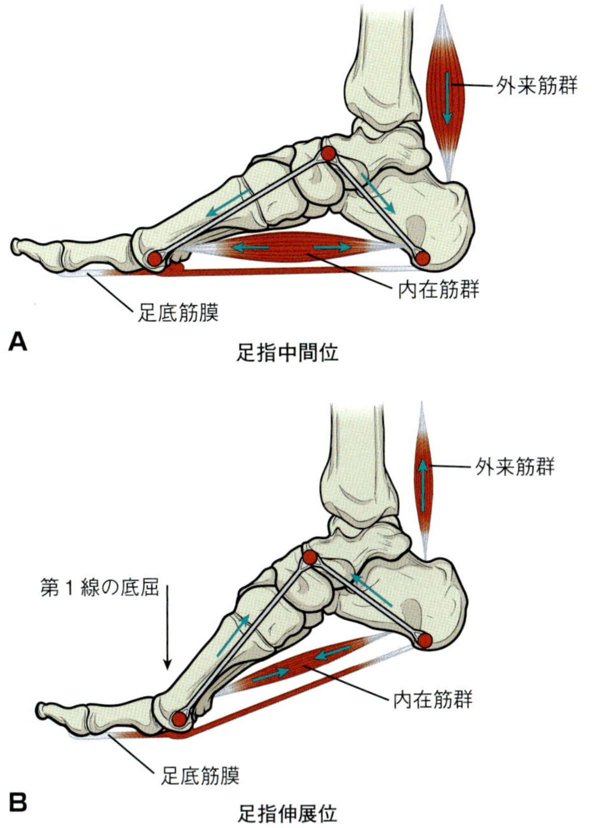

図 11-38　巻き揚げ機機構．A）足底腱膜は，内在筋群とともに縦のアーチを補強する．B）人が足指で伸び上がるとき，筋膜の緊張は増強し，内在筋群は収縮する．これは，アーチの骨をロックすることで，運動を起こす外在筋に安全なてこをもたらす．

おいて，ほとんど機能または目的がない．しかしそれらは，歩行や走行，ジャンプ動作のような閉鎖運動連鎖において，大きな重要性をもつ．安静立位において，筋電活動はアーチ部または足指の筋には通常起こらない[85, 86]．アーチへの荷重が増加するにつれて，アーチの支持は圧力を加えられ，筋は安定性を保つための第 2 系統として働く．正常な足部では過剰な負荷がかかった際，足部のアーチを支持している筋が筋電図上で活性化する[86]．偏平足の人では立位の間，前脛骨筋と後脛骨筋も活動をすることが証明された[87]．アーチか正常より低い人では，靱帯構造だけでは正常な安定性を得ることができないため，この不十分さを補償するためにそれらの筋が活動を増加させる．

足部への体重負荷

従来は，立位における体重分布は，踵骨と中足骨頭にそれぞれ 50%であるとされていた．中足骨頭にかかる正常な体重分布は，第 1 中足骨頭に 2 倍の荷重がかかるとされるため，他の外側の 4 つを含めてその割合は 2:1:1：1：1 になるが，被検者によって，また足部構造の違いによって，圧力の分布にはかなりの差がある[81]．体重の半分以上を踵にかけていることという研究があったが[89]，より若い成人では体重のより多くを前方にかけている傾向があることがわかった[90]．歩行において，踵と母指に最大の力がかかる．これらの力は，足部が地面と接地した際に，地面から押し返されることで起こる

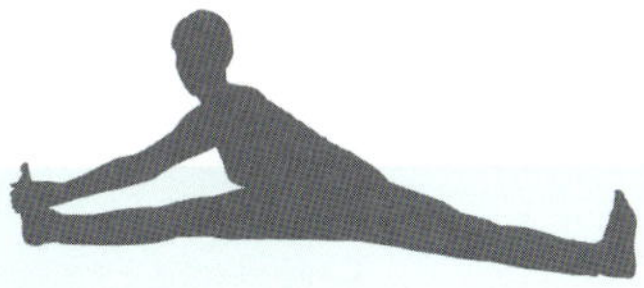

臨床的視点

足部のアーチにおいてよくみられるスポーツ関連の外傷例は，足底筋膜炎である．この問題は，ランナーとエアロビクスダンサーにおいて高い発生率を示す．問題をもつ人では，歩行時に足部の踵付近に痛みを訴え，痛みがジャンプ動作または走行において，そして，しばらく座っていた後に痛みが悪化する．典型的な訴えは，朝ベッドから最初に出たときの，非常に強い痛みである．痛みは，MTP 関節を受動的に過伸展させて腱膜を伸張させながら，足底腱膜の近位付着部を触診することで，再現することができる．この状態が起こる原因は通常多くの因子からなり，身体，または環境からの因子を含む可能性がある．外来の因子として，活動量の増加，地面の変化または靴の摩耗の変化が関係する可能性がある．身体からの因子として，内在筋群の筋力低下，足部のアライメントの問題，下腿後面筋群の柔軟性の低下，足部の過剰な回内がある．例えば，踵骨が内がえし位であるとき，体重を負荷するために中足骨頭を地面と平行にするため，距踵舟関節を回内させて補正する[88]．しかし，そのようなアライメント不正は，走行やジャンプ動作において，アーチへの負担が過剰になり，代償運動や筋収縮で支持することができなくなるまで，問題になることはない．通常，臨床家が慎重に問診することで，痛みの出現の前に活動強度の著しい増強や，走行面または靴の変化があったことが明らかになる．

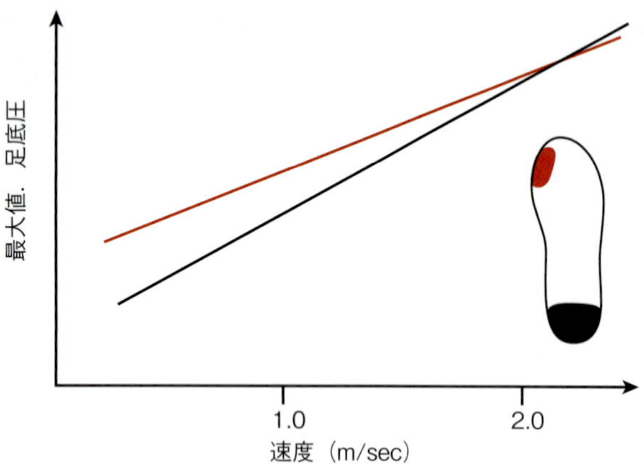

（Segal, et al, 2004 年のデータに基づく）

図 11-39　歩行速度を段階的に上げると，母指と踵にかかる床反力は直線的に増大する．歩行速度が２m/s に達するまで，母指にはより大きな力がかかる．

床反力である．踵または前足部にかかる力の相対的な総計は，歩行の速度に依存している[91,92]．歩行または走行の速度がより急速であるほど，床反力はより大きい．歩行速度が変動するとき，母指と踵に作用する床反力は直線的に増大するが，2 m/sec の速度までは踵より母指により大きな負荷がかかる（**図 11-39**）[92]．幸いにも踵部には，踵骨を保護し，力を分布させる厚い脂肪組織がある[93]．前足部もまた筋膜と軟組織によって，骨を衝撃力から保護している[94]．第 12 章で，床反力に関する付加的な情報が，歩行の運動学において提示される．

足部のアーチには，歩行，走行，ジャンプ動作，弾み動作，つま先立ちのような活動の間，体重が負荷される．これらの活動の間，筋収縮と巻き揚げ機機構は，アーチを支持するために補助する．アーチを支持する外在筋および内在筋の EMG 活動は，歩行や走行で足部が立脚期に地面に接地した直後に始まり，踵が上昇して足底腱膜をぴんと張るために MTP 関節が過伸展するまで続く[37]．足指が地面から離れるまで，筋活動と腱膜の緊張は続く．これらの機序は，被検者に立位でつま先立ちをさせると，観察，触診することができる．つま先立ちのとき，縦アーチの著明な回外と踵骨の内がえしに注目してほしい（**図 11-18**）．

足部の変形

足の変形は，種々の原因から出現する可能性がある．先天的な骨の奇形，筋の麻痺または痙性，荷重に対する慢性の緊張と過労，靴の不適合，またはこれらの因子のいくつかの組み合わせから起こる可能性がある．換言すれば，これらの変形は先天性であるか，後天性である場合がある．歩行時に，力が足部から下肢に伝達されるため，これらの変形に影響を受け，他の関節または体節の変形が生じる可能性がある．

扁平足

永続的に足部が回内しており，体重は内側縦アーチおよび横アーチを低下させるように作用する．これは後天性の場合と先天性の場合がある．足部が回内すると，踵骨は外がえしをする．重心線が踵骨中心の内側を通るため，体重が負荷されると踵骨は自然に外がえしをする傾向があるが，扁平足の人においては，この問題につながる他の欠損がある．それが先天性でない場合，足部靱帯のゆるみ，筋の弱化または外在筋の緊張がある可能性がある．非荷重の状態では，縦アーチは正常にみえることがあるが，立位で踵骨が外がえしすると，舟状骨は床の方に傾く．その極端な状態が扁平足として知られている（**図 11-40A**）．扁平足は硬いこともあれば，柔軟なこともある．硬い扁平足の場合，荷重下と非荷重下のどちらでもアーチをもたず，先天性であることがある．柔軟な扁平足では，非荷重下ではアーチがあり，立位でアーチが消失する．

程度を問わず，踵骨が外がえしの状態で立っている人がしばしば見受けられるが，極端に足部が平坦な人は一般的ではない．柔軟な扁平足の人は，歩行の立脚期の後半で，足部を固定されたてこに変換するのが困難である．そのような状態では，足部が外転し，足部外側で踏み切る力を生じる[35]．そのような肢位によって母指内側に過剰な力がかかり，時間とともに，まめや外反母指（下記参照）を生じる．

地面に合わせて中足部が回旋すると，扁平足では，足部内側に付着する腱にストレスが加わる．そのストレスに最も影響されやすいと考えられる筋は，長腓骨筋と後脛骨筋である．永続的に足部が回内していると，これらの筋と腱は，荷重時にその機能を遂行することができず，継続的なストレスがかかる．特に全く扁平でなく，若干のアーチがある足でも，しばしばこれらの構造に反復したストレスがかかることによって，腱障害が発症する．

体重負荷下で，足部が回内されると，閉鎖運動連鎖の上部の他の節はこの肢位に応じなければならない．すでに述べたように，足部が回内すると，脛骨は内旋する．脛骨が内旋すると，膝関節屈曲し，外反する．この膝関節の肢位は，次に，大腿骨を内転，内旋させ，股関節を

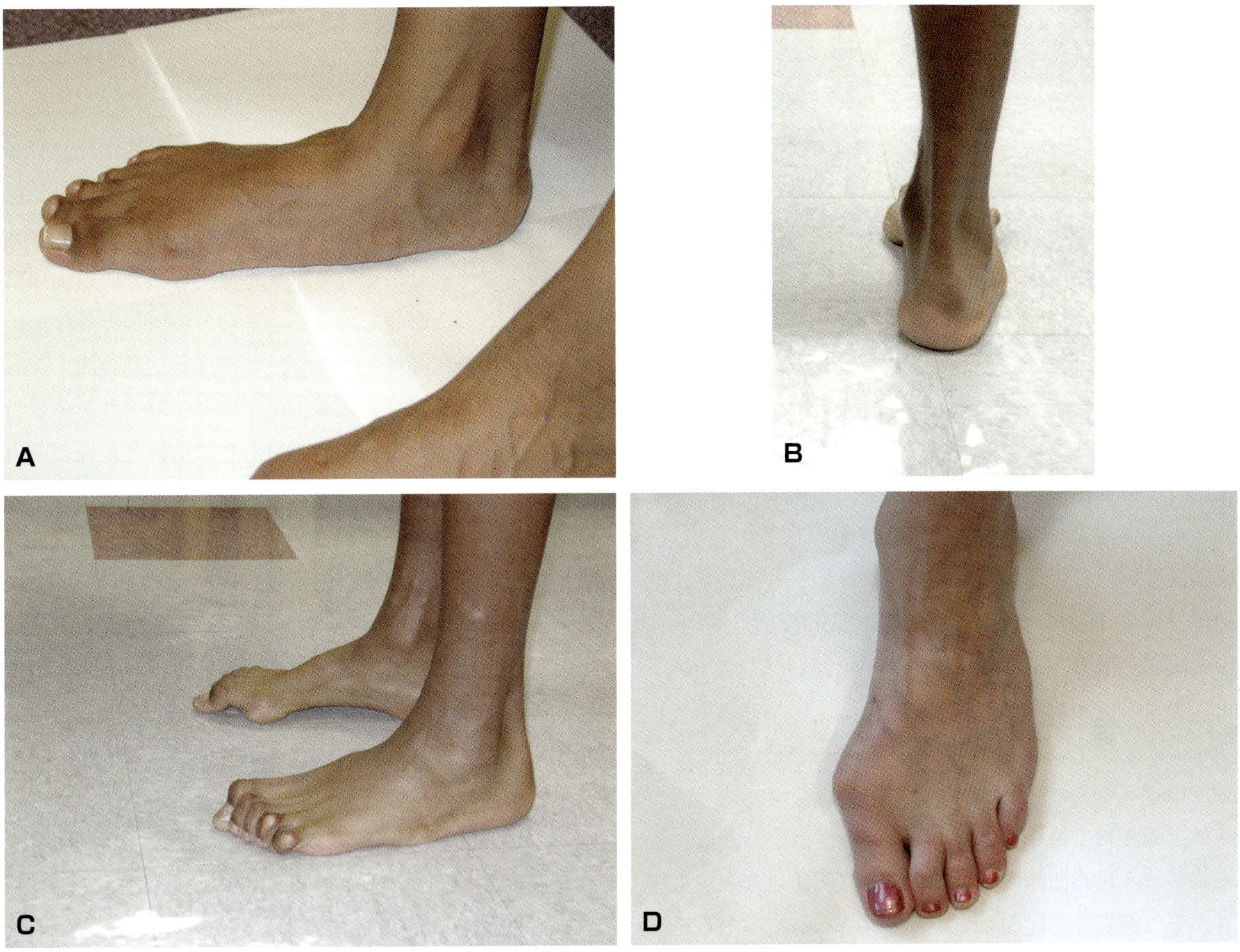

図 11-40　足部の構造的な変形．A）扁平足．B と C）凹足．D）外反母指．

屈曲させる（**図 11-36A**）．あなたが立っているとき足部の自然な回内がなくても，足部を回内してみると運動連鎖の上で何が起こるか，見ることができるだろう．

凹足（内反足）

凹足は，踵骨の内がえしに伴って内側縦アーチが高くなる．これは通常硬い構造で，先天的に起こる．踵骨の位置によって，足部が回外-内がえしの肢位になり，体重が足部の外側へ移動し，極端な場合は足部の内側縁が地面から離れる．

極度の症例は，内反足として知られている．内反足の人は足部の関節運動がほとんど起こらないため，足部は

臨床的視点

走行活動における蓄積的な外傷は脛骨後面のシンスプリントであり，筋の収縮または伸張で痛みを生じる．臨床家は，脛骨の後内側縁の長軸に沿って筋の近位付着部を触診することによって，痛みを再生させることが可能である．この問題は通常過剰な回内と関係しており，活動において縦アーチを支持するために後脛骨筋に過剰な負荷を要求する．DeLacerda[95] は，被検者を走行させるプログラムを始める前に，舟状骨粗面の低下量を測定した．彼は，後にシンスプリントを発症した人においては，立位における舟状骨粗面の高さが座位に比べ平均 9 mm 低下し，発症しなかった人では平均 6 mm の低下であったと明らかにした．シンスプリントと診断された患者を担当する臨床家は，下腿後面筋群の緊張をみて，過剰な回内の可能性についても検査しなければならない．

歩行周期全体にわたって硬いてことして作用する．したがって，足部は，歩行や走行時の衝撃を吸収することができない．その結果，内反足の人では，衝撃が吸収されず，足部または下肢の運動連鎖にしばしば骨折が起こる．また，内側アーチが高くなることによって，遠位の関節のアライメントを変える原因になる．中足指節関節は最終的に過伸展するが，それによって近位指節間関節が過屈曲し，遠位指骨間関節は過伸展するか中間位を維持し，足指は地面に接地することが可能になる（**図11-40C**）．

凹足の人の立位においても，足部が回内・回外すると，運動連鎖上の他の関節はそれに応じてアライメントを変化させる．足部が回外している人でも，脛骨が外旋し，膝関節は内反して伸展し，大腿骨は外転・外旋して，股関節は伸展する傾向がある（**図11-36B**）．もう一度立位で足部を回外してみると，下肢が類似したアライメントになるのがわかるだろう．

外反母指

外反母指は，母指のMTP関節の外側偏位である．この状態は，足指関節の内側でしばしば関節包の炎症を伴う．それが炎症を起こしているとき，そこに当たる靴を履くことは非常に痛みを伴い，難しい．

前述のように，外反母指の一般的な原因は扁平足または過剰に回内された足である．足部の踏み切りを足指の遠位ではなく足部内側で行うため，足部は正常より外転している．母指が地面と接触しているため，MTP関節で内側縁にかかる反復性の力を受け，このストレスの結果で関節が傷む．時間とともに，母指は外側の足指の方向へ曲がっていく（**図11-40D**）．

要約

足部と足関節は，複雑な構造である．足関節は脛骨の遠位と腓骨，距骨を含む．後足部は距骨と踵骨，中足部は他の足根骨，前足部は中足骨と指骨からなる．特に体重負荷下での活動において，後足部には残りの足部の関節に対し重大な影響を与える．足部と足関節の骨は，足部と足関節変化の機能として，体重支持活動の間，それらの相対的な配列を変える．足部は，体重受理と体重負荷の間の変換器から立脚期の終わりに歩行と走行の前方に体を推進する硬いてこに変化する．足部のアーチは，関節，靱帯，筋膜と筋によって維持される．それらは，衝撃吸収の助けとなる．足指は，足部の関節が地面に適応するとき，常に接地している必要がある．関節にその正常な可動性がない場合，他の関節は足指が床に接地できるよう代償する．これらの例において，代償した関節は，付加的な役割のため，ストレスを受ける可能性がある．足関節と足部の筋は，外在筋および内在筋に分けられる．外在筋は力と運動を足部と足関節機能に提供し，内在筋はより多くの安定性と足部の適応性を提供する．それがどれくらい不規則である場合があるかに関係なく，足部の内在性筋と靱帯の作用により足部は大抵の地面に適応する．下腿後面の筋群は，外在筋の中で最も大きく最も強く，踏み切りの際の力を発揮し，足関節，足部および足指を屈曲させる作用をもつ．内在筋に沿って存在するアーチとアーチを支持している内在筋および足底筋膜は，踵が地面から離れたときに足部の強力な基部となるよう巻き揚げ機機構として作用する．

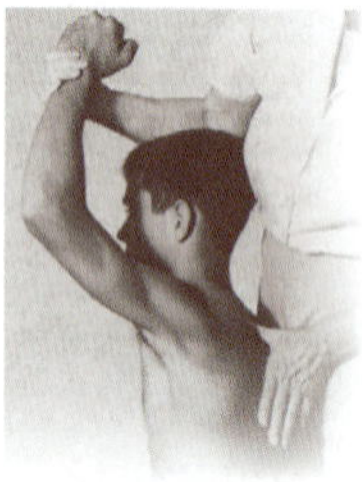

臨床事例の解決方法

Chazは，新しい患者に行う検査を頭の中でリストアップし，患者の後足部と前足部の関係を調べなければならないと考えた．それから，内在筋の筋力，外在筋の柔軟性についてと，異常歩行がないか調べなければならない．Chazは，一般的に過剰な回内が足底筋膜炎の原因になるということを知っているため，それが彼の患者で認められるかについて診る必要がある．患者の痛みを再現するとき，踵骨内側結節上を強く触ると，陽性反応を得るだろうと考えている．また，彼は関連する既往歴を尋ねるつもりである．彼は足底筋膜炎が多因子性状態であるということを知っていて，患者がおそらく最近の運動量を増加させたか，運動靴または場所を変えたと考えられるため，これらについて彼女に尋ねるつもりでいる．彼は，この患者を初めて診るにあたり，頭の中でリストを完成させ，自信をつけた．彼はまた，自身の臨床能力がこの患者の良好な結果を生むことも確信している．

確認問題

1. 足関節，足部と足指にある骨によって形成される関節を挙げなさい．足部を 3 つの部分に分類し，各々の部分を構成する骨を確認しなさい．
2. 前部，外側，後部の表層，後部の深層にある筋を確認しなさい．足部において，類似した遠位付着部をもっている筋を確認しなさい．
3. 後足部が体重負荷の間，どのようにして足部の他の部分の位置を決定づけ，制御しているかについて説明しなさい．
4. 立位で踵骨が内がえしすると，足部の他の部分に何が起こるか？
5. 歩行において，踵で接地して身体を下肢の上で前進させるとき，足部に何が起こるか，あなた自身の言葉で説明しなさい．また，このプロセスはなぜ必要なのか？
6. 歩行において，アーチが地面に接するまで足部が回外位で，その後回内するとしたら，歩行周期のこの相における，長腓骨筋の作用について説明しなさい．
7. 5 で述べられる活動の間，後脛骨筋の活動を説明しなさい．
8. あなたはハイキングをしていて，とても大きな石を乗り越えることに決めた．この大きな巨石は非常に大きいため，越えて歩くことはできないが，その表面には凸凹がある．この巨石の最上位に立ったとき，左の足部が回外位で，右足部は回内位であることに気付いた．そのときの距腿関節，距骨下関節および横足根関節の肢位を述べなさい．
9. 足部の巻き揚げ機機構がどのように動くかについて述べなさい．我々がそれの作用を用いる 3 つの活動を確認しなさい．
10. バレリーナがどのようにして足関節を下肢と平面上（見かけ上の 90° 底屈位）にあるように見せることが可能であるかについて説明しなさい．仮に足関節が 60° 底屈したとしてもまだ，90° には程遠いだろう．

研究活動

1. 骨格の上で，以下の骨と骨ランドマークを特定しなさい．触知可能であるものをあなた自身，そしてパートナーで見つけなさい．

脛骨	立方骨
腓骨	3 つの楔状骨
内果と外果	中足骨（頭部，基部，軸）
舟状骨粗面	指節骨
距骨	第 5 中足骨粗面
踵骨	載距突起

2. 分解された骨模型で脛骨，腓骨と足部の関節面を観察し，以下の関節の運動をシミュレーションしなさい．
   a．距腿関節
   b．距骨下関節
   c．距舟および踵骨立方骨関節（横足根関節）
   d．足根中足関節
   e．MTP 関節
   f．指節間（IP）関節
3. パートナーの足部で上記の関節を他動的に運動させ，可動域，最終域感と制限する構造を述べなさい．パートナーの下肢と足部は，検査の全体を通じて弛緩しなければならない．
4. 膝関節が 90° 屈曲した状態で，自動的な背屈の角度を測定しなさい，そして，膝関節が伸展位での背屈角度と比較しなさい．どんな構造が，膝関節伸展位での背屈を制限するか？
5. パートナーの弛緩した足底で，踵骨と中足頭部の間を触診しなさい．それから他動的に MTP 関節を過伸展させて，足底腱膜（巻き揚げ機機構）が緊張することを触知しなさい．MTP がどの程度過伸展すると，緊張し始めるか？　あなたは足指をどの程度過伸展させることが可能か？　足底を伸張する前と最終域における触診した感覚を述べなさい．

6. パートナーが足関節を自動的に背屈するとき，腓骨頭付近を触診し，腓骨運動を感知しなさい．両果の上に指を置き，背屈のときに起こる少しの広がりを感知しなさい．次に，両果を固定して，あなたのパートナーに足関節を背屈させなさい．何が起こるか？

7. 踵骨周りを把持して，外がえし（距骨下関節の運動）の位置に固定し，横足根関節を回内と回外方向に動かしなさい．それから，内がえしの肢位で踵骨を固定して，横足根関節を動かしなさい．踵骨の２つの異なる位置における運動の差異は何か？　横足根関節のこれらの２つの状態における重要性は何か？

8. パートナーが足を休めて床に座っているときと，立っているときの，舟状骨粗面の高さを測定しなさい．舟状骨粗面に印をつけて，足底面からの距離を測定しなさい．パートナーに立ってもらい，もう一度距離を測定しなさい．結果を比較しなさい．それはどのように変化するか？　どのように説明できるか？

9. 脛骨の捻転の角度を測定して，他のパートナーと比較しなさい．

- **a．** パートナーを椅子に座らせ，足部を床に置き，膝蓋骨がまっすぐ前を向くようにしなさい．足部の下に紙を置きなさい．弛緩した下肢と足部を他動的に持ち上げ，紙の上に下ろしなさい．大腿の内側上顆と外側上顆を通る膝関節軸（X 軸）を確認しなさい．そして，紙にそれを投影しなさい（膝関節軸の線を紙に描く）．
- **b．** 足部の輪郭をなぞって，内果と外果の突起を紙に記録しなさい．紙をとり，内・外果の突起を通る直線を描き，距腿関節の軸を求めなさい．
- **c．** 角度計で，２本の軸によって形成される角度（脛骨捻転の角度）を測定しなさい．他の被検者と比較しなさい．あなたが測定した角度は何度であったか？　それらは，脛骨捻転の正常範囲に入っているか？

10. パートナーの足関節周囲筋および腱を，以下の順に近位付着部から遠位付着部まで触診しなさい．

腓腹筋	長腓骨筋
短指伸筋	ヒラメ筋
短腓骨筋	前脛骨筋
後脛骨筋	長母指伸筋
長指屈筋	長指伸筋
長母指屈筋	

11. 体重負荷時の筋の共同運動について，まず観察し，それから触診することで分析しなさい（パートナーは必ずまっすぐ前を見て直立しているようにする）．

- **a．** 正常な快適な立位．
- **b．** 足関節からわずかに前方へ傾きなさい．まず観察して，それから触診しなさい，縦アーチや，足指の下にあなたの指を置くこと．
- **c．** 足関節からわずかに後方に傾きなさい．後方よりも前方へより大きく傾くことができるのはなぜか？
- **d．** つま先立ちをしなさい．踵骨の後ろから観察し，底屈に伴い踵骨の回外が起こることに注目しなさい．
- **e．** 踵で立ちなさい．なぜ，つま先立ちよりもバランスをとりにくいのだろうか？
- **f．** 片足立ちをしなさい．パートナーは，どれくらい片足立ちをすることができるか？
  - **1）** これには，一側の下肢を切断した人にどんな関連性があるか？
  - **2）** 右の足関節に複数の捻挫の既往歴をもつ患者がいる場合，その患者が右足で立つ能力と左足で立つ能力を比較すると，どのようなことが予測されるだろうか？　あなたは，理由を説明することができるか？
- **g．** 膝関節を深く屈曲し，まず踵を床に着け，踵を持ち上げさせる．

12. ジャンプ動作について分析しなさい．下肢のどんな筋が，ジャンプに備えて伸張されるか？　ジャンプ動作を起こす原動力は，どんな筋であるか？　どんなタイプの収縮がなされるか？　着地する際，下肢のどの筋が使われる確認し，その収縮のタイプを分析しなさい．

13. 立位のパートナーに膝関節を伸展させ，開放運動連鎖で下腿の回旋を行わせなさい．運動がどの関節（下肢の）で起こっているかについて触診しなさい．それから，パートナーに膝関節を伸展させた状態で閉鎖運動連鎖における回旋を行わせ，運動がどこで起こっているかについて分析しなさい．

文献

1. Stauffer RN, Chao EYS, Brewster RC. Force and motion analysis of the normal, diseased, and prosthetic ankle joint. *Clinical Orthopaedics and Related Research* 127 : 189-196, 1977.
2. Seber S, Hazer B, Köse N, Göktürk E, Günal I, Turgut A. Rotational profile of the lower extremity and foot progression angle : Computerized tomographic examination of 50 adult male adults. *Archives of Orthopaedic and Traumatic Surgery* 120(5-6) : 255-258, 2000.
3. Kristiansen LP, Gunderson RB, Steen H, O. R. The normal development of tibial torsion. *Skeletal Radiology* 30(9) : 519-522, 2001.
4. Clementz BG. Tibial torsion measured in normal adults. Acta *Orthopaedica Scandinavica* 59(4) : 441-442, 1988.
5. Moore K. *Clinically Oriented Anatomy.* Baltimore : Williams & Wilkins, 2004.
6. Bronner S, Noivella T, Becica L. Management of delayed-union sesamoid fracture in a dancer. *Journal of Orthopaedic and Sports Physical Therapy* 37(9) : 529-540, 2007.
7. Cohen BE. Hallux sesamoid disorders. *Foot and Ankle Clinics* 14(1) : 91-104, 2009.
8. McPoil TJ, Brocato RS. The foot and ankle : Biomechanical evaluation and treatment. In Gould JA, Davies GJ (eds) : *Orthopedic and Sports Physical Therapy,* St. Louis : CV Mosby, 1985.
9. Helfet AJ. *Disorders of the Knee.* Philadelphia : JB Lippincott, 1974.
10. Radakovich M, Malone TR. The superior tibiofibular joint : The forgotten joint. *Journal of Orthopaedic and Sports Physical Therapy* 3(3) : 129-132, 1982.
11. Inman VT. *The Joints of the Ankle.* Baltimore : Williams & Wilkins, 1976.
12. Kapandji IA. *The Physiology of the Joints, Vol 2, Lower Limb,* ed 5. Edinburgh : Churchill Livingstone, 1987.
13. Milner CE, Soarnes RW. A comparison of four in vivo methods of measuring tibial torsion. *Journal of Anatomy* 193 : 139-144, 1998.
14. Güven M, Akman B, Unay K, Ozturan EK, Cakici H, Eren A. A new radiographic measurement method of evaluation of tibial torsion : A pilot study in adults. *Clinical Orthopaedics and Related Research* 467(7) : 1807-1812, 2009.
15. Davids JR, Davis RB. Tibial torsion : Significance and measurement. *Gait & Posture* 26(2) : 169-171, 2007.
16. Lang LM, Volpe RG. Measurement of tibial torsion. *Journal of the American Podiatric Medical Association* 88(4) : 160-165, 1998.
17. Stuberg W, Temme J, Kaplan P, Clarke A, Fuchs R. Measurement of tibial torsion and thigh-foot angle using goniometry and computed tomography. *Clinical Orthopaedics and Related Research* 272 : 208-212, 1991.
18. Harper MC. Deltoid ligament : An anatomical evaluation of function. *Foot & Ankle* 8(1) : 19-22, 1987.
19. Lundberg A, Goldie I, Kalin B, Selvik G. Kinematics of the ankle/foot complex : Plantarflexion and dorsiflexion. *Foot & Ankle* 9(4) : 194-200, 1989.
20. Wong Y, Kim W, Ying N. Passive motion characteristics of the talocrural and the subtalar joint by dual Euler angles. *Journal of Biomechanics* 38(12) : 2480-2485, 2005.
21. Ying N, Kim W, Wong Y, Kam BH. Analysis of passive motion characteristics of the ankle joint complex using dual Euler angle parameters. *Clinical Biomechanics* 19(2) : 153-160, 2004.
22. Greene WB, Heckman JD, eds. *The Clinical Measurement of Joint Motion.* Rosemont, IL : American Academy of Orthopaedic Surgeons, 1994.
23. Hoppenfeld S. *Physical examination of the spine and extremities.* East Norwalk, CT : Appleton-Century-Crofts, 1976.
24. Boone DC, Azen SP. Normal range of motion of joints in male subjects. *Journal of Bone and Joint Surgery Am* 61(5) : 756-759, 1979.
25. Roaas A, Andersson GB. Normal range of motion of the hip, knee, and ankle joints in male subjects, 30-40 years of age. *Acta Orthopaedica Scandinavica* 53(2) : 205-208, 1982.
26. Grimston SK, Nigg BM, Hanley DA, Engsberg JR. Differences in ankle joint complex range of motion as a function of age. *Foot & Ankle* 14(4) : 215-222, 1993.
27. Engsberg JR, Allinger TL. A function of the talocalcaneal joint during running support. *Foot & Ankle* 11(2) : 93-96, 1990.
28. Valenti V. Proprioception. In Helal B, Wilson D (eds) : *The Foot, Vol I,* New York : Churchill Livingstone, 1988.
29. van der Wees PJ, Lenssen AF, Hendriks EJ, Stomp DJ, Dekker J, de Bie RA. Effectiveness of exercise therapy and manual mobilisation in ankle sprain and functional instability : A systematic review. *Australian Journal of Physiotherapy* 52(1) : 27-37, 2006.
30. Willems T, Witvrouw E, Verstuyft J, Vaes P, De Clercq D. Proprioception and muscle strength in subjects with a history of ankle sprains and chronic instability. *Journal of Athletic Training* 37(4) : 487-493, 2002.
31. Konradsen L. Factors contributing to chronic ankle instability : Kinesthesia and joint position sense. *Journal of Athletic Training* 37(4) : 381-385, 2002.
32. Lephart SM, Pincivero DM, Rozzi SL. Proprioception of the ankle and knee. *Sports Medicine* 25(3) : 149-155, 1998.
33. Goto A, Moritomo H, Itohara T, Watanabe T, Sugamoto K. Three-dimensional in vivo kinematics of the subtalar joint during dorsi-plantarflexion and inversion-eversion. *Foot & Ankle International* 30(5) : 432-438, 2009.

34. Elftman H. The transverse tarsal joint and its control. *Clinical Orthopaedics* 16 : 41-61, 1960.
35. Hicks JH. The mechanics of the foot. I. The joints. *Journal of Anatomy* 87(4) : 345-357, 1953.
36. Manter JT. Movements of the subtalar and transverse tarsal joints. *Anatomical Record* 80 : 397, 1941.
37. Sarrafian SK. *Anatomy of the Foot and Ankle.* Philadelphia : JB Lippincott, 1983.
38. Stagni R, Leardini A, O' Connor JJ, Giannini S. Role of passive structures in the mobility and stability of the human subtalar joint : A literature review. *Foot & Ankle International* 24(5) : 402-409, 2003.
39. Leardini A, Stagni R, O' Connor JJ. Mobility of the subtalar joint in the intact ankle complex. *Journal of Biomechanics* 34(6) : 805-809, 2001.
40. Ball P, Johnson GR. Technique for the measurement of hindfoot inversion and eversion and its use to study a normal population. *Clinical Biomechanics* 11(3) : 165-169, 1996.
41. Donatelli RA. Normal biomechanics of the foot and ankle. *Journal of Orthopaedic and Sports Physical Therapy* 7(3) : 91-95, 1985.
42. McPoil TG, Cornwall MW. The relationship between static lower extremity measurements and rearfoot motion during walking. *Journal of Orthopaedic and Sports Physical Therapy* 24(5) : 309-314, 1996.
43. Rochar PA, Jr. The subtalar joint : Anatomy and joint motion. *Journal of Orthopaedic and Sports Physical Therapy* 21(6) : 361-372, 1995.
44. Close JR, Inman VT, Poor PM, Todd FN. The function of the subtalar joint. *Clinical Orthopaedics and Related Research* 50 : 159-179, 1967.
45. Root ML, Orien WP, Weed JH. *Clinical Biomechanics. Volume II. Normal and Abnormal Function of the Foot.* Los Angeles : Clinical Biomechanics, 1977.
46. Davis WH, Sobel M, DiCarlo EF, et al. Gross, histological, and microvascular anatomy and biomechanical testing of the spring ligament complex. *Foot & Ankle International* 17(2) : 95-102, 1996.
47. Sammarco VJ. The talonavicular and calcaneocuboid joints : Anatomy, biomechanics, and clinical management of the transverse tarsal joint. *Foot and Ankle Clinics* 9(1) : 127-145, 2004.
48. Lundberg A, Svensson OK, Bylund C, Goldie I, Selvik G. Kinematics of the ankle/foot complex : Part 2. Pronation and supination. *Foot & Ankle* 9(5) : 248-253, 1989.
49. Kaltenborn FM. *Manual Mobilization of the Joints. The Kaltenborn Method of Joint Examination and Treatment,* ed 6. Oslo, Norway : Olaf N Orlis Bokhandel, 2002.
50. Lakin RC, DeGnore LT, Pienkowski D. Contact mechanics of normal tarsometatarsal joints. *Journal of Bone and Joint Surgery Am* 83(4) : 520-528, 2001.
51. Ouzounian T, Shereff M. In vitro determination of midfoot motion. *Foot & Ankle* 10(3) : 140-146, 1989.
52. Glasoe WM, Yack HJ, Saltzman CL. Anatomy and biomechanics of the first ray. *Physical Therapy* 79(9) : 854-859, 1999.
53. Williams PL, Warwick R, Dyson M, Bannister LH, eds. *Gray' s Anatomy,* ed 38. New York : Churchill Livingstone, 1999.
54. Incavo SJ, Alvarez RG, Trevino SG. Occurrence of the plantaris tendon in patients sustaining subcutaneous rupture of the Achilles tendon. *Foot & Ankle* 8(2) : 110-111, 1987.
55. Vanderhooft E. The frequency of and relationship between the palmaris longus and plantaris tendons. *American Journal of Orthopedics* 25(1) : 38-41, 1996.
56. Murray MP, Guten GN, Baldwin JM, Gardner GM. A comparison of plantar flexion torque with and without the triceps surae. *Acta Orthopaedica Scandinavica* 47(1) : 122-124, 1976.
57. Backlund L, Nordgren L. A new method of testing isometric muscle strength under standardized conditions. *Scandinavian Journal of Clinical and Laboratory Investigation* 21 : 33-41, 1968.
58. Beasley WC. *Ontogenetics and Biomechanics of Ankle Plantar Flexion Force.* Philadelphia : American Congress of Physical Medicine and Rehabilitation, 1958.
59. Beasley WC. Quantitative muscle testing : Principles and applications to research and clinical services. *Archives of Physical Medicine and Rehabilitation* 42 : 398-425, 1961.
60. Haxton HA. Absolute muscle force in the ankle flexors of man. *Journal of Physiology* 103(3) : 267-273, 1944.
61. Bernard BA. *Maximum Isometric Torque of the Plantar Flexors in the Sitting Position.* Denton, TX : Texas Woman' s University, 1979.
62. Belnap B. *Maximum Isometric Torque of the Plantar Flexors.* Denton, TX : Texas Woman' s University, 1978.
63. Moss CL. Comparison of the histochemical and contractile properties of human gastrocnemius muscle. *Journal of Orthopaedic and Sports Physical Therapy* 13(6) : 322-328, 1991.
64. Rice CL, Cunningham DA, Taylor AW, Paterson DH. Comparison of the histochemical and contractile properties of human triceps surae. *European Journal of Applied Physiology and Occupational Physiology* 58(1-2) : 165-170, 1988.
65. Joseph J. *Man' s Posture : Electromyographic Studies.* Springfield, IL : Charles C Thomas, 1960.
66. Kaye RA, Jahss MH. Tibialis posterior : A review of anatomy and biomechanics in relation to support of the medial longitudinal arch. *Foot & Ankle* 11(4) : 244-247, 1991.
67. Wickiewicz TL, Roy RR, Powell PL, Edgerton VR. Muscle architecture of the human lower limb. *Clinical Orthopaedics and Related Research* 179 : 275-283, 1983.

68. Gans C, Gaunt AS. Muscle architecture in relation to function. *Journal of Biomechanics* 24(Suppl 1) : 53-65, 1991.
69. Brand RA, Pedersen DR, Friederich JA. The sensitivity of muscle force predictions to changes in physiologic cross-sectional area. *Journal of Biomechanics* 19(8) : 589-596, 1986.
70. Klein P, Mattys S, Rooze M. Moment arm length variations of selected muscles acting on talocrural and subtalar joints during movement : an in vitro study. *Journal of Biomechanics* 29(1) : 21-30, 1996.
71. Johnson CH, Christensen JC. Biomechanics of the first ray : Part I. The effects of peroneus longus function : a threedimensional kinematic study on a cadaver model. *Journal of Foot and Ankle Surgery* 38(5) : 313-321, 1999.
72. Sutherland DH. The role of the ankle plantar flexors in normal walking. *Journal of Bone and Joint Surgery Am* 62 : 354-363, 1980.
73. Fujita M. Role of the metatarsophalangeal (MTP) joints of the foot in level walking. *Nippon Seikeigeka Gakkai Zasshi* 59(11) : 985-997, 1985.
74. Rattanaprasert U, Smith R, Sullivan M, Gilleard W. Three-dimensional kinematics of the forefoot, rearfoot, and leg without the function of tibialis posterior in comparison with normals during stance phase of walking. *Clinical Biomechanics* 14(1) : 14-23, 1999.
75. Cornwall MW, McPoil TG, Fishco WD, O' Donnell D, Hunt L, Lane C. The influence of first ray mobility on forefoot plantar pressure and hindfoot kinematics during walking. *Foot & Ankle International* 27(7) : 539-547, 2006.
76. Stevens K, Platt A, Ellis H. A cadaveric study of the peroneus tertius muscle. *Clinical Anatomy* 6(2) : 106-110, 1993.
77. Joshi SD, Joshi SS, Athavale SA. Morphology of peroneus tertius muscle. *Clinical Anatomy* 19(7) : 611-614, 2006.
78. Mann R, Inman VT. Phasic activity of intrinsic muscles of the foot. *Journal of Bone and Joint Surgery Am* 46 : 469, 1964.
79. Wong YS. Influence of the abductor hallucis muscle on the medial arch of the foot : A kinematic and anatomical cadaver study. *Foot & Ankle International* 28(5) : 617-620, 2007.
80. Caravaggi P, Pataky T, Goulermas JY, Savage R, Crompton R. A dynamic model of the windlass mechanism of the foot : Evidence for early stance phase preloading of the plantar aponeurosis. *Journal of Experimental Biology* 212 : 2491-2499, 2009.
81. Sarrafian SK. Functional characteristics of the foot and plantar aponeurosis under tibiotalar loading. *Foot & Ankle* 8 (1) : 4-18, 1987.
82. Lapidus PW. Kinesiology and mechanical anatomy of the tarsal joints. *Clinical Orthopaedics and Related Research* 30 : 20-36, 1963.
83. Magee DJ. *Orthopedic Physical Assessment,* ed 5. St. Louis : Saunders Elsevier; 2008.
84. Wearing S, Smeathers J, Sullivan P, Yates B, Urry S, Dubois P. Plantar fasciitis : Are pain and fascial thickness associated with arch shape and loading? *Physical Therapy* 87(8) : 1002-1008, 2007.
85. Fiolkowski P, Brunt D, Bishop M, Woo R, Horodyski M. Intrinsic pedal musculature support of the medial longitudinal arch : An electromyography study. *Journal of Foot and Ankle Surgery* 42(6) : 327-333, 2003.
86. Basmajian JV. *Muscles Alive : Their Function Revealed by Electromyography,* ed 4. Baltimore : Williams & Wilkins, 1978.
87. Gray ER. The role of leg muscles in variations of the arches in normal and flat feet. *Physical Therapy* 49(10) : 1084-1088, 1969.
88. Tiberio D. Pathomechanics of structural foot deformities. *Physical Therapy* 68(12) : 1840-1849, 1988.
89. Cavanagh PR, Rodgers MM, Iiboshi A. Pressure distribution under symptom-free feet during barefoot standing. *Foot & Ankle* 7(5) : 262-276, 1987.
90. Martínez-Nova A, Pascual Huerta J, Sánchez-Rodríguez R. Cadence, age, and weight as determinants of forefoot plantar pressures using the Biofoot in-shoe system. *Journal of the American Podiatric Medical Association* 98(4) : 302-310, 2008.
91. Queen RM, Gross MT, Liu H-Y. Repeatability of lower extremity kinetics and kinematics for standardized and self-selected running speeds. *Gait & Posture* 23 : 282-287, 2006.
92. Segal A, Rohr E, Orendurff M, Shofer J, O' Brien M, Sangeorzan B. The effect of walking speed on peak plantar pressure. *Foot & Ankle International* 25(12) : 926-933, 2004.
93. Chi KJ, Schmitt D. Mechanical energy and effective foot mass during impact loading of walking and running. *Journal of Biomechanics* 38(7) : 1387-1395, 2005.
94. Weijers RE, Walenkamp GH, van Mameren H, Kessels AG. The relationship of the position of the metatarsal heads and peak plantar pressure. *Foot & Ankle International* 24(4) : 349-353, 2003.
95. DeLacerda FG. The relationship of foot pronation, foot position, and electromyography of the anterior tibialis muscle in three subjects with different histories of shin splints. *Journal of Orthopaedic and Sports Physical Therapy* 2(2) : 60-64, 1980.

INTRODUCTION TO

第４部：機能的活動

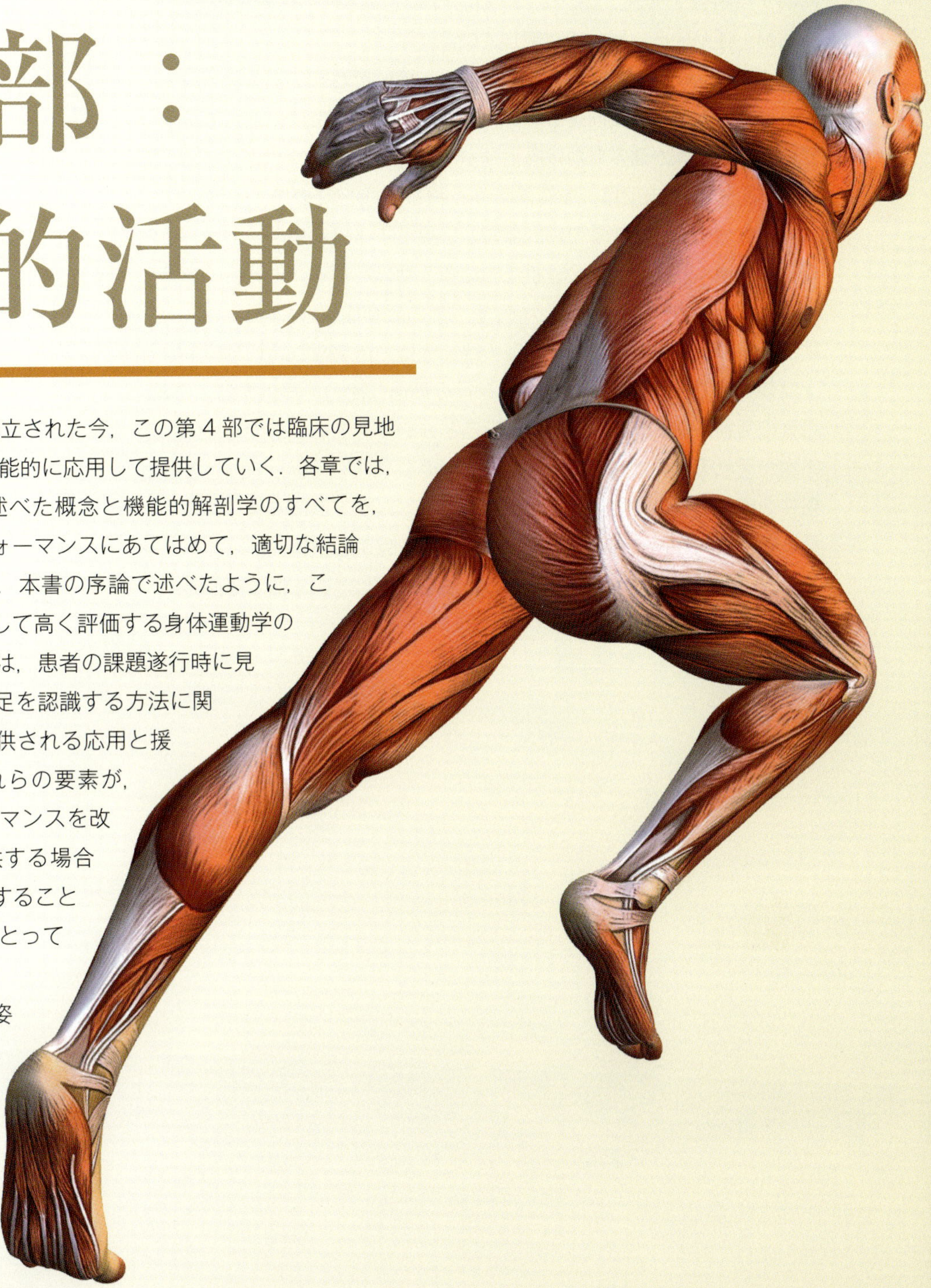

身体運動学の要点が確立された今，この第４部では臨床の見地から身体運動学を機能的に応用して提供していく．各章では，我々が前章までで述べた概念と機能的解剖学のすべてを，日常および機能的活動のパフォーマンスにあてはめて，適切な結論を身体運動学的に述べていく．本書の序論で述べたように，これは臨床家が最も享受し，そして高く評価する身体運動学の一部分である．第４部の各章は，患者の課題遂行時に見つけるべきことと，患者の不足を認識する方法に関して，その分野の初心者に提供される応用と援助のために重要である．これらの要素が，患者の機能的課題のパフォーマンスを改善する治療計画を立案し提供する場合の第一段階であることを理解することは，あらゆる臨床家の教育にとって重要である．

第 12 章では，姿勢分析，姿勢制御要素および姿勢動揺の問題から始まる．本章の大部分は歩行分析を含む．歩行の専門用語の相違が，歩行の決定要素，歩行に関係しているすべての関節の運動学的および運動力学的問題，歩行効率への挑戦，補助具を使用しての歩行とともに示される．さらに，ライフサイクルの間に変化する歩行を，一般的にみられる異常歩行とともに論じていく．同様に異なった走行速度において要求される関節運動の様々な変化も提供する．

第 13 章では，家庭そして職業活動の両方によくある課題に関連した人間工学について，臨床情報を提供する．同様に臨床家に影響を及ぼす人間工学も提供する．関節可動性も含めた移乗の病的状態に関連した機能分析も同様に本章の一部である．

第 14 章では，上肢を必要とする活動を強調した日常生活活動の分析に関する情報を提供していく．一般的日常生活活動に必要な関節運動，筋活動，運動順序に関して研究していく．

第 15 章は最終章である．本章では，一般に行われているスポーツとレクリエーションを同定し，身体運動学的な必要条件に関して分析していく．臨床家が通常見かける活動が，本章で例として用いられている．

第 13～15 章までは，あなた方が，異なる設定，環境，集団に特有な特殊な活動を遂行するのに，誰もが必要とする日常生活活動からくる様々な環境における動作の分析を始める手助けとなる．これらの章はそれぞれの章のカテゴリーにおいて，すべての活動を含むわけではないが，動作分析の例を提供する．すべての臨床家は，適切なリハビリテーションプログラムが患者に必要な活動を行う最適な能力を提供するように，患者の活動に必要条件を知っていることが必要である．そのために，臨床家がそれぞれの課題の身体運動学的な必要条件を理解して，この必要条件を患者に提供するリハビリテーションプログラムに変換しなくてはならない．あなた方は，これらの章の学習を完了した後，例示した活動やそれ以外の活動へのアプローチの方法を理解しているはずである．

第12章
立位と歩行

“人の究極の基準は，快適で好都合な瞬間にどこに立つかでなく，
挑戦と論争の時代にどこに立つかである.”

—*Martin Luther King, Jr, 1929–1968*
アメリカの牧師，積極行動主義者であり，アフリカ系アメリカ人の公民権運動の指導者

本章の概要

学習目標

本章では，立位姿勢の制御と歩行の記述的な分析を提供する．本章の終わりまでに，以下に示す目標を達成してほしい．

- ❑ 立位姿勢でみられる典型的なアラインメントを示して，立位姿勢制御を維持するメカニズムを要約できる．
- ❑ 人の歩行を記述あるいは分析するとき，流暢に歩行の専門用語を使用することができる．
- ❑ 歩行でみられる現象を空間的，時間的，運動学的用語を使用して記述できる．
- ❑ 歩行と関連した主な機能的役割を要約することができる．
- ❑ 歩行周期の相と各相の主な機能的役割が結び付けられる．
- ❑ 歩行周期の間に起こる，骨盤，股，膝，足関節の基本的な関節角度変化を要約し，これらを歩行に必要な機能的最小運動域に変換できる．
- ❑ 歩行周期の間に起こる，体幹，骨盤，下肢の筋活動パターンを説明できる．
- ❑ 子どもと成人と高齢者の歩行の特徴にみられる年齢に関連する相違を要約することができる．
- ❑ 歩行分析の一般的方法を説明できる．
- ❑ 歩行効率とこの効率に関与する要因を説明できる．
- ❑ 一般に遭遇する病的状態の移動における機能的な結果を記述できる．
- ❑ 歩行と走行を対比させ，比較できる．

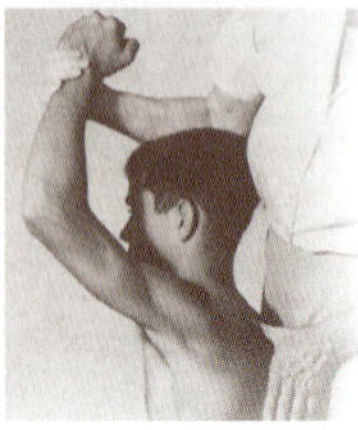

臨床事例

Morgan は，休暇中に滑降スキーをしているときに右膝を損傷した長距離ランナーである Cody を担当している．Cody の膝には装具が装着され，下肢免荷の状態を３週間続けた．彼が全荷重に耐えられるようになった今，彼を再び歩行から走行に進めることが Morgan の責務である．Cody が右脚に体重をかけた初日，彼は正常に歩くことができなかった．Morgan はこのことを予期して，Cody に適切な技術を指導する準備をしていた．

はじめに

第４部の最初の章は，我々が日々従事している最も一般的な２つの機能的課題である姿勢制御と歩行について言及して要約する．これら２つの毎日の課題がどれほど順調に行われるか，そして我々の身体が，意識的な努力なしでどれほど効率的にそれらを組織化しているかは，驚くべきことである．例えば，あなたが本を買うか，もしくは試合あるいはショーのチケットを買うために列に並んだとき，どの筋を使っているかということに今までに本当に注意を払ったことがあっただろうか？　あなたが歩くとき，1,000 以上の筋肉が 100 の関節の周りの 200 個以上の骨を動かすために同期していることを理解しているだろうか[1]？　前章までの身体運動学の学習では，臨床運動学へのステップ（人の動作分析）を探求するように準備してきた．姿勢のような静的な活動から始めて，そしておそらく我々が毎日行う最も一般的な活動（歩行）へと移行することは，容易であり最も論理的である．

本章は主に３つの項目に分けられている．最初の項目で正しい直立位姿勢を評価する．２番目の項目で歩行を分析する．そして最後の項目で走行を検討する．我々が皆共通の言語を使ってコミュニケーションをとるために，我々にとって最も重要な第一歩は，ずっと本書で行ってきたように，これらの活動を固有な専門用語で定義づけて，記述していくことだろう．

我々の友である四足動物と比較して，人類は**二足歩行**（bipedical）（ラテン語：*bi* は 2，*pes* は足）である．ほとんどの場合，我々は１歳かそれ以前に立って歩くという自立能力を獲得する．ある場所から他の場所に動くことは，大まかに **locomotion**（ラテン語：*locus* は場所，*movere* は移動すること；この場合，ある場所から他の場所に動くこと）と定義されて，例えば，寝返り，腹這い，四つ這い，歩くこと，走ること，そして，跳び歩くこととスキップすることも含め，多くの運動形態を含む．特に直立二足形態の移動（locomotion）は，立位から始まり歩行，走行へと進む一連の進行に沿って起こる．これらの活動は始動する，停止する，方向を変える，速度を変更するなどのスキルを必要とする[2]．**gait** とは，足部で移動する特定の方法の直立移動であり，walking（歩く），jogging（ジョギングする），run（走行する），などがある．**walking** とは，gait における特殊な形であり，人間の移動形態で最も普通のものである．**ambulation**（ラテン語：*ambulare* は動き回る）とは，広い意味で移動の一種と定義され，補装具なしで自由に歩けるか，あるいは何らかの補装具の助けを借りて歩くことができるかどうかを記述するときに，臨床的意味でしばしば使用されている．

立位姿勢

姿勢（**posture**）とは，体節のアライメント，身体の位置あるいは構え，特定の動きに対する身体各部の相対的な配置，あるいは身体を支える特有の方法と定義される一般的な用語である．姿勢と動作は深く関連している．人が座位姿勢から次に立位姿勢に動くとき，あるいは立位姿勢の人が道の向こう側に歩くときのように，動作は姿勢から始まり，同じ場所で違った姿勢で終わったり，異なる場所で同じ姿勢で終わるかもしれない．

姿勢調節は，正常機能では速くて自動的である．この姿勢制御は，筋骨格系とともに，固有受容器，視覚，そして前庭の感覚システムネットワークのような多重システムの相互作用を必要とする（第３章を参照）．姿勢の完璧な表現には，立位姿勢，座位姿勢および姿勢制御における無数の複雑な記述が含まれる．本章では歩行を主に取り扱うので，歩行の準備としての効果的かつ効率的な直立位を維持することに関係ある身体運動学的概念に説明を限定する．姿勢制御の詳細な説明と追加の情報は，他のテキストをご参照いただきたい．

臨床的視点

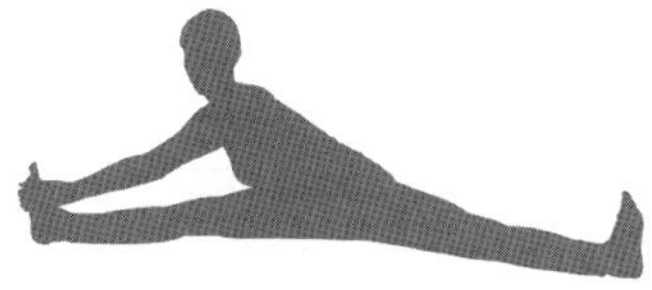

身体は，長期間快適な多数の姿勢をとることができ，多くの姿勢は同じ目的を果たす．様々な文化で，例えば，椅子に座らない代わりに，胡坐や横座り，あるいは深くしゃがんだ姿勢のように，床で様々な座位姿勢をとる．立位姿勢もまた同様に，機能的課題と状況に応じて，多くの特有のバリエーションをもっている．例えば，立位をいつまでも保持しなければならない場合，人はいろいろな選択肢をもっている．一般的な選択では，一側下肢に体重をかけて立ち，定期的に他の脚に体重移動することである．反対側足部は地面に接しているが，ほとんど体重を支えていない．もう１つの一般的な立位姿勢では，膝と股関節を伸展させて，広い支持基底の両足部に体重を配分させて立つことである．上肢の状態も同じく非常に様々であり，手を体側に保持，背中の後ろ，腰の上，ポケットの中，あるいは腕組みの状態かもしれない．関節の圧縮や靱帯の緊張，持続する筋収縮あるいは循環上の拘束の結果として不快感が生じるとき，身体は通常新しい姿勢をとる．肢位を変えなければならないのは，筋疲労からよりは多くの場合，圧縮された関節軟骨と緊張した靱帯による血流不全の結果である．例えば，下腿と大腿部の筋の等尺性収縮を行っていない状態で，じっと，あるいは注意してしばらく立っていたら，下肢末梢に静脈血が貯留し静脈還流が不十分となり，脳への心拍出量が不十分となって，気を失うという結果に見舞われるかもしれない．もし関節が長時間同一肢位にあると，健康で丈夫な人は動いて関節と筋肉を伸ばす．肢位変化がない不変的な姿勢は結局，組織の順応，関節の運動制限，あるいは姿勢異常を導くかもしれない．感覚障害をもっている人は血管閉塞の不快感を感知し損ねるかもしれない．もし，これら閉塞性圧力が定期的な肢位変換によって軽減されないなら，組織は虚血状態になり損傷する．これらの例は，通常は褥瘡に結びつく．さらに，もし関節が他動的あるいは自動的に可動範囲を通して動かされないなら，筋と関節周囲の軟部組織が順応して短縮をきたし，関節拘縮と運動制限をもたらす．神経学的あるいは整形外科的障害の患者を担当している臨床家は，患者の十分な組織の長さと関節の可動性を維持することが重要となる．

立位姿勢における生体力学的原理を理解することは，臨床家が治療でしばしば遭遇する異常姿勢の理解と修正にとって基本である．標準的な立位姿勢は個人間でいくぶん差があって，身長，体重，年齢，性別と体型によって影響される．これらのバリエーションにもかかわらず，我々すべての立位の静的姿勢は，若干共通の特徴をもつ．姿勢のバリエーションを理解することは臨床的に重要であり，我々はこれら共通の特徴を人の姿勢評価を行う際のガイドラインとして役立てて使用することができる．

標準的な姿勢アラインメントの評価は，足部はおよそ腰幅に開きリラックスして立ち，腕は体側にリラックスして下垂し，そして目は前方に向けた状態で，最もよく行われる．頭部，肩，体幹，股，膝と足部のアラインメントは，前方から，後方から，そして矢状面から見て評価される（**図 12-1A，B，C**）．身体の重心線の基準として**下げ振り糸**を使用することが役立つ．解剖学的立位姿勢での立位姿勢を支える筋は**抗重力筋**と呼ばれる．これらの筋群は主に，頸部と体幹の伸筋群と，股関節と膝関節の伸筋群であり，いくらか頸部と体幹の屈筋群と股関節の外転および内転筋群を含む（**図 12-1C** での陰影部参照）．

立位保持するために必要な力

図 12-1C で矢状面から見られるように，重心線は肩峰を通り，胸椎後弯の前方，股関節軸のすぐ後方の大転子を通って，膝関節の前方であるが膝蓋骨の後方を通り，そして足関節の前方へ落ちる．第２章の我々の議論から，もし重心線が関節の軸を通って落ちるなら，ほとんど体節を回転させるトルクが作り出されないことを思い出してほしい．一方，もし重心線が関節軸の前方あるいは後方に落ちるなら，重力が関節に回転力を作用させるモーメントアームを発生させる．例えば，重心線は足関節の前方に落ちると，重力が足関節上の脛骨を前方に引っ張るトルクを作り出す（**図 12-2**）．この重力の引っ張りは，下肢を静的な直立位に保持するために腓腹部後方の筋群が均衡力を発揮するように，下腿を前方に引っ張る外部モーメントを提供している．重心線が膝関節軸の前方を通る膝関節で類似の状態をみるが，股関節にお

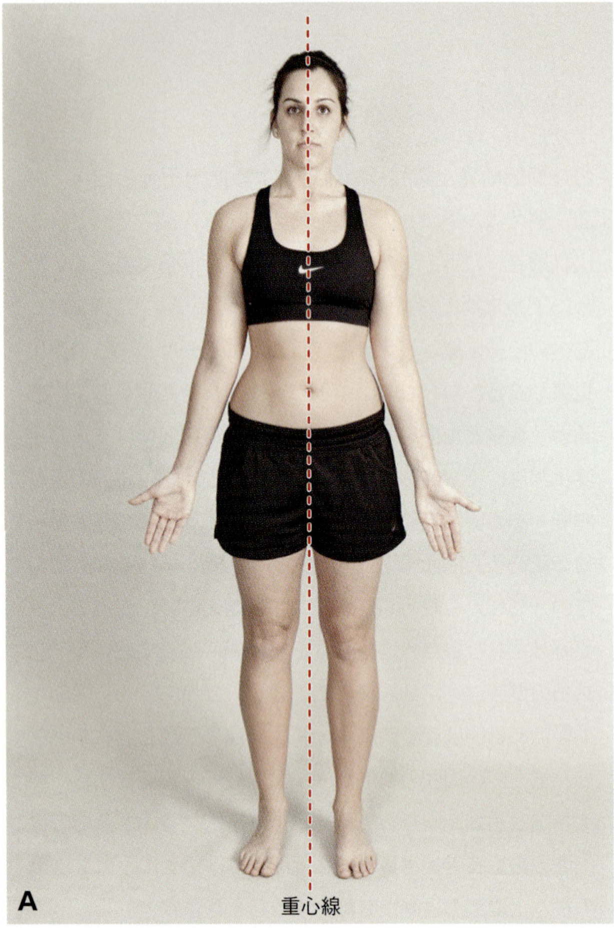

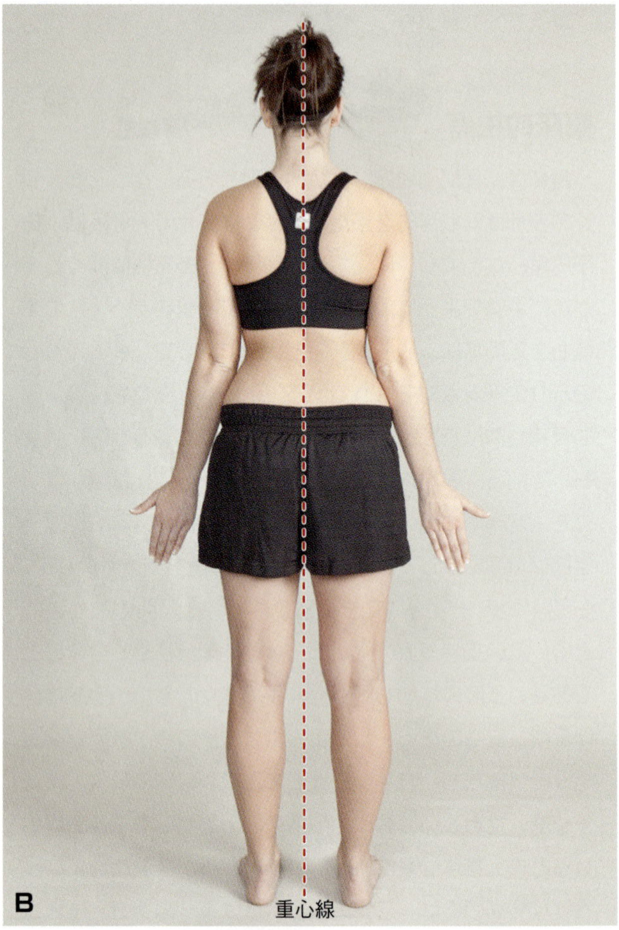

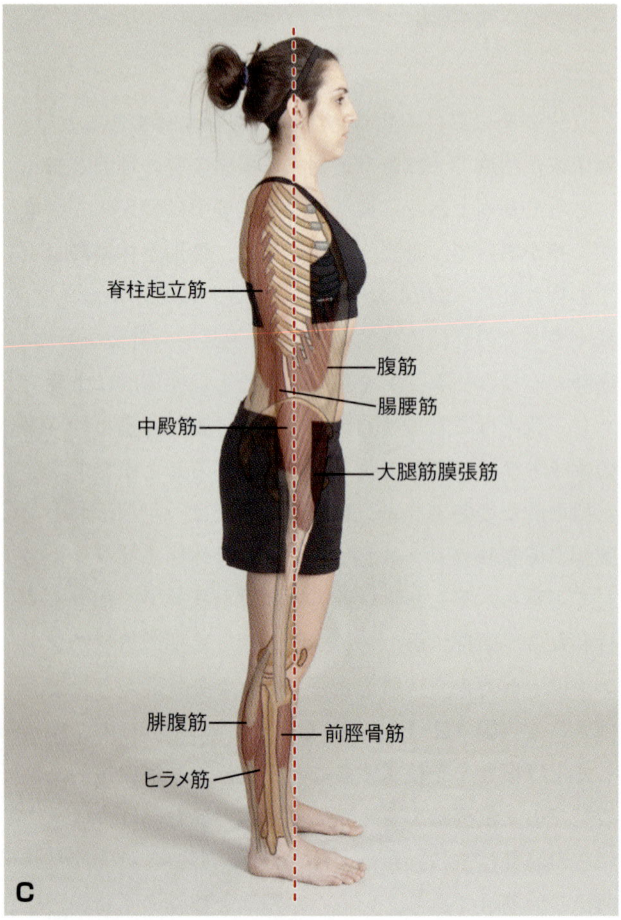

図 12-1　A）前方，B）後方，C）矢状面から見た重心線．リラックスした立位姿勢で，質量中心を通る重心線は，股関節の後方，膝関節の前方，そして足関節の前方を通る．C では，抗重力筋と考えられる筋の位置が陰影をつけて描写されている．下肢においては，バランスのための自動的な筋収縮が必要とされるが，主に下腿三頭筋で，前脛骨筋はわずかである．

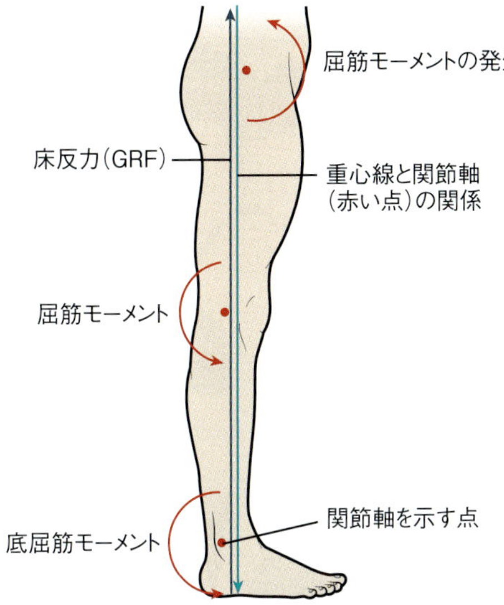

図 12-2　図は，重心線が関節の反対側の内部反力が打ち消さなければならないトルクを，いかにして発揮するかを描写している．

いて重心線は関節の後方を通る．我々が身体上に重心線を追い続けるにつれて，それは各脊椎弯曲のそれぞれ凹側に落ち，凸側で対抗する力が必要であることがわかる．体幹領域では，脊柱起立筋が，胸椎での前方への重力の引っ張りに対抗し，一方，頭頸部前方の筋群と腹筋群がそれぞれ頸部および腰部において均衡している．重心線が関節軸を直接通る身体領域においては，作用する外的モーメントがない．そのため，身体は関節の肢位を保持するためにそれらの関節において対抗する力を作り出す必要がない．

姿勢動揺（姿勢の立ち直り）

立位姿勢を保持するためには，第 2 仙椎にある身体の比較的高い重心（center of gravity：COG）あるいは質量中心（center of mass：COM）が比較的小さい支持基底面内に留まらなくてはならない．身体は立位の間，完全に動かない姿勢を保持することはできない．呼吸と心臓の収縮のような持続した器官の機能と持続した神経調整により，自動的に微細な運動が起こっており，絶えず均衡を求め，平衡を回復している．これは**姿勢動揺**と呼ばれる（**図 12-3**）．姿勢動揺は，身体の支持基底面（base of support：BOS）上に COM を維持するために，一定の微細な変位と補正によって特徴付けられる，直立した身体の運動である．身体は，左右と同様，前後の方向にも揺れる[3]．この揺れは，拮抗する足関節の筋（主に前脛骨筋とヒラメ筋）の下位レベルの交互収縮で立証されているように，主に足関節から足部の部分において起こる．

立位姿勢はおよそ 20〜60 歳までの成人で最も安定しているのに対して，若年者と高齢者群は，使われたバランス範囲の大きさ（動揺面積），BOS 内を移動する COM の軌跡の長さ（軌跡長），調整がどれほど速くなされるかの速度，それに揺れの最大振幅に関する，支持基底面での圧中心（center of pressure：CoP）のすべての測定（体重が足底部でどこに配分されているか）において，平均値と変動性が増大している[4]．若年者と高齢者の両群とも，成人の年代群と比較して姿勢動揺に対する筋活動の反応時間が遅い[5]．子どもは，12〜15 歳

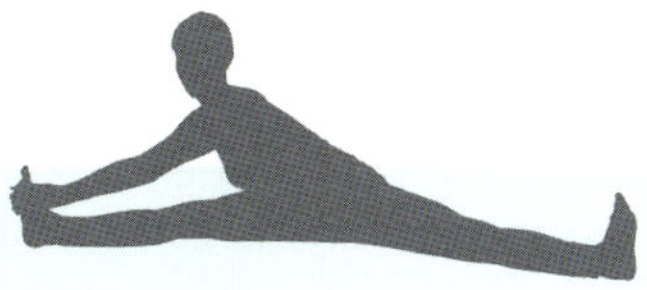

臨床的視点

姿勢動揺は，視覚や前庭および固有受容器から入力された求心性神経による多感覚の制御を必要とする．2 歳までの子どもで，固有受容器と前庭受容器が重要な姿勢フィードバックを提供するのに対して，視覚は姿勢安定性で脇役を果たす．視覚系の役割は，成人になると徐々に重要性が増す．例えば，典型的な成人では，閉眼時に安定性が 30%減少する．60 歳以上の成人では，安定性の 50%が閉眼で失われる．そのため，視覚は高齢者のバランスにおいて重要な要因となる[8]．平均 82 歳の対象者における視力の程度は，柔らかい地面で増加した姿勢動揺および転倒の発生率と，有意な相関がみられることが示されている[9]．臨床家は，若年者や高齢者を担当するとき，姿勢メカニズムにおいてこれらのバリエーションを念頭に置かねばならない．

臨床的に，特に高齢者やその他のバランス不良の患者のために，転倒リスクを軽減する目的で，患者や家族に環境整備の指導（敷物に散乱した物の除去，段差のある床面の修正，および明るい照明，転倒を減少させるための住宅改修）を提供するべきである．

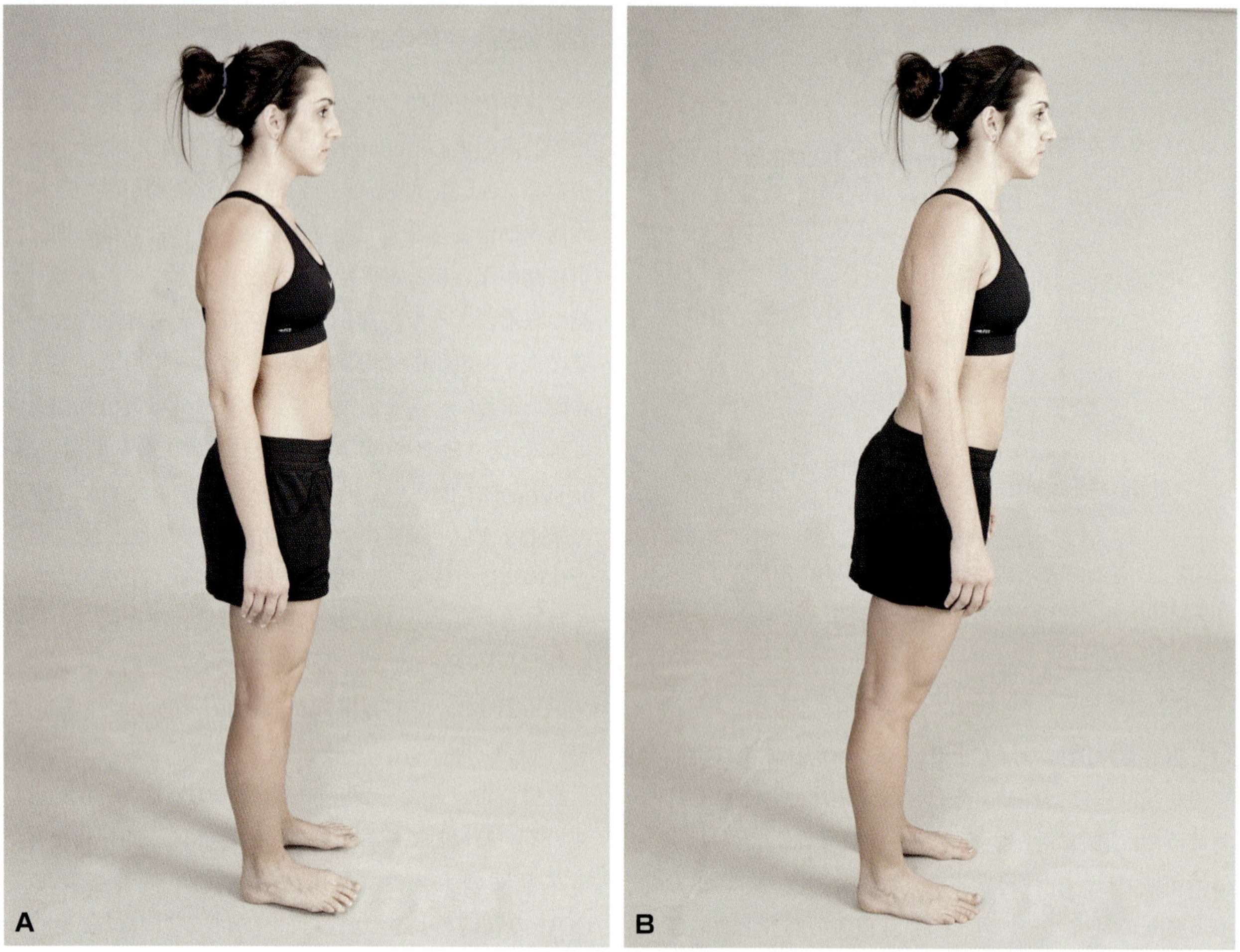

図 12-3　姿勢動揺は，直立位バランス保持のために主に足関節での自動調節で特徴づけられる．A）後方へ．B）前方へ．バランスプラットホーム上で測定された代表的値：平均振幅（インチ）＝0.13X 0.15Y 軌跡長＝32.2，速度＝0.54 インチ/秒．バランスが乱されると，平衡を回復するために足関節戦略が使われる．A）後方への動揺で 前脛骨筋が働き，B）前方への動揺でヒラメ筋が働く．

までに姿勢が安定した成人の値に近づくが，成人期になるまで大きな変動を示す[6]．高齢者での姿勢動揺の増加は，転倒の発生と高い関連性をもっている[7]．

対称的な立位で起きている力のバランス：機能的応用

正常姿勢では，体節アラインメントが最適であれば，重力のストレスは最小である．身体が重力に対抗する方法は本節で言及する．姿勢の異常があるとき，余分なストレスが別の体節にかかる．どの体節が増加したストレスを受けるかは姿勢異常による．本節の臨床的視点で，これらの異常とそれらに対する調節のボディメカニズムについて明らかにする．

足関節における機能的立位制御

たった今確認したように，身体の重心線は足関節の前方に落ち，距骨上で脛骨が背屈する回転力を引き起こす．幸いにも，下腿三頭筋が立位姿勢を保持するために，反対に働く同等の力でこの運動に対抗している．腓腹筋も同様に活動しているが，ヒラメ筋がこの均衡に関して主に役割を果たす[10]．姿勢動揺の間，体重は足関節軸の後方をめったに通過しない．したがって，下腿三頭筋は立位の間，様々な程度に絶えず活動し続ける[11]．静的両脚立位においては，余分な筋活動は認められていない．

膝関節における機能的立位制御

膝関節より上部の体重は，頭部と両上肢と体幹（haed, arms, trunk：HAT）と大腿部から成る．身体の重心線は膝関節の内側-外側軸のやや前方に落ちる（図 12-1C）．重力は膝関節において伸筋モーメントを引き起こす回転力を発生させる．重力に対する必要な均衡力は膝の後方において生じ，それは膝関節後方にある関節の関節外組織（主に関節包）による他動的な抵抗と，ハムストリングス筋による自動的な抵抗の組み合わせによって提供される[11]．姿勢が動揺している間，この重心線はめったにないが時折，膝関節軸の後方を通るかもしれない．もしこれが姿勢動揺中に起こったら，身体を再調整するために大腿四頭筋の短く強い活動が起こる[12, 13]．しかしながら，ほとんどの被検者で，両脚立位において大腿四頭筋の筋電図活動は認められない[14]．

股関節における機能的立位制御

リラックスした立位は通常，股関節が屈曲 2〜15° の間を変化する不完全な伸展で特徴づけられる[12]．股関節軸に対する重心線の位置に関する文献において，若干の相違はあるが，重心線が股関節の後方を通過し，そのため身体を背側に移動させようとする重力モーメントに対抗する腸骨筋のわずかな活動が必要とされることについては，ほぼ賛同が得られている[14]．

頭部と体幹における機能的立位制御

立位で，重心線は各脊椎弯曲の凹側に落ちる．胸椎後弯の前方において，体幹が屈曲する傾向を生じ，そのために，その力に対抗するために主要な伸筋（脊柱起立筋）の緊張性活動が必要となる．内腹斜筋からわずかな活動がたまに記録されるが，腹直筋は基本的に活動していない[14]．頭部が不安定な平衡状態にあるため，頭部の質量中心は環椎後頭関節の横軸の約 1 インチ（2.5 cm）上方に位置している．環椎後頭関節はシーソーに類似している第 1 の“てこ”である．頭部の重心線は正常姿勢で

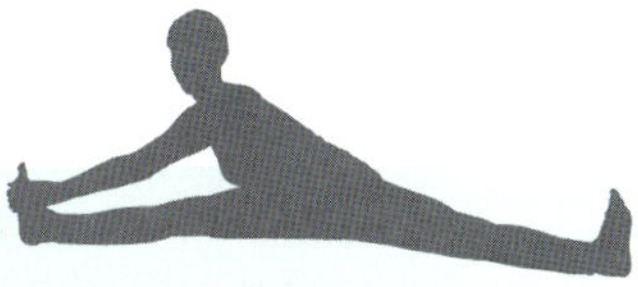

臨床的視点

下腿三頭筋が弱い人は，距腿関節の軸の上に自分の重心線を保持することによって，この不十分な筋力を代償するだろう．このような肢位は，下腿三頭筋の筋活動をあまり必要としない．身体の重心線が脛距関節の後方を通過するとき，足部の背屈筋群は新しい重力の後方モーメントアームに対抗する．しかし，この後方への動揺の安全範囲は極めて限定されている．足部の背屈筋群への依存は困難で不便なため，下腿三頭筋の筋力低下に対して観察される代償運動には以下が含まれる．（1）より広い支持基底面を使うこと，（2）安定性のために近くにある物を掴むこと，あるいは（3）一側足部から他側足部に頻繁に動くことである．

臨床的に，損傷あるいは障害を有する人のリハビリテーションは，個々人の安定性と移動性の注意深い評価を必要とする．例えば，大腿義足の足部を背屈中間位に置くことは膝関節に安定性を与えるが，背屈中間位（0°）以上になると，膝関節に対して屈曲トルクを与えるため膝を不安定にする．しかし，アキレス腱が過度に硬い若くて活動的な人は，重心線が足関節の前方に落ちるように，股関節の屈曲位の姿勢を用いるだろう．

下肢を能動的に制御できない患者は，股関節に対して頭部，腕，そして体幹の COM を股関節の後方に動かすことで代償する．例えば，対麻痺患者は膝をロックする装具を使用して立ち，そして能動的に体幹を股関節の後方に置く．そのような肢位は，股関節前方の靱帯が重力に対して均衡力を提供するように，重心線を股関節の後方に置き，直立姿勢を維持することを可能にしている（**図 9-13** 参照）．両側の長下肢装具(knee-ankle-foot orthoses：KAFO)で立っている患者の直立姿勢は，腸骨大腿（Y）靱帯によって支えられている．もし，靱帯がタイトであるか，あるいは股関節屈筋に痙性があると，患者は股関節を伸展位に置くことができないであろう．このような状態の患者は立位姿勢を維持しようとして，腰椎前弯を増強するだろう．

屈曲と伸展運動の横軸のやや前方に落ちる（**図 12-4A**）．そのため，普通の立位と座位では，頸部後方の筋は頭部が前方に落ちるのを防ぐために適度に活動している．人が読んだり書いているとき普通起こるように，もし頭部が前屈するならば，これら筋群への要求が増加する（**図 12-4B**）．しかしながら，頭部が前方に動くとき，項靱帯が緊張して，筋活動はもう必要とされなくなる．もし頭部が後方に傾くと，重心線は横軸（**図 12-4C**）の後方に落ち，頸部の屈筋群はその動きを阻止するか制御するために急に活動を始める．

回復戦略

身体は姿勢制御を維持するために調節されるので，異なった運動戦略が行使されるかもしれない．それぞれの戦略は様々であるが，それらの使命と与えられた課題の程度に適合させることで一致している [15]．姿勢への撹乱が大きければ大きいほど，身体はその望ましい姿勢を維持するために，より大きく機能しなくてはならない [16]．これらの姿勢調整は，安全で効率的な随意運動を可能にするため，その支持基底面内に重心を維持するのに役立つ [16]．これらの回復戦略は足関節戦略，股関節戦略，そしてステッピング（踏み出し，踏み直り）あるいはリーチング戦略に分類される．

足関節戦略

足関節と足部から始まる姿勢制御は**足関節戦略**と呼ばれる．これは前後方向の動揺に対して最も一般的な自動的調整である [17]（**図 12-3A, B**）．この戦略を用いると，股関節と膝関節は最小の運動で，頭部と体幹の動きを制御する結果をもたらす [18]．一般的に，この戦略は撹乱が小さくて遅く，撹乱が身体の正中線の近くに留まるときに，優先される [15]．当初，足関節戦略でみられる遠位-近位のバランスの立て直しをもたらす下肢筋の反応を引き起こすために，足関節のトリガー（引き金）が入力を提供すると考えられていた．しかしながら今日，体幹と頸部のトリガーが足部トリガーと同時に起こること

臨床的視点

人が座位あるいは立位のとき，頸部の筋，特に後方の筋が絶えず働いていることを忘れないことが臨床的に重要である．それらが休む唯一のときは，臥位のときである．頸椎捻挫の患者を治療するとき，特に治療の初期段階で増強する頸部筋の痛みがみられているときは，１日中横になることを指示すべきである．損傷した筋は，損傷によって弱化しているため，頭部を適切な姿勢に保持するという普通のストレスに耐えることができないかもしれない．

頭部が前方にある姿勢の人は，頸部の前方および後方の筋の通常のエネルギー消費必要量を増加させる．重力のモーメントアームは，筋活動の必要性を増加させるだけではなく，頸椎椎間板と脊椎のストレスを増強させ，そのような姿勢を誇張させる．

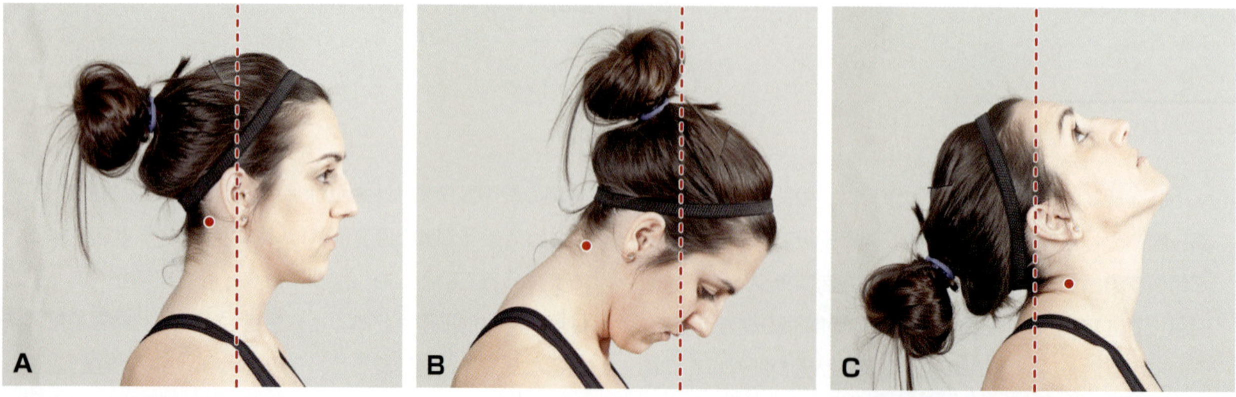

図 12-4 異なる頭部肢位における 環椎後頭関節軸に対する頭部重心線の関係．A）頭部垂直，重心線は関節軸から少し前方で，頸部後方の筋が中程度に働いている．B）頸部前屈位，頸部後方の筋の活動が増加．C）頸部後屈位，重心線は関節軸の後方で，頸部前方の筋が働いている．

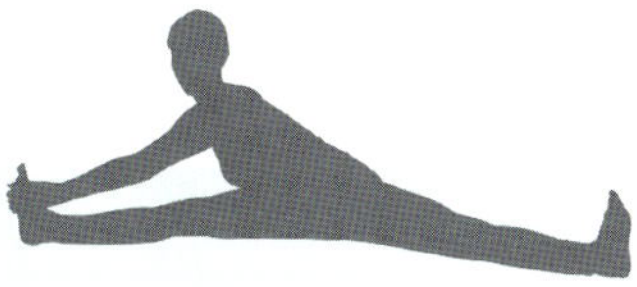

臨床的視点

回復戦略の使用は日常的な状況で定期的に起こる．昼食のトレーを手に入れるために根気よく列に並んで立って待っている場面を想像してほしい．突然，誰かが列の中に足を踏み入れて，トレーを掴むとする．接触を避けるために自動的な反応では体重を母指球から踵へ移す．わずかに後方に傾ける必要があるかもしれない．これは身体のバランスを保ち，転倒を避けるために働いている足関節戦略である．股関節戦略とステッピングあるいはリーチング戦略の使用は，身体が動いている間，あるいは身体が静止位にあるとき起こるかもしれない．動いているときの調節の例は，エキサイティングなバスケットボールの試合のプレーオフの後半に外野席に戻ってくる人の調節の例である．既に座っている人々にソーダをこぼさないように，股関節における体重移動が用いられる．観客席の間の指定席を見つけるために足元を見て，手にはソーダをしっかり握りしめ，上体を前後に動かしている．スタジアム内で進行中の試合を想像している際に，観客がなぜ突然声援を送っているのかを見るために振り返ってバランスを失い始めるとき，股関節戦略は下段にいる他の観客にソーダをひっくり返すことを防いだかもしれない．

最終的に，床に着く（転倒する）前にもう 1 度踏み出すことを理解できず，姿勢制御とバランスを回復させようともがいて手足をばたばたさせるとき，ステッピングとリーチング戦略がもう 1 人の観客が転倒するのを防ぐ[18]．

が示され，いろいろな他の固有受容性入力が姿勢反応に寄与することが示唆されている[19]．

股関節戦略

股関節，骨盤，体幹に由来する姿勢制御が，**股関節戦略**と呼ばれる．身体の重心線が大きく移動して，姿勢を保持することが要求されるとき，足関節戦略では必要な修正を成し遂げるには不十分である．姿勢への撹乱が大きく速いとき，あるいはもし支持基底面があまりにも狭くて前述した足関節の力で対応できないとき，股関節戦略が選択される．直立姿勢やバランス戦略を形成する役割に寄与する体幹と股関節入力の重要性が，ますます理解されてきている[19]．その完全な役割は，まだ解明されてはいない．

ステッピング（踏み出し，踏み直り）あるいはリーチング戦略

ステッピングあるいは**リーチング戦略**は，非常に大きくあるいは非常に高速の変化に対して使われ，変化の方向にステップ，ホップ，あるいはリーチを用いて，COM を支持基底面の中に再調整する[17]．これらの戦略は，他の身体あるいは物体との衝突のような場合を避けるための急な身体の位置の変化，圧倒的な力に対する調整，あるいは予期しない難局のために必要な位置変更などで要求されることは明白である．

歩行（walking gait）

gait とは，陸生哺乳動物がある場所から別の場所に動く方法である．それは一般用語で locomotion（移動）と述べられるかもしれない．しかし *locomotion*（移動）はある場所から他の場所までのあらゆる移動方法が含まれる．gait と同じ意味で使われる用語は *ambulation* である．我々はそれぞれ特有の gait スタイルを発達させるが，すべて transport（移動）の効率的な方法を供給しようと動く中に，標準的なパラメータがある．人は，しばしば容易に歩行（gait）によって人物を識別するが，それでもなお正常歩行（normal gait）は誰でも酷似していることを理解することは大変興味深い．解剖学的異常あるいは機能的病理が起こると，移動（ambulation）するために歩行の変容（gait modifications）が必ず続いて起こる．本節は正常および異常歩行（gait）についての情報を提供していく．身体が生涯を通して変化するにつれ，いかに歩行（gait）が変化するかもまた包括している．gait とは，walking gait（歩行）と running gait（走行）の両方を含む．この第 4 部は最初に walking gait（歩行）を，そして次に running gait（走行）を探求する*．

---

* 訳注：以下は，前後の文章と繋がるように，locomotion；移動，gait；歩容あるいは歩行，walking；歩行あるいは歩くこと，ambulation；移動あるいは歩行または歩き回ると訳している．

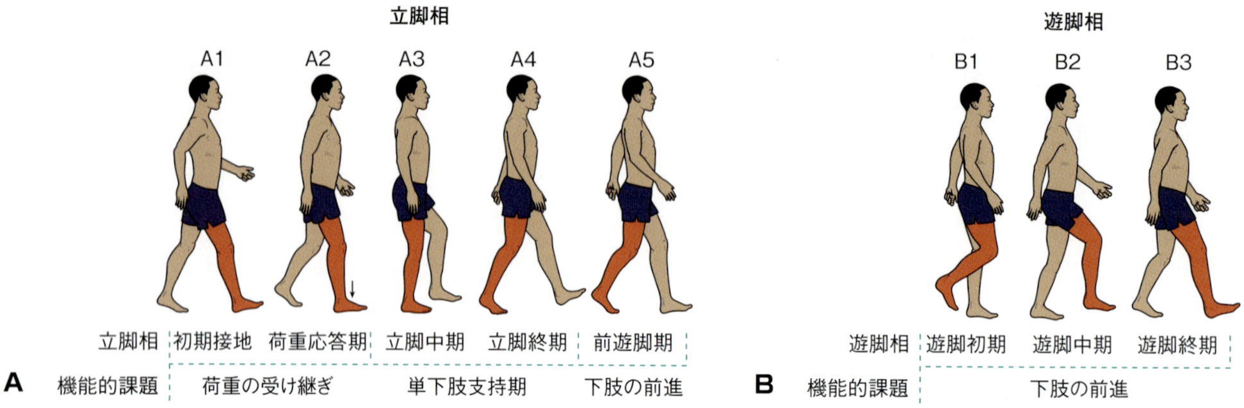

図 12-5　歩行周期の相とタイミング．A）立脚相：1．初期接地，2．荷重応答期，3．立脚中期，4．立脚終期，5．前遊脚期．B）遊脚相：1．遊脚初期，2．遊脚中期，3．遊脚終期．

gait の専門用語

gait とは，walking（歩行）についての方法あるいは様式と定義される．gait（歩容）は，その最も基本的な単位である歩行周期によって論じられ，そして研究される．1 **歩行周期**は，一側足部の踵が接地するときから再び接地するときまでの間である．歩行周期はまた**ストライド**（**重複歩**）としても知られている．歩行周期は，立脚相（**図 12-5A**）と遊脚相（**図 12-5B**）の 2 相に分けられる．立脚相と遊脚相は細分化されて，種々の方法で記述されている．あなたは，異なった著者とその少し違った専門用語体系の使用法を読むとき，若干の相違に遭遇するであろう．従来の専門用語体系が最初に開発され，事象に名前を付けることによって，あるいは重要な動作を heel strike（踵接地），foot flat（足底接地），heel off（踵離地），もしくは toe off（足指離地）のような動作を，各相のなかで関連付けることで，歩行周期の構成要素を説明している．2 番目の体系は，Rancho Los Amigos（RLA）による用語であり，カリフォルニアの一流歩行分析センターのなかでも卓越した歩行研究者である，Jacquelin Perry が発展させ，各相のなかで関連する機能的役割を強調している[20]．世界中の機関は，領域の選択に応じて，RLA 用語あるいは伝統的用語を使う．多くの経験豊かな臨床家は，しばしば用語体系を交換する．そのために，学習者が両方の体系に精通することは有利である．

本書では RLA 用語体系を使用する（**表 12-1**）．この体系は立脚相を 5 つの下位相に，遊脚相を 3 つの下位相に分けている[20]．walking（歩行）は異なったスピードで行われるかもしれないので，完全な 1 歩行周期は 2 つの相で 100％とし，下位相は歩行周期全体の百分率によって示されている．足部が最初に床に接触するとき歩行周期は始まり，周期の始めは 0％の時期であり，100％までの完全な 1 歩行周期が生じるまで継続する．そして再び同側足部が初期接地する．通常の歩行速度では，立脚相はおよそ最初の 60％（62％）から構成されている．そして遊脚相は 1 歩行周期の最後 40％（38％）を含む．そのため遊脚相の終わりはまさしく周期の 100％で生じることになる．正常成人の歩行速度では，1 周期が 1 秒続いて，1.4 m の長さである[20, 21]．**図 12-5** では，左右の下肢について全歩行周期を描いている．図では，右下肢は濃い赤で描かれ，本章を通して基準脚であることに注意してほしい．両脚が接地しているときが 1 歩行周期中に 2 回，立脚相の始めの 10％と終わりの 10％に，合計すると 1 歩行周期で約 20％（22％）あることにも注意することが重要である．この両足部が立脚相にあるときを**両下肢支持期**と呼ぶ．立脚相中央の 40％の間は，下肢は**単下肢支持期**である．両下肢支持の持続時間は歩行速度と反比例の関係である．ゆっくりとした歩行では，この時間は遊脚相と比べて比較的長くなる．しかし速度が増加するにつれて，両下肢支持の時間が減少する．

前述したように，歩行周期の各相は次の下位相に分けられる．立脚相には，初期接地（initial contact），荷重応答期（loading response），立脚中期（midstance），立脚終期（terminal stance），そして前遊脚期（preswing，遊脚前期）が含まれる．足部が最初に地面に接触するとき，立脚相は始まる．踵は通常**初期接地**（**initial contact**）する足の部分である．しかしいくらか病的状態が存在するとき，足部の他の部分が最初に地面と接触する

表 12-1　歩行周期の相と下位相：定義とタイミング

相	定義と説明	反対側の下肢
立脚相 **歩行周期の 60%：** **0〜60%**		
初期接地 0〜2%	接床，通常は踵から．両下肢支持期の最初の期間．	立脚終期の終わり
荷重応答期 2〜10%	下肢への体重移動と足部を床へ降ろす． *両下肢支持期の継続	前遊脚期
立脚中期 10〜30%	反対側の足部が持ち上がり HAT が一側下肢の上に一直線になる，単下肢立位の開始で始まる． *単下肢立位	立脚中期
立脚終期 30〜50%	踵の持ち上げまたは踵離地が前足部へと進み，後方の下肢は伸展位で，体幹は支持下肢の前方へ移動する．	遊脚終期
前遊脚期 50〜60%	床との接触は中足骨頭で，反対側足部も同時に接床している．足指離地で終了する． *2 回目の両下肢支持期の開始．	初期接地〜荷重応答期
遊脚相 **歩行周期の 40%：** **60〜100%**		
遊脚初期 60〜73%	足部の持ち上げ，下肢を短くするために膝を屈曲し加速の要求に応じる．	立脚中期の前半
遊脚中期 73〜87%	下肢は HAT の真下それから前方へ進み，ほぼ直接対側立脚下肢の反対に位置している．最大膝屈曲	立脚中期の後半
遊脚終期 87〜100%	脛骨が床に対して垂直の状態から始まり，初期接地のために下肢が減速するように十分に下肢を前進させるまで	立脚終期

かもしれない．足部が初期接地（initial contact）した後，足底面全体が地面と接触するように足部は動く．これが荷重応答期（loading response）である．荷重応答期では，地面から受ける身体の衝撃は吸収される．立脚相が続くにつれて，身体の COM は足部の上を直接動く．これが**立脚中期**（**midstance**）である．身体が前方への運動を続け，踵が床から離れるにつれて，立脚相は**立脚終期**（**terminal stance**）に進む．立脚相は，足指が地面から離れるときに**前遊脚期**（**preswing**）で終わる．遊脚相には，**遊脚初期**（**initial swing**），**遊脚中期**（**midswing**），そして**遊脚終期**（**terminal swing**）がある．遊脚相は，足部がもう床に接触していない時点である遊脚初期（initial swing）で始まる．脛骨が床に対して垂直のときと遊脚相の中間部分の間は，遊脚中期（midswing）である．遊脚終期（terminal swing）は遊脚相の3番目で最後の部分である．下肢は遊脚終期（terminal swing）の間に再び地面と初期接地（initial contact）する準備をする．足部が地面と接触する瞬間，遊脚相は終わり立脚相が再び始まる．**図 12-5** は左右の下肢を描いているので，一側下肢の立脚相と反対側下肢の遊脚相のタイミングの比較が観察できる（**表 12-1** 参照）．病的異常が存在する場合，これらの下位相のいくつかが起こらない，あるいは異なるタイミングで起こるかもしれないことに留意してほしい．これらの下位相について次節でより詳しく紹介する．

歩行（gait）の機能的役割

機能的な観点から，人間の歩行（gait）には関連した3つの基本的な役割（荷重の受け継ぎ，単下肢支持，下肢の前進）がある[22]．立脚相はこれら基本的役割の3つすべてで役割を果たし，各下位相はそれぞれ様々な程度に貢献している[23]．初期接地と荷重応答期は，主に荷重の受け継ぎに関して責任がある2つの下位相である．単下肢支持は，立脚中期で起こり，移動中のバランスが最も不安定なときである．身体の質量中心は側方へ移動し，このとき一側の支持下肢だけの上に置かれている．下肢の前進が身体の前進運動を引き起こし，立脚終期と前遊脚期の2つの下位相が含まれる．これらの下位相は下肢を前方に動かす推進力を与え，それによって身体を前方に移動させる．立脚相の下位相は，これらの役割を果たすために，効果的な力の吸収と効率的なエネルギー消費を利用する[24]．

遊脚相は，３つの基本的な役割の１つ，下肢の前進だけに関わっている．遊脚相での下肢の前進には，床からの足部の十分なクリアランス（間隔）が必要である．下肢は遊脚相の前半にこの活動を行って，遊脚相の後半に初期接地の準備をする．遊脚相の最初の２つの下位相である遊脚初期と遊脚中期では，足部が床をクリアする（床に接触しないで通過する）ように，下肢を機能上短くするために，下肢は股関節，膝関節，足関節で屈曲する．遊脚終期のときには，下肢を長くする必要があり膝関節が急に伸展し始める．この動作は歩幅を増加させ，初期接地における安定性の準備のために強固な下肢を形成する[24]．**表 12-2** は，歩行における必要事項を要約している．それは各下位相の目的，関節角度，そして各下位相の活動の主要な筋である．

歩行（gait）の運動学

歩行（gait）の運動学的研究は，空間と時間的な特徴（足部が地面に接地する方法と時間）と，身体全体と体節が空間を通してどのように移動するかに関して，歩容（gait）を記述することを含む．次の節では，運動学的観点から正常歩行（normal gait）について言及する．

歩行（gait）の空間的および時間的特徴

空間的特徴は，足部が地面に歩行パターンを作るとき，足部を見ることで容易に視覚化される変数である．例えば，海辺を歩いている間に作られる目に見える足跡のようにである．これらの特徴には，歩幅，重複歩長（距離），足角を含む（**図 12-6**）．**歩幅**とは，一側足部の初期接地（踵の中心点で測定）と対側足部の初期接地までの間の距離である．いい換えれば，あなたが右足を前方に踏み出すとき，あなたの右足の歩幅は，あなたの左足が地面と接触したところから（通常は踵で），右足が地面と接触した対応点までの距離である（**図 12-6**）．**重複歩距離**とは，一側足部の初期接地と同側足部が再び初期接地する間の距離のことである．重複歩長は，右の歩幅と左の歩幅を合わせたものと同義である．速歩きで利き足

表 12-2　歩行の下位相における機能的必要条件

相	機能的課題	関節に必要な角度	主要な筋力
初期接地	床面に接地 荷重の受け継ぎ	足関節：0° 膝関節：3～5° 屈曲 股関節：25～30° 屈曲	前脛骨筋 大腿四頭筋 大殿筋と中殿筋
荷重応答期	荷重の受け継ぎ 衝撃吸収	足関節：15° 底屈 膝関節：最大 15° 屈曲 股関節：25～30° 屈曲	前脛骨筋 大腿四頭筋 大殿筋
立脚中期	単下肢支持	足関節：15° 底屈～15° 背屈まで 膝関節：5° 屈曲 股関節：完全伸展	腓腹筋とヒラメ筋 大殿筋 中殿筋，小殿筋，大腿筋膜張筋
立脚終期	単下肢支持 推進	足関節：15° 背屈～20° 底屈まで 膝関節：完全伸展へ 股関節：10° 伸展	腓腹筋
前遊脚期	推進	足関節：20° 底屈 膝関節：40° 屈曲 股関節：10° 伸展	腓腹筋 股関節内転筋群 大腿直筋
遊脚初期	足部クリアランスのための下肢屈曲	足関節：背屈中間位 膝関節：40～60° 屈曲 股関節：伸展位から 25～30° 屈曲	前脛骨筋 ハムストリングス 腸腰筋
遊脚中期	足部クリアランスのための下肢屈曲 推進力の産出	足関節：中間位 膝関節：60° 屈曲 股関節：25～30° 屈曲	前脛骨筋 腸腰筋
遊脚終期	下肢の前進 初期接地への準備 減速	足関節：中間位 膝関節：完全伸展へ 股関節：25～30° 屈曲	前脛骨筋 大殿筋とハムストリングス

Bertoti DB. *Functional Neurorehabilitation through the Life Span*. Philadelphia ; FA Davis Company, 2004. より改変

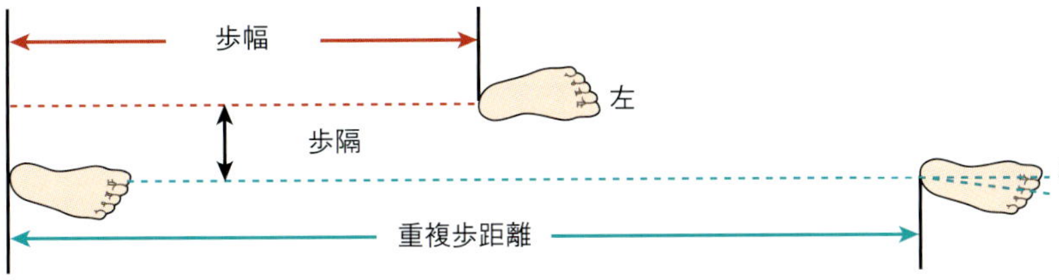

図 12-6　歩行の空間的特徴．歩幅，重複歩距離，歩隔，足角（進行角）．

がより大きな推進力のため少し長い歩幅になるとき以外，通常歩幅は等しい[25]．病的な状態では，歩幅は，患側下肢と非患側下肢の間ではかなり差があるかもしれない[26, 27]．歩隔とは2足部間の距離で，一方の踵の中心点から次の踵接地の中心点までで計測される．歩隔は，一般に成人では2～4インチ（5～10 cm）の間で測定される（何らかの病的状態ではこの基準値から外れることがある）．**足角**とは，進行方向の直線と，踵の中心点で足部を二分し，第2指と第3指の間を通る線との間に形成される角度である．約7°外側へ開いているのが成熟した成人の典型である[28]．

時間的特徴は，**速度**，**ステップ持続時間**，そして**ケイデンス**のような，時間に関係するあらゆる特徴を記述する変数である．**速度**は，毎秒メートルあるいは毎時マイルのような単位時間あたりの距離である．歩数は単位時間で決められ，通常1分あたりの歩数で求められ，**ケイデンス**と呼ばれる[29]．標準的歩行速度は，スピードに広い許容範囲がある．このように歩行速度には幅があるので，人の歩行パターンの記述には通常，速度あるいはケイデンスを含める．そのため，典型的な成人の歩行は，毎分約50歩から120～130歩までの範囲に及ぶ．別の算出方法では，平均標準歩行速度は，約毎分80 mである[30]．平均身長の人が最も効率的に歩く最適な速度もこの速度であることに注目することは大変興味深いことである[30]．速度がこの値より低くても高くても，より多くの筋出力とエネルギー生産を必要とする．

速度の変化が，時間と距離の測定値，エネルギー消費と筋活動のような他の要因に影響を与えるため，歩行速度は完璧な歩行分析において重要である．健常被検者は，散歩から速い歩行や走行へと速度を変える能力をもっており，比較を困難にしている．しかしながら，人にはその人にとって最もエネルギー効率が良い，滑らかな平面での自由歩行速度あるいは快適歩行速度がある．個人間でみられる歩行速度の変動の一部は重複歩距離に依存し，それは下肢の長さに起因する．自由歩行速度は，各人にとって最適な効率を表すため，しばしば歩行研究で使われる．そして，もし歩行面と履物が同じままなら，健康で丈夫な被検者は同じ値を再現する[30]．Perryの研究[20]では，重複歩距離が平均1.4 mで，ケイデンスは平均毎分113歩であった．成人の自由歩行の平均速度は毎分82 m，または時速約3マイルであった[20]．男性は女性より速く歩き，重複歩距離が長く，ゆっくりしたケイデンスであった（**表 12-3**）．男性に関する典型的な歩行速度は毎分100～120歩である．女性に関してそれは，毎分105～125歩である[20]．これらの値より上あるいは下の速度は，速い歩行速度あるいは遅い歩行速度として分類される．

歩行速度の変更は，重複歩距離あるいはケイデンスを変えることによってなされ，健常人は通常両方のパラメータを変える．歩行速度を上昇させることは，歩行周期を構成するすべての相，すなわち立脚相，遊脚相，両下肢支持期の持続時間を減少させ，両下肢支持期ゼロへと減少させ，遊脚相を最少に減少させる結果となる[20]．

関節の角変位

歩行の運動学あるいは「幾何学」は，3平面すべてにおける各体節の関節運動をみて研究され記録されてきた．写真技術とコンピュータ技術の進歩が，三次元の見方からいっそう正確な研究を可能にした．矢状面の運動は，最も大きく最も計測しやすいため，大変多く研究さ

表 12-3　滑らかな平坦地上を自由速度または通常歩行速度で歩くときの，20～80歳の正常成人の重複歩平均値

	男性	女性	全体
対象者数	135	158	293
速度（m/分）	86	77	82*
重複歩距離（m）	1.46	1.28	1.41*
ケイデンス（歩数/分）	111	117	113*

*平均

Perry, J. *Gait Analysis : Normal and Pathological Function*. Thoroughfare, NJ : Slack, 1992. より

臨床的視点

地域在住者の活動に関する最小限の基準は提言されていないが，世界保健機関（WHO）は障害と健康に関する国際生活機能分類（ICF）[31] を通して，さらにリハビリテーション研究者は，患者にとっての機能的な地域（コミュニティー）ニーズは普通の環境に戻ることであることを明らかにしようとしている．2つの主な関心事は移動（ambulation）に関する安全性と機能的距離である．移動における安全性には，道路を横切るために必要な速さで歩く能力と同様に，地域内での歩行中の安定性も含まれる．この安全必要速度が，毎分30mであることは知られている[32]．速度のほかに移動距離も，個人の食料品店とデパートでの買い物，銀行取引，病院受診やその他の一般的機能のような地域のなかで，基本的かつ通常の機能を行うために十分でなければならない．地域内移動での機能的水準であると決定された距離は342mである[32]．これは，人が駐車場から歩いてスーパーマーケット内を通って，そして自動車に戻るために必要な距離である．残念ながら，多くの臨床家は患者のリハビリテーションプログラムにおいて，この距離を移動することを要求しない．それは今まで，リハビリテーション治療と看護で達成される平均距離が200フィート（約60m）であり，それは地域で機能上自立するために必要とされる距離が，このわずかな距離と決められていたからである[32]．もし，患者が病院を退院する前に，患者に地域で必要な移動距離まで達成させようとするなら，臨床家は治療する患者により良いサービスを提供するであろう．

もし人が地域で機能的に過ごすとしたら，移動距離を達成することに加えて，歩行速度を確認することも重要である．個人の平均歩行速度，重複歩距離，ケイデンスは，被検者が少なくとも15mの測定距離を歩く時間を計り，その歩数を数えることで決定できる[33]．

れてきおり，これらの数値に関しては一般的な合意がある．また一方では，前額面と水平面での角変位はより小さく，計測することがいっそう困難である．そのために結果は正確性と信頼性に乏しく，より相違があり，見解が一致していない．文献において正確な数値に相違があるにもかかわらず，歩行中における関節運動のパターン（様式）と順序には高い整合性がある．次の節では正常歩行において3平面すべてにおける各体節の関節運動を要約する（**図12-7A，B，C**）．

歩いているとき，運動の中心は矢状面や前額面上を変動する．矢状面上において，COM（質量中心）は，1歩行周期で前額面上を一度左から右へ移動する間に2回上下に動く．歩行周期中の各関節運動と同様，身体のCOMのこれらの動きは，歩行を論じている間身体の運動の3平面それぞれにおいて提示していく．

矢状面の運動

矢状面で，身体のCOMにおける2つの垂直変動は滑らかな正弦曲線を辿る．正弦曲線の最も低い部分が両下肢支持期であるのに対して，曲線の最高点は左右それぞれの立脚中期で生じる．実際のCOMの垂直方向の変位は，重複歩距離と歩行速度に応じて，2〜5cm変動する．屈曲と伸展の角運動は矢状面内で股関節，膝関節と足関節に起こる（**図12-7A**）．

骨盤

骨盤は，歩行中，上下肢に安定性と可動性の両方の機能を持たなければならない．骨盤は下肢とHATのために安定した支持基底面を提供している．しかしまた，胸椎と腰椎の運動の貢献も考慮に入れなくてはならない．さらに，一側下肢から他側下肢へ移動するとき，骨盤は体重を移すために十分安定していなければならない．そしてまた，股関節の運動のために寛骨臼を望ましい肢位に動かす必要がある．矢状面で，骨盤は比較的水平のままであるが，歩行周期の間に平均わずか約3°前方-後方への傾斜運動を示す．この運動は小さいが，股関節と下肢運動に対して重要な補助的役割である．正弦運動の2つの完全なサイクルは各ステップで起こる．初期接地の直後に骨盤は最初に後傾へ，それから前傾へと回旋し，その2回目の後傾の半ばで，下肢の遊脚相が始まり，骨盤は最後の前傾運動を行うときその遊脚相を終わる[33]．より正確に歩行周期の下位相で観察してみると，骨盤は

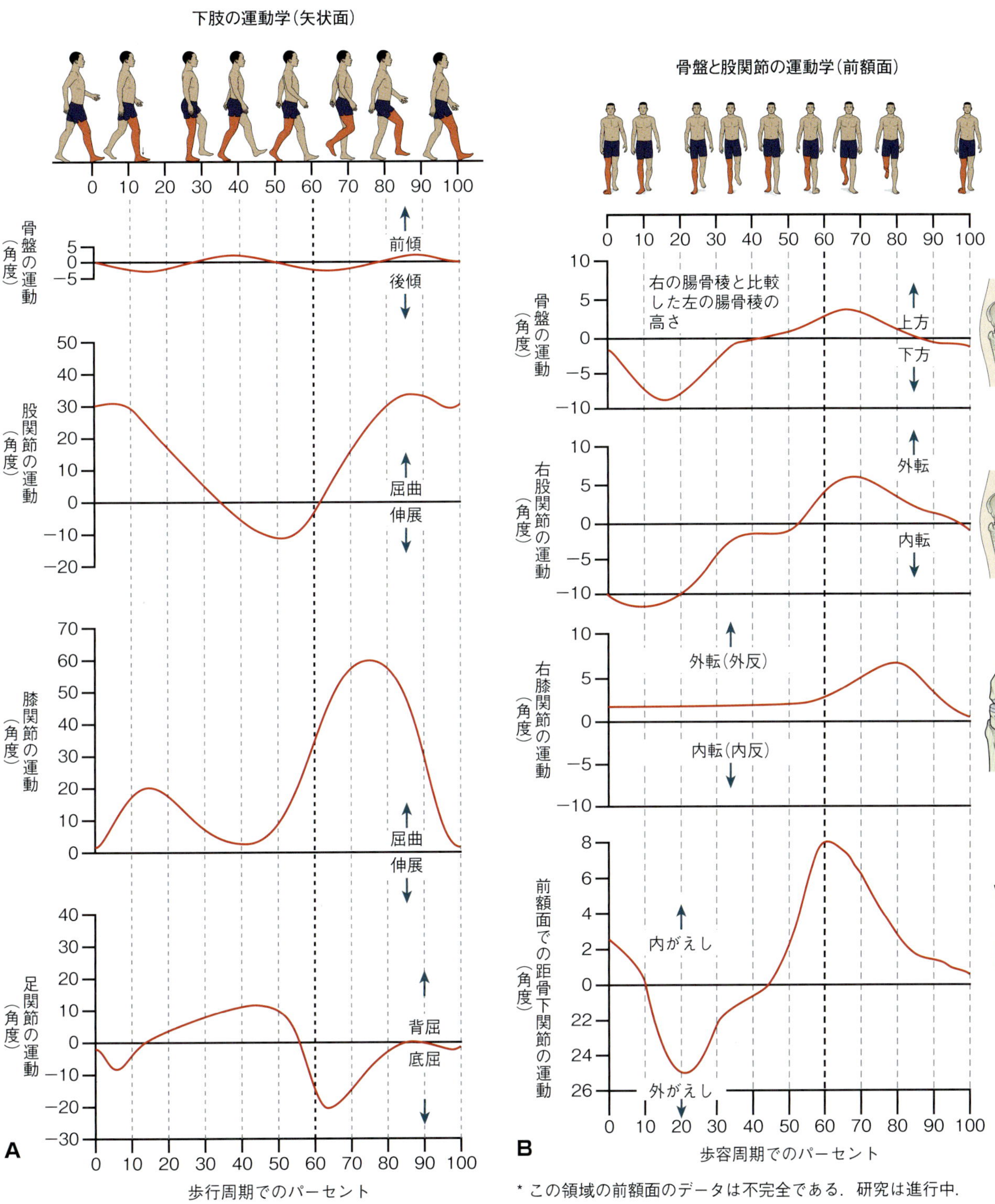

図 12-7　歩行中の股関節，膝関節，足関節における関節の角度変化．A）矢状面．B）前額面．Neumann[33] からの改変，多数の情報から修正．

ほぼ中間位で初期接地に達し，少し後傾位で立脚中期を通して動く．股関節が伸展方向へと動き始める立脚中期の終わりまでに，骨盤はほんのわずか前傾する．遊脚前期に達するときまでに，骨盤は再び後傾する．遊脚相の間，骨盤は初めに後傾を完了し，それから遊脚前期から遊脚中期まで前傾し，遊脚終期でもう一度接地するための準備で，後傾へと動いていく．骨盤の傾斜運動には以下に記述される股関節屈曲と伸展を補足する流動的なリズムがある．骨盤の連れ合い的な傾斜は，歩行中に股関節に必要な補足的な動きを与えるために生じる．特に，前方への骨盤傾斜は，立脚中期の後で遊脚初期まで股関節が過伸展するにつれて股関節伸展に伴って起こる．

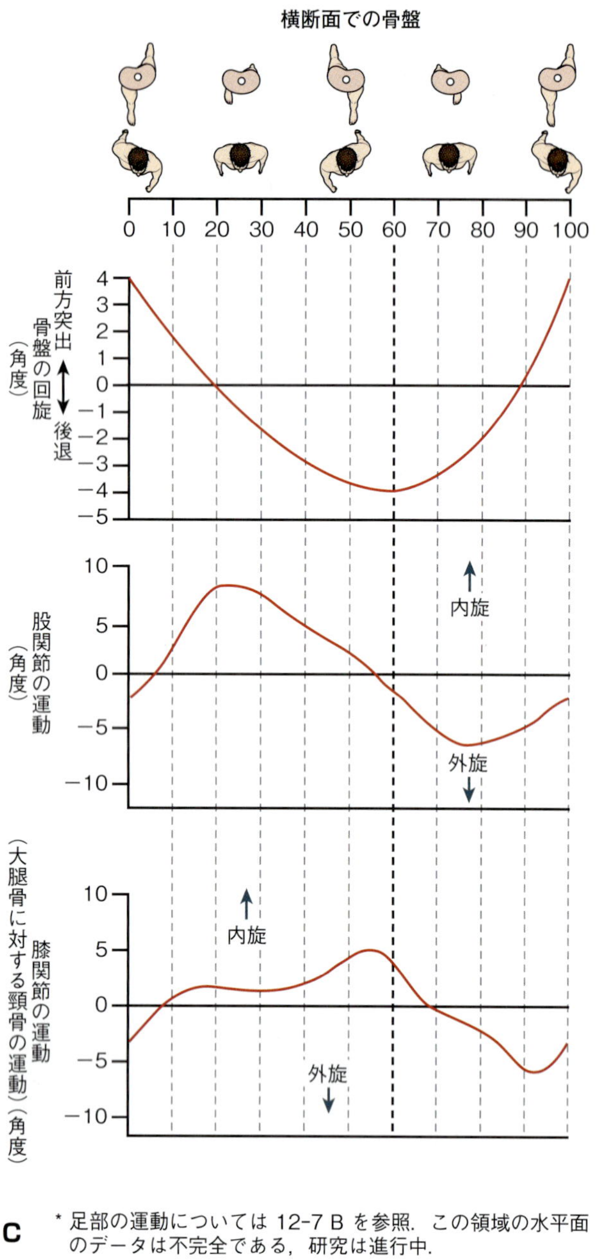

図 12-7（つづき） C）水平面．
Neumann[33] からの改変，いくつかの情報から修正．

骨盤の前傾と後傾の総計は，その領域の軟部組織の可動性と歩行速度に依存している．股関節の関節包可動性と股関節と骨盤の筋の柔軟性が，歩行中における前傾と後傾の程度を決定する．通常の軟部組織の可動性と仮定すると，歩行速度が増加するにつれて，骨盤の傾斜量は歩幅の大きさを増大させ下肢を機能的に長くするために増加する．

股関節

股関節は1歩行周期で矢状面内を40°の範囲で運動する．初期接地において，股関節は25～30°屈曲している．立脚相が継続するにつれて，股関節は次第に伸展位に動き，立脚終期までに伸展10°の最大伸展位に到達する．初期接地から立脚中期まで体幹は前方へ足部を越えて移動し，立脚中期の直後に足部の前に進むために前進運動を続ける．立脚終期における股関節の伸展は，腰椎の伸展と骨盤の前傾を伴う．股関節は，立脚終期において最大伸展位にいったん到達すると，足部を地面から離すために下肢挙上の準備をする前遊脚期の間，股関節は屈曲運動を始める．立脚の終わりまで，股関節はほぼ中間位であり，下肢が遊脚相に向かい始めてから股関節が屈曲30°を少し越える遊脚中期まで，股関節は屈曲に向かって着実に増加し続ける．遊脚中期の後，その屈曲は少し減少して，初期接地の準備で伸展方向に動き始める遊脚終期まで維持される．伸展10°から屈曲30°までのこれら典型的な矢状面上の運動は，通常歩行速度中に起こるが，速い歩行では少し高い値になる[34]．

膝関節

膝関節は歩行周期を通して屈曲と伸展の2回のサイクルを行う．初期接地において，膝関節はほぼ完全伸展（約3～5°屈曲）である．初期接地直後，膝関節は荷重応答期の間に屈曲する．この屈曲運動は，体重が地面に衝撃を加えるときに起こる圧縮力の衝撃を吸収し，また，身体が単下肢支持に向かって動き始めるとき体重移動を手伝う．荷重応答期の終わりまでに，膝関節は15～20°屈曲する．膝関節はそれから，立脚中期の間に伸展方向に動く．この運動は単下肢で体重支持の間，必要な筋の力を最小にする．膝関節における最大伸展は立脚終期に起こる．膝関節は完全伸展を達成した直後から前遊脚期までに，立脚相で足部が床上をクリアする準備として立脚相で最大35～40°屈曲し始める．遊脚初期と遊脚中期の間，膝関節は下肢を短くし，足部が床をクリアするように屈曲する．全歩行周期のなかで最大膝屈曲は遊脚中期に起こり，膝関節は60～65°屈曲する．遊脚中期において，脛骨は床に対して垂直である．遊脚終期の間，膝関節はほぼ完全伸展し，他の下肢の関節が適切な歩幅を達成し，下肢を進め，もう一度初期接地の準備をするのを援助することができる[20, 21, 33]．

足関節と足部

歩行周期の間に足関節は2回，底屈・背屈する．初期接地の瞬間に，足関節は矢状面で中間位にある．荷重応答期の間，すべての足底面が床と接触するように，足部は急速に底屈する．荷重応答期の後，脛骨は立脚中期に向かって安定した足部の上を前方に進行する．そして立脚中期の終わりまでに足関節は約 10° 背屈位になる．足関節の背屈 10° とは，足関節が締まりの肢位（close-packed position）であり，距腿関節の適合を最大に提供する．立脚終期の間に床から踵が挙上するとき，底屈の第 2 波が起こり，前遊脚期までに約 20° のピークに達する．この底屈運動は遊脚相へと下肢を推進させる．床から足指をクリアさせ，この肢位を遊脚期中維持するために，足部は中間位あるいはわずかな背屈位まで背屈する．

矢状面内の運動で，背屈より多い底屈が歩行周期の間に起こる．背屈範囲が 0〜10° であるのに対して，底屈の範囲は 0〜20° である．底屈と背屈の最大値はともに立脚相の間に起こる．

不可欠であるが，しばしば見落とされる中足指節（metatarsophalangeal：MTP）関節の運動が，矢状面内で立脚中期の後で前遊脚期までの立脚相の間に起こる．荷重応答期の間，MTP 関節は中間位にある．身体の COM が荷重下肢の前方に向かって動くにつれて MTP 関節は伸展し，足関節が底屈を始める．MTP 関節が前遊脚期の終わりで，55〜60° の最大運動に到達するまでの立脚終期において，伸展は立脚終期の間に最も明白になる（**図 12-7**）．遊脚相の間，MTP 関節の伸展はトゥクリアランス（足指と床との間隔）のために約 30〜40°[35] に維持される．しかし初期接地のときまでに 25° へと徐々に減少する．いったん荷重応答期へ移行すると立脚終期の直前まで，MTP 関節は中間位に留まる．MTP 関節の痛みあるいは運動制限は，歩く能力に破壊的な影響を与える．

前額面の運動

前述したとおり，身体が両下肢で完全な 1 歩行周期を動くとき，身体の COM の正弦移動は，前額面で完全な 1 周期だけ動く．この側方運動により，COM は絶えず支持基底面上に置かれる．歩行中に支持基底面の位置が移動するにつれ，骨盤が単に位置を変えるだけではなく，HAT もまた側方に移行する（**図 12-7B**）．最大の外側変位は単下肢支持期の間に起こり，左右に約 2 cm である．歩行中に矢状面と前額面の両方で観察してみると，身体の COM は単下肢支持の立脚中期で（例えば，右脚について），矢状面で最も高い位置にあり，同時に前額面でも最も外側位置である．正常歩行において，COM は，荷重下肢（右脚）の立脚相最後の 10% と荷重の受け継ぎ下肢（例えば，左脚）の最初の 10% の間の両下肢支持期において，正中線かその近くまで動き，そして

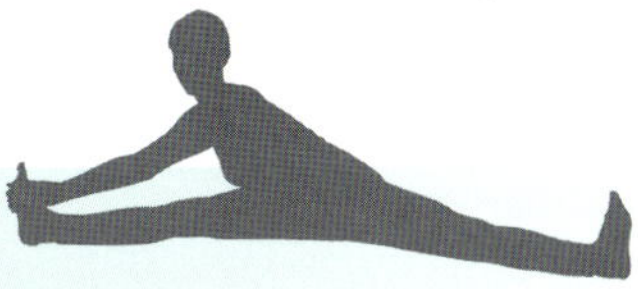

臨床的視点

腸腰筋は腰椎と腸骨に近位付着部をもつため，これら股関節屈筋群のタイトネス（緊張）は，歩行中において骨盤と腰椎にも影響を与える．立脚の間，股関節屈曲筋の緊張は，過度の骨盤の前傾と腰椎の前弯で示される．立脚終期から遊脚初期まで，臨床家はこれらの異常のさらに大きな誇張を，極度の緊張を有する人に認めるかもしれない．

膝関節伸展運動の制限あるいは膝蓋大腿部疼痛症候群（patellofemoral pain syndrome：PFPS）のような整形外科的異常は，2 つの非常に異なった異常歩行を示す．損傷あるいは外科手術による二次的な膝関節伸展制限をもった人は，遊脚終期あるいは初期接地において，十分に膝関節を完全伸展することができない．このような人は短い重複歩距離であり，決して膝関節を伸展することなく歩くかもしれない．また一方では，PFPS の人は，増大した膝蓋大腿部の圧迫や大腿四頭筋の筋力低下に伴う痛みのために，膝関節を屈曲位にすることに気が進まないであろう．PFPS の特徴的な歩行には，立脚相を通して初期接地から長期に及ぶ膝関節伸展がみられる．極端な PFPS の症例では，立脚相の間，関節に要求されることをさらに減らすように，身体の COM を膝関節の前方に移動させるために，股関節を屈曲するかもしれない．

同側立脚相下肢（左脚）に向かって高くかつ外側へ移動する．

骨盤

骨盤は前額面でそれぞれに約8°側方に傾斜する．単下肢支持期では，遊脚側の骨盤は外側下方に約8°を傾斜する[36]．この外側降下は，立脚下肢が内転するので遊脚下肢の上に起こる．この小さいが重要な運動は２つの目的を果たす．それは，立脚側の股関節外転筋群をわずかに伸張させ，それにより長さ-張力の関係で有利な位置に改善されることである．そして遊脚下肢の質量中心の上昇を減らす．この下肢によるCOM上昇の減少は，最初エネルギー消費を減らすことにおいて重要であると思われた[37]．しかしながら，Saundersとその同僚によって推進されたこの理論は実証されていない[37]．この運動は起こるが，歩行のエネルギーコストを減らすことに関する重要性は，最近では力学モデルを使って疑問視されている[38]．この点は本章後半の“歩行効率”の項でより詳しく説明する．

股関節

前述したように，前額面の股関節運動は直接骨盤運動に影響を与える．前額面の股関節運動は，歩行中の安定性と効率性に重要な貢献をする．初期接地において，股関節は約10°内転して，そして荷重応答期の間にさらに5°内転し続ける．そうすることで，立脚側の中殿筋を若干伸張させるのに役立つ．骨盤の項で述べたように，この肢位は中殿筋を伸張するので，単下肢立脚の間に反対側の骨盤の高さを安定させて，保持するために必要な力を発揮する．立脚中期から立脚終期を通して，大腿部は比較的中間位に動く．股関節は足部が床上を通過するのを助けるために遊脚相の間約5°外転して，遊脚終期の終わりに近づくにつれて中間位に戻る．

膝関節

膝関節の内転-外転運動の合計は，関節を支持する安定した側副靱帯のために最小である．初期接地において膝関節はわずかに外転位にあり，荷重応答期の間に最大の外転約3°まで動く．遊脚相の間，膝関節が矢状面で最大屈曲であるとき，最大の外転約8°までさらに動く[20, 33]．

足関節と足部

距腿関節は矢状面運動において主な足関節であるが，距骨下と横足根関節の機能は多面的であるため，ここで一緒に言及していく[39]．足部と足関節の中のすべての関節が，歩行中の足部メカニズムにおいて役割を果たす．

距骨下関節

内がえしと外がえしの距骨下関節の運動は，歩行中に起こる．距骨下関節は初期接地時わずかに内がえししており，地面と接触した後すぐに外がえしへと動く．距骨

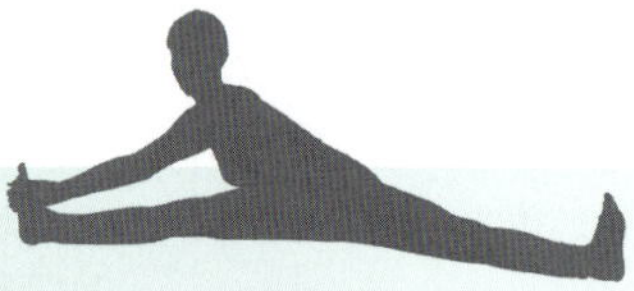

臨床的視点

足関節は立脚相の間に非常に短時間で30°を動くため，もし足関節が正常な可動性を欠くと，非常に特徴的な「よろめき」歩行が結果として生じる．それらの人は，滑らかな歩行のために足関節に必要な素早い運動変化への可動性に欠けているので，臨床家は容易にこのタイプの歩行を識別する．この運動損失を埋め合わせるために，患側下肢の非常に短い立脚相が観察され，そして反対側の下肢への素早い荷重移動が認められる．

痛風あるいは“turf toe：タフ・トゥ”（第一MTP関節の捻挫）の人は，立脚終期と前遊脚期において足指を背屈（伸展）しようとしない．彼らはMTP関節で必要とされる伸展の量を減らすために下肢を外旋させて歩く可能性が高いか，立脚終期と前遊脚期を示すことができないが，関節の伸展を避けるために立脚中期後に早々に下肢を地面から離すように持ち上げるので，臨床家はこれらの人の異常歩行に容易に気付くことが可能である．

下関節は荷重応答期の後，急速に外がえしして，その最大範囲である約5°[40]まで動き，荷重応答期の後で立脚中期の初めのときまで動く．立脚中期では，距骨下関節は内がえし方向に動き始める．前遊脚期までに，最大内がえし位となり，およそ8[40]〜11°[39]になる．遊脚相の間に，距骨下関節は中間位に戻り，遊脚終期の頃にはわずかな内がえし位になる．

横足根関節

横足根関節は足部の他の関節と同様，歩行のすべての相の間，距骨下関節の運動の後に続く．横足根関節を構成する2つの関節で，距舟関節と踵立方関節は，それぞれが正常歩行の間は前額面で合計およそ11〜15°である[41]．初期接地の直後に，横足根関節は衝撃を吸収して，足部全体で地面に接触することを可能にするために平らになる．立脚中期で一度アーチが挙上し，横足根と距骨下関節の内がえし運動が続き，立脚終期と前遊脚期の準備として前足部の関節をより適合した肢位に動かす．

足指

足指の最も重要な関節は中足指節関節である．その主要な運動はすでに矢状面の運動で論じた．研究は第1中足指節関節の前額面運動に重点を置いていなかったが，前額面での関節運動が正常歩行で最小である可能性が高いと想定されるかもしれない．

水平面の運動

水平面内での回旋運動，垂直軸周りの回旋運動は，脊椎，骨盤，股関節，膝関節，足関節および足部において起こる．これらの回転は，体幹と四肢でみられる滑らかな相反的運動で，歩行中に観察される．水平面の運動には，右上肢と反対側の下肢が前方へ動くように，肩と骨盤の相反性運動が含まれる（**図12-7C**）．上位脊椎と肩は，左下肢が前方に振り出すとき反時計回りに回旋し，そして次に右下肢が前方に振り出すとき時計回りに逆に回る．この補足的な回旋運動は歩行速度に伴って増加し，最小の回旋の場所は第7胸椎あたりに位置する[34]．

骨盤

水平面内の骨盤の回旋は，前突あるいは後退のいずれかを伴う．肩甲骨に類似しており，骨盤が垂直軸の周りを回旋するときに，骨盤の前突（前方回旋）は骨盤前部を前方に動かし，骨盤の後退は骨盤前部を後方に動かす．もし片側骨盤が前突で回旋するなら，反対側の片側骨盤は後退で回旋する．股関節屈曲と骨盤の外側回旋は水平面での回旋の間，協調して機能するので，骨盤は股関節屈曲と外側回旋を伴って前方に回旋する．骨盤は，遊脚側で4°前方回旋あるいは前突し，立脚側で4°後方に回旋あるいは後退する（水平面での骨盤運動は合計8°になる）．この骨盤回旋の大きさは，速度の増加とともに10〜20°まで増加する[30]．前述したように，骨盤はまた前額面で約5°で側方にも傾く．これらすべての骨盤の動きは身体のCOMの移動を最小にして，歩行中の滑らかな相反性の運動を提供するために起こる．前方への骨盤回旋の最大量は，最大股関節屈曲（30°）と強調して初期接地時に生じる．これらの運動は長い重複歩を協調して提供するために協力的に機能する．

股関節

それぞれの重複歩の間，下肢は水平面で内旋と外旋両方の円弧を描いて動く．初期接地において，股関節は，骨盤の前突肢位によって支持され，わずかに外旋位にある．しかしながら，荷重応答期の直後に股関節は内旋し，股関節が伸展位に移動するまで，荷重応答期と立脚中期を通して内旋した肢位を保持する．立脚中期から立脚終期まで，股関節は回旋中間位に移動し，前遊脚期で外旋へと運動を継続していく．遊脚初期の間，股関節は外旋位にあり，下肢が接地の準備をするとき軽度内旋位に戻るまで，内旋と外旋の間を動揺する．股関節内旋のピークは，荷重応答期の終わりに起こり，最大外旋は前遊脚期の終わりに起こる．股関節回旋の全可動域は正常成人で8〜14°の範囲に及ぶことが，研究によって示されている[20, 30]．

膝関節

全歩行周期で，膝関節は合計約10〜20°回旋する[20, 30]．この全回旋の中で，大腿骨は内側や外側に6〜7°脛骨上を回旋する．そして脛骨は各方向に8〜9°回旋する[33, 42]．初期接地において，膝関節はわずかに外旋位（大腿骨に対する脛骨の相対的な肢位）にあるが，それから下肢が体重を受け継ぐにつれて内旋する．荷重応答期の間に足部が回内するにつれ，脛骨は約8°内旋して，膝関節の屈曲を可能にしている．立脚中期の後，前遊脚期を通して大腿骨と脛骨は水平面で外旋し始める．前遊脚期で体重が他側下肢に移動するとき，脛骨は回外した足部によって外旋位に導かれ，下肢は遊脚相へ移行する．

遊脚の間，大腿部，膝，そして下腿は，遊脚終期まで内旋位へと動き，遊脚終期で初期接地に備えて外旋する[42]．

連動している足関節と足部

荷重の間の脛骨回旋は，実は距骨と踵骨の間の関節によって始められる．同様に，足部の遠位の関節もまた，距骨下関節によって影響を受ける．体重を支持している踵骨上で距骨が外がえしするとき，脛骨は足関節との連結を通して内旋することを強いられる．距骨下関節での外がえしにより，足部は回内位に回旋する．距骨下関節の動きもまた，距舟関節と踵立方関節の軸を互いに平行にさせる．この平行の配列が横足根関節の柔軟性を増加させて縦アーチを下げる．立脚相の初期におけるこの中足部の回旋は衝撃吸収に不可欠で，足部が荷重応答期に移行するとき，足部を平らでない面に適合させる．立脚中期において，足根関節は，足部が地面を押すとき身体を前進させる堅いレバーに足部を変えるために回外位に回旋する．この変換は，距骨下関節が遠位の足部関節を最大適合位に移行させるために内がえしするときに起こる．距骨下関節の内がえしは，距舟関節と踵立方関節の軸を分けて，結果として横足根関節のロックあるいは硬さを生じる．距骨下関節の内がえしとともに，脛骨は外旋に向かって回転する．

踵が立脚終期の間に地面から離れるにつれて，MTP関節は他動的に伸展を強いられる．このMTP関節の伸展への動きは，足底腱膜を緊張させる“巻き上げ”効果を作り出し，さらに回外を増大させて足部の硬さを促進させる（第11章）．足根間関節の動きは小さいが，歩行周期において重要な部分である．もし，これらの関節の動きが過度であったり減少していたり，あるいは歩行周期の間違った相で起こるならば，疼痛と機能障害が起こり，足部で起こるだけではなく全運動連鎖の上に症状を引き起こす．例えば，長期にわたり回内位であると，回旋中間位にあるべき初期接地の後，下腿部と大腿部は過度の内旋位になる．この病的な配列は，構造に過度のストレスを与え，結局膝関節疼痛あるいは膝蓋大腿部由来（トラッキング）の機能障害として明白になる．

正常歩行に必要な関節可動域

機能的運動のために，各関節に必要な最小の関節可動域は次のとおりである．

- 骨盤：前額面で側方傾斜5～8°，矢状面で前傾と後傾3°，そして水平面で合計8°の前突と後退
- 股関節：矢状面で伸展10°から屈曲25～30°，前額面で内転15°から外転5°，水平面で内外旋8～14°
- 膝：矢状面で完全伸展から屈曲60°，前額面で外転3～8°，水平面で内外旋10～20°
- 足関節と足部：矢状面内で背屈10°から底屈20°，内がえしと外がえし5～8°[20]

もし，これら体節のいずれかに関節可動域制限があるならば，代償歩行（gait）パターンが非効率の結果として全体的に生じて，他の体節にストレスを増大させるであろう．

歩行（gait）の運動力学

歩行（gait）の研究に用いたように，運動力学には，我々が進むたびに身体に抵抗する主な外力と同様に，ambulation（移動）を引き起こす主な内力の分析が含まれる．我々が向き合う外力には，慣性・重力・摩擦が含まれ，内力には，筋力，そして靱帯・腱・関節包のような結合組織構造由来の他動的な張力が含まれる．

床反力

身体による力，および身体に伝えられる力は，ニュートンの運動の第3法則に従う．すべての作用に関して，向きが反対で大きさが同じ反作用がある（第2章）．身体が進むとき，地面に力を与え，地面は反対方向に等しい反力を引き起こす．これが床反力（ground reaction force：GRF）である．他の力と同じように，GRFは合力であり，大きさと方向をもっている．身体機能が三次元的に機能するので，力も三次元の方法で示される．これら3つの違った方向は，垂直，前後，そして内側-外側である．足部は地面との接触点であるから，**図12-8**で示されるように，地面と足部との間のGRFはこの場所でぶつかる．これらの構成成分のなかで最大のものは，地球に向かって床に垂直に向かう垂直方向の力（Y）である．この力は，身体の前方への動きに対する加速あるいは減速力を意味する．立脚相の2つの特定のポイントが最大である．支持脚が着地する初期接地と，下肢と身体を前進させるために身体質量が加速する前遊脚期においてである．この構成成分の力（Y）は体重を超える．立脚中期における，これら2つの頂点の間で生じる体重以下までの力の減少は，COMの上昇に起因する．COM

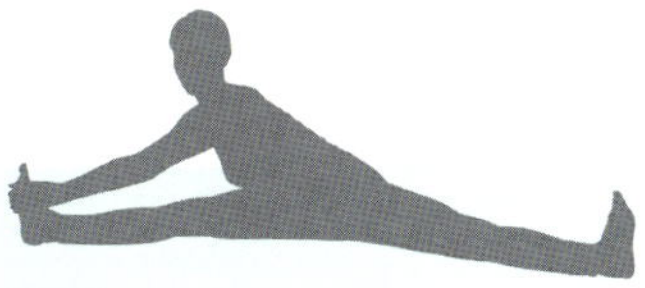

臨床的視点

活動的な人々が臨床家に尋ねる最初の質問の1つが,「私はいつ走り始められますか？」ということである．走行については後に本章で解説するが，臨床家が個人の状態を全体的な視野でみることは重要である．そのためには，臨床家は移動に必要な正常な動きを知り，走行活動に必要なより大きな動きを理解しなければならない．そのために，もしある人が膝関節屈曲の可動域が60°以下であるなら，例えば，走行が可能となることを考慮する前に，まず歩くために十分な関節の動きを得ることが不可欠であることを，本人に説明するべきである．

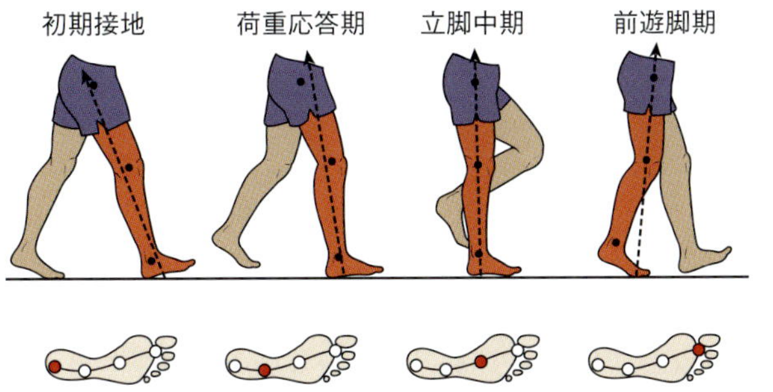

図 12-8　立脚相における床反力（GRF）と関節軸の関係．圧中心（CoP）の軌跡が，初期接地における踵から足部を通り，立脚相の終わりに母指までどのように動くか注目しなさい．

が立脚のこのときに上昇するため，下方への力は減少する．

Zベクトルは初期接地と遊脚前期における足部での前後（AP）方向の力を表す．これらは剪断*力である．初期接地において起こっている足部の前方への力は，地面の後方への力によって打ち消され，足部が前方に滑るのを防ぐための摩擦を生んでいる．これら2つの力の方向は，地面が前方への力を発生させるとき足部が後方への力を発生させるように，前遊脚期において切り替わる．このとき発生した摩擦はCOMを前方に進めるために必要な静止摩擦を提供する．摩擦が足場を固定させるのに加えて，初期接地における AP（前後）力は主に下肢を減速させ，免荷から荷重へと移行するとき下肢を減退させる．立脚相の他端で，前遊脚期で発生した力が摩擦から下肢が免荷になるときの下肢の前進へと変換するとき，AP力は下肢のアクセルになる．一側下肢が減速するにつれて他側下肢は加速し，歩行中に一側下肢から他側下肢への滑らかな移行を提供する．通常歩行速度では，この前後方向の力は体重の約20%である[43]．歩幅が増加するにつれて，初期接地と前遊脚期における力の大きさも増大する．

構成成分のX力とは，足部と地面の間における内側-外側の剪断力である．この力は床反力を構成する3成分の力の中で最小である．この構成成分は，身体が一側下肢から他側下肢に動くように，身体のCOMの側方への動きに左右される．この側方への動きの量は可変的で，個人の体格，体重，歩隔，股関節外側筋群の筋力というような要因に左右されるため，個人間で剪断力に多くの相違がある．足部が地面に初期接地するとき，踵の外側が最初に地面と接触するので，踵の外側から内側への加力がある．この下肢の内側に向かう動きは，外側に向かう床反力によって打ち消される．下肢が単下肢立位に移行するにつれて，COMと床反力両方が内側に動く．遊脚前期においては，足部は回外して足指上にあり，それでこの力は少し外側に向いている[33]．

GRFの影響と加力を理解することは，歩行で起こる複雑な筋活動を理解する助けになる．初期接地においては，GRFは足関節軸の後方にある．この肢位は底屈トルクを引き起こし，背屈筋群の遠心性収縮によって制御される．GRFは，初期接地において膝関節軸を通るため，GRFによるトルクは膝関節には影響がない．しかしながら，床反力の作用線は股関節の前方にあり，股関節伸筋群によって相殺される屈曲トルクを引き起こす．下肢が荷重応答期に移行するにつれて，GRFは膝関節の後方になり，そのため大腿四頭筋が膝関節の動きを制御するために遠心性に活動する．立脚中期においては，GRFは足関節軸よりかなり前方にある．このときの床反力によって作られた背屈トルクは腓腹筋とヒラメ筋によって制御される．

床反力が，姿勢動揺と床反力を含む多数の力を記録す

* 訳注：shear（原著）を剪断と訳した．

るフォースプレートを使って研究室で測定された．床反力が作用する足部内の位置がCoPである．**図12-8**で描かれているように，圧中心は，立脚相を通して踵から足指までの経路に沿って移動する．初期接地では，CoPは踵の中心点のすぐ外側にある．体重が足部上を動くにつれて，CoPもまた，立脚中期で中足部の中央に近い場所へと前進し続けて，それから立脚終期と前遊脚期において，前足部のより内側で第1足指と第2足指の中足骨頭部の間まで移動する．

歩行（gait）の筋

歩行は，筋の休止期間に続いて繰り返される筋活動のパターンによって特徴付けられる．移動中の身体でのエネルギー消費は，効率的な筋機能と関節の“てこ”の効果的な力学的システムを通して作り出される必要最小限の動きで，比較的小さく留められる．これらが，なぜ人が長い距離を歩き回ることが可能であるかという理由の1つである．

筋の活動パターン

筋電図（EMG）は，歩行周期の間，いつ筋が収縮あるいは弛緩しているかを検出するものである．EMG研究から得られる最も貴重なデータは，筋の力や張力についての量的な情報よりはむしろ，筋収縮のタイミングと力のピークポイントに関する情報である．筋電図は筋線維収縮の電気的活動だけを記録する[44]．その限界にもかかわらず，EMGは歩行中の筋機能を理解するための貴重なツールである．筋電図の研究では，筋活動のピークは立脚相，特に初期接地周辺で起こり，遊脚相の間は最小の筋活動であることが，一貫して実証されている[20, 45, 46]．

筋は歩行中多くの機能を行う．筋は，安定器，加速器，あるいは減速器の役割を果たす．筋が安定化を提供するときは，他の関節あるいは体節が動いている間，筋はある関節あるいは体節の位置を定めるためにしばしば等尺性に働く．もし筋が加速器として働くなら，通常体節を前方移動させるために求心性に収縮する．もし筋が減速器として働くなら，動きを遅くするため，あるいは動作によって生じる力を吸収するために，遠心性に収縮している．歩行中の筋の関与を測定するため，我々は加速に関する下肢運動だけではなく，下肢が減速するときに生じることも視覚化できなければならない．

歩行周期（gait cycle）中の筋活動パターンの要約

正常歩行周期の間，筋は予測可能なパターンで駆り出される．人の歩行中に駆り出される筋の活動パターンは，筋が活動する時期と休止する時期を伴う順序を提供し，非常に滑らかで効率的な順序を引き起こす筋のタイミングを計画する[24]．他の筋がただ1つの活動タイプを遂行しているのに対して，歩行中に筋が1秒以内で，その機能を遠心性から求心性に切り替える多くの例がある．正常歩行中の筋機能は，驚くほど小さい力の総計量しか必要としない．筋活動は歩行周期の間，比較的短時間の間必要になる．歩行周期中に下肢がそれ自身の慣性によって実際に前方に運ばれるとき，大きな休止期間がある[47]．速く歩くときや，不整地や傾斜あるいは階段の

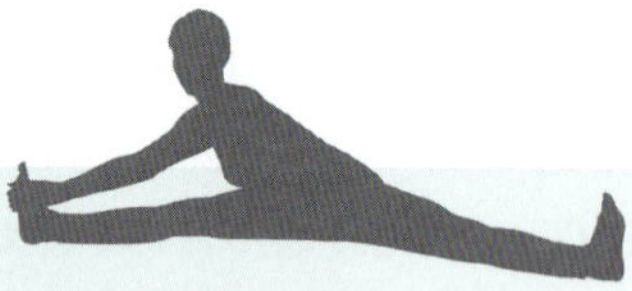

臨床的視点

床反力は，良い面も悪い面もある．冬に氷の上を歩くとき，床反力の欠如，特に内側-外側と前方-後方の力の欠如に気づく．前方への歩幅をあまりにも大きくとると，前方への力が後ろ向きの摩擦力を起こす地面の能力より大きいため，後方下肢を引き寄せられなくなってしまう．同じく，もしあまりにも大きい歩幅で氷を蹴ると，適切な前方への剪断力を地面が提供するのを氷が妨げ，足部が進まないことに気付く．良い面では，臨床家はGRFと関連した問題を確認でき，疼痛が足部のどこにあり，立脚相のどの部分で発生するのかについての患者の報告に基づいて，問題を診断することが可能である．例えば，もし立脚終期から前遊脚期を通して母指球に疼痛を示すなら，中足骨頭部が垂直の床反力の衝撃ストレスに耐えられない可能性が高い．臨床家はこの力を減らすために小さな歩幅をとるよう人に指示するか，あるいは，ストレスが靴によって吸収されるような厚いか強固な底をもつ靴を履くように指示するだろう．

ような面を移動するときは，さらに筋力が必要となる．立脚相を通して，筋は荷重の受け継ぎ，下肢の安定化，エネルギー吸収，遊脚相への下肢の推進を提供するために働く．本節では，歩行の各相のなかでこれらの機能を提供する筋活動をみていく．

初期接地

初期接地のときの下肢は体重を受け継ぐように配置される．前脛骨筋と腓腹筋-ヒラメ筋は，安定した足部中間位を保持するために同時収縮する．ハムストリングスは遊脚相の後半に活動しているが，下肢が着地する準備をするとき，膝関節を遅くする減速力を発揮する．大腿四頭筋は，ハムストリングスと同時収縮を始動して，着地のために膝関節を準備させ位置づける．股関節は初期接地時屈曲位にあるが，自動的に中殿筋と大殿筋によって安定させられる．

荷重応答期

荷重応答期では免荷から荷重への滑らかな移行を提供している．初期接地の後に即座に続くこの相の間に下肢の減速が起こる．免荷から荷重まで素早い変化があるため，安定器は移行を安定させるためにも駆り出される．この時期は主要な筋活動は減速なので，ほとんどの筋が遠心性に機能する．前脛骨筋は足部が床に降下する速度を制御するために遠心性に働く．膝関節が若干の屈曲位に移行するとき，膝関節における衝撃吸収と荷重の受け継ぎは，ハムストリングスから若干の共同収縮の援助を伴って，大腿四頭筋の遠心性収縮のコントロールで生じる．大殿筋の筋活動が，下肢に体重が移動するにつれて，荷重応答期の間，増加し，股関節の安定を提供する．大殿筋の活動はまた，体幹が屈曲するのを防ぐ．

立脚中期

立脚中期は単下肢支持のときであるため，腓腹部と股関節の筋群にかなりの力を必要とし，立脚相で最も不安定な時期である．この時期で主要な必要条件は安定性である．腓腹筋とヒラメ筋は，立脚中期の間，安定した直立位に足部を保持する．この時期の大腿四頭筋はまったく活動していないが，膝関節のコントロールは，大腿骨に対して脛骨が前方へ動く運動を抑制する腓腹筋によって提供され，それによって膝関節の安定した位置が提供されている．股関節外転筋群，特に中殿筋と小殿筋と大腿筋膜張筋（tensor fasciae latae：TFL）が，単下肢支持のこの時期に前額面内で骨盤を安定させるために協調して働く．股関節内転筋群も，単下肢支持脚の上にCOMを保持するために股関節を安定させるとき，外転筋と共同収縮する役割を補佐的に果たす．

立脚終期と前遊脚期

力の発生が，立脚終期に前方への下肢推進に備えて起こる．この力の発生は主に求心性の筋活動によって起こる．この力の大部分は腓腹筋によって提供され，踵が離床するとき足部を底屈させる．推進力は，ヒラメ筋，股関節内転筋群と腸腰筋が追加されて，前遊脚期の間継続する[48]．立脚相のこれら2つの相において，膝関節の屈曲が，股関節屈曲と足関節底屈の複合運動により他動的に生じる．

遊脚相

遊脚相を通して，筋は勢いを制御し，下肢を進めて，そして下肢を立脚のための準備をさせるために働く．立脚相より遊脚相の間に働いている筋は少ない．遊脚相の前半において，働いている筋は主に加速器として機能している．遊脚相の後半では，下肢が接地する準備をするにつれて，筋は下肢を遅くするために減速する．股関節の腸腰筋と大腿直筋，足関節の前脛骨筋は遊脚初期と遊脚中期の間求心性に収縮して，それぞれ股関節を屈曲・足関節背屈させ，足指をぶつけないで床をクリアする．遊脚初期における下肢の前方への加速もまた，腸腰筋と大腿直筋の役割である．膝関節の最大屈曲が，下肢を効果的に床上を通過するために，遊脚中期まで起こる．しかし，この運動は活発な筋収縮によるものではなく，むしろ主として振り子の勢いによって達成される．遊脚中期まで，それ以前の活動が下肢の前進運動を続ける遊脚の勢いを提供するので，腸腰筋と大腿直筋はさほど活動していない．遊脚中期の後，大殿筋とハムストリングスは股関節と膝関節における前進運動を減速させるために遠心性に筋放電*する．遊脚終期で，大腿四頭筋もまた，歩幅を長くするためばかりでなく荷重の受け継ぎのために膝関節を準備させるため，ハムストリングスとともに働いて筋放電する．前脛骨筋は床接触に備えて，背屈中間位の安定した足関節肢位を保持する．**表12-2**は，歩行における相別の機能的な必要条件を要約している[24]．

---

* 訳注：fire（原著）は，日本語に適当な言葉が見当たらなかったため，筋放電と訳した．

身体の体節別による筋の活動パターンの識別

本節では前節で行った歩行周期別による方法より，むしろ体節の見地から筋活動についてアプローチする．ここでの情報もまた前節の活動要約を詳細に述べていく．効率的な歩行には，歩行周期の特定の相の中での筋の活動が必要である．歩行はまさに下肢の筋群より多くの活動が必要であることを理解することは驚くべきことかもしれない．上肢，体幹，そして下肢の関与を識別することが本節に含まれる．

上肢の筋

移動（ambulation）における下肢についての分析と研究は多く存在するが，歩行中における上肢の活動については，利用できる情報は非常に少ない[49, 50]．かつては下肢と体幹運動によって起こる他動的なバリスティック運動であると思われていたが，現在は腕の相反性運動は筋の制御のもとにあると理解されている[51]．腕の振りは，身体を安定させるのを補助し，身体のCOMの側方移動を減らすことで，歩行に貢献している[52]．障害されていない成人の腕の筋電図の研究によって，三角筋後部線維と中部線維の中等度の活動が明らかにされており，腕が後方への振りを開始する少し前に始まり，後方への振りが終わるまでずっと継続する．肩関節と肘関節が屈曲しているとき，肩関節の屈筋群の活動は起こらない[51, 53]．広背筋と大円筋が肩関節の伸展筋として活動するが，遅い歩行速度での前方への腕の振りは，肩関節伸展運動中の伸展に反応する他動的な関節構造と重力の結果である．歩行速度の増加とともに，上腕三頭筋に中等度よりやや少ない活動が起こる．後方の筋は，後方への腕振りを加速させ，前方への腕振りを減速させる．

機能	筋	歩行の相
衝撃吸収 （遠心性活動）	大腿四頭筋 背屈筋群	初期接地 荷重応答期
スタビライザ （等尺性活動）	大殿筋 中殿筋と小殿筋 大腿筋膜張筋 脊柱起立筋 足関節外がえし筋群 後脛骨筋	立脚期
推進 （求心性活動）	腓腹筋 足指屈曲筋群 ヒラメ筋	立脚終期 遊脚前期
加速器 （求心性活動）	長内転筋 大内転筋 縫工筋 腸腰筋 大腿直筋	前遊脚期 遊脚初期
足部の制御 （等尺性活動）	前脛骨筋	遊脚期
減速器 （遠心性活動）	ハムストリングス 背屈筋群	遊脚終期から 初期接地

体幹筋

横突棘筋，脊柱起立筋，腰方形筋が，歩行周期の間の特に初期接地において働いている[20, 36, 51, 53]．これらの筋は，足部が接地するときの減速中に生じる体幹屈曲トルクと釣り合う[54]．腹直筋，外腹斜筋，そして内腹斜筋で記録される筋電図の活動は可変的であり，歩行速度に左右されるように思われる．歩行速度が増加するにつれて，歩行周期全体で一貫して腹部の筋群の動員増加が起こる[20, 55, 56]．内・外腹斜筋は，快適歩行速度および速い歩行速度の両方で，遊脚終期において絶え間ない低い相動性活動を示す[20]．

体幹筋の機能の１つは，歩行の間ずっと加速から減速まで身体が変化するとき，頭部の動きを最小にすることである．頭部の動きを最小に維持しておくことは，身体運動の間に眼が確かな視力を保つための安定した土台を提供している[57]．骨盤も，歩行の間にすべての面でCOMの移動が滑らかになるように，上下運動，左右移動，前後傾斜，そして左右回旋して，この機能を同様に支援している．骨盤がどれほどうまくこの目的を達成しているのかは，HATは体重の60％を構成するけれども，

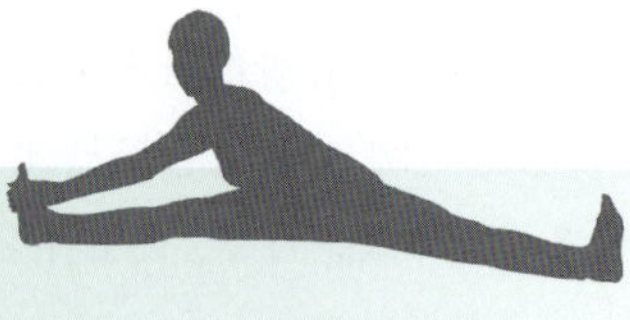

臨床的視点

歩行課題に対する異なる筋群の機能的貢献を認識することは，それらの筋やその機能的課題に影響を与える機能障害を有する患者により遭遇させられた臨床的ジレンマに対して即座の転換を提供する．

矢状面での平均的な体幹角度が1重複歩の間にわずか2〜5°しか変化しないという事実によって理解される[57,58]．

下肢筋

上肢筋と体幹筋は，移動（ambulation）の効率的なシステムに重要な貢献をする．しかしながら，下肢筋はある場所から他の場所まで人を推進させる労力において一番大きな分担を提供している．各体節が歩行を効率的にするために他の体節とともに働いている．歩行周期を通して，休止期間に続いて活動期間をもつ筋活動のタイミングは，人が疲労なしに長い距離を歩き回ることを可能にしている．これらタイミングの連続が機能しないとき，歩行（gait）は，いっそう多大な努力を要してエネルギー消費を増大させられる．

股関節屈筋群

主要な股関節屈筋群である腸腰筋，大腿直筋，縫工筋，そして大腿筋膜張筋は，立脚相の後期から遊脚相の早期まで通して活動している．下肢が体幹の前方に移動し始めるにつれて，これらの筋は立脚終期において起こる最大伸展位から屈曲位へと股関節を動かす．この筋活動は，足部が床をクリアするように下肢を引き上げて，下肢を前方に進める[20,30,57−59]．

股関節伸筋群

大殿筋，ハムストリングス，そして大内転筋の後部線維は，下肢を減速させるために遊脚終期で遠心性に作用し始める．これらの筋は初期接地と荷重応答期の間，筋放電し続けるが，股関節を伸展させ，荷重下肢上で体幹を直立位に保持するため，求心性収縮に切り替わる．大殿筋は荷重応答期において最も活動的である．腸脛靱帯への付着を通して，大殿筋はまた股関節内転の減速に寄与し，立脚相早期の間下肢の安定を提供している[20]．

股関節外転筋群

中殿筋，小殿筋，および大腿筋膜張筋は，単下肢支持の間前額面で骨盤を安定させる．中殿筋の活動は，遊脚終期に始まって下肢が単脚支持である立脚中期で，急激に活動がピークに上昇する．中殿筋は前額面で反対側の骨盤の下降を最小にする力を発揮している．立脚中期の間，荷重側の股関節は約5°内転し，中殿筋はこの股関節内転に起因する反対側の骨盤の下降を制限するために収縮する．いったん踵が地面から離れ，両下肢が体重負荷を分け合うと，この筋は立脚終期で活動しなくなる．

大腿筋膜張筋は独立して活動し，異なる機能をもった前内側線維と後外側線維で構成されている[59]．後外側線維は初期接地において活発になるのに対して，前内側線維はこのときは比較的活動していない．後外側線維は，初期接地での大殿筋の収縮に対して腸脛靱帯を固定させることが示唆されている[30]．歩行速度が増すとともに，遊脚初期で活動し始め，股関節の屈曲と内旋に寄与している[30]．

股関節内転筋群

股関節内転筋群は，立脚相の早い時期と遅い時期で起こる2つの活動のピークがある．股関節内転筋群は大殿筋，外転筋群と同時収縮し，前額面での骨盤と股関節の安定性を支援している．それらの早期の活動ピークは，減速と体重移動が起こるときで，大腿四頭筋，ハムストリングス，外転筋，そして大殿筋のピークとほぼ同期する．

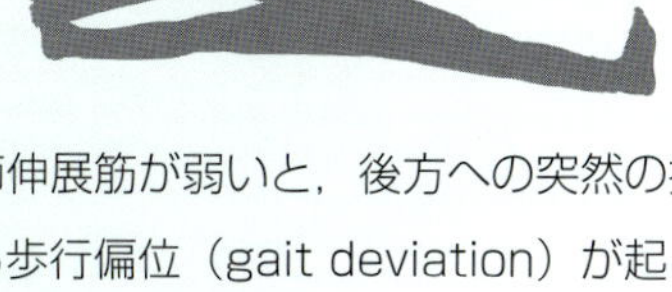

臨床的視点

深部の股関節伸展筋が弱いと，後方への突然の揺れとして知られている歩行偏位（gait deviation）が起こる可能性が高い．初期接地で体幹が後傾し，COM を股関節の後方に置く．このような動きは体幹が前方に倒れるのを防ぐ．この代償運動は体幹を直立位に保持する責務がある股関節伸展筋の欠陥を軽減し，下肢が体重を受け継ぐときに体幹を安定させるために，強い腸骨大腿靱帯の他動的緊張を利用する．股関節伸展筋の筋力低下がそれほど重大でない症例における代わりの代償運動は，初期接地と荷重応答期での体幹の前傾がある．これらの症例の場合，股関節伸展筋は機能しているが，適切な体幹アラインメントを保持するための体幹前部の筋は不十分な筋力しかない．

個々に内転筋群のいくつかを観察すると，我々はいくらかの個別機能とタイミングの相違がわかる．大内転筋は立脚相の早期に活動しており，股関節伸展筋としての役割を遂行する．長内転筋は立脚相の後半に最も活動する．薄筋の主要な活動は，遊脚初期で起こる[20, 60]．それら筋の“てこ”作用は，下肢の関節角度や筋が引き起こす多彩な作用を通して変化するために，歩行における内転筋群それぞれの機能を個別に解釈することは困難である．この筋群はかなりの力を発揮できる大きな筋群であるため，その役割は，ランニング，ジャンプ，登山，そしてスキーのようなより活発な活動において，いっそう重要である．

膝関節伸筋群

大腿四頭筋は主に立脚相で活動するが，遊脚相の遅い時期にも収縮する．遊脚終期で，大腿四頭筋は下肢接地に備えて活動を始める．初期接地から膝関節が屈曲約15°に至るまでの立脚相最初の15％を通して，遠心性の大腿四頭筋の活動が最も明らかである[20]．遠心性の活動が接地で起こる衝撃を減少させる衝撃吸収を提供し，立脚相の早期に屈曲の割合を制御して，膝関節が曲がらないように軽度屈曲位の膝関節の制御を保持している[20]．この膝関節屈曲に続いて，膝関節の伸展が，股関節と足関節の生体力学的変化に次いで他動的に起こる．さらに，この股関節と足関節運動の後，身体のCOMが膝関節の前方に残っているため，能動的な膝関節制御は立脚中期から遊脚中期まで必要ではない．

遊脚前期で記録される大腿四頭筋の活動は，主に股関節の屈曲を補助するために股関節に作用する大腿直筋の活動である．遊脚相の早期と遊脚中期の間に起こっている膝関節運動は，筋活動よりむしろ勢いによって引き起こされる．

膝関節屈筋群

ハムストリングスの活動は，大腿四頭筋が活動を始め初期接地でピークに達する前に，遊脚中期の後半に始まる．遊脚相のハムストリングスの活動は，膝関節と股関節の両方で遠心性である．遊脚相後半において股関節が25～35°に屈曲していくにつれて，膝関節は70°まで屈曲する[20]．このハムストリングスの活動は，股関節屈曲の運動と速く遊脚している下肢を減速させる．初期接地のとき，ハムストリングスは股関節を伸展位に保持する大殿筋を補助する[30]．ハムストリングスの活動は，荷重応答期のときまでに終わって，立脚相の残りと遊脚相の遊脚初期と遊脚中期の間，弛緩した状態を維持する[61]．

足関節背屈筋群

前脛骨筋は，長母指伸筋と長指伸筋の補助を受けるが，足部と足指が床をクリアするようにそれらを中間位に保つために，遊脚相を通して等尺性に活動する．この筋群の活動ピークは，初期接地の直後の立脚相で起こる．これらの筋は，足部の地面への下降の割合をコントロールするために，荷重応答期の間遠心性に収縮する．この活動はまた，衝撃吸収も提供する．さらに，内側楔状骨と第１中足骨に遠位付着部がある前脛骨筋は，荷重応答期の間足部の回内を減速させる．

足関節底屈筋群

腓腹筋とヒラメ筋の活動は荷重応答期に始まり，出力のピークに到達する立脚相最後1/3まで，立脚相の残りを通して次第に大きくなっていく．身体のCOMが立脚中期で足関節前方に動くまで，腓腹部の筋活動は主に遠心性で，足部の上を脛骨が滑らかに前進するために制御している．初期接地と荷重応答期の間，膝関節制御を補

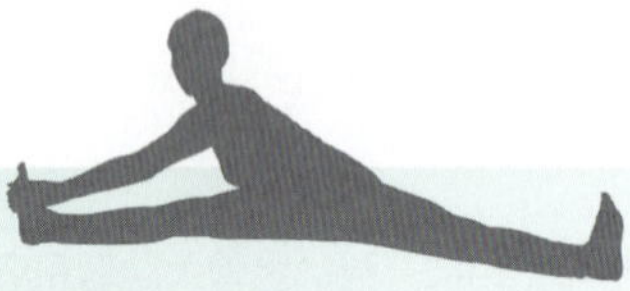

臨床的視点

前脛骨筋の単独の麻痺では，２つの長い足指伸筋群の強い収縮によって，遊脚相の間に足部を床からクリアさせることができる．しかしながら，前脛骨筋の内がえしの作用がなければ，距骨下関節は外がえしするであろう．もし，下腿前方の深腓骨神経が麻痺したとしたら，遊脚相の間の床との足部クリアランス（間隔）は過度の股関節屈曲によって生じる．そして，足関節と足部は初期接地の後の遠心性制御に欠けるため，荷重応答期の間に特有のフットスラップ（足部打ち）が後に続く．

助する腓腹筋の機能と同様に，ヒラメ筋は足関節で機能する．荷重応答期から立脚中期まで，膝関節が屈曲し続ける脛骨は急速に底屈していき，滑らかな運動のために腓腹筋と大腿四頭筋の両方から相当な労力を必要とする．腓腹筋とヒラメ筋の活動のピークは，踵が地面から持ち上がる立脚終期の直後に起こる．論争の的であるけれども，何人かの研究者は，腓腹筋とヒラメ筋の機能は，床から下肢を押し出して，身体を前方に推進させる爆発的な力を与えることであると指摘している[62]．また一方では，他の研究者は，立脚終期に起こる踵挙上は母指球の上に体重を置くことであり，体重が足指の上にあるためにさらに労力が要求されるとき，腓腹筋とヒラメ筋の増加した出力が必要であると明確に述べている．これらの研究者は，実際の COM の前進が腓腹筋とヒラメ筋からの推進力よりむしろ，慣性と足部の転がりの組み合わせから起こることを明らかにしている[20]．

底屈筋群に分類されるが，後脛骨筋，長指屈筋，長母指屈筋は，サイズが小さく，“てこ”の作用が乏しく，ヒラメ筋の底屈トルクの約 10％しか発生しないため，その役割ではほとんど貢献していない[20]．しかし，それらは足根関節と足指において重要な活動を行う．後脛骨筋は活動のピークが2つあり，立脚相早期の荷重応答期と，立脚相の終わりに向かうときで踵が地面から離れる直後である．後脛骨筋は遊脚相の間活動していない[20, 63]．この筋は，荷重応答期において中足部を回内位へ滑らかに減速させるために遠心性に作用し，地面の形に足部を適合させる．立脚中期から前遊脚期まで，後脛骨筋は足部を回外して，それによって足根関節を安定させるために，求心性に収縮している．長指屈筋と長母指屈筋は荷重応答期の後に活動させて，立脚終期でピークに達して，そして遊脚相の間活動していない．これらの長い足指の屈筋は，回内位，回外位でそれぞれ縦アーチを平らにしたり挙上させたりして縦アーチを支持し，地面に足指を安定させるのを助けている．

腓骨筋群

短腓骨筋と長腓骨筋は，収縮が荷重応答期の後の立脚相早期に始まって，体重が中足骨頭部と足指の上にある立脚終期の後でピークに達し，腓腹筋・ヒラメ筋に類似した相動性の活動を示す[30]．これらの筋は，後脛骨筋とともに，足根関節と足部アーチの制御を提供している．この制御により，地面の形状に対する足部の適合と内側-外側方向の足関節安定性が可能となる．足部の足底面に遠位付着部があるので，長腓骨筋は 3 つの足部アーチの主要な筋性支持であり，いったん踵が離床したら，立脚相の最後のときに，第 1 中足骨頭を強固な“てこ”に転換させるために第 1 中足骨頭部を地面に安定させる[60]．

足部の内在筋群

足部の内在筋群（小指外転筋，母指外転筋，短指伸筋，短指屈筋，短母指屈筋，骨間筋）は，遊脚相あるいは立脚中期の前の立脚相で活動がなく，立脚相の後半に活動を示す[64]．柔軟な足部が強固な“てこ”に移行するとき，内在筋の活動が起こる．足底の内在筋と外在の足指屈筋群はこの機能で足底筋膜を補っている．

歩行分析（gait analysis）

歩行（gait）は，研究と臨床の 2 つの違った観点から分析される．臨床家が自分の患者の移動（ambulation）を正常歩行（normal gait）と比較する前に，研究がこの比較の基準に用いられる歩行の相を確認できなければならなかった．何が典型的であるか知ることによって，臨床家が異常歩行（pathological gait）を識別することが可能になる．本項では，我々は歩行分析の科学と進化の歴史を少し提供する．この情報が歩行分析についての理解の深さと広がりを拡大するであろうことから，我々はこの情報が重要であると感じている．本項の終わりでは，系統的な歩行分析によってあなた方を導くために，臨床応用が述べられている．

研究室での歩行分析の進歩

歩行分析は，科学的知識と利用可能な技術が時間とともに発展して進歩するにつれて，進化し発展してきた．ルネッサンスのイタリアの生理学者で，物理学者と数学者でもあった Giovanni Borelli（1608～1679）と，Borelli よりかなり前のギリシャの哲学者であった Aristotle（西暦紀元前 384～322）は，人間が歩く方法について理論を立てたが，意義のある記録可能な測定を提供する技術はいずれの人にもまだ利用できなかった．しかしながら，彼らの図面と数学的な方程式は，今でも洞察に満ちており，基本的に正しい．写真技術の著しい発展により測定技術の最初の発展が初めて可能になったのは，Borelli の約 200 年後の 1800 年代後半であった．これらの初期段階は，ドイツの Weber 兄弟（Wilhelm Eduard Weber, 1804～1891 と Ernst Heinrich Weber, 1795～1878），パリのEtienne-Jules Marey（1830～1904），アメリカのEdweard Muybridge（1831～1904）によって1836年に開拓された．高名なフランスの生理学者であるMareyは，1890年に移動を写真によって記録し，その方法は後に映画と映画産業を発展に導いた．Mareyの方法は写真プレートの上に，移動している被験者の一連のコマを作ることから成り立っていた．回転シャッターによって，コマが0.1秒間隔で作られた．同一フィルムに数枚の写真を重ねた画像は混乱した記録だったので，幾何学的な“クロノフォトグラフィ（動体写真）”が発展した．この方法では，被験者は黒い服を着ていた．関節と骨の分節を表すために，輝く金属ボタンと光っているバンドが衣類に取り付けられた（**図12-9A**）．被験者が黒いスクリーンの前を歩いたときに，写真に撮られた．身体の残りの部分は黒い背景に対し見えなかったので，ただ点と線だけが写真のフィルムに現われた（**図12-9B**）[65]．1887年，Muybridgeは，人の歩行，走行，ジャンプ，それに登る人や昇降する人の写真や，30匹以上の動物の歩行パターンと鳥の飛行連続シーンの注目に値する写真を出版した（**図12-10**）．彼は，最高1秒の1/6,000まで調整したカメラ速度を使って，移動している被験者に対して，同時に側方，前後方向，斜め方向のコマを作る，3つのバッテリーを並べた48台の電子写真カメラを使用した．彼の仕事による人間の4,000枚以上の写真と，鳥と動物の4,000枚の写真は，それ以来再版されている[66, 67]．

彼の輝かしい写真撮影の結果，Edweard Muybridgeは近代歩行分析の父であると考えられている．彼が写真撮影のために開発した技術が，どのように人の動作の研究への応用に改造されたか，おもしろい話を示す．Muybridgeは彼の友人であるLeland Stanfordに，論争を解決するために雇われた．実業家で熱狂的な競走馬所有者であるStanfordは，Stanford大学の創設者であった．彼は，競走馬の歩行において4つの脚すべてが地面から離れる瞬間があると主張した．彼の友人と仲間は激しく反論し，大きな論争が起こった．Stanfordは，彼の主張を証明し，実のところ国民的論争になっていて，友好的というよりはむしろ激しい賭けになっているのを解決する手助けをしてもらう目的でMuybridgeを雇った．Muybridgeは，時間内で瞬間的に競走馬の四肢す

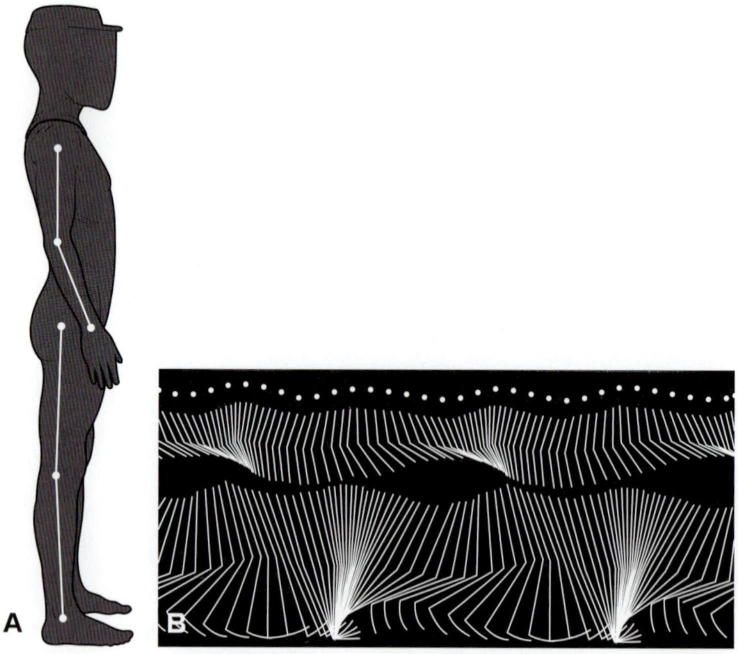

図12-9　A）初期のクロノフォトグラフィで黒い衣服を着た被験者のアーティストによる描画．銀のボタンとバンドにより，運動の確認がより容易になった．B）被験者が黒いスクリーンの前で動くとき，0.1秒間隔のコマで回転シャッター（訳注：連続撮影できる）を使って写真が撮られた．

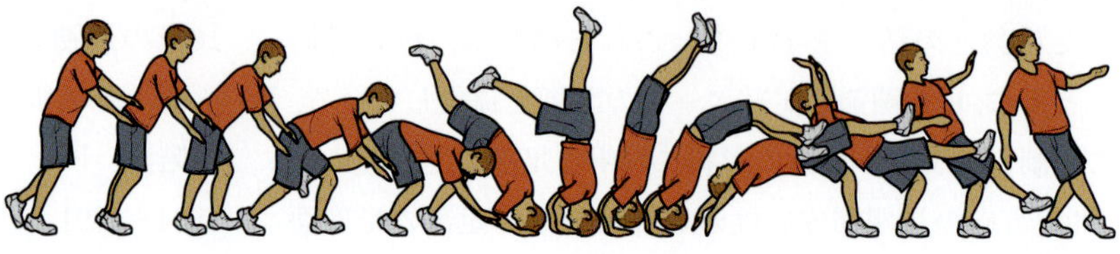

図12-10　初期の幾何学的クロノフォトグラフィを使って作成された結果をアーティストが描写，1883年の「棒高跳び選手」として知られているMareyが作った画像に類似している．

べての運動を追跡して記録するために，多数のカメラ，写真の感光乳剤，仕掛け線を使って，Stanfordの競走馬の動作を記録する方法を思い付いた．彼はStanfordが正しいことを証明し，そして現代の歩行分析は彼の写真の独創性から生まれた．彼の成功はただ近代的な動作分析の始まりというだけではなく，映画産業の始まりでもあった[68-70]．

1900年代初期に，ドイツの数学者であるOtto Fischerが，解剖学者であるWilhelm Brauneと一緒に，人の歩行の運動学と運動力学の科学的根拠を確立するために，歩行周期を31相に分けて，軌道，速度，加速，力，そして身体の関節と体節のトルクを算出した．それら多くの研究結果の1つに，遊脚下肢がただ振子運動だけではなく（このときまでの考えであった），動作のためにに筋力を必要とする運動であることを証明している計算があった．この不朽の業績は，1890～1907年の間に最初に出版されたが，今でも文献に引用される[71-73]．

三次元動作解析を使った歩行分析における主な発展は，BerkleyのCalifornia大学の整形外科の教授であったDr. Vern Inmanによって，そして後に彼の2人の研修医であったDr. Jacquelin PerryとDr. David Sutherlandによって開発された進歩とともに，第二次世界大戦後に起こった．文献は，これらの3人の世界的に有名なリハビリテーション科学者による論文や書籍，寄稿に富んでいる．

20世紀初期の装置には，身体の体節と関節の中心に置いた反射するマーカーの位置を記録する自動撮影されたビデオを，コンピュータでデジタル化するシステムが含まれていた[74]．3つの面を記録するために2つかそれ以上のカメラが必要とされ，マーカー配置は正確な結果のためにかなりの精度を必要とした．ランドマーク同定の困難，肥満，皮膚の動き，マーカー間の距離が短いための解像度の問題点に起因する多数の問題が起こった[20]．後に関節運動の連続記録を可能にする技術として電子角度計が現れ，平行四辺形をした3軸角度計（triaxial parallelogram goniometers）が3つの面での関節運動を記録するために開発された[20]．20世紀後半の技術の進歩は，映画撮影と，EMGやフォースプレートデータとこれらすべてのデジタル化を，今日動作分析システムとして知られるものへと統合することを可能にした（**図12-11**）．

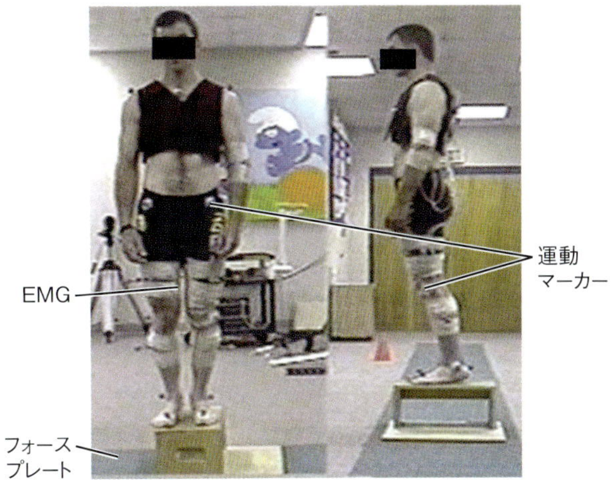

図12-11　動作分析システムの例．

現在，最新の歩行分析はいくつかの構成要素を含んでおり，複雑で経費はかかるが利用可能である．今日の臨床研究室での歩行分析の基本的な構成要素は，通常，次の5つの要素からできている．ビデオテープ検査，通常の時間的および空間的な歩行パラメータの測定，運動学的分析，運動力学的測定，身体運動学的なEMG（KEMG）である．運動学的分析の構成要素は，角運動学が三次元動作解析システムによって計測され研究できるように，関節の中心を表す外部マーカーの使用を必要とする．今日，Vicon System〔(VICON 512 System, Oxford, UK)，あるいはPeak Performance System（Peak Performance Technologies, Englewood, CO)〕のような，30以上の動作分析システムがある．運動力学分析の構成要素では，EMG（特にKEMG）が相動性の筋活動を記録する間に，床反力を測定するためにフォースプレートを用いる．この情報のすべては，下肢長や腹囲のような人体計測データと合わされ，それから相互作用のソフトウェアが詳細な分析をする[68, 75, 76]．動作分析を詳しく議論するには，他の情報源を参照しなさい[69, 75, 77-82]．技術が発展し続けるにつれ，進行中の進歩は歩行を含めた人の動作分析の方法を改良し続けるであろう．ビデオを基本とする運動学のツールがいっそう容易に利用できて，臨床の環境でますます実用的になるであろうことが予想される[77, 81]．実現化している技術の1つの例が，直接テレビ会議のリンクから歩いている人のビデオの連続シーンを取り込む遠隔リハビリテーション（telerehabilitation）ソフトウェアで，離れた場所からオンラインで歩行の評価を可能にする[78]．三次元ビデオ歩行分析もまた同様に，近い将来一般的に使われるようになりそうである．

臨床環境における観察による歩行分析

研究所には歩行を分析する精巧な装置と技術があるが，このような装置と技術はコストがかかるため，臨床の環境では通常許可されない．臨床の環境では，通常，歩行は臨床家によって系統的で秩序立った視覚の観察を通して，分析される．歩行分析を行うことの基本は，歩行の構成要素とそのタイミング，必要条件，それらの構成要素の機能を臨床家が認識することである．このような認識は，臨床家を観察と分析，そしてその後の治療（介入）が効果的で正確で意味あるものであり得るように導く．

人の歩行分析は，歩行の各下位相での要素を慎重に判断することによって行われる．一度に1つの関節と1つの動作を注意深く観察して分析することは，機能障害を明らかにして，臨床的治療計画を論理的に進歩させる．

歩行分析には，包括的かつ特異的な検討が必要である．包括的な検討は全体的な観察を伴う．これらの一般的な観察により，臨床家が人の歩行の第一印象を得ることが可能であり，重複歩距離，歩隔，ケイデンス，腕振り，頭部と体幹のアラインメント，そして筋萎縮あるいは筋の非対称性の評価を含む．歩行分析の特異的な検討は，関節の評価によって，あるいは歩行の下位相の評価によって行う2つの方法のどちらか1つの方法を思いつく．いい換えれば，臨床家は歩行周期を通してある関節に焦点を合わせることを選択し，そして次にもう1つの関節に移行するかもしれない．あるいは臨床家は初期接地において各関節がどうなるかを観察し，次に荷重応答期において各関節を観察する全体の歩行周期を通して，先へと観察することを望むかもしれない．いずれの方法でも歩容（gait）逸脱という同じ結果が得られる．これらの結果を検討するには，歩行評価中に観察された特定の欠陥を確認する検査が後に続く．**表12-4**は，観察による歩行分析戦略の例を提供している．

歩行分析の理想的な方法は，フィルム速度を変更できるビデオカメラの使用である．フィルムを遅くすることで，臨床家は歩行周期中に急速に生じている動きを観察する機会を与えられる．標準的な歩行（gait）スピードでは1秒あたり1周期であり，時速20～30マイル（約32～48 km）でずっと脚を振っている．さらに，底屈位までや背屈位までの中間位からの敏速な変化や，そして1秒あたり約0.6以内の底屈動作を視覚的に観察することは難しい．トレッドミルwalking（歩行）とオーバーグラウンドwalking（地上歩行）は，類似の歩容（gait）パターンを示すがゆえに[83,84]，もしビデオ装置が利用できないなら，トレッドミルを使うことは十分な歩行分析を可能にするかもしれない．もしこれらの選択のいずれかも利用できないなら，臨床家は被検者の歩行（gait）を丹念にチェックする方法として，10～15フィート（約3～4.5 m）走行路内で反復的に歩行する手段に頼らなければならないかもしれない．歩行（gait）の分析を得るために使用される技術があるにもかかわらず，臨床家によって系統的に得られた．最初は包括的で後に詳細となる情報は真実である．

歩行（gait）の発達的様相：加齢による変化

考えなければならないことは少なくはないが，それは極めて複雑な機能である．1歳のぐらぐらして立つころから7歳の成熟して歩けるまで移行するまでに数年かかるという事実，そして歩行は高齢者の転倒の最もよくある原因の1つであるという事実は，歩くこと（walking）が容易な課題ではないということを我々に示している．年をとるにつれて移動（ambulation）に生じる変化を，ここで紹介していく．

未熟な歩行（immature walking）

子どもの歩行パターン（**図12-12A**）は，成熟した成人の歩行（**図12-12B**）と非常に異なっている．独歩が可能となる平均年齢は，一般的に11～15か月の範囲に及ぶ[82]．子どもはワイドベース歩行で，膝関節がかなり硬いままで，踏み出しが主に股関節で始められる．初期接地は一般的に足部全体であり，股関節の外旋が顕著である．成人と比較して両下肢支持期の時間が長く歩幅は狭い．子どもが最初に歩き始めるとき，上肢はバランスのために必要不可欠である．何人かの研究者[85-88]が，3歳までのすべての子ども達において未熟な歩行パターンを確認しており，以下の特徴を含む．

1. 不均等な歩幅．
2. 遊脚相では，過度の股関節と膝関節屈曲，股関節外転と外旋を含む．
3. 立脚相では，踵接地よりむしろ足底接地による初期接地，立脚中の膝関節過伸展，荷重応答期と立脚中期の回内位足部への荷重．
4. 支持基底面は体幹の横の寸法より広い．
5. 上肢はハイガード，ミディアムガード*ローガー

* 訳注：日本では「ミドルガード」が一般的．

表 12-4　観察による歩行分析

体節	手引き
矢状面の分析：	**左右両側から観察しなさい**
頭部，体幹と腕	頭部は中間位で直立姿勢を保持しているか？ 上肢は反対側下肢に対してリズミカルにスイングしているか？ 体幹はスイングしている腕に対して前後に回旋しているか？ 特に荷重を受け継ぐ立脚相早期に，体幹の前方または後方への過度の傾き筋力低下はないか？
骨盤と股関節	骨盤は，遊脚側で前方に回旋し，立脚側で後方に回旋しているか？ 立脚下肢へ荷重を受け継ぐとき，股関節は下肢を支持し，安定性そして推進に備えて伸展し続けているか？ 遊脚相の間，股関節は初期接地に備えて滑らかに前方屈曲しているか？
膝関節	膝関節の運動は，立脚期を通して屈曲，伸展，そして再び屈曲するとき，滑らかであるか？　ぎくしゃくしていないか？ 膝関節が荷重を受け継いでいるとき，安定しているように見えるか？ 遊脚期の間，膝関節は床上を通過するために十分屈曲しているか？
足部と足関節	初期接地はどのように見えるか？　踵接地あるいは足底接地はあるか？　それは静かであるか？ 遊脚期の間，足部が床上を通過するように足関節の背屈は十分か？
前額面の分析：	**前後両方から観察しなさい**
頭部と体幹	頭部は正中線で前額面に向いているか？ 体幹は前額面で正中線と一直線になっているか？　あるいは明らかな非対称があるか？ 肩甲帯は，後退または前方突出，挙上または下制していないか？ 肘関節は，リラックスしているか，屈曲していないか？
骨盤と股関節	骨盤は，遊脚側でほんの少しだけ下方に傾斜しているか？ 骨盤あるいは股関節の過度の垂直方向の変位があるように見えるか？ 過度の股関節外転あるいは内転があるか？ 股関節伸展の安定性は，荷重の受け継ぎそして推進にとって十分か？ 遊脚期の間，下肢の軌道はどのように見えるか？　過度の内旋あるいは外旋，あるいは分回し運動の徴候があるか？
膝関節	膝関節に過度の内反あるいは外反の徴候があるか？ 膝蓋骨は，立脚相の間前方を向いているか？
足と関節	足部と足関節の複合体は，荷重の間に安定しているように見えるか？ 正常な足部アライメントが維持されているか？　あるいは，それが，過度のあるいは長期間回外位もしくは回外位に置かれていないか？ 左右足部間の歩隔はどうか？ 後方から観察したとき，各足部の外側に同じ数の足指が見えるか？

Summarize your findings.
Bertoti DB. *Functional Neurorehabilitation through the Life Span*. Philadelphia : FA Davis Company, 2004. より許可を得て引用

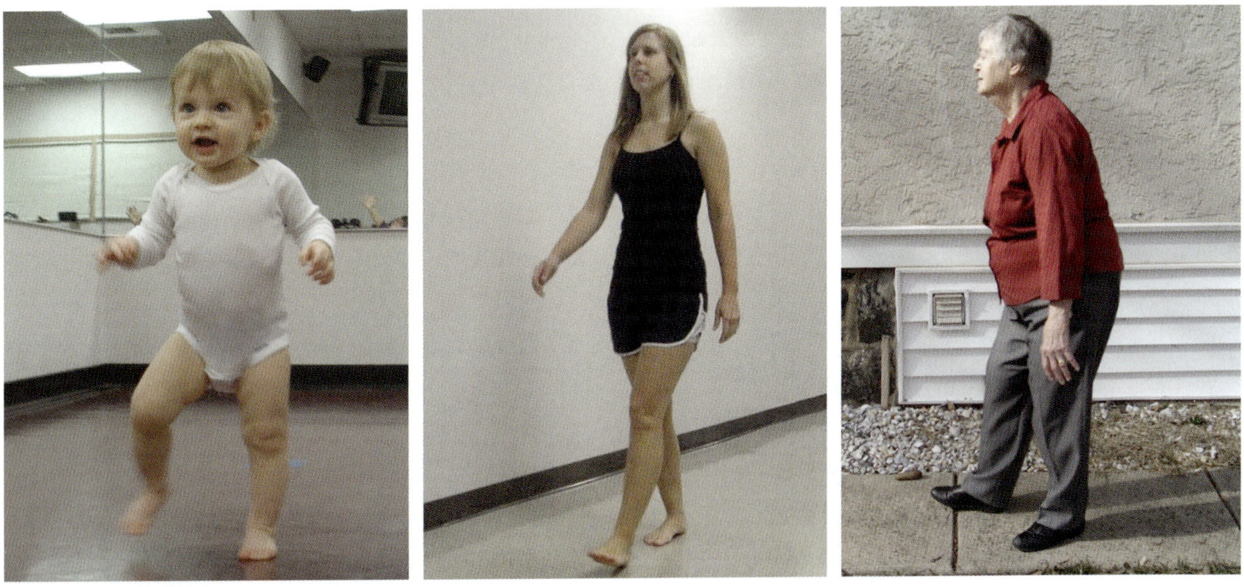

図 12-12　加齢による歩行の変化．**A)** 幼児期の歩行．**B)** 典型的な成人の歩行．**C)** 高齢者の歩行．

表 12-5　加齢による歩行の変化 [28, 70, 85-87, 89, 91, 151-161]

年齢	歩行変化
18か月	初期接地の場所としての踵接地が出現する 交互の腕振り出現 ほとんどの子どもが機能的な目標達成のために自発的に歩行速度を上げることができる
2年	立脚期の間より一貫して膝関節屈曲がみられる
3年	歩行パターンの成熟：ケイデンスの増加と歩幅の減少以外すべて成人の構成要素がみられる 走行が出現（支持期がない）
42か月	BOS（支持基底面）が骨盤間と同等か未満
4年	交互の腕振りが確実に確立
6〜7年	成熟した歩行パターン 増加する脚長の関数として重複歩距離が増大し続ける
成熟した成人歩行	骨盤の傾斜と回旋 踵接地での初期接地 立脚中期におけるわずかな膝関節屈曲 股関節，膝関節，足関節におけるメカニズム間の成熟した関係 成熟した支持基底面 交互の腕振り 洗練された筋活動パターン 最適なエネルギー効率
高齢者（60〜80歳）	速度の減少とゆっくりとしたケイデンス 歩幅と重複歩距離の減少 歩隔とBOSの増加 立脚相と両下肢支持期の時間の増加 腕振りの減少 股関節と膝関節と足関節の屈曲の減少 足底接地による初期接地の出現の増加 立脚時の動的安定性の減少 筋の同時活性化パターンの再出現

Bertoti DB. *Functional Neurorehabilitation through the Life Span*. Philadelphia；FA Davis Company, 2004. より許可を得て引用

ドの肢位である（**図 12-12A**）．ハイガード肢位から交互腕振り開始への移行は，歩行を開始してから4〜5か月後に起こり始める．

6. 傾斜あるいは回旋のような骨盤の運動性の欠如．
7. 重複歩距離は減少しており，ケイデンスが増大している [21, 24, 46]．

重複歩距離は，下肢長と限られた骨盤の運動性によって制限されているので，必要に応じてスピードを増加させるために，子どもはケイデンスを増やさなくてはならない．およそ2歳の年齢までに，初期接地が踵で起こり，立脚における膝関節屈曲の最初の波が出現してくる．また，腕は下方へ下がり，この年齢のほとんどの幼児に交互性の腕振りがみられ，股関節の外旋が減少し，そして支持基底面は狭くなる．関節の動きは3歳までに成人パターンに似てきて，成熟したパターンは7歳までにしっかり確立される．**表 12-5** は，幼児期に起こる主な機能的な歩行の変化を強調表示している．

成熟した歩行（walking）

Gage [69] によれば，正常な成熟した歩行には5つの主要な特性がある．

1. 立脚の安定性
2. 遊脚での十分な床との足部クリアランス（間隔）
3. 初期接地に備えるために遊脚中の足部の適正な事前配置
4. 適切な歩幅
5. 効率的なエネルギー消費

これら成熟した特性が魔法のように出現するのではなく，どちらかといえば，乳児期に最初の運動が始まり，初期幼児期を通して変化，そして最終的に7歳までに成熟した成人の歩行パターンに到達するという，数年の過

程を経て発達するということを理解することが重要である．これらの特性を伴う成熟した歩行の発達は，最初に正常歩行の必要条件をもつことに非常に依存している．適切な運動制御と中枢神経系（central nerve system：CNS）の成熟（損傷していない神経システムを意味する），十分なROM，筋力，適正な骨構造と配置，損傷していない感覚[24]である．

Gageの特性に加えて，BurnettとJohnson[85, 86]は，成熟した歩行に必要な重要な構成要素を確認している．

1. 骨盤の傾斜と回旋
2. ヒールストライク（踵接地）での初期接地
3. 立脚中期における膝関節屈曲
4. 股関節，膝関節，足関節のメカニズム間の成熟した関係
5. 成熟した支持基底面
6. 交互性の腕振り（**図12-12B**）

自由歩行速度は成年期まで年齢とともに増加し，それから老齢まで横ばいである．成熟に伴って，筋活動パターンがいっそう洗練され，エネルギー効率が向上する．**表12-5**は，成熟した成人の歩行パターンの特徴を要約している．

高齢者の歩行（gait）変化

バランス能力，下肢筋力の変化，柔軟性と可動域，そして感覚の情報が，高齢者の歩行の特徴を変化させる．認知的要因もまた，歩行の変化の重要な要因であるかもしれない[24]．健康な高齢者は，青年より短い重複歩と短い歩幅でゆっくり歩く．予測される移動能力もまた，視覚的環境を調べるのに時間を要し，障害を避けるためにより用心深く歩くように，年齢とともに変化する[89]．

幼児と高齢者の歩行の特徴にはいくつかの類似性がある．両者とも，短い単下肢支持時間と，支持時間の増加をみせる．両群において，このことはバランス欠如の兆候と解釈されている[88, 90, 91]．幼児の歩行はバランスが必要なので広い支持基底面をもち，高齢者の特徴も同様である．幼児と高齢者の筋活動パターンは，歩行中，主動作筋と拮抗筋群の同時収縮を示す．これは筋硬度を増加させるための順応的メカニズムであるかもしれず，バランス制御に役立つ[92, 93]．

高齢者に共通する歩行の特徴は，広い支持基底面，減少した交互の腕振り，そして遅いケイデンスを含む（**図12-12C**）．重複歩距離は減少して両下肢支持期の時間が増加する．これらの歩行の変化は，筋骨格の年齢に関連する変化と感覚神経システムの衰えの組み合わせに起因する．高齢者の歩行の順応は，運動ニューロン，筋線維，そして有酸素能力の損失による筋力の全般的低下に関連しているかもしれない[94]．調査では，高齢者の移動パターンでみられる変化は，減少した歩幅と増加した両下肢支持所要時間によって，最も一般的に特徴づけられることを示唆している[95]．高齢者では，当初幼児にみられたような主動作筋と拮抗筋の同時収縮パターンへの戻りの所見がある．この同時収縮パターンは，減少した姿勢制御とバランス不足を補うための適応的戦略であるかもしれない[93]．

60歳以下と比較した高齢者の歩行の変化を**表12-5**で強調表示して，以下に要約する．

時間的特徴

1. 減少した速度
2. 増加した立脚相の時間
3. 増加した両下肢支持期の時間
4. 減少した遊脚相の時間

空間的特徴

1. 減少した歩幅
2. 減少した重複歩距離
3. 増加した歩隔

運動学的変化

1. 減少した重心の垂直運動
2. 減少した腕振り
3. 減少した股関節，膝関節，足関節の屈曲
4. 初期接地での足底接地の発生率の増加
5. 立脚中の動的安定性の減少

高齢者の歩行の研究は，これまでのところ，歩行に影響を与える多くの他の変数（すなわち，速度，下肢長）があること，歩行（gait）に影響を与える異常を有する人を除外することが困難であること，そして研究方法論が異なるなどの理由で，加齢による変化の明快な像を提供できていない．わずかな変化が，60〜65歳後に若干の対象者に現れ始めるが，個人内や個人間の変動がある．

歩行効率

歩行効率（gait efficiency）には，歩くために必要なエネルギー消費と同様に，歩くこと（walking）のメカニズムの両方が含まれる．ある場所から他の場所まで身体がそれ自体を進ませる方法に関して，身体は限りなく多くの調整を提供しており，この行動を効率的に行う効率はいくつかの要素に依存している．これらの要素は，関節機能，筋力，神経学的制御，そしてエネルギー源を含む．エネルギー消費に関してここでは手短に言及するが，本書は生理学テキストでなく運動学テキストであるから，本節の焦点は歩くこと（walking）の力学的効率とする．

歩行（gait）の決定要素

Saunders, Inman, Eberhart[37]は，「歩行（gait）の決定要素」という６つの主要な特徴を最初に記述した．それは，重心の変位とその方向の急な変化を減らすことによって，歩いているときのエネルギー消費を最小にすると理論づけられた．生体力学的分析の最近の進歩が，これらの要因をエネルギー消費を最小にする「決定要素」とみなすことの放棄に導いたけれども[96-98]，身体の生体力学的機能が歩行中どのように同期しているかを確認するのに，それらは役立ち続ける[96,99]．これらの要素は，体幹，骨盤，下肢が歩行周期を通してどれほど協調して一緒に機能するかを明示している[100]．現在の文献を並べて，歩行中の体節のこの協調性を実証するために，Saundersと同僚による特有の決定要素のリストを提供していく．

骨盤と股関節の決定要素

骨盤は，効果的に前額面での骨盤の側方傾斜を最小にするため，立脚側の中殿筋の作用と連結した遊脚側脊柱起立筋の作用によって，前額面での相対的な安定性を維持している．この筋の力が，遊脚側に約5°の骨盤の下方傾斜を提供することによって，COMの上昇を最小にしている．

この骨盤の前額面の動きに加えて，骨盤は約8°の水平面の動きがある．回旋のこの垂直軸は，歩行中に重要な骨盤と下肢の動きを提供している．具体的には，この水平回旋が遊脚側の下肢を前方へ動かし，下肢の体節を効果的に長くして，それによって，踵接地するときCOMが落ちるのを阻止する．同様に，立脚下肢の骨盤の後方回旋は立脚下肢を機能的に“長く”し，長い重複歩距離を提供する．

股関節，膝関節，足関節と足部の決定要素

股関節，膝関節，足関節，足部の小さいが極めて重要な水平面の運動が，あるいは急な円弧のような矢状面の運動を，滑らかな正弦曲線に変える．荷重応答期の間，屈曲15〜20°の矢状面の膝関節運動は，衝撃時に伝わる力を吸収し，さらにCOMを下降させるのに役立つ．もし，膝関節が力を吸収するために屈曲しなかった場合，足部が地面に衝撃を加えたときにあなたの身体が感じるかもしれない振動を想像してみなさい．

内転した大腿骨，脛骨大腿角，前額面での125°の大腿骨傾斜の角度（頸体角）のすべてが，COMの側方移動の振幅を減らす．もし頸体角がより小さいなら（内反股），支持足部の上にCOMを置くために大きな体幹の側方移動が起こる．もしこれらの角が存在しなかったら，歩行中のCOMの移動は合計６インチ（約15 cm）である[37]．

決定要素の総合的効果

前述したように，決定要素は歩行中のCOMの動きを最小にするための，骨盤，股関節，膝関節，足関節と足の協調的運動を示す．その結果，正常歩行では，身体のCOMの最小の垂直および水平変位が起こる．COMの合計の変位は，垂直運動で約２インチ（約5 cm）に，そして側方運動で同程度に制限される．

歩行効率への挑戦

正常な状態の下では，我々の運動制御システムは発達し，意識的な努力なしで歩くことを自動的に可能にすることに，非常に熟練するようになる．神経系あるいは筋骨格系の疾患あるいは損傷が，正常歩行パターンを崩壊させる．このような崩壊が起こると，いろいろな代償メカニズムが機能的な移動を維持するために駆り出される．これらの代償は，歩くこと（walking）の異常パターンとして現れ，歩行の非効率的な方法である．

人体は，関節捻挫から麻痺あるいは切断までに及ぶ異常が存在するなかで，歩くための並外れた代償能力をもっている．使われた代償にかかわらず，増加したエネルギー消費と過度のストレスを通して，他の体節に代価が支払われる．人の正常歩行（walking）は非常に効率的なので，いかなる異常歩行も（軽重にかかわらず），

同じ速度または距離のためのエネルギー消費を増加させる[101－104]．代償運動が存在するとエネルギー消費が増加する．なぜなら，(1) 異常歩行が身体のCOMの過度の変位を引き起こすかもしれない，(2) 筋が歩行周期で長期間，より高強度で作用しなければならないかもしれない，あるいは (3) 新たな筋が歩行を手助けするために駆り出されるかもしれないからである．関節の機能障害と疼痛は，しばしば長期間の異常アライメントによる反復性の微小外傷が原因であり，その結果，靱帯のオーバーストレッチと軟骨の摩耗を起こす．

一般的な病的神経状態における障害歩行

歩行で生じる病理機構は，病理の原因に基づく神経学的あるいは整形外科的な2つの主要なタイプに分けられる．この節は各カテゴリーのなかでよくある異常歩行のいくつかを簡潔に記述する．整形外科的な障害歩行は，その要素がそれほど多くないので，通常神経学的な障害歩行ほど複雑ではなく，分析するのも困難ではない．整形外科的病態が原因の歩行の機能障害は，修正することはそれほど難しくない．**図12-13**と**図12-14**は，神経学的障害を有する人がみせる様々な歩行を示している．

神経学的障害の歩行：脳性麻痺

脳性麻痺（cerebral palsy：CP）の人は，歩行でしばしばいくつかの違いを示し，それは筋活動の振幅，タイミング，段階化の異常を含む．歩行を含めた運動は，相反性抑制や滑らかな筋の段階化によってではなく，むしろ筋群の同時収縮あるいは相反性興奮によって特徴づけられる[105, 106]．CPの人の歩容（gait）における主な不全は次のとおりである．

1．運動学的観点から，歩行中の関節運動パターンは，股関節が内転，屈曲，内旋位を示し，立脚中に過度の膝関節屈曲位がみられ，前足部の打ち付けパターンを示す．初期接地ではしばしば膝関節がかなり屈曲し，立脚相を通して膝関節伸展位あるいは過度の膝関節屈曲位になる[107]．弱い腓腹筋は立脚相の脛骨の前進を効果的に制限できず，膝関節は屈曲したままとなる原因になる．足関節の背屈の欠如は，距骨の上を脛骨が滑らかに動くことをしばしば障害して，体幹の前進運動を止めるように作用するかもしれない．このことが膝関節を過伸展させるか，あるいは股関節と膝関節を屈曲

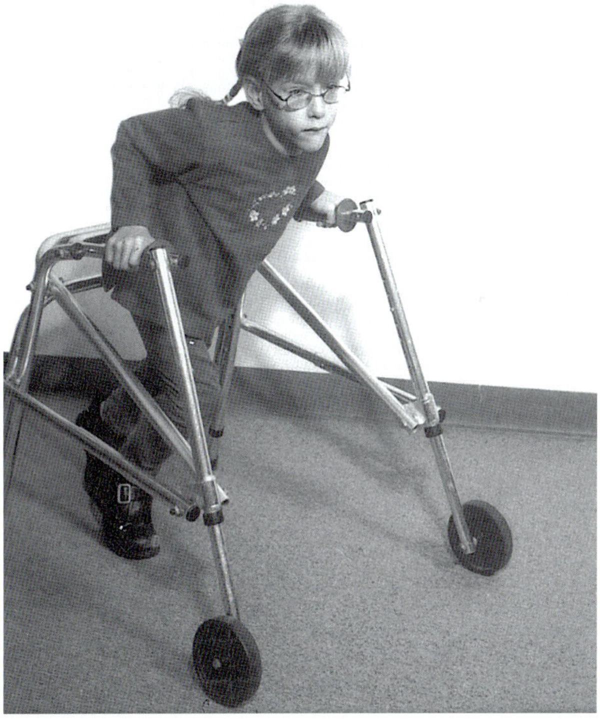

図12-13 脳性麻痺の子どもに一般的にみられる歩行パターンの例．かがみ込み姿勢歩行．

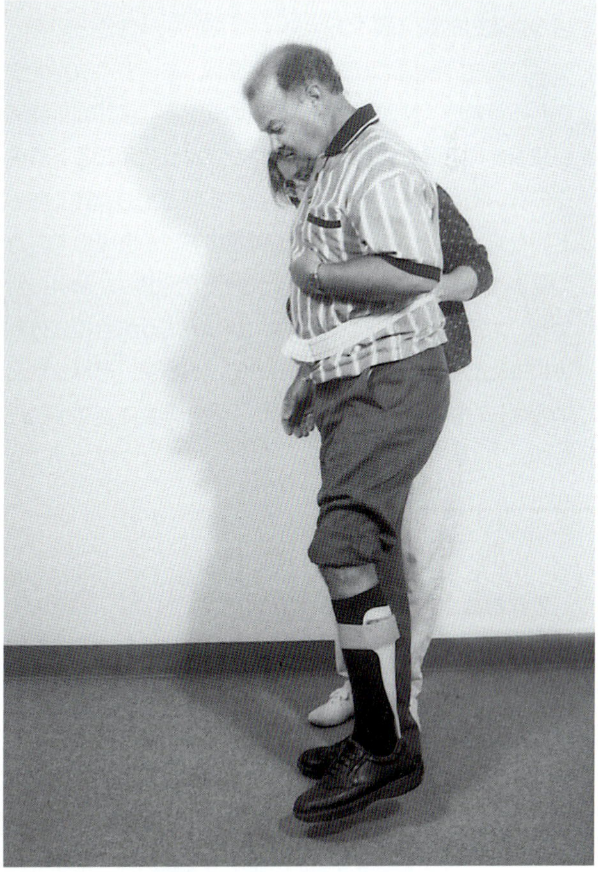

図12-14 片麻痺の成人に一般的にみられる歩行．

させて足指の上に移動するかもしれない．

2．筋出力の観点から，筋力低下が下肢全体にみられる．筋力低下は，大殿筋，中殿筋，大腿四頭筋，腓腹筋，前脛骨筋でしばしばみられる．不十分な力の生産は，立位不安定性と立脚終期から前遊脚期までの非効果的な前方推進力を引き起こす．

CP の人の移動（ambulation）エネルギーコストは，機能障害のない人より高い[107, 109-111]．一般に，CP の人は，エネルギー需要は神経学的障害がない人々の需要の 3 倍と推定され，CP でない人の約半分の速度で歩き回る[112, 113]．エネルギーコストは次の要因に大きく起因する．その要因とは，運動に結びつかない不必要なレベルの筋活動，不規則な筋活動と筋放電パターン，立脚下肢に効率的に体重移動することができないことである[107]．

神経学的障害の歩行：脳血管障害と成人片麻痺

片麻痺患者における歩行障害の原因は，障害された運動制御，随意性筋制御の欠如と筋力低下，異常な筋緊張と筋の硬さからの干渉，そして混乱した姿勢制御メカニズムに起因する[114]．片麻痺の人の歩行は，麻痺側肢と非麻痺側肢が非対称であり，いくつか共通の特徴をもつ（**図 12-14**）．遊脚中，変則的な筋放電や不適当な開始パターン，それに適正な筋放電を維持できないことが，

臨床的視点

臨床的に，ＣＰの人では４つの共通の特有の歩行パターンが観察される．かがみ込み歩行（crouch gait），反張膝で特徴づけられる歩行，棒足歩行（stiff leg gait），片麻痺の典型的歩行である[20, 108]．最も多い**かがみ込み歩行**は，過度の股関節と膝関節の屈曲，足関節背屈，そして通常骨盤の前傾（**図 12-13**）が特徴的な両側性の障害である．過度の股関節と膝関節の屈曲は，おそらく抗重力筋である股関節・膝関節伸筋群の筋力低下と，股関節・膝関節屈筋群の活動亢進との組み合わせによって起こる．腓腹筋の弱い制御が，かがみ込み歩行における主な障害であると思われる．弱い腓腹筋は，立脚相における脛骨の前方への動きを効果的に抑制できず，膝関節を屈曲したままにさせる．大腿四頭筋の筋力低下は，かがみ込み歩行の立位制御の主たる要因であると考えられてはおらず，どちらかといえば，遊脚終期において十分に下肢を伸展できないことで非効果的な歩幅の原因となる．

反張膝は正反対の臨床像を引き起こす．膝関節は立脚中に過伸展位を呈し，足関節はしばしば過度の底屈位になる．体幹が代償で前方へ移動するため，股関節はさらに過度の屈曲を示し続けるかもしれない[20]．**棒足歩行**は，体幹の伸展，骨盤の後傾，そして通常股関節の内旋・内転を伴う過度の股関節・膝関節伸展によって特徴付けられる．足関節は一般的に底屈している[105]．片麻痺の CP の歩行は，通常足関節は底屈位で，非対称性，不均等な荷重と歩幅，股関節後退，膝関節屈曲，踵接地のみられないことが特徴的である．安全な移動獲得に援助が必要なとき，装具と補助具が処方される．介入方法には，力の生成と機能的筋力を改善するための活動，異常な筋緊張の管理，機能的制限を減少させて独立移動を促進する特殊課題のトレーニングが含まれる．

臨床的に，片麻痺歩行を修正する介入方法は，骨盤の上にアライメントを保持するための体幹伸展制御とともに股関節伸展を増やすこと，前方に下肢から体重移動を開始すること，そして足関節・膝関節，股関節制御の再建に焦点を合わせることである．COM は立脚中期が最も高いポイントであるため，片麻痺の人がしばしば不安定性という最も重大なリスクを経験するのは単下肢支持の間である．移動中の制御を改善するために様々なアプローチが可能である．（1）股関節における介入は，過度の体幹側方運動なしで前方へ移動することを目的とする，（2）膝関節における介入は，等尺性，求心性，遠心性制御を目的として膝関節周囲筋を再教育して強化することに焦点を合わせる，（3）足部における介入は，歩行周期全体で，適正な時期に求心性と遠心性の背屈筋制御の増加を目的とする．

より顕著となる．前方への推進はしばしば失われ，不安定で非効率的な歩行となる．もし骨盤が後退すると，遊脚相の開始が骨盤の挙上と体幹の短縮を伴って起こる．歩幅は麻痺側下肢ではより短い．立脚相では，増加した両下肢支持期時間によって特徴付けられ，麻痺側下肢の増加した時間を反映している．運動力学的データは，歩行周期を通して通常の段階化と筋活動調整の損失を示す．個人間で差異はあるが，3つのかなりはっきりしたパターンが識別されている．

1. 運動制御パターンのみを示す患者においては，遊脚の間は主に屈筋が活発であり，立脚の間は伸筋が主に活発である傾向[20]
2. 立脚筋の未熟で持続する活動傾向
3. 同時収縮と同時活性化パターンの傾向[115]

脳卒中後の歩行速度は減少する．片麻痺の人は，健康な対象者より50%以上遅く歩く[116]．ある特定の期のエネルギー消費は高くないが，同じ距離をカバーするために時間が長くかかるので，エネルギー需要は全体的に高い[20, 117]．

神経学的障害の歩行：パーキンソン病

パーキンソン病に関連した主な運動機能障害には，筋固縮，安静時振戦，運動緩慢，無動（第3章）が含まれる．無動は動作開始の困難を指し，人が歩き始めるための体重移動の開始に困難を引き起こす．動作緩慢は，遅さあるいはいったん開始した運動を維持することの困難を指す．固縮と随意筋の筋力低下の機能障害も，下肢の機能的使用と移動技能に影響を与える．パーキンソン病の人は，歩行の3つの下位課題（荷重の受け継ぎ，単下肢支持，下肢の推進）のすべてに関して困難に遭遇する．これらの機能的制限は，パーキンソン病の患者を苦しめる一連の機能障害と症状（筋力低下，固縮，異常な筋活動と順序，柔軟性の喪失，変形と関節拘縮形成，運動協調障害）に起因する．下肢では，関節拘縮は一般に股関節と膝関節屈筋群，股関節内転筋群，それに底屈筋群で起こる．これらの変化は，適切に下肢に荷重する能力，股関節伸展，膝関節制御，少なくとも中間位までの足関節背屈を必要とする機能に対して負の影響を与える．前方へ屈曲した体幹は一般的に脊柱後弯の変形へと導き，結局は体幹の可動性と屈筋群と伸筋群両方の抗重力筋力を損なう．

無動と動作緩慢の症状に加えてこれらの変化のため，パーキンソン病の患者の歩行パターンにはいくつかのユニークな臨床的特徴がある．股・膝関節の伸展と足関節背屈の全般的欠如を伴い，股，膝，足関節の運動は減少する．体幹と骨盤の運動は減少し，その結果交互性の腕振り欠如，回旋と分離の制限，歩行周期に効果的に寄与する骨盤の運動困難，回旋制限，運動量減衰，下肢推進

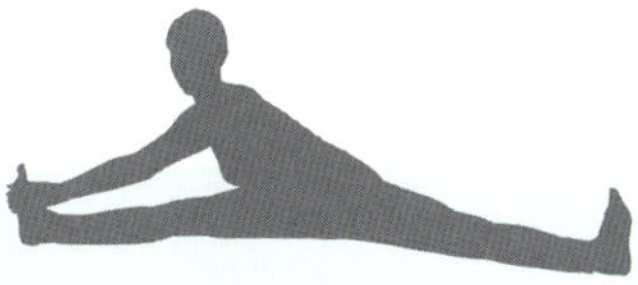

臨床的視点

臨床家がパーキンソン病の患者に提供しうる，歩行改善を援助するいくつかのリハビリテーション活動がある．機能的な筋力トレーニングが，立位制御に非常に重要な筋である骨盤固定筋群，股関節伸筋群，膝関節伸筋群，前脛骨筋，腓腹筋の筋力を増加させるために効果的に用いられる．従来のストレッチング・テクニックは，短縮した股関節屈筋群，膝関節屈筋群，底屈筋群を伸長するために使用される．活発な股関節屈曲と膝関節伸展を増加させることで，いっそう効果的に下肢を前進させ，より長い重複歩を可能にする．体重移動の活動は，機能的な筋力と姿勢反応を動作パターンに統合する多数の機会を与える．立位における治療テクニックには，初期接地での踵接地，安定した伸展位の下肢への効果的に荷重の受け継ぎ，一側下肢への体重移動，他側下肢への体重移動を促通する活動が含まれる．立脚相の終わりに産生する推進力の滑らかな制御を促通する活動が，患者に下肢の前進を制御する機会を与える．障害物を上手に避けたり，不整地を通り抜けたり，速度を変えたりするなどの機能的課題のトレーニングが，様々な環境で実践可能である．歩行中，自然に伸ばされる股関節伸筋群，ハムストリングスと大腿四頭筋，そして足関節底屈筋群と背屈筋群を減速させる任務に，増加した随意的制御が向けられるように，パーキンソン病の人には，遠心性の筋力トレーニングに焦点をあてる必要がある．歩行周期の間に起こる自然の推進を利用するために，歩行開始に対する注意が立脚相と遊脚相両方の滑らかな変換の間に起きなければならない[23, 119]．

力の減少をもたらす．重複歩距離は大いに減少し，患者は小さい歩幅で引きずって歩く．異常な前屈姿勢は，重複歩距離が短くて速度の加速が特徴の**加速歩行**が発現する原因となる[118]．歩行は加速する特質を帯び，**突進歩行**と呼ばれ，時々患者は停止するために物体あるいは壁に接触することを必要とする．パーキンソン病の患者は，歩くとき曲がったり方向を変えることに多大な困難を要する．全体的な速度は減少しているかもしれないが，ケイデンスは増加し，非効率の一因となる．初期接地で踵接地が起こらず，その代わりに全足底同時接地か足指から踵への接地がみられる．体幹は前傾した屈曲位で，回旋が制限された固縮がある．前述したように，パーキンソン病の患者はしばしば交互性の腕振りを示さず，体幹回旋の不撓性と欠如に一致している[24, 89, 118]．

神経学的障害の歩行：運動失調

測定障害，運動分解，拮抗運動反復障害，それに多関節運動の異常なタイミングの所見が，しばしば運動失調（第３章）を特徴づける．障害された運動制御の症状として，運動失調は，多発性硬化症や，小脳・中脳あるいは脊髄の疾患，フリードライヒ運動失調症，慢性アルコール中毒，そしてCPの一部のタイプを含む多くの神経学的異常に随伴する可能性がある．運動失調は多発性硬化症（multiple sclerosis：MS）でごく一般にみられる．

失調性歩行は歩幅が不均等であり，歩隔が不規則で，リズムが欠如しており，そして足部はしばしば高く上がりすぎる．歩行の立脚相と遊脚相の正常な関係が変化し，腕振りは一般に欠如している[120]．運動は，肩と骨盤の近位の安定性が乏しい証拠で，一般的にワイドベースである．歩行中の運動も，不適切な力の発生，タイミング異常，そして姿勢制御不能によって，二次的に障害されている．立位機能は，特に股関節と膝関節伸筋群の筋力低下や，関節拘縮，感覚障害，そして異常な筋緊張低下あるいは非協調的な運動による妨害といった，多数の制約による妨害によって障害されている．遊脚中，変則的な筋放電，不適当な開始パターン，適切な筋活動の維持不能がより目立つ．下肢の前進は，ワイドベースで外転位での前進として示され，測定障害の証拠として立脚中の下肢の位置取りが拙劣となる．推進力はしばしば欠如し，その結果，非常にぎくしゃくした非効率的な遊脚となる．

整形外科的な病的状態に共通の歩行障害

これまでみてきたように，ほとんどの神経学的病的状態はいくつかのレベルで歩行に影響を与える．整形外科的な病的状態は，しかしながら，それらの影響はより局所的である．そのことは，１つの関節だけが整形外科的状態に影響を受けるといっているのではない．下肢は歩行周期の大部分を閉鎖運動連鎖システムで働くため，他の関節が影響を受けるかもしれない．しかし，歩行に対する整形外科的損傷の影響の広がりは，神経学的異常でみられるほど広範囲ではない．

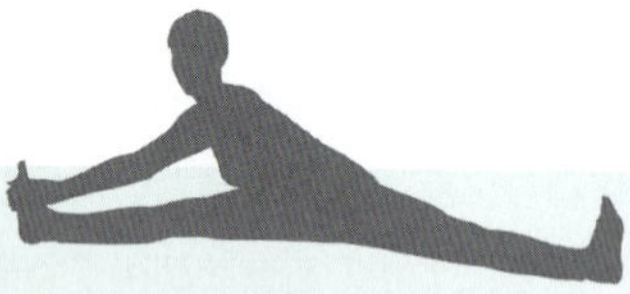

臨床的視点

失調性歩行を示している患者を扱う臨床家は，特有の歩行障害に特殊でさまざまなリハビリテーション戦略を使う．立位と歩行の活動は，体幹の回旋を伴う十分な体重移動，および交互の腕振りを再確立するために再教育することを強調すべきである（限界はあるが）．介入は，近位と遠位の運動制御が両立できるように確立しなくてはならない．近位の運動制御の目標は，適切な姿勢制御で，骨盤の上にアライメントを保持するための体幹伸展制御とともに股関節の伸展を増やすことに重点を置く．臨床家は，体幹と骨盤の位置を修正し，正しい位置への手掛かりを与え，下肢から前方へ体重移動を始め，足関節・膝関節・股関節制御を再確立するために介入する．さらに，筋の放電とタイミングにおける問題は，遊脚期に要求されることを再現するように，下肢を前方にした立位で再教育される．四肢の近位もしくは遠位に重量を負荷することは，失調運動を減少させて，腕振りの正確さを改善することを補助するかもしれない．実践と反復は，前遊脚期から動いている下肢の制御された屈曲と前進へと，よりスムーズに動くことを助ける．

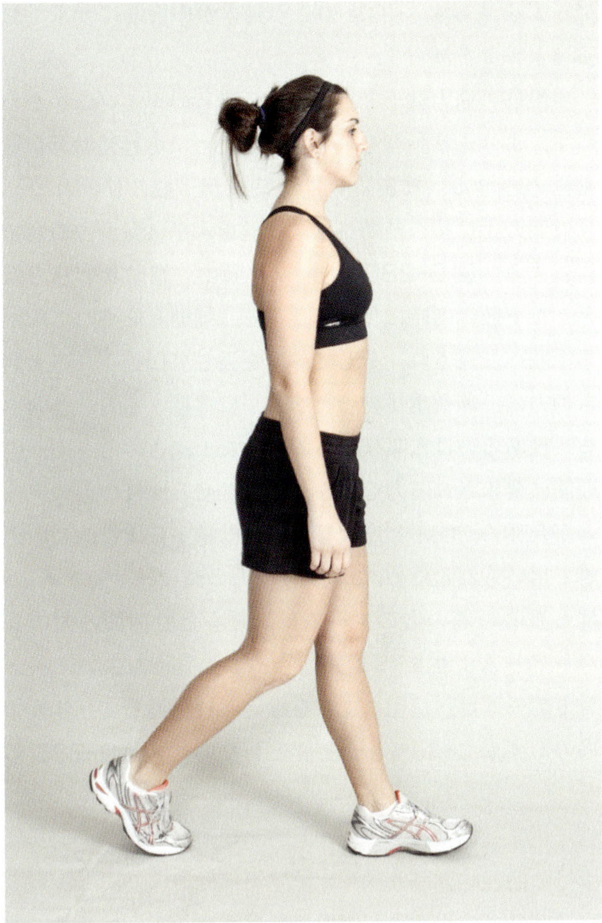

図 12-15 整形外科的障害がある人の歩行．この例は，左大腿四頭筋の筋力低下．

整形外科的歩行：大腿四頭筋の筋力低下

大腿四頭筋の筋力低下は，急性あるいは慢性の膝関節損傷，外科手術，疼痛，浮腫，そして免荷に続いて，一般的に発生するものである[121, 122]．大腿四頭筋の筋力低下は歩行に影響を与える（**図 12-15**）[123]．大腿四頭筋の筋力低下がある人は，筋力低下を代償し，それでもなお移動を可能にする特有の歩行変容がある．大腿四頭筋は，衝撃が吸収されるように遠心性に膝関節を制御することによって，膝関節の位置を制御するために遊脚相のまさにその終わりから立脚相の前半を通して，最大に働く．大腿四頭筋の筋力低下がある人は，膝関節を伸展あるいは過伸展位に置く．遊脚終期の間，膝関節の伸展は，脛骨の前外側に付着する腸脛靱帯を通して大殿筋上部線維によって制御される[20]．脛骨が推進力によって前方運動を続けるとき，大殿筋が大腿骨を後方に動かすために収縮するので，股関節屈曲への速い遊脚の後に速い股伸展が続く[20]．初期接地時と荷重応答期の間，膝関節は２つの方法の１つによって伸展する．もし，股関節伸筋群が股関節を伸展位に保つために使われ，足関節の底屈筋群が足関節を底屈位に動かすと，膝関節は伸展を強いられる．膝関節伸展位を保持する他の方法は，初期接地の後に体幹を屈曲させ，関節を強制的に伸展させるために膝関節前方に身体の COM を置くときに生じる．身体質量が前方に移動し続けるとき，膝関節を後方に引く腓腹筋が膝関節伸展を保持するのを援助する．長い重複歩距離も，立脚中に長期の他動的な膝関節過伸展を促進する．もし，身体 COM を荷重下肢の前方に動かすと，歩行は，障害側下肢での立脚相前半の間，体幹前部の萎縮を伴った体幹前傾として現れるかもしれない．

整形外科的歩行：膝関節運動制限

急性の捻挫と挫傷，あるいは関節鏡下の挫滅組織切除から関節全置換までのあらゆる処置を含む外科手術のような，膝関節損傷後の運動の損失は常に関心事である．外傷の結果，膝関節を長期間固定された人は，関節運動を失ういっそう危険な状態にある．もし，膝関節内部に硬さがあるか，ハムストリングスの柔軟性がないために，完全に膝関節を伸展することができないと，初期接地は踵ではなくより中足部に向かって起こる．膝関節は遊脚終期において完全に伸展できないので，遊脚運動の減少のため重複歩距離が短くなり，おそらく非障害側下肢の長い重複歩を伴った不均等なケイデンスが顕著に現れる．膝関節は，初期接地，立脚中期，あるいは立脚終期において正常な伸展位に到達せずに，立脚相を通して屈曲位のままである．歩行は，下肢の股関節屈曲の増加と足背屈の増加とともに，障害側下肢での立脚の間 COM が下がった揺れ歩行（rolling gait）として現われるかもしれない．膝関節は地面に到達するために完全に伸展することができないため，遊脚終期と初期接地の間，骨盤は前額面と水平面で顕著に降下する．

整形外科的歩行：足関節運動制限

足関節捻挫後の足関節運動の減少はきわめて一般的である．背屈は，数度不足すると後に非常に典型的な異常歩行を引き起こす一般的な運動である．背屈運動が制限されると，最大の歩行異常は立脚中期に起こる．通常，足関節は荷重応答期から底屈して，立脚中期までに素早く背屈する．しかし，もし背屈運動が不足していると，前方へよろめき，踵を床から持ち上げ，急速に立脚終期に移行する．股関節外旋の肢位は，横足根関節をつぶし，減少した足関節背屈を代償するので，立脚の間，立脚中期が揺れなく生じるように，股関節を外旋位に置くかもしれない．背屈がどれぐらい不足しているかに応じて，もし足関節が中間位まで背屈できなければ，足指は十分に地面を通過させることができないかもしれない．この場合，股関節と膝関節屈曲を増加させるか，あるいは遊脚中に下肢を分回しすることで，遊脚の間足部を通過させるだろう．

整形外科的歩行：中殿筋筋力低下

中殿筋の筋力低下は，明らかな中殿筋の損傷時，あるいは下肢の他の部位の損傷に引き続いて二次的に起こるかもしれない．中殿筋の筋力低下があるときにみられる典型的な歩行は**トレンデレンブルク歩行**である（**図 9-28C** 参照）．第 9 章での股関節の考察から思い出すように，中殿筋の不全は単下肢荷重時に反対側の骨盤の降下を引き起こす．立脚中期のとき，下肢は単下肢荷重肢位にあり，それで，もし中殿筋が骨盤を水平に保つための筋力が不十分だと，反対側の股関節と骨盤はこの期に降下する．例えば，もし右の中殿筋が弱いと，右の立脚中期のときに左の股関節と骨盤は降下する．これがトレンデレンブルク歩行である．

人が中殿筋の不全を代償するもう 1 つの方法は，立脚中期に筋力低下と同側方向へ体幹を側方に傾けることである．筋力低下した中殿筋が同じ力を必要としないように，下肢の真上に HAT を動かすことで HAT の力のアームを減らす．COM のこの動きが中殿筋に要求される全トルクを減らす．

中殿筋の筋力低下で行使される歩行のタイプにかかわらず，より正常歩行を可能にするために歩行補助具が通常勧められる（杖あるいは松葉杖が一般に使われる）．反対側の手に持つ補助具は，骨盤を水平に保つ力の台を提供する（**図 9-28D** 参照）．移動中，補助具と筋力低下した下肢は同時に体重を支える．補助具を通して床から上肢へ伝達され，そして体幹を通して伝達される上向きの力は，非荷重側の骨盤を水平に保持するのを補助する．杖あるいは松葉杖からの小さな上向きの力さえ，中殿筋に要求される力をかなり減少させる．杖の力のアームが身体の COM と比較して，運動軸から比較的長い距離で用いられるため，このような力の減少は可能である．杖と重心の間の力のアームは，重心と股関節の間のレバーアームより 4～5 倍長い[30]．このような長いモーメントアームは，適切な支持を与える杖を通して，体重相当のわずか 2～10％しか必要としない[30]（**図 9-28E** 参照）．

歩行の機能的課題と効率に関する補助具の効果

補助具の使用が歩行課題の性質を変える．補助具を使用している人の歩行は，典型的な歩行周期の特徴とは異なる特徴を示す．補助具は適切に直立位の安定性を高め，支持基底面を広げ，重大な制限や制約があるにもかかわ

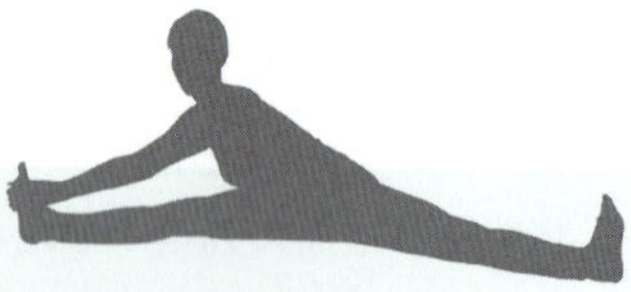

臨床的視点

これまで述べてきたように，整形外科的な異常歩行の修正は，神経学的異常歩行を修正するほど複雑ではない．異常歩行が観察されたら，その異常の原因を理解することは臨床家の責任である．この異常歩行の原因が判明したら，臨床家は整形外科的異常を修正するため，あるいは神経学的障害の影響を最小にするためのリハビリテーションプログラムを立案することが可能である．臨床家は，異常を修正あるいは最小にするだけではなく，損傷あるいは歩行の異常を導いた機能障害の後で，移動の「新しい」習慣を身につける歩行トレーニングを患者に提供することも，リハビリテーションでは一般的である．整形外科的問題の場合，ときには 1 つの問題が複数の異常歩行を作り出し，それを修正することで多くの異常歩行が取り除かれる一方，別の場合は，いくつかの問題が人の異常歩行を作り出している．例えば，もし患者がただ膝関節に関節の硬さだけの問題しかない場合でも，歩行は，股関節屈曲の増加，足関節背屈の増加，初期接地と立脚終期における膝関節の伸展の欠如，短縮した遊脚相，非対称のケイデンス，同側の骨盤降下の増加，初期接地での骨盤の前方回旋の増加を含めて，いくつかの異常な特徴を呈する．臨床家は，彼あるいは彼女が異常を修正する前に，正常歩行からのすべての逸脱を認識し，これらの異常について可能性がある原因を理解できなければならない．

らず機能的な移動を可能にするために処方される．両上肢の同時使用を必要とする補助具を使うとき，上肢は歩行中, 補助具を使用しない歩行時とは異なって機能する．この場合，上肢はもう交互の腕振りをせず，体幹への要求は結果的に変化し，自由に回旋する体幹の能力は減少して，補助具で身体を押し出す上肢は，今まさに実際の歩行周期の一部となる[24)]．松葉杖を上手に使う何人かの人々が行う速い大振り歩行を除いては，補助具を使用した歩行は遅く，すべてのケースでより多くのエネルギーを必要とする[124, 125)]．例えば，松葉杖を使った大振り歩行のエネルギー消費は，正常歩行より 3〜9 倍多いエネルギーを必要とする[102, 126, 127)]．この閉鎖運動連鎖活動の上肢の使用により，エネルギーが消費される．補助具の使用は利用者によりいっそう認知的な条件を必要とし，自立歩行の課題遂行に影響を及ぼす可能性がある[128)]．

走行（running gait）

走行は身体が増加した速度で進むという点で歩行（walking）と異なる．しかし，歩行速度が変化するにつれて，その運動力学と運動学も変化する．走行は多様な速度をもつ一種の移動であり，走行の枠内で特定するのが困難な特殊な変数を作る．走行には，ジョギング，遅い走行，速い走行，そして全力疾走が含まれ，歩行（gait）のこれらの形態の各々が走行の一般的なカテゴリーに入る．**走行**は，遊脚相が立脚相より長く，いずれの下肢も接地していない時期が，1 歩行周期の中に 2 回ある歩行（gait）と定義される．

歩行と走行には，相違点と類似性がある．歩行（walking gait）と走行（running gait）のどちらの gait も，立脚相と遊脚相と単下肢支持の期間をもっている．それらは両方とも直線方向に身体を前進させる．しかし，歩行においては，身体は COM の正弦運動を引き起こす倒立振り子に類似して動くが，走行は跳ねているボールやホッピングのように COM をより前方に推進させ，身体を前進させるために筋の硬さを利用して弾性エネルギーを放出させる[129)]．身体が歩行から走行に移行するにつれて，歩行（gait）における空間的，時間的な変数に変化が起こる．1 歩の持続時間が減少するとき，速度とケイデンスの時間的要因が増加するにつれ，歩幅の空間的変数は増加する．走行では床反力も増加する．歩行では，前方への推進力は立脚相の間に供給されるが，走行では，腕と脚の運動が遊脚相の間に推進力を供給する．歩行は，立脚相が長く遊脚相が短い．しかし，走行は逆転して，遊脚相が長く立脚相が短い．歩行において，両下肢の重なった活動が立脚相において起こる．しかし走行では，この重なった活動が遊脚相の間に起こる．最後に，走行はすべての下肢関節に大きな可動域を必要とするという点で歩行と比較して独特で，走行中筋の遠心性活動が多い．COM は走行周期を通して低下し，走行では両下肢支持期がなく，走行中は両下肢が地面に接していない期間がある．

走行は速度によって定義される．異なる走行のカテゴリーを明確に定義するときの交絡因子は，様々な研究者が，ジョギング（jogging），走行（running），全力疾走（sprinting）に関して自分自身の定義を使用するという事実と関連がある．平均歩行速度は約 1.4 m/秒であるが，走行速度は歩行スピードの 2.2〜5 倍まで，おそらく変動するだろう[130)]．調査された走行速度が，これらの例を含めて広い変動範囲をもっている〔2.74 m/秒[131)]，ジョギングで 6 mph（マイル/時），そして走行で 12 mph[35)]，1.96 m/秒[132)]，10〜15 km/時[133)]〕．結果を標準化し，条件を統制しようとして，研究者はデータを集めるために被検者をトレッドミル上で走らせる[133)]．走行研究に対して決められた許容走行速度は，1.5 m/秒（3.36 mph）と 6 m/秒（13.42 mph）の間で，平均速度が約 4 m/秒（8.96 mph）である[134)]．

走行と対照的に，**全力疾走**はより簡単に定義される．すなわち，短い距離をできるだけ速く走ることである[135)]．どんな走行速度にも影響を与える 2 つの主な要因は，重複歩距離と重複歩数あるいはケイデンスである[136)]．そのため, 全力疾走でさえ, 人の重複歩の長さや，どれほど速く下肢を動かすことが可能であるかに応じて, 様々な速度がある．走行に関するここでの論議では，我々は歩行，走行，全力疾走との間の相違を比較し対比する．これら 3 つのカテゴリーは，身体が歩行から走行へ，走行から全力疾走へ移るとき，運動力学と運動学で最大の相違が生じるために使われる．異なる歩行速度に名目上の相違があるのとちょうど同じように，走行のカテゴリーの下での異なる速度の範囲内にはそれほど目立つ相違はない．したがって，臨床家は，走行と全力疾走の対比での相違ほどには，遅い走行とジョギングの相違について関心をもっていない．次の節でもっと深く言及するために, **表 12-6** から **12-9** を通して，歩行，走行，全力疾走についての鍵となる運動力学と運動学の相違を表示する．体幹と骨盤に関しては**表 12-6** で，股関節

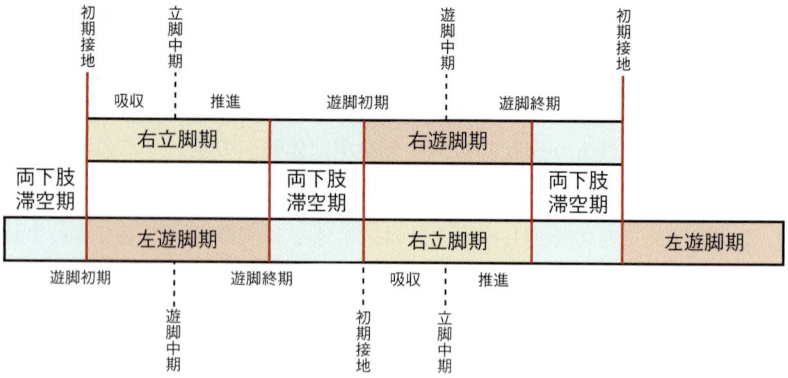

図 12-16 走行の相：立脚相は遊脚相より短い．遊脚相は両下肢滞空期を含む．

に関しては**表 12-7** で，膝関節に関しては**表 12-8** で，足部と足関節に関しては**表 12-9** で示す．

相

前述してきたように，走行と全力疾走には歩行に類似した立脚相と遊脚相がある．走行と全力疾走は類似の相に分けられるので，この節では走行と全力疾走を本質的に1つのカテゴリーとして検討する．走行の立脚相は，吸収と推進という2つの下位相に分けられ，立脚中期で区切られる．遊脚相にも，遊脚初期と遊脚終期という2つの下位相があり，遊脚中期で詳細に描写される[137]．歩行での立脚中期と遊脚中期は，活動と運動が起こる歩行周期の特殊な期間である．しかし走行では，これらはそれぞれ立脚相と遊脚相の2つの半分の間を描写する分離点としてのみ役立つ．遊脚初期の始まりと遊脚終期の終わりに，いずれの下肢も接地していない時期がある．このときが**両下肢滞空期**（**図 12-16**）あるいは，単に，**滞空期**と呼ばれる．この両下肢浮遊期の時間は，長い遊脚の時間と短い立脚の時間を作る．人が速く走るほど，同時に起こる立脚相の時間の減少とともに遊脚相の時間がより長くなる．

立脚相：吸収期

立脚相の吸収期は，足部の初期接地から立脚中期のときまでである．走行中に足部が地面に接触するとき，歩行と同様に，足部は少し回外した肢位で，最初に踵外側で接触する[138]．走る人の約80%が踵で初期接地をして，残りの20%は中足部で着地する[139]．初期の衝撃が非常に急速に起こり，より高率だが，ちょうど歩行のように即座に足底接地に移行する．この時期の名前が意味するように，その目的は足部が地面に衝突する力を吸収することである．そのために，身体を前方へ移動または推進させる準備を身体が始めるとき，この期は終わる．

立脚相：推進期

身体のCOMが立脚中期で荷重足部の上を動くとき，反対側の下肢は前方に遊脚している．この期の初めでは，立脚下肢の踵は地面から離れて上昇する．立脚下肢がその前方への推進を始めるにつれて立脚下肢の踵が地面から離れて動いている間に，遊脚下肢はその前進を続けて，立脚のための準備を始める．足部が地面から離れた途端に，立脚相は終わり，下肢は最初の両下肢滞空期に移行する．

遊脚相：遊脚初期

遊脚初期の前半は，両下肢が離地している最初の両下肢滞空期である．遊脚下肢は，荷重受け継ぎに備えて前方および地面に向かって動いており，立脚下肢は，下肢と全身を前方に進めるために上方および前方へ移動している．遊脚初期の後半に，もう一方の下肢が接地し，初期接地と荷重の周期を開始する．遊脚下肢は，地面を蹴り出し，前方に下肢を振る力で作り出される推進力によって前方に加速する．

遊脚初期の前半は，下肢は骨盤の回旋に応じて外転する．この骨盤回旋も，立脚下肢を外旋と回外位に回転させて，すぐに立脚下肢になる反対側の下肢に衝撃を与える．足関節は遊脚相を通して背屈位に保持される．この間に，膝関節と股関節の屈曲も増加している．

遊脚相：遊脚終期

遊脚相の後半は，初期接地に備えて加速から減速までの変化で特徴づけられる．立脚下肢が足指離地を過ぎたとき，遊脚終期の最後の半分が始まる．2回目の両下肢滞空期が起こるのはこのときである．下肢の関節は初期接地に備えて移動する．

運動学

ご存じのように，運動学とはその運動を起こす力を考慮しないで運動を取り扱う．本項では走行の相の間に起こる運動を確認するが，個人の速度，体格，それにトレーニングに応じて，運動の程度が大きく異なるため，運動量については言及できない[139]．

矢状面の運動

走行の分析は，前額面や水平面の運動よりも，矢状面の運動をより確認している．このことは，走行の間に起こっている運動が，他の運動面より矢状面でより多く起こっているからである．歩行，走行，全力疾走において身体の前進運動を作り出すので，矢状面での関節運動も同様に最も重要である．

体幹と骨盤

人が速く移動するほど，それだけCOMは低くなる．COMは，歩行の間が最も高くて全力疾走のときが最も低い．低いCOMに加えて，歩行から走行そして全力疾走へと速度の増加に伴って，体幹が次第に前傾し骨盤も前傾する．骨盤と体幹の前傾は，身体を前方に加速できるように，床反力をCOMの前方に保つ[139]．立脚相の吸収期に，最小の前傾肢位に到達するように，骨盤は少し後傾している[140]．骨盤がこの肢位に到達した後，骨盤は方向を反転し，足部が地面から離れる直前に最大の骨盤前傾に達成するように，前傾する．遊脚初期を通して，骨盤は少し後傾していき，そして遊脚終期を通して前傾していく．この後傾運動そして次の前傾運動は，反対側下肢によって骨盤を通して方向づけられた力の結果である[140]．

股関節

走行中の矢状面での股関節運動は，伸展がわずかに早く，踵離地よりも足指離地の時点で起こることを除けば，歩行中の股関節運動に類似している[139]．遊脚終期の最後で股関節は伸展し，COMは初期接地において足部の後方からそれ程遠くない．COMを接触点の後方に置くことは，前進運動を減速するのに役立つ．足部が地面に着くとき，股関節は衝撃力を吸収するためにわずかに屈曲する[138]．この屈曲の短い期間に続いて，股関節は，前述したように，最大伸展位が立脚の終わりか足部の離地直後に起こるまで，立脚相の残りの期間伸展する[140]．股関節は遊脚終期の開始時に最大屈曲位に達し，遊脚終期の後半に，下肢が立脚の準備を始めるにつれて，股関節は伸展する．遊脚下肢の最大股関節屈曲は，対側下肢の足指離地とほぼ同時に起こる[140]．

膝関節

股関節と同様に，矢状面での運動のパターンは歩行および様々な速度での走行でのパターンに類似している．しかし動作は極端に違っている[139]．走行の立脚相では，膝関節は，吸収期の約45°から立脚相の推進期最後の20°の最大伸展位まで動く[139]．膝関節がこの最大伸展位に達し足部が離地した後，膝関節は次第に屈曲し，遊脚中期頃に最大屈曲位に達する．このとき，膝関節は90〜130°も屈曲する[139]．遊脚中期の後，膝関節は着地に備えて伸展する．

足関節と足部

足部は背屈位で着地し，脛骨は初期接地後前方へ移動し，力の吸収を助けるためさらに背屈させる．足関節は立脚中期の直前に20°の最大背屈位に達する[138]．腓腹筋とヒラメ筋が下肢と身体を前進させる準備をするとき，推進期は足関節底屈を始める．腓腹筋とヒラメ筋の活発な収縮が，立脚相のこの最後の部分で立脚下肢を加速させる．足部が回外位で前進を続けるので，足部は，腓腹筋-ヒラメ筋群が前方に身体を推進させる硬い“てこ”を提供する．足部が離床するとき，股関節と膝関節の伸筋群は，身体が滞空期に移行させるために，さらに推進力を追加する．足指離地の直後に，腓腹筋とヒラメ筋の推進力がその効果を継続するように，足関節は底屈を続ける．遊脚初期の中間までに，足関節は背屈を始める．着地に備えて足関節が背屈を減らす遊脚終期の後半まで，背屈位は継続する．

前額面の運動

前額面での運動は，歩行あるいは走行中の矢状面での運動ほど大きくない．走行中の前額面の運動の分析は，主に体幹，骨盤，股関節に限られる．最小の重要な情報が，あらゆる走行活動における前額面の他の関節運動に利用できる．

体幹と骨盤

前額面で，体幹は走行の間に荷重下肢に傾斜する．右下肢が立脚初期に移動するとき，体幹は右外側に傾斜し，そして左立脚での立脚初期に左へ反転する[139]．

前額面での骨盤傾斜は，骨盤が立脚下肢で少し高く遊脚下肢で少し低い状態で，初期接地時に始まる．下肢が立脚中期に達するときまでに，骨盤が水平になるように，骨盤は立脚下肢では下方に，遊脚下肢では上方に移動している．立脚中期の後に，立脚下肢側の骨盤が下方回旋するにつれて（足指離地の時点で最大下方回旋位に達するが），遊脚下肢側の骨盤は上方回旋を続ける[140]．下肢が遊脚初期に移行するとき，同側骨盤は，反対側の骨盤が初期接地に備えて下方に回旋する間に，下肢を離地させるために上方に回旋する．遊脚中期と遊脚終期を通して，遊脚終期の後半に骨盤が最大上方回旋位に達するまで，骨盤は遊脚側で上方回旋し続ける[140]．

股関節

股関節運動は本質的に骨盤運動を反映する[139]．股関節は，身体のCOMの下に支持基底面を置くために，走行時の初期接地では内転している．力が初期接地の直後に吸収されるので，股関節は少しだけさらに内転する．下肢が立脚中期になるまで，股関節は立脚の推進期の準備をしており，足指離地までに軽度外転肢位に達するまで外転方向に動いている．遊脚中期で最大外転位が起こるまで，外転は遊脚初期まで継続する．股関節は初期接地に備えて遊脚終期で内転へ向かう．股関節外転は，反対側の下肢で足部が地面を通過するのを補助するため，足指離地と遊脚初期の間に起こると考えられる[140]．同じく，遊脚終期の最後の部分での股関節内転は，安定した着地のために下肢をより良い肢位に置くために機能するのかもしれない[141]．

膝関節

足部が地面に着くとき，膝関節は少し外転位に，そして立脚中期までに約12°内転位に動く[142]．推進期の間，膝関節は走行周期を通して相対的に軽度内転位のままであるが外転方向に動く[142]．

足関節と足部

矢状面内では距腿関節だけが動くので，距骨下関節は前額面で運動する足関節複合体の一部である．距骨下関節は約10°内がえし位で初期接地して，そしてすぐに外がえし方向に動く[143]．この外がえしへの運動が，力吸収での股関節と膝関節の屈曲を援助する．後足部と中足部は，立脚相の前半を通して遅い速度で回内位に動き続ける．下肢が推進期を動くとき，距骨下関節は内がえしへ回旋する．

水平面の運動

これらの運動は，精巧で高価な三次元動作解析装置なしで確認することが非常に難しいため，走行動作中の水平面の運動で現在利用可能な情報はほとんどない．再び，骨盤と股関節は研究者の最も多くの注目を受けている．その利用可能な情報をここで紹介する．

体幹と骨盤

水平面での体幹運動は，上位脊椎と下位脊椎の間で反対方向の動きに分けられる．上位脊椎が同側上肢と同調して同時に前方回旋するとき，下位脊椎は後方の下肢の伸展と協調して後方回旋する．それで走行中に平衡とバランスが起こる[140]．

前述したように，骨盤の一方（片側骨盤）が前方へ動くとき，骨盤の前方回旋が起こり，骨盤の後方回旋が生じるのは，一方の骨盤が後方へ動くときである．走行中の骨盤運動は歩行中の骨盤回旋とは違っている[139]．実際，走行中の骨盤運動は歩行のそれとは反対である．初期接地において骨盤はわずかに後方回旋位にあって，立脚中期までこの方向に動き続ける[140]．一方の下肢が立脚している間，反対側の下肢は前方に遊脚している．遊脚下肢の運動から起こる骨盤回旋が立脚下肢の外旋トルクを引き起こす．立脚中期の後と立脚相の推進期を通して，骨盤は前方回旋する．そのため下肢が足指離地の終わりになるまでに，骨盤回旋中間位になる．骨盤が最大前方回旋位に達する遊脚中期まで，骨盤は前方回旋運動を続ける[140]．遊脚終期の間，初期接地に備えて骨盤は後方回旋運動を始める．骨盤は，初期接地での床反力の後方成分を減らすことでエネルギー効率を提供するために，走行中このパターンで動くと考えられている[140]．

股関節

股関節は立脚相の吸収期の間内旋している．しかしながら，立脚中期後，足指離地までに中間位に達するように，股関節は外旋し始める[139]．股関節は遊脚相を通して動くので，最小の内旋肢位を保持する[141]．

膝関節

初期接地において膝関節は軽度外旋位にあるが，吸収

臨床的視点

損傷を負った競技者は，損傷後，走行に復帰することをしばしば切望している．臨床家が，損傷後の最初の治療場面で遭遇する最も一般的な質問の 1 つが，「私はいつ走れるようになりますか？」ということである．患者が走行への復帰が可能となる前に，単に損傷を回復しなくてはならないだけでなく，下肢関節が十分な関節可動域をもっていなくてはならない．各関節にどれぐらいの動きが必要であるかは，その人の走行速度次第である．スプリンターは，ジョガーやランナーよりかなり大きい動きを必要とする．通常の歩行では膝関節屈曲はわずか 60° しか必要でないが，ランナーが走るには 90° の膝関節屈曲がなければならず，スプリンターはさらに大きな屈曲を必要とする．これらは，治療ゴールを設定する際に，臨床家が理解し考慮しなければならない必要条件である．

期を通してすぐに内旋する[142]．脛骨の内旋によって距骨の外転が起こり，その結果回内する[142]．立脚相の推進期の間に膝関節は外旋し，足指離地まで外旋し続ける[142]．足部が初期接地の準備をするときまでに，脛骨は軽度外旋位に戻る．

足関節と足部

前述したように，荷重側距骨が外転し，脛骨を内旋させる．したがって，吸収期で足部が荷重されるとき距骨下関節は回内する．吸収期のまさしくその終わり，つまり立脚中期の直前に，横足根関節の軸が平行になる結果として足部の最大回内が起こる．この肢位は，足部が立つどんな面にでも適応するための足部の最大可動性を可能にする．この最大回内の時点が立脚相の吸収期の終わりを表す[138]．距骨下関節と横足根関節が回外するのは，距骨下関節が内がえしする推進期の間である．反対側下肢が立脚下肢の先の前方に遊脚するとき，横足根関節の可動性を減少させ，下肢が地面を離れるのを推進させる硬い“てこ”を提供するために，荷重している距骨下関節のこの再整列が横足根関節の軸をロックする．遊脚初期の間，足部はリラックスしているので回内位にあるが，遊脚終期を通して回外へと動き[141]，遊脚相の間ずっと回外したままである[144]．

異なる速度における変化

移動の速度が歩行から走行や全力疾走まで変化するとき，運動の必要条件，活動のタイミング，他のパラメータに生じるいくつかの相違がある．速度の漸増とともに一般的にみられる変化には，質量中心の下降，長い重複歩，ケイデンスの増加，立脚相の時間短縮，遊脚相の時間延長，ほとんどすべての関節の運動範囲の増加が含まれる．これまでも述べてきたが，走行には周期の中に 2 回の両下肢滞空期があるが，歩行には 2 回の両下肢支持期がある．同様に各体節で起こるさらなる特異的変化がある．**表 12-6，12-7，12-8，12-9** は，3 タイプの移動中に体節それぞれで起こる主要な変化を強調表示している．**図 12-17** は，歩行，走行，全力疾走中の関節の運動範囲を示している．

走行中の股，膝，足関節の筋活動

初期の衝撃で衝撃力が様々な体節によって吸収されるとすでに述べているので，これらの体節の筋が走行周期のこのときに発生するエネルギーを吸収するために，遠心性に働いているとすでに推測しているかもしれない．

表 12-6　体幹と骨盤の比較

相	歩行	走行	全力疾走
立脚相	体幹はずっと垂直位． 骨盤はほぼずっと中間位．	初期接地で体幹のわずかな前傾． 骨盤の前傾．	初期接地で体幹の大きな前傾． 走行中より大きな骨盤の前傾．
遊脚相	体幹はずっと垂直位．	体幹の前傾．	体幹のわずかな前傾．

表 12-7　股関節の比較

相	歩行	走行	全力疾走
立脚相	踵離地で最大伸展に到達する．	足指離地後に最大伸展が起こる．	股関節は決して完全伸展しない． 歩行または走行よりかなり大きな大殿筋の出力が起こる．
遊脚相	遊脚相後半から初期接地に向けて股関節の最大屈曲が起こり，30° である．	遊脚中期の後と遊脚終期の後半の前に股関節の最大屈曲が起こる． 股関節は歩行より走行で約 20° 多く屈曲する[162]．	股関節の最大屈曲は 80° 以上かもしれない[162]． 歩行または走行よりかなり大きな股関節屈筋群の出力が出現する．

表 12-8　膝関節の比較

相	歩行	走行	全力疾走
立脚相	初期接地でほぼ完全伸展，踵離地で完全伸展．	完全伸展は決して起こらない．	完全伸展は決して起こらない．
遊脚相	最大屈曲は 60°．	最大屈曲は約 90°．	最大屈曲は約 130°．

表 12-9　足関節と足部の比較

相	歩行	走行	全力疾走
立脚相	踵にて初期接地． 初期接地に素早い底屈が続く． 立脚相の終わりに下腿三頭筋の爆発的活動が起こる． 初期接地後に大腿四頭筋と下腿三頭筋による衝撃吸収が，違う時間に起こる．	足部または中足部の外側部で初期接地が起こる． 初期接地に素早い背屈が続く． 初期接地での内がえしから外がえしへの素早い運動が，歩行時より５倍速く起こる[42]．初期接地後と立脚相の終わりに，下腿三頭筋と大腿四頭筋による爆発的なエネルギーの吸収と産生がほぼ同時に起こる．	足指で初期接地が起こる． 初期接地後の背屈と踵は地面に触れないかもしれない．
遊脚相	足関節は足部が床をクリアするように背屈する．	足関節は背屈するが，膝関節および股関節の屈曲が足部クリアランスを提供する．	足関節は背屈するが，膝関節および股関節の屈曲が足部クリアランスを提供する．

この吸収期には，体節が前方に身体を推進させる準備をするので，力の産生が続く．この理由で，歩行と同様に，走行活動は初期接地の直後，立脚相の後半（推進期），そして遊脚終期の最後に，最大の筋活動を生じる．主な相違点は，ほとんど例外なく，歩行より走行の筋活動の開始のタイミングが若干早く，活動強度が大きいということである．この開始のタイミングは，全力疾走の強い筋活動ではさらに速く起こる（**図 12-18**）．

股関節筋群

大殿筋の機能の最大出力とタイミングは，走行速度に関係なく，歩行と走行ともに同じである[145]．初期接地の直前と直後に，股関節伸筋群は活動する．股関節伸筋群は，股関節運動を逆転させ，初期接地の前に着地に備えて股関節屈曲の量を減らし，そして接地の後の股関節運動を抑制することで衝撃を吸収するように活動している．一方，中殿筋の活動タイミングは歩行と走行で同じであるが，走行速度が増加するにつれて，筋出力の振幅も増加する[145]．

股関節屈筋群は，下肢が地面を離れ，遊脚初期に移行するとき，股関節を屈曲させる．股関節屈曲のピークは，走行と全力疾走ともに，遊脚相の中間で[139]．立脚相の後半，下肢が遊脚相の準備をするので，股関節屈筋群は股関節伸展を減速させる．

内転筋活動は，走行中と歩行中では異なる．すでに示しているように，内転筋群は，歩行中，大腿部を安定させるのを助けるために，初期接地と足指離地において活動している．一方，内転筋群は走行において，反対側の遊脚下肢によって生じた骨盤運動を安定させて抵抗するために，立脚の間絶えず活動している[138]．走行中の内

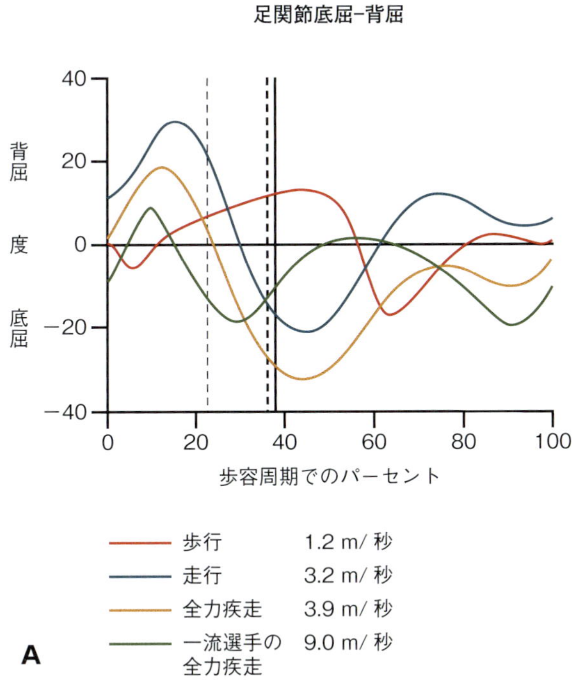

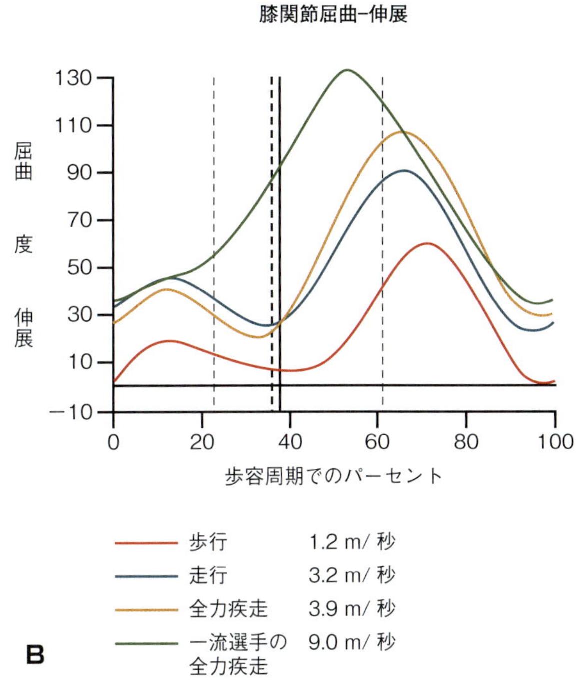

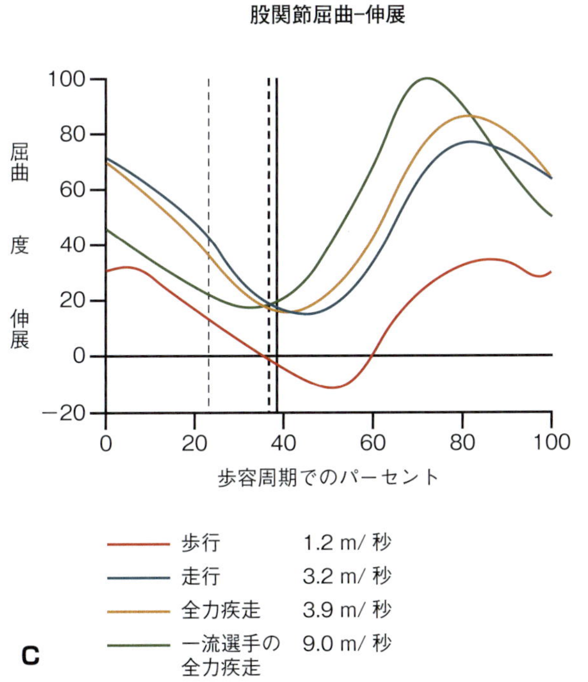

図 12-17　歩行，走行，全力疾走中の下肢関節の運動範囲．グラフは Mann and Inman より引用[64]．

転筋活動のピーク期間は，立脚中期，遊脚中期，遊脚終期の終わりに起こる[145]．立脚中下肢は内転しており，反対側下肢が立脚下肢を過ぎて遊脚していくとき，下肢の上に身体を安定させるために，内転筋群は遠心性に働く．遊脚相の最後の瞬間に，身体の COM の下に支持基底面をもってくるために下肢が内転位で着地するように，遊脚中期に下肢は内転し始める．股関節内転筋群はまた，走行の遊脚相においても活動しており，大腿骨を正中線の方へ動かすために，求心性に働く．基本的には，これらの筋は全走行周期を通して活動している[138]．股関節外転筋群は，足部を地面に着くとき股関節の安定性を助けるため，初期接地とその直後の間活動している[138]．

走行中のハムストリングスの主要な機能は股関節で生じると考えられている[138]．大殿筋とハムストリングスは，推進のための伸展筋の推進力を提供するために，遊脚終期に求心性に股関節を伸展させ，吸収期の最初では，初期接地直後に衝撃力を吸収するために遠心性に働

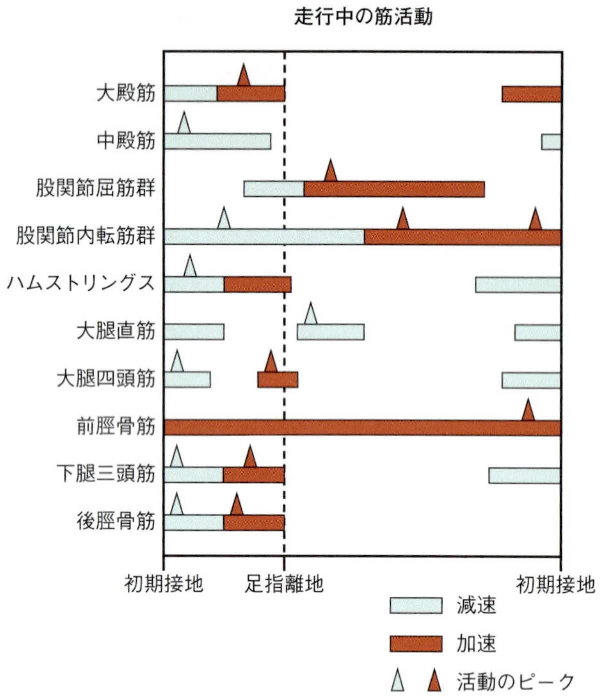

図 12-18 走行中の筋活動．Kunz and Kaufmann[136]，Thordarson[137]，Dugan and Bhat[138]，Novachek[139]，McClay and Manuel[142]，Gazendam and Huf[145]の研究に基づく．

く[139]．ハムストリングスは，走行中の立脚相の間ずっと活動し，前半（吸収期）では遠心性に活動し，後半（推進期）では股関節で求心性に活動する[138]．

膝関節筋群

大腿四頭筋の活動の時間は，歩行中より走行中の方が長い．歩行では，大腿四頭筋は遊脚相最後の 10％から，荷重応答期の終わりである立脚相の約 15％まで活動するのに対して，走行では，大腿四頭筋は遊脚相最後の 20％から吸収期の終わりまで機能する[137]．大腿四頭筋群が立脚相の 80％と遊脚終期すべてで活動し続ける全力疾走では，大腿四頭筋の活動時間はさらに長くなる[137]．大腿四頭筋の活動ピークは走行中に 2 度ある．最初の活動ピークは吸収期の始まりで遠心性に起こり，2 回目のピークは推進期の終わりで足指離地の後に始まり，遊脚初期まで続く[48]．大腿四頭筋は，正（推進力）の仕事よりも負（吸収）の仕事を提供すると考えられている[142]．大腿四頭筋は立脚相の前半で最も活動するので，これは可能性の高い結論である．

大腿四頭筋の大腿直筋は，走行時の立脚相の前半に 2 つの役割がある．1 つの役割は身体の COM の高さを制御するために股関節を屈曲することである．そして，もう 1 つの役割は，COM が膝関節の後方にあるとき，膝関節の屈曲の程度を遠心性に制御することである[138]．

ハムストリングスは推進期で股関節伸展筋として求心性に働くが，膝関節においても作用する．ハムストリングスは走行の吸収期において膝関節の安定化で大腿四頭筋を補助し，この役割を持続し，COM が膝関節の前方へ移動するとき，大腿四頭筋と同時収縮する[138]．

足関節と足部の筋群

歩行と走行に関与するすべての筋群のなかで，出力と役割の最も大きな変化は足関節筋群で起こる．これらの筋群は，前方と，後方あるいは腓腹部に分けられる．腓腹部の筋群は，歩行では立脚相の後半に活動するが，走行では立脚相の最初の 80％から足指離地までと，遊脚相の最後 25％で活動している[137]．立脚相の推進期では，腓腹部の筋群は体重の 250％に相当する張力を生み出す[137]．初期接地直後の吸収期では，後方の腓腹部の筋群は遠心性に作用して，足関節の安定性を提供し，推進力と前方の筋活動が生み出す脛骨の前進を制御する[138]．一度下肢が推進期に移行すると，後方の筋群は下肢と身体を前進させるのに必要な力を提供するため求心性に収縮する．もしランナーが足指で全力疾走すると，内在筋も推進期の間足部を安定させるために活動する[146]．足部が地面から離れるとすぐに，後方の筋群は働くのをやめるが，前方の筋群は引き続き働く．大腿四頭筋と対照的に，下腿三頭筋は負の仕事より正の仕事をすると考えられている[142]．下腿三頭筋は推進期において体重の 250％相当の力を生むので，これはもっともな結論である．歩行中，後方の筋群の役割は水平に身体を動かすことであるように思われるが，走行中は，より垂直向の推進力があるようである．

前部の筋群も，歩行と走行ではそのタイミングと役割が変わる．歩行中これらの筋群は，前遊脚期および遊脚期全体から，床への足部降下を制御するために遠心性に活動する初期接地まで，求心性に働く．しかし走行時，前方の筋群は，足部を安定させ，速度を維持あるいは増加させるために固定された足部上へ脛骨をできる限り加速させるために，初期接地の足部で求心性に働く[138]．いったん下肢が遊脚相になると，足関節は前方の筋群の求心性収縮によって遊脚相を通して背屈位のままである．基本的に，前脛骨筋は走行周期を通してずっと活動し続ける．

初期接地時に下肢は身体のCOMに比較して内転位にあるので，足部が地面に着くとき，距骨下関節は初期の内がえし位からすぐに外がえしに動く．距骨下関節の肢位の変化は，接地点と身体のCOMとの関係により他動的に起こる．しかし，この外がえし運動は後脛骨筋の遠心性収縮によって制御され[142]，下腿三頭筋によって補助される[138]．

走行の運動力学

運動力学は運動を起こす力の研究を含む．人が走るとき生じる内力と外力がある．内力とは，身体と身体の筋，靱帯や腱のような動きのない組織が生み出す力である．我々が主に関心を寄せている外力は重力である．歩行か走行かにかかわらず，重力のために床反力が生じる．内力と床反力をここで手短に示す．

内力

走行の目的は身体を素早くある場所から他の場所に移動させることである．歩行に関連する要因として時間を扱っているので，パワーは関連する力の要素である．Novacheck[139]によると，走行時の前方推進力を生み出すために使われる主要なパワーの源には，以下のものがある．

1. 遊脚期後半と立脚期前半で働いている股関節伸筋群
2. 足指離地の後に働く股関節屈筋群
3. 大腿四頭筋，中殿筋，立脚相を通して働く底屈筋群

いい換えれば，走行のためにパワーを作り出している最も重要な筋群は，股関節屈筋群，伸筋群，外転筋群，膝関節伸筋群と下腿三頭筋から構成される．それらの各々が，人が走れるように，走行周期のなかで特定のときにパワーを提供する役割をもっている．COMが足部の後ろにある立脚相の最初では，大殿筋とハムストリングスは身体を前進させるために股関節を伸展しなくてはならない．一度COMが足部上へ，そして足部を越して移動すると，足部を前方へ押すことで身体を前進させ続けるために，大腿四頭筋が膝関節を伸展させ，下腿三頭筋が足関節を底屈させる．股関節外転筋群は，骨盤を側方に固定し続けることでさらに効率を上げ，おそらく持ち上げ力もさらに提供する[139]．股関節屈筋群は股関節を前方にそして遊脚相へと加速させる．速度が増加するにつれて，これらの筋が発生する力も増加する．

跳ねるように身体を推進させることは，伸張反射を利用し，腱や筋の反跳を通じてさらにエネルギーを提供する[139]．遠心性活動のように筋が伸張するとき，エネルギーの大部分が腱によって吸収されるので，運動が反転し，その筋腱単位が短縮するとき，腱は多くの仕事を生み出す．本質的に，遠心性の相で位置エネルギーの吸収があり，求心性の相でパワーとしてのエネルギーの放出がある．筋腱単位の働きをバネにたとえることができる．筋腱単位が伸張されると（吸収期のアキレス腱のように），エネルギーを獲得し，足関節が急速に底屈位へ動く推進期においてエネルギーを放出する．圧縮されたバネと伸張された腱がともにエネルギーを獲得し，そしてそれらは各々，より強くより強力な効果を作り出すために，望ましい運動にそのエネルギーを付け加える．

走行に対する上肢の貢献は，第4部では取り上げられていないことに留意する必要がある．走行における上肢の役割について利用可能な情報はほとんどなく，利用可能な情報は，決定的なものでなく一致もしていない．走行中，上肢は持ち上げ力を提供すると指摘する研究者がいる一方，上肢は下肢の回旋と打ち消し合って一定の水平方向の速度を与えると述べる研究者もいる[139]．残念なことに，そのデータは何らかの意味ある情報を提供することにまだ利用できない．

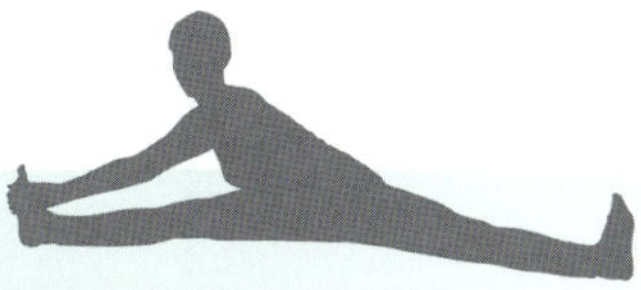

臨床的視点

一般的に，股関節内転筋群はリハビリテーションで重要な筋として考えられていないが，損傷後に走行活動を再開したい患者にとっては重要である．臨床家は，股関節内転筋群が走行周期で果たす重要な役割と，この筋群の走行周期を通しての絶え間ない活動の必要性との両方を理解しなければならない．

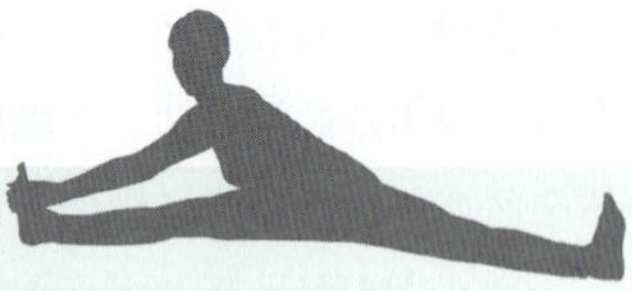

臨床的視点

ランナーが遭遇する床反力は，靴の着用によって変更する．ランナーの特定の足部のための適切な靴の注意深い選択，彼または彼女のランニングスタイル，そして走行する面のすべてを，ランニングシューズを選択するときに考慮に入れられなくてはならない．靴の着用はまた，身体に加える床反力に変化をもたらす．すり減って，もはや適切な支持を提供できない，あるいは走行の衝撃力に耐えることができなくなった靴は，ランナーの損傷の原因になる．適切な靴の選択は本書の範囲を越えているが，他のいくつかの情報源はこれを探求するとき，指導と教示に利用可能である[148−150]．

床反力

足部が地面と接触するとき，身体は作用と反作用の力に関するニュートンの運動の第３法則に従う．すべての作用に対して，反対方向で力が等しい反作用がある．したがって，足部が地面にぶつかるとき，地面は，足部が地面に与えた力と正反対のあらゆる方向に等しい力で押し返す．足部が地面に与える最も大きな力は，下方もしくは垂直方向の力である．本章の最初の方で論じたように，歩行の初期接地と同様，走行中にも，内外側方向の力と前後方向の力が作用する．走行では，初期衝撃時に弾むような接触を生み出すため，身体が地面から離れるため，走行中に作用する垂直方向の床反力は歩行中よりかなり大きい[147]．

歩行中の床反力（ground reaction force：GRF）が身体に作用する垂直分力において２つの隆起を作り出すことを，以前の歩行の節から思い出すだろう．走行のGRFにおいても，２つの隆起パターンがあるが，形は違っている．立脚相の最初の20％以内で初期接地に関連する小さい衝撃力のピークがあり，この後，推進期の間より大きくより長い衝撃が続く[138]．推進期には最初の垂直のGRF衝撃より大きい垂直分力がある．この大きな衝撃力は，吸収期よりも推進期で生み出された非常に大きい力によって引き起こされる．大きさも走行と歩行では異なっている．走行中の衝撃力のピークは体重の2〜3倍に増加する可能性があるのに対して，歩行の衝撃力は体重の1.3〜1.5倍の範囲である[141]．**図12-19**は，歩行と走行における床反力の垂直分力を比較している．

内側-外側方向の床反力と前後方向の床反力も，走行中に起こる．歩行中と同じように，これらの力の大きさは垂直方向の床反力と比較して最小である．前後方向および内外側方向のどちらの床反力も，歩行中に作られる力に大きさで相当する[141]．

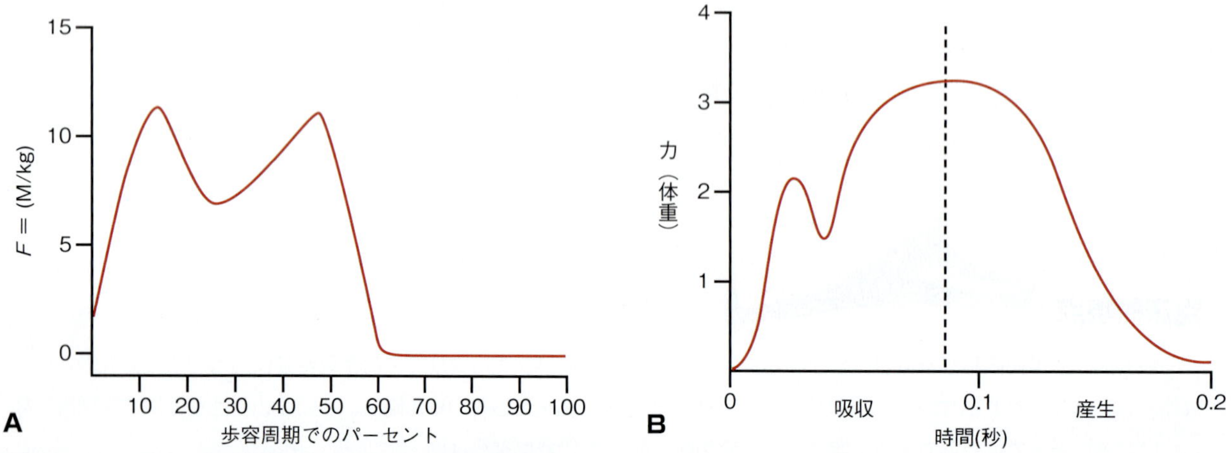

図12-19　A）歩行とB）走行における床反力垂直分力の比較．

要約

本章は，我々の最も一般的な機能的動作，すなわち，安定した立位姿勢を維持すること，歩行，そして走行について述べた．最初に立位を定義し，いかにして体節がバランスをとり，常に存在する重力に対して効率的に抵抗しているかに関して述べた．我々が立位保持するために行う自動的で緻密な姿勢調整を要約した．それから歩行の専門用語を詳細に吟味した．本書の組織的な枠組みで保持しながら，機能的動作としての歩行を運動学と運動力学の用語の両方で説明した．加齢による歩行の変化を論じた．歩行効率への挑戦と異常歩行の機能的な帰結を述べた．走行と全力疾走の運動学に言及し，歩行と対比した．

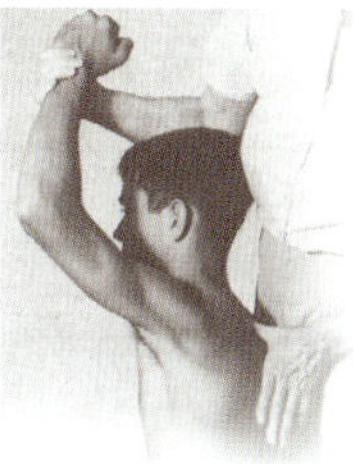

臨床事例の解決方法

Morgan の経験は，Cody が正常歩行を取り戻すのを援助する特殊な鍵となる手掛かりを Morgan が用いなければならないことを教えている．Morgan はまた，正常に歩き回るのに下肢の各関節に必要な最大の関節可動域を知っている．そこで，Morgan は Cody に正常な歩行を教える前に，股関節，足関節，膝関節の可動性を評価しなくてはならない．Cody は走行を再開することを切望している．したがって Morgan は，Cody が歩行で必要な特質と，走行に進むことが可能になる前にさらに関節に必要な運動域を彼に説明しなくてはならない．

確認問題

1. 各体節周辺の力のバランスは，効率的だが立位姿勢に対する効果的な制御にどのように寄与するだろうか？
2. 従来の歩行の専門用語の使用は，臨床での歩行分析と患者への介入にどのように寄与するだろうか？
3. 従来の歩行の専門用語と RLA の専門用語をどのように比較し，対比させうるか？　それぞれの固有の利点を挙げなさい？
4. 歩行の各相と関連する主な機能的役割は何か？
5. 人生で，歩行は主にどのような経過で変化するだろうか？
6. 一般的な機能障害が，歩行の日々の役割の機能的効率にどのように影響を与えるだろうか？
7. 走行中に身体がどのように身体を推進させるか説明しなさい．パワーを生み出している鍵となる要因は，走行の望ましい結果をどのようにして提供するだろうか？
8. 走行中ずっと活動している筋は何か？　それらの筋の機能を確認しなさい．
9. 歩行，走行，全力疾走において，同じように働く筋群は何か？　3 つの動きのなかで，筋群の働きにはどのような違いがあるか？
10. 走行周期のなかで，筋群が最も活動するのはいつだろうか？　これらの相で，どんな種類の筋活動が一般にみられるか，その理由も挙げなさい．
11. 臨床事例と示された解決方法に基づいて，正常歩行のために足，膝，股関節に必要な関節可動域はどれくらいか確認しなさい．もし Cody が 8 マイル/分で走る長距離ランナーであるなら，彼が走行を再開するためにはこれらの関節にどれくらいの可動域が必要か評価しなさい．もし Cody が十分な筋力と関節運動はあるが，松葉杖なしで歩くときに右下肢に荷重することに不安がある場合，どのような歩行をみせるだろうか？　もし測定した膝関節の可動域が 10〜45°の場合，彼の歩行はどのようになるだろうか？

研究活動

1. 図 12-1 を使って，研究仲間を前方，後方，矢状面からみて，重心線を表す鉛直線を使って，姿勢分析をしなさい．
2. できるだけゆっくりと歩くとき，一周期を進むときの歩行周期の８つの下位相を挙げなさい．その下位相に関連する機能的役割と，必要な役割を達成するために必要な関節可動域と筋をすべて挙げなさい．
3. 観察による歩行分析：**表 12-4** を使って，以下のアプローチは，観察による歩行分析戦略を実行させ，洗練させる機会を提供する．最初に，観察によるいかなる動作の分析も，障害物のない明るい場所で，平坦な床面で，素足あるいは快適な靴を履いて行われなければならない．以下にガイドラインを示す．
   - **a．** 障害物のない明るい場所で，素足あるいは快適な靴を履き，もし処方されているなら歩行補助具を使って，歩行を観察しなさい．
   - **b．** 観察は，数回の重複歩を通して，数 m の距離で行わなければならない．観察者はその距離の中央に立ち，歩行の加速部や減速部にではなく，標準的な歩行に焦点を合わせなさい．
   - **c．** 矢状面と前額面から（つまり左右前後から）観察しなさい．
   - **d．** **表 12-4** に記載しているように，観察による歩行分析を行う際のガイドの一連の質問を用いて，頭部と頸部から始めて，体幹，上肢，骨盤，股関節，膝関節，足関節／足部に移動する，系統的な方法で観察しなさい．
4. 正常歩行の動作分析と異常歩行の異常の確認には，四肢と体幹をカバーするために，素早い方法で一度に１つの関節あるいは体節に選択的に焦点を合わせる技術の上達が必要となる．この技術は，トレッドミル上を歩行する被検者を観察することによっても練習可能である．3～5 人のグループの活動で，グループ内の各人の歩行を分析しなさい．各々の分析には，観察者が矢状面では側方から，前額面では後方から観察しなければいけない．もし適切な高架のプラットホームを利用できるなら，被検者を水平面で上から観察可能である．観察し，たとえ異常がわずかであったとしても，見た歩行の異常をすべて列挙しなさい．また，身体の以下の部分に焦点を合わせなさい．
   - **a．** 垂直および側方の動揺をみるための頭頂部．
   - **b．** 矢状面で，股関節の運動に近い方から始めて，膝関節，足関節，足指へと観察しなさい．
   - **c．** 他側下肢の運動を見るために，トレッドミルの反対側に行きなさい．
   - **d．** 前額面では，後方から観察し，単下肢支持期での正常な股関節降下を観察し，次に足部の回内と回外を観察しなさい．
   - **e．** 股関節と膝関節の回旋は前方から最もよく観察されるが，しばしばトレッドミルによって見えなくなる．
   - **f．** 被検者に靴を脱がせて，トレッドミル上を歩かせなさい．
5. ４と同じグループで，各人を靴ありと靴なしで，トレッドミル上を走らせなさい．観察は，４でリストされた項目と同様にしなさい．走行パターンでの違いを確認し，被検者が歩行時にみられたものと比較しなさい．歩行においてみられた違いは，被検者が走るとき減少するか，あるいは誇張されるか？　それが事実である理由をグループで理論的に説明しなさい．
6. クラスセッションの終わりに向けて，各グループはクラスにグループメンバーのケーススタディを発表し，歩行と走行の違いと，それが歩行および走行周期のいつ起こるのかを確認しなさい．各グループで複数の被検者に，クラスの人が確認できる違いがあるかもしれない．

文献

1. Clark JE. Dynamical systems perspective on gait. In Craik RB, Oatis CA (eds) : *Gait Analysis : Theory and Application*. St. Louis : Mosby, 1995, pp 79–86.
2. DeLisa JA. Gait Analysis in the Science of Rehabilitation. Washington, DC : Veterans Health Administration/Diane Publishing, 1998.
3. Danis CG, Krebs DE, Gill-Body KM, Sahrmann SA. Relationship between standing posture and stability. *Physical Therapy* 78(5) : 502–517, 1998.
4. Hytönen M, Pyykkö I, Aalto H, Starck J. Postural control and age. *Acta Oto-Laryngologica* 113(1-2) : 119–122, 1993.

5. Woollacott MH. Posture and gait from newborn to elderly. In Amblard B, Berthoz G, Clarac F (eds) : *Posture and Gait.* Amsterdam : Excerpta Medica, 1988, pp 3-13.
6. Taguchi K, Tada C. Change of body sway with growth in children. In Amblard B, Berthoz G, Clarac F (eds) : *Posture and Gait.* Amsterdam : Excerpta Medica, 1988, pp 177-186.
7. Crilly RG, Delaquerrière Richardson L, Roth JH, Vandervoort AA, Hayes KC, Mackenzie RA. Postural stability and Colles' fracture. *Age and Aging* 16(3) : 133-138, 1987.
8. Pyykkö I, Jäntti P, Aalto H. Postural control in elderly subjects. *Age and Aging* 19(3) : 215-221. 1990.
9. Lord SF, Clark RD, Webster OW. Visual acuity and contrast sensitivity in relation to falls in an elderly population. *Age and Aging* 20 : 175, 1991.
10. Joseph J. *Man's Posture : Electromyographic Studies.* Springfield, IL : Charles C Thomas, 1960.
11. Smith JW. The forces operating at the human ankle joint during standing. *Journal of Anatomy* 91(4) : 545-564, 1957.
12. Åkerblom B. *Standing and Sitting Posture.* Stockholm : Nordiska Bokhandeln, 1948.
13. Joseph J, Nightingale A. Electromyography of muscles of posture : Thigh muscles in males. *Journal of Physiology* 126(1) : 81-85, 1954.
14. Basmajian JV. *Muscles Alive : Their Function Revealed by Electromyography,* ed 4. Baltimore : Williams & Wilkins, 1978.
15. Umphred D. *Neurological Rehabilitation,* ed 4. St. Louis : Mosby, 2001.
16. Frank J, Earl M. Coordination of posture and movement. *Physical Therapy* 70(12) : 855-863, 1990.
17. Horak F. Clinical measurement of postural control in adults. *Physical Therapy* 67(12) : 1881-1885, 1987.
18. Emery C. Management disorders of postural control and balance. In Bertoti DB (eds) : *Functional Neurorehabilitation Through the Life Span.* Philadelphia : F A Davis, 2004, pp 267-294.
19. Allum JH, Bloem B, Carpenter MG, Hullinger M, Hadders-Algra M. Proprioceptive control of posture : A review of new concepts. *Gait & Posture* 8(3) : 214-242, 1998.
20. Perry J. *Gait Analysis : Normal and Pathological Function.* Thorofare, NJ : Slack, Inc, 1992.
21. Winter DA. *Biomechanics and Motor Control of Human Gait,* ed 2. Waterloo, ON, Canada : University of Waterloo Press, 1991.
22. Craik RB, Oatis CA (eds). *Gait Analysis : Theory and Application.* St. Louis : Mosby, 1995.
23. Carr R, Shepherd J. *Neurological Rehabilitation : Optimizing Motor Performance.* Oxford : Butterworth Heinemann, 1998.
24. Bertoti DB. *Functional Neurorehabilitation through the Life Span.* Philadelphia : FA Davis, 2004.
25. Seeley MK, Umberger BR, Shapiro R. A test of the functional asymmetry hypothesis in walking. *Gait & Posture* 28 (1) : 24-28, 2008.
26. Archer KR, Castillo RC, Mackenzie EJ, Bosse MJ. Gait symmetry and walking speed analysis following lower-extremity trauma. *Physical Therapy* 86(12) : 1630-1640, 2006.
27. Lin C, Gross MT, Weinhold P. Ankle syndesmosis injuries : Anatomy, biomechanics, mechanism of injury, and clinical guidelines for diagnosis and intervention. *Journal of Orthopaedic and Sports Physical Therapy* 36 : 372-384, 2006.
28. Murray MP. Gait as a total pattern of movement. *American Journal of Physical Medicine* 46(1) : 290-333, 1967.
29. Larsson LE, Odenrick P, Sandlund B, Weitz P, Oberg PA. The phases of the stride and their interaction in human gait. *Scandinavian Journal of Rehabilitation Medicine* 12(3) : 107-112, 1980.
30. Inman VT, Ralston HJ, Todd F. *Human Walking.* Baltimore : Williams & Wilkins, 1981.
31. Ustün TB, Chatterji S, Bickenbach J, Kostanjsek N, Schneider M. The International Classification of Functioning, Disability and Health : A new tool for understanding disability and health. *Disability and Rehabilitation* 25 : 565-571, 2003.
32. Robinett CS, Vondran MA. Functional ambulation velocity and distance requirements in rural and urban communities : A clinical report. *Physical Therapy* 68(9) : 1371-1373, 1988.
33. Neumann DA. *Kinesiology of the Musculoskeletal System : Foundations for Physical Rehabilitation.* St. Louis : Mosby, 2002.
34. Smidt GL. Hip motion and related factors in walking. *Physical Therapy* 51(1) : 9-22, 1971.
35. Mann RA, Hagy JL. The function of the toes in walking, jogging, and running. *Clinical Orthopaedics and Related Research* 142 : 24-29, 1979.
36. Eberhart HD, Inman VT, Bresler B. The principle elements in human locomotion. In Klopsteg PE, Wilson PD (eds) : *Human Limbs and Their Substitutes.* New York : McGraw-Hill, 1954, pp 437-471.
37. Saunders JB, Inman VT, Eberhart HD. The major determinants in normal and pathological gait. *Journal of Bone and Joint Surgery Am* 35(3) : 543-558, 1953.
38. Kuo AD. The six determinants of gait and the inverted pendulum analogy : A dynamic walking perspective. *Human Movement Science* 26(4) : 617-656, 2007.
39. deAsla RJ, Wan L, Rubash HE, Li G. Six DOF in vivo kinematics of the ankle joint complex : Application of a combined dual-orthogonal fluoroscopic and magnetic resonance imaging technique. *Journal of Orthopaedic Research* 24(5) : 1019-1027, 2006.

40. Arndt A, Westblad P, Winson I, Hashimoto T, Lundberg A. Ankle and subtalar kinematics measured with intracortical pins during the stance phase of walking. *Foot & Ankle International* 25(5) : 357-364, 2004.
41. Lundgren P, Nester C, Liu A, et al. Invasive in vivo measurement of rear-, mid- and forefoot motions during walking. *Gait & Posture* 28(1) : 93-100, 2008.
42. Chan CW, Rudins A. Foot biomechanics during walking and running. *Mayo Clinic Proceedings* 69(5) : 448-461, 1994.
43. Elftman H. Measurement of external force in walking. *Science* 88(2276) : 152-153, 1938.
44. Basmajian JV, DeLuca CJ. *Muscles Alive : Their Functions Revealed by Electromyography,* ed 5. Baltimore : Williams & Wilkins, 1985.
45. Chang WN, Lipton JS, Tsirikos AI, Miller F. Kinesiological surface electromyography in normal children : Range of normal activity and pattern. *Journal of Electromyography and Kinesiology* 17(4) : 437-445, 2007.
46. Sutherland DH. The evolution of clinical gait analysis. Part I : Kinesiological EMG. *Gait & Posture* 14(1) : 61-70, 2001.
47. Winter DA. Concerning the scientific basis for the diagnosis of pathological gait and for rehabilitation protocols. *Physiotherapy Canada* 37 : 245-252, 1985.
48. Ounpuu S. The biomechanics of walking and running. *Clinics in Sports Medicine* 13(4) : 843-863, 1994.
49. Cimolin V, Galli M, Romkes J, et al. Quantification of upper limb movements during gait in healthy subjects and in patients with cerebral palsy. *Gait & Posture* 24S : S242-S244, 2006.
50. Lee D. *The Pelvic Girdle.* Edinburgh : Churchill Livingstone, 1989.
51. Hinrichs RN. Whole body movement : Coordination of arms and legs in walking and running. In Winters JM, Woo SL (eds) : *Multiple Muscle Systems.* New York : Springer-Verlag, 1990, pp 694-705.
52. Ortega JD, Fehlman LA, Farley CT. Effects of aging and arm swing on the metabolic cost of stability in human walking. *Journal of Biomechanics* 41(16) : 3303-3308, 2008.
53. Hogue RE. Upper extremity muscular activity at different cadences and inclines during normal gait. *Physical Therapy* 49(9) : 963-972, 1969.
54. Anderson GBJ, Winters JM. Role of muscle in postural tasks : Spinal loading response and postural stability. In Winters JM, Woo SL (eds) : *Multiple Muscle Systems.* New York : Springer-Verlag, 1990, pp 377-395.
55. Sheffield FJ. Electromyographic study of the abdominal muscles in walking and other movements. *American Journal of Sports Medicine* 41 : 142-147, 1962.
56. Waters RL, Morris JM. Electrical activity of muscles of the trunk during walking. *Journal of Anatomy* 111 : 191-199, 1962.
57. Winter D, Ruder GK, MacKinnon DC. Control of balance of upper body during gait. In Winters JM, Woo SL (eds) : *Multiple Muscle Systems.* New York : Springer-Verlag, 1990, pp 534-541.
58. Krebs DE, Wong D, Jevsevar D, Riley PO, Hodge WA. Trunk kinematics during locomotor activities. *Physical Therapy* 72 : 505-514, 1992.
59. Paré EB, Stern JT, Jr., Swartz JM. Functional differentiation within the tensor fasciae latae. *Journal of Bone and Joint Surgery Am* 63(9) : 1457-1471, 1981.
60. Kapandji IA. *The Physiology of the Joints, Vol 2, Lower Limb,* ed 5. Edinburgh : Churchill Livingstone, 1987.
61. Knutson LM, Soderberg GL. EMG : Use and interpretation in gait. In Craik RL, Oatis CA (eds) : *Gait Analysis : Theory and Application.* St. Louis : Mosby, 1995.
62. Gottschall JS, Kram R. Energy cost and muscular activity required for propulsion during walking. *Journal of Applied Physiology* 94(5) : 1766-1772, 2003.
63. Kaye RA, Jahss MH. Tibialis posterior : A review of anatomy and biomechanics in relation to support of the medial longitudinal arch. *Foot & Ankle* 11(4) : 244-247, 1991.
64. Mann R, Inman VT. Phasic activity of intrinsic muscles of the foot. *Journal of Bone and Joint Surgery Am* 46 : 469, 1964.
65. Marey EJ. *Animal Mechanism : A Treatise on Terrestrial and Aerial Locomotion.* New York : D Appleton and Co, 1890.
66. Muybridge E. *The Human Figure in Motion.* New York : Dover Publications, 1955.
67. Muybridge E. *Animals in Motion.* New York : Dover Publications, 1957.
68. Baker R. The history of gait analysis before the advent of modern computers. *Gait & Posture* 26(3) : 331-342, 2007.
69. Gage JR. *Gait Analysis in Cerebral Palsy.* London : MacKeith Press, 1991.
70. Gage JR. The clinical use of kinetics for evaluation of pathologic gait in cerebral palsy. *Instructional Course Lectures* 44 : 507-515, 1995.
71. Barrack RL, Lund PJ, Skinner HB. Knee joint proprioception revisited. *Journal of Sport Rehabilitation* 3 : 18-42, 1994.
72. Braune W, Fischer O. *On the Centre of Gravity of the Human Body.* Berlin : Springer-Verlag, 1984.
73. Braune W, Fischer O. *The Human Gait.* Berlin : Springer-Verlag, 1987.
74. Kadaba MP, Ramakrishnan HK, Wootten ME. Measurement of lower extremity kinematics during level walking. *Journal of Orthopaedic Research* 8(3) : 383-392, 1990.

75. Sutherland DH. The evolution of clinical gait analysis. Part III : Kinetics and energy assessment. *Gait & Posture* 21 : 447-461, 2005.
76. Vaughan CL, Davis BL, O'Connor JC. *Dynamics of Human Gait,* ed 2. Cape Town, South Africa : Kiboho Publishers, 1999.
77. Churchill AJ, Halligan PW, Wade DT. RIVCAM : A simple video-based kinematic analysis for clinical disorders of gait. *Computer Methods and Programs in Biomedicine* 69(3) : 197-209, 2002.
78. Russell TG, Jull GA, Wootton R. The diagnostic reliability of internet-based observational kinematic gait analysis. *Journal of Telemedicine and Telecare* 9(Suppl 2) : S48-S51, 2003.
79. Sutherland DH. The role of the ankle plantar flexors in normal walking. *Journal of Bone and Joint Surgery Am* 62 : 354-363, 1980.
80. Sutherland DH. The evolution of clinical gait analysis. Part III—Kinetics and energy assessment. *Gait & Posture,* 21(4) : 447-461, 2005.
81. Watelain E, Froger J, Rousseaux M, et al. Variability of video-based clinical gait analysis in hemiplegia as performed by practitioners in diverse specialties. *Journal of Rehabilitation Medicine* 37(5) : 317-324, 2005.
82. Wyatt MP. Gait in children. In Smidt G (ed) : *Gait in Rehabilitation.* New York : Churchill Livingstone, 1990.
83. Nymark JR, Balmer SJ, Melis EH, Lemaire ED, S. M. Electromyographic and kinematic nondisabled gait differences at extremely slow overground and treadmill walking speeds. *Journal of Rehabilitation Research and Development* 42(4) : 523-534, 2005.
84. Riley PO, Dicharry J, Franz J, Croce UD, Wilder RP, Kerrigan DC. A kinematics and kinetic comparison of overground and treadmill running. *Medicine & Science in Sport & Exercise* 40(6) : 1093-1100, 2008.
85. Burnett CN, Johnson EW. Development of gait in childhood. II. *Developmental Medicine and Child Neurology* 13 (2) : 207-215, 1971.
86. Burnett CN, Johnson EW. Development of gait in childhood. I. Method. *Developmental Medicine and Child Neurology* 13(2) : 196-206, 1971.
87. Sutherland DH, Olshen R, Cooper L, Woo SL. The development of mature gait. *Journal of Bone and Joint Surgery* 62 : 336-353, 1980.
88. Sutherland DH, Olshen RA, Biden EN, Wyatt MP. *The Development of Mature Walking.* Philadelphia : JB Lippincott, 1988.
89. Shumway-Cook A, Woollancott MH. *Motor Control : Translating Research into Clinical Practice,* ed 3. Philadelphia : Lippincott, Williams & Wilkins, 2007.
90. Bril B, Breniere Y. Posture and independent locomotion in childhood : Learning to walk or learning dynamic posture control? In Savelsbergh GJP (ed) : *The Development of Coordination in Infancy.* Amsterdam : North Holland, 1993, pp 337-358.
91. Gabell A, Nayak US. The effect of age on variability in gait. *Journal of Gerontology* 39(6) : 662-666, 1984.
92. Winter DA, Patla AE, Rietdyk S, Ishac MG. Ankle muscle stiffness in the control of balance during quiet standing. *Journal of Neurophysiology* 85(6) : 2630-2633, 2001.
93. Woollancott M. Gait and postural control in the aging adult. In Savelsbergh GJP (ed) : *The Development of Coordination in Infancy.* Amsterdam : North Holland, 1993 pp 327-336.
94. Bendall MJ, Bassey EJ, Pearson MB. Factors affecting walking speed of elderly people. *Age and Aging* 18(5) : 327-332, 1989.
95. Hausdorff JM, Nelson ME, Kaliton D, et al. Etiology and modification of gait instability in older adults : A randomized controlled trial of exercise. *Journal of Applied Physiology* 90(6) : 2117-2129, 2001.
96. Gard SA, Childress DS. What determines the vertical displacement of the body during normal walking? *Journal of Prosthetics and Orthotics* 13(3) : 64-69, 2001.
97. Kerrigan DC, Croce UD, Marciello M, Riley PO. A refined view of the determinants of gait : Significance of heel rise. *Archives of Physical Medicine and Rehabilitation* 81(8) : 1077-1080, 2000.
98. Whittle MW. *Gait Analysis,* ed 4. Philadelphia : Elsevier, 2007.
99. Gard SA, Childress DS. The influence of stance-phase knee flexion on the vertical displacement of the trunk during normal walking. *Archives of Physical Medicine and Rehabilitation* 80(1) : 26-32, 1999.
100. Crosbie J, Vachalathiti R. Synchrony of pelvic and hip joint motion during walking. *Gait & Posture* 6(3) : 237-248, 1997.
101. Waters R, Campbell J, Thomas L, Hugos L, Davis P. Energy costs of walking in lower-extremity plaster casts. *Journal of Bone and Joint Surgery* 64A(6) : 896-899, 1982.
102. Waters RL, Lunsford BR. Energy cost of paraplegic locomotion. *Journal of Bone and Joint Surgery Am* 67(8) : 1245-1250, 1985.
103. Waters RL, Mulroy S. The energy expenditure of normal and pathologic gait. *Gait & Posture* 9 : 207-231, 1999.
104. Waters RL, Perry J, Antonelli D, Hislop H. The energy cost of walking of amputees : The influence of level of amputation. *Journal of Bone and Joint Surgery Am* 58(1) : 42-46, 1976.
105. Cowan MM, Stilling DS, Naumann S, Colborne GR. Quantification of antagonist muscle coactivation in children with spastic diplegia. *Clinical Anatomy* 11(5) : 314-319, 1998.
106. Mykelbust BM. A review of myotatic reflexes and the development of motor control and gait in infants and children

: A special communication. *Physical Therapy* 70(3) : 188-203, 1990.

107. Olney SJ. *Topics in pediatrics : Lesson 1*. Alexandria, VA : American Physical Therapy Association, 1989.

108. O'Byrne JM, Jenkinson A, O'Brien TM. Quantitative analysis and classification of gait patterns in cerebral palsy using a three-dimensional motion analyzer. *Journal of Child Neurology* 13(3) : 101-108, 1998.

109. Olney SJ, Costigan PA, Hedden DM. Mechanical energy patterns in gait of cerebral palsied children with hemiplegia. *Physical Therapy* 67(9) : 1348-1354, 1987.

110. Olney SJ, MacPhail HE, Hedden DM, Boyce WF. Work and power in hemiplegic cerebral palsy gait. *Physical Therapy* 70(7) : 431-438, 1990.

111. Rose SJ, Gamble JG, Medeiros J, Burgos A, Haskell WL. Energy cost of walking in normal children and in those with cerebral palsy : Comparison of heart rate and oxygen uptake. *Journal of Pediatric Orthopedics* 9(3) : 276-279, 1989.

112. Campbell J, Ball J. Energetics of walking in cerebral palsy. *Orthopaedic Clinics of North America* 9(2) : 374-377, 1978.

113. Mossberg KA, Linton KA, Friske K. Ankle-foot orthoses : Effect on energy expenditure of gait in spastic diplegic children. *Archives of Physical Medicine and Rehabilitation* 71(7) : 490-494, 1990.

114. Mauritz KH. Gait training in hemiplegia. *European Journal of Neurology* 9(Suppl 1) : 23-29, 2002.

115. Montgomery J. Assessment and treatment of locomotor deficits in stroke. In Duncan P, Badke MB (eds) : *Stroke Rehabilitation : The Recovery of Motor Control*. Chicago : Year Book, 1987, pp 223-266.

116. Waters RL, Hislop HJ, Perry J, Antonelli D. Energetics : Application to the study and management of locomotor disabilities. Energy cost of normal and pathological gait. *Orthopaedic Clinics of North America* 9(2) : 351-356, 1978.

117. Gersten JW, Orr W. External work of walking in hemiparetic patients. *Scandinavian Journal of Rehabilitation Medicine* 3(1) : 85-88, 1971.

118. O'Sullivan SB, Schmitz TJ (eds). *Physical Rehabilitation*, ed 5. Philadelphia : F.A. Davis, 2007.

119. Halliday SE, Winter DA, Frank JS, Patla AE, Prince F. The initiation of gait in young, elderly, and Parkinson's disease subjects. *Gait & Posture* 8(1) : 8-14, 1998.

120. Melnick ME, Oremland B. Movement dysfunction associated with cerebellar problems. In Umphred DA (ed) : *Neurological Rehabilitation*, ed 4. St. Louis : Mosby, 2001, pp 717-740.

121. Mohr KJ, Kvitne RS, Pink MM, Fideler B, Perry J. Electromyography of the quadriceps in patellofemoral pain with patellar subluxation. *Clinical Orthopaedics and Related Research* 415 : 261-271, 2003.

122. Young A, Stokes M, Iles JF. Effects of joint pathology on muscle. *Clinical Orthopaedics* 219 : 21-27, 1987.

123. Powers CM, Perry J, Hsu A, Hislop HJ. Are patellofemoral pain and quadriceps femoris muscle torque associated with locomotor function? *Physical Therapy* 77 : 1063-1078, 1997.

124. Foley MP, Prax B, Crowell R, Boone T. Effects of assistive devices on cardiorespiratory demands in older adults. *Physical Therapy* 76(12) : 1313-1319, 1996.

125. Franks CA, Palisano RJ, Darbee JC. The effect of walking with an assistive device and using a wheelchair on school performance in students with myelomeningocele. *Physical Therapy* 71(8) : 570-577, 1991.

126. Clinkingbeard JR, Gersten JW, Hoehn D. Energy cost of ambulation in the traumatic paraplegic. *American Journal of Physical Medicine* 43 : 157-165, 1964.

127. Gordon EE, Vanderwalde H. Energy requirements in paraplegic ambulation. *Archives of Physical Medicine and Rehabilitation* 37(5) : 276-285, 1956.

128. Wright DL, Kemp TL. The dual-task methodology and assessing the attentional demands of ambulation with walking. *Physical Therapy* 72(4) : 306-312, 1992.

129. Diedrich FJ, Warren WH, Jr. Why change gaits? Dynamics of the walk-run transition. *Journal of Experimental Psychology : Human Perception and Performance* 21(1) : 183-202, 1995.

130. Perry J. Gait analysis in sports medicine. *Instructional Course Lectures* 39 : 319-324, 1990.

131. Ishikawa M, Pakaslahti J, Komi PV. Medial gastrocnemius muscle behavior during human walking and running. *Gait & Posture* 25 : 380-384, 2007.

132. Sasaki K, Neptune RR. Differences in muscle function during walking and running at the same speed. *Journal of Biomechanics* 39(11) : 2005-2013, 2006.

133. Paróczai R, Kocsis L. Analysis of human walking and running parameters as a function of speed. *Technology and Health Care* 14(4-5) : 251-260, 2006.

134. Queen RM, Gross MT, Liu H-Y. Repeatability of lower extremity kinetics and kinematics for standardized and self-selected running speeds. *Gait & Posture* 23 : 282-287, 2006.

135. *Webster's II New College Dictionary*, ed 3. Boston : Houghton Mifflin, 2001.

136. Kunz H, Kaufmann DA. Biomechanical analysis of sprinting : Decathletes versus champions. *British Journal of Sports Medicine* 15(3) : 177-181, 1981.

137. Thordarson DB. Running biomechanics. *Clinics in Sports Medicine* 16(2) : 239-247, 1997.

138. Dugan SA, Bhat KP. Biomechanics and analysis of running gait. *Physical Medicine and Rehabilitation Clinics of North America* 16(3) : 603-621, 2005.

139. Novacheck TF. The biomechanics of running. *Gait & Posture* 7(1) : 77-95, 1998.

140. Schache AG, Bennell KL, Blanch PD, Wrigley TV. The coordinated movement of the lumbo-pelvic-hip complex during running : A literature review. *Gait & Posture* 10(1) : 30-47, 1999.
141. Ounpuu S. The biomechanics of running : A kinematic and kinetic analysis. *Instructional Course Lectures* 39 : 305-318, 1990.
142. McClay I, Manal K. A comparison of three-dimensional lower extremity kinematics during running between excessive pronators and normals. *Clinical Biomechanics* 13(3) : 195-203, 1998.
143. Cavanagh PR. The biomechanics of lower extremity action in distance running. *Foot & Ankle* 7(4) : 197-217, 1987.
144. Rodgers MM. Dynamic biomechanics of the normal foot and ankle during walking and running. *Physical Therapy* 68 : 1822-1830, 1988.
145. Gazendam MGJ, Hof AL. Averaged EMG profiles in jogging and running at different speeds. *Gait & Posture* 25 : 604-614, 2007.
146. Mann RV. A kinetic analysis of sprinting. *Medicine & Science in Sport & Exercise* 13(5) : 325-328, 1981.
147. Farley CT, Ferris DP. Biomechanics of walking and running : Center of mass movements to muscle action. *Exercise and Sport Sciences Reviews* 26 : 253-285, 1998.
148. Enke RC, Laskowski ER, Thomsen KM. Running shoe selection criteria among adolescent cross-country runners. *PM & R : The Journal of Injury, Function, and Rehabilitation* 1(9) : 816-819, 2009.
149. Heckman B. Selection of a running shoe : If the shoe fits—run. *Journal of Orthopaedic and Sports Physical Therapy* 2(2) : 65-68, 1980.
150. Yamashita MH. Evaluation and selection of shoe wear and orthoses for the runner. *Physical Medicine and Rehabilitation Clinics of North America* 16(3) : 801-829, 2005.
151. Blanke DJ, Hageman PA. Comparison of gait of young men and elderly men. *Physical Therapy* 69 : 144-148, 1988.
152. Hageman PA, Blanke DJ. Comparison of gait of young women and elderly women. *Physical Therapy* 66(9) : 1382-1387, 1986.
153. Leiper CI, Craik RL. Relationships between physical activity and temporal-distance characteristics of walking in elderly women. *Physical Therapy* 71(11) : 791-803, 1991.
154. Murray MP, Clarkson BH. The vertical pathways of the foot during level walking. II. Clinical examples of distorted pathways. *Physical Therapy* 46(6) : 590-599, 1966.
155. Murray MP, Drought AB, Kory RC. Walking patterns of normal men. *Journal of Bone and Joint Surgery Am* 46 : 335-360, 1964.
156. Murray MP, Kory RC, Clarkson BH. Walking patterns in healthy old men. *Journal of Gerontology.* 1969 ; 24(2) : 169-178.
157. Murray MP, Kory RC, Sepic SB. Walking patterns of normal women. *Archives of Physical Medicine and Rehabilitation* 51(11) : 637-650, 1970.
158. Prince F, Corriveau H, Hébert R, Winter DA. Gait in the elderly. *Gait & Posture* 5(2) : 128-135, 1997.
159. Smidt GL. Aging in gait. In Smidt GL (ed). *Gait in Rehabilitation.* New York : Churchill Livingstone, 1990.
160. Wilder PA. *Developmental changes in the gait patterns of women : A search for control parameters.* Madison, WI : University of Wisconsin, 1992.
161. Winter DA, Patala AE, Frank JS, Walt SE. Biomechanical walking pattern changes in the fit and healthy elderly. *Physical Therapy* 70 : 340, 1990.
162. Mann RA, Hagy J. Biomechanics of walking, running, and sprinting. *American Journal of Sports Medicine* 8(3) : 345-350, 1980.

第13章 日常の機能的活動における運動学的応用

"できること，できないこと，可能もしくは不可能だと考えていることは，全く我々の能力からくるものではない．それはむしろ自分がどういう人間であるかという信念から生じるのだ．"

—*Anthony Robbins*，アメリカの作家・ニュースキャスター

本章の概要

学習目標

本章の終わりまでに，以下に示す目標を達成してほしい．

- ❑ 一般的な機能的動作の運動学的分析を実行できる．
- ❑ 寝返りや立位への移動のような床上動作を運動学的に説明することができる．
- ❑ 立ち上がり課題の運動学を説明することができる．
- ❑ 持ち上げ動作のような一般的な日常的作業活動中の運動学を説明することができる．
- ❑ 掃除機の使用のような一般的な家事作業中の運動学的パフォーマンスの説明をすることができる．
- ❑ コンピュータステーションの仕事や組み立て作業のような一般的職業活動の運動学を説明することができる．
- ❑ 歩行介助を通して発見するような一般的な患者を保護する方法に関係する運動学を説明することができる．
- ❑ 徒手抵抗の適用のような日常的な臨床活動のパフォーマンスに関係する運動学を説明することができる．

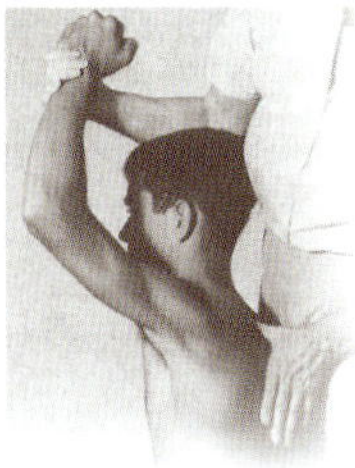

臨床事例

Juan（大学生）は，自身の教育費を支払うために大学図書館でパートタイムとして働いている．彼は，電子図書の情報をパソコンに入力する仕事を1週間に20時間行っている．過去2週間にわたり，彼は私生活でも自身のパソコンを使用しており，さらにこの学期に履修している2種のコースで3つの主要なレポートを完成させた．彼は，最近自分の手関節がパソコン作業の約30分後に痛み始めていることに気がついた．夜間には頸部も痛む．彼は，労働時間を減らすこともレポート作成をやめることもできない．彼は職場か自宅で何か身体に良くないことをしていると思っているが，わからない．彼は，さらに悪化する前に問題（それが何であっても）を解決しなければならないと思っている．

はじめに

本章では，日々の機能的活動の運動学について述べる．それは，一般的な動作を分析するために新しく習得した運動学の知識を用い，適用することで運動学的分析の考え方を提供する．本章は，誰もが関与する多くの異なった日常活動のリストを提供するわけではないが，一般的な活動の運動科学的分析の過程を説明するためにいくつかの例を示す．通読や例証により，動作を安全かつ精巧に行うための関節運動や筋活動の必要量の知識を得ることができるであろう．一度これらの技術を習得すれば，自身の日常生活や臨床現場で直面するであろう人たちのどんな活動に対しても，これらの技術で対応できるはずである．

それぞれの技術の分析では，動作を3つの要素に分ける．第1の要素は，活動の開始から完了までの動作順序を確認する．第2の要素は，活動の全体を通しての関節運動の描写を示す．最後の第3の要素は，筋がうまく動作を遂行するために関節運動をどのように起こすのかを分析することである．

移動性

移動性は，ある位置から他の位置まで移動し，望ましい機能を発揮する位置へ身体を移す重要な能力である．移動性は機能としての基本である．身体とその体節に可動性をもたせなければ，機能は非常に制限される．本項では，移動性の基本的タイプと体位の変化を示す．

床上の移動性：寝返りと床からの立ち上がり

乳児が学習する最初の移動性の1つは，寝返りである．乳児が腹這いや四つ這いを学習するのは，寝返りを獲得した少し後であり，立位や歩行へと進むわずか数カ月前である．移動性を獲得する人間の発達は，他の哺乳動物に比べて比較的遅い．しかしながら，人間が移動性の各段階を通して発達しながら獲得する動作は，ライフサイクルすべてにわたり頻繁に使用される．これらの動作のうち寝返りや床からの立ち上がりは移動性の課題として最も頻繁に使用されることから，本節で述べることにする．

寝返り

移動の発達段階において，寝返りは床上の移動性として最も早い段階で獲得し，人の生涯すべてにわたって有用な移動技術である．**寝返り**は，背臥位から腹臥位もしくは腹臥位から背臥位への動作と定義され，通常若干の体幹の回旋を含んでいる．寝返りは，頭部を回旋し，再び頭部と一直線になるために他の身体部位を回旋するので，立ち直り反応が洗練されたものである．寝返りは，ベッド内の移動や床から起き上がるような日常動作に明らかに関連しているため，生涯の段階を通して使用される，早期からの重要な移動パターンである．したがって，生涯を通して，寝返りは有意義で機能的な移動技術である．

乳児期に成熟する寝返りパターンの発達は，機能的な運動構成要素の出現と発達に密接に繋がる．乳児が抗重力伸展筋と屈曲筋力の制御力を高めるにしたがって寝返りパターンは発達し，変化し，精密になる．乳児がこの基本的な運動技能を獲得するにつれて，寝返りは自発運動から随意運動に進歩する．寝返りの開始時，運動は頭部と頸部から始まり，全身を一体にして分節的でない状態で起こる（**図13-1A**）．しかし，練習すると骨盤と肩部間の運動の分離による流動的な分節性の動作パターンとなる[1]（**図13-1B**）．

成年期では，乳幼児期と比較して寝返りパターンはわずかに異なる．成人と幼児で最も重要な差異は，成人期では体節間の回旋と分離がはっきりし続けるということである．しかし，成人が使う特異的なパターンは，上体の筋力と下体の筋力の差，腹部・体幹の筋力，あるいは個々の柔軟性に制限があるかどうかに依存し，それらによってパターンが異なる可能性がある．寝返りパターンは，成年期でコースを切り替える[2]．例えば，二次的な関節痛と非柔軟性（この場合，患者は不分節性または全身寝返りパターンを用いて乳児のように寝返ることが，より容易であるとわかる）を伴う退行性骨関節症を呈する場合，年齢に関連した変化は起こりそうである．寝返りパターンの開始におけるバリエーションは，例えば，電話に出るか，1杯の水を床頭台から取るために移動する，というような個人の機能的な意味のある活動によって異なってくる．寝返る能力によって位置を変え，背臥位から端座位へ移動できる．

背臥位から腹臥位への成人の典型的な寝返りパターンは，以下の節で記載される．読解や整合性を容易にするために，寝返りを右から左に解説するが，寝返りは，いずれの方向にも実施されることは明らかである．この分析を勉強した後，あなたは腹臥位から背臥位の寝返りについて，自身もしくは誰かの分析をしたくなるだろう．

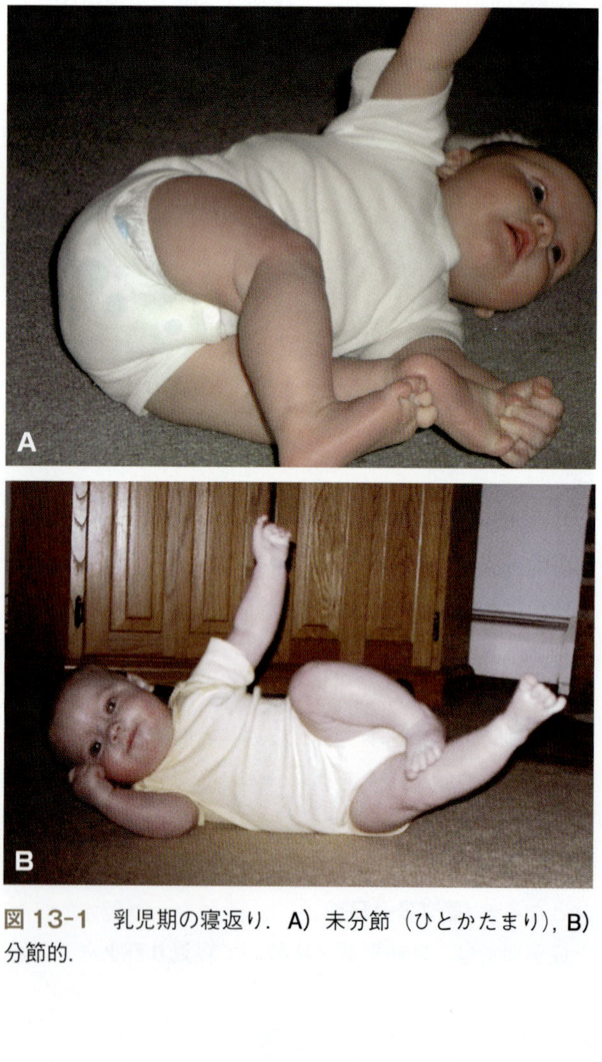

図 13-1　乳児期の寝返り．A）未分節（ひとかたまり），B）分節的．

背臥位から腹臥位へ

2つの運動のうち，背臥位から腹臥位の寝返りのほうが腹臥位から背臥位への寝返りより難しい．しかし，この動作には様々な方法があるかもしれないが，我々は1つの方法にのみ着眼する．あなたは，一度本章を読み終えたら背臥位から腹臥位への寝返りについて他の可能性のある方法も調べることができるだろう．

運動順序

寝返りは，特に動作の開始において，個々に違いがある．我々は上肢運動からの寝返りパターンを例に説明する（図 13-2A，B）．他の開始パターンは頭部・頸部からの開始および殿部からの開始である．右への寝返りの順序は，まず上腕骨・肩甲骨から始動した運動が身体を交差して上肢のリーチングとして始まり，すぐに左肘関節，手関節，手の動きが続く．上肢の運動の後に頭部の運動が続き，動作方向を見るために右回旋する．頭部

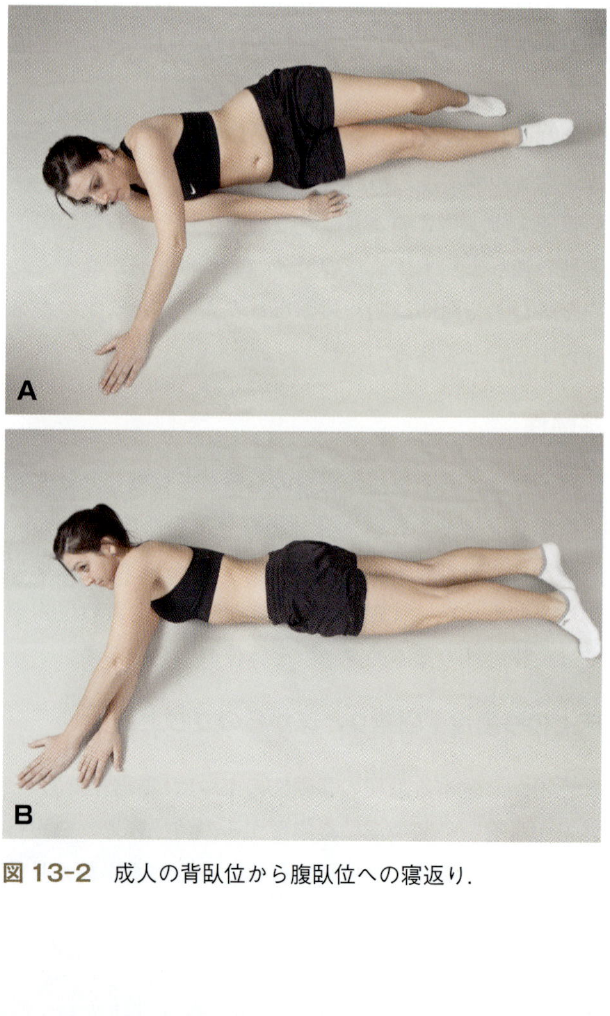

図 13-2　成人の背臥位から腹臥位への寝返り．

の運動の後には，すぐに右側への体幹の回旋が続く．体幹が回旋するにつれて，左股関節が動きを開始する．体重が右上肢にかかる直前に，身体の寝返りが妨げられないように右上肢は身体の近くに入り込む．腹臥位へ完全に回旋すると，右上肢が快適な位置へ調整するために身体の下から動くにつれて，体重は左腕の方へ移動する．

関節運動

左腕は，肩甲骨前方突出や肩関節屈曲，水平内転によって腕を体幹の前方に交差させる．左肩関節複合体がその活動を開始した直後，肘関節は伸展方向に動き，前腕は手関節中間位で回内し，上肢が体幹を交差してリーチするために手指と母指は伸展・外転する．右上肢は体幹が回転する方向から離れる準備のため，体側の隣（右肩関節は肩甲骨の後退を伴い体側の隣へ伸展し，前腕中間位のまま肘関節は伸展し，手関節と手指は伸展する）に置かれる．頭部は右回旋し，頸部は右回旋・側屈し，体幹は軽度屈曲・右回旋する．続いて頸部，頭部がさらに屈曲・回旋・側屈する．左側骨盤は前方に回旋し，左股関節は屈曲・内転し，膝関節は屈曲し，足関節と足部は中間位でそのままか，もしくは中間位か軽度底屈位で床を押して助ける（**図 13-2A**）．右下肢は運動全体を通して伸展位である．一度，体重が右上肢を通過すると右肩関節は，肩甲骨上方回旋，肘関節屈曲，前腕回内を伴って屈曲する（必要に応じて手関節と手部は伸展位で床を押して，回転速度を制御し，補助する）．側臥位では，右上肢を自由にし体重を両上肢に移行し始めるために頸部と上部体幹が同時に伸展するとき，左肩関節は屈曲し続ける．下肢も追従し，頸部・体幹は快適な腹臥位に遠心性に制御され屈曲する（**図 13-2B**）．頸部，背部は，安楽な腹臥位になる前に体重を移行するために伸展する．

筋活動

肩甲上腕関節が三角筋前部線維，大胸筋鎖骨部線維や烏口腕筋によって屈曲する一方，左肩甲骨は前鋸筋と僧帽筋上部線維，僧帽筋下部線維の活動にて前方突出する．すべての上肢動作において，回旋筋腱板は上肢の運動中，関節窩に上腕骨頭を安定させるために作用する．また，上腕骨は上肢が体幹正中線を通過するまで（その間，三角筋後部線維は遠心性収縮によって，水平内転している肩関節を重力に抗して制御する），三角筋前部線維と大胸筋の求心性収縮によって右側へ同時に水平内転される．肘関節は，上腕三頭筋の活動にて伸展し，前腕は方形回内筋と円回内筋の共同作用にて回内する．手関節は長・短橈側手根伸筋，尺側手根伸筋の作用でわずかに伸展する．手指は指伸筋にて伸展し，背側骨間筋にて外転する．母指は母指伸筋の作用で伸展する．

左胸鎖乳突筋と右斜角筋の活動にて頸部の回旋と側屈を伴い頭部は右回旋する．体幹は，腹直筋の筋力を用いて重力に抗して屈曲し，右内腹斜筋と左外腹斜筋を用いて右回旋する．一度，体重が側臥位を越えて移動すると，体重を受け入れる準備として，左肩関節は三角筋前部線維，大胸筋鎖骨部線維，烏口腕筋により屈曲する．そのとき，肩甲骨は前鋸筋，僧帽筋上部線維と僧帽筋下部線維によって前方突出する．肘関節は伸展し，前腕はすでに確認されている円回内筋によって回内し，手関節，手指，母指は，尺側手根伸筋，長・短橈側手根伸筋，指伸筋によって伸展し，上肢は体重を乗せるためパピーポジションになる．手指は背側骨間筋にて外転する．運動を完了するため，頸部と上部体幹は頭板状筋，頸板状筋と上部脊柱起立筋の求心性収縮によって最初に伸展する．いったん上肢が置かれると，これらの同じ筋は遠心性に収縮して，頸背部を制御し，安定性のある腹臥位に置くのを補助する．

床からの立ち上がり

床から立位になる能力は，全身の関節運動と筋活動を必要とする．寝返りと同様にこの技能は，生涯を通していくつかのコースに変化しながら進む[3-6]．例えば，乳児は家具にしがみついて上肢で自身の体を引き上げ，最初に両膝立ちになり，次に片膝立ちになり，そして完全な立位をとることにより初めて課題を達成する．発達するにつれて，彼らは上肢を使用せずに床から立ち上がる．一方，年齢を重ねると支持の必要性が高まり，動作の後退がしばしばある．ここでは，多くの健康な学生のような人が床座位からの立ち上がりに用いる典型的な順序を記載する．我々が動作を説明するとき，あなたは動作を実行しても良い．開始肢位はあぐらで，立位への動作は右側の方であると仮定しよう．

動作順序

床座位では，下肢は動作開始の準備するとき（上肢は準備なし），頭部・体幹は正中位を保持している．長座位では膝関節は前方に伸展し，股関節は屈曲位を保持している（**図 13-3A**）．体重が右股関節上へ移行するとき，左下肢上の横座り位で，両膝・股関節の屈曲を伴って，右上肢は床上の手部で体重の一部を支える．この姿勢では，体幹・骨盤がわずかに回旋することになる（**図 13-3B**）．この姿勢から，体幹・骨盤は両上肢を体重支持の位置へ移動させるためにさらに回旋し，膝関節は四つ這い位で体重を支えるために体の下部に移動する（**図 13-3C**）．ここから，両股関節を伸展し膝立ち位に移行する（**図 13-3D，E**）．膝立ち位から左足底を床接地し，荷重は右膝関節へ移される（**図 13-3F，G**）．左下肢は直立立位へ体幹を持ち上げるために伸展していくとき，体幹は左大腿上で軽度屈曲する（**図 13-3H，I**）．

関節運動

動作の全体を通じて頭部・体幹は，一直線上にある．床座位では，両下肢が股関節 90°屈曲，膝関節が伸展した長座位のとき，頸部・体幹は正中位で直立している（**図 13-3A**）．動作の開始時，右下肢は伸展，内旋，わずかに外転するにつれ，重心は右殿部に移動する．右肘関節，手関節，手指，母指は，上肢で荷重するためすべて伸展する．頸部・体幹は右側へ回旋・側屈する．両股関節は若干屈曲し，膝関節は横座位へ身体を動かすため屈曲するであろう．ここでは，左下肢はわずかに外転・外旋している右下肢上に置かれ，左股関節は内転・内旋し

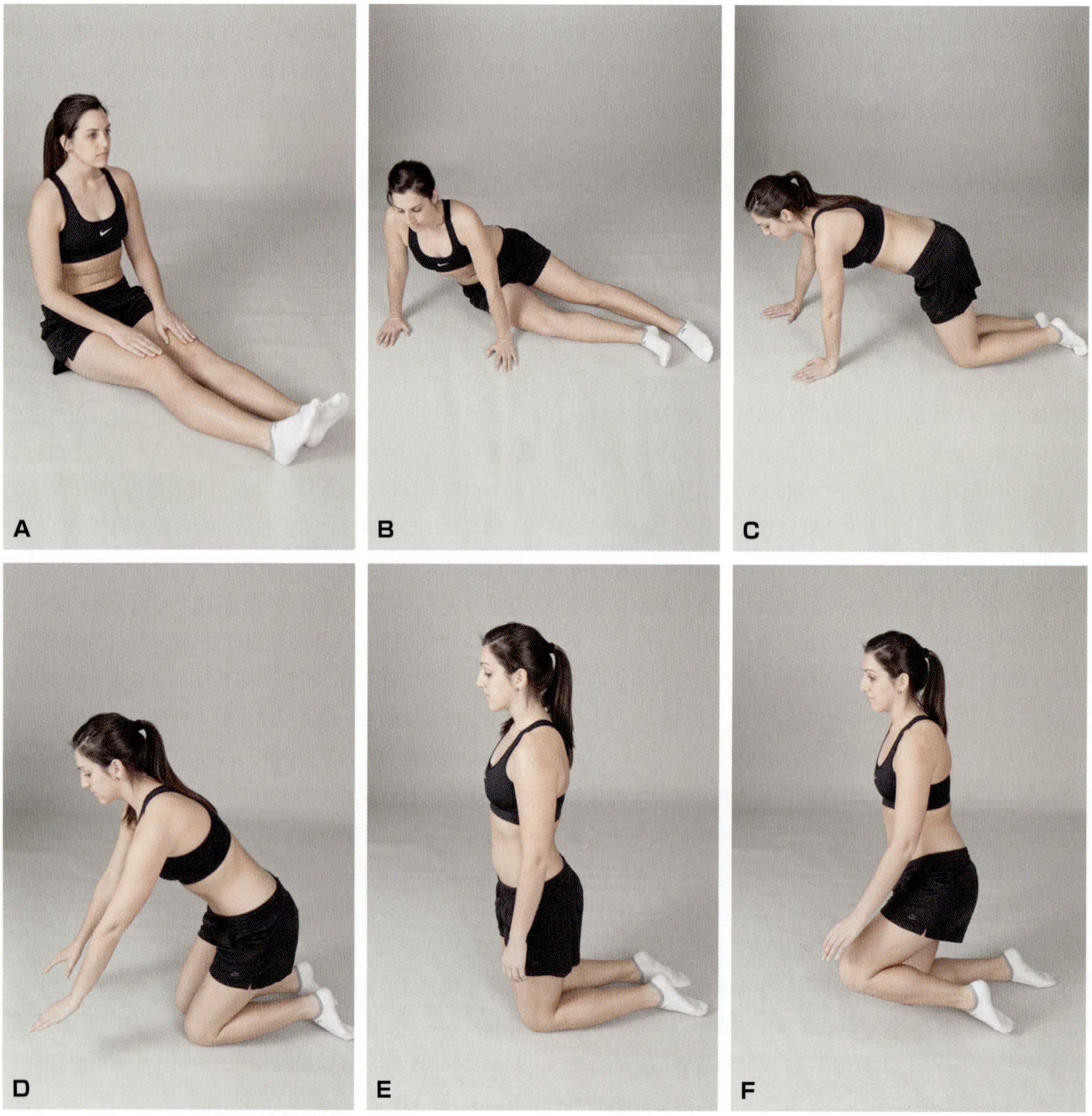

図 13-3　床からの立ち上がりの一連の動作

（次頁へつづく）

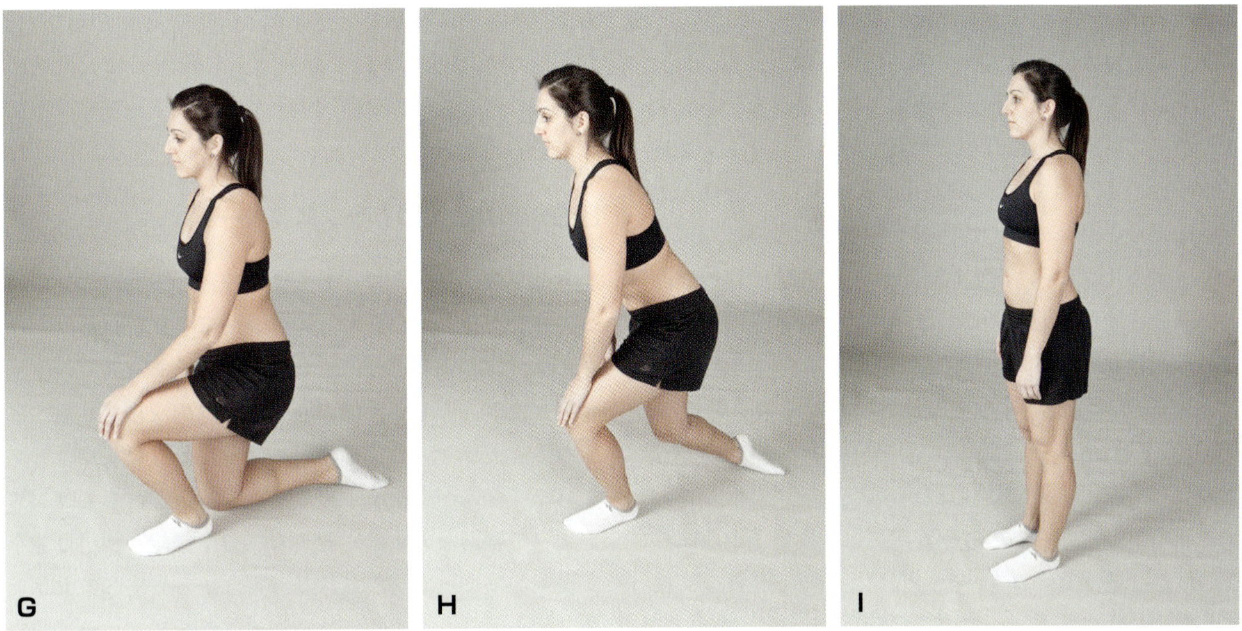

図 13-3（つづき）

ている（図 13-3B）.

横座位から体幹は両下肢上で回旋し，両股関節，肩関節，膝関節 90° 屈曲位で，肩甲骨，骨盤は固定され，肘関節，手関節，手指，母指はすべて伸展した四つ這い位に移行する（図 13-3C）. 四つ這い位から直立した膝立ち位に体幹を動かすために，股関節は背部をまっすぐに保ったまま伸展する．膝立ち位になるとき，体重を右膝に移動するが右股関節は伸展位のままである．頸部・体幹は正中で直立を保っている．左股関節は外転し，それから外旋を伴って屈曲し，左膝関節は足関節を底屈した状態で屈曲して下肢を動かし，膝・股関節 90° かそれ以上の屈曲位で体幹の前方の床に足部を置く（図 13-3F，G）. この姿勢から，左膝関節の上方に体幹を前傾するために両股関節を屈曲する．重心が左下肢の前上方へ動くとき，左股・膝関節は体を上方へ引き上げるために伸展し，右股・膝関節は立位姿勢に移るために伸展する（図 13.3H，I）.

筋活動

座位から動作を準備する際，頸部屈筋群と伸筋群（胸鎖乳突筋，頭板状筋，斜角筋，頸筋）は，体幹の脊柱起立筋・腹部筋とともに，頭部と体幹の安定性を維持するため同時収縮する．一度，横座りへの動きが開始されると，菱形筋と僧帽筋中部・下部線維の求心性収縮によって肩甲骨は後退・下制する．上腕骨の伸展，外転，内旋に関与する筋は，広背筋，大円筋，三角筋（中部・後部線維），棘上筋，肩甲下筋，大胸筋，小円筋，棘下筋を含む．回旋筋腱板は，関節窩の中で能動的に上腕骨頭を安定させる．肘関節は，上腕三頭筋によって上肢を支持するために伸展され，尺側手根伸筋，長・短橈側手根伸筋，指伸筋，母指伸筋の活動により手関節・母指・手指は伸展する．骨盤と体幹が，腹筋および左腰方形筋と左中殿筋の遠心性収縮によって右に側屈・回旋するとき，頸部は胸鎖乳突筋と斜角筋によってやや右に側屈する．股関節屈筋（主に腸腰筋，大腿直筋と恥骨筋）は，ハムストリングスが膝関節を屈曲させるとき，股関節をもう少し屈曲させる．左の殿筋群は遠心性に収縮し続け，重力に抗して大腿を内転方向へ下げる．

横座りから四つ這い位へ体位変換する際，完全に左上肢が右上肢に続き支持肢となるまで，体幹は左外腹斜筋と右内腹斜筋によって右回旋する．左上肢の動きは，左の前鋸筋と小胸筋が肩甲骨を前方突出させる結果として起こり，肩甲上腕関節の前方へのリーチと内転の運動は，回旋筋腱板による関節安定性を得た大胸筋と三角筋前部線維の活動によるものである．前腕の回内を伴った左肘関節の伸展は，円回内筋と方形回内筋の収縮によってコントロールされている．手関節，手指，母指の伸展はすべて，尺側手根伸筋，長・短橈側手根伸筋，指伸筋，母指伸筋の活動で生じる．右上肢は，前述の特定の筋の等尺性収縮により，肘関節，手関節，母指，手指の肢位を維持する．

四つ這い位から膝立ち位への体位変換は，正しく行うと，背部よりもむしろ両股関節から開始される．多くの人が誤って行うように背部で伸展するのではなく，股関節から始めるべきで，最初は屈曲約 90° から，膝関節のハムストリングスの求心性収縮と殿筋群の求心性収縮により，伸展していく（**図 13-3D**）．脊柱起立筋と腹筋群は，股・膝関節運動の間，まっすぐな脊椎を持続するため等尺性収縮する．

直立膝立ち位から片膝立ち位へ移行する間（**図 13-3G**），右大殿筋は右股関節の伸展を持続する．すなわち，重心を右下肢上に移動させるために左大腿が外転し体幹が側屈するとき，左右の骨盤安定筋（中殿筋・小殿筋），腹筋群，脊柱起立筋はすべて，右膝への重心移動を支援するために活動する．一度，左膝関節が非荷重になると，左股関節は，中・小殿筋，大腿筋膜張筋の活動により外転する．股関節の屈曲と外旋を伴ったさらなる外転の動きは，縫工筋の活動によるものである（**図 13-3F**）．腸腰筋は股関節を屈曲し，深部の股関節外旋筋群は，下肢を床から持ち上げる際に十分な可動域を確保するために，股関節の外転を伴い縫工筋とともに働く．そのとき，大腿は，左股関節と足部を一直線にするため内転へと回転する．膝関節は，膝立ち位から 90° 以上屈曲するが，床と体幹間の距離を確保するためハムストリングスの筋力にて最初に屈曲する．一度うまくいくと，膝関節は，90° 屈曲位とするため，大腿四頭筋を使用してわずかに伸展する．足関節は，床から足部の距離を確保するため，前脛骨筋の求心性収縮にて中間位を保持する．いったん足部が左足前の片膝立ち位へと床に置かれると，足関節は前脛骨筋と下腿三頭筋の同時収縮によって保持される（**図 13-3G**）．

立位への動作において，重心が左股・膝関節の前方に移行するように体幹が前方へ移動する間，脊柱起立筋は脊柱をまっすぐに遠心性にコントロールする．右膝関節が非荷重になるとき，約 70° 屈曲している右股関節を越えて前方に移行する荷重量とスピードをコントロールするため，大殿筋とハムストリングスは左下肢で遠心性に収縮する．左足関節は，脛骨が足部を越えて前方移動し，COM（質量中心）が足関節前方に移動する際，腓腹筋の遠心性制御にてその安定肢位を持続する．一度，左下腿がこの前方位置で安定すると，右股関節は大殿筋とハムストリングスの活動にて伸展し，膝関節は大腿四頭筋にて伸展し，右足部は底屈位から床を押し，腓腹筋の筋力で推進する．足部で床を押すと同時に左膝関節は大腿四頭筋の求心性収縮にて伸展し，左股関節は大殿筋によって伸展し，足部は腓腹筋と他の後部下腿筋によって床上で安定する．

座位から立位へのトランスファー

トランスファーとは，ある面や位置から他の面や位置への移動を指し，自立もしくは介助にて行われる．トランスファーの動作目標は，身体の重心をある面での座位から立位へ，あるいは他の面での座位へ変化させることである．トランスファー課題には多くの異なったタイプがある．個人が支援を求めるとき，選択されるトランスファーの特別な方法は，個人の能力や機能，利用可能な支援機器によって決められる．座位から立位へのトランスファーは最も一般的に行われるトランスファー課題なので，ここでは座位から立位へのトランスファーを議論する．トランスファー課題の多種のタイプの先進的な議論は，リハビリテーションのコースで通常行われており，あなたはここで学習する運動力学的分析の戦略をこれらの他のタイプのトランスファー課題に応用することができる．では，座位から立位への動作分析をしてみよう．

座位から立ち上がるために，人は体幹と下肢をコントロールでき，ダイナミックなバランスがなければならない．重心は，座位から立位へと移動するにつれ，比較的広い支持基底面（両股関節，両大腿，両足部）から狭い支持基底面（両足部）に変化する．バランスと筋力がトランスファーに不十分であるなら，これは難しい動作である．

実際の座位から立位へのトランスファー課題には，下肢と体幹の多くの筋において力の生成が必要である．文献レビューにより，この課題には以下の共通要素があることが示されている．

1. 前脛骨筋は，脛骨の安定性と準備として足部を後方に置くために活動する．
2. 股関節伸展筋群（大殿筋，大腿二頭筋）と膝関節伸展筋群（大腿直筋，外側広筋，内側広筋）の活動は同時に開始する．これらの伸展筋群の活動は大腿部が椅子から離れるとき，最大であり，腓腹筋とヒラメ筋は姿勢コントロールの役割を担っている[7-9]．
3. しかしながら，座位から立位への立ち上がりと立位から座位へ戻ることは，逆であるだけで基本的に同様の課題のように思われるが，これらの動作は異なった筋収縮を必要とする．股・膝・足関節の関節運動は類似しているが，立位から座位への姿勢変換では両下肢筋群が遠心性に活動している．同じ筋群が立ち上がりで活動しているが，求心性活動である．この状況において，体幹の重要性は低く，最大に求められているのは膝関節で生じている，といういくつかの根拠が得られた[9, 10]．

4．高齢者がこの課題を遂行する方法は，筋骨格系でみられる正常な加齢変化をしばしば反映している．荷重された関節と脊柱の関節炎，あるいは下肢と背部伸展筋群の筋力低下が認められる場合，高齢者は座位から立位へトランスファーするときに適応可能な戦略を開発することが必要である．

肘掛け椅子を使用した座位からの立ち上がり

あらゆる年齢層の人が，椅子からの立ち上がり時に上肢を使用する（**図 13-4A**）．下肢の損傷やバランス障害をもつ人，高齢者は，椅子座位からの立ち上がり時に肘掛け椅子による補助が必要であるかもしれない[7, 8, 11]．

運動順序

立位をとる前に，両下肢が体重を支持する準備ができるように身体の位置を決める．殿部は座面の端に移動し，体幹は前傾して下肢の上へと重心を前方移動する．両手は椅子の肘掛けの上である．力が両手にかかったとき，同時に下肢が伸展し，重心は足部の上へと前方移動する．両下肢が最終伸展位に達するとき，体幹は重心が両下肢上にくるように直立し，両手は移動して大腿の外側に置かれる．

関節運動

椅子からの立ち上がりに備えて，殿部は“お尻を前方へ歩かせる”か，もしくは背中を椅子の背もたれに押しつけて椅子の前方へ移動する．お尻の前歩きでは，非荷

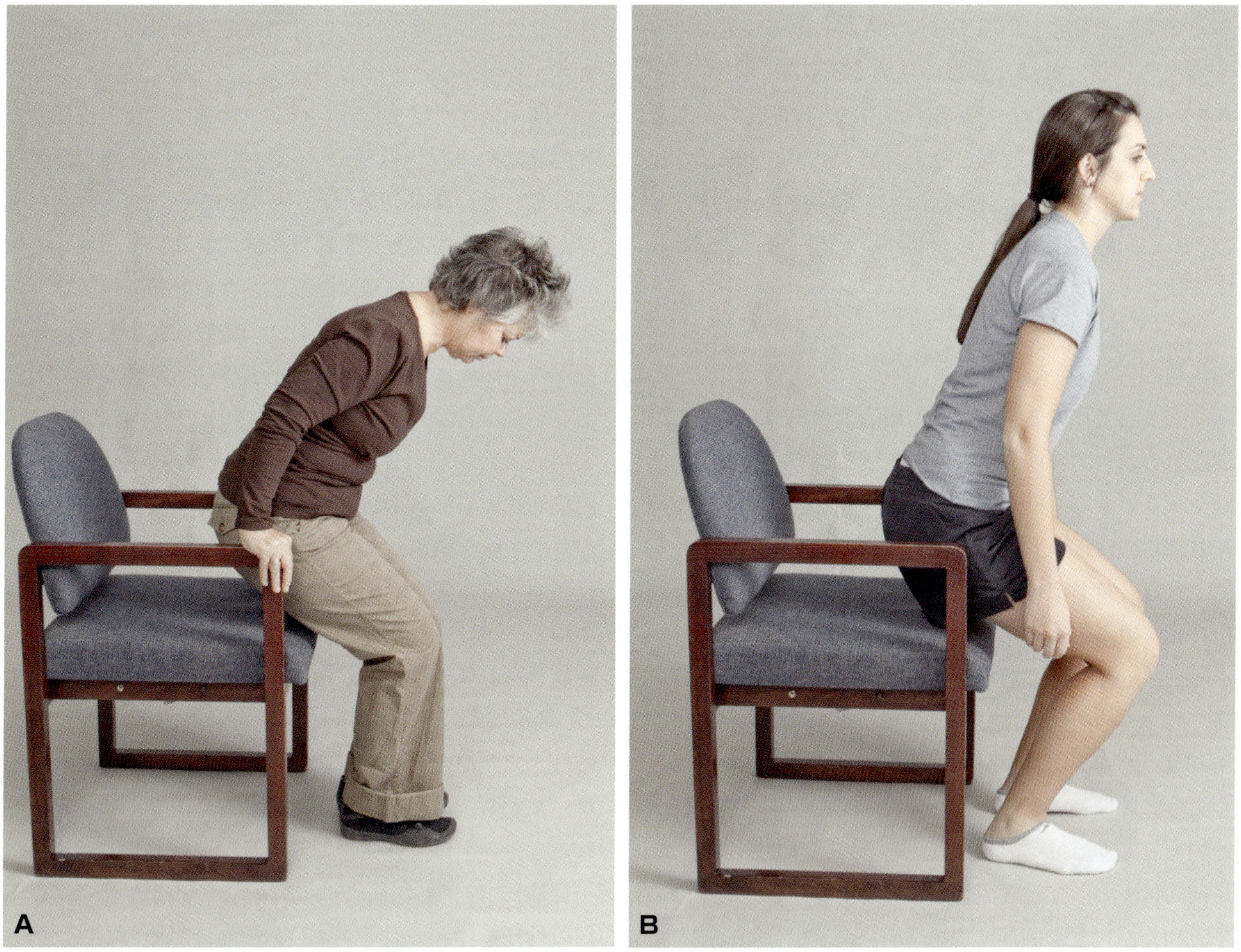

図 13-4　座位からの立ち上がり．A）椅子の肘掛けを使用，B）肘掛けの使用なし．

重側の骨盤が前方に回旋し（両殿部が座面の端に位置するまで），重心は一側の骨盤から対側へ移動する．椅子の背もたれを押すことによって前方に移動する場合は，殿部が前方に滑るように脊柱は伸展し，殿部が座面の端に位置したとき，体幹は直立する．また準備として，両手は肘関節約 90° 屈曲位（肘掛けの高さや個人の体幹や上肢の長さによる）で肘掛けに置かれ，肘関節は体幹の後部に位置したまま肩関節は過伸展し，両股関節は大腿の前上方に体幹が位置するように屈曲する．膝関節は，殿部の下方に足部を動かすため 90° 以上屈曲し，足関節は背屈する．その際は，背部をまっすぐに保つために前方を見なければならない．前腕の位置は肘掛けを握る方法に変わる（回内位か中間位のどちらかである）[8-10]．手関節は背屈位で，手指や母指は屈曲し，肘掛けを握っている．

立位開始動作では，肩関節は，過伸展位から軽度過伸展か中間的な伸展位へ動き，肘関節は伸展，両手が肘掛けから離れるのに伴い手関節は中間位へ動く．頸部は，股・膝関節が伸展するのに伴い，過伸展位から体幹と一直線上となる．身体を直立させるために股関節が伸展するより前に，重心を足部に移行するため頭部は足部の前方に移動しなければならない（**図 13-4A**）．これができない場合，介助なしで立ち上がることは難しいかもしれない．足部は床に確実に固定されるが，足関節は背屈位から中間位に動く．動作は続き，体重が完全に下肢にかかると，両手は肘掛けから離れ，手指・母指は安静肢位に動く．

筋活動

準備として体幹と下肢筋群の低活動が起こる．また準備段階の間，上肢筋群も腕を配置するために最小の筋活動を行う．殿部で前進移動する場合，対側の荷重側が伸長されるのに伴い，挙上側殿部の腰方形筋，中・小殿筋は，骨盤を持ち上げ前方に回旋させる．背部で背もたれを押して殿部を前方に移動させる場合，脊柱伸展筋群は求心性に収縮して殿部を前方へ滑らせる．腹筋群（腹直筋，内・外腹斜筋）は体幹を直立とさせるため屈曲に作用する．ハムストリングスは，足部が座面の下に滑り込むように膝関節の屈曲角度を増大させる．腓腹筋は膝関節屈曲を補助し，床に足部を固定させるため収縮するが，足関節は主として前脛骨筋によって背屈する．肩甲骨の下方回旋筋（菱形筋群，肩甲挙筋）が肩甲骨の位置を決めるとき，肩関節は三角筋後部線維，広背筋，大円筋にて伸展する．肘・手関節は，肩甲骨の動きと肘掛け上の手の位置によって他動的に位置決めされる．

体幹筋群，特に脊柱起立筋は，一連の動作を通して体幹を安定させるため等尺性に収縮する．肩甲骨筋群も肩甲骨安定のため等尺性に働く．具体的にはこれらの筋には，下方回旋筋群（菱形筋，小胸筋，肩甲挙筋）と肩甲骨下制筋（僧帽筋下部線維，小胸筋，広背筋）が含まれる．広背筋，大円筋，大胸筋の胸骨頭の中等度の活動は，肩甲上腕関節を伸展・内転させ，その後肘関節が伸展するとき上肢のスタビライザー（固定筋）として作用する[12]．回旋筋腱板は，下方への押し力が上腕骨頭を関節窩の上部に移動させるのを防ぐために，肩甲上腕関節を安定させる．肘関節伸展は，上腕三頭筋の求心性収縮の結果として生じる．前腕が中間位である場合，回外筋は，円回内筋と方形回内筋とともに同時収縮するが，前腕が完全回内位の場合，回内筋群のみで活動する．手関節は，両手への荷重量によって他動的に伸展位を持続するが，さらに手根の屈曲・伸展筋群が手関節を安定させるために相乗的に作用するとき，それらの筋は，わずかに同時収縮している可能性がある．体幹は，脊柱起立筋の遠心性収縮によって殿部上に保持される．腹筋群と多裂筋は，腰部と骨盤を安定させる．

一度，動作が始まると，頸部・体幹は，頸板状筋と脊柱起立筋の等尺性収縮によって持続的に脊柱の位置を保っている．身体が立ち上がり続けるとき，いったん体幹が直立位になると，頸部は頸部伸展筋群（頸部脊柱起立筋と僧帽筋上部線維）の遠心性収縮と頸部屈筋群（斜角筋，胸鎖乳突筋）のわずかな同時収縮によって過伸展位から中間位に動く．前述したように肩甲骨は下方回旋と下制位で持続的に安定した状態で，肩関節は広背筋，大円筋，大胸筋胸骨部によって伸展・内転を維持する．回旋筋腱板筋群は，常に肩甲上腕関節を支持する．肘関節は，上腕三頭筋によってさらに伸展し，前腕は，中間位か回内位で安定し続け，手関節・手指・母指は，前述の動きを続ける．殿部が椅子から持ち上げられると，大殿筋とハムストリングが求心性収縮し，股関節は伸展する．膝関節は大腿四頭筋の求心性収縮にて伸展し，腓腹筋は，膝関節の伸展と足関節の中間位への動きをコントロールするために遠心性に補助する．両手が椅子から離れると，両手は，背側骨間筋や母指伸展筋群（短・長母指伸筋），母指外転筋（母指外転筋）によるわずかな手指の外転を伴って開く．これらの筋は，他の上肢筋群とともに体側で上肢を安静肢位に動かす．

肘掛けを使用しない座位からの立ち上がり

我々の多くは，押し上げるための上肢の使用を必要とせずに椅子座位から立ち上がる(**図 13-4B**)．この場合，前述の関節運動，筋活動，運動順序はすべて同じである．唯一異なる点は，立ち上がるときに単に両上肢が体側で静かに静止しているか物を持っているかである．上肢からのアシストなしでは，動作遂行の際，下肢筋群がより筋力を必要とする．したがって，これらの順序と活動性はすでに示されたことと類似しているが，出力がより大きい．

職業活動と日常活動

我々は各自が作業を行うのに身体に求められることを無意識のうちに行っている作業は1日の中で何百もある．それらの一部は単純で，一部はより複雑であるが，それぞれの作業は，動作を完全に遂行させるために適度な運動や筋緊張を伴って，特殊な運動順序で行われることが必要である．ここでは，多くの人が自宅や職場で行う共通の日常活動の2例を紹介する．

持ち上げ動作

持ち上げ動作は，職場と家庭の双方で実施される共通の動作である．また，それはしばしば適切でない状態で実行される場合もある．頻回に持ち上げ動作を行っている人が，繰り返し不適切に動作を行っていると，蓄積的な損傷の危険がある．安全な持ち上げ動作の主要な要素の1つとして，適切なボディメカニクスが重要である．適切なボディメカニクスは，背部がうまく保護され，関与する体節で必要となる動きが効果的であるだけでなく，効率的でもあることを示すであろう．持ち上げている間，安全性は最大で，エネルギー消費は最小であるべきである．これらの概念の具体例として，大きな箱を床から持ち上げる動作を分析してみよう（**図 13-5**）.

運動順序

動作は，頭部・体幹・骨盤による能動的な姿勢セットから開始される．人は自分の頭部・体幹を正中線上に保持し，骨盤を中間位に動かすことによって骨盤を安定させる．動作中，決して脊柱を屈曲させてはならない（股関節を使って背部よりも胴を動かして，適切な直立位を保持しなければならない）．持ち上げる前に，その重量を知るために持ち上げる対象物のテストを行う．そして，持ち上げる準備をするとき，対象物の近くで広い支持基底面を確保する．しゃがむために股関節は約 45° 外旋，

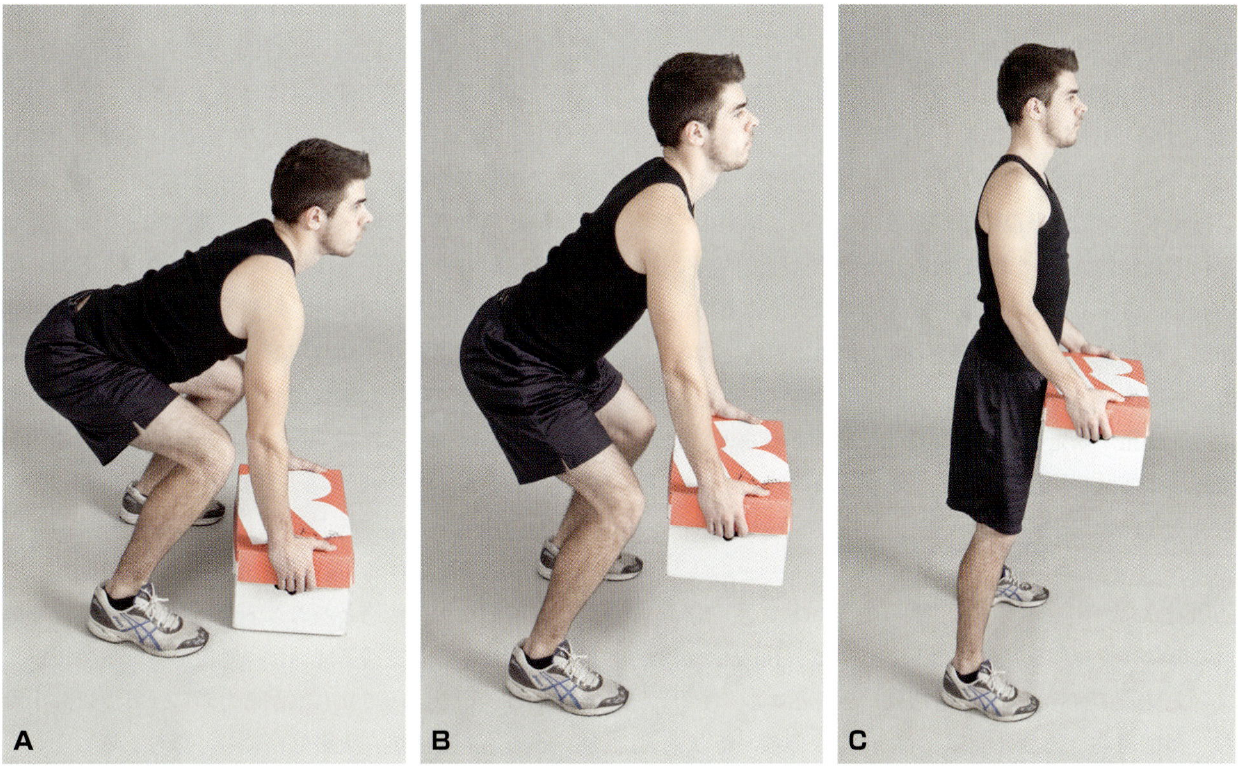

図 13-5　箱の持ち上げ．A）持ち上げを始めるために箱の近くにしゃがむ．B）箱を持ち上げ，腹部に持ってくる．C）箱を持ち上げ，立位で保持する．

約90°屈曲する．脛骨が足部の前方へ動くので足関節は背屈し，両手で箱を持つことができるように身体を低くするため，膝関節は屈曲する．股関節の外転・外旋位は，準備段階すべてで持続される．しゃがみ込みによって両手が箱に近づくにつれ，股関節は体幹が箱の上に移動するように屈曲し，背部はまっすぐで中間位を保つ．しゃがみ込みによって箱の近くまで身体が低くなるに従い，上肢は，肩関節前方屈曲し，肘関節が伸展してリーチし，対象物を確実に持つ（**図13-5A**）．

箱の持ち上げを始めるために，肩甲帯，肘関節，手関節筋群が重量を受け入れる「セット」を行って，両手は手指を屈曲させて確実な把握を得る．それから箱が身体に近づけられる．そして体幹をまっすぐに保ったまま立ち上がる（**図13-5B**）．一度，箱が固定されると立位への動作は下肢の筋力で実行される．立位への動作は，股・膝関節にて始められる．立位では，箱は体幹の近くに保持され，体幹は中間位，足部は広い支持基底面を維持する（**図13-5C**）．

関節運動

動作は，頸部・体幹・骨盤の位置決めから始める．これらの体節は，持ち上げ動作を通して安定した位置を持続するため各々の前部・後部の筋群の同時収縮によって「セット」される．上肢は，体幹・下肢が安定されている間，持ち上げ動作の遂行のため動く．

箱の持ち上げを始めるために，肩関節が内外旋中間位で，約60°屈曲し，体幹近くへ内転するとき，肩甲骨安定のため肩甲骨回旋筋群（上方回旋と下方回旋）は同時収縮する．肘関節と前腕は，箱へのリーチと把握のためそれぞれ伸展位，中間位である．手関節は機能的肢位に伸展し，母指と手指は，最初は箱へのリーチのため完全伸展・外転し，そして箱を把握するために屈曲・内転する．肩関節は，体側へ内転し，肩甲骨は胸郭に固定される．一度箱が固定され，体幹近くに移動されると，股・膝関節は伸展し，股関節はわずかに外転・外旋位で広い支持基底面を持続する．

筋活動

この動作で身体を安定させる姿勢「セット」は，姿勢コントロール筋群すべての活性化を必要とする．すなわち，頸部屈筋（胸鎖乳突筋，斜角筋），伸筋（板状筋）である．脊柱起立筋と腹筋群は，体幹の安定に作用する．骨盤と腰椎は，腹横筋と多裂筋群の同時収縮によって正中位に保持される．股関節外転位の広い支持基底面は，中殿筋・小殿筋・大腿筋膜張筋，縫工筋の収縮により作られる．股関節は，縫工筋の作用も含み大殿筋と深部外旋筋群によって外旋する．しゃがみ込みが始まると，脊柱起立筋は，適切な脊柱の肢位を保持するため等尺性収縮し，腹筋群は腰部の安定化に寄与する．股・膝関節はそれぞれ，大殿筋とハムストリングスの遠心性収縮にて屈曲する．しゃがみ込みが深くなると，深部の外旋筋群，大殿筋，縫工筋によって，股関節外旋位を保持し続ける．腓腹筋は，床上での閉鎖性運動連鎖によって足関節を安定させる．加えて，腓腹筋は，脛骨が足部を越えて足関節背屈するのをコントロールするために遠心性に働く．しゃがみ込みにより箱との距離が近くなると，股関節伸展筋群は，箱にリーチするために体幹が前傾する必要量を遠心性に制御する（準備相のこの間，脊柱起立筋は等尺性収縮し，「セット」した脊柱肢位を保持する）．持ち上げを実行するために，身体と下肢がその肢位を安定しているので，上肢は持ち上げ動作の遂行に従事するだろう．

持ち上げ動作が始まると，体幹・下肢が安静肢位を保持することで上肢による持ち上げ動作が保証できる．箱の持ち上げ動作が始まると，肩関節は，大胸筋鎖骨部，三角筋前部線維，烏口腕筋によって屈曲し，大胸筋，広背筋，大円筋によって内転し，肩甲下筋，三角筋前部線維，棘下筋，小円筋によって内外旋中間位に保持される．この動作の間，肩関節はそれほど挙上しないので，肩甲骨は上腕骨頭の安定のため，上方・下方回旋筋群の同時収縮によりこの肢位を持続する．肘関節は，上腕三頭筋と肘関節屈筋群（上腕二頭筋，上腕筋，腕橈骨筋）の同時収縮によって伸展位を保持する．手関節は，手関節伸筋群（長・短橈側手根伸筋，尺側手根伸筋）と手指屈筋群（浅・深指屈筋）の同時収縮によって機能的肢位で固定されている．手指も掌側骨間筋によって内転する．母指は，箱を側方から保持するため母指屈筋群と母指内転筋群によって屈曲・内転する．箱が確実に固定されると，これらの筋はすべて箱を適切に持って保持するために，等尺性収縮を維持する．箱を持ち上げる準備ができると，膝・股関節は，大殿筋とハムストリングスの求心性収縮により伸展する．支持基底面は，股関節外転位で広いままである（箱を持って立ち上がるために，外旋は，中殿筋，小殿筋，縫工筋，大殿筋によって得られる）．

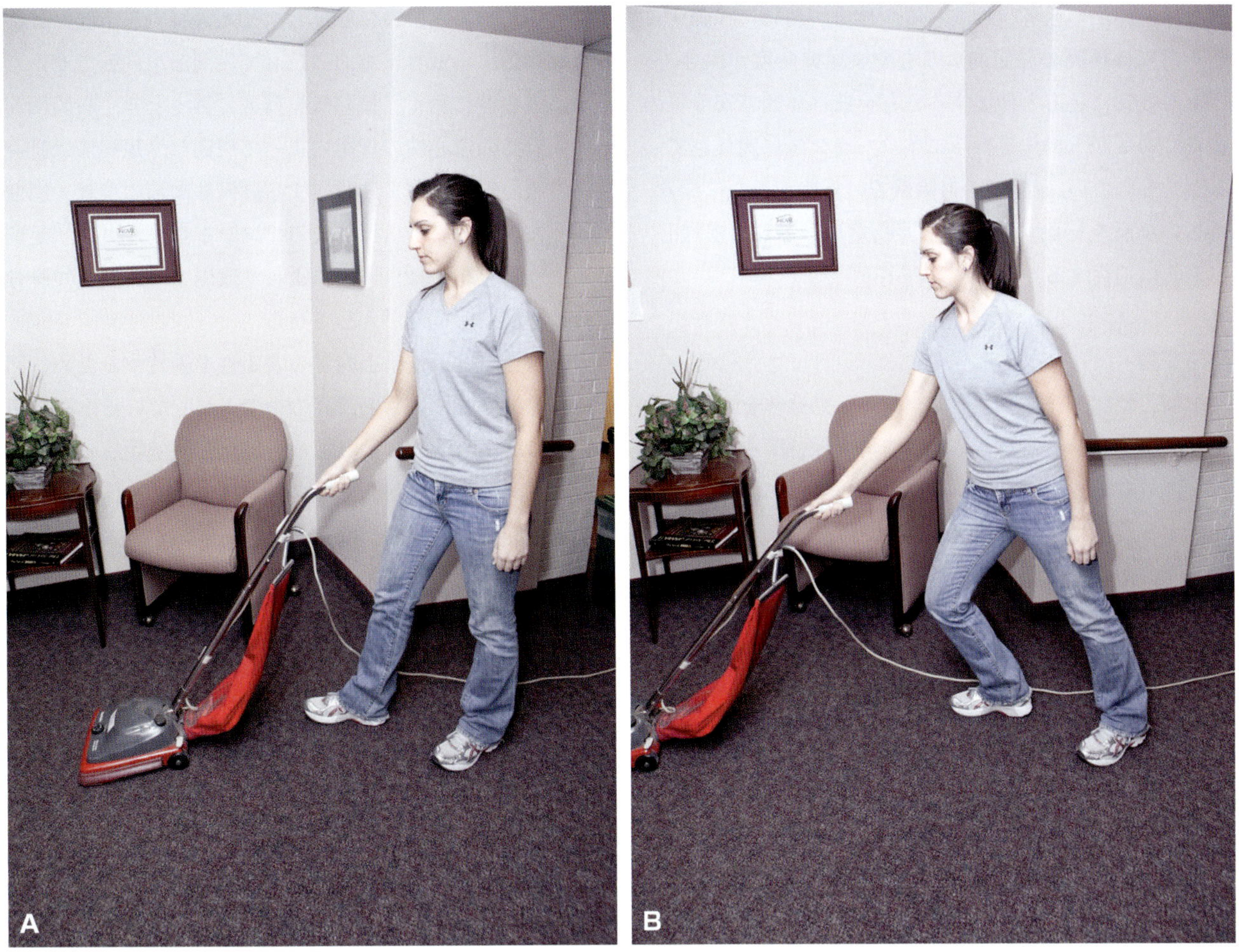

図 13-6　掃除機使用動作

家事作業

動作分析のために選択する多くの家事作業がある．我々は，1つの例として掃除機を使った掃除動作を選んだ．本項でモデルとする動作分析を使用すると，例えば，ほうきで掃く，雪かき，洗濯のような他の作業も分析することができる．

掃除機使用動作

掃除機での掃除は，上肢の押す-引く動作であり下肢の力を利用した良い例である．**図 13-6** に本節で記載する動作を示す．右股関節は，右足部が前方に位置するように左股関節より前方で屈曲したタンデムスタンスで，右上肢は，右手が掃除機のハンドルを握るような位置にあることに注目すべきである．左腕は体側で安静にしている．

運動順序

動作は，一側下肢が前方に位置するタンデムスタンスで始まる．体幹は殿部と一直線で，頭部と体幹は中間位を保持する．右股関節は，膝関節伸展と足関節底屈を伴い屈曲する．左股・膝関節は伸展し，重心が主にこの後方の左下肢にかかった状態で，左足部は中間位である．両股関節は，外旋および若干内転している．肩関節が屈曲するため右肩甲骨は若干前方突出する．右前腕は中間位，手部はパワーグリップでハンドルを把持している（**図 13-6A**）．掃除機を前方に押すときには，肘関節は交互に，カーペットの上を掃除機で押すために若干の肩関節屈曲を伴って伸展し，掃除機を後方に引くときには，肩関節の過伸展を伴って屈曲する．

掃除動作は，ある程度まで肩関節と肘関節でなされるが，押す力は，後脚と前脚の間で体重が前後に移動する際，両下肢から伝達される．肩関節が肘関節伸展を伴って前方屈曲する際，体重は後脚の押しで前脚に移動し（**図 13-6B**），肩関節が肘関節屈曲を伴って伸展するとき，体重は前脚から後脚へ押される．体重が前脚に移動すると，前脚は後脚の膝屈曲よりもやや屈曲角度が大きく，体重が後脚に戻ると伸展する．左上肢は体側で安静位のままであるが，動作遂行時に多少バランスに関与しているかもしれない．床上での掃除機での掃除が進むにつれ，新しい場所を掃除するため右下肢でリードして前進し，左下肢は追従する．

関節運動

頭部，頸部，体幹，骨盤は，この活動全体を通して適切なアライメントでそれぞれ中間位を保持する．この例の前脚（右下肢）は，フェンシングの動作に似て前方に位置する肢位で，股関節屈曲約 20°，外旋，内転位で左脚の前にある．右膝関節は伸展，足関節は約 10°底屈位である．左側の股関節は，主に体重を支持した状態で，若干外転，外旋している．左膝関節は伸展位，足関節は足底が床に接した中間位である．

右肩甲骨は，肩関節が屈曲しているので，前方突出しわずかに上方回旋する．前方に掃除機を押すとき，前腕は中間位で肘関節は一部屈曲から完全伸展位となる．手部は，母指が他の指と対立し手指が屈曲･内転位のパワーグリップで，掃除機のハンドルを持つ．掃除機を身体の後方に引くと，前腕，手関節，手部は変化ないが，肘関節は屈曲，肩関節は伸展する．上腕骨伸展位，過伸展は，肩甲骨の挙上，下制，回旋，後退を伴う．動作全体を通して，肩関節は内外旋の中間位を維持する．掃除機動作の動力は，前脚と後脚の間の体重移動によって得られる．掃除機を前方に押すとき，体重を後脚から前脚に押し出すので，左足関節の外がえしを伴って左（または後方にある）股関節が伸展・外転するにつれ，右側の股関節は屈曲し，膝関節屈曲，脛骨は足関節背屈しながら足部の前方に移動する．この体重移動の間，右股関節は再び伸展し，この順序で繰り返す．

筋活動

姿勢コントロール筋群は，頭部・頸部・体幹を直立位に安定させる．脊柱起立筋と腹筋群は，体幹伸展と骨盤の安定性を制御している．体幹は，左外腹斜筋と右内腹斜筋によってわずかに右回旋している．両側の中殿筋は，骨盤を水平に制御し，一側下肢から他側下肢への体重移動に活動的に関与する．右股関節内転筋群は，体重が前後に移動するときにそれぞれ遠心性，求心性に働く．左股関節外転筋群は，前方への体重移動時に股関節を外転させるために求心性に収縮し，また後脚（左下肢）に体重が移動するときに重力に抗して股関節を内転させるために遠心性に働く．掃除機を前方に押すとき，右股関節は大殿筋の遠心性の作用によって屈曲し，足関節は腓腹筋の遠心性制御により背屈する．両膝関節の伸展・屈曲は，大腿四頭筋の活動によってコントロールされ，足関節は，腓腹筋・ヒラメ筋によって底屈する．長・短腓骨筋は左足関節を外がえしさせる．

上腕骨頭は，常に上腕骨の安定性を維持するために回旋筋腱板の筋により関節窩の中で下制している．右肩甲骨は前鋸筋の活動によって前方突出し，僧帽筋の上部および下部線維と前鋸筋とのフォースカップル作用により上方回旋する．肩関節は，三角筋前部線維，大胸筋鎖骨部，烏口腕筋により屈曲する．前腕は，回外筋，円回内筋，方形回内筋の結合作用を通して中間位を保つ．前方へ押すために，肘関節は上腕三頭筋によって伸展する．母指対立筋は母指を対立させ，浅・深指屈筋と掌側骨間筋はハンドルを握るために手指を屈曲・内転させる．この握りは，手関節を伸展させる尺側手根伸筋，長・短橈側手根伸筋を共同運動的に行う．肩関節は内旋-外旋中間位で，肩甲下筋，棘下筋，小円筋によって固定される．

掃除機を後方に引くには，上腕筋，腕橈骨筋，上腕二頭筋のすべてが関与して，前腕中間位で肘関節を屈曲させる．広背筋，大円筋，三角筋後部線維の活動によって肩関節が伸展するとき，右肩甲骨は，僧帽筋中部線維，菱形筋，肩甲挙筋，小胸筋によって後退し下方回旋する．肩甲骨は，小胸筋により上腕骨の過伸展を伴って傾斜する．

職業上の作業

特に労働災害者に対して，臨床家はしばしば仕事上の評価を求められる．また，臨床家は，最適な職業環境や損傷予防のためにワークステーションの評価や対策案を求められる．職業場面で損傷に至る共通の要素の１つは，作業活動の反復性の性質である．臨床家が治療する多くの労働災害が反復作業を含んでいるため，我々は２つの共通の反復する作業を選んだ．我々は，座位での繰り返しの作業―コンピュータステーションで仕事をするとき―と，立位での作業―工場の組み立てラインで仕事するとき―，について運動学的に分析し，記述する．

コンピュータステーション

多くの人は，毎日コンピュータステーションにおいて

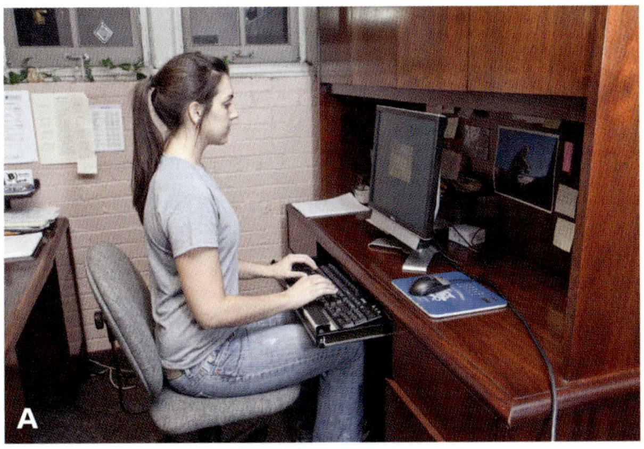

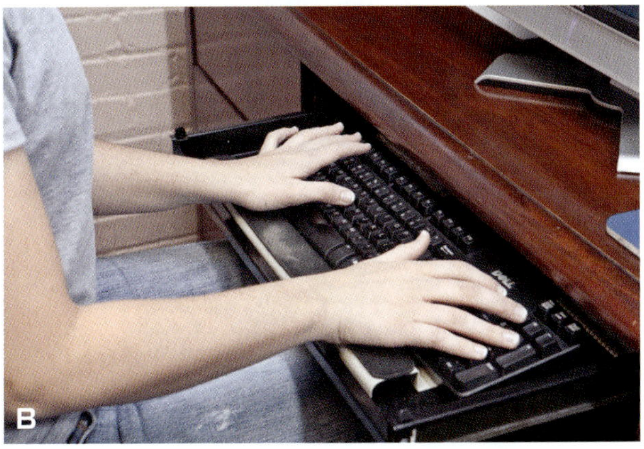

図 13-7　コンピュータステーションでの作業

作業遂行に時間を費やす．最もわかりやすい作業は，(PC でおそらく大部分の時間を費やしている1つである）キーボードを使用することである（**図 13-7**）．

我々は，作業分析する前に，コンピュータ作業をするときに推測される適切な肢位を同定する必要がある．第一の要素は，適切な椅子の選択である．椅子は個々人に適合していなければならない．人が椅子の背もたれに両殿部を完全に着けた状態で座ることができ，座面の前端と膝窩の間が約2インチ（約5 cm）であれば，椅子は最適なサイズである．適切な座面の高さは，両膝・股関節が90°で両足が床上にぴったり着く高さである．肩関節はリラックスし，前腕は肘掛け上で体側近く（肩関節は外転せずに）で快適に置かれているべきである．理想的には，腰椎を補助するために腰部ロール*が背もたれになければならない．適切な座位姿勢は，頭部と肩関節は，頭部と脊柱が中間位で坐骨結節の直上に位置する．背もたれの高さは肩甲骨下角と同じ高さにすべきである．いくつかの背もたれは肩の最上部に位置したり，頭部を支持するのに十分な高さのものもある（これらの椅子は通常リクライニングである）．適切に椅子に座ると，肘関節90°屈曲位か少しそれ以上，手関節中間位，手指はIP関節屈曲位の状態で，手指はコンピュータのキーボードのキーに届く．コンピュータスクリーンは，目と同じ高さになるべきである（**図 13-7A**）．

* 訳注：腰椎サポートのこと．

運動順序と関節運動

コンピュータのタイピングについては，動きがほとんどないので，運動順序と関節運動は本節で一緒に述べる．タイピングの動きは，肘関節に少し補助されるが，主に手関節と手指で操作する．

作業は，適切に椅子に座ることから始まる．頭部，頸部，体幹はそれぞれ中間位を保持する．肩関節は，手指がキーボードに届くように伸展0°か若干の屈曲位にて固定される．肘関節は約90°，前腕は回内位である．手関節はわずかに背屈した機能的肢位で，母指と手指のMP関節は，わずかなIP関節の屈曲を伴ってキーに達するまで伸展0°でわずかな外転位を呈する（**図 13-7A**）．キーボード作業の間，肩関節複合体の動きが多少必要であるが，前腕は回内を保持した状態で肘関節，手関節，母指，手指の活動によって主に実施される．キーの探索は，必要な手指の屈伸，内外転の動きとともに，手関節の橈屈，尺屈運動によって一般的になされる（**図 13-7B**）．

筋活動

頸部（屈筋群：胸鎖乳突筋，斜角筋．伸筋群：板状筋）と体幹（脊柱起立筋と腹筋群）の姿勢コントロール筋群は，適切な座位姿勢を保持するため，持続的に最小レベルの収縮をしている．前方に乗り出して作業する場合は，脊柱起立筋が正しい脊柱のアライメントを維持しながら，大殿筋とハムストリングスの遠心性収縮により股関節で運動が起こる．そうでなければ，座位姿勢は，リラックスしてしまい，下肢は床と椅子の間で固定される．

肩関節は体側にあるかわずかに屈曲する．また肩関節は，肩甲下筋の作用によってわずかに内旋するかもしれないが，これは可変的で，人のサイズとキーボードのサイズに依存する．上腕骨は回旋筋腱板筋群によって安定し，肩甲骨も回旋筋腱板筋群によって安定し続ける．肘関節は，両回内筋群により前腕が回内している状態で，上腕筋と回内筋の収縮により持続的に屈曲している．椅子に肘掛けがある場合の適切なアライメントでは，肘掛けは，僧帽筋上部線維が過度に緊張しないよう肘関節支持のため使用される．手関節は，5つの手根筋群の同時収縮によって，中間位または軽度伸展した機能的肢位に保持される．母指・手指は，指伸筋，母指伸筋，背側骨間筋の作用で，MP関節で伸展・外転位となる．キーへのリーチングに必要な最小の上肢近位筋群の活動があるが，キーボード操作自体は，より近位の関節筋群による関節安定を確保した状態で，主に手関節と手指の活動により行われる．キーを移動する動作は一般的に，肩関節の内外旋筋群と回旋筋腱板筋群（内旋作用の肩甲下筋，外旋作用の棘下筋，小円筋）により行われる．手関節の橈・尺屈運動はそれぞれ，橈屈が橈側手根屈筋と橈側手根伸筋，尺屈が尺側手根屈筋と尺側手根伸筋によってなされる．必要となる手関節，手指，母指の動きは，長指屈筋群か長指伸筋群の力により，必要に応じて屈曲あるいは伸展から移行する．

組み立てラインの労働者

組み立てラインでボール盤を駆動する人の動作分析を行おう．例では，作業はコンベアの前方や労働者の右側に手を伸ばしたり，金属破片を拾ってボール盤の下に置くことが必要となる．それから労働者は，ドリルで穴をあけるためボール盤のハンドルを下に押したり，左側のコンベア上の鉄製の棒を取り換えたりする．写真や運動順序は，この作業において経験豊富な工場労働者が効率的な動作で実施するものを説明する．例えば，棒を取り出し，穴をあけ，取り換えるとき，大関節の動きがなく，安定した姿勢からステップの必要がない．労働者は，腰部の過労を最小限にするため骨盤を中立位に保持するなど良好なボディメカニクスを使う．また，労働者が，コンベア上の棒を取り出し，取り換える際においても，ステップもしくは体幹の回旋を使うよりも単なる体重移動によって実行する．

運動順序

まず，左右に足を開いた姿勢で，コンベアと対面している．頭部，頸部，体幹は中間位で垂直に保持している．コンベア上で金属棒が労働者に近づくように右上肢をリーチする場面から，作業は開始される．右手で金属棒をつかむとき，左上肢は棒を持ち上げる補助のため屈曲する（**図13-8A**）．そして，棒は，両手のしっかりした把持で持ち上げられ，駆動ベルトから除かれる．把持は，手関節の伸展によっても共同運動的に支援される．両前腕は回外位で，肘関節はベルトから棒を持ち上げるために屈曲する．棒の取り出し全体を通して，上肢は体幹に固定されている．

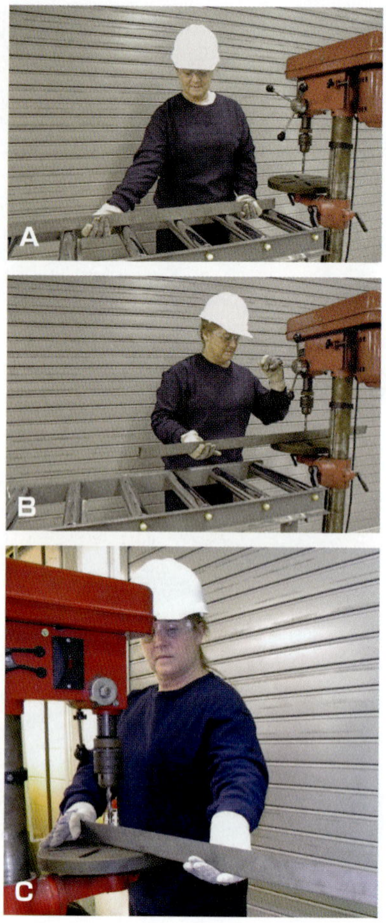

図13-8　組み立てラインでの一連の作業

金属棒はボール盤の台に置かれる．労働者が左手を伸ばしてドリルのハンドルを握るとき，右手は適切に棒を持ち，ハンドルを押して棒に穴をあける．ボール盤は，2～3インチ（約5～7.6 cm）以上金属棒を持ち上げる必要のない高さであり，ボール盤操作が容易なように棒を肩関節の高さ以下に保つ（**図13-8B**）．

棒に穴をあけると，金属棒を自分の左側に再度置くためにコンベア上へ誘導しながら，右手で押圧プレート方向に滑らせる（**図13-8C**）．

関節運動

労働者は，コンベアベルトに向かって立つ．体幹は正中位で，作業中この肢位を持続する．右上肢が外転・外旋して右側にリーチすることで作業は開始される．まず，動作補助のため，肩甲骨は，回旋筋群で固定される．右肘関節は，前腕回外を伴い伸展し，手指，母指が棒を握るため屈曲・外転するとき，手関節は中間位か若干伸展する．右手が金属棒と接触すると，左手は，前腕回内，手関節背屈，手指・母指屈曲・内転を伴って肘関節を屈曲し，棒の取り出しを補助する．左肩関節は体幹に対して内転位に保持されている．

棒がボール盤に置かれたとき，手を適度な握りにして右手で棒の高さを保つ（このとき，棒を固定する作業の大部分は，肘関節 90° 屈曲位，前腕回外位，肩関節外旋・内転，体幹直立位で行われる）．左手でドリルを動かすために，前腕中間位で肘関節を屈曲しながら左肩関節を（わずかに外転位で）屈曲させ，押圧ハンドルを把握し，押し下げて金属バーに穴をあける．

棒に穴があくと，右肩関節を水平内転，肘関節を伸展させて，右手で穴が開いた棒を押圧プレートの先へ滑らせる．労働者は，左にステップするよりむしろ単に左側に体重移動し，左手で棒を誘導する．左肩関節は外旋位で外転し，肘関節は前腕中間位で伸展し，穴が開いた棒を自分の左側にあるコンベア上に降ろす．

筋活動

頸部（屈筋群：胸鎖乳突筋，斜角筋．伸筋群：板状筋）と体幹（脊柱起立筋と腹筋群）における姿勢コントロール筋群は，作業全体を通して適切な姿勢を保つ．骨盤筋群と下肢筋群はこれらの体節を適切なアライメントに維持する．骨盤筋群と下肢筋群には，主に腹筋群，大殿筋，中殿筋，小殿筋，腓腹筋–ヒラメ筋が含まれる[17]．右上肢による右側へのリーチは，三角筋中部線維，棘上筋，棘下筋，小円筋にて行われ，それらが共同作用して肩甲上腕関節を外転・外旋させる．このような肩甲上腕関節の動きは，肩甲骨のスタビライザー（前鋸筋，僧帽筋上部・下部線維〔肩甲骨上方回旋〕，僧帽筋中部線維，菱形筋〔後退〕）の能動的安定化によって支えられている．右肘関節は，金属棒へのリーチのため肘関節屈筋群（上腕二頭筋，上腕筋，腕橈骨筋）の遠心性収縮によって伸展する．回外筋にて前腕は回外する．手関節は，尺側手根伸筋，長・短橈側手根伸筋により共同的に伸展するが，手指，母指は金属棒を把握するため浅・深指屈筋，掌側骨間筋，長母指屈筋，母指内転筋によって屈曲・外転する．その後すぐに，上腕二頭筋，上腕筋，回外筋の作用にて左肘関節が回外位で屈曲することによって左上肢は棒を取り出すのを補助する．そのとき上腕骨は，大胸筋，広背筋，大円筋と回旋筋腱板の作用にて体幹に対して外転・伸展位で安定している．肩甲骨の下方回旋筋と後退筋（肩甲挙筋，小胸筋，菱形筋，僧帽筋中部線維）とともにこれらの筋は，肩甲骨を安定させる．左上肢のリーチは肘関節屈筋によって適切な距離に調節される．把持に関与する主動作筋には，前述した手関節，手指，母指の筋が含まれる．

いったん金属棒をボール盤に置くと，右手は手関節伸筋群（長・短橈側手根伸筋，尺側手根伸筋）と手指屈筋群（浅・深指屈筋）の協同活動にて把持し，その位置を保ち続ける．そのとき，棒を固定するより大変な作業は上腕二頭筋，上腕筋，回外筋によってなされ，回外位で肘関節を 90° 屈曲位に保持する．肩関節は，大胸筋，広背筋，大円筋，棘下筋，大円筋，小円筋の作用にて体幹に対して外転，伸展，外旋し，肩甲骨は，下方回旋，後退位（肩甲挙筋，小胸筋，菱形筋，僧帽筋中部線維）で安定する．左右の回旋筋腱板筋群が活動し，関節窩に上腕骨の骨頭を安定させる．ドリルを駆動させるために，大胸筋鎖骨部，三角筋前部線維，烏口腕筋を使って左肩関節を屈曲（わずかに外転して）し，肩甲骨を下方回旋させることにより安定（肩甲挙筋，小胸筋，菱形筋）させる．左手でプレス機のノブを握るとき，腕橈骨筋と上腕筋，および回内・回外筋の同時収縮によって前腕中間位で肘関節を屈曲する．握りは前述したように行われる．

棒に穴を開けた後，大胸筋と三角筋前部線維の作用で右肩関節を水平内転し，前鋸筋で右肩甲骨を後退させ，穴が開いた棒を押圧プレートの先へ滑らせるため，上腕三頭筋が右肘関節を伸展させる．左上肢によってコンベアの方に重量のある棒を移動させるとき，労働者は左側にステップするよりも，単に体重を左へ移動させ，最小の筋力を用いる．左肩関節は三角筋中部線維，棘上筋，棘下筋，小円筋にて外転・外旋するが，肩甲骨は，僧帽筋上・下部線維，前鋸筋，僧帽筋中部線維によって位置が決められ安定する．肘関節は，前腕回外（回外筋）を伴った上腕二頭筋の遠心性制御により伸展し，穴が開いた金属棒を左側のコンベア上に降ろす．

臨床家の動き

本項では，臨床家が一般に行う動きの運動学的な考え方について議論する．臨床家の仕事は，日常の技術を効果的，効率的に行うために，適切なボディメカニズムを利用する必要がある．臨床家は，適切な技術を使わないと損傷のリスクを負うだけでなく，これらの技術の非効率的な遂行のため，疲労が臨床家を身体的に痛めたり，傷つけたりする．我々が，臨床課題への運動学的適用として２つの例をみる前に，身体をより効率的にするいくつかの身体概念のレビューを示す．第２章によると，身体運動とポジショニングに関連する基本的身体概念には，以下のことが含まれる．

- 安定するため，身体の重心は支持基底面内に入らなければならない．患者に対し補助するか抵抗を与えるかのどちらかの動作を安全に遂行するために，臨床家は安定しておかねばならない．そして，臨床家は，十分な安定性を提供する十分な支持基底面を確保していなければならない．臨床家は，大きな力を受け取るもしくは身体が大きな力を作り出す必要があるならば，支持基底面を拡大する必要がある．
- ダイナミックな活動中の安定は，力が加わる方向に足部を置くことが重要である．臨床家が患者を左から右へ動かしている場合，臨床家の足部を左右の位置へ置くべきである．一方，臨床家が前後方向の動きに抵抗を加えているならば，足部を前後の位置に置かなければならない．
- 重心を低くするとさらに安定性が得られる．したがって，臨床家が力を与えるか力に抵抗したい場合，重心を低くし安定性を得るために部分的にしゃがみ込むことにより，うまく達成できる．
- 「まっすぐ」した脊柱は，背部を最も安定させ，下肢から上肢へ力を最も効率的に伝達できる．つまり，臨床家は，すべての活動を通して脊柱をニュートラルに維持しなければならない．徒手抵抗を加えるとき，下肢からの力を力の伝達によって上肢に利用させるかもしれないので，脊柱をニュートラルに持続することは良い考えである．
- それと同様の傾向で，効果を最大にして小関節を保護するために，臨床家がこの作用と力を活用し，より小さくて弱い上体部分への繰り返される大きな負担を小さくするために，臨床家が力強い下肢筋を使用することは有益である．

患者の保護的方法：移動中の位置

補助具ありまたはなしでの移動中の指導は，一般的に臨床で行われている．支援を必要とする患者は，臨床家に追加的な要求をする．特殊な技術は，自立のための歩行の指導の際，臨床家と同様に患者の保護にも役立っている．患者は，平行棒内から松葉杖の歩行指導に進んでおり，患者がすぐに歩行を始める準備ができているので，臨床家はすでに指導とデモンストレーションを患者に提

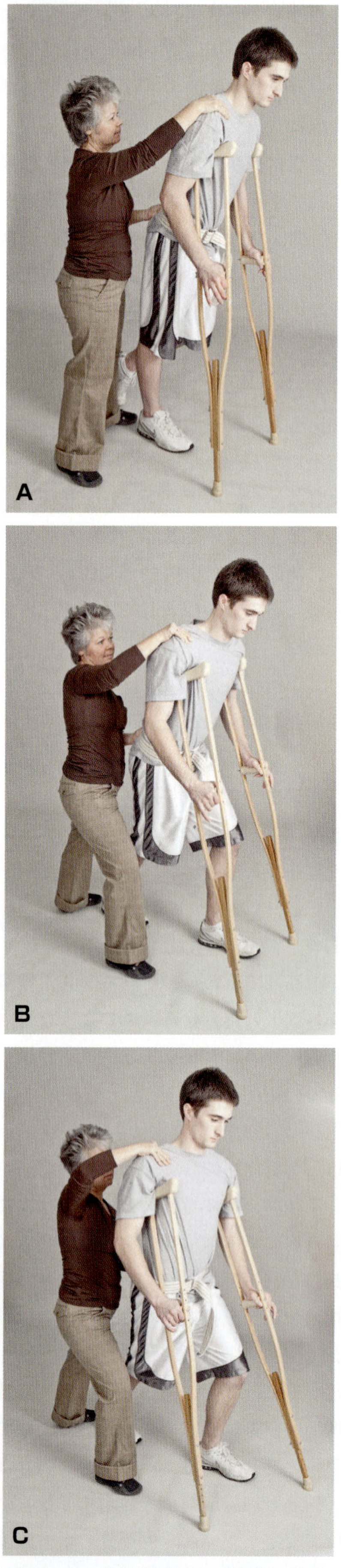

図 13-9　歩行介助時の臨床家の位置

供していると仮定しよう．この患者は左下肢の部分負荷歩行である．この技術の概要を示す．

運動順序

歩行用ベルトは，患者の安全のため装着される．患者は立位で，松葉杖歩行の準備ができている（**図13-9A**）．臨床家は，患者の後方で若干側方に立ち，患者に近いほうの手で歩行用ベルトを握る．もう一方の手は，同側の肩関節の前に置く．臨床家は患者の障害側か非障害側かのどちらかに立つ[18]．経験豊富な何人かの臨床家は，患者が転倒する場合を仮定すると，障害側に転倒するだろうから，障害側に立つのを好む．また，他の臨床家は，患者に突然の補助が必要となった場合，患者をより多くコントロールすることを予測し，非障害側に立つのを好む．歩行用ベルトは，安全のために必要である．患者をつかむ必要がある場合，衣服が破れるかもしれないので，患者の衣類に頼るのは決して良いアイディアではない．

この例では，臨床家は非障害側の後方で，患者の右側に立つ．したがって，臨床家の右足部は患者の後方に位置し，患者の右松葉杖と右脚は一直線になり，臨床家の左足部は患者の両足の後方で，両足の間にある（**図13-9A**）．臨床家の右脚は，前後に広げた肢位の後脚の前方に位置し，運動方向に足先を向けている．患者が松葉杖を前方に動かすと，臨床家は右足を前方に移動させ（**図13-9B**），患者が進むと臨床家は左足を前方に動かす．患者が歩行する場合，突然の転倒を防止するか，安全に転倒させることが必要になったとき，臨床家が患者の動きを制御することができるように，臨床家は下肢を前後に広げた開脚肢位を持続することが重要である．

患者がバランスを崩して，体幹が前方に屈曲し始めると，臨床家は体幹を伸展するため肩を引き寄せ，骨盤が前方に移動するよう両殿部のベルト部分を押し，患者の支持基底面上に患者の重心を置く（**図13-9C**）．しかしながら，患者が転倒することが明らかな場合，臨床家は患者を自分の方へ引き寄せ，床に安全に転倒するのを援助する．

関節運動

臨床家は，下肢を前後に開いた肢位をとっているので，右股関節は，膝関節軽度屈曲，足関節軽度背屈を伴い，わずかに屈曲している．臨床家は，自分の体重の大部分を左下肢に移すことから始める．股・膝・足関節すべて矢状面で中間位に近い．左股関節は，わずかに外旋位である．頭部・頸部・体幹は，骨盤の上で一直線になっている．

臨床家の左上肢は，肩関節軽度屈曲位で，肘関節約90°屈曲位（実際の屈曲角度は臨床家と患者の身長による），前腕回内位，手関節軽度伸展位の機能的肢位，手は患者後部のベルト付近でパワーグリップである．臨床家の右上肢は，肩関節が肩甲骨の上方回旋を伴って屈曲位（肩甲上腕関節と肩甲骨回旋の実際の角度は患者の身長による），肘関節軽度屈曲位，前腕回内位，手関節軽度屈曲位，手指は患者の肩の前部に接触するように軽度屈曲位である．

患者が松葉杖を前方に動かすとき，臨床家は，右側の股・膝関節を軽度屈曲，足関節底屈して，自身のより前方に右脚を置くために右脚を踏み出す．患者に接触している両手の位置を維持するために肘関節がさらに伸展するにつれ，両肩関節はさらに屈曲する．患者が前方に身体を動かすとき，臨床家は，左側の股・膝関節を伸展させ，足関節を背屈させて，全体重を右下肢に移す．足部を床から持ち上げ，少し前進するために足関節を底屈するにつれ，左股・膝関節は屈曲する．同時に，臨床家が患者に近づくに伴い，肩・肘関節は開始肢位に戻る．

もし患者の体幹が前方に屈曲してバランスを崩し始めると（たぶん患者の前方移動による推進力の制御を欠いた結果として），臨床家は股関節を外転し，膝関節を軽度屈曲することで，安定性を高めるため支持基底面を拡大し，重心を低くする．同時に臨床家は患者の肩を自身の方向へ引き，患者の骨盤を前方に動かすため自身の左肩関節を屈曲する．臨床家の右肩関節は患者の体幹の前進運動を制御するため固定されているので，左肘関節は屈曲する．左肩関節が屈曲するとき，左肘関節は患者の殿部を下方に押すために伸展する（**図13-9C**）．

筋活動

臨床家は必要な位置に身体を動かすために，初めに両下肢の位置を決める．右下肢は，股関節を若干屈曲させるために腸腰筋と大腿直筋を用いて位置を決める．そのとき，殿筋群により外旋し，股関節を安定させる．膝関節の位置は大腿四頭筋によって作られ，後方脚上にある体重心は，腓腹筋–ヒラメ筋と前脛骨筋の同時収縮によって足関節を矢状面の位置に保持させるため，右足関節をわずかに底屈させる．左下肢は主に，股関節は大殿筋，膝関節は大腿四頭筋，足関節は腓腹筋–ヒラメ筋の遠心性収縮により矢状面の中間位に近い位置に保持される．股関節は，６つの小筋の作用により外旋しており，殿筋群が補助する．体幹の位置は，スタビライザー（腹筋や多裂筋）により動作中持続される．脊柱起立筋は，身体が前方に動くときに体幹を遠心性に制御し，腹筋は，上肢の運動中に求心性収縮に働く．

右肩関節複合体（僧帽筋上部・下部線維，前鋸筋）の肩甲骨の上方回旋によって，両上肢は活動準備位置へ動き，両肩関節の上腕骨は大胸筋と三角筋前部線維によって挙上する．左肩関節が最小限挙上してから，肩甲骨は回旋筋群の同時収縮によって固定される．両肘関節は，肘屈筋群（上腕二頭筋，上腕筋，腕橈骨筋）の遠心性収縮によって位置が決まる．左前腕は，上腕二頭筋，回外筋の活動にて回外し，右前腕は，両方の回内筋と同時収縮している回外筋の遠心性収縮によって回内する．右手関節は，手関節伸展筋群（長・短橈側手根伸筋，尺側手根伸筋）の遠心性収縮を用いて屈曲する．手指は，長指伸筋の遠心性収縮によって，患者の右肩関節の上前部にのるように軽度屈曲位をとる．左手関節はわずかに伸展位で，橈側手根伸筋，尺側手根伸筋の作用によりこの肢位を保持する．そのとき手指は，浅・深指屈筋の求心性収縮でベルトを握る．母指対立筋と母指屈筋を利用した機能的肢位（パワーグリップ）を呈し，母指は対立する．

患者が松葉杖を前方に動かすとき，臨床家の手は患者に接触する位置を保持し，患者の肩と歩行ベルトを持つために手指屈筋群を活発に使用する．臨床家の右股関節は，腸腰筋と大腿直筋の求心性収縮にて右脚を前方に動かすため屈曲する（**図 13-9B**）．膝関節は大腿四頭筋によりコントロールされ，足関節は重心線の前方に位置するため，足関節は受動的に底屈する．左股関節の大殿筋と中殿筋は，右脚が前進するとき全体重を受け入れる．そして，６つの外旋筋は大殿筋群の補助を受け，股関節の外旋を保持する．大腿四頭筋と腓腹筋-ヒラメ筋は，後脚で体重支持するとき，膝関節と足関節を矢状面に保持する．肩甲骨が肩甲骨回旋筋群（僧帽筋，前鋸筋，菱形，小胸筋，肩甲挙筋）で固定されるので，肩関節の屈曲は，三角筋前部線維と大胸筋により制御される．肘関節の位置は，臨床家の肩関節と患者間の接続を保持するために二次的に定位される．したがって，肘関節の位置は受動的に動くが，肘関節屈曲筋群（上腕二頭筋，上腕筋，腕橈骨筋）と上腕三頭筋の同時収縮によって維持される．

患者が身体を松葉杖のところまで持ってくるために前進するにつれて，臨床家は自身の体重を右下肢に移行する．その際，右側の股関節は，大腿四頭筋の収縮で膝関節が伸展するにつれて，大殿筋，中殿筋の活動的な収縮により伸展する．足関節は，脚上に重心が移行することで他動的に背屈するが，腓腹筋-ヒラメ筋群により遠心性に制御される．左側の股関節は腸腰筋と大腿直筋により屈曲し，床から脚を持ち上げる．左脚を持ち上げるとき，大腿四頭筋は膝関節の屈曲をコントロールし，足関節は前脛骨筋の求心性収縮にて背屈する．下肢が位置を変え，上肢の肩関節と肘関節は開始肢位に戻る．

もし，患者がバランスを失い，直立位に留まるために臨床家の支援が必要になる場合，臨床家は以下の順序で素早く動く．臨床家は，安定した基底面を得るために，大・中殿筋にて股関節を外転し，大腿四頭筋の遠心性収縮にて膝関節を屈曲する．そのとき，患者の右肩を自分の側に引くために，肘関節屈筋群と肩関節伸展筋群（広背筋，三角筋後部線維，大円筋）の求心性収縮や肩甲骨の下方へのスタビライザー（回旋筋群）を伴って，右手は，浅・深指屈筋の求心性収縮を使用する．それと同時に，左手で歩行ベルトを堅く握り続けるために，手指屈筋群と内転筋群の強い収縮を用いたり，手関節を安定させるため手関節の屈筋群，伸筋群の等尺性同時収縮を使ったりする．また，上腕三頭筋は力強く肘関節を伸展させ，三角筋前部線維と大胸筋は，肩関節を少し屈曲させる．この操作中，肩関節は実質的に挙上しないので，肩甲骨の回旋筋群が関節窩に上腕骨を安定させるように作用する．臨床家のこれらの動作は，患者の重心を足部上に置いて安定させ，患者の転倒を予防する．

臨床家の人間工学：徒手抵抗

前述したように，臨床家は正しいボディメカニクスを知っておくことや，損傷から守るとともにエネルギーを節約するために自分の身体を安全にかつ効率的に使用することが不可欠である．正しいボディメカニクスに関連する一般的な概念は，本節の初めに紹介されるが，上下肢の運動中に患者に与えられる徒手抵抗のいくつかの例を通して，それらの概念が特に具体的にどのように使われるのかをみてみよう．活動を難しくするために，我々は，各症例の筋力は4/5であると仮定する．また，患者は男性，臨床家は女性と仮定する．患者は，提示される運動を良く知っているので，臨床家は運動遂行の前にデモンストレーションや指導をする必要がない．それぞれの運動において患者が臨床家を押すとき，臨床家は全運動域を通してスムーズな運動ができる同等の力を加える．

上肢への抵抗

患者が背臥位で臨床家が肩関節外転に徒手抵抗を与えるとき，臨床家は患者の横に立ち，一側の手は手関節の外側の近位部に他の手は肘関節外側の近位部に置く．臨床家の前腕は，手関節の伸展（手根屈筋群の遠心性活動）を伴い回外（回外筋）する．肘関節は若干屈曲位で，肘関節屈曲筋群（上腕二頭筋，上腕筋）と上腕三頭筋の同時収縮によって制御される．手指が患者の上肢の後面にあるのに対して，母指は前面に位置する．母指は，母指対立筋の活動により手指の対側に置かれる．手指と母指は上肢を握る必要はないので，部分的な屈曲位でリラックスしている．肩甲骨回旋筋群（僧帽筋，前鋸筋，菱形筋）による肩甲骨の固定を伴って，三角筋前部線維と大胸筋が収縮することで両肩関節はわずかに屈曲位である．患者が肩関節を外転すると，臨床家はこれらの筋の等尺性収縮運動に抵抗する（**図 13-10**）．上肢が最終外転位へと動くとき，臨床家は外転のスピードを制御するため両下肢の脚力を使う．患者が肩関節を全可動域外転するにつれ，臨床家がテーブルの上方に移動するとき，殿筋群とハムストリングスは股関節伸展を，大腿四頭筋は膝関節の動きを，腓腹筋とヒラメ筋は足関節上の脛骨の動きをそれぞれコントロールする．それぞれの足部が床を離れて上がるとき，前脛骨筋は背屈して足部を床から持ち上げる．臨床家の体幹は，下肢からの力が上肢に移行して使用されるように，活動の全体を通して中間位に維持されなければならない．臨床家の上肢の位置は，患者の全運動域を通して不変である．1 つの反復動作が終了すると，臨床家は患者を上肢を制御したまま，患者の側に戻るために歩き，次の反復運動の準備をする．

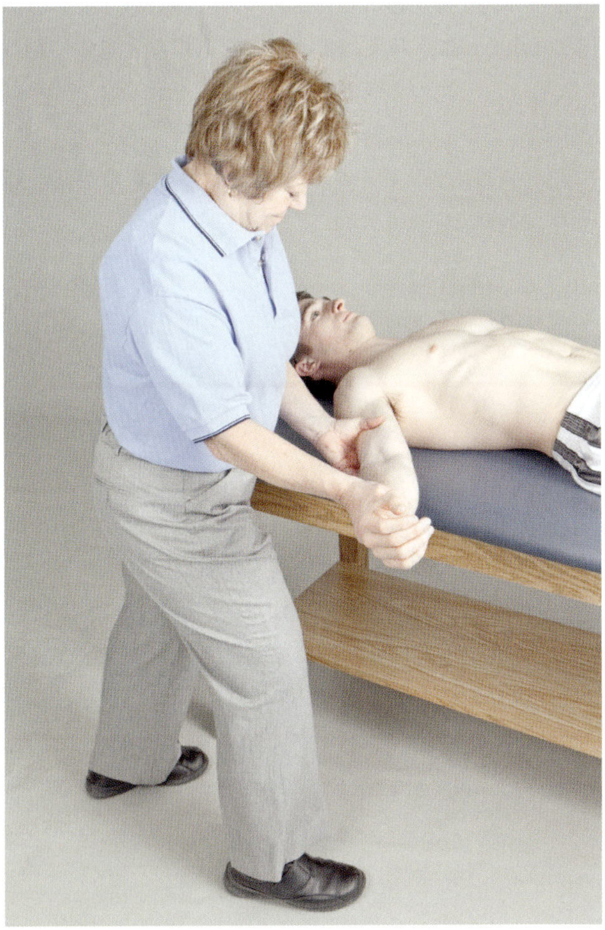

図 13-10　上肢に徒手抵抗を与えている臨床家

下肢への抵抗

この例では，患者は，膝関節伸展の徒手抵抗を受けることになっている．患者は，治療台に端座位をとっている（膝関節は治療台の端から少し離れて下肢は下垂している）．大腿とテーブルを同じ高さにするため，丸めたタオルを大腿遠位部の下に入れる．運動を行う膝関節は，右膝である．

臨床家は，患者と向き合い，患者の右膝のやや右前方に位置する．臨床家は，右膝をつく片膝立ちとなり，適切な脊柱のアライメントを維持する．左脚の股・膝関節は屈曲して，右膝の前方で床に足底接地する．右手は，患者の足関節前方に置かれる．この肢位で，臨床家の右股関節は伸展（殿筋とハムストリングス）し，一方，左脚は屈曲（腸腰筋と大腿直筋）する（**図 13-11**）．両膝関節は約 90° 屈曲位（ハムストリングス）である．臨床家が股関節から前方に傾くとき，大殿筋とハムストリ

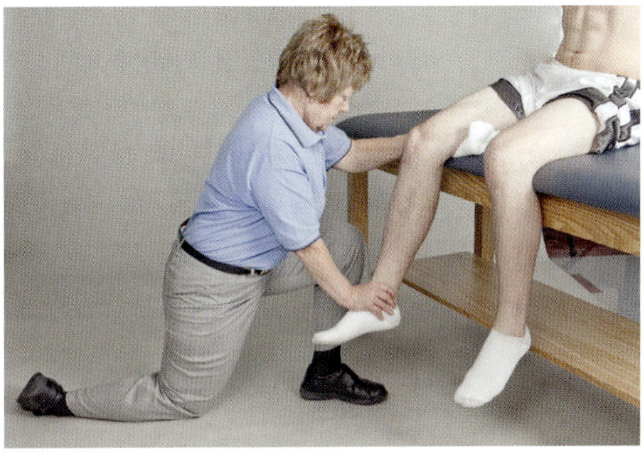

図 13-11　下肢に徒手抵抗を与えている臨床家

ングスは運動範囲を遠心性にコントロールする．母指は他の手指と対立し（母指対立筋），他の指はすべてやや屈曲位である（長・短指屈筋群，長・短母指屈筋群）．手関節は，伸展・橈屈位である（長・短橈側手根伸筋，頭側手根屈筋）．肘関節は，まず肘関節屈筋群により若干屈曲位であるが（上腕二頭筋，上腕筋，腕橈骨筋），一度運動が始まると上腕三頭筋と肘関節屈筋群の同時収縮により肘関節の肢位は保持される．肩関節は，三角筋前部線維，烏口腕筋，大胸筋の作用にて若干屈曲する．肩関節の動きは60°以下なので，肩甲骨は回旋筋群により安定肢位を保持する（そのことは前述している）．患者の筋力が強い場合，臨床家は治療台の表面に左手を置いて自身の体を固定することを選択するかもしれない．その場合，左肩関節は前方挙上する．すなわちこの動作に使用する筋は，右肩甲帯に関しては，適切な肩関節挙上をするために肩甲骨を回旋する肩甲骨上方回旋筋群（前鋸筋，僧帽筋上部・下部線維）を除いては，右肩関節と同様である．肘関節はほぼ伸展位で，前腕は，手掌を治療台の表面においた状態で回内している．この肢位をとるために，上腕三頭筋は，方形回内筋と円回内筋が前腕を回内させるにつれて，肘関節を伸展方向に動かす．手掌面が治療台に接するように，手指は伸展・外転する（指伸筋，長母指伸筋，背側骨間筋）．

患者の大腿四頭筋が膝関節を伸展させるために収縮するとき，臨床家は，膝関節の全運動域を通して安定した運動を提供する抵抗を与える．臨床家の上肢の前方に身体を置いて，臨床家は，まず前足から後脚へ体重を移動し，患者が膝関節伸展を続けるにつれて，右上肢が患者の脚に対し相対的にその位置を変えないように立位になっていく．臨床家が抵抗を与えるとき，肩・肘・手関節の筋群は等尺性に収縮し，上肢への抵抗の例に類似している．股関節と大腿の筋力は患者に加える抵抗の制御に使用されるが，背部は中間位で安定肢位を持続する．

要約

本章では，運動学的分析の実行方法や，一般的な機能的動作で生じる運動順序，関節運動，筋活動の身体運動学的表現方法について説明した．使用した方法は，動作を注意深く研究することによる運動の説明と分析を含んでおり，以下のステップで記述した．すなわち運動順序の記述，関節運動，最後に運動遂行に用いられる筋活動である．日常活動，作業課題，臨床技術応用における共通の事例は，身体運動学的分析が起こる方法とそれが必要である理由を理解するのを助けるために提供した．一度あなたが課題に関連する活動を確認したら，あなたは人のために意味のあるそして適切なリハビリテーションプログラムを立案することができる．あなたが活動の身体運動学的分析が起こる方法についてのアイディアを習得したからには，我々はより特別な応用に入っていくことにしよう．次の２つの章では，分析を詳述し，日常生活活動における上肢動作の運動学的応用（第14章）と，スポーツとレクリエーションにおける全身の関与（第15章）をみていく．

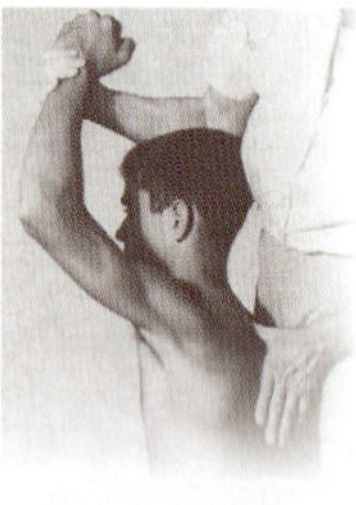

臨床事例の解決方法

Juanは，自宅または図書館で使用するどちらのコンピュータステーションも彼のために適切に設置されていないと悟った．図書館において，彼は体幹を前傾して座り，背中は円背し，肘関節は両手の下，手関節は過伸展している状態である．家では，彼の椅子はあまりに高いため，両足を床に着こうとすると背中が円くなる．コンピュータスクリーンを見るときは常に，彼は頭部を上に動かさなければならない．彼の目標は，夜までに双方のワークステーションを適切な状態にすることである．彼は，手関節や頸部の問題をもち続けないように，それらを修正することを楽しみにしている．

確認問題

1. 本章で記述された運動力学的分析の各々を確認して，そのレビューのあなたの理解に基づいて以下の問題に答えなさい.
   a. 関係する関節部分のどこが最も必要か？　最も必要でないのはどこか？
   b. 課題実行に関係する関節において，反復運動もしくはインピンジメントのいずれかによって，時間とともに機能障害の危険性がある体節または関節はどこか？
2. Juan のワークステーションや自宅のコンピュータ設置について問題を確認しなさい. あなたはそれらを改善するために提案する修正を挙げなさい.
3. 肩関節外転運動と膝関節伸展運動における患者に徒手抵抗を与える方法の身体運動学的記述に基づくと，患者が背臥位で股関節屈曲への抵抗運動である場合，臨床家の位置と運動をどのように解説するか.
4. 掃除機の使用に関する動作と活動を理解した今，あなたは箒(ほうき)で床を掃除するための必要条件をどのように説明するか？
5. ウエストの高さから頭部の高さまで箱を持ち上げる人の動作の必要条件を記載しなさい. あなたがこの作業の安全に関してすべき配慮は何か？
6. 良好なボディメカニクスを用いて，ぬかるみで動けない自動車を押す手助けをする方法を記述しなさい. あなたは，自身の両股関節と両脚から上肢に力をどのように移行するか？
7. あなたは，重い物を引くか押すかどちらが容易だと思うか？　あなたの答えを説明しなさい. 最も身体運動学的に正確な方法を記述しなさい.
8. もしあなたが動いているバスの上に立っているとすると，両下肢をどのように位置しなければならないか？ あなたの答えを説明しなさい.

研究活動

1. パートナーまたは小集団で，本章で記述される運動力学的分析をそれぞれ確認し，臨床場面でみられると予測される制約があれば，その活動の修正案を示しなさい.
2. 本章で紹介した運動学的分析のモデル（運動順序，関節運動，筋活動）を使用して，以下の追加した一般的な機能的活動の分析を実践しなさい.
   a. 食器洗い，拭き
   b. 上開き式（タテ型）洗濯機を積む
   c. 洗濯物の折りたたみ
   d. 前開き乾燥機（ドラム式）を空にする
   e. ドライヤーとヘアブラシの使用
   f. シャワーを浴びる
   g. 冬用コートを着る
   h. プルオーバーのセーターを着る
   i. ジッパーの引き上げ
   j. 靴紐を結ぶ
   k. 雪かき
   l. スクロールしてインターネットを検索するためのコンピュータマウスの使用
   m. エアロビクスの授業でジャンピングジャック（ジャンプして脚を開閉する）をする
   n. ダンスを踊る（あなたはダンスを選択する）

より多くの例を引き出すことによって，気兼ねなくあなた自身と同級生に挑戦してください. 楽しんで！

文献

1. McGraw MB. *The Neuromuscular Maturation of the Human Infant*. New York : Haffner Press, 1945.
2. Richter RR, VanSant AF, Newton RA. Description of adult rolling movements and hypothesis of developmental sequences. *Physical Therapy* 69 : 63-71, 1989.
3. Bertoti DB. *Functional Neurorehabilitation through the Life Span*. Philadelphia : F A Davis Company, 2004.
4. Cech DJ, Martin S. *Functional Movement Development across the Life Span*. Philadelphia : WB Saunders, 2002.
5. Shumway-Cook A, Woollacott MH. *Motor Control : Translating Research into Clinical Practice*, ed 3. Philadelphia : Lippincott, Williams & Wilkins, 2007.
6. Van Sant A. Rising from a supine position to erect stance. *Physical Therapy* 68 : 185, 1988.
7. Kelley DL, Dainis A, Wood GK. Mechanics and muscular dynamics of rising from a seated position. In Komi PV(ed) : *Biomechanics*, Baltimore : University Park Press, 1976, pp 127-134.
8. Millington PJ, Myklebust BM, Shambes GM. Biomechanical analysis of the sit-to-stand motion in elderly persons. *Archives of Physical Medicine and Rehabilitation* 73 : 609-617, 1992.
9. Richards CL. EMG activity level comparisons in quadriceps and hamstrings in five dynamic activities. In Winter DA, Norman RP, Wells RP (eds) : *International series on biomechanics IX-A*, Champaign, IL : Human Kinetics Publishers, 1985 pp 313-317.
10. Carr R, Shepherd J. *Neurological Rehabilitation : Optimizing Motor Performance*. Oxford : Butterworth Heinemann, 1998.
11. Janssen W, Bussmann H, Stam H. Determinants of the sit-to-stand movement : A review. *Physical Therapy* 82 : 866-879, 2002.
12. Magermans DJ, Chadwick EKJ, Veeger, HEJ, van der Helm FCT. Requirements for upper extremity motions during activities of daily living. *Clinical Biomechanics* 20(6) : 591-99, 2005.
13. Cools A, Witvrouw E, Declercq G, Danneels L, Cambier D. Scapular muscle recruitment patterns : Trapezius muscle latency with and without impingement symptoms. *American Journal of Sports Medicine* 31(4) : 542-549, 2003.
14. Tyler AE, Karst GM. Timing of muscle activity during reaching while standing : Systematic changes with target distance. *Gait & Posture* 20(2) : 126-133, 2004.
15. Haugstvedt JR, Berger RJ, Berglund LJ. A mechanical study of the moment-forces of the supinators and pronators of the forearm. *Acta Orthopaedica Scandinavica* 72(6) : 629-634, 2001.
16. Nachemson A. Lumbar intradiscal pressure. *Acta Orthopaedica Scandinavica* 43 : 1-104, 1960.
17. Archambault P, Pigeon P, Feldman AG, Levin MF. Recruitment and sequencing of different degrees of freedom during pointing movements involving the trunk in healthy and hemiparetic individuals. *Experimental Brain Research* 126(1) : 55-67, 1999.
18. Pierson FM, Fairchild SL. *Principles & Techniques of Patient Care*, ed 3. Philadelphia : Saunders, 2002.

第 14 章
日常生活における上肢動作の運動学的応用

Ingrid Provident, EdD, OTR/L, and Peggy A. Houglum, PhD, PT, ATC

"創造性とは時として他人が抱える問題を異なる視点から捉える日常活動を意味する."

—*Joseph L. Badaracco, John Shad Professor of Business Ethics at Harvard Business School*

本 章 の 概 要

学 習 目 標

本章の終わりまでに，以下に示す目標を達成してほしい.

- ❏ 日常生活活動（ADL）を行うために必要な主動作筋を挙げることができる.
- ❏ 特定の動作において上肢を保持したり，動かす機能をもつ筋群を挙げることができる.
- ❏ 日常動作で用いる手の把握パターンを明らかにすることができる.
- ❏ 動作分析の体系的モデルを示すことができる.
- ❏ 日常生活活動について，独自の分析ができる.

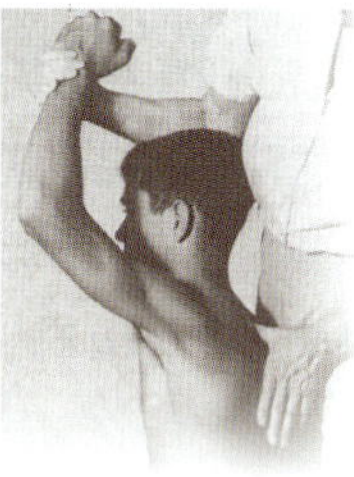

臨床事例

Sam はこの 1 カ月，Nathaniel の肘関節損傷のリハビリテーションに取り組んできた．Nathaniel の損傷は，建物の内装の改装中に負ったものである．Nathaniel の復職の準備はすでに整っているが，その前に，Sam は彼の仕事がどのような作業を必要とするか確認しようと Nathaniel の仕事場を訪ねてきている．Sam は Nathaniel が安全かつ効率的に作業を行い，仕事に復帰できるような準備がきちんとできていることをその目で確かめたいと思っている.

はじめに

人は毎日，日常生活活動（activities of daily living：ADL）のなかで単純な動作や複雑な動作を行い，健康を維持するために活動したり，仕事をしたり，レクリエーションや娯楽を楽しんでいる．これらの動作は個人によって方法が大きく異なるため，同じような動作においても用いる筋の種類やその使い方は様々である．例えば，朝，ベッドからの起き上がり方はあなたとあなたの兄弟とでは異なるだろうし，着替えて学校に行く準備の習慣化した動作はルームメイトや友達とも違うだろう．臨床家は，患者が運動障害を克服するために活動を適応させるのを援助する前に，まず正常動作を理解しておくべきである．そこで，本章では正常動作の例をいくつか挙げる．本章に記載している動作は，それに使用する筋すべてではなく，主動作筋となるものだけをとりあげている．また，各動作は近位から遠位の方へと構成している．つまり，まず初めに肩関節の動きを多く必要とする活動を挙げ，次に肘関節の動きを要する活動，最後に手関節や手指の動きが主体となる動作という順番になっている．

機能の応用

本章では上肢の活動とその動作筋についてのみ述べる．例えば人が何らかの上肢の動作をしながら立っているとき，下肢筋もその活動に使用されており，体幹筋も同様である．しかし，そのような観点で記載すると内容があまりにも広範囲になってしまうため，本章では上肢の動作にのみ焦点を当てることとする．もちろん，1つの章で日常生活動作や日常の機能に関わる上肢の動作すべてを含めることは不可能である．本章のねらいの1つは，読者が機能的動作分析の一般的な概念を把握できるように，通常にみられる上肢の活動の例をいくつか提供することである．いったん一般的な動作分析の方法について正しく理解できれば，介入する患者で遭遇するその他の動作についても読者が独自に動作分析を行うことができるようになってくる．本章で取り扱う基礎となる運動学的な機能の応用例をもとに，読者の専門的カリキュラムのさらなる研究が構築されるだろう．

本章で述べる活動は，わかりやすく，かつ比較しやすいように，項目ごとに同じ順番で内容を記載している．まず，動作や筋の作用がどこから生じ，どのような順番をたどるのかについて述べる．次に，上肢のどの関節がどのような運動をするのかについて明らかにする．そして最後に，関節ごとの筋とその作用について，動作の全体像を示して説明する．

主に肩関節複合体の動きを必要とする動作

これまでの章でみてきたように，肩関節の役割は手の機能をうまく活かすようにその位置決めをすることである．日常の活動においては，肩関節複合体の動きが上肢の動作の開始となる場合が多いので，本章では肩関節について初めに述べる．本項では，肩関節の動きを必要とする５つの活動について例を呈示する．

頭上と前方へのリーチ動作

クローゼットの中の高い所にある本に手を伸ばす，クローゼットのハンガーにジャケットをかけるといった，日常での多くの動作を遂行するためには肩関節の多様かつ最適な可動性が求められる（**図 14-1A，B**）．臨床家は患者の機能を評価する前に，動作を適切に行うために何が必要であるかを理解しておくべきである．

運動順序

肩関節が動く前にはまず体幹の筋群が作用し，全身の準備を整える．次に僧帽筋上部と前鋸筋が上腕骨の挙上に伴って肩甲骨を安定させる．上腕の挙上が始まると，回旋筋腱板が上腕骨頭を関節窩内に安定させていく．挙上角度が大きくなるにつれ，肩甲骨周囲筋群も肩甲骨の上方回旋と前方突出を生じ，回旋筋腱板も継続して上腕骨頭を関節窩内に留めさせ続ける．そしてさらに上腕が挙上すると，物品をつかむための正確な位置に手をもっていくため，肘関節の伸展が徐々に起きる．本にしろ，ハンガーにしろ，目標物に手を伸ばすときには，伸筋群の作用によって手指は伸展し，物の大きさに合うように手指の位置を細かく調節する．物が手の中に収まると，手が本やハンガーに合うように手指は屈曲し，手関節背屈筋群が共同収縮して手関節は軽度背屈位となる．物品をつかむと，肩甲骨周囲筋，肩関節周囲筋，肘関節の屈筋および伸筋群，手関節背屈および掌屈筋群に等尺性収縮が生じ，肩関節周囲筋群の作用で上腕骨を挙上して対象物を棚やクローゼットの竿からとり外す前にそれを持ち上げることができるようになる．

関節運動

日常生活動作の中で最も大きな肩関節の屈曲可動域を必要とするものに，頭上へのリーチと髪をとかす動作が

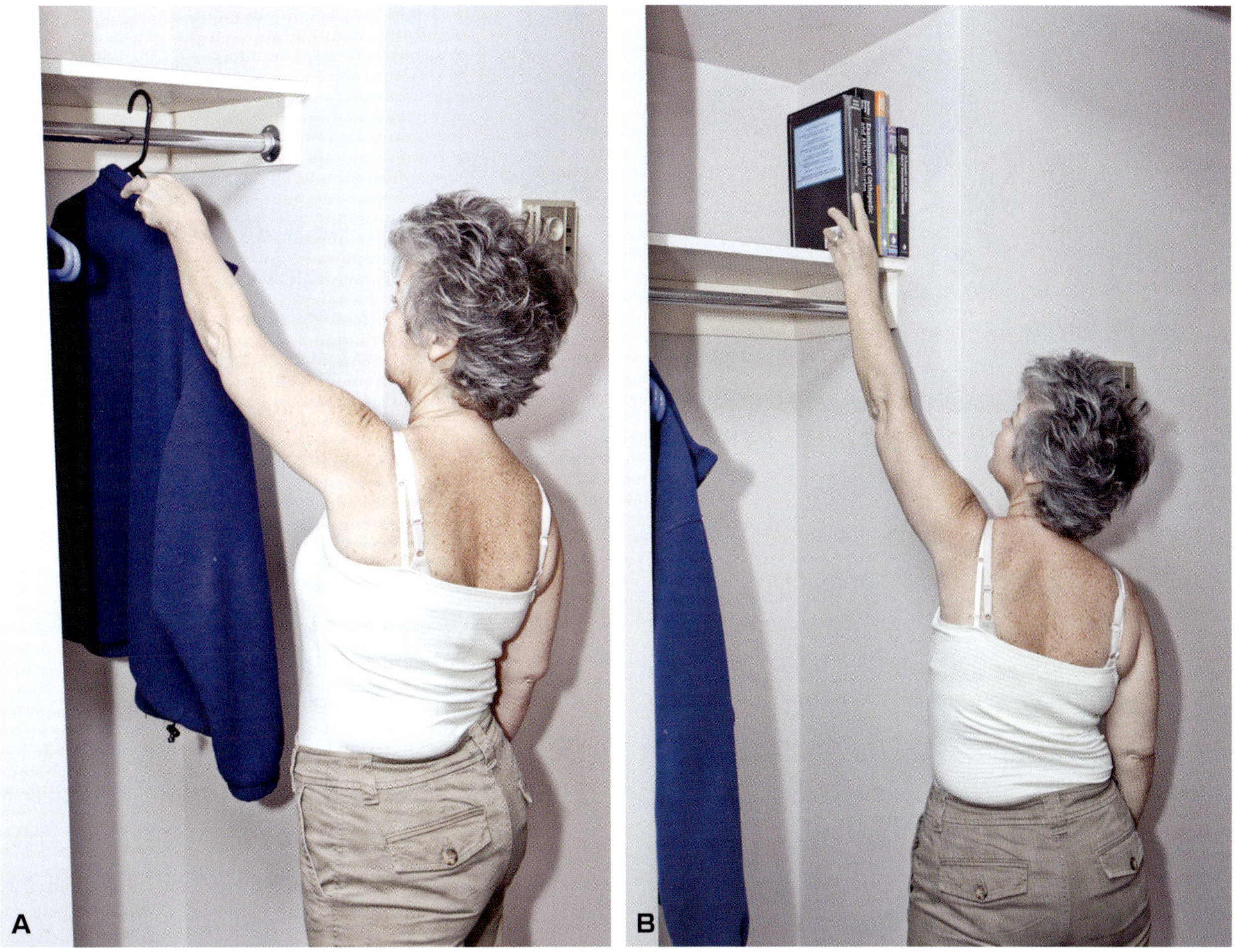

図 14-1　A）クローゼットにハンガーをかけたり，B）高い棚に手を伸ばす際には肩関節，肘関節，手関節，手の動きが必要である．

ある．頭上での肩関節複合体の動きに関与する関節と運動には，肩甲骨の上方回旋と前方突出，肩甲上腕関節の屈曲，肘関節の伸展などがある．棚やクローゼットの正面に向かい，純粋な肩関節の屈曲を行うと，肩関節や肘関節の動きは前額軸に対して矢状面で起きる．前腕の動きはどのような手の位置が必要であるかによるが，回外か回内を伴う．手関節は軽度背屈位であり，手指は物をつかんだり，保持したりするためにいくらか屈曲している．

筋活動

多くの動作と同様に，目的の動作を行う部分から離れた位置にある筋がまず先に活動する．リーチ動作を例にとると，最初に収縮する筋には前脛骨筋や，それに引き続く大腿四頭筋などがある[2]．これらの筋群の働きは身体の安定である．実際に，脊柱起立筋群は前脛骨筋や大腿四頭筋よりも後に収縮し始める．この時間差は，脊柱起立筋がリーチ動作時における体幹の動きをコントロールするために生じる[2]．身体が安定すると，体幹がバランスのとれた位置に安定し，肩甲上腕関節のより近位部の肩甲骨の安定とともに肩関節の運動が開始される．体幹が安定すると，肩甲骨の上方回旋や前方突出，肩関節の屈曲などの複合的な作用により，重力に抗して上肢が挙上される[3]．肩甲骨の動きは僧帽筋や前鋸筋によって引き起こされるが，肩甲上腕関節の動きはほとんどが大胸筋の鎖骨頭，烏口腕筋，三角筋前部線維などの大きな動作筋によってもたらされる．さらに，上腕骨が挙上するに従い，その骨頭は回旋筋腱板の作用によって関節窩内のより下部へ移動し安定していく．動作を行う人の身長と棚の高さの程度によってリーチに必要な肩の屈曲角度が決まる．上肢の挙上に伴い，初めは上腕三頭筋が収縮して肘関節を伸展させるが，挙上角度が大きくなるにつれ肘関節の屈筋群が肘関節の動きをコントロールするようになる[4]．上腕が頭上に達したときには肘関節は伸

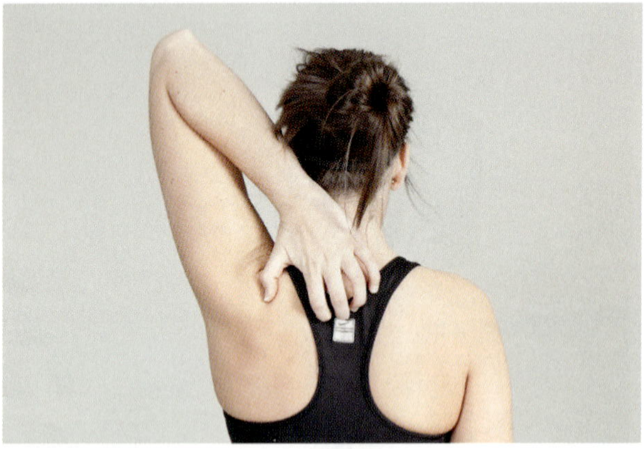

図 14-2　背部の中央部分に手を伸ばし，痒い所を掻く動作．

展しているが，上腕二頭筋や上腕筋が遠心性に収縮し抗重力位を保つことができ，手で対象物をつかむことができる．手の形は対象物を意図したとおりに正確に操作するために必要な前腕の回外や回内，手関節の背屈や掌屈の程度によって決まる．手関節は必要に応じて位置が決まり，背屈筋群および掌屈筋群（尺側手根屈筋，長・短橈側手根伸筋，尺側手根伸筋）の同時収縮によって安定する．手は棚から本をとり出すために球握りの形となる．クローゼットの中に吊るされているハンガーの場合は，竿から取り外すまでの間，手は鉤握りの形となる．

頭上と後方へのリーチ動作

上肢を挙上し，後方に回して両肩甲骨間の背部を掻く動作もまた，最大限の肩関節の可動域を必要とする（**図 14-2**）．このときの手の位置はいくつかの運動面における肩関節の挙上を組み合わせたものである．

運動順序

肩関節の動作が始まると肩甲骨が安定する．最初は肩関節の屈曲により上腕骨の挙上が起きるが，完全挙上する前に徐々に外転の動きへと変化していく．肩関節の挙上に伴い，外旋も生じ，挙上が終わる前には肘関節の屈曲が生じ，最大可動域へ至る．手が背中の上部に到達した後は，三角筋後部線維の作用によって手は背中の正確な位置まで移動する．手が適切な位置についたとき，肩関節，肘関節，そして手関節は安定し，手指は痒みを和らげるために屈曲したり伸展したりする．

関節運動

肩関節の屈曲，外旋，そして外転が肩甲上腕関節で３次元的に起きる．肩甲骨の上方回旋と後退も肩関節複合体で生じる．手関節は静的中間位を保ったままで，肘関節の屈曲，前腕の回外，そして手指の屈曲と伸展が起きる．

筋活動

肩甲骨の上方回旋は僧帽筋の上部線維および下部線維と前鋸筋の作用によるものである．また，菱形筋と僧帽筋中部線維の働きによって内転も生じる．肩関節の屈曲は大胸筋の鎖骨頭，三角筋前部線維によって起きる．肩関節の外転は棘上筋と三角筋中部線維により生じ，これら以外の回旋筋腱板の作用により上腕骨頭は関節窩内に安定する．三角筋後部線維は上腕骨を頭上の適切な位置にもっていくことで，背中の上部に手を届かせる役割を担う．上腕骨の外旋は，棘下筋や小円筋の作用による．肘関節は初めに上腕二頭筋の求心性収縮によって屈曲しており，前腕は回外筋の求心性収縮によって最大回外位をとり，両肩甲骨の間の背部を掻くために適切な位置へ手をもっていくことができる．手が頭上に到達すると，上腕三頭筋が遠心性に収縮し手を下げる．手関節は背屈筋群と掌屈筋群の同時収縮によって中間位に固定され，これによって背部の痒い部位を掻くために手指の屈曲や伸展がそれぞれ起きる．

趣味や仕事に関連する動作：紙やすりで木材を磨く

職場でも家庭でも行われる上肢の仕事に関連する動作の１つに紙やすりで木材を磨く動作がある（**図 14-3**）．多くの人々が職場での責任や，気晴らしとなる趣味，家庭での役割として，この活動を実施している．そのため，ここではこの活動を仕事動作として分析することにした．具体的には，家具の大きなパーツの表面を新しくするためにやすりで磨く動作とする．

運動順序

肩関節が動く前から体幹の筋群が収縮して体幹の安定性を高め，その活動は動作が終わるまで持続する．肩甲骨の回旋筋群は動作の間，持続収縮して肩甲骨を安定させる．肩甲骨の後退は上腕骨の水平外転を伴い，肩甲骨の前方突出は上腕骨の水平内転を伴う．手関節は動作を行っている間，手関節筋群の等尺性収縮により静的肢位を保持する．手指屈筋群は紙やすりを握ったままであるために静的に活動し続ける．紙やすりを１枚で使用するなら，手指は側方つまみの肢位をとる．図 14-3 のように，ブロック型の紙やすりを使用するなら鉤握りもしくは円

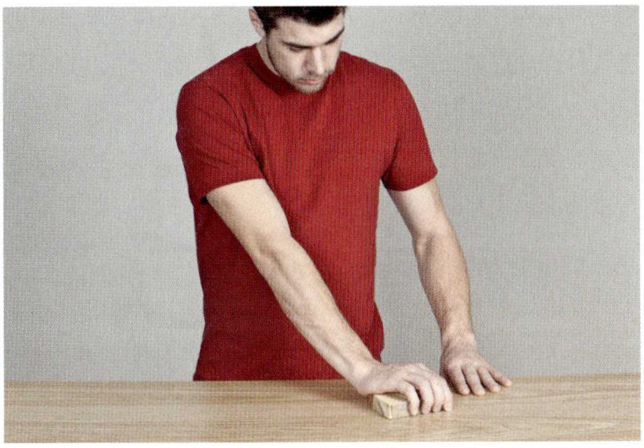

図 14-3　紙やすりで磨くような仕事に関連する動作は，上肢の筋群，特に肩関節複合体の固定と収縮の両方を必要としている．

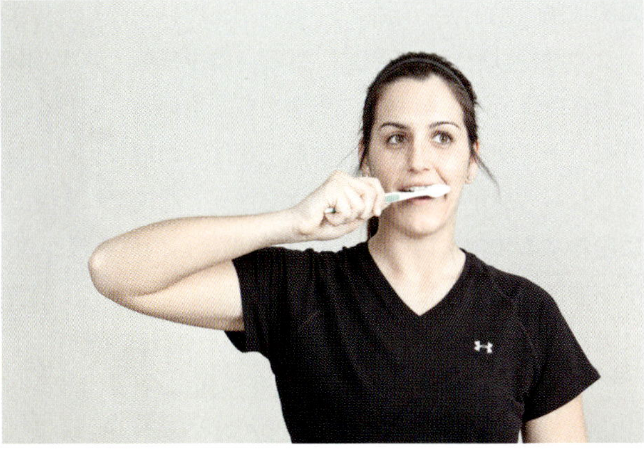

図 14-4　歯磨き動作は誰もが行う日常生活動作である．この動作は見た目よりもはるかに複雑で，上肢すべての関節の協調的な動きを必要とする．

筒握りの形となる．

動作速度の違いによって，肩関節複合体の動作における各要素の起きる順番が異なることに注目すべきである．これまでに，動作速度や運動を予測できないとき，三角筋や肩甲骨周囲筋群の収縮[6]の順番が変化することが報告されている[5]．運動が予測されれば僧帽筋上部線維や前鋸筋が肩甲上腕筋群よりも先に収縮する[4]．しかしながら，動作速度が速かったり，生じる運動の必要条件が予測できない場合は，三角筋が肩甲上腕関節の動きを引き起こした後，すぐに肩甲骨周囲筋群が収縮する[6]．

関節運動

このような課題では肩関節の水平内転-外転や最小限の挙上が必要とされる．これらの肩関節の動きに加え，肩甲骨の内転-外転（前突や後退），肘関節の屈伸，手関節の背屈，手指の屈曲が必要である．

筋活動

体幹と股関節の筋群は上肢動作の間，体幹や下肢の安定性を保持するために活動する．本章の他の動作の例と同じように，上肢のみ，特にこの部分では肩関節を中心に動作分析する．最初に肩甲骨の回旋筋群が肩甲骨を安定させ，肩関節の屈筋群（大胸筋鎖骨頭，三角筋前部線維）と伸筋群（広背筋，大円筋）の作用により矢状面において上肢を適切な高さに安定させる．肩甲骨の後退は菱形筋や僧帽筋中部線維の求心性収縮の作用によるもので，肩甲骨の前方突出は前鋸筋と小胸筋の求心性収縮によるものである．肩関節の水平外転は三角筋後部線維の求心性収縮の作用によるもので，腕が身体の表面を横切り，側方に動く．紙やすりで磨く動作の開始点への戻りは（**図 14-3**），大胸筋や烏口腕筋，三角筋前部線維の求心性収縮によって，肩関節の水平内転を生じる．手関節は背屈筋群と掌屈筋群（長・短橈側手根伸筋，尺側手根伸筋，橈側・尺側手根屈筋）の同時収縮により，やや背屈位をとる．手指は浅指屈筋，深指屈筋，骨間筋による屈曲，内転の作用によりブロック型の紙やすりを把持するように円筒握りの肢位となる．母指は長・短母指屈筋と母指内転筋の作用によって把持力を保持する．

整容動作：口腔ケア（歯磨き）

日常生活活動のなかには必ず整容動作が含まれる．朝と夜の典型的な整容動作のなかに，歯磨きが含まれる（**図 14-4**）．この動作は誰もが行うものなので，日常生活活動のなかの典型例として，ここで分析する．

運動順序

体幹と肩甲骨が安定すると，肩関節が挙上し肩甲上腕関節はおよそ80°まで屈曲し，肩甲平面に近づく．そして上腕二頭筋の作用によって肘関節が屈曲し歯ブラシを口に近づける．前腕は歯ブラシが歯に当たるように回内する．歯ブラシが適切な位置にくると，上肢全体の関節の細かい動きによって歯を磨く．肘関節，手関節，手指と肩関節複合体が協調して口腔内のあらゆる部分に歯ブラシを届かせ，歯ブラシを歯の上で振動させて歯をきれいに磨く．

関節運動

この動作は肩関節の屈曲，外転，水平外転，水平内転といった，肩甲上腕関節の動きを多く用いる．肩甲骨の外転（前方突出）や内転（後退）を伴った肩甲骨の回旋はこれらの肩甲上腕関節の動きを伴う．肘関節はわずかに屈伸する．歯を磨いている間，前腕は回内位を保つが，手関節は橈側位と尺側位，背屈位と掌屈位に小さく交互に動く．

筋活動

この比較的“シンプルな”動作をうまく実行するために，多くの筋肉の共同運動が必要とされている．ここでもまた，体幹の筋群が活動して上肢が課題を果たすように体幹の安定性を高める．肩甲骨周囲筋群は複数の機能を有する．すなわち，上方回旋筋群（僧帽筋上部・下部線維，前鋸筋）が肩甲骨を軽度上方回旋させ，歯磨き動作を行っている間は肩甲骨の位置を保持する固定筋として作用する．肩甲骨の前方突出筋群（前鋸筋，小胸筋）および後退筋群（菱形筋，僧帽筋中部線維）は肩関節の水平内転筋群（大胸筋，三角筋前部線維，烏口腕筋）や水平外転筋群（三角筋後部線維）とともに，それぞれ求心性に収縮する．動作を行う間，上腕を挙上位に保持するためには，肩甲上腕関節でフォースカップルとして作用する三角筋や回旋筋腱板の持続収縮を必要とし，これらは上腕骨の外転・挙上位を保つ．前腕と上腕が肩の高さで床と水平な位置を保つように肘関節の運動が起こるので，肘関節のわずかな屈曲は上腕筋や上腕二頭筋の求心性収縮で制御され，肘関節の伸展は上腕三頭筋の求心性収縮によるものである．手指は歯ブラシの安定性を調整するために鉤握りと側方つまみを組み合わせたような形となる．そして主動作筋と拮抗筋の協調的な作用により，肩甲骨の前方突出と後退，肩関節の水平内外転により手を前後に動かし歯を磨く．また，肘関節の屈伸時に短い伸縮が生じるが，これは肘関節の屈筋群と伸筋群の交代性の収縮によって制御される．動きは少ないが，橈屈および尺屈を伴う手関節の背屈筋群と掌屈筋群の作用は歯ブラシを把持し，すべての歯に届かせるためにとても重要な役割を果たす．

主に肘関節の動きを必要とする動作

ここまでの内容をみてきて確かにわかるように，実際に検討してきた活動は肩関節複合体の多くの労作を必要としている．日常生活活動のなかには，肩関節複合体の動きよりも肘関節の動きを多く必要とするものがいくつかある．肘関節の主な役割は手を身体に対して近づけるか，遠ざけるかというものである．手を使うために手の位置を決めるこれらの機能的な動きについて，ここで例を２つ取り上げる．

食事動作

食事動作は肩関節の屈曲，肘関節の屈曲，前腕の回外など上肢の複数の関節の動きを協調させる必要がある活動の１つである．食事の道具を操作するためには，肩関節，手関節，そして手指の安定性が必要なのに対して，肘関節は動作のなかで最も動く関節である（**図 14-5A，B**）．肘関節に作用する筋群は課題をうまく遂行するのに必要な動きの大きさや方向，力を調整する．

運動順序

他の活動と同様に，動作が始まるとすぐに安定性を高める筋群が作用する．そしてスプーンやフォークなどを手で握ると肩甲骨周囲や肩甲上腕関節の支持性筋群が収縮する．前腕は食べ物をすくうために回内し（**図 14-5A**），それを口に運ぶとき，前腕の回外と肘関節の屈曲が同時に起きる（**図 14-5B**）．肩関節の挙上がいくらか必要になるとすれば，それは食事道具を口に運ぶの

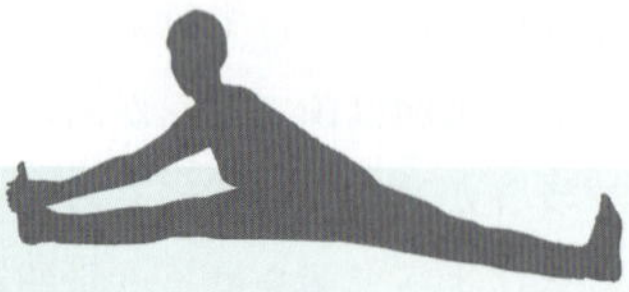

臨床的視点

肩関節の役割は遠位部の手が機能を果たすための位置を安定させることである．このことは，本章の動作の例を通して学ぶことができる．もし肩関節複合体の筋の伸張性，筋力，持久力が低下すれば，手の機能性は低下するだろう．同様に，肩関節がその機能を失えば，手も障害をもつだろう．臨床家は，肩関節複合体の肩甲上腕関節と肩甲胸郭関節の両方の問題点を評価し，これらの回復を図る重要な役割がある．完全な回復が困難であったとしても，日常や仕事場面での動作をうまく遂行できる代償手段を工夫する必要がある．

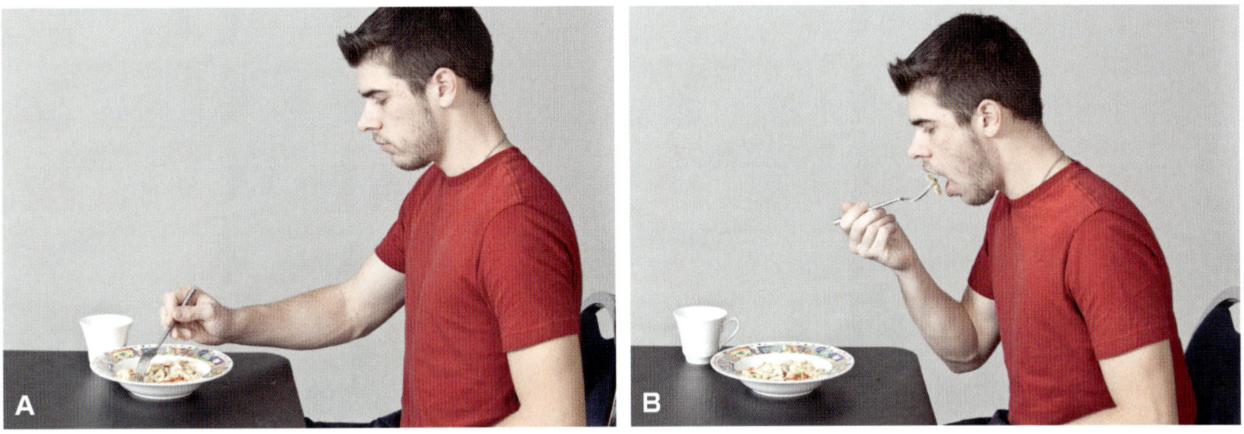

図14-5　A）食事の際の一般的な手指の形は3指つまみである．B）食物を口に運ぶため，肘関節の屈曲に伴って前腕が回外する．

を手伝うために起こる動作のこの部分である．さらに食物をすくうために，皿や碗にスプーンやフォークを戻す際には逆の順番で運動が生じる．

関節運動

食事動作はかなりの肘関節の可動性を必要とする動作である．口元まで手を運ぶ際にはスプーンやフォークを適切に握ったままでいなければならない．このとき，手指は一般的に母指，示指，中指での3指つまみである（図14-5A）．肘関節は屈曲して手を口元まで運び口に食物を入れる．そして肘関節は伸展するが，皿からもう一口食物を取るために道具を戻すとき，およそ屈曲30°まで動かさなければならない．食物をすくったり，スープなどを口に運ぶ場合には，肘関節が動いている間，手とスプーンの水平さを保つ必要があり，微調整が要求される．一般的には食器から食物を取る際には前腕の回内が生じ，その後口へ運ぶ際には回外が生じる．動きの間，肩関節はわずかに外転して通常肩甲平面に保たれている．

筋活動

肩甲骨と肩甲上腕関節の支持性筋群の等尺性収縮により，肘関節が動いている間，近位部の安定性が保たれる．肩甲骨の支持性筋群には肩甲骨の上方回旋に作用するもの（僧帽筋と前鋸筋）と下方回旋に作用するもの（菱形筋，肩甲挙筋，小胸筋）が含まれ，一方，肩関節の支持性筋群には回旋筋腱板，三角筋など上腕骨頭を関節窩内に保持する筋群が含まれる．スプーンやフォークを口元へ近づけるときには上腕を挙上する作用をもつ大きな筋群の働きは最小限のものであるはずである．この肩甲上腕関節の屈曲動作が必要な場合，三角筋前部線維や大胸筋が求心性収縮するが，さらに食物を取ろうとするために手を下げる際にはこれらの筋群は遠心性に収縮する．スプーンやフォークを口元へ近づけるときには上腕二頭筋や上腕筋が求心性収縮して肘関節の屈曲をコントロールする．スプーンやフォークを再び皿や碗に戻すときには，これらの肘関節屈筋群は遠心性に収縮して重力に抗して肘関節の伸展の速度や方向を調整する．スプーンやフォークを口元へ運ぶ動きは回外筋や上腕二頭筋の求心性収縮によって前腕を前方に回転させる回外が生じ，食物が運ばれる間にこぼれ落ちないようにそれらを水平に保つ．さらに食物を取るために口元から皿や碗へ手を戻す際にはこれらの筋群は遠心性に収縮し，前腕は回内する．手関節の掌屈筋群（橈側・尺側手根屈筋）および背屈筋群（長・短橈側手根伸筋，尺側手根伸筋）の等尺性収縮によって動作中手関節の安定性が保たれる．スプーンやフォークが口元に近づくに伴い，橈側手根屈筋と長橈側手根伸筋の活動によってわずかな橈屈が生じる．手指と母指の屈筋群（浅指屈筋，深指屈筋，長母指屈筋）とわずかな母指内転筋の作用により，手指は等尺性に屈曲した肢位を保ち，スプーンやフォークを母指，示指，中指で把持することができる．

靴下やズボンを履く動作

この2つの動作は似ていないように思われるが，上肢の動きや筋の作用に関しては，靴下やズボンを履く動作は互いに非常に類似している（図14-6，14-7）．これらの動作では肘関節を動かす筋の他，その他の上肢の

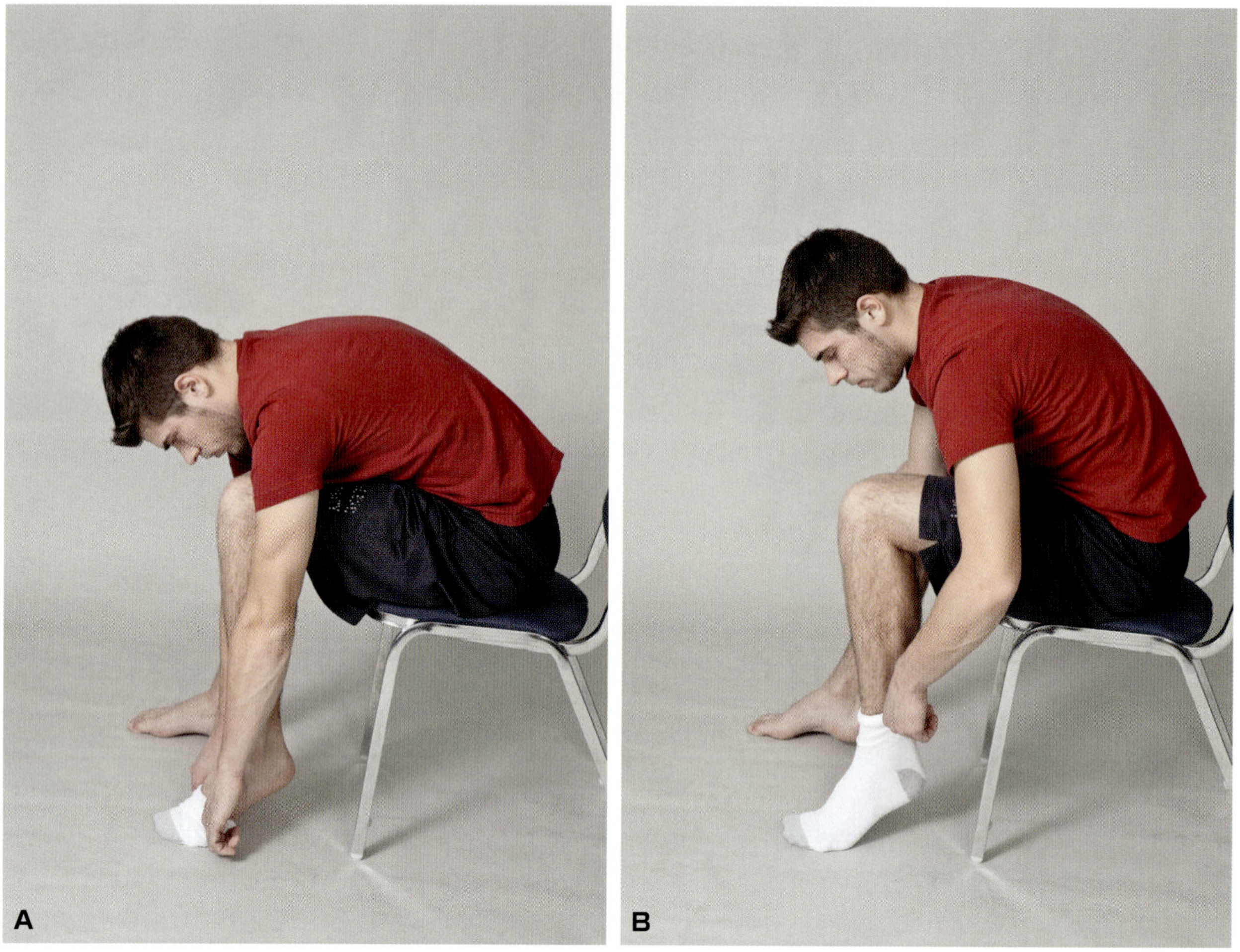

図 14-6　靴下を引き上げるに伴い，肘関節は屈曲角度を増していき，靴下は完全に履ける．

関節の動きを必要とする．

運動順序

まず，靴下が足に届くように身をかがめるところから動作が始まる（図 14-6A）．脊柱起立筋群の遠心性収縮により体幹の屈曲はコントロールされ，手が足に届くように肩関節が挙上する．靴下がつま先にかかるように手に持ち，足部へ引き上げ，足関節や踵を囲んで，そして下腿へ引き上げる．靴下を引き上げるにつれて肘関節は屈曲する（図 14-6B）．ズボンを履くときには（図 14-7A），股の部分まで引き上げると，後は立ち上がって引き上げる（図 14-7B）．手関節が安定することにより手でしっかりとズボンを把持することができ，肩関節が過伸展し肩甲骨が下方回旋するとき，肘関節は屈曲し続ける．

関節運動

この動作は座った姿勢から開始される．最初の姿勢では肩関節は屈曲し肘関節は完全伸展位となっている．手関節はやや背屈した機能的肢位をとり，手指は側方握りの肢位である．動作が開始されると手関節は掌屈する．肘関節は始めはほぼ伸展位であるが，靴下がふくらはぎの部分に引き上げられるまで，徐々に屈曲していく．ズボンを履く動作の場合は，立ち上がって完全に引き上げ，大腿と殿部まで上げるまでに両足をそれぞれ通す必要があり，肘関節は屈曲し続ける．この動きのなかで，肩甲上腕関節はやや屈曲した最初の肢位から過伸展し，肩甲骨は下方回旋する．バランスに障害がある人の場合，座った姿勢でズボンを膝の高さまで引き上げた後，ベッドに横になり股関節と膝関節を屈曲し，殿部まで持ち上げることができる．

筋活動

靴下に足を通し始めるとき，前かがみになるために体幹のバランスとコントロールが必要とされる．脊柱起立筋群の遠心性収縮により体幹の屈曲がコントロールさ

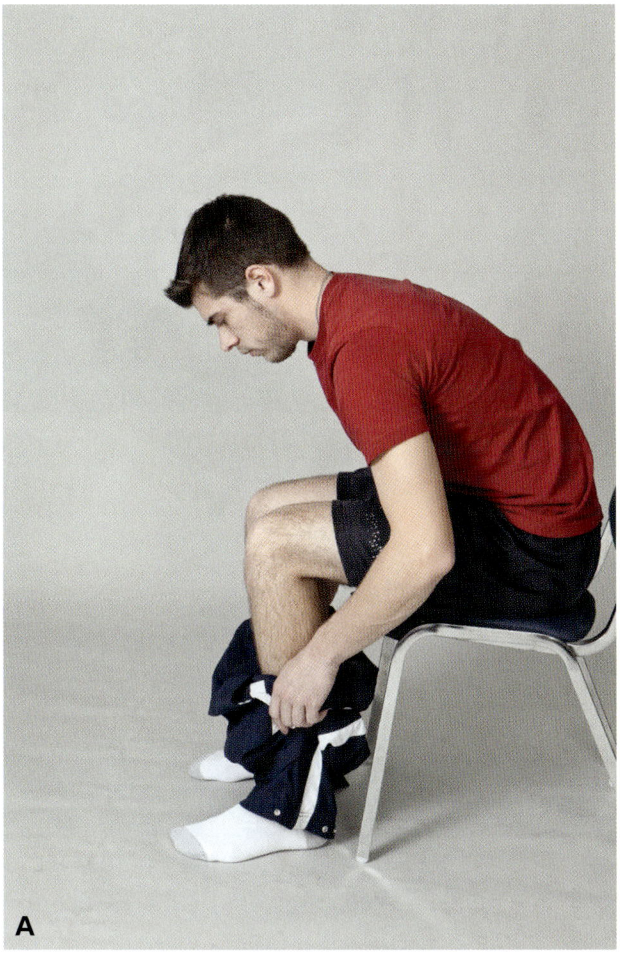

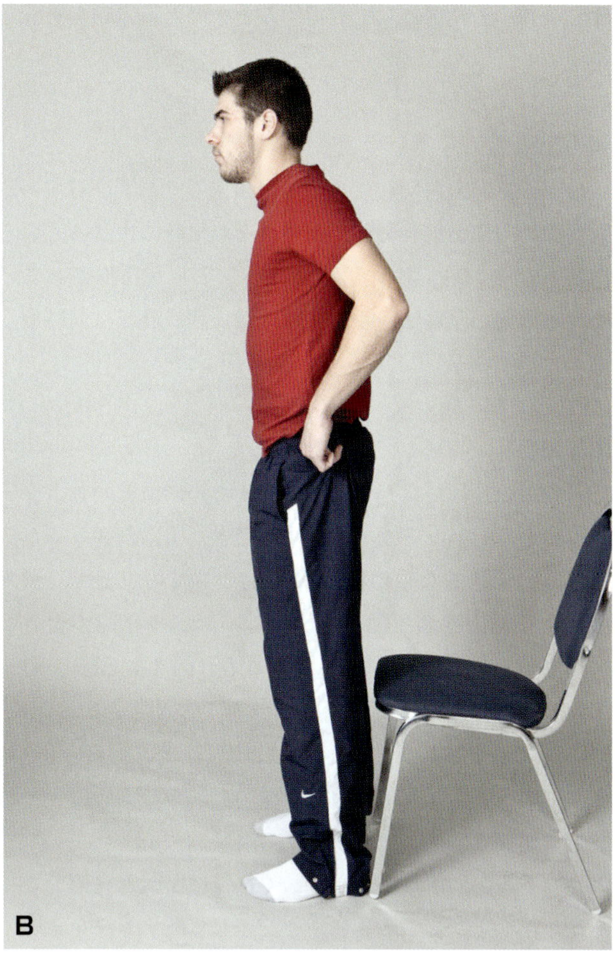

図 14-7　A）ズボンを履く動作も靴下を履く動作と同様に上肢の動きを必要とする．B）ズボンを下腿まで引き上げた後，靴下を履く動作と異なり，立ち上がってから完全に引き上げ，この動作を行うには肘関節の屈曲と肩関節の過伸展をより必要とする．

れ，手が足まで届く．これまでに述べた動作の例と同様に，肩甲骨と肩甲上腕関節の支持性筋群が作用して肩甲骨は胸郭に対して，上腕骨頭は関節窩内にそれぞれ安定する．大胸筋や三角筋前部線維を含む肩関節の屈筋群は肩関節を90°屈曲位まで動かす．手関節は掌屈筋群（尺側手根屈筋，橈側手根屈筋）と背屈筋群（尺側手根伸筋，長・短橈側手根伸筋）の同時収縮による機能的肢位から動作が開始されるが，橈側・尺側手根屈筋の作用が優位となってすぐに掌屈位となり，靴下を引き上げる．靴下やズボンを上に引き上げるとき，手は側方握りでしっかりと把持したままで，肘関節の屈曲は主に上腕二頭筋や上腕筋の作用によってコントロールされ，下腿の部分まで靴下を引き上げたり股の部分までズボンを引き上げたりする．靴下の場合はこの時点で履けたこととなり，手を離す．ズボンの場合は上腕二頭筋や上腕筋の求心性収縮によって肘関節の屈曲が継続する．肩甲上腕関節の伸展は広背筋や大円筋の求心性収縮によって生じ，肩甲骨の下方回旋は菱形筋や小胸筋，肩甲挙筋の作用によってコントロールされる．

主に前腕の動きを必要とする動作

日常生活の多くの動作において前腕の運動を必要としている．回内と回外は重要な動きにはみえないかもしれないが，それらの動きがなければ自動車を発進させるなどのシンプルな動作であっても困難となる．ここでは3つの活動について述べるが，この部分を読み終われば他にも前腕の動きを必要とする動作について見当がつくようになるだろう．

自動車の運転

自動車の運転は多くの身体部位の機能を一度に必要とし，脳内においても同時に異なる段階での指令が要求される複雑な活動である．ここでは目的に沿って，ハンドル操作における前腕の機能に焦点を当てる（**図 14-**

8A，B）．その例として右折するときの前腕の動きを分析する．

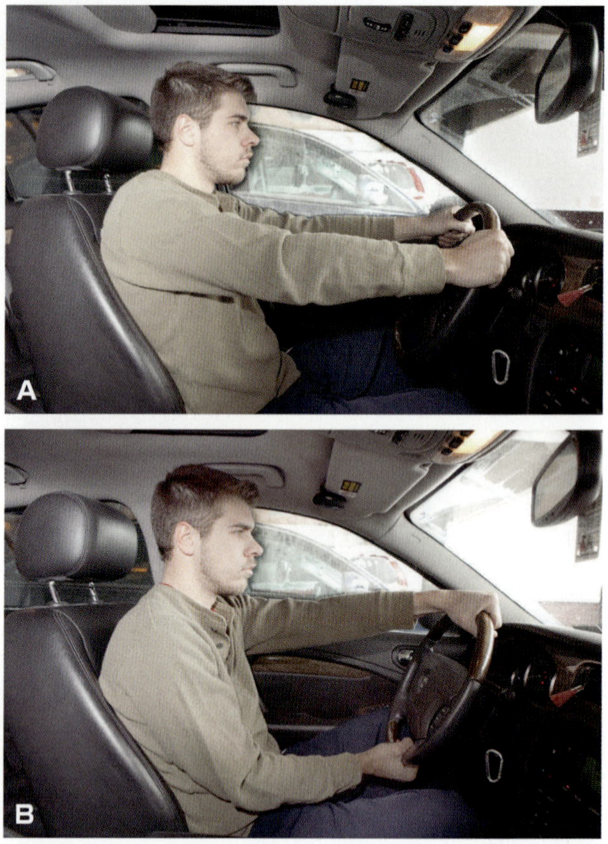

図 14-8　A）最初にハンドルを握る姿勢では 10 時と２時の位置に手を置く．B）ハンドルを回すときには前腕と肩関節の動きが必要とされる．

運動順序

曲がる方向の肩関節外旋と前腕の回外，および対側の肩関節の内旋と前腕の回内がそれぞれ同時に生じる．肩関節と前腕の筋群の作用によりハンドルが操作されるが，この間，手関節，手指，肩甲骨周囲筋群では同時収縮を生じている．

関節運動

自動車の運転ではハンドルを回すために前腕の動きが必要である．ハンドルを保持するとき，手は鉤握りの形となる．理想的な手の位置は 10 時と２時の位置で，前腕はやや回内する（**図 14-8A**）．ハンドルを回すときには前腕の回外と回内が必要である（**図 14-8B**）．肘関節と肩関節の位置は比較的しっかりと固定されるが，ハンドルと座席の位置に応じて肘関節はおよそ 60〜90°の間で屈曲する．同様に，肩関節はハンドルの位置によって軽度屈曲する．

ハンドルを回すとき，主に動く部位は前腕と肩関節である．運転手がそのときに手を交差して回す方法をするのであれば，曲がる方向にある肩関節はいくらか外旋し前腕は回外するが，対側の肩関節は内旋，軽度水平内転し，前腕は回内する（**図 14-8B**）．

筋活動

ハンドルに手を置いて固定してしまえば，その後は肩甲帯と肘関節の筋群の活動はほとんどない．手でしっかりハンドルを握れば上肢全体の筋群が同時に等尺性収縮して各関節を固定し，より末梢部の関節が機能しやすくなる．

ハンドルを右に回すときには，右肩関節の外側の回旋筋腱板の筋（棘下筋，小円筋）が求心性収縮し，残りの回旋筋腱板と三角筋は上腕骨頭を関節窩内に安定させる．ハンドルを回して左手の位置が 12 時のところに移動する間，左肩関節は肩甲下筋の作用により内旋し，大胸筋と三角筋前部線維により水平内転する．肩関節の挙上はほとんどないので，肩甲骨の回旋筋群は肩甲上腕関節の動きが起こりやすいように肩甲骨を安定させる．両上肢の肘関節の屈筋群と伸筋群は同時収縮して関節の安定性を高め，右前腕は回外筋と上腕二頭筋の活動によって回外する．両上肢の手関節は背屈筋群，掌屈筋群が同時収縮して機能的肢位を維持し，手指は屈筋群の作用に

臨床的視点

肩関節と同じように肘関節の主な機能は末梢の手が必要な動作を行うための位置を定めることである．肘関節は上肢において中間の関節であり，手が機能を発揮するためにより正確な位置にくるように，上肢の距離と位置の両方を調整する役割を担う．もし機能障害により筋力や関節可動域に支障があれば，動作において上肢を伸ばしたり位置を定めることが著しく困難になる．この場合，体幹や上肢の他の関節における代償が生じる．

よりハンドルを握ったままである．この一連の動作を行っても曲がるハンドルの角度が不十分な場合，右手を挙上してハンドルを横切って左手の反対側を握り，左手は右手よりも左側を握りなおすことで，再び同じようにハンドルを右に回すことができる．このように持ち換える場合には手指の伸筋群の作用によっていったん手指を開き，肩関節をやや挙上してハンドルから手を離し，位置を変えて再び手を下ろす必要がある．この手の置き換えの操作を行うとき，右肩関節はわずかに水平内転し，左肩関節はわずかに水平外転する．

飲み物をコップに注ぐ動作

前腕の回内を必要とする日常生活動作にはコーヒーをカップに注ぐ動作がある（**図 14-9A，B，C**）．オレンジジュース，紅茶，水，牛乳などの他の飲み物であっても，これらをコップに注ぐ動作が 1 日の始まりとなることもあるだろうが，何を注ぐにしても，動作の要素は同じである．主な違いは飲み物を注ぐコップの形状であり，これにより握り方が変わるが，その他の要素は本質的には同じである．

運動順序

コーヒーポットなどの容器を握るには手関節，肘関節，肩甲帯の筋群が収縮してそれぞれの関節を安定させる必要がある．コーヒーやその他の飲み物をカップやガラスのコップに注ぐ間，これらの筋群が関節をコントロールし，前腕では回内が生じる．

関節運動

動作の開始時，前腕は回内-回外中間位で，手は鉤握りでコーヒーポットを持つ．肘関節は身体につけ，90°屈曲させた姿勢が一般的である．肩甲上腕関節が肩甲平面まで動き，前腕が回内位に動くことでカップがいっぱいになるまでコーヒーが注がれる．カップがいっぱいになると，前腕は中間位で元の位置に戻る．肩関節の外転を伴う場合もある（注：機能障害を有する場合，肩関節の外転は前腕の回内の代償動作である）．

筋活動

肩甲骨周囲筋群，肩関節周囲筋群，そして肘関節筋群が協同収縮して肩関節と肘関節の安定性を高め，前腕の回内が生じる．肩関節の挙上が操作に必要な場合，大胸筋と三角筋前部線維がその役割を果たす．手関節周囲筋群は手を安定させ，手指屈筋群の収縮によってポットを把持する（**図 14-9A**）．前腕の回内は回外筋と上腕二頭筋の遠心性収縮によって生じる（**図 14-9B**）．ポットを元の位置に戻すときには前腕はそれらの筋の求心性収縮によって回外しながら中間位へと戻る（**図 14-9C**）．

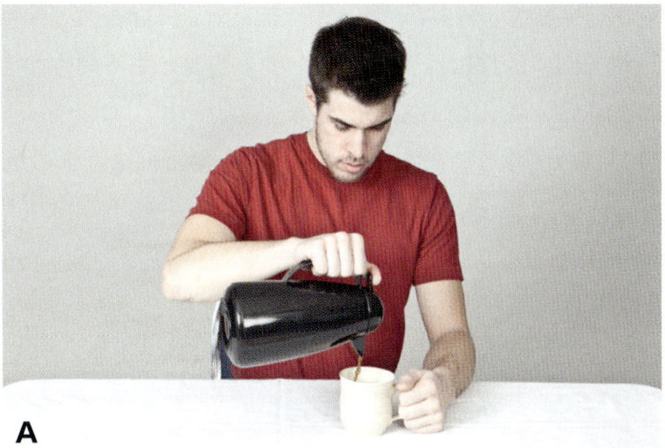
A

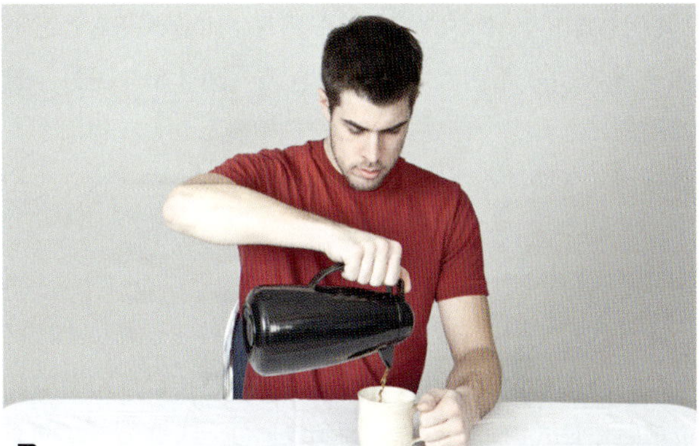
B

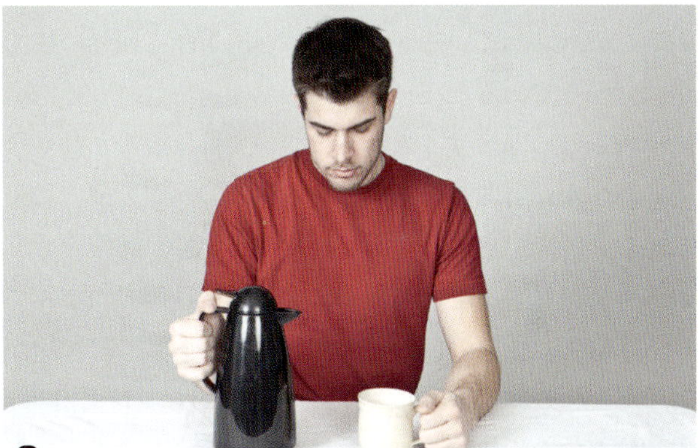
C

図 14-9　コーヒーをカップに注ぐ動作では前腕と肩関節の動きが必要とされ，その他の関節に作用する筋は等尺性収縮している．A，B の写真での前腕の回内と C の写真での中間位に着目すべきである．

鍵を回す動作

鍵を回す動作は前腕の動きを多く必要とする動作の1つである．鍵穴がある場所が家，アパート，ロッカー，自動車のどのドアであっても，鍵穴を鍵で回すときの動作はみな近似している．

運動順序

鍵を手で持っている．鍵穴に手を近づけるとき，肘関節は肩関節と肩甲骨周囲筋群の作用により身体の側方に位置し，目的となる鍵穴と同じ高さに屈曲する（**図14-10A**）．わずかに肩関節を前方に屈曲させることで鍵を鍵穴に差し込むことができる（**図14-10B**）．鍵が鍵穴に入ると，回外筋が上腕二頭筋とともに作用して鍵を回して開ける（**図14-10C**）．

関節運動

鍵を回して開けるときには，鍵を時計回りもしくは反時計回りに回すことが多い．**図14-10**では，左手で鍵を握って鍵穴に差し込み，前腕は回外し天井の方を向いている．鍵を開けるときにはほとんどが前腕を回外するように設計されているが，これは回内よりも回外の筋力が強いからである[8]．

前腕以外の関節はこの動作においてはほとんど動かない．わずかに肩関節を屈曲させることで，鍵を鍵穴に差し込むことができる．肘関節の屈曲角度は，動作を行う人の身長に対する鍵穴の高さによる．鍵は側方つまみで握る．上腕が体幹の側方か側方付近に位置し，肘関節が90°以下の範囲で屈曲し，手関節はやや背屈位となり，手指は部分的に屈曲し，母指は内転して側方つまみの形になると，後は前腕が回外するだけである．

筋活動

鍵を開ける動作においては，上肢では前腕以外のほと

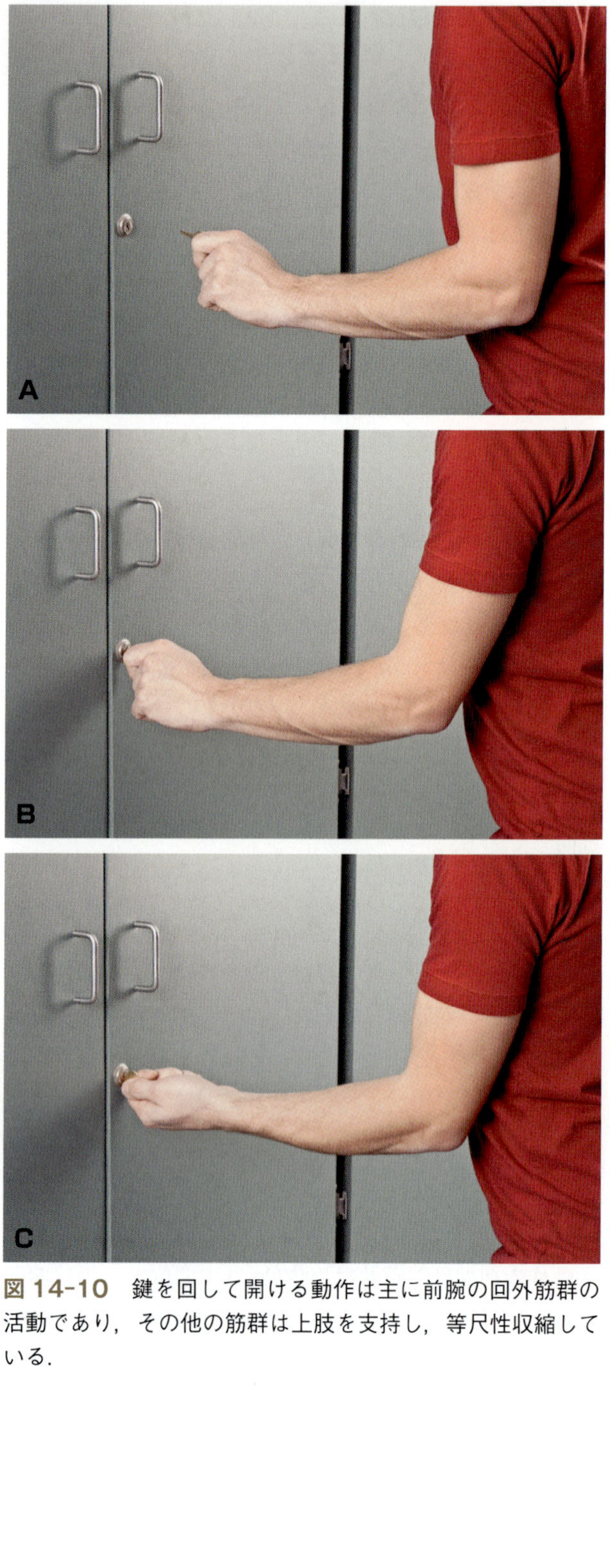

図14-10　鍵を回して開ける動作は主に前腕の回外筋群の活動であり，その他の筋群は上肢を支持し，等尺性収縮している．

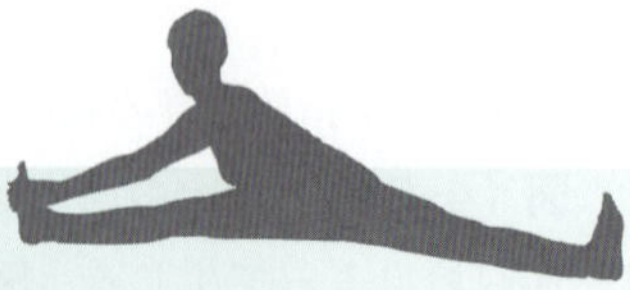

臨床的視点

前腕の回内·回外は手の機能において重要な役割を担う．これらの運動が障害されると，手の機能にも直接的に支障が生じる．例えば，Colles骨折により手関節が固定されている場合，歯を磨く，髪をとかす，食事をするなどの最も基本的な日常生活活動でさえも障害される．前腕の機能低下は肩関節や肘関節を大きく使用するなどによって代償され，これらは手関節が固定されている間の重要な働きではあるが，機能が回復した後も代償が残りやすい．臨床家はこれらの代償作用に目を向け，正しい動作遂行を促通し再教育する運動を考案しなければならない．

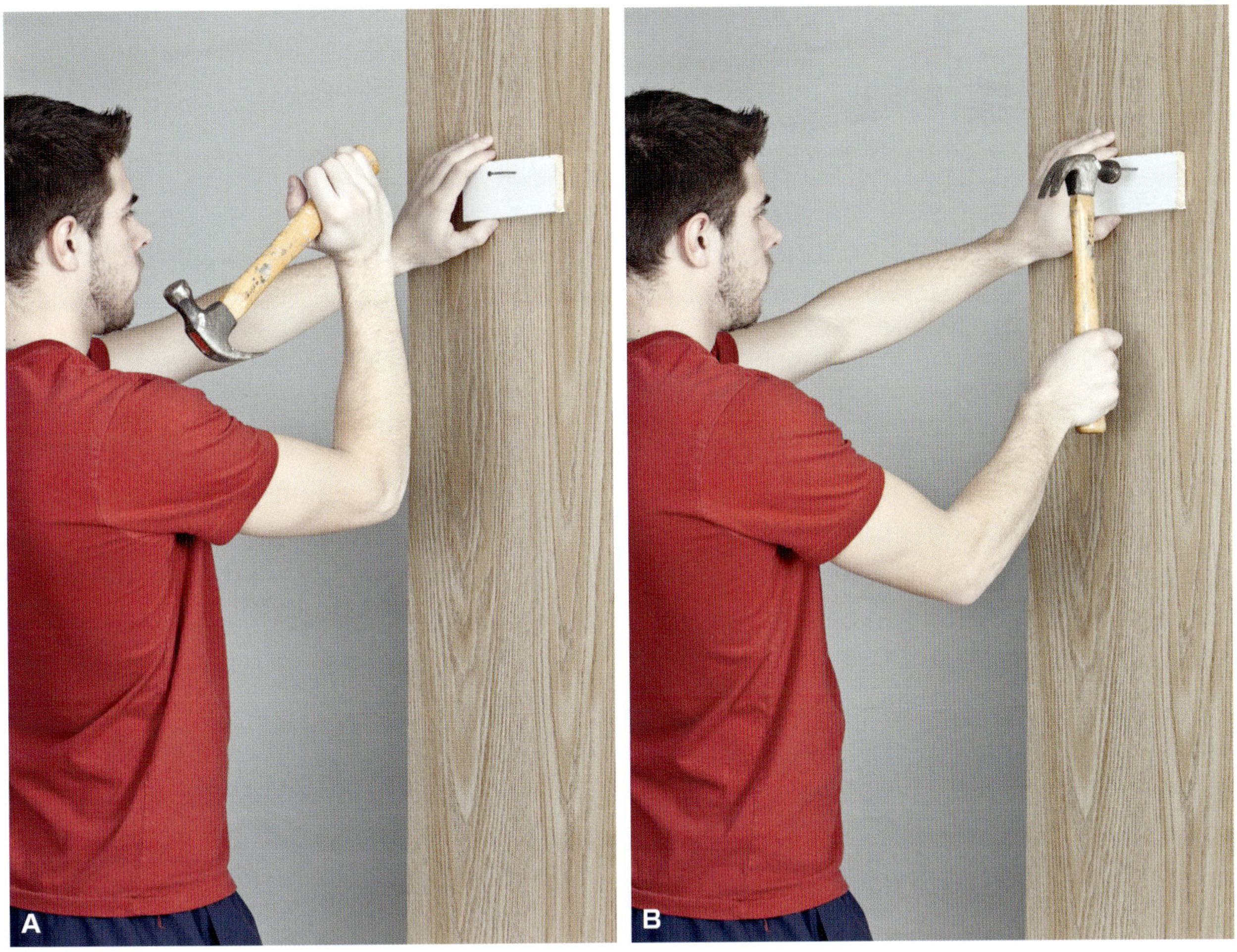

図14-11　金槌で釘を打ちこむ動作には上肢から伝わる力のタイミングが要求される．手関節はA)橈屈位からB)尺屈位へ動く．

んどの部分は安定性を高めることだけが必要とされている．肩甲骨の回旋筋群は上腕骨が身体の側方に位置するように肩甲骨の位置を定める．鍵穴に鍵を差し込む際にわずかな肩甲上腕関節の屈曲が必要な場合，三角筋前部線維と大胸筋による肩関節の屈曲作用とともに回旋筋腱板による安定性が求められる．上腕二頭筋と上腕筋は手の高さを穴の高さに応じて適切に肘関節を屈曲させ，手関節の掌屈筋群と背屈筋群は同時収縮することで，わずかに背屈した機能的肢位を維持する．鍵を回すのは回外筋と上腕二頭筋の作用による．回外筋は通常はゆっくりとした，抵抗がない運動の際に収縮し，上腕二頭筋は素早い，抵抗がある運動の際に回外作用を発揮するが，鍵を回す動作の場合にどちらの筋が主に作用するかは，使用する鍵の難易度や，動作の速さなどによって，それぞれの筋の特異性が発揮される[9]．

鍵を側方つまみの形で握るためには内在筋群が作用する．これらの筋群には母指対立筋，母指内転筋，虫様筋が含まれ，これらが等尺性収縮することによって側方つまみを把持する．長指屈筋群（浅指屈筋，深指屈筋）も等尺性収縮し，部分的に手指を屈曲させる．

主に手関節の動きを必要とする動作

手関節筋群は手指がうまく機能するように手関節を安定させるために作用することがしばしばある．しかしながら，日常生活活動のなかには手指と手の動作のための安定した土台となる以外にも，手関節特有の動きを必要とするものが多くある．

金槌を使用する動作

釘を金槌で打つ動作は仕事あるいは家庭での動作として行われる．一見すると，この動作は手と手指の機能を生かすために，手関節のよく統合した安定性を要するようにみえるが，よく観察すると釘を打つときの手関節の動きの重要さが理解できる．

臨床的視点

手や手指の障害は手関節の動きの制限や筋力低下を招き，手関節を使用する動作を大きく制限する．手関節は手指が機能するように安定性を高める作用をもつことが多いが，手や手指の障害が生じれば手関節の機能も低下する．なぜなら手関節の機能は手や手指が回復するとき低下するからである．このような手関節の機能低下は手や手指を用いる活動における不安定性を招く．それゆえに手や手指の機能回復においてはいつでも，臨床家は手関節の筋力強化と動作練習も併用することが重要である．

運動順序

手で金槌を握り，肩関節複合体の筋の作用で上肢の位置を定める（**図 14-11A**）．肩関節をどの程度挙上するかは，身体の他の部分に対する釘の高さに関係する．肩関節の位置が定まると，釘に向けて金槌を振り下ろす動きに移るために，肘関節が屈曲して手関節は橈屈し手を巻き上げる（**図 14-11B**）．釘を金槌で打つ動作は肩関節から始まり，すばやく上肢の巻き戻しが，最初に肘関節，次に手関節へと続く．このタイミングがそれぞれの力の総力となり，手と金槌の重さ以上の強い力を釘に当てることができる．

関節運動

道具を使用する動作では，手関節の掌屈・背屈と同様に尺屈や橈屈も必要とされる．金槌を使って木材に釘を打ちこむ動作では，木や釘よりも上に腕を上げなければならない．これには肩甲上腕関節の屈曲が必要だが，その角度は釘を打ちこむ場所と動作を行う人の身長によって異なる．例えば，絵画を飾るために壁に釘を打つ場合，肩関節は 90° 以上屈曲するであろう．しかし床板に釘を打ちこむ場合にはそれほど屈曲する必要はない．肩関節は屈曲して金槌を振り上げ，釘に向かって振り下ろすとき伸展する．巻き上げ動作のとき，肘関節も屈曲位から伸展位に動くが，その角度は肩関節が動く角度よりも大きいことが多い．この動作では，どちらの関節も通常は完全伸展位までは動かない．手関節は矢状面においてやや背屈し，機能的肢位を保っているが，動作の開始から終わりへ向け，それぞれ橈屈位から尺屈位へ動く．動作の間ずっと手指は強い円筒握りで金槌を握る．

筋活動

肩甲骨の上方回旋の角度は肩関節の屈曲角度によるが，肩関節が 30° 以上屈曲しない場合は，これらに作用する筋群は肩甲骨を動かすよりも安定性を高めることに主に作用する．肩関節が 60° 以上屈曲位の場合には，肩甲骨の上方回旋筋群（僧帽筋，前鋸筋）が最適な位置まで肩甲骨を上方回旋させる．三角筋前部線維と大胸筋の鎖骨頭が肩関節を屈曲させる．これらの筋群はどちらも求心性収縮をする．釘に向かって金槌を振り下ろすときには，これらは遠心性に収縮して金槌を降ろし，釘の頭に金槌が当たるときには菱形筋や肩甲挙筋，小胸筋などの肩甲骨下方回旋筋群が求心性に収縮して力を伝える．同様に，三角筋前部線維と大胸筋の鎖骨頭は遠心性収縮をして金槌を振り下ろす速度を調整し，広背筋，大円筋，三角筋後部線維は金槌が釘に当たるように収縮する．上腕骨頭が関節窩内に安定するように，三角筋と回旋筋腱板はフォースカップルとして同時に収縮していることを忘れてはならない．

上腕の位置によって肘関節を屈曲させる動作筋が異なる．頭部よりも低い位置に上腕がある場合は上腕二頭筋や上腕筋が求心性収縮をして肘関節を屈曲するが，頭部よりも高い位置の場合は上腕三頭筋が遠心性に収縮し重力に抗して肘関節の屈曲を調整する．釘に向かって金槌を振り降ろすときには，最初に求心性に収縮して肘関節の位置を定めた筋（群）は遠心性に収縮して動作を行い，逆もまた同じである．金槌が釘に当たると，上腕三頭筋が求心性収縮して上肢の力を伝える．

手関節は背屈筋群と掌屈筋群が同時収縮してやや背屈し，機能的肢位を保持する．金槌が動作を行う人の頭部よりも低い位置の場合は長・短橈側手根伸筋と橈側手根屈筋・橈側手根伸筋が同時に求心性収縮して橈屈する．これらの筋群は金槌を振り下ろす際に遠心性収縮し，金槌が釘に当たるときには尺側手根屈筋と尺側手根伸筋が収縮して釘を強打する力を伝える．

この動作の間，手は円筒握りで金槌の柄を握る．浅指屈筋，深指屈筋，長・短母指屈筋，母指対立筋がこの握りに作用する．金槌が重ければ重いほど，そして金槌が加える力が強ければ強いほど，これらの筋群と上肢全体の筋群においてより多くの運動単位が動員される．

要約

日常生活活動は上肢の様々な筋と視覚および感覚情報を用いて行う複雑な動きである．本章では上肢の動きについて分析したが，毎日の日常生活活動に関連する対象者を観察している作業療法士が分析を行うことが多いであろう．これらの一般的な動作を理解することは，運動や練習を行い正常可動域を得るために，臨床家がしばしば患者になじみのある活動をするように依頼するとき，治療的介入への有用な指針として役立つ．

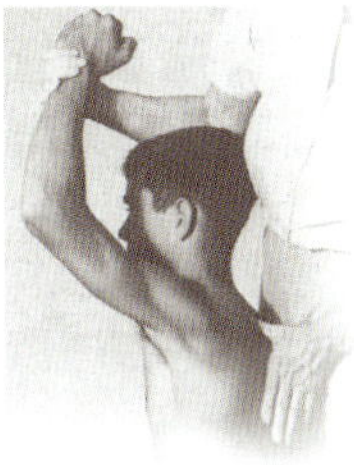

臨床事例の解決方法

Nathaniel の仕事は建築業である．彼は新築中の建物の壁を作っていて，その仕事内容には 4 フィート×8 フィート（約 1.2 m×2.4 m）の壁材を持ち上げたり，運んだり，釘を打ちこんだり，壁塗りをしたり，表面を磨いたりする動作が含まれる．これらの動作は異なる筋肉の作用や関節可動域を必要とするため，Sam はそれぞれの動作に必要な要素を個別にみることが，分析において最も適した方法であると考えた．Nathaniel がそれぞれの動作について説明し，Sam が動きや筋の働き，動作の順序を確認した．Sam はそれぞれの動作の分析を行ううちに分析能力が次第に身につき，Nathaniel の仕事に要求される動作をうまく捉えることができた．Nathaniel の身体機能評価と職業に関わる動作分析に基づいて，Sam は彼の復職が可能であるという結論に至った．あなた方も Sam のように Nathaniel の動作に必要な動きと筋活動について分析ができるだろうか？

確認問題

本章で述べた動作における上肢の各関節の自由度や，上肢全体の動きのなかでそれぞれの関節の機能に関して，概念をまとめなさい．傷害によって，肩甲骨，肩甲上腕関節，肘関節，橈尺関節，手関節，手指，母指といった，関与する各関節の自由度がどのように変化するか，また，本章で述べた以下の動作にどのような変化が生じるかについて考察しなさい．

- 頭上と前方へのリーチ動作
- 頭上と後方へのリーチ動作
- 座位から手をついて立ち上がる動作
- 紙やすりで木材を磨く
- 歯磨き
- 食事動作
- 靴下やズボンを履く動作
- 自動車の運転
- 飲み物をコップに注ぐ動作
- 鍵を回す動作
- 金槌を使用する動作

1. 臨床家として，このような状況に直面したときにどのように臨床意思決定をしていくかについてや，対象者の障害の回復に対して介入したり，代償動作あるいは適応動作を学習させて対象者を援助することに関する問題について考えなさい．
2. 本章の最初の臨床事例を参照し，Sam が Nathaniel の仕事内容を把握するために，どのような情報を得ておく必要かあるかについて考えなさい．Nathaniel が肘関節に損傷を負っていたとすると，彼が復職することができるかどうかを判断するための必要な要素を考慮するとき，Sam は特にどのような点に着目すべきだろうか.

研究活動

1. 以下の 10 個の動作をペアで実際に行い，それぞれを正しく行うために必要な上肢（肩関節，肘関節，手指）の動きを挙げなさい．最初に上肢の位置を定める主動作筋を挙げ，次に動作を行うために作用する筋を並べなさい.
   - **a.** 頭上に投げられたボールをつかむ
   - **b.** 後ろにあるキャスター付きのスーツケースを引く
   - **c.** 上着を着る
   - **d.** シャツのボタンを留める
   - **e.** ドアノブを回す
   - **f.** 上着を脱ぐ
   - **g.** 日焼け止めローションを下背に塗る
   - **h.** ポットの取っ手を持つ
   - **i.** 髪をブラシでとかす
   - **j.** 車のエンジンをかける
2. 上肢の各関節について，近位から遠位の方向に考えなさい．肩関節複合体から手指の順序で，以下の動きを主に必要とする動作を少なくともそれぞれ 5 つずつ挙げなさい.
   - **a.** 肩関節屈曲
   - **b.** 肩関節伸展
   - **c.** 肩の水平内転-外転
   - **d.** 肩の内旋-外旋
   - **e.** 肘関節屈曲
   - **f.** 肘関節伸展
   - **g.** 前腕回外
   - **h.** 前腕回内
   - **i.** 手関節掌屈
   - **j.** 手関節背屈
   - **k.** 手指屈曲（こぶしを作る）
   - **l.** 側方つまみ
   - **m.** 三指つまみ
   - **n.** 指尖つまみ
3. 毎日行う日常生活活動のうち 5 つを選び，それぞれの動きと筋の作用について分析しなさい．それらの動作を正しく行うために必要な上肢（肩関節，肘関節，手指）の動きを挙げなさい．最初に上肢の位置を定める主動作筋を挙げ（該当するならば），動作を行うために作用する筋を並べなさい.
4. 傷害の影響を受けた部位以外の関節の機能低下も把握することが重要である理由を述べなさい．例えば，配管工が仕事で手関節を捻挫した患者に介入する場合，肩甲帯や肘関節，手指についても評価する必要があるのはなぜだろうか.

文献

1. Magermans DJ, Chadwick EK, Veeger HE, van der Helm FC. Requirements for upper extremity motions during activities of daily living. *Clinical Biomechanics* 20(6) : 591-599, 2005.
2. Tyler AE, Karst GM. Timing of muscle activity during reaching while standing : Systematic changes with target distance. *Gait & Posture* 20(2) : 126-133, 2004.
3. Cools A, Witvrouw E, Declercq G, Danneels L, Cambier D. Scapular muscle recruitment patterns : Trapezius

muscle latency with and without impingement symptoms. *American Journal of Sports Medicine* 31(4) : 542-549, 2003.

4. Gabriel DA. Shoulder and elbow muscle activity in goal-directed arm movements. *Experimental Brain Research* 116(2) : 359-366, 1997.
5. Archambault P, Pigeon P, Feldman AG, Levin MF. Recruitment and sequencing of different degrees of freedom during pointing movements involving the trunk in healthy and hemiparetic individuals. *Experimental Brain Research* 126(1) : 55-67, 1999.
6. Cools AM, Witvrouw EE, De Clercq GA, et al. Scapular muscle recruitment pattern : Electromyographic response of the trapezius muscle to sudden shoulder movement before and after a fatiguing exercise. *Journal of Orthopaedic and Sports Physical Therapy* 32(5) : 221-229, 2004.
7. Engen TJ, Spencer WA. Method of kinematic study of normal upper extremity movements. *Archives of Physical Medicine and Rehabilitation* 49(1) : 9-12, 1968.
8. Askew LJ, An KN, Morrey BF, Chao EY. Isometric elbow strength in normal individuals. *Clinical Orthopaedics and Related Research* 222 : 261-266, 1987.
9. Haugstvedt JR, Berger RA, Berglund LJ. A mechanical study of the moment-forces of the supinators and pronators of the forearm. *Acta Orthopaedica Scandinavica* 72(6) : 629-634, 2001.

第15章 スポーツとレクリエーション

"幸せかどうかを決めるのは，環境ではなく生きる態度である."
—*Hugh Downs*，アメリカのブロードキャスター，テレビ司会者，プロデューサー，作家

本章の概要

学習目標

本章の終わりまでに，以下に示す目標を達成してほしい.

- ❑ 一般的なスポーツの身体運動学的分析をすることができる.
- ❑ 野球投手の投球の関節運動と筋活動を説明できる.
- ❑ サッカーのインステップキックの関節運動と筋活動を説明できる.
- ❑ ソフトボールのウインドミル投法の関節運動と筋活動を説明できる.
- ❑ 水泳のクロールのストロークの関節運動と筋活動を説明できる.
- ❑ ゴルフのフルスイングの関節運動と筋活動を説明できる.
- ❑ テニスのサーブの関節運動と筋活動を説明できる.
- ❑ サイクリングの下肢の関節運動と筋活動を説明できる.

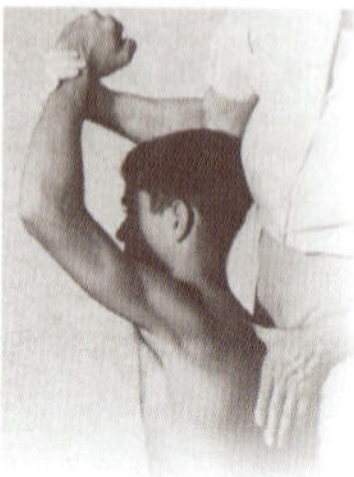

臨床事例

Cody は Bessemer 高校陸上部の走り高跳びの選手で，高校の最終学年である．約 5 週間前に前十字靱帯を損傷し，2 週間前に靱帯再建術を受けた．Morgan は Cody のリハビリテーションを担当しているが，彼がリハビリテーションを終了したら競技に戻りたがっていることを知っている．走り高跳びのバイオメカニクスや必要条件を理解し，競技復帰という Cody の目標に向けた治療種目を計画するために，Morgan は Cody のコーチと接触している．適切な時期にプログラムに追加する特殊な治療種目によって Cody に必要な筋力が強化され，高校生活最後の年に陸上競技に復帰できると，Morgan は確信している．

はじめに

予防医学と現代医学の統合によって健康な人々の人口が増加し，平均余命は延びている．アメリカ合衆国では2030年までに，65歳以上の人は7,000万人以上になると予測されている[1)]．現在の高齢者は前の時代の人々よりも健康なので，より活動的である[1)]．さらに，余暇の増加は，より多くの人がスポーツやレクリエーション活動に参加できることを意味している[2)]．前世紀よりも多くの子どもや若者が，ルールや規約が明確なスポーツに参加している．クラブや学校対抗のスポーツにより，何百万もの思春期前の子どもや10代の若者がスポーツに参加する機会が提供されている．医師は，若者から高齢者まであらゆる年代の人々に運動を提唱している．多くの人がスポーツやレクリエーション活動に参加しているということは，臨床家がこれらの活動で損傷した人を治療する可能性があるということである．レクリエーションやスポーツ関連で損傷する高齢者を除いても，アメリカ合衆国では毎年約300万人の若者がルールや規約が明確なスポーツで損傷している[3)]．そのほとんどの人が，若者も高齢者も，それぞれのスポーツやレクリエーション活動への復帰を望んでいる．

これらの損傷に対して用いられる治療とリハビリテーションプログラムには，整形外科疾患の治療に用いられている従来の方法も含まれるだろう．しかし，スポーツやレクリエーション活動への復帰を望んでいる患者たちのために，臨床家には患者の目標を達成する新たな手段を講じなければならない．患者のスポーツや気晴らしの趣味に最適の機能を提供する活動を，臨床家はリハビリテーションプログラムに取り入れることができなければならない．そのためには，臨床家はこれらの活動を理解し，活動に必要な身体的な条件と活動で求められるスキルを知る必要がある．臨床身体運動学は，この活動に必要なスキルの理解や臨床家による運動の観察と分析を活用することで，臨床家が運動活動への復帰を望んでいる患者の復帰を援助できるようにする．

患者が運動スキルを再獲得するのを臨床家が援助できるようになるには，スキルに含まれるもの，似ているもの，患者のスキルのレベルについての認識が臨床家にならなければならないし，スキルをその構成要素に分解できなければならない．本質的に，活動の必要条件を理解するために行うことは活動の**質的分析**（**定性分析**）である．我々は，詳細な分析をするために公式や量的な測定（定量的測定）を行うバイオメカニクスの専門家としてではなく，臨床家として行動し，予想するものと患者の実際を比較するために，自分たちの観察スキルとともに，正常な筋や関節運動を知るために主に他者の研究を利用する．そうすることで，彼らのパフォーマンスを改善するための修正と手がかりを与えることができる．したがって本章の情報は，それぞれの選択的活動中の筋と関節運動を同定した研究者の報告を提供している．一度“正常”の情報を手に入れれば，患者のパフォーマンスのどこに修正が必要かを確定するのが容易になる．行われる活動は通常なめらかで連続した動きを含んでいるが，情報を検討することも，予想されるパフォーマンスを確定することも容易になるように，個々の活動は区分や相に分解される．たとえ臨床家が特定のスポーツや活動をよく知らない場合でも，患者を援助するのに必要な情報を得るのに利用できる数多くの情報資源がある．情報資源には，地元のコーチ，本，ビデオ，オンライン情報が含まれる．

いかにして活動を調べ理解するのかを示すために，本章は大きく2つに分けられている．1つめは，高校，大学，クラブ，プロや娯楽レベルで一般的な競技について述べる．2つめに，多くの人がレクリエーションとして，あるいは競い合いながら行う生涯スポーツについて述べる．各部では，それぞれある特殊な活動について必要なスキルと運動が分析されている．前述したように，これらは，あなた方が他の活動に進んだり，今後出会う可能性があるあらゆる運動を自分で分析するのを手助けする単なる例である．

本章の情報は，12〜14章までの運動分析とは少し異なる方法で示されている．これまでの章では，運動に必要な構成要素を理解し認識できるように，筋収縮シークエンスのタイミング，運動の必要条件，筋活動をみてきた．本章では，これらの要素を分割するというよりは，もはや次の段階に進んでいる．すなわち，これらすべての要素をまとめ，活動中の身体全体をみている．学習過程の一部では活動を分解し要素に分けているが，これがいったん終了すればまた通常の状況に戻す必要がある．各活動の相を検討し，各相の開始と終了を確認し，各相で起こっている運動を観察し，それらの運動を起こしている筋を確認していく．活動全体とその要素を理解する能力によって，活動に必要な条件の全体像を獲得できるだけではなく，その活動のパフォーマンスで的確に指導するというすべての可能性のなかから技法を選択する方法も獲得できる．

スポーツ

動作分析の例としてここで選択したスポーツには，高校対抗，大学対抗，クラブ，レクリエーションのリーグで一般的に多くみられる４つのスポーツの運動が含まれている．その理由は，臨床家がこれらのスポーで生じる損傷に出会う可能性が高いからである．各スポーツに必要な運動をすべて分析するのはこの章の範囲を超えるので，各スポーツから１つの運動だけを取り上げている．

野球投手の投球

生体力学的に分析されているスポーツの動作すべてのなかで，野球の投球がおそらく最も一般に分析されている動作である．投球の要素の理解を深めるため，歩行分析と同様に，いくつかの期に分けられている．投手の投球を説明するために，研究者らは４期[4]から６期[5,6]のどれかを用いている．ほとんどの研究者に一致させるため，本章では投球を５期に分ける．５期とは，1）ワインドアップ期，2）初期コッキング期，3）後期コッキング期，4）加速期，5）フォロースルー期である（**図15-1**）．初期コッキング期は“ストライド期”と呼ばれることもあり，フォロースルー期は減速期と後期フォロースルー期に分けて記述されている場合もある[6]．右投げの投手が多いので，ここでは右投手について説明する．野球投手は男性が多いので，本章では男性を用いて記述している．

ワインドアップ期

身体の前で両手を合わせ，ボールが打者に見えないようにグラブで隠し，動き始めたときがワインドアップ期の開始である．グラブからボールが放れたときワインドアップ期は終了する[7]．投手は手掌でボールを握るのではなくて，ボールが放れるまでできるだけ長くボールを握っておくことができるように指でボールを握る．

あなた方が思っているように，この期は投球のなかで最も活動が少ない期である．ワインドアップ期では，投手は投球の準備をしているので，全身は最もアクティブでない状態である．通常身体の構えは２つの構えのうちのどちらかである．１つの構えは身体を完全に標的または打者と正対させ，両足はピッチャープレートに接している．これをワインドアップスタンスという（**図15-2A**）．もう１つの一般的なスタンスはグラブをはめている手が打者の方を向いている．これをストレッチスタンス*という（**図15-2B**）．投手の後方の足はピッチャープレートに平行でプレートの前縁に触れ，ボールが放れるまでプレートから離れてはいけない．前方の足，またはグラブをはめている腕と同側の足[4]が踏み込み足で，軸足はボールを投げる腕と同側である．右投手の場合，軸足は右足で体重を主に右足にかけてプレートに触れている[9]．投手とコーチはノーワインドアップの方がより

* 訳注：日本ではノーワインドアップまたはセットポジション．

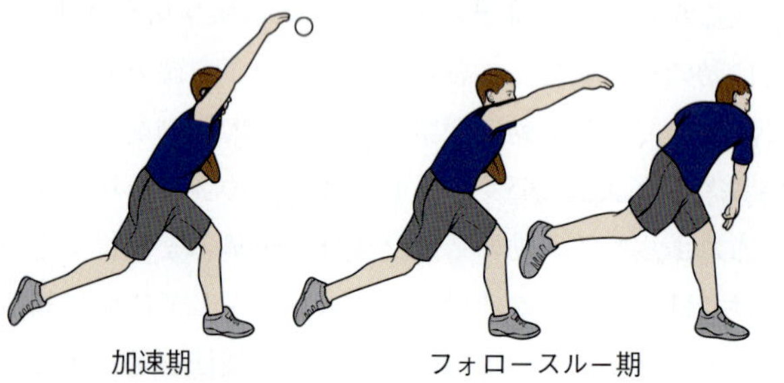

図 15-1　野球の投球の期

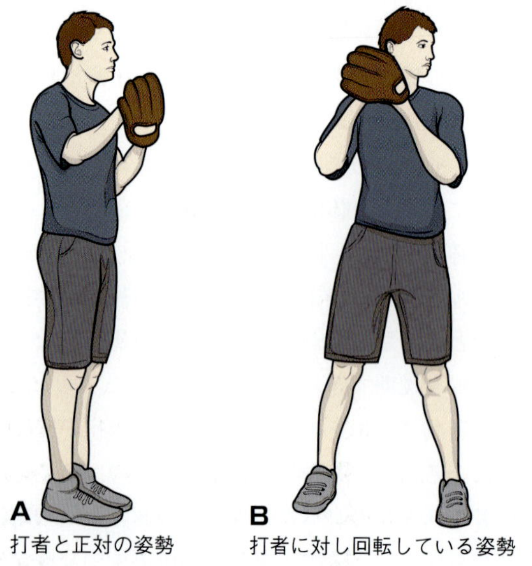

図 15-2　ワインドアップ期の２つのスタンスポジション．**A）**ワインドアップスタンスで打者と正対している．**B）**ストレッチスタンスでグラブ側の肩が打者の方へ回転している姿勢．

表 15-1A　野球の投球時の肩関節と肘関節の筋活動*

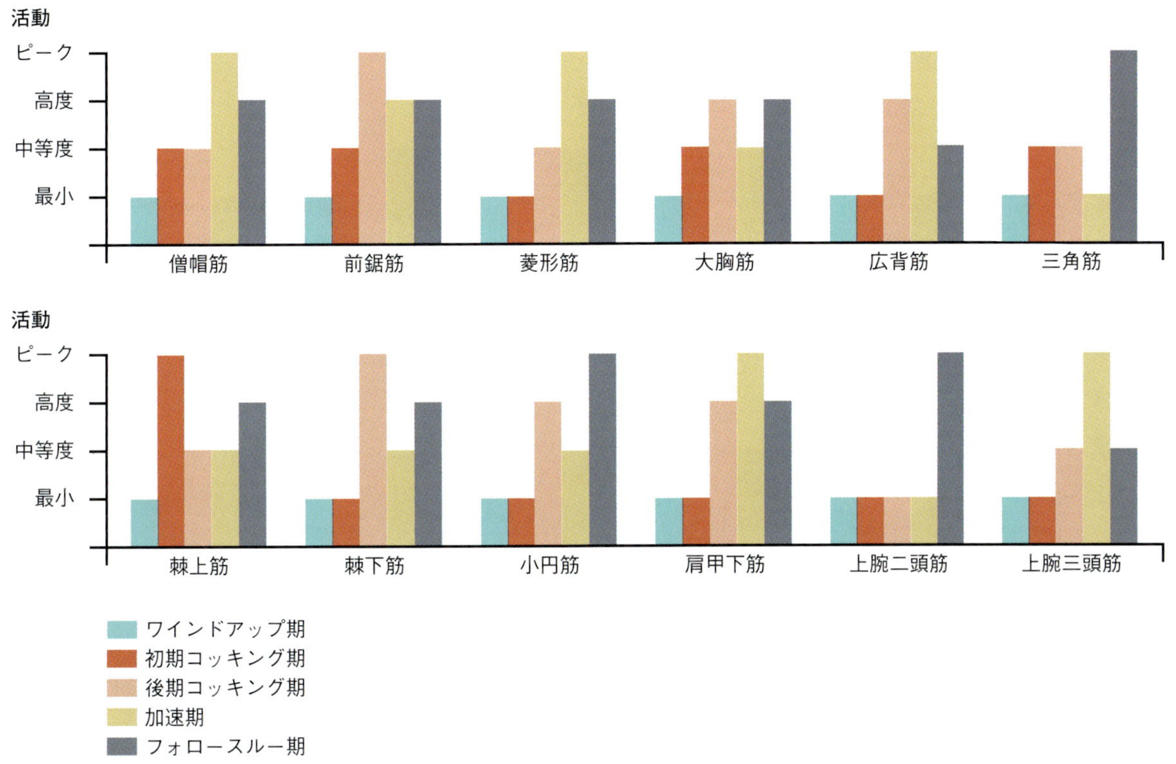

* Moynes ら[4]，Jobe ら[19]，Jobe ら[20] のデータに基づく．

速くボールを放せると考えているので，走者が塁にいるときはこの構えをとる．しかし，この 2 つの構えを調べたある研究では，ボールがホームベースに達する時間に違いは認められなかった[8]．両手が離れるにつれて，体重は前方の足から後方の足へ移動し始める．同時に肩は屈曲し始め，腕は頭部の上に来る．これらの手順が過ぎると，ワインドアップは投手によって大きく異なり，投手ごとに様々なポーズがみられる．

ワインドアップ中の動きには，前脚から後脚への体重移動と，軸足を中心にした前脚と体幹の回旋が含まれる．前脚の股関節と膝関節はそれぞれ約 90° 屈曲する[10]．両腕が上がりボールを握っている手とグラブが離れるにつれて，前脚の股関節と膝関節は屈曲し，身体の回旋を起こすために背部も屈曲する．

筋収縮に関しては，この期では筋の活動はほとんど生じていない[4]．体重が前脚から後脚へ移動するにつれて，前脚は体重を軸足の上へ押しやる．体重を吸収するように作用する軸足の筋は，股関節の外転筋，内転筋，伸筋である．軽度屈曲への体幹運動は，股関節伸筋の補助を受けながら背部伸筋の遠心性収縮によって生じる．体重が前脚から消えると，前脚の股関節屈筋は股関節を屈曲するために求心性に収縮し，膝関節伸筋は股関節屈曲のときに生じる膝関節の屈曲（人により様々）の割合を遠心性に制御する．両腕が離れ屈曲するに従って，肩甲上腕関節では三角筋前部線維と大胸筋の求心性の活動が起こり，肩甲骨を上方回旋させるために僧帽筋上部線維，前鋸筋，僧帽筋下部線維が収縮する．背部伸筋が股関節屈曲に伴って生じる体幹屈曲の割合を制御するのに対し，腹筋が体幹を回旋させ固定する．**表 15-1** は，投球の際に筋が高度，中等度および最小のレベルで活動しているときを表している．通常，筋の最大等尺性収縮（maximum isometric contraction：MVIC）の 30％以下の収縮が最小レベル，MVIC の 35 ～ 65％の出力レベルが中等度レベル，65％以上が高度レベルである．

初期コッキング（ストライド）期

初期コッキング期は，ワインドアップ期の終わりから前方のまたは踏み出す足が地面に着くまでの間である[6]．この期では，体重が前脚へ移動するように身体は打者に向かって前進を始める．

この期では，投手は手とボールを打者からできるだけ遠くへ動かす[4]．肩甲骨は後退し，肘関節は屈曲し，上

表 15-1B　野球の投球時の前腕と体幹の筋活動*

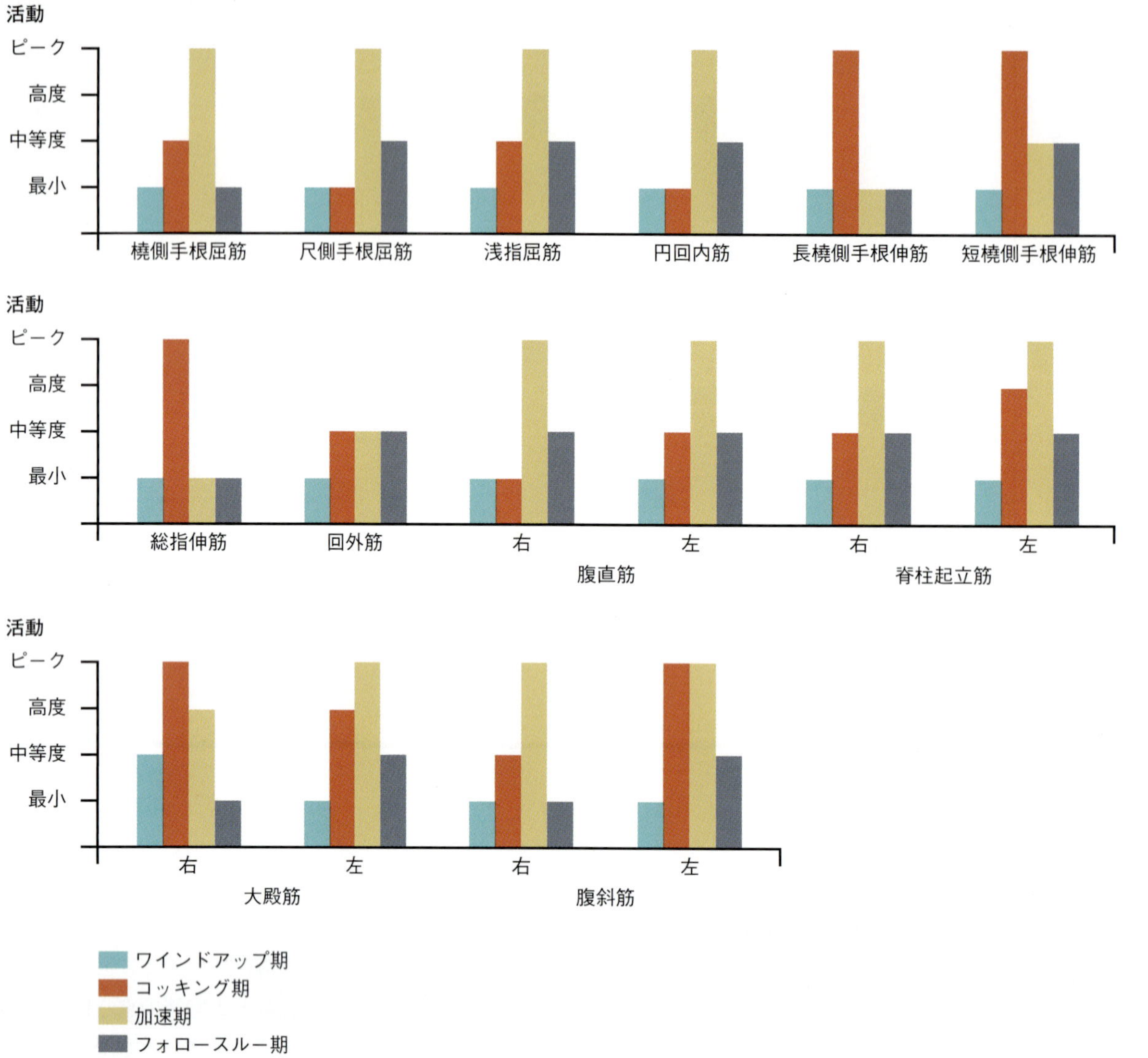

* ＊ Watkins ら [18], Hamilton ら [15] のデータに基づく．

腕骨は外転・外旋・水平伸展（外転）する．身体は前方へ移動し始めるが，腕は身体の後方のままである．身体が腕を前進させ加速度を増加させるので，この位置は加速期で重要になってくる．

後脚から前脚への身体の移動は，後脚の股関節伸筋と外転筋，膝関節屈筋および足関節底屈筋が身体を前脚へ移動させるにつれて生じる [11]．このとき，前脚の筋は体重の一部を受け入れているだけであり，股関節伸筋と内転筋，膝関節伸筋，下腿三頭筋が身体の重心を低くするために，股関節屈曲，膝関節屈曲，足関節背屈の割合を制御しているので，それらの筋にある程度活動がみられる [10]．腹筋が両肩と両下肢を安定させ，背部伸筋が体幹を直立位に保つ．肘関節が肩の高さまで挙上し肩関節が水平伸展するように三角筋が上腕骨を動かすので，肩甲骨後退筋が肩甲骨の位置を定める．三角筋に加えて，上腕骨が挙上している間，棘上筋，棘下筋，小円筋が三角筋と共同して働き，棘下筋と小円筋が上腕骨を外旋させ始める．肩甲上腕関節内旋筋の遠心性収縮により，上腕骨外旋の終わりまで上腕骨が制御される．上腕二頭筋は初期コッキング期で多少活動している [4]．

後期コッキング期

後期コッキング期は前方の足が地面に達したときに始まり，投球側の肩関節が最大に外旋したときに終わる [6]．いったん足が地面に着くと，軸足の膝が軽く屈曲した状態で踏み込み足は打者に向かう [9]．右投手の踏み

表 15-1C　野球の投球時の下肢の筋活動*

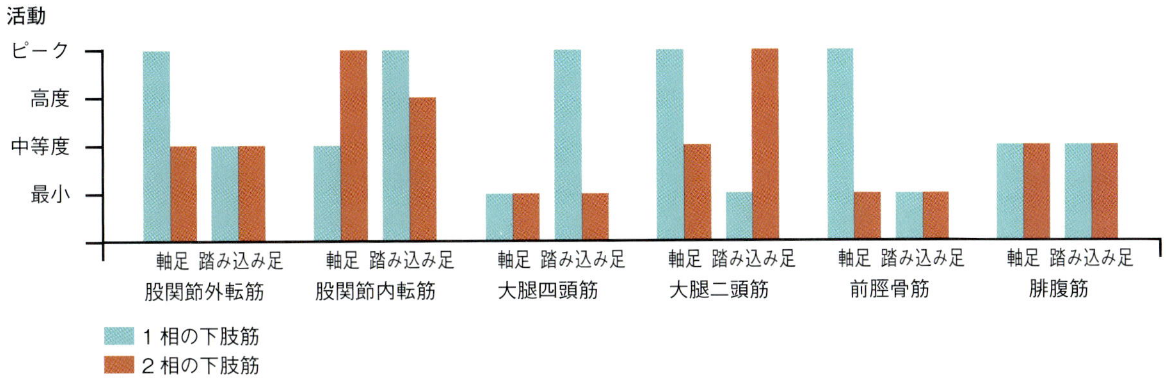

1 相は投球の開始から踏み込み足が地面に着く直前までである.
2 相は踏み込み足が地面に着いてから投球の終わりまでである.

* Yamanouchi[11] のデータに基づく.

込み足は，ホームベースとピッチャープレートの中心を結ぶ想像線上に置かれる．この踏み込み足の位置によって，最も必要なとき，つまりボールが放れるときに骨盤と体幹が最大に回旋する[9, 10]．後期コッキング期では，体幹は打者に対して直角で，三塁線に向いている（右投手の場合）．ボールを前方へ投げるのに腕が最適の位置へ動くのはこの期のときである．踏み込み足が打者に最も近づいたとき，手は打者から最も遠くにある．この状態は身体を最大伸長し，身体の内部に力を蓄積する[12]．この期の終わりの間に，上肢の構えは終了し次の期への準備をする．

投球側の肘関節が肩甲骨面でおよそ肩の高さまで上がったとき，初期コッキング期は後期コッキング期へと移行する．このとき，肩甲骨は後退し，上腕骨が約 90° まで外転し，水平伸展，外旋するにつれて，肘関節は 90° まで屈曲する．手関節は中間位である[9]．この期の終わりまでに，上腕骨は約 175° の最大外旋位に達する[13]．これはおそらく純粋に肩甲上腕関節の回旋だけではなく，肩甲胸郭関節の回旋と体幹の伸展とが上腕骨の回旋と組み合わさったものである[9]．肩甲上腕関節での外旋は 120° と思われる[14]．この期の最後までに，手関節は最大伸展し完全にぴんと立っている[15]．

後期コッキング期では，股関節，骨盤，体幹は，そこにある筋が生み出している力を上肢に伝達する．これにより，上肢の筋だけが力を産生するメカニズムの場合に発生する力よりも，より多くの利用可能な力が発生する．これら大きな筋が投球に必要な力の 50% 以上を生み出すので，投球動作において重要な要素である．踏み込み足を地面にしっかりと固定させて，約 600°/秒で骨盤がホームベースの方へ回旋し始める[17]．

この期を通して，身体の至るところで活動している筋がいくつかある．股関節伸筋，膝関節屈筋，後方脚の下腿三頭筋が求心性に収縮し続け，力を運動連鎖上へ伝達する．腹筋は体幹の安定性と回旋を制御し，背部の伸筋はある程度の腰椎の伸展を伴いながら，直立し姿勢を維持する[18]．肩関節複合体では，菱形筋と僧帽筋中部線維が肩甲骨を後退位に保ち，一方，三角筋後部線維，三角筋中部線維，棘上筋は求心性に収縮して，上腕骨を挙上，水平伸展させる[4]．前述したように，上腕骨が中間位を通過したら，肩甲下筋は遠心性収縮をして上腕骨の外旋を制御する．中間位になる前に，後肩甲下筋が運動を引き継ぐまで，外旋筋は求心性に収縮して上腕骨を外旋へと回転させる．反対側の腕が約 90° まで挙上するのも，コッキング期のときである．この運動は三角筋とローテーターカフ（回旋腱板）の求心性収縮による．両腕は左から右へ一直線に並ぶ．非投球側の肩は内旋している．手関節がコッキング期の最後で最大伸展位に達するとき，手関節伸筋（長・短橈側手根伸筋，尺側手根伸筋）は最高に活動している[15]．

コッキング期の筋活動を概括すると，次の期でボールを投げるための位置に手を置くように筋は活動している．コッキング期の間，これらの筋は高レベルで活動しこの責任を果たす．高度に活動しているこれらの筋には，肩甲骨を動かす僧帽筋，肩甲上腕関節を動かす三角筋，棘上筋，棘下筋，小円筋，肘関節の位置を決める上腕二頭筋が含まれる[4]．これらの筋は次の加速期では最小の活動となる[4]．

加速期

加速期は肩関節が最大外旋位に達した直後に始まり，打者へ向かって前進を始め，ボールのリリースで終わる[6]．身体の回旋が戻りホームベースの方へ体重が前進するとき，勢いが生まれる[9]．投球のなかで最も爆発的な期で，約1/20秒続く[9]．股関節，骨盤および体幹の回旋の戻りによって生じたエネルギーによって，肩関節で発生している回旋力が増すのはこの期である．加速期が始まるとき，体幹が打者に向くように回旋するにつれて体幹は最高の回旋速度に達する[9]．骨盤の回旋に続いて体幹が約1,000°/秒で回旋し，いったん巻き戻しを始めると骨盤よりも速いが肩が回旋するほど速くはない[17]．この骨盤と体幹の回旋が上肢を前進させる推進力を生むように，肩関節は体幹の後方にある．いい換えると，骨盤と体幹によるトルク力の追加が鞭のように作用し，この期において，腕が最高速度9,200°/秒弱，平均速度6,000°/秒で移動するのを可能にする[9]．体幹が回旋を終えたとき，腕は巻き戻しを始める．加速期では，肩の回旋エクスカーションは，加速期開始時の122°からボールがリリースされるときの外旋48°までである[9]．上腕骨が回旋し伸展方向に動くにつれ，肩甲骨はプロトラクト（前方突出）する．

加速期の肘関節の運動は，肘関節が120°屈曲位から90°屈曲位に変化するように伸展する．ボールがリリースされる頃には，肘関節は完全伸展位まで約25°の位置にある[9]．肘関節が伸展するにつれて前腕は回内する．手関節は，この期では伸展位で始まり，ボールがリリースされるとき中間位で終了する[9]．ボールがリリースされるとき，前腕は完全に回内している．

体幹は加速期の終わりまでに打者の方へ向き，また屈曲する[14]．体幹の側方の肢位には個人差がある．ある投手は体幹の顕著な側屈がみられ，サイドスローの投球のようにすらみえるのに対して，ある投手は体幹の側屈がほとんどみられないので，オーバースローのようにみえる．踏み込み足は股関節と膝関節を90°近くまで屈曲させて，体重の大部分を支える．軸足は，股関節伸展位，膝関節屈曲位，足関節底屈位である．

この期の筋収縮は本来は主に求心性である．肩甲下筋は大胸筋の胸骨頭の補助を受けながら，肩甲上腕関節を内旋させる[14]．肩甲骨が前方突出するので，前鋸筋は加速期の間おおいに活動する．大胸筋，広背筋，上腕三頭筋も，肩関節と肘関節を伸展させ身体を横切らせるために，加速期の間おおいに活動する[4, 19]．橈側および尺側手根屈筋，円回内筋を含む手関節と前腕の筋は，手関節が屈曲するにつれて，この期で最大の活動状態に達する．浅指屈筋も，この期の最後でボールをリリースするまでボールを握り続けるために，この間最も活動する[15]．

フォロースルー期

フォロースルー期はボールのリリースから投球動作すべてが終わるまでである[9]．フォロースルーの前段では，肩関節が最大に内旋するので腕は大きく減速する．フォロースルーの次段は，腕が身体を越えて内旋位で終わる[6]．フォロースルーの減速期の間，各関節は1秒間数1,000°という動きから停止へと急激に変化するので，肩関節と肘関節には相当な力がかかる．筋は“ブレーキをかけており”，～500,000°/秒の割合で減速している[2, 9]．

肩関節の最大内旋の終了がフォロースルー期の減速期間の終了を示し，0.1秒未満で完了する[4]．肩関節は，体幹の回旋と肩甲骨の動きが小さくなるので，身体を越えて内転し続ける．

作用している筋は，この減速への役割を果たすので，主として遠心性に作用している．前鋸筋，菱形筋，僧帽筋は肩甲骨の前方突出の動きを減速し，肩甲下筋，大胸筋，広背筋，上腕二頭筋は肩関節の動きを減速し[19, 20]，上腕三頭筋と上腕二頭筋は，上腕二頭筋の遠心性収縮によって起きる大きな力で，肘関節を一緒に制御する[4]．減速過程が進行しているとき，肩関節は水平屈曲（内転）と内旋を続け，肘関節はおよそ45°屈曲し，前腕は回内する[9]．体幹は，背部伸展筋の遠心性収縮によって屈曲運度を終了し，フォロースルー後半では，求心性収縮によって体幹はより直立位になる[14]．残りのフォロースルー期の間に，残りの身体は腕に“追いつき”，投手が打者のスイングに反応するために守備位置へ動けるように，軸足の前進を続ける．軸足の股関節屈筋が軸足を前進させる．

ソフトボールのファストピッチ投法

野球の投球ほどには詳細に調査されていないが，いくつかの調査研究がソフトボールのファストピッチの力学と運動学を検討している．アメリカ合衆国には複数のファストピッチソフトボールのリーグがあるが，同様に学校間や大学間のリーグも多数ある．また，ファストピッ

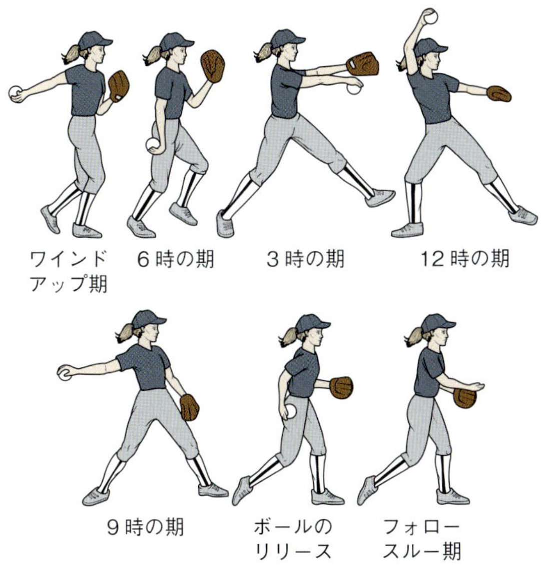

図 15-3　ソフトボールのウィンドミル投法の期

チソフトボールで用いられている投法にはいろいろなスタイルがある．より一般的な投法の1つがウインドミル投法で，我々がここで検討する投法である．野球の速球と同様に，活動を期に分類する．ウインドミル投法は6期に分けられる．1）ワインドアップ，2）6時，3）3時，4）12時，5）9時，そして6）フォロースルーである[21]．これら時計で表している期は各期の終わりに準拠して呼んでいるが，どの期においても実際は，前の期の終わりと第一の関心事であるそれ自身の期の終わりの間に起こっている運動である．あらためて述べるが，実際の運動は連続しているが，運動を検討するのが容易となるように期に分けている．ファストピッチソフトボールの投手は多くが女性なので，この項では投手を女性にしている．

ウインドミル投法は，肩関節の運動が円を描くパターンなので，そのように名づけられている．投球側の腕は，肩関節中間位で体側で始まる．投手が投球し始めると，腕は屈曲方向へ進み頭上まで完全に屈曲する（**図 15-3**）．そして円運動は身体の後方で弧を描く肩関節の運動を続け，ついに手が体側に来てボールがリリースされる．1回の投球全体での肩関節の円運動の総計は，肩関節の動きでおよそ450～500°の範囲である．

ワインドアップ期

ワインドアップ期は動きが開始したときに始まり，投球側の腕がボールを6時の位置まで動かしたとき終わる[23]．ワインドアップ相には多くのばらつきがある．ほとんどの場合，身体が打者に正対して始まる．しかし，体幹の傾き，肘関節の屈曲，および身体の矢状面に対する肩関節の相対的な過伸展の程度には個人差がある[21]．投手はしばしば，軸足をピッチャープレートに乗せ，踏み込み足を軸足の後ろに置いた，タンデムスタンスに足を広げて立つ．体重は後方の下肢にかかった状態で始まる．投手が腕の運動を開始したとき，軸足でピッチャープレートを押しやり，身体は打者に向かって前進する[22]．投球のほとんどにおいて，手関節は手指でボールを握った力強い握りで伸展位に固定されている．

野球の投球と同じように，この動作の初期では比較的筋活動は少ない．最小の活動とはいえ，この期の間機能している筋はある．打者に向かって体重が前方移動するにつれて，ピッチャープレートにある軸足の方へ体重を移動できるように，後方の下肢は股関節と膝関節の伸筋および底屈筋を働かせる．軸足は，股関節と膝関節の伸筋の遠心性収縮によって体重を受け取る．肩関節の屈筋（大胸筋と三角筋前部線維）は肩関節を6時の位置へ移動させる．この期では両上下肢とも動いているので，この期の間中これら四肢のために体幹の安定性を維持しようとコアマッスルが働く．**表 15-2** はファストピッチウィンドミル投法時の筋活動レベルを示している．

6時の期

この期では，投球側の腕は6時の位置から3時の位置まで移動する．体重は投球側の腕と同側の下肢にあるが，前方へ移動している．投球側の腕は，肩甲骨面（肩甲平面）のちょうど前になるように内旋し，約90°まで挙上する[23]．

この期において，腕は頭上の位置へ向けて運動を開始する．上腕骨の挙上に加えて，肩甲骨も上方回旋し始める．手が頭上に行くまで，この運動中肘関節はほぼまっすぐなままである．この期では肩関節屈曲の速度はかなり速い．この期で肩関節が最も速く動くときはおよそ5,000°/秒である[22]．体幹は投球側の腕を中心に回旋を始める（三塁ベースに向く）．

棘上筋と棘下筋が肩関節を加速させ始め頭上に挙上させるとき，両筋はこの期で最大の出力を発生する．三角筋前部線維と大胸筋は肩を上方へ移動させるために中等度レベルの求心性の力を出す．僧帽筋と前鋸筋の求心性の活動によって肩甲骨の上方回旋が生じる．上腕三頭筋は肘関節をほぼ伸展位に保ち，手関節屈筋と伸筋は手関節を機能的肢位に保つために同時収縮する．もちろん，

表 15-2 ソフトボール投球時の肩関節と肘関節の筋活動*

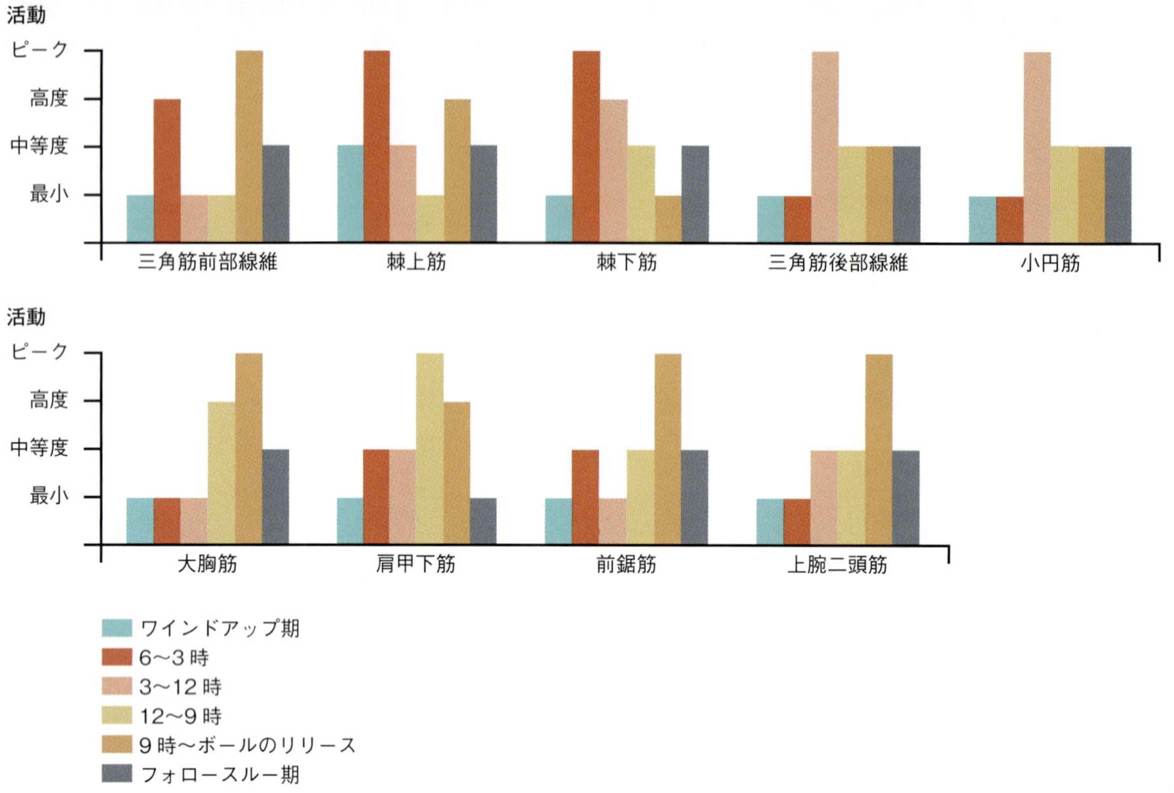

* Maffet ら [21]，Barrentine ら [22] のデータに基づく．

手指屈筋はボールを握り続けている．体重は軸足の方へと移動しているので，軸足の股関節伸筋と膝関節伸筋は体重を受け取り，衝撃を吸収するまでほぼ伸展位に保つために，これらの関節の屈曲を制御する．後方下肢の股関節と膝関節の伸筋および底屈筋は，体重を前方下肢へと押し出し始める．

3 時の期

この期では，腕が 3 時の位置から動くので，頭上の動きを完了し加速を得続ける．この期の終わりまでに，肩関節は 180° 外転・屈曲し，外旋する [21]．この間も，身体が投球側の腕の方へ回旋するので，体重は前進する [21]．踏み込み足は前方へ移動して骨盤を前方へ進める．足部は打者へ向けられる [25]．

この期においては，体幹と肩甲骨の安定化が重要である．骨盤と体幹が安定することで下肢と股関節の力を上肢に移動し，肩甲骨が安定することで頭上にある肩甲上腕関節に安定した基盤が与えられる [24]．したがって，コアマッスルと股関節の筋は肩甲骨周囲筋と同じように活動している [23]．腱板（回旋腱板）の棘下筋と小円筋も活動のピークに達し，肩甲上腕関節を外旋させ肩関節を不安定にする力に対抗して安定させる [24]．三角筋後部線維は，肩関節が頭上で後方および外旋方向へ動くとき活動がピークとなる [24]．棘上筋は低い位置で挙上を開始するのにより多く使用されるので，その活動はこの期ではそれ以前のレベルのおよそ半分まで低下する．棘上筋は，三角筋が挙上を続けている間，上腕骨骨頭を関節窩に近づけるように作用しているようである [21]．ウインドミル動作中に上肢が移動するので，上腕二頭筋は活動を増加させ続け肘関節の位置を制御する．上腕三頭筋の活動は，投球のこの初期の間中ほぼ一定のままである．

12 時の期

腕は頭上にあり，体幹は投球側の腕を中心に回旋し，体重は反対側足部に移動し始める．投球側の腕は内転している [23]．

ボールを放す準備をして，肩関節が内旋の加速を始めるのがこの期である．腕がボールを放し始めるときに肩関節を外旋から内旋に動かすことは，リリース時のボールの速度にとって重要な要因である[24]．ボールの放出速度を増すために回転トルクが力の加重を供給するように，身体は回旋を解き始めるが，腕よりも先に骨盤から始まり次に体幹が回旋を解く．軸足の蹴りにより体重が強く踏み込み足に移動するので，踏み込み足は身体のずっと前にある．

重大な内旋のために，肩甲下筋と大胸筋はこの期で非常に活動している[21]．肩甲下筋は上腕骨頭を関節窩に固定するためにこの期で活動している．上腕骨が急速に内旋するとき，関節窩が適切な位置にあるように，前鋸筋は肩甲骨を固定しようと活動する[25]．上腕骨が頭上から下がるにつれて，前鋸筋に加えて僧帽筋が遠心性に肩甲骨の下方回旋に寄与する．この期で腕が運動を始めるとき，上腕三頭筋の活動から上腕二頭筋の活動への移行が生じる．この期で上腕二頭筋は，肘の位置を制御し軽度屈曲させる．体重が踏み込み足へと前方移動すると，下肢の筋は前の期で始まったその機能を完了する．軸足の股関節伸筋と膝関節伸筋が身体を前方へ押し出すとき，股関節屈筋は踏み込み足を制御する．反対側の腹筋の遠心性収縮によって体幹が投球側の腕の方へ若干側屈する．

9時の期

身体のねじれが戻るにつれて，回転力が腕に伝わり，ボールのリリース時に腕を通してボールに伝えられる力を最大にする[23]．この期では，腕は外旋し前額面で身体に密着し続ける．肘関節は軽度屈曲しているが，ボールのリリース直前まで伸展している．手関節はボールのリリースまで過伸展方向へ動く．骨盤は前を向くように動き，体幹もボールがリリースされる頃には前を向く．

ソフトボールの投球のこの期では，いくつかの筋が最大に活動している．上腕二頭筋の最大の活動はこのときに生じる[23]．全体として，野球で速球を投げるときよりもウインドミル投法の全体にわたって活動している[23]．前鋸筋は，素早く上腕骨を回旋させるために肩甲骨を固定するので，この期の間最高の出力を生み出す[21]．僧帽筋は前鋸筋と共同して働いて肩甲骨の動きを制御する．ボールがリリースされる前に，大胸筋は肩関節を内転させ，前額面において身体に近づくように動かす．肩甲下筋と大胸筋も，ボールのリリース後に引き離す力から肩甲上腕関節を守るために遠心性に作用するので，最大の出力を生み出す[27]．上腕二頭筋はわずかな肘関節屈曲を維持し続け，手関節屈筋はボールのリリース時に手関節を屈曲方向へ瞬間的に動かす．骨盤と体幹の回旋は股関節の回旋筋と腹斜筋によって生じる．股関節伸筋，膝関節の伸筋，足関節底屈筋による軸足の最終的なプッシュオフによって，身体全体が踏み込み足の方へ移動する，

フォロースルー期

いったんボールが手を離れると，フォロースルー期が始まる．ボールのリリース直後，腕は股関節と大腿の外側に接触させ，腕の前進を止める[23]．腕を股関節と大腿に接触させることで，下肢に減速力の大部分を吸収させる[21]．肩関節は肘関節と手関節の屈曲とともに次第に屈曲への動きを続けながら，投球側の腕は動き続ける[28]．投手の身体は前進を続け，身体の重心は踏み込み足の上に来る．軸足が踏み込み足の上か踏み込み足を過ぎるまで，軸足は前進し続ける．

上肢の筋活動は野球の速球の時に比べて比較的低い．野球の投球のこの期では，多くの筋が上肢を減速させるので，非常に活動している．しかし，ソフトボールの投球のこの期では，筋は比較的活動を抑えている．肘関節屈筋は肘を屈曲させ続け，手関節がフォロースルーで屈曲し続けるとき，肩関節の屈筋と内転筋は腕を身体を横切らせ身体の前まで動かす[28]．このとき踏み込み足は体重すべてを支えているので，股関節と膝関節の伸筋は，下肢上に身体を固定させる股関節と膝関節の伸筋とともに作用する主要な筋である．背筋と腹筋は体幹の直立姿勢を維持するために作用する．軸足の股関節屈筋は下肢を上前方へ持ち上げる．

サッカーのインステップキック

サッカーは世界で最も人気があるスポーツである[29]．あらゆる世代の，文字通り何百万人もの人が行っている．アメリカ合衆国では世界の他の国々ほど人気はないけれども，ユースサッカーリーグの若者から学校対抗のチーム，大学対抗のチームの若年成人，高年齢成人のクラブチームまで広範な支持者がいる．サッカーに関連するすべての技術のなかで，おそらくキックが最も重要な技術の中の1つである．サッカーのいろいろなキックの中で，最も一般的に使われるキックの1つがインステップキックである[30]．本節ではこのキックを分析する．他のスポーツと同様に，インステップキックも相に分けられる．(1) バックスイング，(2) 下肢コッキング，(3) 加速，(4) フォロースルーである（**図15-4**）[31]．

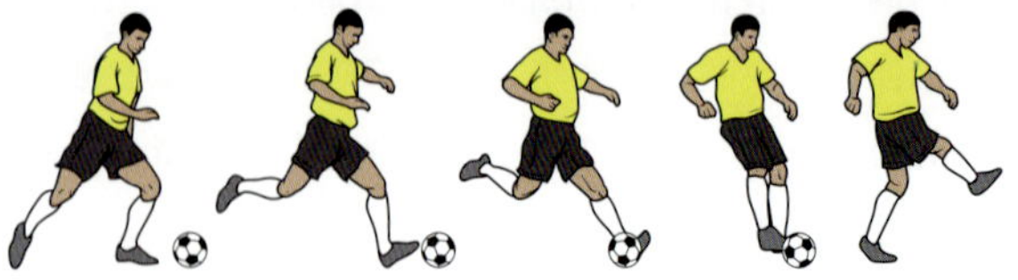
トゥーオフ
股関節
最大伸展
膝関節
最大屈曲
ボール
インパクト
足指速度
変化
バック
スイング相
下肢
コッキング相
加速相
フォロー
スルー相

図 15-4　サッカーのインステップキックの相

他のスポーツやスポーツ技術と同じく，熟練選手と未熟な選手とでは遂行に差がある．未熟な選手は一般的に運動遂行に関わる動作が多く，協調運動が拙劣である．サッカーでは，熟練選手ほど長いストライドをとってキック動作の一部としてアプローチを利用するので，キックはキックする前に主にアプローチが必要となる[32]．熟練選手はインステップキックを行う際，いくつかの共通の特性がある．Shan と Westerhoff[29] によれば以下のとおりである．

- 股関節の過度の伸展-外転と非キック側への体幹の回旋の組み合わせとして起こる，キック開始時の"テンションアーク（張りのある弧）"
- キック側への体幹の同時回旋を伴った，ボールに対するキック脚の鞭のような動きによるテンションアークの解除
- キック側股関節と非キック側肩関節の間の最大の距離

これらの研究者は，そのような運動学的な特徴がキック後に最高のボールスピードを生むと信じている[29]．他のスポーツでみてきたように，身体のねじりと続いて起こる戻りによって身体を通して力が伝達される．"鞭をピシッと鳴らす"ゲーム（第１章）と同様に，"鞭"のような動きが回転するように生じるので遠位の体節の最大の動きが起こり，各体節の力が一連の連鎖運動の最後で足部に伝達される．そしてサッカーのキックでは，足部が最高速度でボールを蹴り，それによってボールに最大の力が生まれるように，下肢と体幹の両方をねじるという考えである．

キックの全体を通して，上肢はバランスを提供し重心を支持脚上に保持するのを援助する．両肩関節が主としてこの機能を遂行する役割を果たす．肩関節の筋は両腕を軽度外転位にして身体から離し，キック脚の位置を代償し，さらに支持脚上に重心線を保持するために，水平屈曲や水平伸展の位置を変化させる．

選手がボールにアプローチするとき，ボールに対する理想的な角度は 30～45° である[33]．インステップキックでは，足部は足背部でボールに接触する．キックの間は，選手はボールから目を離さない．ここでは，選手は右足でボールを蹴ることにする．考察の都合上，選手は男性と仮定する．

バックスイング相

サッカーのキックの開始はキック脚の後方への運動で始まり，足部が地面を離れ，股関節は最大伸展する．両腕は外転位で挙上し，キック脚が重心線の後方へ移動するとき反対側の腕は軽度水平伸展位にある．右腕がわずかに挙上しているので，肩甲骨の回旋筋は，上腕骨が三角筋と回旋腱板の作用によって軽度外転するのに安定した基盤を提供する．しかしながら，左腕は外転約 90° まで挙上し水平伸展位にある．したがって，左の肩甲骨は僧帽筋中部線維と菱形筋の収縮により後退し，上腕骨は三角筋中部線維と回旋腱板の求心性の収縮によって挙上する．三角筋後部線維は上腕骨を体幹の後方へ水平伸展させる．体幹は前面および後面の体幹筋（腹筋と棘筋）の同時収縮によって直立位を保つが，上部体幹は反対側の腕の水平伸展によって回旋しキック脚から離れる．

選手がボールに向かって走るとき，キック脚は身体の後方に移動するので支持脚が前進している．支持脚がボールから約１フィートのところに着地しボールに並ぶ直前に，キック脚はバックスイング相を移動している．この間，骨盤は前傾して右股関節は伸展，内旋，外転へと動いている．足関節が矢状面で中間位に安定したままで，膝関節は屈曲する．左脚は足部が地面に着く準備をしているので，左股関節は軽度屈曲している．足関節が地面をクリアするために背屈しているにもかかわらず，左膝関節は伸展している．肩関節は両方とも外転位である程度まで挙上し，左腕（キック脚と反対側）は 90° 近くまで外転し水平伸展している．

キック脚では，殿部の股関節伸筋とハムストリングスが股関節伸展の主動作筋として作用する[31]．中殿筋と小殿筋は股関節を外転させる．中殿筋，小殿筋，薄筋，および大腿筋膜張筋は大腿部を内旋させる．ハムストリングスはさらに膝関節を屈曲させ始め，大腿二頭筋さらに脛骨を外旋させる．前脛骨筋は足関節を背屈させ，

表 15-3A　サッカーのインステップキック時（キック脚）の下肢の筋活動*

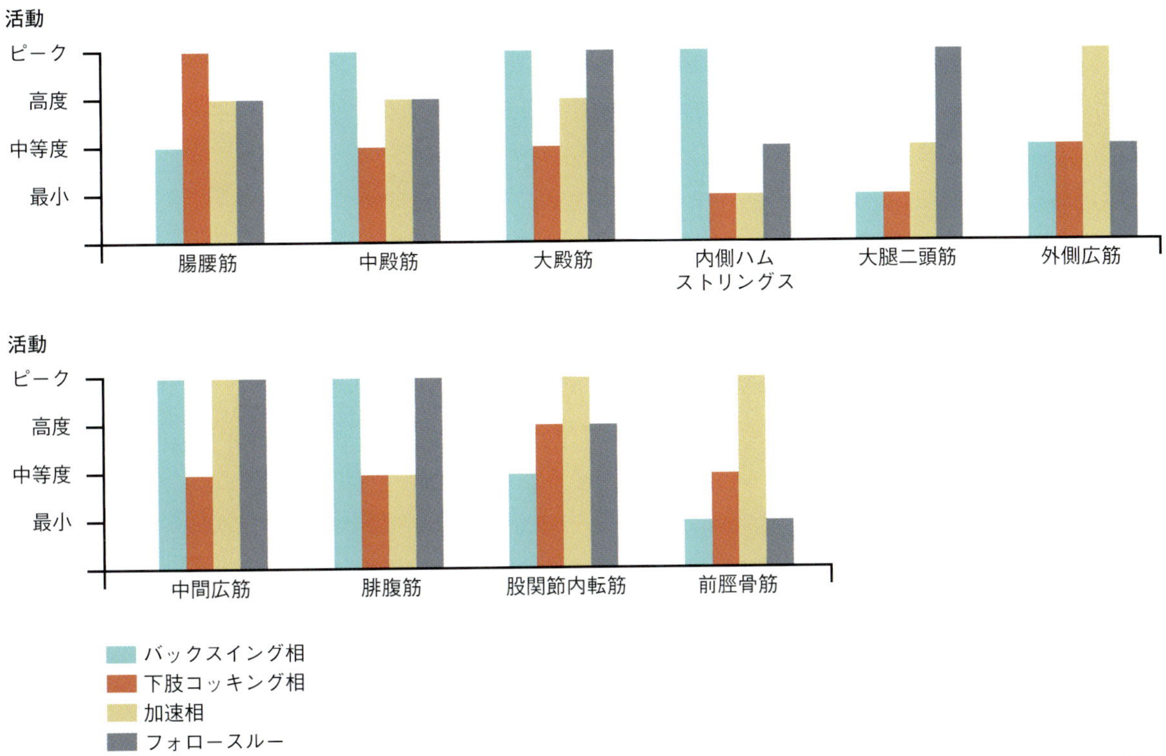

* Brophy ら [34]，Fields ら [31]，Kellis ら [35] のデータに基づく．

長・短腓骨筋は外がえしさせる．支持脚では，大腿四頭筋が膝関節を伸展させ前脛骨筋が足関節を背屈位に保持しながら，腸腰筋と大腿直筋の作用によって股関節は屈曲している．**表 15-3** はこれまで研究されている筋と，インステップキック全体を通したキック脚と支持脚に関する筋の活動レベルを示している．

下肢コッキング相

下肢のコッキング相は，ボールに対して下肢を加速させようと膝関節が屈曲するときに始まり，膝関節が最大に屈曲するまで続く[31]．両肩関節はこの相の間，同側の腕は相対的に軽度挙上位に，反対側の腕は肩関節レベルぐらいで水平伸展位に保つ．上部体幹は左腕の方へ回旋し，骨盤は体幹でねじりを作るために左腕と右脚が互いに離れるようにキック脚の方に回旋する．左肩関節と右股関節の引きがこの体幹の姿勢を作っているが，内-外腹斜筋が遠心性に制御している．腹直筋の遠心性収縮によって体幹は若干伸展する．

殿筋群が右股関節を伸展し続けるので，ハムストリングスは積極的に膝関節を屈曲させる[31]．股関節はまた，すでに確認されている筋を使って内旋-外転位を維持する．大腿二頭筋は，膝関節が屈曲するとき膝関節を外旋させる．足部は腓腹筋とヒラメ筋の収縮により底屈する．

このとき重心は左右の足部の間にあるが，左足部の前方へ前進している．このことは，殿筋群（大殿筋，中殿筋，小殿筋）の活動によって左股関節が伸展していることと，大腿四頭筋の求心性収縮によって膝関節も伸展していることを意味する．重心が足部の後方にあるので足関節は底屈し，腓腹筋とヒラメ筋が制御している．この相の終わりまでに足部は地面に完全に接地し，身体を足部の上に移動させるために，これらの筋はすべてこの相で非常に活動している．

加速相

膝関節の最大屈曲の後，下肢はボールに向かって加速し始める．下肢が前進運動を開始したとき，加速相は始まり，足部がボールに接触したとき終了する[31]．キック側の膝関節はボールの上にあり，重心は支持側足部の真後ろにある．最高の力を生み出すために，体幹は最大に開いた位置から閉じた位置へとねじりを戻す．キックの力はこの相で生み出され，足部がボールに接触するまで産生し続ける[31]．両肩関節とも挙上し，キック脚が

表 15-3B　サッカーのインステップキック時（支持脚）の下肢の筋活動*

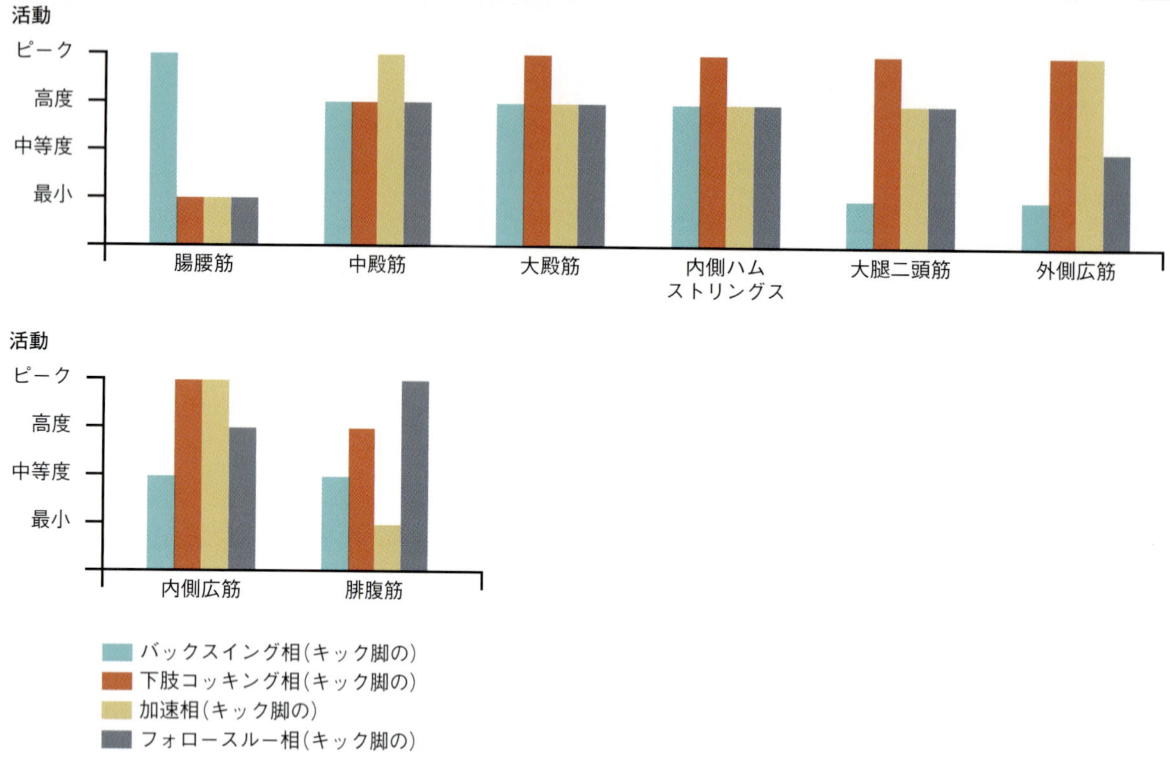

* Brophy ら[34]，Fields ら[31]，Kellis ら[35]のデータに基づく.

前進するにつれて反対側の腕はさらに挙上し，身体を横切って水平屈曲するが，同側の腕は伸展する．左肩甲骨の回旋筋が上腕骨を安定させるために上腕骨を固定し，左肩関節の大胸筋と三角筋前部線維が上腕骨を身体の前方へ移動させる．右肩甲骨の下方回旋筋（菱形筋，小円筋，肩甲挙筋）が右肩甲骨の位置を定めて固定し，右肩関節の三角筋後部線維，広背筋，大円筋が肩関節を伸展させる．両腕の上腕三頭筋は肘関節を伸展位に保持する．手関節の運動は一定ではない．キック脚が前進するとき，上部体幹は右方回旋し骨盤は左方回旋しながら体幹も回旋している．回旋は，左外腹斜筋と右内腹斜筋の求心性収縮によって生じる．体幹も，脊柱起立筋の遠心性収縮によって屈曲する．

キック脚で優位に働く筋は股関節屈筋と大腿四頭筋で，強力に股関節を屈曲させると同時に膝関節を伸展させる[35]．キック脚が外転位から身体を横切って内転するとき，股関節内転筋も活動する．ボールへのコンタクトを制御し膝関節の過伸展を防ぐために，ボールコンタクト直前にハムストリングスは遠心性に収縮する[31]．前脛骨筋は，ボールをキックする位置に足部を保持するとき，活動のピークに達する．

支持脚で最も活動している筋は，重心は左足部の直後にあるが急速に前進しているときに，単下肢支持と骨盤の安定を保持する中殿筋である．キック脚がボールをキックするとき支持脚は体重を固定するので，大腿四頭筋は膝関節を軽度屈曲位に保つために非常に活動している．

フォロースルー相

フォロースルーはボールコンタクトから動作の完了までみられる．他の動作と同じく，力が消失する間の損傷のリスクを軽減するのに重要で，足部が長くボールに接触しているほど大きな運動量がボールに加わる[32]．フォロースルー期では，体幹が回旋し続けているので，非キック側の肩関節とキック側の股関節は互いに近づく．いい換えると，上腕二頭筋，上腕筋，腕橈骨筋の活動によって肘関節が屈曲しながら，左の肩関節は三角筋前部線維と大胸筋の収縮により軽度水平屈曲する．左の肩関節は，肩甲骨の下方回旋筋（菱形筋，小胸筋，肩甲挙筋）に支持されて，三角筋後部線維，広背筋，大円筋の収縮により，外転，水平伸展位にある．上腕三頭筋は肘関節を伸展させる．両腕の手関節の動きは一定ではない．体幹もキック脚の勢いで前屈を続けるが，脊柱起立筋が活動して体幹の屈曲を制御し減速させる．キック脚は身体を横切って，股関節は屈曲し膝関節は伸展する．ハムストリングスは膝関節の伸展に“ブレーキをかける”ように非常に活動している．大殿筋も股関節屈曲を減速させるように非常に活動している．腓腹筋は足関節背屈を減速させている．

支持脚では，大殿筋が股関節を伸展位に保ち続けているとき，中殿筋は単下肢支持脚上で骨盤を水平に保つように働いている．身体の重心が前方へ移動し支持脚の前に来るとき，大腿四頭筋は膝関節を伸展位に保持し，腓腹筋は足関節を底屈させる．

水泳のクロール*

水泳のクロールは，サッカー同様，幅広い年齢層に人気のある泳法である．しかし，サッカーとは異なり，チームのメンバーあるいは個人で行われたり，あるいは競技やレクリエーションとして行われることもある．このクロールでみられる多くの損傷は競泳チームのメンバーに生じているので，他の競技スポーツとともにここに取り上げることを選択した．クロールを選択しているのは，多くの人になじみがあり，筆者自身の水泳経験によって話せる可能性がある泳法だからである．クロールは多くの水泳肩損傷を起こす共通の泳法でもある．クロールは主に 2 相に分けられる．プルスルーとリカバリーである [36]．プロパルジョンまたはプルスルー相は以下のように分けられる．1）手の入水，2）初期プルスルー，3）中期プルスル―，4）後期プルスルー，である．リカバリー相はたまに初期および後期リカバリーの 2 段階の相として研究されることがあるが，ここでは 1 相として述べていく（**図 15-5**）．

水泳の研究は生理学的必要条件か上肢に目を向けている．すべての泳法の他の 2 つの重要な構成要素，すなわち下肢と体幹を確認した研究はほとんど見当たらない．クロールを分析する前に，最初にキックの下肢とローリングの体幹ついて言及すると，全身の必要条件を理解するのに有益であろう．

キック

水泳中の下肢を考察した研究はそれほど多くないが，

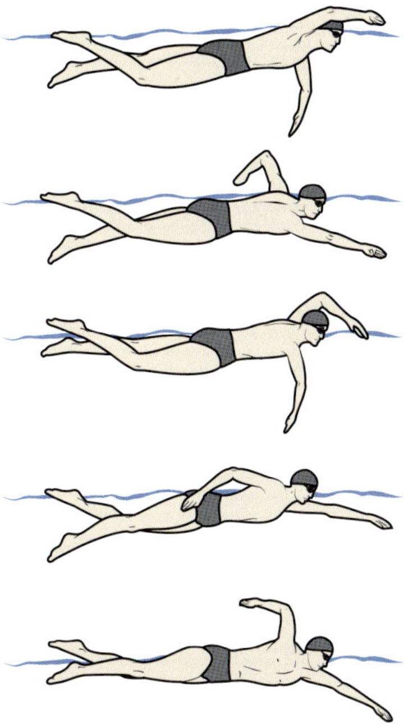

図 15-5　水泳クロールの相

下肢はすべての泳法のストロークにおいて重要な役割を果たしている [37, 38]．下肢はスイマーのスピードのおよそ 10％に寄与する．また，下肢の役割がなければ腕の間欠的な推進のうねりによってぎこちない動きになるストロークを，滑らかなストロークにする [40]．水の抵抗による妨げがほとんどないように身体を水平に保つことで，水中の身体の動きの効率を良くする．腕の 1 ストローク毎に，下肢は 3 回キックする [37]．下肢には 2 つのストロークサイクルがある．水中で下肢を押し下げるときに生じるダウンビートと，水中で下肢を上方へ移動するときに生じるアップビートである．ダウンビートはパワー相でありアップビートはリカバリー相である．この概念をより容易に理解するために，いかに腕と下肢が協調しているか例を通してみてみよう．右腕の入水は右下肢のダウンビートと同時に起こる．腕がプルスルー相に移行するとき，左下肢は水中でダウンビートする．最後に，腕が後期プルスルー相に入り上方へ動き始めるとき，右下肢においてもう 1 つのダウンビートが起こる [37]．その結果，腕の 1 サイクルの間に，下肢はそれぞれ 3 サイクル動く．これが時々 6 ビート 4 mm**と呼ばれる．

下肢の動きの大部分は股関節で起こる．膝関節はほとんど伸展したままで鞭と同じように動き，水泳のサイクル全体を通して股関節からの推進力に従う．足関節は底

* 訳注：原著では free style swimming, freestyle stroke であるが，クロールとした方が理解しやすいため，以下クロールと訳す．

** 訳注：原著では six-beat flatter kick.

屈したままである．ダウンビートのとき，股関節は軽度屈曲する．膝関節はほぼ伸展位を保ち，ダウンビートの力を底屈している足関節に渡す．

次に，下肢で作用している筋は主に股関節の筋である．殿筋とハムストリングスは股関節を伸展させ，一方腸腰筋と大腿直筋は股関節を屈曲させる（力を供給する）．膝関節は股関節と大腿四頭筋の収縮による力を転送する．腓腹筋とヒラメ筋は足関節を底屈位に保持する主動作筋で，キック時に若干の力を提供する．

ローリング

クロール時の身体のロールは，研究者の間で非常に異なる．ある研究者たちはわずか 35° であるとし，他の研究者たちはクロール中に一側へ 60 [40]～約 80° [42] の回旋を記録している，クロール時の身体のロールはいくつかの理由で重要である．最も明らかなのは，ロールによって水泳中に息継ぎができるようにスイマーの口を水線より上に移動することである．おそらくそれほど明らかではないが，肩関節にあまりストレスを与えないで水から腕を抜き出せる．つまり水から腕を抜き出すとき，身体をロールさせることで腕を持ち上げるのに水平伸展や外旋をあまり必要とせず，肩関節挙上時の軟部組織のインピンジメントから肩関節を守る．もし身体が十分にロールしなければ，肩関節はストレスを受け，手は入水するとき正しく位置取りされず，さらに上肢にストレスが加わることになる [40]．

身体は３つの部（頭部，上部体幹，骨盤）としてロールする．スイマーがストローク時に息継ぎを選択しているか否かは，どの部が最初にロールするかによって決まる．スイマーが息継ぎをするとき，頭部が最初にロールし，上部体幹が続き，そして直ちに骨盤が続く．しかし，ストローク時にスイマーが息継ぎをしないときは骨盤が最初にロールし，上部体幹，頭部が続く [41]．しかしながら，ある研究者が骨盤と上部体幹の動きの開始に時間差は認められないことを示したので [41]，本質的には上部体幹と骨盤はおそらく同時にロールすると考えられる．

プルスルー相

クロールにおいてこの相は，手が最初に入水するとき始まる．手が水から出ると終わる．この相はストロークの推進相である．身体は主に腕を使って水中を推進するが，述べたように体幹と下肢もこの相で重要な役割を果たしている．下肢は体幹のロールと協調することでプルスルー相の間力を供給し，水泳サイクルにおいて腕を援助している [42]．水泳サイクルのプルスルー相はストローク全体の約 65％を構成する [40]．１つのストロークの一部では両腕は同時に水中にある [40]．それぞれの腕が水中を移動するとき，手は水中でＳ字型の軌道をつくる．腕が入水するとき肩関節は軽度外転位から動くにつれて，肘関節は屈曲し，手は体幹の下に移動し，それから肘関節が伸展し，手が水から出る前に手を身体から離れるように肩関節が外転するので，手は水中で大きな“Ｓ字”パターンを作る（**図 15-6**）．

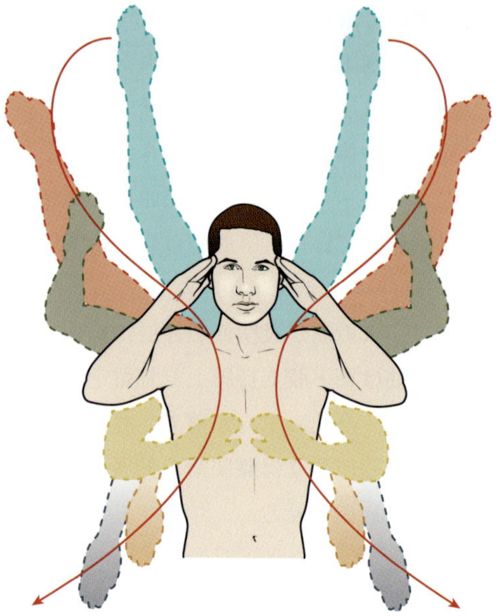

図 15-6　クロールでの手のＳ字軌道

肩甲上腕関節はクロールのサイクルを通して広い可動域を動くので，上腕骨がこの広い可動範囲を動くのに対して関節窩をしっかりと安定させるために肩甲骨の固定は最初から最後まで重要であり，それによって水中で身体を動かす力を提供するのに必要な土台を肩甲上腕関節の筋に与える．活動しているこれら肩甲骨の筋には肩甲挙筋，菱形筋，僧帽筋，前鋸筋が含まれる．もちろん，回旋腱板も肩関節複合体の肩甲上腕関節の重要なスタビライザとして貢献している．クロールのストロークの大部分において，尺側手根屈筋が最大等尺性収縮の約 50～80％の範囲の力でかなり収縮していることに注目すると興味深い [43]．これは筋にとって非常に必要な条件で，特にプルスルーとリカバリーのサイクルの間中，筋が活動しているときはそうである．この高度な活動要請が手関節の筋の要求によるものなのか，肘関節の筋の要求に

表 15-4　クロール時の肩関節と肘関節の筋活動*

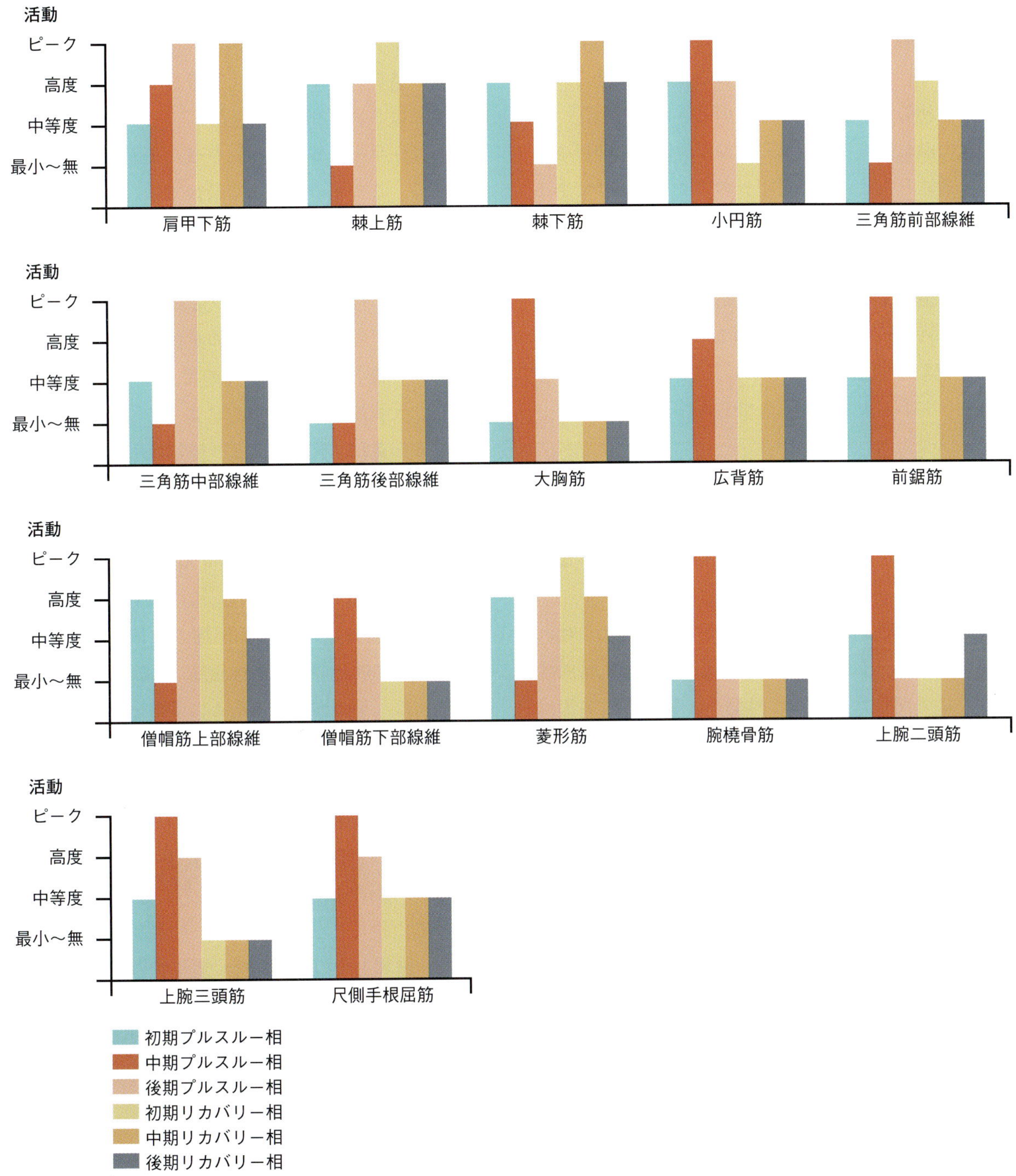

* Moynes ら[4]，Nuber ら[45]，Scovazzo ら[48]，Clarys と Rouard[43]，Pink ら[44] のデータに基づく．

よるものなのか，あるいは両方からの要求からなのかはわかっていない．クロールのストローク時に生じている筋活動を**表 15-4** に示す．

手の入水相

水に最初に入るのは指先である．指先は身体の正中線と肩関節の端の間で，頭部の前で水に入る[42]．手指はくっついており，手関節は妨げや抵抗の量を減らすために母指を下にしている[42]．手の入水によって，(手によってできた水の穴に）手関節と肘関節も入水する．不適切な配置は損傷につながる可能性があるので，入水時の手の配置は重要である[40]．手関節と肘関節が入水するとき，身体の前で腕を伸ばすために手は前方に伸びる[42]．

あなた方の想像どおり，関節の動きには肩関節の挙上から外転の動きとともに肩甲骨の上方回旋が含まれる．また肩関節は内旋している．肘関節は部分的に屈曲しており伸展へと動くが，手関節はすでに伸展しており，手指は内転している．身体のロールはこの相で始まる．同側下肢の最初のダウンビートもこのときに生じる．

手が水に触れた直後に上腕三頭筋が肘関節を伸展させ始める．前述したように，肩甲骨のスタビライザである回旋腱板が活動している．三角筋中部線維と棘上筋は肩関節を外転させ，肩甲下筋は，腕が水を打った後に内旋を始める準備をするとき，収縮し始める．前鋸筋と肩甲下筋はストローク全体で種々のレベルで活動している[44]．前鋸筋が最も活動するのは，肩甲骨が最大の上方回旋をして手が入水するときである[44]．

初期プルスルー相

初期プルスルー相は，手の入水相の終わりに腕が最大伸展位に達した直後に始まり，腕が水中で最深位になるまで続く．

この相の開始時，肩関節と前腕は手掌が身体から離れて外側を向くように回旋して，手関節は約 40° 屈曲する[42]．手は肩関節から離れて外側へと動き，肩関節は外転・伸展し，そして中間位まで回旋して，水中で下方へ動く．肘関節はわずかに屈曲している．体幹は腕の方へ約 60° ローリングし，肩関節を水中に入れる[40]．この相の最後では，手は水中で最深位にあり，おそらく女性の場合水面から最高 1.5 フィート（約 45 cm），男性の場合は最高 2 フィート（約 60 cm）になる[42]．対側の下肢は，この相が終わる直前にダウンビートし，次の相の初期まで続く．

ここで外転と伸展運動に関わる上腕の筋は，三角筋の中部線維と後部線維，大円筋，広背筋，肩関節の運動中肩甲骨の動きを調整する肩甲骨の下方回旋筋（菱形筋，肩甲挙筋，小胸筋）である[45]．活動に関与する肘関節の筋には，屈筋群が肘関節の位置を定めた後，肘関節を固定するために上腕三頭筋と同時収縮する上腕二頭筋と上腕筋が含まれる[46]．手関節と手の固定も，前述したように屈筋と伸筋の同時収縮によって起こる．体幹のローリングを生じるのに関与する筋もすでに述べているが，下肢の動きを生み出している下肢の筋である．

中期プルスルー相

中期プルスルー相は初期プルスルー相の終わりから始まり，腕が体幹の下で体幹に垂直になるときに終了する．この相の初めは，手がスイマーの胸に向けてなでるように手掌は内側へ回旋する[42]．この相での他の関節の動きには肩甲骨の下方回旋があり，上腕骨の内転と継続した伸展と結びついている．上腕骨も内旋する．この相では肘関節はおよそ 90° まで屈曲し，一方前腕は回外する．手関節は，手指を伸展，内転させたままで軽度屈曲位を維持する．この相のまさしく最後では，次の相へ移行しているのだが，同側の下肢が 2 度目のダウンビートを行う．この相の終わりでは他方の手の入水に備えて，身体は中間位へと後方にローリングし始める．

広背筋と大胸筋は腕の上方の身体を動かすために水をプル（水を後方に押す）するので，最も活動している．広背筋と大胸筋の求心性収縮によって，肩関節は内転・伸展する．また，肩甲下筋と一緒に作用して上腕骨を内旋させる[44]．肩甲骨の下方回旋筋（小胸筋，菱形筋，肩甲挙筋）は同時に肩甲骨を動かす．上腕二頭筋と烏口腕筋は強力に肘関節を屈曲させる[42]．腕橈骨筋はこの相で最も強い出力を提供する[43]．尺側手根伸筋と尺側手根屈筋は同時収縮して手関節の位置を維持する[47]．長い手指の屈筋と伸筋（深指屈筋，浅指屈筋，長指伸筋）と虫様筋は，手の櫂（かい）を作るために手指を伸展・内転位に保持する．

後期プルスルー相

この相は腕が身体に対して垂直になるときに始まり，手が水から出たときに終了する[42]．この間，手は水面に向けて上後方へ払い続ける[42]．付随して起こる関節運動は，胸郭上での絶え間ない肩甲骨の下方回旋と，肩関節の内転と内旋を伴った伸展で，手指の運動では小指が最初に水から現れる．この相の間肘関節は伸展する．同側の下肢はこの相の初期にもう 1 つのダウンビートを終える．

手が水から出るように，三角筋後部線維の活動に続いて中部線維と前部線維が活動する[44, 45]．肩関節が伸展し続けるように，広背筋と大円筋は活動を続ける．肩甲骨の筋も，身体がローリングするときに肩関節が伸展・外転している間活動し続ける．肘関節の屈曲は上腕三頭筋の遠心性収縮の制御によって維持され，肘関節が伸展するとき求心性の活動をする．

リカバリー相

リカバリー相はクロールのストロークの残り 35% である[48]．リカバリー相は手が水から出るとき始まり，再び水中に入るまで続く．この間，肘関節は屈曲して空中にあり，水から最初に出る．この間，筋は腕が身体の後ろから頭の上まで移動させ，再入水への準備をする．最大の推進力を与えるために，これらの筋が腕を水中で最適の位置に配置することは重要である．

上部体幹の回旋は上肢を水から出すのを補助する．水から肩関節を十分に持ち上げるために，体幹は回旋する[42]．リカバリー中の肩関節の動きは，肩甲上腕関節が内旋・伸展・内転位の位置から始まる．再び手が入水する準備ができる頃には肩関節は屈曲へと挙上し，示指が最初に入水するように軽度外転・内旋する．肩甲骨は，リカバリー相の開始時の下方回旋から終了時の上方回旋へと動く．肘関節は，伸展へ向かうまさにその最後まで，屈曲している．身体は，手が水から出てくるとき反対側へローリングし，手が再度入水する準備ができる頃には中間位までローリングする．

後方の大きな脊柱起立筋と前方の腹斜筋が上部体幹を回旋させて水から出し，手が再び入水する頃には中間位に戻す[42]．股関節屈筋と伸筋は足関節底屈筋とともに，キック活動によって力を供給することでローリングを補助する[42]．リカバリー相で作用する肩関節複合体の筋には，回旋腱板の4筋すべてと肩甲上腕関節を挙上し内旋させる三角筋の他に，肩甲骨の上方回旋筋（前鋸筋，僧帽筋），後退筋（僧帽筋中部線維，菱形筋）が含まれる．肩甲下筋は，再入水の準備をするとき肩関節を内旋させるために遠心性に作用する[44]．

レクリエーション

レクリエーションの分析に3種類の活動を選択している．それらは一般的なレクリエーション活動で，多くの人がライフサイクルを通して関わる．ランニングについては12章で述べたのでここには含まれていないが，間違いなく多くの人が参加する一般的なレクリエーション活動である．ここでの3種類のレクリエーションとは，ゴルフ，サイクリング，テニスである．スポーツ活動と同様，これらのレクリエーション活動それぞれのある側面を確認し分析する．

ゴルフスイング

ちょうどゴルファーがゴルフの1ラウンドで使用するゴルフクラブが数種類あるように，ゴルファーが用いるスイングも数種類ある．したがって，ここではフルスイングを分析することにする．ゴルフスイングは4相で，

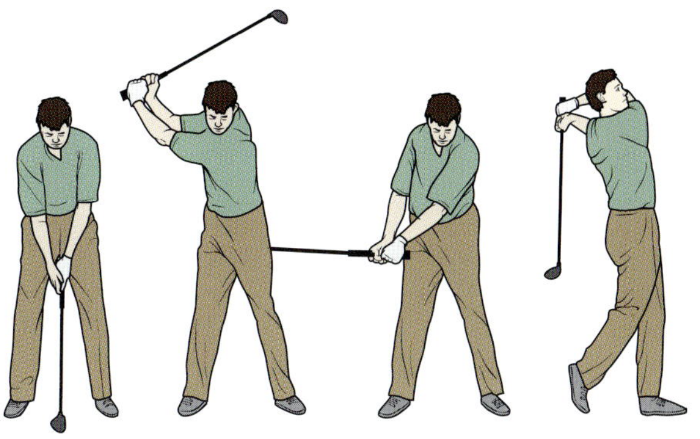
ワインドアップ相
フォワードスイング相
加速相
フォロースルー相

図 15-7　ゴルフフルスイングの相

1）ワインドアップ，2）フォワードスイング，3）加速，4）フォロースルー，に分けられる[49]（**図 15-7**）．

ゴルフスイングの分析で左右の四肢を検討しやすいように，ゴルファーは右利きと仮定する．したがって，左の上下肢がリードし，左腕と左下肢は目標*に向いているが，一方右の上下肢は左上下肢について行き，右腕と右下肢は目標から最も遠い．

下肢から上肢へ力を移動させることが必要な他の多くの活動と同様に，運動中の背部は矢状面でまっすぐなままである．多裂筋と腹横筋は，ゴルファーにとってのこの脊柱アライメントを維持するのに重要な役割を果たす[50]．ゴルフの動きを調べるときこれらの筋について言及はしないが，活動の大半を通して機能しているということを心に留めよ．腹斜筋と脊柱起立筋は脊柱の固定を補助し，ゴルフスイングの間体幹を回旋させる[50, 51]．これら体幹の大きな筋は，胸腰筋膜を介して力を下肢，脊柱，骨盤から腕へ伝達することで，椎間関節へのストレスを軽減させることができる[50]．

ゴルフスイングを調べるにつれて，三角筋がスイング中比較的活動していないことに気づくかもしれない．三角筋は通常上肢機能において重要な役割を果たすので，これは珍しいことである[4]．ゴルフスイング中に三角筋が比較的活動していない理由は，スイングのどの場面においても肩関節は概ね挙上しないからだと仮定される[52]．

ボールを打つまでゴルファーはゴルフボールを見るので，頭部はずっと下にある．このことは，ワインドアップ相では頭部は本当は左に回旋していることを意味す

* 訳注：ホールのこと．

表 15-5A　ゴルフスイング時（右利きのゴルファーの左側）の前方上下肢・体幹の筋活動*

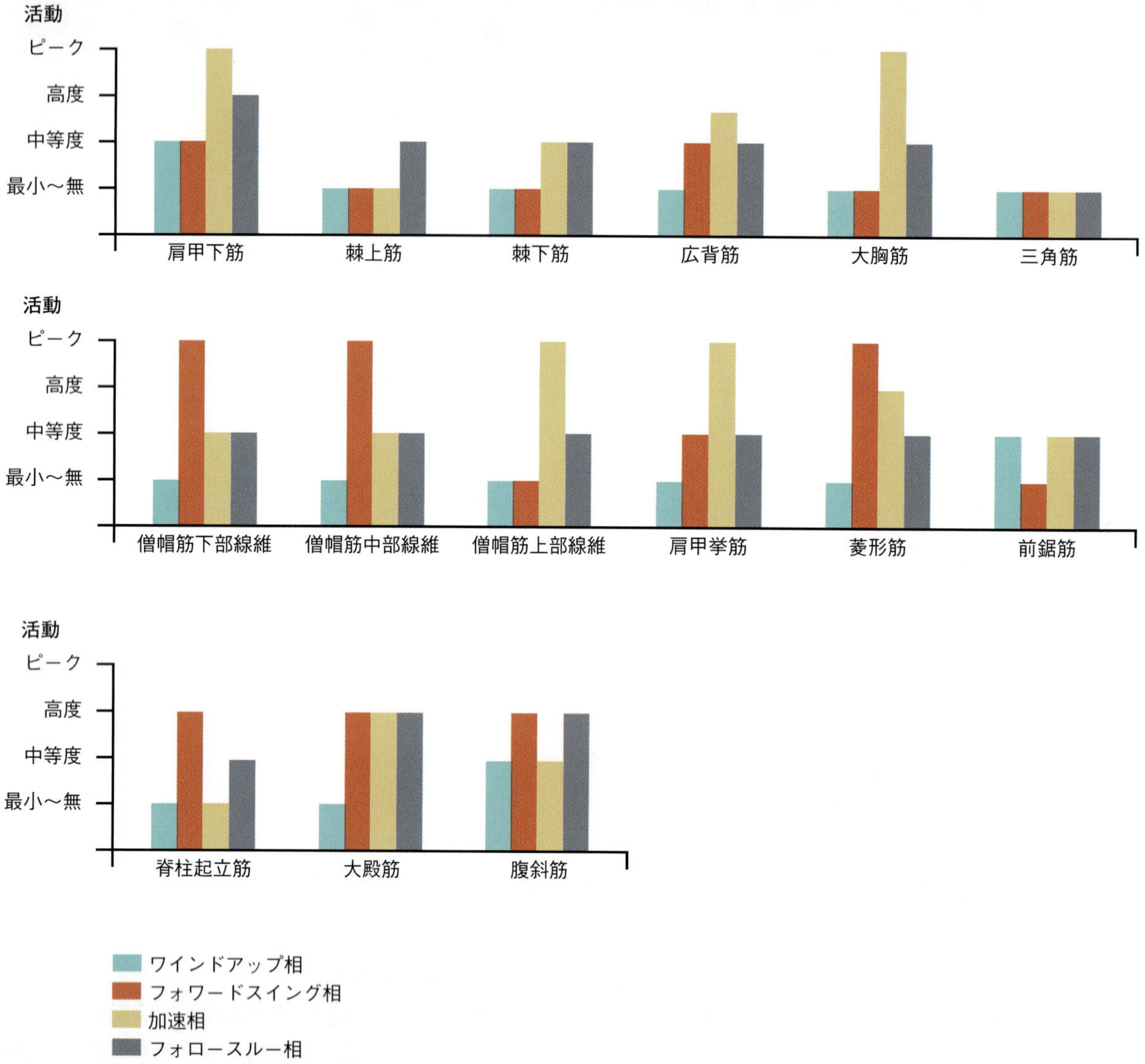

* Jobe ら[58]，Kao ら[59]，Bulbulian ら[51]，Watkins ら[57]，Pink ら[52] のデータに基づく．

る．いったんボールを打つと，ボールが飛ぶのを自分の目で追うので，頸部は中間位へと伸展し，頭部は右方向へ回旋する．これらの動きに役割を果たす筋には，反対側の胸鎖乳突筋と同側の僧帽筋上部線維が頭部を回旋させるとき，下を見るために頭部の位置を定めるように作用する脊柱起立筋がある．ゴルフスイングで研究されている筋と筋活動のレベルを**表 15-5** に示す．

ワインドアップ相

ワインドアップ相はクラブがボールから離れて動いていくときに始まり，クラブがバックスイングのトップに来たとき終了する．ワインドアップ相は，時にバックスイング相またはテイクアウェイ相とも呼ばれる．すでに示してきた他の活動の説明に合わせて，ワインドアップ相という用語を用いることにする．

クラブを振る前に，ゴルファーは所定の位置へと動く．膝関節約 20〜25° 屈曲位で股関節は約 45° 屈曲位，少なくとも体重の半分は後方の足部にかかっており，右肩は脊柱の右側屈によって軽度外下方へ傾く[53]．クラブシャフトの右手は左手よりわずかに下にあるので，右の肩甲骨は若干下制し下方回旋している[53]．パワーグリップを使ってグリップを握り，右小指のあたりで左示指を重なり合わせ，柄の右手は左手より遠位にある．グリップ上で両手は時計回りに回旋するので，ゴルファーがグリップを見下ろしたとき左手の手背が見える．両手関節は軽度屈曲，尺屈している[54]．身体のラインはボール

表 15-5B　ゴルフスイング時（右利きのゴルファーの右側）の後方上下肢・体幹の筋活動*

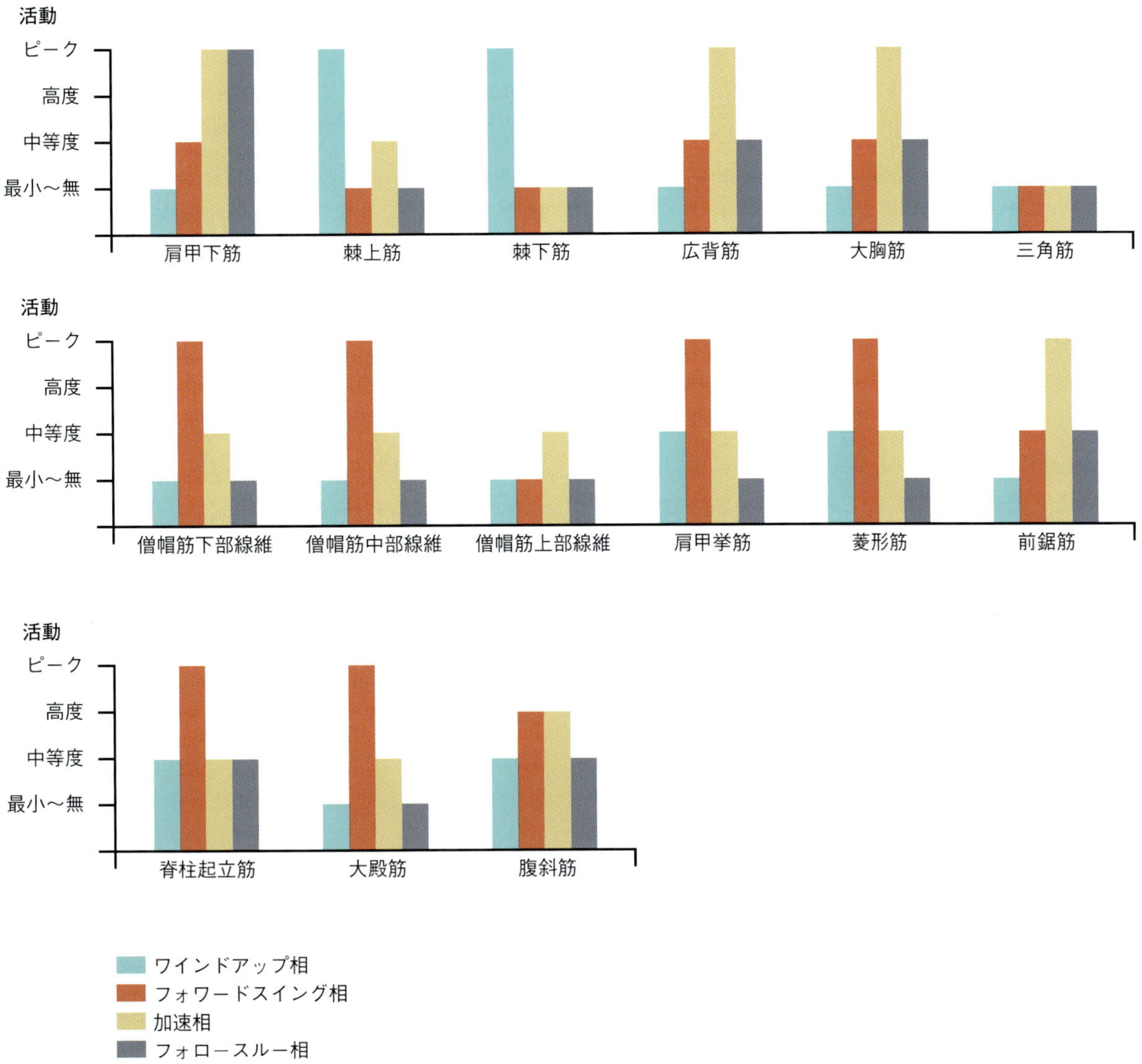

* Jobe ら[58]，Kao ら[59]，Bulbulian ら[51]，Watkins ら[57]，Pink ら[52] のデータに基づく.

と目標を結ぶラインに平行である.

動きが始まるにつれて，体重のおよそ 60%が右下肢*の前内側面へ移動し[53,55]，体幹と骨盤は右下肢を中心に回旋する．骨盤の動きは肩が回旋する前に完了しているが，体幹と両肩はやや速く回旋する[56]．これにより左膝関節はさらに屈曲し，左股関節は骨盤のアライメントに対して相対的に外旋する．もし骨盤の位置を考慮しなければ，一見したところ大腿は内旋しているように見えるかもしれないので，これは理解すべき重要なことである．膝関節屈曲を伴う右下肢へのいっそうの体重の移動によって，足部が地面にあるとき足部は外がえしへと動く．手がゴルファーの上後方へ移動するにつれて右腕は外転し，肘関節が屈曲するので約 70～90° まで挙上し，約 90° まで外旋する[53]．一方，左肩関節は身体を横切って内転し，肘関節ほぼ伸展位で内旋する[53]．バックスイングのトップまでに，肩甲骨はプロトラクトし軽度上方回旋する．手関節は機能的肢位で伸展しており，いくぶん橈屈位で上を向いているが，個人個人の筋力と柔軟性によって異なる[54,55].

身体が腕を頭上および身体の右側へ動かすとき，明らかに多少の活動があるが，身体全体の筋の出力は比較的軽度である．おそらく右脊柱起立筋と内・外腹斜筋が最も活動しているが，中程度に活動しているだけであ

* 原著では trail leg，lead leg のように trail と lead で表現されているが，右下肢，左下肢と訳したほうがわかりやすいと思われるので，右下肢とした.

る[57]．バックスイング中肩関節の挙上は著しくはないので，両腕が上がるとき両肩関節の回旋腱板と三角筋は比較的活動していない[4]．棘上筋と棘下筋は最大出力のおよそ25％しか活動していないが，このときがゴルフスイングのなかで最大の出力時である[25]．左肩関節が右肩の後方へ挙上している間に内旋するとき，左腕の肩甲下筋は回旋腱板の中で最大の活動を示す[58]．左の肩甲骨がプロトラクトし上方回旋するとき，前鋸筋も中等度活動している[59]．右腕の肩甲挙筋と菱形筋の中等度の活動は肩甲骨をリトラクト（後退）させる．上腕二頭筋と上腕三頭筋の同時収縮によってゴルフクラブがスイングのトップに保持される．手関節の屈筋と伸筋も同時収縮し，長指屈筋がクラブの柄を握るように手関節の位置を決める．殿筋，ハムストリングス，大腿四頭筋の遠心性収縮は，バックスイングの間股関節と膝関節を軽度屈曲位に保つ．深部の外旋筋の活動による骨盤の回旋に伴う下肢への荷重によって，受動的に下肢の位置が決まる．腓骨筋は足関節の外がえしを制御するが，動きは骨盤の回旋で始まる．

フォワードスイング相

この相はバックスイングのトップから始まり，クラブが地面に水平になるとき終了する[58]．この相では，クラブが加速相へ移る位置へと下降するにつれ，筋は活発な活動を始める．筋は通常，この相もしくは加速相において最大に活動する．

骨盤は，上部体幹がワインドアップの動きを終わる前に，ねじりを元に戻す動きを始める．しかし，上部体幹はワインドアップ相よりも，この戻しの相において盛んに加速する．同時に，体幹が左へ回旋し始めるが矢状面での位置を保持するように，左足関節は回外し左股関節は外旋する[53]．体重は右下肢から左下肢へ移動し始める．フォワードスイングにおいて，左肩が身体の正中に向かって移動するとき，左肩関節は外旋する．右肩関節は，右肘関節の伸展を伴いながら，内旋，内転する[53]．手関節はこの間上を向いた肢位を保持しているが，身体が加速相へ入るにつれ下を向き始め尺屈する．

右股関節の伸筋（大殿筋）と外転筋（中殿筋，小殿筋，大腿筋膜張筋）および左股関節の内転筋（特に大内転筋）は，この相が始まるときに骨盤の運動を開始させる．クラブを加速させるためにパワードライブを始めるときが，右大殿筋の活動のピークのときである[57]．左大殿筋はこの相と加速相で活発に活動しており，主に右下肢にかかっている体重を左下肢へと体重移動させるとき身体を安定させる[50]．脊柱起立筋は遠心性に機能して，まっすぐな体幹のアライメントを維持する[57]．この相では，左外腹斜筋と右内腹斜筋が最大に活動している．どちらの菱形筋も肩甲骨が下方回旋するとき最大に活動し，両腕を伸展させるとき広背筋と大胸筋がそれぞれ活動する[58, 59]．右上腕三頭筋が肘関節を伸展させるとき，左上腕三頭筋は肘関節の肢位をほぼ伸展位に保つ．

加速相

加速相はクラブが地面と水平になったとき始まり，クラブがボールに触れたとき終わる[58]．加速相では，股関節，骨盤，体幹の巻き戻しによる力が腕に伝達されることでクラブスピードは加速する．左下肢への体重移動と腕の動きによって体重移動の方向が決まる．クラブでボールを打つとき，クラブの面は目標に向いていなければならない．

ボールを打った直後まで，骨盤と体幹は加速した速度で巻き戻しを続ける．ボールを打つときまでに，骨盤と体幹が水平面で中間位に近づくとき，最も速く動いている[56]．骨盤が左に回旋するので，右股関節は内転し，右膝関節は屈曲し，体重を足部内側から押すために足部は外反する．左腕が外転するとき，両肩関節は右腕の内転を伴いながら伸展している．左肩関節が外旋するので，右肩関節は内旋もしている．右肩関節が内旋するとき，目標に面している手の背側でボールを打つように前腕は回内している．左肩関節は前腕の回外を伴って若干外旋している．

加速相は身体中で最大に筋が活動している相である．身体は加速相の間回旋を続けるので，身体が左側へ移動するにつれて左の脊柱起立筋と内・外腹斜筋が活動を増すため，脊柱の筋制御は遠心性に姿勢を制御している右の脊柱起立筋と内外腹斜筋から左の脊柱起立筋と内・外腹斜筋に移行する．骨盤は，右股関節内転筋と左股関節外旋筋（深部の回旋筋）の活動によって回旋する．右膝関節の屈曲は大腿四頭筋の遠心性収縮によって制御される．右足関節の外がえし筋（腓骨筋）と腓腹筋-ヒラメ筋群*は，体重の左下肢への移動を補助するために右足部に押させる．この相の間，左大胸筋と広背筋は最大の出力を達成する．右肩関節が内旋するにつれて，肩甲下筋はスイングの最大の活動レベルまで活動を増す．ボー

* 訳注：下腿三頭筋のこと．

ルにコンタクトする際に肘関節が伸展するとき，左上腕三頭筋は活動する．右前腕の回内筋（方形回内筋と円回内筋）と左前腕の回外筋（回外筋と上腕二頭筋）により，この相での前腕の運動と位置決めが行われる．手関節はクラブがボールを打つ直前に橈屈から尺屈へと手首を降ろし，ボールの推進力を増す．尺側手根屈筋と尺側手根伸筋がこの運動を行う．長指屈筋がクラブを握り続けているとき，手関節固定筋の同時収縮によって手関節の機能的肢位が維持される．

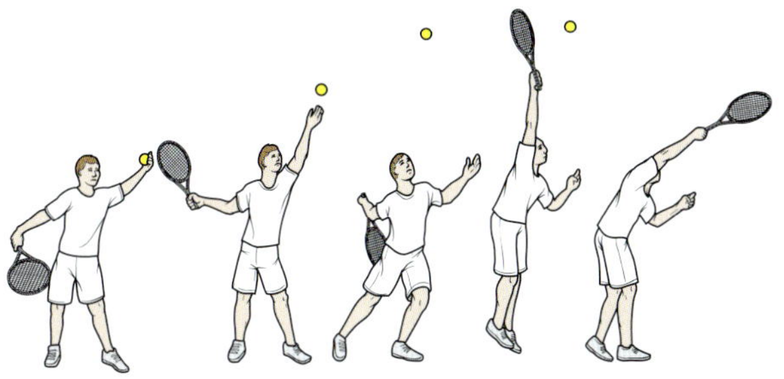

図 15-8　テニスサーブの相

フォロースルー相

フォロースルー相はボールコンタクトときに始まり，スイングモーションの完結で終了する[58]．他のスポーツのフォロースルーの動きと同様，この相で作用している筋は上肢の動きを減速させるために主に遠心性に作用する．この相の動きの大部分は，ボールコンタクト時の低い位置からストローク終了時の高い位置まで動く腕の動きの惰性の結果である．右下肢は，体重が右下肢から左下肢へ移動する動きの通り道をたどる．

フォロースルー相の完了まで，体幹と骨盤は目標に向かっており若干側屈している．体重は主に左下肢にかかっている．右下肢は矢状面で股関節中間位かやや伸展位で軽度内旋しているが，膝関節は部分的に屈曲し，足関節は底屈している．左下肢は股関節内旋位で，この相の終了までに軽度屈曲からわずかな屈曲へと動く．地面の左足部は内がえししている．スイングの終わりまで，左肩関節は外転･外旋し，肩甲骨はリトラクトしている．左肘関節は屈曲している．一方，右肩関節は水平屈曲，90° を少し超えて挙上し，内旋している．右肘関節は軽度屈曲している，手関節はどちらも橈屈位である．

この相で最も活動している筋は，左大殿筋，右肩甲下筋，左腹斜筋である．左大殿筋は，左下肢のつま先に体重を制御して身体を直立位に保っている．右上肢はクラブを握ったままなので，右肩甲下筋はクラブの通り道をたどり，ゴルファーの左上腹部あたりにまで達する．左腹斜筋は，身体が止まるにつれて腕の動きを減速させる．股関節の内旋は，大腿筋膜張筋，中殿筋および小殿筋の活動によって生じる．膝関節の動きは大腿四頭筋が制御する．左足関節の内がえしは後脛骨筋が制御する．腓腹筋-ヒラメ筋群が右足関節の底屈を補助する．上肢では，ほとんどの筋は相対的に低活動である．大胸筋の鎖骨部線維が上腕骨の上部を動かすとき，左肩甲骨の筋は胸郭に対して肩甲骨の位置を決めリトラクトする（僧帽筋，菱形筋，前鋸筋，肩甲挙筋）．右肩甲骨で最も活動している前鋸筋は，身体を横切って上腕骨が内転しながら（大胸筋の胸骨頭が上腕骨を内転させるが）肩甲骨がプロトラクトするとき，中等度レベルの活動である．右上腕骨の内旋は広背筋と肩甲下筋が行う．肘関節の屈曲は，右肘関節の屈筋と伸筋の同時収縮と左肘関節の屈筋の収縮によって生じる．橈屈は，初めは橈側手根伸筋と屈筋の機能として生じるが，いったん手関節が頭上に移動すると，尺側手根屈筋と伸筋の遠心性収縮によって橈屈は持続する．

テニスサーブ

テニスは人気のある競技的あるいは娯楽的な活動である．テニスストロークは数種類あるが，それらの一部はボールにスピンをかけるとか，リターンで過度の速度をつける等の要因が加わって大変複雑になる．数種類のストロークのなかで，フラットサーブを分析することにする．サーブは，フォアハンドやバックハンドのグラウンドストロークよりも複雑で，テニスストロークのなかで最も難しい[60]．したがって，サーブの相を研究するならば他のストロークに含まれる要素と結び付けた方がより容易である．本章で示してきた他のスポーツと同様，テニスには広範な技術レベルが存在する．同様に，テニスでボールをサーブする方法にもバリエーションがある．ここではサーブの標準的な方法を示す．テニスサーブには 4 相ある．(1) ワインドアップ，(2) コッキング，(3) 加速，(4) フォロースルーの 4 相である（**図 15-8**）[4]．

多くの他のスポーツと同様，テニスサーブも下肢と体幹から腕への力の伝達を最大にするために，身体の“ワインドアップ”を必要とする．肩関節はテニスサーブにおける総エネルギー消費量の 13% しか生み出さないので，出力は他の体節が起こさなければならない[12]．運動連鎖により，下肢と体幹で発生した力が手とラケットに伝達される．肩関節と肘関節は，体幹と下肢に由来する力と動きそのものが産生した力の両方を伝達する導管として働く．そして，動きの連続したタイミングは，力を蓄積し必要とするところへ（すなわち手へ）適切なときに伝達するのに重要である．

検討しやすいように，テニスプレーヤーは右利きとする．もちろん，ここで概説した内容はすべて左利きのプレーヤーでは逆になる．

ワインドアップ相

ワインドアップは，テニスプレーヤーがボールを空中へトスする動きを開始したとき始まる．そして，手からボールが離れたとき終了する．ワインドアップ相では，プレーヤーはボールを頭部の前上方で空中へトスして動きを始める．ラケットを握っていない腕（右利きのプレーヤーの場合左腕）の他は，ほとんど活動は起こらない．左腕の動きは主に肩関節から始まり，ボールを空中へ放つために屈曲していく．肘関節は前腕回外位でわずかに屈曲位を保つ．ボールを軽く握っておくために手指が屈曲しているので，手関節は少し屈曲している．右肩関節は身体から離れてわずかに外転している．

前方の下肢（右利きのプレーヤーの場合は左足）は目標とサイドラインとの間のどこかに向いている．一方，左大腿は外旋しサイドラインとプレーヤーの背部との間を向いている．体重が右下肢に多くかかった状態で始まり，コッキング相の終わりで左下肢に移動する．股関節と膝関節は部分的に屈曲する．体幹は股関節の屈曲により前傾するが中間位のままである．ワインドアップ相の終わりまでに，体幹は右外側へ傾く．

他のスポーツと同様，コアマッスル（多裂筋と腹横筋）が収縮して脊柱が安定する．左脊柱起立筋は，体幹が左下肢から離れて右に傾くとき，相の後半に向けて体幹の肢位を制御するために中等度レベルまで遠心性に収縮する[61, 62]．両股関節の外旋筋（深部外旋筋）は股関節を外旋位に置き，一方，殿筋（大殿筋，中殿筋，小殿筋）は股関節の屈曲を遠心性に制御し，骨盤を安定させる．大腿四頭筋は，各々の下肢の腓腹筋とヒラメ筋が足関節を軽度背屈位に保持しているので，膝関節を部分的屈曲位に保持する．右肩関節複合体の肩甲骨固定筋（すべての回旋筋）は，三角筋と棘上筋が肩関節をわずかに外転位に置くとき，胸郭上で肩甲骨を適切な位置に保つ．右の上腕三頭筋が肘関節伸展を保持する一方，手関節と手指は手関節屈筋（尺側手根屈筋と橈側手根屈筋）と手指の屈筋（浅指屈筋と深指屈筋）の活動により屈曲位となる．母指は，母指屈筋と母指対立筋の作用により握り締めた位置に置かれる．左肩関節が三角筋前部線維，棘上筋，大胸筋の収縮によって挙上するとき，その他の回旋腱板（棘下筋，小円筋，肩甲下筋）は，肩甲骨の上方回旋筋（前鋸筋，僧帽筋の上部線維および下部線維）が肩甲骨を上方回旋し安定させるときに上腕骨を関節窩に保つ．肩甲骨が上方回旋を増すとき，菱形筋と僧帽筋の働きによりリトラクトもする．左肘関節は肘関節屈筋（上腕二頭筋，上腕筋，腕橈骨筋）の遠心性収縮によって伸展している．手指は，手指屈筋の遠心性収縮によってボールが放たれるとき伸展する．これらの筋はすべて活動しているが，重力以外にこれらの動きへの抵抗がないので比較的軽度である[4]．

コッキング相

ボールが手から離れたとき，コッキング相が始まる．コッキング相はラケット側の肩関節が最大外旋位になるまで続く[4]．コッキング相では，身体の力がコッキング相で発生している潜在的エネルギーから加速相の間に放出される運動力学的エネルギーへと転換する加速相に備えて，身体は振りかぶる[60]．このエネルギーの移行は，コッキング相で筋が予めストレッチされ加速相で求心性の動きへ変換されるので生じる[63]．

体重は，体幹が回旋および伸展し左へ傾き始めるにつれて，右下肢から左下肢へ次第に移動する．股関節と膝関節は，股関節と膝関節が伸展し始めるこの相の終わりまで部分的に屈曲している．足関節もこの相の終わりに向かって底屈運動を始める．この相の終わりまでに，左肩関節は挙上を減じ外転 90° 前後になるが，高さは不定である．コッキング相での右肩関節の位置は，加速相の成功を左右する主要因である．右肩関節は外転および外旋し，この相の終わりに最大外旋位に達する．肘関節は，肩関節が最高に挙上した後最大に屈曲する[60]．肘関節は 115° 以上屈曲し，前腕は軽度回外位である[26]．

多くの筋はコッキング相で活動のピークに達する（**表5-6A，B**）．肩甲骨の筋は肩甲上腕関節の筋より早く活動を始める[64]．肩甲骨の上方回旋筋は肩甲骨を 60° 上方回旋した位置に動かし，回旋腱板が活動できる安定した基盤を維持する[64]．肩甲骨はまた，コッキング相の終わりまでにリトラクトするので，僧帽筋中部線維と菱形筋はこの安定した位置を維持するのを補助する．肩関

表 15-6A　テニスサーブ時の肩関節と肘関節の筋活動*

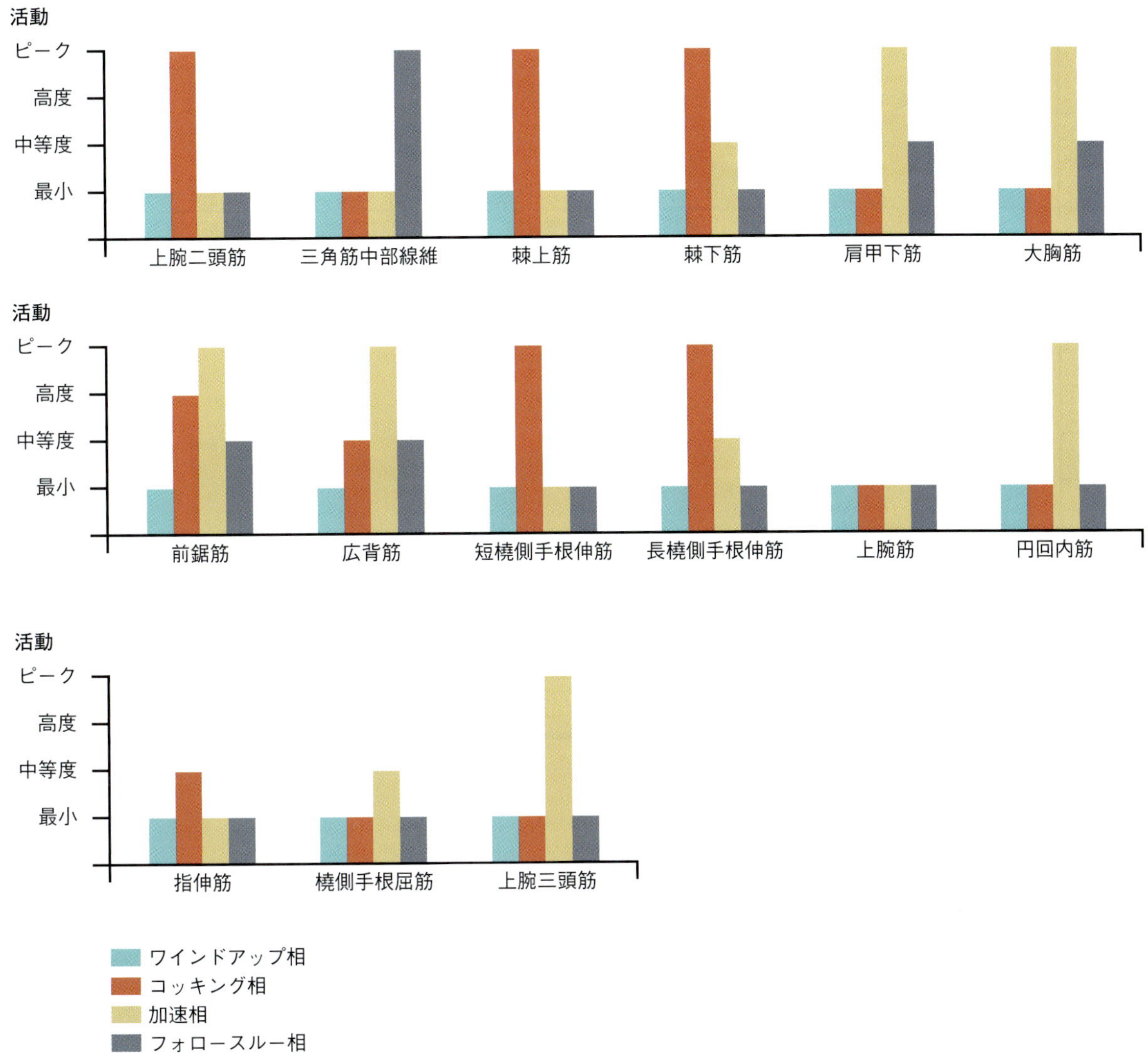

* Ryu ら [62]，Morris ら [76] のデータに基づく．

節外旋外転位で，回旋腱板の筋は，特に棘上筋と棘下筋は上腕骨の挙上を補助し上腕骨頭を関節窩に固定するので，活動する．この相の終わりに向けて，腕が加速相に備えるので肩甲下筋は外旋を減速させるためにより活動する [4]．肘関節が屈曲するので，この相での上腕二頭筋の活動性は高い．橈屈位での手関節伸展は，長橈側手根伸筋と短橈側手根伸筋の強い収縮によって生じる．指伸筋は中等度レベルまで収縮する．これは握力に加えて，手指に対するテノデーシスアクションの影響の可能性がある．

この相の後半に向けて，股関節と膝関節は，体幹を通して下肢から腕へ加速の力を進めるために伸展し始める．大殿筋，大腿四頭筋，腓腹筋-ヒラメ筋はすべてこの相の終わりにおいて求心性の活動を始める．体幹は伸展し右に傾くので，脊柱起立筋と腹斜筋の同時収縮により固定される [65]．左の腹直筋と外腹斜筋は体幹を右方回旋させるので特に活動する [65]．

加速相

ラケット側の肩関節が内旋を始めたとき加速相が始まり，ラケットがボールに当たるまで続く [4]．テニス・サーブのなかで最も短い相であるが，身体の振りかぶりを戻し，身体にそしてボールに加速を与える力を産生するので，大部分の筋がこの相において最大の出力を達成する．

表15-6B　テニスサーブ時の体幹と下肢の筋活動（右利きのプレーヤー）*

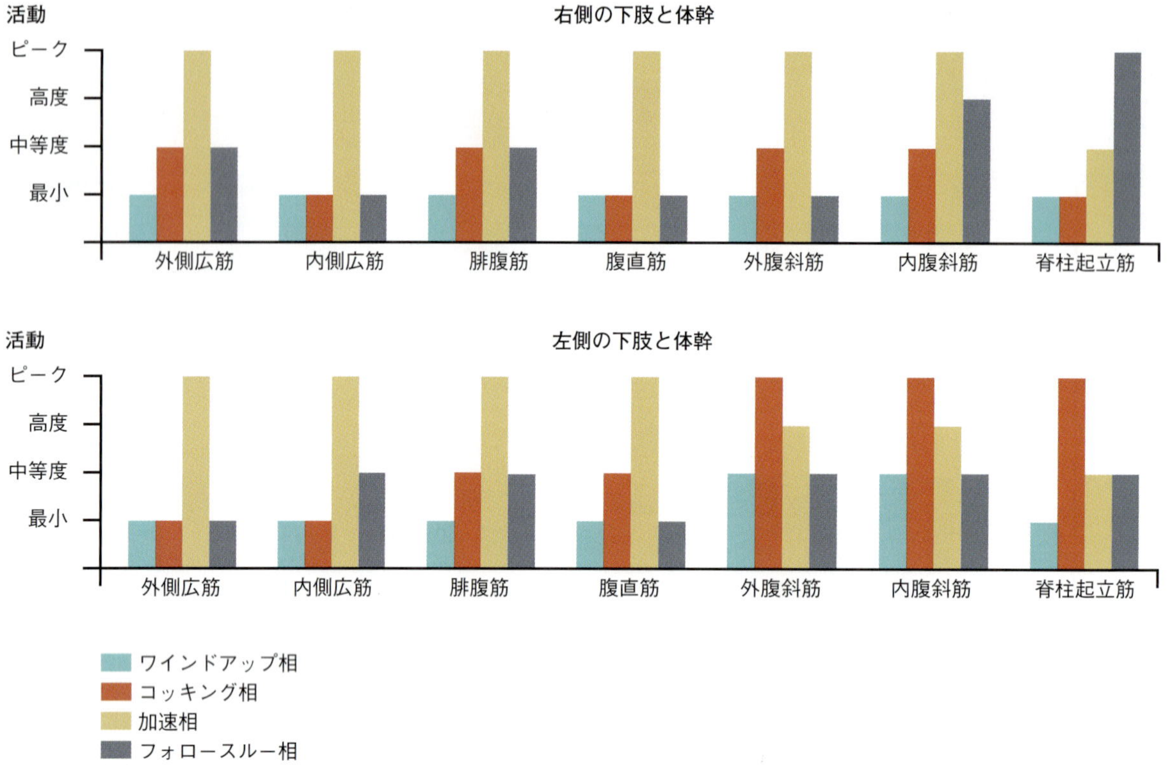

* Ryu ら[62]，Chow ら[61, 65]らのデータに基づく．

肩関節が最大外旋に達した直後，身体はボールを打つために動く．右の肩関節は屈曲および外転する．その後，肘関節伸展，手関節尺屈，前腕回内を伴った肩関節内旋，手関節屈曲が続く[60]．これらの動きのうち，肩関節内旋と手関節屈曲の求心性運動から遠心性運動への素早い転換のため，肩関節内旋と手関節屈曲が最もボールの速度に寄与する[63]．上腕三頭筋と円回内筋の強力な貢献も，ボールの速度を生み出し決定するのを補助する[26]．下肢由来の力は実際に，ボールがラケットに当たる前に身体を地面から離す[63]．身体が前屈および左へ側屈するにつれて，体幹は右から左へ回旋する．左上肢の動きは一定ではないが，体幹が右から左へ回旋するとき肩関節は伸展する．

この間に下肢では筋活動が最大となる．大腿四頭筋が膝関節を伸展させるとき殿筋は股関節を伸展させ，腓腹筋－ヒラメ筋群は足関節を底屈させる．体幹の筋はすべて体幹を制御し安定させるために活動する．右の脊柱起立筋と腹斜筋は，身体が左へ側屈および回旋するとき，特に遠心性に活動する．脊柱起立筋の活動も，プレーヤーが最高の高さでボールを捕らえるのを援助する[65]．右の脊柱起立筋は着実にコッキング相から活動を増加させ，そしてフォロースルー相を通して高レベルの活動を持続させ，体幹が左方回旋および屈曲するとき脊柱を回旋させ制御する[65]．

右上肢もまたこの相において筋活動の大部分を生じる．下肢と体幹の筋が出力パフォーマンスのピークに達した直後，肩関節複合体は活動のバースト（群発）を発生する[4]．前鋸筋は，肩甲骨を胸郭に対して固定させるときに最大の出力を発生する[4]．肩甲下筋，広背筋および大胸筋は，上腕三頭筋が肘関節を伸展させ，円回内筋が前腕を回内させるとき，肩関節を内旋させる．ラケットがボールに当たる直前，上腕二頭筋が収縮して肘関節の過伸展を防ぐ[4]．手関節の筋の収縮により，多くは橈側手根屈筋由来の活動だが，ボールに当たるときに手関節が固定される．

フォロースルー相

フォロースルーはボールを打ったときからサーブの動きの終わりまでである[4]．他の活動と同じく，フォロースルーは動きが減速する期間である．筋は関節と体節の動きを減速させるために遠心性に作用するので，多くの筋の活動レベルは中等度から高レベルである．

ボールを打った後身体は前進し続けるので，体幹は右から左へねじりを戻しながら前屈し左側屈する．下肢は着地しているが，身体がリターンボールを受けるために動くので，最初に左脚それから右脚で着地する．体重を受けるために，フォロースルーの間下肢は股関節，膝関節，足関節で屈曲する．左上肢は，体幹と身体の回旋の動きに反応して肩関節外転へと動く．

右の脊柱起立筋と腹斜筋も体幹の左回旋を減速させ続けるので，脊柱起立筋と腹斜筋は体幹を安定させるために同時収縮する．殿筋とハムストリングスは，下肢が地面に着くとき体幹の前方への動きと股関節の屈曲を制御するために遠心性に作用している．膝関節と足関節は，それぞれ大腿四頭筋と腓腹筋-ヒラメ筋群によって遠心性に制御される．左肩関節の動きは，肩甲骨の固定と上腕骨の外転を通して生じる．肩甲骨の固定は肩甲骨の回旋筋によって生じるのに対して，上腕骨の外転は棘上筋以外の回旋腱板の筋による上腕骨の固定を受けて，棘上筋と三角筋の作用によって生じる．

右上肢の活動は，前方への動きを減速させるので主として遠心性である．右上肢の筋は，フォロースルーの前半の間非常に活動する[4]．広背筋と大胸筋は，腕が弛緩するとき急速に活動レベルを低下させる．三角筋の後部線維，中部線維および大円筋は，前鋸筋が胸郭に対して肩甲骨の位置を維持するので肩関節の動きを減速するために収縮する．肩甲下筋は中等度活動して肩関節の内旋を制御する．ボールを打った後肘関節と手関節の筋は弛緩し，ほとんどの動きが重力と惰性によって起こるので，肘関節はわずかに屈曲，手関節はわずかに伸展している．

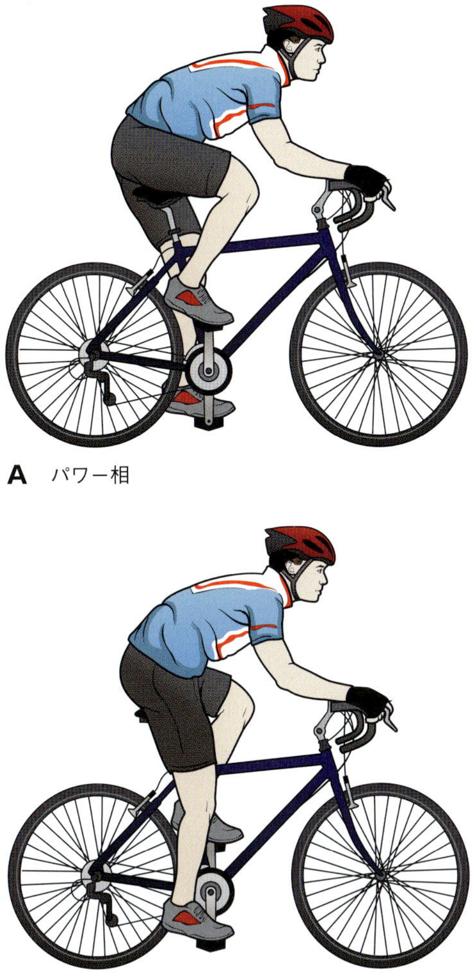

A　パワー相

B　回復相

図 15-9　サイクリング時の下肢の相．A）パワー相．B）回復相

サイクリング

多くの他のスポーツと同じく，自転車に乗ることにはパフォーマンス能力に多くの様々なレベルがあり，レクリエーションのレベルからプロの競技レベルにまで及ぶ．しかしながら，多くのスポーツと異なり，サイクリングは人が常にマシーンに接しているスポーツで，両方が1つとなって活動の結果を決定する．

サイクリングには多くのスタイルがあるが，そのなかには，専門的知識や競技のレベルや使用する装備，あるいは乗り手が移動する地形に関わりなく，いくつかの面は普遍的である．サイクリングは，ペダルとギアの循環運動を通して人をまっすぐ進める．サイクリングの動きには2つの相がある．パワー相と回復相である．パワー相はペダルの下方へのストロークで，一方回復相は上方へのペダルストロークである（**図 15-9**）．

サイクリングでは考慮すべき多くの変数がある．使われる筋に影響を与える変数や筋強度には，使用する自転車の型，自転車を乗る地形の傾斜や種類，個人の経験や年齢のレベル，ハンドルの型やハンドルを握る乗り手の姿勢，そしてサイクリングのスピードが含まれる[66-68]．サイクリングでは人によってたくさんの変動があるようである[69,70]．しかし大部分は，研究者たちはここで行われるキーポイントについて一般的なコンセンサスに達している．もちろん，サイクリングで機能する最も重要な筋は下肢の筋である．体幹と上肢の筋は程度を変えるのに用いられ，これら多くの要因に左右される．ほとんどの場合，体幹は骨盤前傾位で中間位のままである．これにより，サイクリングで下肢がパワーを出すとき上肢は安定する．サイクリングの議論を複雑にするというよりもむしろ，広背筋，上腕二頭筋，上腕三頭筋はサイクリングで重要な役割を果たしているが，ここでは下肢の筋に焦点を当てるだけであるといっておく．

サイクリングで立てている仮定条件は，乗り手はサイクリングの間自転車のサドルに座って，平坦な地形で乗っていて，靴のすべり止めを使っているということである．また，自転車は乗り手の大きさに正しく適合しており，有能な乗り手で，サイクリングの速さは１分間約80回転であると仮定している．

パワー相

自転車のペダルクランクをみると，パワー相ではペダルは12時の位置から6時の位置まで動く．しかし，乗り手と研究者は通常これら２つの位置をそれぞれ0°と180°と称する．パワー相ではクランク上のペダルを動かす２つの区分がある．まず0～90°そして90～180°である．クランクの下方への動きによって，乗り手は自転車を前進させるパワーを得る．

下肢はパワー相の頂点で開始するので，股関節と膝関節はどちらも屈曲している．足関節はパワー相の開始時は中間位で開始する．運動中，下肢は矢状面のアライメントの状態を保つ．

大殿筋，内側広筋，外側広筋，前脛骨筋，ヒラメ筋のような単関節筋が，パワー相において主としてパワーを産生する[69]．一方，二関節筋はサイクルの臨界時に運動が滑らかで強力であるように，関節間の間でエネルギーを移動させていると思われる[69]．足関節の筋を除いて，下肢の筋は，パワー相および回復相の開始時と終了時に活動を開始しなければ終了もしない．下肢が各相の開始に近づくと，必要なときに最大の出力を提供できるように，股関節と膝関節の筋は収縮を始める[71]．

ペダルがパワー相の頂点にあるとき，大殿筋が約130°まで回転させる運動を始めるので，大殿筋が最も活動している[70]．パワー相の中間部では，股関節を伸展させるためにハムストリングスが大殿筋の力に加わる[72]．パワーストロークの終了時に下肢が180°に近づくとき，大殿筋は弛緩しているがハムストリングスはまだ股関節を伸展させている．ハムストリングスはまた，回復相で膝関節を屈曲させるために切り替えも始める．ハムストリングスの発火の連続は広筋群や大腿直筋に敬意を表しているようにみえる[73]．ハムストリングスがパワー相で活動を始めるとき大腿四頭筋は弛緩しているが，その後回復相の中間に向けてハムストリングスが弛緩するとき，大腿直筋が収縮する（**表 15-7**）．

膝関節では，パワーストロークの開始に至る前に広筋群よりも早く大腿直筋が活動を始めるが，すべて約90°までに活動を終わる[70]．パワー相の最初の部分では，ハムストリングスは股関節伸展筋として作用するが，パワー相の最後の部分と回復相まで膝関節での作用へと転換する．建物に入った後に敷物の上で靴の底から泥をぬぐう，または払うような動きを下肢が始めるのはパワー相の後半においてである[74]．多関節筋（半腱様筋と大腿二頭筋）が股関節から膝関節へ力を伝達するように，ハムストリングスがこの払う動きを行っているようで，これが高い活動レベルの理由である[75]．

パワー相の足関節の動きは，ダウンストローク力に加える中間位から底屈位への運動である．ヒラメ筋は，回復相の終わりに向けて腓腹筋より早く収縮し，また，パワー相が終わる前に腓腹筋よりも早く弛緩する[73]．実際，腓腹筋はパワー相の後半で最大の出力を生じながら，サイクル全体の大部分において作用している[67]．ヒラメ筋の最大出力はパワー相の前半で生じる[67]．前脛骨筋と腓骨筋*は腓腹筋とヒラメ筋と同じ相において活動している．おそらく，これらの筋はパワー相の間，強力な矢状面の活動を通して，前額面で下肢が安定するように作用している．

回復相

回復相ではクランク上のペダルは180°から0°の回転のスタート（相の終わりを論じるときは360°の位置とも呼ぶ）まで動く．パワー相のように回復相も２つに区分される．最初の区分は180～270°で，２番目の区分は270～360°で，いい換えるとパワー相のスタート位置への復帰である．回復相の筋活動は，ペダルの頂点の位置で本格的に推進を始めるためにペダルと下肢をパワー相の位置に戻すのに役立つ．

膝関節が最大伸展位から屈曲していくにつれ，足関節は軽度底屈位から背屈していく．回復相の前半は，ほとんどの筋が弛緩しているので本当に最大の回復である．この間に最も活動している筋は前脛骨筋と腓腹筋であるが，それらは足関節が背屈へと動く前におそらく足関節を固定するために同時収縮するからである．また，腓腹筋はペダルを戻すために膝関節の屈曲を補助している可

* 訳注：長腓骨筋のこと．

表 15-7　1 サイクリング相の下肢の筋活動*

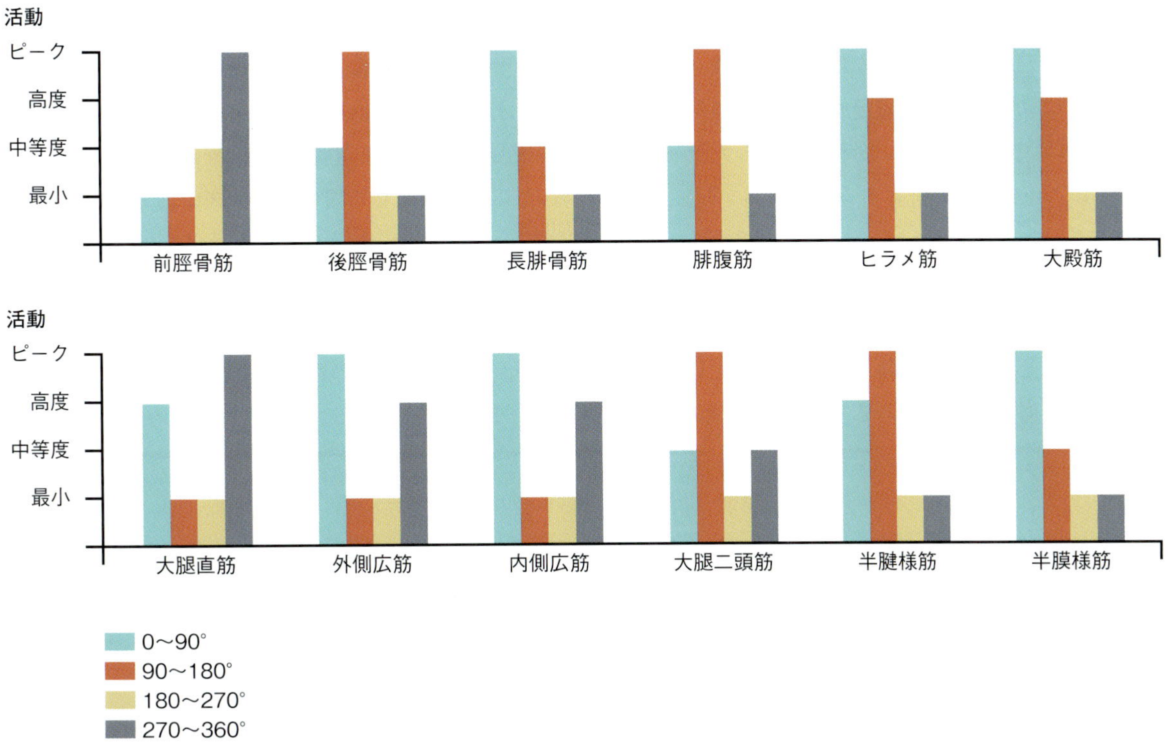

* Baum と Li[71]，Chapman ら[67]，Mphr ら[72]，Hug ら[70]，Gregaor ら[69] のデータに基づく.

能性もある[75].

回復サイクルの後半では，筋活動は増加する，前脛骨筋は非常に活動している．足部を背屈させ，ペダルを頂点の位置に動かすためにペダルを上方へ引き上げる[70]．この期間に活動しているその他の筋はパワー相に向けて下肢を準備させている．大腿直筋は股関節を屈曲させるのでさかんに活動している．広筋群も活動しているが，下肢がペダルの位置を頂点に到達させた後強力な膝関節の伸展力を産生するように準備をしているので，大腿直筋のように活動のピークではない．

要約

本章では，すべての本書の情報を競技スポーツからレクリエーションスポーツまで種々のスポーツの分析での有益な結論へと導いている．ここでは，野球の投球やソフトボールのファストピッチ投法，サッカーのインステップキックや水泳のクロールといった競技スポーツの関節の動きと筋活動を分析してきた．分析したレクリエーションあるいは余暇としてのスポーツには，ゴルフのフルスイング，テニスのサーブ，サイクリングの下肢のメカニクスがある．本章の内容は，関節の動きと筋活動から起こる事象の一連の流れを描写することから，より臨床的応用，臨床環境で予想されることと類似のものへ結びつけることへと進んだ．

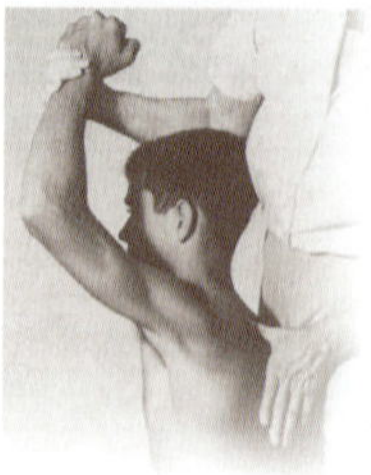

臨床事例の解決方法

Morgan は走り高跳びと，走り高跳びで起こる事象の柔軟性，筋力，協調性，タイミングをいったん理解すると，それらの要求にかなうリハビリテーション・エクササイズの進行を考案することができた．彼女は自分が経験したことのない仕事や活動に従事している多くの患者を治療してきたが，優れた監督やコーチに接触したり図書館やオンラインで追加の情報をみつけることで，患者のニーズに対処するプログラムを考案してきた．それまで走り高跳びの選手を治療したことは一度もなかったが，Cody の治療プログラムを考案するのに必要な知識を得るために，以前に使用した同じプロセスに従った．Morgan は，ジャンプで跳び上がるために Cody の大腿四頭筋，殿筋，腓腹筋，ヒラメ筋に力とパワーをつけなければならないことを知っている．また，Cody が長く遠ざかっていたアプローチや着地に精通するようにそれらの練習をする必要があることもわかっていた．実際，Morgan は彼のために計画した治療種目を完全に遂行する．プログラムが進むにつれて治療種目がより攻撃的で挑戦的になることはわかっているが，Cody が自分の目標を達成するために一所懸命取り組むと決心し専念しているので，Cody がそれらを成し遂げることができるだろうということもわかっている．

確認問題

1. Cody が走り高跳びで使用する主要な筋群を確認しなさい．これらの必要条件に基づいて，彼のリハビリテーションプログラムに取り入れる筋群それぞれに対する治療種目を 2 つ挙げなさい．
2. 本章の情報をもとに，スポーツ活動は筋機能の変化に基づいて相に分解されることを理解すべきである．例えば，その後にアプローチや加速相，そして最後にフォロースルー相が続くある型のワインドアップ相がある．このモデルを使って以下の活動の考えられる相を挙げ，各相で起こると予測される筋機能の変化を記載しなさい．
   - **a．** フットボールのパント
   - **b．** テニスのバックハンドボレー
   - **c．** バレーボールのサーブ
   - **d．** バスケットボールのジャンプシュート
   - **e．** アイスホッケーのパス
   - **f．** 陸上競技の幅跳び
3. ゴルフのフルスイングを本章で取り上げた．筋活動の表を見て，ショートロブの場合のようにゴルファーがハーフスイング行ったとき，それらの筋の活動で生じると思う変化を述べなさい．
4. 本章を読み終えた今，サイクリングで活動する上肢と体幹の筋を挙げなさい．
5. サイクリング中の乗り手の姿勢を想像しなさい．あなたが推定する股関節，膝関節，足関節に必要な最大関節可動域を挙げなさい．
6. **表 15-1B** を見て，野球の投球の加速相で活動がピークの筋は何をしているのか，活動が中等度から高度のレベルの筋は何をしているのか説明しなさい．
7. あなたがソフトボールのファストピッチの投手を担当した場合，投手が投球を再開する前に必ず強くしなければなければならない上肢の筋を挙げなさい．
8. サッカーのインステップキック時の筋活動の**表 15-3A** と **15-3B** を見て，キック脚よりも支持脚がより筋活動が必要なように見える理由を説明しなさい．この情報をもとに，ボールを蹴る技術に使用する優位な脚をどのようにして確認できるだろうか？
9. **表 15-4** の情報をもとに，あなたがスイマーにとって最も重要な筋はどれか？理論的根拠を説明しなさい．
10. **表 15-6A** と **15-6B** の情報をもとに，テニスプレーヤーのシーズン前のトレーニングプログラムに入れようと思う筋を挙げなさい．

研究活動

1. あなたが参加するか観戦を楽しむお気に入りのスポーツを 1 つ選びなさい．そのスポーツのなかで 4 つの異なる活動を挙げ，各活動を生み出すのに主に役割を果たすと思う筋を記載しなさい．
2. 研究室仲間が階段を昇降する動きを分析しなさい．階段を昇るときに関与する筋と，階段を下りるときに関与する筋を確認しなさい．
3. 入り口のドアを開けて建物の外から中へ移動するのに使われる動きの流れ，動きに必要な条件，筋を分析しなさい．この課題を完了した後に仲間にその活動を行わせ，あなたの答えが正しいか否か確認しなさい．
4. 研究室のテーブルを遠ざかるように押し，それから自分の方へテーブルを引きなさい．それらの活動にそれぞれ使われる肩関節と股関節の筋を確認しなさい．テーブルを押すのと引くのはどちらが簡単だろうか？また，それはなぜか？
5. 松葉杖を使用して右下肢を免荷して歩かなければならない患者を担当した場合，その患者が使わなければならない筋はどれか？　あなたが挙げた各筋を強化するのに使用する予定の，各筋に対するエクササイズを 1 つ挙げなさい．

文献

1. Best TM, Hart L. A growing concern : The older athlete. *Clinical Journal of Sports Medicine* 18(6) : 477–478, 2008.
2. Kallinen M, Markku A. Aging, physical activity and sports injuries : An overview of common sports injuries in the elderly. *Sports Medicine* 20(1) : 41–52, 1995.
3. Koester MC. Adolescent and youth sports medicine : A “growing” concern. *Athletic Therapy Today* 7(6) : 6–12, 2002.
4. Moynes DR, Perry J, Antonelli DJ, Jobe JW. Electromyography and motion analysis of the upper extremity in sports. *Physical Therapy* 66 : 1905–1911, 1986.
5. Escamilla RF, Fleisig GS, Barrentine SW, Zheng N, Andrews JR. Kinematic comparisons of throwing different types of baseball pitches. *Journal of Applied Biomechanics* 14(1) : 1–23, 1998.
6. Park S, Loebenberg M, Rokito A, Zuckerman J. The shoulder in baseball pitching : Biomechanics and related injuries. Part 2. *Bulletin of the Hospital for Joint Diseases* 61(1/2) : 80–88, 2002.
7. Park SS, Loebenberg ML, Rokito AS, Zuckerman JD. The shoulder in baseball pitching : Biomechanics and related injuries. Part 1. *Bulletin of the Hospital for Joint Diseases* 61(1/2) : 68–79, 2002.
8. Dun S, Kingsley D, Fleisig GS, Loftice J, Andrews JR. Biomechanical comparison of the fastball from wind-up and the astball from stretch in professional baseball pitchers. *American Journal of Sports Medicine* 36(1) : 137–141, 2008.
9. Pappas AM, Zawacki RM, Sullivan TJ. Biomechanics of baseball pitching : A preliminary report. *American Journal of Sports Medicine* 13 : 216–222, 1985.
10. Hay J. *The biomechanics of sports techniques*, ed 4. Englewood Cliffs, NJ : Prentice-Hall, 1993.
11. Yamanouchi T. EMG analysis of the lower extremities during pitching in high-school baseball. *Kurume Medical Journal* 45(1) : 21–25, 1998.
12. Lintner D, Noonan TJ, Kibler WB. Injury patterns and biomechanics of the athlete’s shoulder. *Clinics in Sports Medicine* 27(4) : 527–551, 2008.
13. Escamilla R, Barrentine S, Fleisig G, et al. Pitching biomechanics as a pitcher approaches muscular fatigue during a simulated baseball game. *American Journal of Sports Medicine* 35(1) : 23–33, 2007.
14. Perry J. Anatomy and biomechanics of the shoulder in throwing, swimming, gymnastics, and tennis. *Clinics in Sports Medicine* 2 : 247–270, 1983.
15. Hamilton CD, Glousman RE, Jobe FW, Brault J, Pink M, Perry J. Dynamic stability of the elbow : Electromyographic analysis of the flexor pronator group and the extensor group in pitchers with valgus instability. *Journal of Shoulder and Elbow Surgery* 5(5) : 347–354, 1996.
16. Mullaney MJ, McHugh MP, Donofrio TM, Nicholas SJ. Upper and lower extremity muscle fatigue after a baseball pitching performance. *American Journal of Sports Medicine* 33(1) : 108–113, 2005.
17. Fleisig G, Barrentine S, Escamilla R, Andrews J. Biomechanics of overhand throwing with implications for injuries. *Sports Medicine* 21(6) : 421–437, 1996.
18. Watkins RG, Dennis S, Dillin WH, et al. Dynamic EMG analysis of torque transfer in professional baseball pitchers. *Spine* 14(4) : 404–408, 1989.
19. Jobe FW, Moynes DR, Tibone JE, Perry J. An EMG analysis of the shoulder in pitching : A second report. *American Journal of Sports Medicine* 12(3) : 218–220, 1984.

20. Jobe FW, Tibone JE, Perry J, Moynes D. An EMG analysis of the shoulder in throwing and pitching : A preliminary report. *American Journal of Sports Medicine* 11(1) : 3-5, 1983.
21. Maffet MW, Jobe FW, Pink MM, Brault J, Mathiyakom W. Shoulder muscle firing patterns during the windmill softball pitch. *American Journal of Sports Medicine* 25(3) : 369-374, 1997.
22. Barrentine SW, Fleisig GS, Whiteside JA, Escamilla RF, Andrews JR. Biomechanics of windmill softball pitching with implications about injury mechanisms at the shoulder and elbow. *Journal of Orthopaedic and Sports Physical Therapy* 28(6) : 405-414, 1998.
23. Rojas IL, Provencher MT, Bhatia S, et al. Biceps activity during windmill softball pitching : Injury implications and comparison with overhand throwing. *American Journal of Sports Medicine* 37(3) : 558-565, 2009.
24. Werner SL, Guido JA, McNeice RP, Richardson JL, Delude NA, Stewart GW. Biomechanics of youth windmill softball pitching. *American Journal of Sports Medicine* 33 : 552-560, 2005.
25. Escamilla RF, Andrews JR. Shoulder muscle recruitment patterns and related biomechanics during upper extremity sports. *Sports Medicine* 39(7) : 569-590, 2009.
26. Loftice J, Fleisig GS, Zheng N, Andrews JR. Biomechanics of the elbow in sports. *Clinics in Sports Medicine* 23(4) : 519-530, 2004.
27. Werner SL, Fleisig GS, Dillman CJ, Andrews JR. Biomechanics of the elbow during baseball pitching. *Journal of Orthopaedic and Sports Physical Therapy* 17(6) : 274-278, 1993.
28. Read D. Checking the windmill. *Training & Conditioning* 16 : 7, 2006.
29. Shan G, Westerhoff P. Full-body kinematic characteristics of the maximal instep soccer kick by male soccer players and parameters related to kick quality. *Sports Biomechanics* 4(1) : 59-72, 2005.
30. Markovic G, Dizdar D, Jaric S. Evaluation of tests of maximum kicking performance. *Journal of Sports Medicine & Physical Fitness* 46(2) : 215-220, 2006.
31. Fields KB, Bloom OJ, Priebe D, Foreman B. Basic biomechanics of the lower extremity. *Primary Care : Clinics in Office Practice* 32 : 245-251, 2005.
32. Barfield WR. Biomechanics of kicking in soccer. *Clinics in Sports Medicine* 17(4) : 711-728, 1998.
33. Lees A, Nolan L. The biomechanics of soccer : A review. *Journal of Sport Sciences* 16(3) : 211-234, 1998.
34. Brophy RH, Backus SI, Pansy BS, Lyman S, Williams RJ. Lower extremity muscle activation and alignment during the soccer instep and side-foot kicks. *Journal of Orthopaedic and Sports Physical Therapy* 37(5) : 260-268, 2007.
35. Kellis E, Katis A. The relationship between isokinetic knee extension and flexion strength with soccer kick kinematics : An electromyographic evaluation. *Journal of Sports Medicine & Physical Fitness* 47(4) : 385-394, 2007.
36. Richardson AB, Jobe FW, Collins HR. The shoulder in competitive swimming. *American Journal of Sports Medicine* 8 : 159-163, 1980.
37. Siefert L, Choliet D, Allard P. Arm coordination symmetry and breathing effect in front crawl. *Human Movement Science* 24(2) : 234-256, 2005.
38. Chollet D, Chalies S, Chatard JC. A new index of coordination for the crawl ; Description and usefulness. *International Journal of Sports Medicine* 21(1) : 54-59, 2000.
39. Deschodt VJ, Arsac LM, Rouard AH. Relative contribution of arms and legs in humans to propulsion in 25-m sprint frontcrawl swimming. *European Journal of Applied Physiology* 80(3) : 192-199, 1999.
40. Murphy TC. Shoulder injuries in swimming. In Wilk KE (ed) : *The Athlete's Shoulder*. New York, 1994, Churchill Livingstone, pp 411-424.
41. Lee J, Mellifont R, Winstanley J, Burkett B. Body roll in simulated freestyle swimming. *International Journal of Sports Medicine* 29(7) : 569-593, 2008.
42. Troup JP. The physiology and biomechanics of competitive swimming. *Clinics in Sports Medicine* 18(2) : 267-285, 1999.
43. Clarys JP, Rouard AH. The front crawl downsweep : Shoulder protection and/or performance inhibition. *Journal of Sports Medicine & Physical Fitness* 36(2) : 121-126, 1996.
44. Pink M, Perry J, Browne A, Scovazzo ML, Kerrigan J. The normal shoulder during freestyle swimming. *American Journal of Sports Medicine* 19 : 569-576, 1991.
45. Scovazzo ML, Browne A, Pink M, Jobe FW, Kerrigan J. The painful shoulder during freestyle swimming : An electromyographic cinematographic analysis of twelve muscles. *American Journal of Sports Medicine* 19(6) : 577-582, 1991.
46. Rouard AH, Billat RP. Influences of sex and level of performance on freestyle stroke : An electromyographic and kinematic study. *International Journal of Sports Medicine* 11(2) : 150-155, 1990.
47. Caty V, Aujouannet Y, Hintzy F, Bonifazi M, Clarys JP, Rouard AH. Wrist stabilisation and forearm muscle coactivation during freestyle swimming. *Journal of Electromyography and Kinesiology* 17(3) : 285-291, 2007.
48. Nuber GW, Jobe FW, Perry J, Moynes DR, Antonelli D. Fine wire electromyography analysis of muscles of the shoulder during swimming. *American Journal of Sports Medicine* 14 : 7-11, 1986.
49. McHardy A, Pollard H. Muscle activity during the golf swing. *British Journal of Sports Medicine* 39(11) : 799-804, 2005.
50. Gluck GS, Bendo JA, Spivak JM. The lumbar spine and low back pain in golf : A literature review of swing biome-

chanics and injury prevention. *Spine Journal* 8(5) : 778–788, 2008.
51. Bulbulian R, Ball KA, Seaman DR. The short golf backswing : Effects on performance and spinal health implications. *Journal of Manipulative & Physiological Therapeutics* 24(9) : 569–575, 2001.
52. Pink M, Jobe FW, Perry J. Electromyographic analysis of the shoulder during the golf swing. *American Journal of Sports Medicine* 18(2) : 137–140, 1990.
53. Hume PA, Keogh J, Reid D. The role of biomechanics in maximising distance and accuracy of golf shots. *Sports Medicine* 35(5) : 429–449, 2005.
54. Cahalan TD, Cooney WP, III, Tamai K, Chao EY. Biomechanics of the golf swing in players with pathologic conditions of the forearm, wrist and hand. *American Journal of Sports Medicine* 19(3) : 288–293, 1991.
55. Adlington GS. Proper swing technique and biomechanics of golf. *Clinics in Sports Medicine* 15(1) : 9–26, 1996.
56. Burden AM, Grimshaw PN, Wallace ES. Hip and shoulder rotations during the golf swing of sub-10 handicap players. *Journal of Sport Sciences* 16(2) : 165–176, 1998.
57. Watkins RG, Uppal GS, Perry J, Pink M, Dinsay JM. Dynamic electromyographic analysis of trunk musculature in professional golfers. *American Journal of Sports Medicine* 24(4) : 535–538, 1996.
58. Jobe FW, Moynes DR, Antonelli DJ. Rotator cuff function during a golf swing. *American Journal of Sports Medicine* 14 : 388–392, 1985.
59. Kao JT, Pink M, Jobe FW, Perry J. Electromyographic analysis of the scapular muscles during a golf swing. *American Journal of Sports Medicine* 23(1) : 19–23, 1995.
60. Elliott B, Fleisig G, Nicholls R, Escamilla R. Technique effects on upper limb loading in the tennis serve. *Journal of Science and Medicine in Sport* 6(1) : 76–87, 2003.
61. Chow JW, Shim JH, Lim YT. Lower trunk muscle activity during the tennis serve. *Journal of Science and Medicine in Sport* 6(4) : 512–518, 2003.
62. Ryu RKN, McCormick J, Jobe FW, Moynes DR, Antonelli DJ. An electromyographic analysis of shoulder function in tennis players. *American Journal of Sports Medicine* 16 : 481–485, 1988.
63. Girard O, Micallef JP, Millet GP. Lower-limb activity during the power serve in tennis : Effects of performance level. *Medicine & Science in Sport & Exercise* 37(6) : 1021–1029, 2005.
64. Kibler WB. Biomechanical analysis of the shoulder during tennis activities. *Clinics in Sports Medicine* 14 : 79–85, 1995.
65. Chow JW, Park SA, Tillman MD. Lower trunk kinematics and muscle activity during different types of tennis serves. Sports Medicine, *Arthroscopy, Rehabilitation, Therapy, & Technology* 13(1) : 24, 2009.
66. Li L, Caldwell GE. Muscle coordination in cycling : Effect of surface incline and posture. *Journal of Applied Physiology* 85(3) : 927–934, 1998.
67. Chapman AR, Vicenzino B, Blanch P, Hodges PW. Leg muscle recruitment during cycling is less developed in triathletes than cyclists despite matched cycling training loads. *Experimental Brain Research* 181 : 503–518, 2007.
68. Suzuki S, Watanabe S, Homma S. EMG activity and kinematics of human cycling movements at different constant velocities. *Brain Research* 240(2) : 245–258, 1982.
69. Gregor RJ, Broker JP, Ryan MM. The biomechanics of cycling. *Exercise and Sport Sciences Reviews* 19 : 127–169, 1991.
70. Hug F, Laplaud D, Lucia A, Grelot L. EMG threshold determination in eight lower limb muscles during cycling exercise : A pilot study. *International Journal of Sports Medicine* 27(6) : 458–462, 2006.
71. Baum BS, Li L. Lower extremity muscle activities during cycling are influenced by load and frequency. *Journal of Electromyography and Kinesiology* 13 : 181–190, 2003.
72. Mohr KJ, Kvitne RS, Pink MM, Fideler B, Perry J. Electromyography of the quadriceps in patellofemoral pain with patellar subluxation. *Clinical Orthopaedics and Related Research* 415 : 261–271, 2003.
73. Timmer CAW. Cycling biomechanics : A literature review. *Journal of Orthopaedic and Sports Physical Therapy* 14(3) : 106–113, 1991.
74. Olsen B. Bicycle biomechanics. www.wheelwerksbikes.com. Accessed 12 December 2009.
75. Mohr T, Allison JD, Patterson R. Electromyographic analysis of the lower extremity during pedaling. *Journal of Orthopaedic and Sports Physical Therapy* 2(4) : 163–170, 1981.
76. Morris M. Jobe FW. Perry J, Pink M, Healy, B. S. Electromyographic analysis of elbow function in tennis players. *Am J Sports Med.* 17 : 241–247 ; 1989.

用語解説

A

Abduction　外転（第 1，11 章）．体節が正中線から離れた位置，または正中線から離れる前額面の運動．足部では外転は垂直軸周りに水平面で生じる．

Acceleration　加速（第 2 章）．速度の増加率．

Accessory motion　副運動（第 1 章）．構成運動としても知られている．自動可動域の自然で滑らかに付属運動として関節で生じる運動．

Acetabular fossa　寛骨臼窩（第 9 章）．寛骨臼の中央領域で，硝硝軟骨を欠いており，線維性弾性組織脂肪体と円靱帯を収めている．

Acetabulum　寛骨臼（第 9 章）．股関節を形成するように大腿骨頭をはめ込んでいる骨盤のカップで，構造的には 3 つの骨盤の骨すべての部分から成る．

Actin　アクチン（第 3, 4 章）．トロポニンとトロポミオシン（筋の収縮時に生じるアクチンとミオシンの結合を制御する）を含む薄い蛋白質フィラメント．

Action potential　活動電位（第 3 章）．興奮性の神経や筋細胞を十分に脱分極させ再分極させる，神経系の中を伝搬する電気化学的信号．

Active insufficiency　自動不全（第 4 章）．1 関節以上を横切る筋が最も短い位置にあるが，関節はまだ動きに余地があるとき．筋のアクチンとミオシンの重なり合う領域はなくなっているが，関節は運動の最後に達していない．これは 1 関節以上を横切る筋で生じ，例えば，ハムストリングスが股関節を完全に伸展させているが，同時に膝関節を完全に伸展できない場合．

Active tension　活動張力（第 4 章）．筋組織のアクチンとミオシン間の架橋の活性化を通して，筋自体が生み出す力．筋力全体に寄与するあらゆる要因の中で活動張力が最も大きい要因である．静止張力（Passive tension）参照．

Adduction　内転（第 1，11 章）．体節が正中線に向かう位置または運動．足部では，内転は垂直軸周りに水平面で起こる．

Adductor tubercle　内転筋結節（第 9 章）．大腿骨遠位にある内側上顆に近い突起で，大内転筋がそこに付着しているのでそう呼ばれる．

Aerobic metabolism　有気的代謝（第 3 章）．筋内でエネルギーを産生するための，脂肪，炭水化物，蛋白質の酸化性代謝．

Afferent nerves　求心性神経（第 3 章）．中枢神経系にインパルスを送る感覚神経．

Agonist　主動作筋（第 4 章）．主に運動を生じる役割を果たす筋または筋群．

Akinesia　無動（第 3，12 章）．運動開始困難．パーキンソン病で典型的に見られる状態．

All-or-none law　全か無の法則（第 3 章）．神経が活性化されたとき，運動単位内の金銭にすべてが最大に収縮するという原理．

Alpha（α）motor neuron　アルファ運動ニューロン（第 3 章）．骨格筋を神経支配する大きなニューロン．

Ambulation　移動（第 12 章）．広義には一種の移動と定義されるが，臨床的な意味では，ある人が動き回れるか否か，自由に歩けるか，何かの補助具があれば歩けるかを説明するのに用いられる．

Amphiarthrosis　半関節（第 1 章）．線維軟骨と硝子（関節）軟骨の組み合わせによる軟骨性構造と，一般的に骨と骨の間の円板で特徴づけられる関節の分類で，それによって安定性機能と運動性機能の両方が獲得され，脊椎の椎間関節，恥骨結合，第 1 胸肋関節などで見られる．

Anatomical position　解剖学的肢位（第 1 章）．頭部，手掌，足指を前方に向け，手指を伸展した直立立位と定義される人体の基準肢位．

Anaerobic metabolism　無気的代謝（第 3 章）．エネルギー源として酸素の消費を必要としない反応．

Angle of inclination　頸体角（第 5，8，9 章）．大腿骨頭または上腕骨頭とそれぞれの骨幹との間で形成される角度．上腕骨では，頸体角は上腕骨の骨幹と上腕骨頭を走る線で作られる．上腕骨の正常な頸体角は 130～150° で，平均成人で 135°（訳注：原著では 120° となっているが，135° の誤りと思われる）である．股関節にも頸体角がある．この角度は大腿骨の骨幹と大腿骨頸部の長軸の間で形成される．大腿骨の頸体角は約 127° である．

Angle of pelvic inclination　骨盤傾斜角（第 9 章）．骨盤の前傾および後傾の可動域の合計角度の傾斜で，PSIS と恥骨結合の先端部を通る斜面を表す線を引くことで視覚化され，この面と横断面または水平面となす角度になる．

Angle of progression　足角（第 12 章）．直線の進行方向の線と，踵の中点で足部を二分し第 2 指と第 3 指の間を通る線とで形成される歩行の角度．成人では，約 7° のトウアウトが一般的である．

Angle of torsion　捻転角（第 5，9 章）．上腕骨頭の面と両上腕骨顆の面で形成される角度．正常な捻転角は後捻 30° である．股関節では，横断面で大腿骨頭と骨幹とで形成される角度で，大腿骨頸部と骨頭を二分する線と，内側顆と外側顆の間を走る線に重ねる線を引くことで視覚化される；この角度は大腿骨の先天的なねじれを反映したもので，前方へ 13～15° 回転している．

Angular（rotary）motion　角（回転）運動（第 1 章）．軸また

は回転中心周りに生じる運動．回転運動(Rotary motion)参照．

Ankle complex　**足関節複合体**（第11章）．足関節と足部の距腿関節および距骨下関節はしばしば足関節複合体と称される．協力して，足部と足関節の可動性と柔軟性を与える機能があり，特に閉鎖活動のときはそうである．

Ankle strategy　**足関節戦略**（第12章）．足関節と足部から始まる姿勢制御．

Ankylosis　**硬直**（第8章）．関節内の病態に起因する関節運動の制限．

Annular ligament　**輪状靱帯**（第6章）．硝子軟骨で覆われた線維性靱帯で，近位橈尺関節での主要な支持体として橈骨頭の周りで輪を形成する．

Antagonist　**拮抗筋**（第4章）．主に，望ましいあるいは意図した運動と全く反対の運動を生じる役割がある筋または筋群．

Antecubital　**肘前側の**（第6章）．肘関節の前面．肘関節複合体が折りたたむまたは曲がるところ．

Anterior inferior iliac spine (AIIS)　**下前腸骨棘**（第9章）．容易に触診できないが，骨盤の腸骨の前面にあるASISの下方に位置するランドマークである．

Anterior radioulnar ligament　**前橈尺靱帯**（第6章）．遠位橈尺関節の前面を安定させる靱帯．

Anterior superior iliac spine (ASIS)　**上前腸骨棘**（第9章）．骨盤の腸骨稜の最も前かつ最も上にある，容易に触診できる隆起．

Anterior tilting　**前傾**（第5章）．肩甲骨の上面が前方に回旋する，内側-外側軸周りの肩甲骨の回旋．肩甲上腕関節が過伸展したとき生じる．

Anteversion　**前傾**（第9章）．大腿骨のねじれの角度の増加で，臨床的にはトウイン，または“内反指”を呈する．

Antigravity muscles　**抗重力筋**（第3，4，12章）．重力に抗して身体を直立位に保持する姿勢筋．抗重力筋にはタイプⅡ線維よりもタイプⅠ線維が多い．主に，頸部や背部の伸筋，股関節および膝関節伸筋に含まれ，それほどではないが，頸部や体幹の屈筋および股関節の内転筋と外転筋に含まれる．

Apophyseal plate　**骨端板**（訳注：骨端線と同義）（第6章）．骨端にある骨形成または成長の中心．

Apraxia　**失行**（第3章）．運動のプランニングが困難で，一般的に運動が遅く拙劣で，近位の筋力低下と近位関節周囲の協調性の喪失を伴う．

Areflexia　**反射消失**（第3章）．伸張反射の欠如．病的状態の徴候．

Arthrokinematics　**関節運動学**（第1章）．運動学の下位分類で，互いの関節面の運動の説明に重点を置いている．

Arthrology　**関節学**（第1章）（ギリシャ語*Arthron*：関節）．関節の分類，構造，機能の研究．

Association neuron　**連合ニューロン**（第3章）．中枢神経系の連合野にある介在ニューロン．

Ataxia　**失調症**（第3章）．随意的な筋運動を試みた時に現れる筋の協調運動障害で，しばしばワイドベースの運動として見られる．小脳障害の一般的臨床症状．

Athetosis　**アテトーゼ**（第3章）．ゆったりとくねったりねじれたりすることで特徴づけられるジストニー運動障害で，通常下肢よりも上肢に現れる．それによって筋緊張は低緊張から高緊張まで予測不可能な方法で変動しているように見える．ほとんどは脳性麻痺のタイプとして現れる．

Atrophy　**萎縮**（第4章）．外傷，廃用，疾病，加齢に伴って派生する，筋細胞の大きさ，全体的な筋の周径，筋力の減少．

Autogenic inhibition　**自原（自律）抑制**（第3章）．ゴルジ腱器官の介在による非相反抑制メカニズムで，それによって，十分な筋腱の緊張によるゴルジ腱器官の活性化が主動作筋の抑制と拮抗筋の興奮を生じる．

Axial skeleton　**体軸骨格**（第8章）．脊柱，頭蓋骨，肋骨から成る骨格の一部．

Axis　**軸**（第1，2章）．回転が起こる点．

Axis of rotation　**回転軸**（第2章）．関節における角運動の回転中心で，関節面の中または近くにある．

B

Ball and socket joint　**球関節**（第1章）．球型の“ボール”と凹面のカップが組み合わさった3軸関節で，股関節や肩甲上腕関節などで見られる．

Base of support (BOS)　**支持基底面**（第2章）．身体や物体を支持する全表面積．接触している点の間とその内部の範囲を含む．支持基底面が大きいほど，身体や物体は安定性を増す．

Biaxial joint　**2軸関節**（第1章）．関節は2つの軸の周りで2つの面で動き，自由度は2である．構造上3つの型（顆状関節，楕円関節，鞍関節）がある．

Bipedal　**二足歩行**（第12章）（ラテン語*bi*：2と*pes*：足の組み合わせ）．2本の肢で歩くこと．

Biomechanics　**生体力学**（第1章）．力学の原理と分析を生きている人体に適用すること．

Bipennate　**羽状**（第4章）．筋の腱中心に向かって走っている2つの平行な線維の群が配列している筋線維で，羽毛の配列に似ている．

Bony (or hard) end feel　**骨性（固い）最終域感**（第1章）．骨が骨に接触して運動が止まるときに感じられる正常な最終域感で，肘関節の伸展の場合，尺骨の肘頭突起が上腕骨の肘頭窩にぴったりと適合したときである．

Bradykinesia　**運動緩慢**（第3，12章）．運動が遅い，またはいったん開始した運動を維持するのが困難であること．

Bruxism　**歯ぎしり**（第8章）．歯ぎしりすること．

Bursa　滑液包（第 1 章）．関節面の摩擦を減少させ，さらなる保護または衝撃吸収の提供を目的とする，液体で満たされた包；生得的と後天的がある．

C

Cadence　ケイデンス（第 12 章）．1 分あたりの歩数のように，単位時間に終了する歩数として定義づけられる歩行の時間的な特徴．

Capitulotrochlear groove　小頭滑車溝（第 6 章）．上腕骨小頭と上腕骨滑車の間にある遠位上腕骨の溝で，肘関節屈曲時頭骨がその中に滑り込む．

Capitulum　上腕骨小頭（第 6 章）．肘関節内で頭骨と深く関節をなす上腕骨の遠位骨性隆起．

Capsular (firm or ligamentous) end feel　関節包最終域感（第 1 章）．手関節屈曲時のように，靱帯や関節包の構造，あるいは筋の構造による制限の，弾力性のある正常な最終域感．

Cardinal planes　基本面（第 1 章）．人体の空間での位置や関節での運動を記述し記録するための基準枠として用いられる，3 次元座標系．

Carrying angle　運搬角（第 6 章）．解剖学的に肘角として知られており，上腕骨と前腕の間で作られる．肘関節の屈曲と伸展の軸が上腕骨の骨幹に対して完全には垂直でないため，運搬角によって上腕骨に関して前腕が外側に偏位する．この角度は個人差があり，一般的に女性は男性より顕著である．

Catalyst　触媒（第 3 章）．化学反応を促進するが，化学反応によって永久に変化しない物質．

Center of gravity (COG)　重心（第 1，2 章）．その周りに質量が集まる中心．重力が物体や身体の質量中心に影響を及ぼす点とする．

Center of mass (COM)　質量中心（第 2 章）．その周りに物体や身体の質量が均等に分布する点．人体の重心は，人の第 2 仙椎の直前にある．重心（Center of gravity）参照．

Center of pressure (CoP)　圧中心（第 12 章）．足部内の合成された床反力の作用点の位置．

Central nervous system (CNS)　中枢神経系（第 3 章）．脳と脊髄から成る．

Central pattern generators　中枢パターンジェネレータ（第 3 章）．脊髄レベルでの神経結合を通して意図的な運動を生み出す筋活動の複合パターン．

Cerebral Palsy　脳性麻痺（第 3 章）．一般的に発達中の脳への損傷の結果生じる一群の運動障害を説明ために用いられる総称．

Cercbral shock　脳ショック（第 3 章）．冒された体節の筋すべてが含まれる運動機能の深い落ち込みの時間で，神経系が急性発症の損傷後ショック状態にあるとき，脳損傷に続く人の筋の一時的な弛緩状態を記述するのに用いられる．

Chopart's joint　ショパール関節（第 11 章）．この関節は横足根関節で，距舟関節としても知られている．1700 年代パリで生活し医業を営んだフランスの内科医 François Chopart の名にちなんでショパール関節と呼ばれている．

Choreiform movements　舞踏病様運動（第 3 章）．速い，不随意性のガタガタした，急速の，または不規則な運動で，そのため，筋緊張が低緊張から高緊張まで予測できない仕方で変動するように見える．

Circumduction　円運動（第 1，7 章）．動いている体節が円錐体の表面をたどるのに似た経路を動く間に起こる運動で，体節の先端が円形の経路をたどる．一般的に 3 軸関節で見られる．

Clonus　クローヌス（第 3 章）．拮抗筋群の間の筋収縮の痙攣性の変化で，伸張反射の亢進に起因する．中枢神経系病理の症状．

Closed chain motion　閉鎖運動連鎖（第 1，4 章）．体節の遠位部が静止または固定されているとき，体節のある部分の運動は体節の他の部分に影響を与える．これらの運動は一般的にスピードよりも力の産生のために用いられる．閉連鎖 closed kinematic chain とも呼ばれる．

Close-packed position (CKC)　締まりの肢位（第 1 章）．接触面の領域が最大となるように，対をなす関節の面が互いに最大一致（正確に合致）で適合している関節の位置．靱帯の付着部は最も離れて緊張しており，関節包の組織は緊張し，関節は機械的に圧縮され，動揺させる（分ける）のは困難である．

Coactivation　同時活動化（第 6 章）．主動作筋と拮抗筋の両方の発火による筋の動員パターンで，しばしば新しい運動や不慣れな運動で見られる．

Cogwheel rigidity　歯車様固縮（第 3 章）．抵抗と弛緩の交互の発現で特徴づけられる固縮の型で，一般にパーキンソン病で見られる．

Component vectors　成分ベクトル（第 2 章）．合わされた大きさと方向の力が合成ベクトルを生じる．

Composition of forces　力の合成（第 2 章）．身体や体節に作用するすべての力の合計．

Concave-Convex principle　凹凸の原理（第 1 章）．確固たる法則ではないが力学的な原理で，凸の関節面の骨が凹の関節面の骨上を動く場合は凸の関節面は骨部分と反対方向に動き，凹の関節面の骨が凸の関節面上を動く場合は凹の関節面は骨部分と同方向に動く，という原理．

Concurrent force system　一点に集まる力系（第 2 章）．体節または体に作用する 2 つ以上の力．これらの力の結果が合力を生み出し，この合力は 2 つのもとの力と同じ場所にある起点と両方のもとの力が組み合わさったものである．

Concentric motion　求心性運動（第 4 章）．筋が関節を動かすとき，筋の短縮を生じる筋活動．

Conduction velocity　伝導速度（第 3 章）．神経軸策を進むインパルスの伝達速度．軸策の直径とミエリンの有無に関係する．

Condyle　顆，顆状突起（第 6 章）．大腿骨や上腕骨など長骨のノブのような拡大部．

Condyloid joint　楕円関節（第1章）．二軸関節のタイプ．楕円関節の形は球形の凸面と浅い凹面が組み合わさったものとして描写され，手（拳骨）や足部の中手指節関節に見られる．

Constraints　制約（第3章）．運動の限界や制限．

Contact pressure　接触圧（第10章）．関節反力の合計と接触面積の比率．接触面積が大きいほど，工房に加わる圧は小さい．

Coronal（frontal）plane　冠状面（前額面）（第1章）．XY面ともいう．冠状縫合に沿って前頭骨と平行であるためそのように名づけられており，身体を前部と後部に分ける．外転および内転運動が起こる面である．

Coronary ligament　冠状靱帯（第10章）．各半月板の外側端と脛骨を連結する靱帯．膝関節の運動中半月板のある程度の運動を許すゆるい靱帯である．meniscotibial ligamentsとしても知られている．

Coronoid fossa　鉤突窩（第6章）．上腕骨遠位の前面の窩．肘関節が完全屈曲したとき，尺骨の鉤状突起を受ける．

Coronoid process　鉤状突起（第6章）．尺骨の前内側上方にある特徴的な骨性突起．

Counternutation　後屈（第8章）．仙骨遠位と尾骨が前方に動くとき，仙骨岬角が上後方に動く仙骨の運動．後傾の間，両腸骨稜は離れて動き坐骨結節はより近づく．

Coupling motions　カップリング運動（第8章）．関節の面の向きのため，他の面で同時に運動を伴って，ある面で生じている運動．例としては脊柱の側屈と回旋で，脊柱の側屈あるいは脊柱の回旋のどちらかを分離することはできない．

Coxa valga　外反股（第9章）．傾斜角が130°より大きくなる頸体角の持続的増加で，いくつかの機能的な結果を生じる．下肢は長く見え，荷重時に内転位に置かれ，その結果下肢長は機能的に増加する．

Coxa vara　内反股（第9章）．大腿骨の頸体角が典型的な120°より小さい（90°に近づく）状態で，いくつかの機能的な結果を生じる．下肢長の機能的な減少．下肢は広い支持基底面で，より外転位をとっているように見える．

Crawling　腹這い（第13章）．腹部が支持面に接触した腹臥位での前進で，身体を前方あるいは後方へ進めるために四肢を相反的様式で使う．

Creep　クリープ（第4章）．低レベルの力の適用によって時間の経過とともに組織が伸長すること．

Creeping　四つ這い（第13章）．腹部を支持面から持ち上げた四足での前進で，身体を前方または後方へ移動させるために四肢を相反的に動かす．

Crossbridges　架橋（第3，4章）．ミオシン頭部はミオシンから角度をつけた腕から伸びており，その機能は筋収縮を起こすためにミオシンをアクチンに結びつけることである．

Cubital　肘（第6章）（ラテン語*cubitum*：elbow）．肘関節または前腕に関すること．

Cubital angle　肘角（第6章）．運搬角．肘関節完全伸展位で上腕骨と前腕で作られる角度．肘関節の屈伸の軸が上腕骨体に対して完全には垂直でないため，肘角により前腕は上腕骨に対して外側に偏位する．この角度はいくぶん個人差があり，通常男性よりも女性のほうが顕著である．

Curvilinear　曲線の（第1章）．ボールを友人に投げるときに見られるように，物体がカーブする経路を移動する線運動の部分集合．

Cubitus valgus　外反肘（第6章）．上腕骨に対して前腕が外側に角形成している状態．15°以下の時は運搬角として知られている．上腕骨に対する前腕の過度の外側への角形成を示すのにも用いられる．

Cubitus varus　内反肘（第6章）．上腕骨に対して前腕が内側に角形成している状態．

D

Deceleration　減速（第2章）．速度の減少率．

Degrees of freedom　自由度（第2，3章）．関節が運動できる面の数．あらゆる自由度に関して，運動の軸がある．運動学的用語では，関節で可能な独立した面運動の数であり，機能的には関節や体節にいくつ運動の選択肢があるか，と解釈される．

Dclayed-onset muscle soreness（DOMS）　遅発性筋痛（第3章）．運動，特に求心性活動の後，およそ24時間後に出現する痛み．

Demifacet　半関節面（第8章）．肋骨頭と関節をなす上下後方の胸椎椎体（T1-T9）にある切痕．

Depolarization　脱分極（第3章）．神経または筋細胞膜に渡る正のイオンと負のイオンの急速な交換で，膜はより正電荷になる．

Depression　下制（第5章）．肩甲骨が安静肢位と比較して胸郭上を下方に滑る肩甲骨の動き．

Diarthrosis　可動関節（第1章）．主たる目的が可動性を提供することになっている関節．構造的には滑膜関節包の存在で特徴づけられる．さらに一軸性，二軸性，三軸性に細分される．

Dislocation　脱臼（第1章）．関節の2つの骨のパートナーが各々から完全に取り除かれるか離れることで，通常何らかの損傷（関節包の断裂さえ）が生じていることを意味する．

Displacement　変位（第2章）．力が加わることで，身体もしくは体節が動く場合．

Distal attachment　遠位付着部（第4章）．筋が骨に停止する場所．遠位付着部は停止と呼ばれる（起始と反対に）．この位置は筋の付着部位の他端よりも身体から遠位である．近位付着部（Proximal attachment）参照．

Disuse atrophy　廃用性萎縮（第3章）．不動または床上安静に二次性の筋萎縮．

Dorsal（posterior）radioulnar ligament　背側橈尺靱帯（第6章）．背側橈尺関節の後面を固定する靱帯．

Dorsiflexion　背屈（1，11 章）．脛骨前面に向かう足背部の矢状面に近い屈曲運動．

Double float phase　両下肢滞空期（第 12 章）．下肢がどちらも地面に接していない，走行のサイクルの一部．2 つの両下肢滞空期があり，遊脚初期の最初と遊脚終期の最後である．滞空期とも呼ばれる．

Double-limb support　両下肢支持期（第 12 章）．両下肢が地面に接している歩行時の歩行周期の一部．各下肢の立脚期の最初と最後の 10％で起こる．

Dynamic action system　ダイナミックな活動システム（第 3 章）．時間とともに変化を示すあらゆるシステム．人の運動制御システムを記述するのに用いられる．

Dynamic action system model　ダイナミックな活動システムモデル（第 3 章）．運動を，課題と特異的な状況環境での多くのサブシステムが動的に協同することで現れるものと見る理論的モデル．

Dysmetria　測定障害（第 3 章）．手を伸ばしたり足を踏み出す際に距離を判断できないこと．小脳障害の一般的臨床症状．

Dystonia　ジストニア（第 3 章）．持続する筋収縮と乱れた筋緊張が優位な症候群．しばしば異常姿勢，捻転，のたうち運動を生じ，多くの場合大脳基底核障害と関連する．

E

Eccentric motion　遠心性運動（第 4 章）．関節運動を制御するために筋が張力を発生するとき，筋が長くなる筋活動．関節運動は外力によって生まれ，筋の力が運動変化の割合を制御する．

Efferent nerves　遠心性神経（第 3 章）．中枢神経系からの応答を筋に送る神経．

Elasticity　弾性（第 4 章）．伸ばす力に屈するが，力が解除されると正常な長さに戻る組織の能力．

Elevation　挙上（第 5 章）．肩甲骨が胸郭上を静止肢位と比較して上方に滑ること．

Ellipsoidal joint　楕円関節（第 1 章）．いくぶん平坦な凸面がかなり深い凹面と関節を形成する，形が紡錘のような二軸関節の型．手関節の橈骨手根関節などで見られる．

Electromyography（EMG）　筋電図検査法（第 8 章）．医学の診断ツールとして，あるいは研究の調査ツールとして用いられる．筋と神経の電気的活性を検出する．EMG を検出するのに使用される電極には表面電極，ワイヤ電極，針電極の 3 タイプがある．針電極は診断技術で使用されるが，表面電極とワイヤ電極は筋活動を同定する研究調査でよりしばしば使われる．

Empty end feel　空虚な最終域感（第 1 章）．運動時の異常な抵抗の欠如，時には痛みの欠如を示す病的な最終域感．

End feel　最終域感（第 1 章）．正常な関節を他動的にその可動域の終わりまで動かしたとき，それ以上の動きに対して検者が感じる抵抗；生理的最終域感ともいう．さらに堅い（関節包性または靱帯性）か固い（骨性）のように明確にされる．

Endomysium　筋内膜（第 4 章）．個々の筋線維を取り囲む筋膜の層．

Endoplasmic reticulum　小胞体（第 3 章）．筋小胞体と横行小管から成る興奮と収縮において重要な役割を果たす，筋線維の内部の中の交錯した管の系．

Endurance　耐久性（第 3 章）．一定期間にわたって繰り返し同じ行為を遂行する能力．耐久性の低下は心肺や筋，あるいは神経学的問題の徴候かもしれない．

Epicondyle　上顆（第 6，10 章）．顆の上にある突起または隆起．もっとも有名なものは上腕骨遠位と大腿骨遠位の上顆である．それらは筋や腱が付着する場所として役立つ．

Epimysium　筋外膜（第 4 章）．筋全体を取り囲む筋膜の層．

Eponym　名祖（第 11 章）．個人の名をとって名付けられたもので，実在もあれば架空もある．

Equilibrium　平衡（第 2 章）．ある系でバランスが取れているとき，系は平衡状態にある．1 つの力の向きと反対向きの力が等しい．

Eversion　外がえし（第 1，11 章）．足部を外側に向ける，距骨下関節の水平面での運動．

Excitable　興奮性の（第 3 章）．十分な刺激が加わると膜や細胞が反応すること．

Extensibility　伸展性（第 4 章）．伸張，伸長あるいは拡張する能力．

Extension　伸展（第 1 章）．関節の一方の骨が他の骨から離れて動き，関節角度の増大し，関節が直線になる動き矢状面で起こる．

Extension lag　エクステンションラグ（第 10 章）．関節が自動では完全に伸展できないが，他動では完全に伸展する場合．筋力低下や疼痛による可能性がある．

Extensor mechanism　伸筋機構（第 7 章）．指の長い伸筋腱と手内在筋の付着の独特の配列．伸筋フード機構 extensor hood mechanism，伸筋膨張 extensor expansion，装置 apparatus，腱膜 aponeurosis，支帯 retinaculum，フード hood としても知られている．

External moment arm　外的モーメントアーム（第 2 章）．関節の軸から外力までの垂直距離．

External（lateral）rotation　外旋（第 1 章）．側方または外側へ向かう水平面での運動で，時々 lateral rotation の代わりに使われる．lateral rotation はより適切に運動を指し示すので，external rotation よりも好まれる用語である．

Extrafusal muscle fibers　錘外筋線維（第 3 章）．骨格筋線維．

Extrapyramidal tract or system　錐体外路（第 3 章）．脳幹へ下降する軸策を含む遠心（上位運動ニューロン）路で，延髄錐体の外側でシナプスを形成する．錐体路または皮質脊髄路とは弁別される．

Extrinsic muscles　外在筋（第 7，11 章）．肢のより近位に近位付着部があり手部や足部に遠位付着部がある手部や足部の筋．これらの筋は一般にパワーまたは力の産生を求めて設計されている．内在筋（Intrinsic muscles）参照．

F

Fascia　筋膜（第 4 章）．主にコラーゲンから成り，組織を取り囲む結合組織．筋細胞，束，層を分ける線維性のシートである．

Fasciculus　束（第 3 章）．骨格筋線維をそれぞれ束と呼ばれる包みにする機構を記述するのに用いられる用語．

Fast-twitch fiber　速筋線維（第 3 章）．タイプⅡまたは相動性筋線維という．解糖系代謝プロセスを用い，疲労しやすい．

Fatigue　疲労（第 3 章）．必要なあるいは期待される筋収縮を維持できないことで，いくつかの生理学的メカニズムのどれかが原因である．

Fascicle　線維束（第 4 章）．筋線維の束または神経線維の束．筋束の場合は筋周膜が取り囲み，神経束の場合は神経周膜が取り囲む．

Feiss'line　Feiss の線（第 11 章）．内果の先端から第 1MTP（中足指節間）関節の底面に引いた線．もし内側縦アーチが正常であれば，舟状骨結節はこの線上かその近くに落ちる．

Festinating gait　加速歩行（第 2 章）．パーキンソン患者の典型的な歩行で，重複歩距離が短い引きずり歩行の加速を含む．

Firm（or capsular or ligamentous）end feel　固い（関節包性または靱帯性）の最終域感（第 1 章）．たとえば手関節屈曲時のように，制限が靱帯，関節包，あるいは筋構造による，弾力性のある正常な最終域感．

First-order neuron　一次ニューロン（第 3 章）．連続した軸索を持ち，脊髄後角に入る受容器から来た感覚ニューロン．主な神経線維は通常脊髄を上行して中枢神経系で他のニューロンとシナプス形成する．

Flaccid　弛緩性（第 3 章）．深部腱反射の伴う筋緊張の完全な喪失．下位運動ニューロン障害や上位運動ニューロンの急性期に続いて起きている可能性がある．

Flaccidity　弛緩（第 3 章）．筋緊張がない病的な状態．

Float phase　滞空期（第 12 章）．走行時，遊脚初期の始めとさらに遊脚終期の終わりにおいて，どちらの下肢も接地していないとき．これによって遊脚の時間が長くなり，立脚の時間が短くなる．両下肢滞空期ともいう．

Fusimotor neurons　紡錘運動ニューロン（第 3 章）．ガンマ(γ)運動ニューロンともいう．ニューロンが錘内筋の紡錘糸に運動インパルスを出すのでそのように呼ばれる．

Flexion　屈曲（第 1 章）．関節において一方の骨が他の骨に向かって動く屈曲運動で，関節角度は減少する．矢状面で起こる．

Foramen of Weitbrecht　ウェイトブレヒト孔（第 5 章）．肩甲上腕靱帯の中部と上前部の間の領域で，この領域は関節包が脆弱なので肩甲上腕関節の前方脱臼がよく起こる場所である．

Forefoot　前足部（第 11 章）．中足骨と指骨骨のすべてから成る足部の部分である．

Force　力（第 2 章）．変位を起こす押しまたは引き．力の数式は F＝m×a で，F は生み出される力の量で，m は物体の質量，a は物体の加速度である．

Force arm　力のアーム（第 2 章）．レバーアームとも呼ばれる．加えられた力から動きを生み出す運動軸までの垂直距離．

Force couple　フォースカップル（第 5 章）．互いに反対に作用する 2 つ以上の筋による軸周りの回転．

Force feedback reflex　フォースフィードバック反射（第 4 章）．筋活動による抑制反射でゴルジ腱器官（GTO）の活性により起こる．反射についてはほとんど知られていないが，多関節運動で異なる関節にまたがる抗重力筋を結び付ける役割があると考えられている．

Force vector　力ベクトル（第 2 章）．大きさと力という 2 つの次元をもった身体に加わる力．

Fovea　関節窩（第 6，7 章）．手関節の線維軟骨の関節円板が付着する，尺骨茎状突起の基部にある陥凹．頭骨頭上の関節面として役立つ凹の関節窩もある．

Free body diagram　自由体図（第 2 章）．身体または体節に作用する力ベクトルを使って身体を単純化した図．

Friction　摩擦（第 2 章）．互いに接する 2 つの表面または物体の間の運動に対する抵抗で，通常は水平方向で生じる．

Frontal（Coronal）plane：(XY plane)　前額（冠状）面（XY 面）（第 1 章）．冠状（頭蓋）縫合に沿った前頭骨に平行な面なのでそのように呼ばれており，身体を前後に分ける．内転，外転の運動が起こる面である．

Functional excursion（of a muscle）　機能的可動範囲（筋の）（第 4 章）．関節を通過してできる限り筋が伸長された後に，短縮できる距離．

Fundamental position　基本肢位（第 13 章）．手掌が身体の方に向いていることを除けば，解剖学的肢位と類似している．前腕は中立の中間位である．

Fusiform muscle　紡錘状筋（第 4 章）．筋束が平行に並んで，先が細くなった紡錘状の筋を形成している．力よりはむしろ運動速度を求めるようにできている．帯状筋ともいう．

G

Gait　歩行，歩容（第 12 章）．歩き方または歩き型．

Gait cycle　歩行周期（第 12 章）．人の歩行の基本的な単位で，足部が接地して，空中を回転し，再度接地するときに関連する事象を研究して記述したもの．一方の足部が接地したときから再度接地する次のときまでの期間．

Gamma（γ）motor neurons　ガンマ（γ）運動ニューロン（第 3 章）．（筋紡錘内の）錘内筋線維という収縮要素を神経支配するニューロン．筋紡錘感覚受容器の中の収縮要素は，核袋線維と核鎖線維という 2 種類から成る．

Ganglia　神経節（第 3 章）．中枢神経系にある，機能的かつ解剖学的に関連するニューロンの集合体．核ともいう．

Genu valgus または genu valgum　外反膝（第 10 章）．膝関節が過度な Q 角を有し，内側に曲がっているとき．X 脚（knock knee）ともいう．

Genu Varus または genu varurn　内反膝（第 10 章）．O 脚 bowleg ともいい，Q 角が減少するか，膝関節が外側に凸になっている．

Gliding　すべり（第 1 章）．"sliding"（すべり）という基本的な関節運動と同義語である．すべり（sliding）参照．

Gluteus medius gait　中殿筋歩行（第 9，12 章）．トレンデレンブルグ歩行ともいう．股関節外転筋力が著しく低下した人に見られ，立脚下肢を越えていく歩行の立脚期に体幹の側屈を示す．この動作は重心を移動させて HAT（頭部・両上肢・体幹）の重量を股関節の軸の外側に落とし，筋力低下した股関節外転筋に求められるトルクを最小化する．

Glycolysis　解糖（第 3 章）．エネルギー供給の目的で，筋と肝臓の貯蔵基地からのグリコーゲンを分解すること．

Golgi tendon organ（GTO）　ゴルジ腱器官（第 3 章）．張力刺激を感受する，筋腱移行部にある感覚受容器．

Gomphosis joint　釘状関節（第 1 章）．歯槽に歯が適合している状態．一種の不動関節である．

Goniometer　角度計（第 1 章）．2 つの腕木が支点で蝶番式に動く，分度器に似た測定器具．測定する 2 つの体節に平行に置き，関節角度が測定でき記録できるように関節の軸と角時計の軸（支点）を重ね合わせる．

Goniometry　角度測定（第 1 章）．関節の各面にある動きの程度を測定するために，関節に座標系を応用すること．

Gunstock deformity　銃床奇形（第 6 章）．内反肘，または運搬角が正常な外反角 5〜15° より小さい場合．

Gray matter　灰白質（第 3 章）．神経細胞体が集中している中枢神経系の領域．色が灰色に見える．

Greater sciatic notch　大坐骨切痕（第 9 章）．坐骨神経と梨状筋が通る骨盤の開口部．

Greater trochanter　大転子（第 9 章）．容易に触診できる大腿骨近位の上外側の隆起．中殿筋，外旋筋の付着部位であり，下肢長の測定時に用いられる重要なランドマークである．

Ground reaction force（GRF）　床反力（第 12 章）．足部に作用する反力（垂直方向，前後方向，内外側方向の 3 つの異なる方向で生じる反力）から成る合力．

H

Hallux valgus　外反母指（第 11 章）．母指が他の足指の方へ曲がる，第一中足指節関節の外側偏位．過度の回内（外反）の結果生じることが多い．

Hard（または bony）end feel　固い最終域感（第 1 章）．肘関節伸展時に尺骨の肘頭突起がぴったりと上腕骨の肘頭窩に適合したときのように，骨が骨に接触して動きが止まるときの正常な最終域感．

Head of the femur　大腿骨頭（第 9 章）．大きくて丸い大腿骨の近位の面；股関節で関節を構成するパートナーとして，寛骨臼の中で関節を形成する．

Head of the radius　橈骨頭部（第 6 章）．橈骨の上部の隆起．

Heterarchy　ヘテラルキー（第 3 章）．関与するシステムが階層として配置されていない場合．むしろ，関与するシステムすべてが互いに平行して働いている．

Hierarchy　ヒエラルキー，階層（第 3 章）．関与するシステムが直線的に配置されている場合で，そこでは，あるシステムは他のシステムより重要で，最下位のレベルは最高位のレベルによって監督される．

Hinge joint　蝶番関節（第 1 章）．一軸性関節の種類．たとえば腕尺関節など．

Hip strategy　股関節戦略（第 12 章）．股関節，骨盤，体幹で生じる適応運動による姿勢制御．

Horizontal（Transverse）plane：(XZ plane)　水平（横断）面：(XZ 面)（第 1 章）．地平線と床に水平であるためそう呼ばれ，上から見る感じで，身体を上部と下部に分ける．回旋運動が起こる面である．

Hypermobile　過剰運動性（第 1 章）．予想以上，または典型的以上の大きな関節運動．

Hyperpolarization　過分極（第 3 章）．細胞膜の負電位の増加（静止電位よりも負）．

Hyperreflexia　反射亢進（第 3 章）．過大な伸張反射．病的状態の徴候．

Hypertonia　筋緊張亢進（第 3 章）．過興奮性による過剰な腱反射を伴う，速度依存の伸張反射の増大で特徴づけられる運動障害．上位運動ニューロン障害でよく見られる．

Hypertrophy　肥大（第 4 章）．筋力の増大を伴う，筋細胞サイズと筋周径全体の増加．

Hypokinesis　運動低下（第 3 章）．活動性の低下．高齢者でしばしば見られる．

Hypomobile　可動域制限（第 1 章）．予想以下，または典型的以下の少ない関節運動．

Hyporeflexia　反射低下（第 3 章）．伸張反射の減弱．病的状態の徴候．

Hypotonia　筋緊張低下（第 3 章）．低筋緊張，筋力低下，筋活動性の持続能力低下で特徴づけられる，筋の硬さの減少．

I

Iliac crest　腸骨稜（第 9 章）．非常に隆起して触診しやすい骨盤の腸骨の上部にある骨縁で，左右にそれぞれある．

Iliac fossa 腸骨窩（第 9 章）．腸骨内面にある十分大きな凹面で，大きな腸腰筋の一部が付着する．

Ilium 腸骨（第 9 章）．3 つの骨盤の骨の中でより前上方にある．“両手を腰に置く”とき，触れる骨である．

Impairments 機能障害（第 3 章）．徴候と症状で示される，病気や病理学的過程の典型的結果．

Inertia 慣性（第 2 章）．現在ある状態を変えることに対する身体の抵抗で，静止しているか同じ運動のままである．ニュートンの運動の第 1 法則がこの概念を論じている．

Inferior pubic ramus 恥骨下枝（第 9 章）．恥骨下方の骨面．股関節を内転させる大部分の筋の付着部．

Initial contact 初期接地（第 12 章）．歩行周期の立脚期の下位分類の相．走行時は，多くのランナーは最初に踵で接地しないので，初期接地は踵接地ではない．初期接地足部が地面に接したときである．踵接地ともいう．

Initial swing 遊脚初期（第 12 章）．歩行周期の遊脚期の最初の下位分類の相で，下肢が地面から離れ前方へ向かい始めるときである．この期では下肢は前方へ加速する．early swing ともいう．

Innervation ratio 神経支配比（第 3 章）．特定の筋の運動単位当たりの平均筋線維数．

Instant center of rotation（ICR） 瞬間回転中心（第 10 章）．関節面が転がりやすべりをするときに変化する理論的な関節の回転軸．関節力学のため，回転中心または関節の軸は，関節が可動範囲を動くにつれて変化する．

Intention tremor 企図振戦（第 3 章）．ときに動作振戦ともいわれる．身体部位の意図的な運動で表れる振戦で，一般的に上肢のリーチ時や下肢の踏み出し時に見られ，通常小脳病変の患者に見られる徴候である．

Intercondylar fossa 顆間窩（第 10 章）．大腿骨遠位の内側顆と外側顆の間の分離部で，最も遠位かつ後方で明白である．ここは十字靱帯が脛骨と大腿骨の間を横切る顆である．

Intercondylar groove 顆間溝（第 10 章）．大腿骨遠位の内側顆と外側顆の間の滑車のような溝．膝蓋大腿関節の大腿の構成要素である．滑車溝としても知られている．

Internal moment arm 内的モーメントアーム（第 2 章）．関節の軸から筋への垂直距離．

Internal（medial）rotation 内旋（第 1 章）．正中線に向かって内側に回転する水平面の運動で，時々 medial rotation の代わりに用いられる．medial rotation はより正確に運動の方向を反映するので，より適切な用語は medial rotation である．

Interneurons 介在ニューロン（第 3 章）．脊髄の前角と中間領域の中のニューロンで，α および γ 運動ニューロンへの作用を介して基本的に運動の伝達や調節に関与する．

Interosseous membrane 骨間膜（第 6，11 章）．橈骨と尺骨の間および脛骨と腓骨の間にある，強くて線維性の結合組織．

Intervertebral disc 椎間板（第 8 章）．外側部の線維輪とゼラチン様の髄核を含む線維軟骨構造．第 1 および第 2 頚椎，仙尾骨を除いては，椎間板は脊椎の各椎骨間にある．椎間板は椎骨間の運動と重量の移動を可能にする．

Intrafusal muscle fibers 錘内筋線維（第 3 章）．文字通り“ヒューズまたは紡錘の中にある”を意味する．筋紡錘感覚受容器の中の収縮要素（核袋線維と核鎖線維の 2 種類）ガンマ（γ）運動ニューロンによって神経支配される．

Intrinsic muscles 内在筋（第 7，11 章）．手部または足部にそれぞれ近位付着し遠位付着する，手部や足部の筋．手部や足部の外部由来ではない．これらの筋は，手部や足部の繊細な運動や安定性に用いられる．

Inversion 内がえし（第 1，11 章）．足部を内側へ向ける，距骨下関節の水平面の運動．

In vivo 生体内での（第 4 章）．生体への言及．たとえば，通常の環境を無視して筋線維や骨，その他の組織を研究室で分離して研究するなどの，実験的な環境の生体外での in vitro と通常対比される．

Irritable 刺激反応性（第 3 章）．刺激に反応可能なこと．

Ischial ramus 坐骨枝（第 9 章）．容易には触診できない骨性拡張部で，内側に坐骨体を恥骨枝に結合する．大内転筋といくつかの小さな股関節外旋筋の付着部である．

Ischial tuberosity 坐骨結節（第 9 章）．骨盤の坐骨の最下面にある，著しく大きくて触診可能な形体．座ったとき体重がかかる隆起部なので重要なランドマークであり，ハムストリングスの共通の付着部となる．

Isometric activation 等尺性収縮，等尺性筋活動（第 4 章）．動きを伴わずに筋が緊張すること，あるいは力を産生すること．

Isotonic activation 等張性収縮，等張性筋活動（第 4 章）．運動中ずっと同じ張力を生み出す力を筋が産生すること．実験室では起こるが人体では起こらない．

J

Joint play 関節の遊び（第 1 章）．検査者が識別できる付加的な関節運動の量．外力に応じてのみ生じる．大部分の関節で生じるこれらのわずかな受動的転位は，転位の方向を明らかにすることで説明される：前-後，内側-外側，上-下など．

Joint reaction force 関節反力（第 2 章）．筋力や重力のような力が体節に加わるとき，関節面を圧縮したり引き離したりする力の量．関節力 joint force ともいう．

Joint receptors 関節受容器（第 3 章）．関節包や靱帯の中にある求心性センサー．瞬間的な関節の角形成や関節の運動速度を神経系に伝えることで，絶えず中枢神経系にフィードバックしている．

K

Kilograms キログラム（第 2 章）．メートル法での質量の測定値；1 kg＝0.031 スラグ．

Kinematics　運動学（第1章）．運動を起こす力を無視して，運動の種類，方向，運動の量に焦点を合わせて，人の運動を記述したり測定する．さらに骨運動学と関節運動学に細分される．

Kinematic chain　運動連鎖（第1章）．連続している体節を結合しているいくつかの関節の組み合わせで，さらに開放運動連鎖（遠位体節はフリー）か閉鎖運動連鎖（遠位体節は固定）に明確化される．

Kinesthesia　運動覚（第3章）．ダイナミックな関節運動の認識．

Kinetics　運動力学（第1章）．全身または個々の体節の運動を起こしたり，止めたり，変更したりする力を扱う科学．身体に作用する力の研究．

Krebs cycle　クレブス回路（第3章）．（またはクエン酸回路）筋収縮のための化学エネルギーの蓄えが，筋線維のミトコンドリアの中の脂肪，糖，タンパク質の酸化的代謝によって回復するプロセスである．酵素は大分子を，二酸化炭素，水，ATPという反応最終産物を産生している一連の化学反応で酸化可能なより小さい単位に分割する．反応最終産物はエネルギーの回復と維持に使われるか，呼吸で放出される．

Kyphosis　脊柱後弯（第8章）．脊椎の過度の後方凸の弯曲．

Kyphotic curve　後弯カーブ（第12章）．脊柱の最初に示される弯曲なので，機能的に脊柱の一次弯曲と考えられている．

L

Lamina　椎弓板（第8章）．神経弓の一部で，椎骨の横突起と棘突起の間にある椎体の部分．この部分は，通常椎弓切除術で切除される．

Lateral epicondyles　外側上顆（第6章）．外側顆の上部にある骨性隆起部で，腱や靱帯の付着部として役立つ．たとえば肘関節や膝関節に外側上顆がある．

Lateral femoral condyle　大腿骨外側顆（第10章）．大腿骨の外側遠位端の大きなノブのようなもので，膝関節で大腿骨の連結部分を形成する．

Lateral flexion　側屈（第1章）．頸部または体幹を横へ曲げる前額面の運動．

Lateral malleolus　外果（第1章）．果（Malleolus）参照．

Lateral (external) rotation　外旋（第1章）．側方または外側へ回転する水平面での運動．このlateral rotationという用語は"external rotation"という用語よりむしろより正確に運動を反映している．

Lateral supracondylar ridge　外側顆上稜（第6章）．上腕骨の外側上顆の上部にある骨縁．腕橈骨筋の付着部である．

Lateral tilting　外側傾斜（第5章）（または肩甲骨の外旋）関節窩を身体から離れた位置に置くための垂直軸周りの肩甲骨の回旋である．この運動は肩鎖関節で起こる．

Lead pipe rigidity　鉛管様固縮（第3章）．全可動域を通して運動に対する一定の抵抗で特徴づけられる，固縮の型．

Length feedback reflex　長さのフィードバック反射（第4章）．プライオメトリクス活動において改善した力の出力に貢献すると理論づけられた反射メカニズム．この反射は筋が伸張されるとき引き起こされ，同時に筋の伸張反射が起こるとき生じる．筋を刺激して収縮させるのに加えて，拮抗筋を抑制する一方共同筋も刺激する．この同時刺激と抑制が筋のパフォーマンスを改善すると考えられている．

Lesser trochanter　小転子（第9章）．大転子の内後方に位置する大腿骨近位の隆起で，腸腰筋の付着部として役立つ．

Lever　てこ（第2章）．支柱や軸の周りを回転する堅いバーから成る単純な機械．

Leverage factor　てこの因子（第2章）．筋の作用線と関節中心との垂直距離（モーメントアームの距離）が長ければ長いほど，筋がその関節で生じる回転構成要素は大きくなる，という筋の力産生に関する概念．

Ligamentum flavum　黄色靱帯（第8章）．脊椎の全体を通して，ある椎弓板を隣接するレベルの椎弓板に連結する，主に弾性線維から成る靱帯．

Ligamentum interspinale (interspinous ligament)　棘間靱帯（第8章）．この靱帯は互いに隣接する脊椎の棘突起を連結する．

Ligamentum intertransversarium (intertransverse ligament)　横突間靱帯（第8章）．この靱帯は互いに隣接する脊椎の横突起を連結する．

Ligamentum nuchae (nuchal ligamcnt)　項靱帯（第8章）．外後頭隆起から外側に大後頭孔後縁まで，そして尾側に第7頸椎棘突起まで伸びる，後頸部にある厚い矢状面の靱帯の帯．

Ligamentum supraspinale (supraspinous ligament)　棘上靱帯（第8章）．この靱帯は頸部にあり，この領域の脊椎の棘突起の後縁に付着する．黄色靱帯と結合する．

Linear (translatory) motion　線形運動（第1章）．動いている物体のすべての点が，同方向に同速度で同時に，同距離を移動する運動．さらに，運動が直線であれば直線運動として，ボールを友人に投げるときに見られるようにカーブした経路で移動するならば曲線として明確化される．

Linea aspera　粗線（第9章）．大腿骨後面のほぼ全長を走る顕著な隆起．いくつかの内転筋の付着部として役立つ．

Line of Gravity (LOG)　重力線（第2章）．重力が牽引する方向．地球の表面に垂直である．

Lisfranc's joint　リフスラン関節（第11章）．フランスの外科医Jacques Lisfrancの名にちなんで名づけられた足根中足関節．

Lister's tubercle　リスター結節（第7章）．長母指伸筋の牽引力の向きを変える滑車として役立つ，橈骨遠位背側面の結節．

Loading response　荷重応答期（第12章）（または足底接地）歩行の立脚期の2番目の下位分類である．このとき，身体が衝撃力を吸収し足部が地面に降りる．

Locomotion　移動（第12章）．ある場所から他の場所へ動くことで，走る，四つ這う，腹這う，跳ぶ，スキップするなど，多くの移動形態を含む．

Loose-packed position（or open-packed） 緩みの肢位（第1章）．関節面が完全に適合していなくて不一致の状態で，靱帯や関節包の構造は緩んでおり，関節面は数mm引き離せる可能性がある．

Lordosis 脊柱前弯（第8章）．矢状面から見て脊柱が前方凸（または後方凹）の状態．正常では，腰椎や頸椎領域で見られる．Lordosisは正常か過度かのどちらかである．

Lordotic curve 前弯カーブ（第12章）．乳児が腹臥位で頭部のコントロールを発達させるとき頸椎で最初に生じ，次いで座位をとり直立立位をとるとき腰部で見られる．いったん寝返りや座位を始めるとこれらのカーブは発達する．二次性カーブという．

Lower motor neuron 下位運動ニューロン（第3章）．細胞体と軸策が脊髄の前角から始まり，直接骨格筋にシナプス形成する運動（遠心性）ニューロン．しばしば神経系と筋系の間の最終共通路といわれる．

M

Malleolus 果（第11章）．足関節の内側および外側のランドマークである．内果は脛骨遠位の突出で形成され，外果は腓骨遠位の突出で形成される．

Mass 質量（第2章）．物体に含まれる物質の量．キログラム（kg）またはスラグで測定される．

Medial epicondyle 内側上顆（第6，10章）．内顆の上方にある骨性隆起で，腱や靱帯の付着部として役立つ．たとえば，肘関節や膝関節に内側上顆がある．

Medial femonl condyle 大腿骨内側顆（第10章）．大腿骨の内側遠位端の大きなノブのようなもので，膝関節で大腿骨の連結部分を形成する．

Medial femoral epicondyles 大腿骨内側上顆（第10章）大腿骨内側顆の触診可能な上面．

Medial malleolus 内果（第11章）．果（Malleolus）参照．

Medial（internal）rotation 内旋（第1章）．正中線の方へ内側へ回転する水平面での運動．このmedial rotationという用語は“internal rotation”という用語よりむしろより正確に運動を反映している．

Medial tilting 内側傾斜（第5章）．関節窩を身体の中心線の方へ回旋させる垂直軸周りの肩甲骨の回旋．肩甲骨の内旋ともいう．この運動は肩鎖関節で起こる．

Meniscotibial ligament 半月脛骨靱帯（第10章）．冠状靱帯（Coronary ligament）参照．

Meniscus 半月板（第10章）．脛骨と大腿骨の間の三日月形の線維軟骨性の構造物．膝関節には内側半月と外側半月がある．

Metabolic equivalent（MET） 代謝当量（第3章）．活動に必要なエネルギー量．人の安静時の酸素消費量に基づき，1 METは毎分体重1 kg当たり酸素3.5 m*l*に等しい（訳注：1 MET＝3.5 m*l*/min/kg）．

Midfoot 中足部（第1章）．中足部は，舟状骨，立方骨，3本の楔状骨から成る．

Midstance 立脚中期（第12章）．歩行の立脚期の中間の下位分類．このとき，体重は完全に一側下肢にかかっている．COM（質量中心）は最も高い位置にある．

Midswing 遊脚中期（第12章）．歩行の遊脚相の2番目と中間の下位分類．遊脚期の中間で，非荷重の下肢が体幹の下を移動している．

Mobility muscles 運動筋（第4章）Type Iよりも速筋線維（FT線維）またはType IIが多い筋．すぐに疲れるが素早く力とパワーを産生できる．非姿勢筋ともいう．

Moment モーメント（第2章）．力のモーメントの短縮語．

Moment arm モーメントアーム（第2章）．力のアーム，またはレバーアームといい，回転する力を検討する時の用語．力のベクトルから運動の軸までの垂直距離．トルクアーム（Torque arm）参照．

Moment of Force 力のモーメント（第2章）．軸の周りに生み出されるトルク．力とそのモーメントアームの産物である．数学用語では，モーメント（M）はモーメントアームの距離（d）と力（F）の積である：M＝d×F．

Motion 運動（第2章）．ある場所から他の場所への身体や物体の移動．

Motion segment 運動セグメント（分節的な動き）（第8章）．動きを生み出す脊椎の最も基本的なセグメント．1つのセグメントは，隣接する2つの椎骨，3つの椎間関節（椎体と2つの椎間関節の間の関節），椎間板の軟部組織，縦靱帯とセグメント間靱帯，椎間関節の関節包から成る．

Motor control 運動制御（第3章）．神経学的プロセス，身体的プロセス，行動のプロセスの複合的な集合の結果としての運動の研究を目的とする研究分野．運動制御は，個人，課題，環境の間の相互作用に基づく姿勢と運動を維持し変化させる，個人の能力である．

Motor learning 運動学習（第3章）．主に，いかにして運動技能が獲得され，熟達し，転移し，保持されるかに関する研究領域．

Motor unit 運動単位（第3章）．軸策と運動ニューロンが神経支配する全ての筋線維を一緒にした，単一の運動ニューロン．

Movement system 運動システム（第3章）．運動の行為に関与するいくつかの下位システムと構造の機能的な相互作用．関与するシステムには，神経系，体性感覚傾，筋骨格系が含まれる．

Multipennate muscles 多羽状筋（第4章）．1つ以上の中心となる腱に付着する2つ以上の羽状筋群を有する筋．

Muscle fibers 筋線維（第3章）．筋原線維群から成る収縮性組織．

Muscle spindle　筋紡錘（第3章）．骨格筋の線維の中にあり，感覚性と運動性の両方の性質がある，ユニークなタイプの固有受容器．筋長の変化（伸び）と変化率を感知し，安静時の筋緊張に調整する役割がある．

Muscle tone　筋緊張（第3章）．設定された要求課題に対しる，筋系の油断のない覚醒した定常状態．筋を制御している運動ニューロンのすべてのプールの興奮性のレベル，筋の固有の硬さ，無傷の中枢神経系，多くの異なる反射の感度のレベルで決まる．

Myofibril　筋原線維（第4章）．骨格筋の収縮性構造物．アクチンとミオシンの筋フィラメントを含む．

Myofilaments　筋フィラメント（第4章）．筋収縮を提供する骨格筋のタンパク質構造．ミオシンはアクチンを連結する架橋頭部（ミオシン頭部）有する，厚いタンパク質フィラメントである．アクチンはトロポニンとトロポミオシンを含む薄いフィラメントで，筋収縮の間生じるアクチンとミオシンの結合を制御する．

Myoneuraljunction　筋神経接合部（第3章）．運動終板の神経と筋のシナプス結合部．

Myosin　ミオシン（第3，4章）．ミオシンはアクチンを連結する架橋頭部（ミオシン頭部）を有する，厚い蛋白質フィラメントである．

Myotatic reflex　筋伸張反射（第3章）．（または伸張反射）単シナプス反射弓で，脊髄レベルで介在し，十分な量の筋長の変化（伸び）と十分な変化率が，伸張を受ける主動作筋の反射性収縮を誘発する筋紡錘を活性化させる．

N

Negative work　負の仕事（第4章）．遠心性運動（Eccentric motion）参照．

Neutral equilibrium　中間の平衡状態（第2章）．重心が移動するとき同じレベルを保つ．つまり落下もしないし，前の位置にも戻らない．

Neck of the femur　大腿骨頸部（第9章）．大腿骨頭の真下の狭い領域で，大腿骨体に連結する．

Newton　ニュートン（第2章）．メートル法の力．9.8 N＝1キログラム重（kgf）；1 N＝0.225ポンド．

Neural arch　神経弓（第8章）．時に後方神経弓と呼ばれる．脊髄が進む脊柱管を形成する．

Neurotransmitter　神経伝達物質（第3章）．シナプスで放出される化学物質．

Nonpostural muscles　非姿勢筋（第4章）．運動筋（Mobility muscles）参照．

Normal force vector　正の力のベクトル（第2章）．ベクトルの合力構成で，このベクトルは運動の軸周りの回転を生じる要素である．最大で，レバーに90°作用する．

Nuclei　核（第3章）．機能的および解剖学的に中枢神経系のニューロンに関連する集合体．神経節ともいう．

Nutation　前屈（うなずき運動）（第8章）．仙骨と尾骨の遠位が後方に動くとき，仙骨岬角が下方かつ前方に動く仙骨の運動．このとき，腸骨稜は互いに向かうように動き，坐骨結節は離れるように動く．

O

Oblique cord　斜索（第6章）．橈骨切痕から橈骨粗面に走行する前腕腹側の平らな筋膜帯．近位橈尺関節を補強し，安定させる．

Obturator foramen　閉鎖孔（第9章）．何本かの血管と神経が下肢の方へ通過する骨盤の開口部．

Olecranon fossa　肘頭窩（第6章）．上腕骨遠位の後面にある深い骨性の窩で，上部尺骨に安定した関節面を提供している．

Olecranon process　肘頭突起（第6章）．後面にある．上部尺骨の明瞭な骨性隆起．

On-guard position　防御の構え（第12章）．初期の歩行での上肢のポースで，ハイガード，ミドルガード，ローガードの上肢のポーズがある．

Open kinematic chain（OKC）　開放運動連鎖（第1，4章）．体節の遠位部が動きが自由で各体節が互いに独立して動ける，非荷重において起こる運動．この運動は力の産生よりもスピードを求めて用いられる．open chain motionともいう．

Open-packcd position（loose-packed position）　緩みの肢位（第1章）．関節面が 完全には適合してなくて不一致の状態で，靱帯や関節包の構造は緩んでおり，関節面は数mm引き離せる可能性がある．

Opposition　対立（第7章）．母指の指腹を他の指腹に対立させる，大菱形骨の第1中手骨の回旋．

Optimal sufficiency　最適十分（第4章）．多関節筋または筋群の拮抗筋が，ある関節で多関節筋の主動作筋の機能を向上させるために，多関節筋または筋群が長くなるように他の関節の位置を決め固定するときみられる結果．すなわち，ハムストリングスが膝関節屈曲時に力を発揮できるように股関節屈筋を股関節屈曲位にする（股関節伸展を防ぐため）．

Osteokinematics　骨運動学（第1章）．運動学の下位分類で，骨体の互いへの運動の説明に重点を置いている．

Osteophyte　骨棘（第8章）．通常関節の周りに生じる骨の増殖．

Ovaid　卵円形（第1章）．曲率半径が次から次へと変化する卵型の関節で，2つの骨の関節面が凸-凹の対の関係を形成し，この凸–凹の関節の関係は手根関節や足根関節のように“ほぼ平面”から，肩甲上腕関節や股関節のように“ほぼ球形”に及んでいる．

P

Palmar radioulnar ligament（または anterior radioulnar ligament）　掌側橈尺靱帯（第6章）．遠位橈尺関節の前面を安定させる靱帯．

Parallel elastic component　並列弾性成分（第4章）．筋を取

り囲む，または筋に平行に位置する結合組織．

Passive elastic component　他動的な弾性成分（第4章）．筋を取り囲む筋膜または結合組織で，完全な筋から最小の筋要素にまで至る．筋が伸張されたとき，筋が収縮するにつれて筋膜の弾性要素がさらなる筋力を提供する．

Passive insufficiency　他動不全（第4章）．筋が2関節以上で同時に伸長されると，拮抗筋によってそれ以上の運動ができない長さに達する．これは通常複数の関節にまたがる筋で起こり，できる限り伸張された結果で，またがるそれぞれの関節の完全な運動を許すには不十分である．すなわち，ハムストリングスが膝関節完全伸展位に伸張されると，ハムストリングスはこれ以上長くなることができないので，股関節は完全に屈曲できない．

Passive tension　静止張力（第4章）．筋が伸長されると筋緊張は高まる．この緊張は筋を取り巻く結合組織（並列弾性線維）と伸張された腱（直列弾性線維）によるもので，伸張の間筋から緩みが除かれるからである．活動張力（Active tension）参照．

Patellar groove　膝蓋骨溝（第10章）．2つの大腿骨顆の間の大腿骨遠位前方にある溝で，膝蓋大腿関節で膝蓋骨下面に通り道を提供している．

Patellectomy　膝蓋骨切除術（第10章）．膝蓋骨の外科的除去．

Pathologic end feels　病的な最終域感（第1章）．予想外の可動域または関節の位置で起こる病的な最終域感，もしくは関節に特有でない異常な最終域感である．

Pectineal line　恥骨筋線（第9章）．大転子と大腿骨近位の後内側の粗線の間にある小さな線で，恥骨筋がここに付着するのでそう命名されている．

Pedicle　椎弓根（第8章）．横突起を椎体に連結する椎骨の部分．

Pelvic inclination　骨盤傾斜角（第8章）．ASISと恥骨結合が同一鉛直線にないときの骨盤のアライメント．ASISが恥骨結合の前方にあると傾斜角は増加または前傾し，ASISが恥骨結合の後方にあると骨盤傾斜角は後傾する．骨盤前傾では股関節屈曲は増大する．骨盤後傾では股関節屈曲は減少する．

Pelvis　骨盤（第9章）．2つの寛骨（innominate boneまたはos coxae）から成り，腸骨，坐骨，恥骨の融合によって形成され，後方で仙骨と連結する．

Pennate muscle　羽状筋（第4章）．羽のような，筋の共通腱に斜めの筋束の配列．多くの羽状筋は大きな力と紡錘状筋を提供する．羽状の配列は，単羽状，双羽状，または多羽状である．運動の速度よりも力を求めて設計されている．

Perimysium　筋周膜・筋鞘（第4章）．筋線維群または線維束を取り囲む筋膜の層．

Peripheral nervous system　末梢神経系（第3章）身体の受容器と効果器，末梢神経節，末梢神経系を中枢神経系に連結する神経突起から成る．

Perseveration　保続（第3章）．言語や運動の繰り返されること．病的状態の徴候．

Pes anserinus　鵞足（第9章）．縫工筋，薄筋，半腱様筋腱が停止する，脛骨内側近位部前部．この領域は付着部がガチョウの足に似て見えるのでこう呼ばれている．

Pes cavus　凹足（第11章）．正常な内側縦足弓（内側縦アーチ）よりも高い足部の変形．通常先天性である．足関節は大抵固く，荷重活動時に足部による力の吸収を，あるにしてもわずかしか許さない．極端な状態は内反足として知られている．

Pes planus　扁平足（第11章）．足部の関節が柔軟で，荷重時や歩行時，適切なときに堅いレバーとしての位置に移動しない，足部の変形．先天性の場合と後天性の場合がある．極端な状態はflat footとして知られている．

Phasic　相動性の（第3章）．受容器あるいは筋が産生する活動の型を指す場合に与えられた質的な記述．この場合，明瞭な段階や相を意味する．

Pivot joint　車軸関節（第1章）．橈尺関節のような，単軸関節の一種．

Plafond　プラフォン（天井）（第11章）．脛骨下面にある鞍形の構造．

Plane of the scapula　肩甲骨面（第5章）．前額面の前方30～45°の面で，これが安静肢位時に肩甲骨が胸郭後部に位置する角度なのでそう呼ばれる．この面が，肩甲上腕関節の挙上させるのに回旋腱板が最良の位置になる面である．

Plantar aponeurosis　足底腱膜（第11章）．足底面の厚い筋膜の被膜．踵骨隆起の近位約2～3 cmに始まり，遠位は足指に終わる，一連の筋膜の帯から成る．足指で上昇できるように，足部の足根骨と中足骨を堅いレバーに転換するウインドラス機構を足部に提供する．アーチはこの機構によって増大する．この構造はplantar fasciaとしても知られている．

Plantarflexion　底屈（第1，11章）．足背が下肢の前部から離れるように動く，ほぼ矢状面での足関節の運動．

Plica　ひだ（第10章）．滑膜の折り目またはしわ．

Plumb line　鉛直線（第12章）．姿勢を評価する基準として使用される垂直線．紐が自由にぶら下がったときぴんと張るように，通常最下部に重りがついた紐かコードである．

Plyometrics または Plyometlic exercise　プライオメトリクスまたはプライオメトリックエクササイズ（第4章）．伸張-短縮サイクル（Strech-shortening cycle）参照．

Popliteal fossa　膝窩（第10章）．膝関節後方の後部領域．膝窩には膝窩動脈，静脈，神経が入っている．

Position sense　位置覚（第3章）．自分の関節の静的な位置の認識．

Positive work　正の仕事（第4章）．求心性運動（Concentric motion）参照．

Posterior inferior iliac spine (PIIS)　下後腸骨棘（第9章）．容易には触診できない，骨盤の腸骨後面で上後腸骨棘PSISの下方にある．

Posterior radioulnar ligament　後橈尺靱帯（第 6 章）．背側橈尺靱帯ともいう．遠位橈尺関節の後面を安定させる靱帯．

Posterior superior iliac spine（PSIS）　上後腸骨棘（第 9 章）．骨盤の腸骨稜で最上後部の隆起．

Posterior tilting　後傾（第 5 章）．肩甲骨の上面が後方または後側に回旋する，内側-外側軸周りの肩甲骨の回旋．この運動は肩甲骨が前方に傾斜した位置から安静肢位に戻るとき生じる．

Postural muscles　姿勢筋（第 4 章）．抗重力筋（Antigravity muscles）参照．

Postunl tone　姿勢筋緊張（第 3 章）．特定の姿勢を維持するために，骨格の異なる部分を適切な関係に保持するのに能動的に関与する，特定の筋における筋緊張の発達．

Postural sway　姿勢動揺（第 12 章）．呼吸，心拍動，代謝機能に次いで身体運動が生じるため，絶えず平衡を求め再確立するときに必要なわずかな自動的な動き．

Posture　姿勢（第 12 章）．体節のアライメント，身体の位置または構え，特殊な活動のための身体各部の相対的な配列，あるいは自分の身体を支える特徴ある方法の，一般用語．

Pound　ポンド（第 2 章）．米国系の力の測定値．1 ポンド＝4.448 N.

Power　パワー（第 3 章）．身体的仕事が行われる率．

Preswing　前遊脚期（第 12 章）．歩行の立脚期の最後の下位分類．踵が上がった状態（立脚終期）から足部を地面から持ち上げるまで足部が動くのはこの期である．トゥオフともいう．

Pretibial muscles　前脛骨部の筋（第 11 章）．脛骨と関連した位置のため，下肢前側の筋（前脛骨筋，長指伸筋，長母指伸筋，第 3 腓骨筋）はひとまとめにして pretibial muscles と呼ばれる．

Prime mover　主動筋（第 4 章）．主動作筋（Prime mover）参照．

Promontory　岬角（第 8 章）．隆起または突出．仙骨で，最下位の腰椎と接触する仙骨の本体の最上部である．前方に突出しており，産科学の重要なランドマークとして役立つ．

Pronation　回内（第 1，11 章）．閉鎖運動連鎖よりも開放運動連鎖で別々に生じる，足部と足関節の 3 平面での運動．開放運動連鎖では，複合運動には，外がえし，外転，背屈が含まれる．閉鎖運動連鎖では，底屈，内転，外がえしが含まれる．

Proprioception　固有受容感覚（第 3 章）．腱の中の相対的緊張と同様に，関節の位置，運動の方向や振幅，速度を含む関節運動を識別するための，筋紡錘，腱，関節の受容器からの感覚入力の使用に用いる．

Proprioceptors　固有受容器（第 3 章）．関節の位置，関節運動，筋の長さと緊張に関する感覚入力を行う受容器の種類．ゴルジ腱器官（GTO），数種類の異なる関節受容器や筋紡錘を含む．

Propulsive gait　突進歩行（第 12 章）．時々，止まるために物体や壁に接触することを必要とする，加速する特徴を呈する歩行．

Protraction　前方突出（第 1，5 章）．鎖骨の外側端と肩甲骨が曲線様式で胸郭の周りを前方へ移動することで，肩甲骨の内側縁は正中線から 5～6 インチ（13～15 cm）離れる．この運動は肩甲骨の外転をもいう．

Proximal attachment　近位付着部（第 4 章）．筋の一端が骨に停止する位置. 近位付着部は身体の中心に最も近い位置である．以前は筋の近位付着部として知られていた．遠位付着部（Distal attachment）参照．

Pubic tubercle　恥骨結節（第 9 章）．鼡径靱帯が付着する恥骨上枝の最内側上面の小さな隆起．

Pyramidal tract　錐体路（第 3 章）解剖学的には皮質脊髄路として知られている. 皮質の切開面を染色し光学顕微鏡で見ると，運動皮質にある細胞体の多くが三角形で小さな錐体の外観をしているのでそのように呼ばれる．皮質脊髄路の軸索は延髄錐体で脳幹の反対側へ交差する．

Q

Quadrate ligament　方形靱帯（第 6 章）．尺骨の橈骨切痕から橈骨頸まで生じる靱帯．関節包を補強し近位橈尺関節を安定させる．

Qualitative analysis　質的分析（定性分析）（第 15 章）．運動を部分に分解し，部分を定量化せずにその筋や関節活動に関して部分を評価する運動の分析法．

Q angle　Q 角（第 10 章）. 大腿四頭筋の角度. 上前腸骨棘（ASIS）から膝蓋骨中心までの線と，脛骨粗面から膝蓋骨中心までの線の交差によってできる角度．正常は 170° である．

R

Radial abduction　橈側外転（第 1，7 章）．解剖学的肢位で，手部が身体の側から母指の方へ遠ざける，前後軸を通る前額面の手関節の運動. 橈屈あるいは橈側偏位としても知られている．

Radial collateral ligament　橈側側副靱帯（第 6 章）．肘関節部の外側にある，3 つの部分から成る安定化させる靱帯．前額面での安定に若干寄与する．肘関節の外側側副靱帯ともいう．

Radial deviation　橈側偏位（第 1，7 章）．橈側外転（Radial abduction）参照．

Radial fossa　橈骨窩（第 6 章）．上腕骨小頭の上にある上腕骨遠位前面の窩．肘関節完全屈曲時に頭骨頭を受ける．

Radial fovea　橈骨頭窩（第 6 章）．橈骨頭の頂上にある深い凹部．上腕骨小頭と関節をなす．

Radial head　橈骨頭（第 6 章）．橈骨の上面にあり，頭部の真下にある．

Radial neck　橈骨頸（第 6 章）．橈骨頭のすぐ下方にある細くなった領域．

Radial notch　橈骨切痕（第 6 章）．尺骨近位外側にある凹の骨性ランドマークで，近位橈尺関節で尺骨と橈骨の間の関節接合点.

Radial styloid process　橈骨茎状突起（第 7 章）．尺骨の対応する突起よりもやや遠位に伸びる，橈骨の遠位の突起．橈骨茎状突起は橈骨手根側副靱帯と腕橈骨筋の付着部として役立つ．

Radial tuberosity　橈骨粗面（第 6 章）．橈骨頭と橈骨頸のすぐ遠位にある橈骨近位前面の骨性ランドマークで，上腕二頭筋の付着部である．

Range of movement または range of motion（ROM）　関節可動域（第 3 章）．弧を描く運動による関節の可動域．

Ray　レイ（第 11 章）．中足部の前方の足指の単位で，内側の 3 つのレイの場合は楔状骨と対応する中足骨が含まれ，外側の 2 つのレイの場合は中足骨だけである．

Reaching strategy　リーチング戦略（第 12 章）．ステッピング戦略またはリーチング戦略（Stepping or reaching strategies）参照．

Reaffercnce　再帰性感覚（第 3 章）．運動が起こっているとき，運動に関する受容器からの感覚フィードバックを受け取る能力を与える小脳の特性．

Renfoot　後足部（第 11 章）．踵骨と距骨から成る足部の部．後足部は足部の残りを誘導する．

Reciprocal arm swing　交互性の腕振り（第 12 章）．歩行時，反対側下肢のスイングを伴って上肢をリズミカルにスイングする様式．たとえば，初期接地で左下肢が前方へ踏み出すとき，右上肢は肩関節屈曲方向へ前方にスイングする．

Reciprocal innervations　相反神経支配（第 3 章）．主動作筋が活動するとき拮抗筋が弛緩する脊髄のメカニズム．人の運動に流動性を与える．

Recruitment　動員（第 3 章）．同時に活性化された運動単位の数の増加によって筋収縮力が強くなる過程．

Repolarization　再分極（第 3 章）．興奮性細胞膜の活動過程で，脱分極直後に起こり静止膜電位を回復させる．

Rectilinear　直線の（第 1 章）．運動が直線である線形運動の一部分．

Reposition　復位（第 7 章）．母指対立の反対または母指が対立位から解剖学的肢位に戻ること．

Resistance arm　抵抗力アーム（第 2 章）．ある体節に作用する抵抗力から運動の軸までの垂直距離．

Resting length　静止長（第 4 章）．アクチン-ミオシン架橋が最も利用できる場所にあるときの筋の静止長．

Resting position　安静肢位（第 1 章）．もっとも一致が少なく関節包と靱帯が最も緩んでいる関節の位置．この位置はしばしば関節の中間域に近い．

Resting potential　静止電位（第 3 章）．神経または筋膜にかかる電荷が平衡状態にある．0〜90 mV の範囲である．

Resting tremor　安静時振戦（第 3 章）．随意的に活動していなくて重力に抗して支持されている部位に起こる振戦．パーキンソン病の症状で，基底核の機能異常に続発する．

Resultant vector　合成ベクトル（第 2 章）．2 つ以上の力が文体や体節に加わると，これらの力の組み合わせとして合力がつくられる．合力は，これらの力の組み合わせを反映して方向と大きさを持つ，それが合成ベクトルである．

Retinacular system　支帯システム（第 7 章）．手掌と手背の両方に機能を与える，複雑な筋膜と靱帯の配列である．これらの機能には，神経，血管，皮膚と同様に，関節や腱の取り囲み，区画化，抑制が含まれる．

Retraction　後退（第 1，5 章）．鎖骨の外側端と肩甲骨が曲線の様式で後方へ移動し，肩甲骨の内側縁が正中線に近づく．この運動は肩甲骨の内転ともいう．胸鎖関節では，前方突出と後退の総範囲は約 25° である．

Retroversion　後屈（第 5，9 章）．後側または後方への回旋．股関節では，臨床的には立位や歩行においてトゥアウト（外旋）として現れる．

Rigidity　固縮（第 3 章）．他動運動に対する強い抵抗であるが，伸張や運動の速度に影響されない．基底核の病変に関連し，正常な脊髄反射機構に作用する過度な脊髄上位の駆動の結果のようである．鉛管様と歯車様の 2 種類ある．範囲全体に及ぶ運動への一定の抵抗が鉛管様固縮を特徴づけており，一方歯車様固縮は抵抗と弛緩が交互に現れることで特徴づけられる．固縮はしばしば基底核の病変に関連しており，一般にパーキンソン病で見られる．

Rocking　揺動，ロッキング（第 1 章）．基本的関節運動である“転がり”と同義語である．転がり（Rolling）を参照．

Rolling　転がり（第 1，13 章）．関節について論じるときは，床の向こうにボールを“転がす”ときのように，ある関節面の各々の引き続く点が他方の関節面の新しい点と接する，回転または角運動の種類の関節運動である．揺動参照．身体運動について議論するときは，身体を背臥位から腹臥位に，あるいは腹臥位から背臥位へ動かすことで，普通若干の体幹の回旋を伴う．

Rotary motion　回転運動（第 2 章）．円弧または円運動が起こる軸の周りの運動．角変位または角運動ともいう．関節運動は回転運動である．

Rotation　回転（第 1 章）．軸周りの骨性レバーの角運動．

Running　走行（第 12 章）．遊脚期が立脚期よりも長い運びで，どちらの下肢も地面に接していないときが 1 周期に 2 期ある．

S

Saddle joint　鞍関節（第 1 章）．それぞれの骨のパートナー（訳注：関節を構成する骨）が，互いに垂直な向きにある凹面と凸面を有する二軸性関節の一種．鞍の乗り手に似ている．母指の手根中手関節などに見られる．

Sagittal plane　矢状面（第 1 章）（または YZ 面）頭蓋骨の矢状縫合に平行なのでそう名付けられており，身体を左右に分ける．屈曲および伸展運動が起こる面である．

Sarcolemma 筋鞘（第4章）．筋線維を取り囲む細胞膜．

Sarcomere 筋節（第3，4章）．筋線維の収縮性単位．アクチンとミオシンの筋フィラメントから成る．

Sarcoplasmic reticulum 筋小胞体（第3，4章）．筋細胞の小胞体の構成要素．収縮過程においてカルシウムイオンの貯蔵と放出に関与する．

Scalar quantities スカラー量（第2章）．一次元だけをもつ項目．大きさはもつが方向はもたない．5頭の馬，3足の靴，1マイルなど．

Scaption スカプション（第5章）．肩甲骨面での肩の挙上．この用語はJ.Perry博士が最初に作り，この運動に対する広く認められる用語になっている．

Scapulohumeral rhythm 肩甲上腕リズム（第5章）．肩甲上腕関節の挙上における肩甲骨と上腕骨の間の同期運動．全体を通して一定ではないが，肩甲骨の運動に対する肩甲上腕関節（訳注：上腕骨）の運動の比率はおおよそ2：1である．

Scoliosis 側弯（第8章）．脊柱の側方へのカーブがあるような，姿勢の偏位．

Screw home mechanism スクリューホームメカニズム（第10章）．非荷重時に生じる大腿骨に対する脛骨の最終外旋で，大腿骨外側顆は運動を完了するが内側顆は完了していないので，内側顆が運動を完了するとき外側顆が回旋するためである．荷重時の運動は脛骨に対する大腿骨の内旋である．膝関節の最終回旋ともいう．

Second order neurons 第2次ニューロン（第3章）．末梢感覚ニューロンからの（第1次ニューロンからの）シナプスのニューロンを受け取り，活動電位を脊髄または脳幹から中枢神経系の感覚中枢へ伝導する感覚ニューロン．

Sellar joint 鞍関節（第1章）．関節面が鞍に乗り手が適合しているのに似ているのでそう名付けられている関節面の種類で，両方の面が互いに垂直な凸面と凹面をもっている．母指の手根中手関節や足関節（距腫関節）などに見られる．

Semilunar notch 半月切痕（第6章）．滑車切痕ともいう．半月のような形をした，肘関節で上腕骨滑車と関節をなす尺骨近位にある凹面．

Series elastic component 直列弾性成分（第4章）．腱-筋-腱の配列のために筋の腱に与えられた用語．力の伝達は筋から腱へそして骨へ直線的に提供される．

Sesamoid bone 種子骨（第10章）．腱の中にある小さな骨．腱を保護し腱の牽引角度を変える．

Shaft of the femur 大腿骨幹（第9章）．大腿骨の骨体．

Shoulder complex 肩関節複合体（第5章）．肩甲帯（shoulder girdle）参照．

Shoulder girdle 肩甲帯（第5章）．肩甲骨，鎖骨，胸骨柄の組み合わせで，上部胸郭の周りでガードルを形成する左右の構成要素と一体化したもの．

Shoulder joint 肩関節（第5章）．関節窩と上腕骨頭との連結．

Sigma（Σ） シグマ（第2章）．合計または追加合計を意味する公式に使用されるギリシャ語の記号．

Sigmoid notch 尺骨切痕（第7章）．尺骨切痕（Ulnar notch）参照．

Single-limb support 単下肢支持（第12章）．一側下肢のみが立脚期の時．立脚周期の中央の40％において生じる．

Sinus tarsi 足根洞（第11章）．距骨と踵骨の関節の間を走る溝で，固有受容器を収容している．距骨ドームの少し遠位，外側で触診できる．

Sliding すべり（第1章）．基本的関節運動の直進的または直線的な種類で，それによってある基準点が隣接する面を越えて新しい点と接し，関節面の運動は隣接する関節面の平面に平行である．たとえば，フィギュアスケーターが氷の上を“すべる”ときのような．glidingともいう．

Sliding filament model 滑走説（第3章）．筋収縮時，アクチンフィラメントとミオシンフィラメントが互いに通り越してすべるという理論的な概念．

Slow-twitch fiber 遅筋線維（第3章）．タイプⅠまたは持続性筋線維．緩徐な酸化的代謝過程を用い，疲れにくい．

Slug スラグ（第2章）．米国系の質量に関する用語．1スラグ＝14.59 kg．1ポンド＝0.031スラグ．

Soft end feel 柔らかい最終域感（第1章）．軟部組織，一般的には肉質の筋のかたまりが近づき，これ以上動かないときに関節可動域の最終で感じられる感覚．

Somatosensory 体性感覚の（第3章）．感覚に関すること．

Space diagram 空間図（第2章）．自由体図（Free body diagram）参照．

Spasticity 痙性（第3章）．不随意性の素早い収縮と弛緩，そして関連する反射亢進反応を生じる筋緊張亢進状態．筋緊張亢進（Hypertonia）参照．

Spatial characteristics 空間特性（第12章）．長さ，幅，深さに関して定義される変数.それらは空間を含む特性を識別する．歩行では，歩隔，歩幅，重複歩距離のような項目が含まれる．

Speed 速度（第4章）．運動の率．

Spinal shock 脊髄ショック（第3章）．冒された体節のすべての筋が含まれる運動機能の深い抑制の時間．神経系が病変または急性発症の後ショック状態にある脊髄損傷者で，一時的な弛緩状態を記述するのに用いられる．

Spinous process 棘突起（第8章）．椎骨の神経弓を形成する，椎体の後面にある突起．横突起はラミナとともに神経弓を形成する残りの2つの突起である．

Spinning 軸回旋（第1章）．回転性または角運動性の基本的関節運動で，独楽を回すときのように，各面の1点が他方の面の一定の場所に接し続ける．

Spondylolisthesis　脊椎すべり症（第8章）．あるセグメントの椎体が下の椎体の前方に滑る，通常腰椎で見られる病的な状態．

Sprinting　全力疾走（第12章）．短距離をできるだけ速く走ること．

Stable equilibrium　安定平衡（第2章）．身体の重心が乱れたとき，身体が重心を以前の位置に戻す傾向があること．

Stance phase　立脚期（第12章）．足部が接地している歩行周期の期間．

Step duration　1歩の持続時間（第12章）．足部が接地している時間の合計として定義される，歩行の時間的特性．

Step length　歩幅（第12章）．一側足部の初期接地から反対側足部の初期接地までの距離．

Stepping or reaching strategies　ステッピング戦略またはリーチング戦略（第12章）．支持基底面の中に質量中心維持するためにステップ，ホップ，リーチを使用すること．この方略は通常，重心線の速い変化において用いられ，質量中心の位置の調整を必要とする．

Step width　歩隔（第12章）．一方の踵の中心点から次の踵接地の中心点までを測定した2つの足部間の水平距離で，一般的に成人では2〜4インチ（7〜9 cm）である．

Stiff leg gait　棒足歩行（第12章）．体幹の伸展，骨盤の後傾，股関節と膝関節の過度の伸展で特徴づけられ，通常股関節の内旋，内転と結び付いている．

Stiffness　こわばり（第3章）．過緊張を伴う筋の粘弾性の物理的性質の変化で，他動伸張に対する抵抗増加に寄与する．

Strain　歪み（第4章）．加えられるストレスに耐える，身体，体節，筋の能力．ストレスに屈する前に耐えられうる変形の量．

Stratum fibrosum　線維層（第1章）．主に密で不規則な背に組織から成る関節包の厚い外層で，関節受容器が入っている．

Stratum synovium　滑膜層（第1章）．関節包の内側で血管板が多い層．滑液を産生し分泌する．

Strength　力（第4章）．力を生じるまたは産生する，あるいは活動張力を生み出す筋の能力．

Stress　ストレス（第4章）．身体，体節，筋に加えられる負荷または力．

Stress fracture　疲労骨折（第4章）．その骨を破損させる，骨への繰り返しの力の適用．応力-歪みの原理の骨への応用．

Stress-strain curve　応力-歪み曲線（第4章）．それに加わる力を吸収する構造物の能力の関係．あらゆる構造物には，ストレスが連続して加わると変形する独特のひずみ特性があり，これ以上のストレスには耐えられない限界点がある．応力ひずみ原理ともいう．

Stretch reflex　伸張反射（第3章）（または筋伸展反射）単シナプス単純反射弓で，十分な量の筋長の変化（伸張）と十分な速さによって髄レベルで介在され，伸張される手動作筋の反射性収縮を誘発する筋紡錘を活性化させる．

Stretch-shortening cycle　伸張-短縮サイクル（第4章）．筋の素早い遠心性収縮を利用する筋活動の一種で，急激で力強い求心性収縮を急速に伴う．より一般的にはプライオメトリクスまたはプライオメトリックエクササイズといい，多くのスポーツ活動に利用されている．

Stride length　重複歩距離（第12章）．一側足部の初期接地と同足部の再度の初期接地の距離，歩行周期と同じ．

Structure fatigue　構造疲労（第4章）．繰り返しストレスが加わることで生じる構造の疲労で，ストレスの集積によって構造の破損が生じる．

Subluxation　亜脱臼（第1章）．組を成す2つの骨の分離があるとき生じる異常な状態で，関節の相手が互いに部分的に引き離されるが，通常連結する組織の断裂はない．

Superior pubic ramus　恥骨上枝（第9章）．恥骨上部の骨面．股関節を内転させる大部分の筋の付着部．

Supination　回外（第1，11章）．閉鎖運動連鎖とは異なって，開放運動連鎖で生じる足部と足関節の3平面での運動．開放運動連鎖において，複合運動には内がえし，内転，底屈が含まれる．閉鎖運動連鎖において，複合運動には背屈，外転，内がえしが含まれる．

Suprapatellar pouch　膝蓋上嚢部（第10章）．嚢は膝関節の滑膜内膜の近位への拡張で作られる．膝蓋上嚢部は膝蓋骨の近位へ伸び，大腿骨と大腿四頭筋の間に位置する．膝関節屈曲時に膝蓋骨が動く領域を提供し，最終的には膝関節を屈曲させる能力を増大させる．

Supraspinatus outlet　棘上筋出口（第5章）．烏口肩峰弓（アーチ）の下の領域．

Sustentaculum tali　載距突起（第11章）．距骨が座る棚として役立つように内側に突出している踵骨中央部．

Swing phase　遊脚期（第12章）．足部が接地していない歩行周期の期間．

Symphysis　線維軟骨結合（第8章）．発生初期または生命初期では分離しているが，その後融合する2つの骨の接触点．

Symphysis pubis　恥骨結合（第9章）．2つの恥骨間の前方にある半関節結合．

Synarthrosis　不動結合（第1章）．主な目的が安定性を与える関節で，したがって構造上大部分が線維性であり，頭蓋骨の縫合や脛腓関節の靱帯結合などで見られる．

Syndesmosis　靱帯結合（第1章）．不動関節の特殊型で，橈骨と尺骨の間や脛骨と腓骨の間で長軸方向に見られる．そこではこれら一対の骨は，各々ほとんどあるいは全く動きを許さないのに次いで骨の密な関係を維持するために，強靱な骨間膜で連結されている．

Synergist　共同筋（第4章）．主動作筋が望ましい運動を生じるのを補助する筋または筋群．

Synergy　シナジー，共同運動（第 3 章）．運動行動を生み出すために一緒に作用する機能的筋群．病的な状態では，共同運動は筋が一束の単位として収縮する運動制御の障害を記述するのにも用いられる．

Synovial fluid　滑液（第 1 章）．関節包で関節隙に分泌される青白い粘着性の液体で，常に関節面に栄養を与え滑らかにしている．

Synovial joint　滑膜関節（第 1 章）．可動関節の代わりに用いられる用語．

T

Tangential force vector　接線力ベクトル（第 2 章）．合成ベクトルの構成で，このベクトルは軸周りに動いている体節に対して，圧縮力か引き離し力を生み出す要素である．力ベクトルがレバーアームに平行なとき，力はすべて関節を圧縮しているか引き離している．

Temporal characteristics　時間的な特徴（第 12 章）．時間で定義される変数．例として，速度，加速，パワー，ケイデンスなどがある．

Tendinopathy　腱障害（第 4 章）．応力-歪み曲線の腱への適用．腱に加わる繰り返しのストレスは，腱の力を復元するのに十分に回復させず，腱を破壊する．

Tenodesis　腱作用（テノデーシス）（第 4，7 章）．筋が 2 関節以上にわたって伸張されるため，腱の受動的緊張が関節の運動を生じる場合．たとえば，手関節の伸展は長い手指屈筋を受動的緊張に置き，自動での手指屈曲が起こっていない場合でも手指で物を握ることができる．

Terminal rotation of the knee　膝関節の最終回旋（第 10 章）．スクリューホームメカニズム（Screw home mechanism）参照．

Terminal stance　立脚終期（第 12 章）．歩行の立脚期の 4 番目の下位区分．踵が地面から持ち上がるのはこのときである．

Terminal swing　遊脚終期（第 12 章）．歩行の遊脚期の 3 番目と最後の下位区分．下肢は地面に衝突する準備をする．

Thoracic outlet syndrome　胸郭出口症候群（第 8 章）．疼痛や機能障害を発生する病的な状態．このとき，頸神経の神経根や血管は解剖学的異常，肥大，スパズム，不良姿勢により二次的に圧迫される．

Tibial torsion　脛骨捻転（第 11 章）．膝関節のアライメントと足関節のアライメント間で作られる角度．脛骨の縦方向の外旋によって生じる．正常な測定値は，成人で 15〜40° である．

Tonic　緊張性（第 3 章）．受容器または筋に与えられた質的記述で，発生させる活動の種類関連している．この場合，持続的活動を意味する．

Tract　路（第 3 章）．共通の近位付着部，機能，遠位付着部をもつ上位運動ニューロンの軸索束．

Torque　トルク（第 2 章）．回転を生み出すのに作用する力．力と作用線から運動軸までの距離を掛けたものである．公式では T で表す．

Torque arm　トルクアーム（第 2 章）．回転力のモーメントアーム（レバーアーム）．

Transfer　移乗（第 13 章）．ある面または位置から他への身体の移動．独立して，または介助して，あるいは監視で果たされる．

Translatory motion　並進運動（第 2 章）．動いている物体のすべての点が，同じ速度かつ同時に，同じ方向へ同じ距離を移動する運動．さらに，運動が直線の時は直線運動，ボールを友人に投げるときに見られるような曲線路を移動するときは曲線運動，と明確化される．線形運動 linear motion ともいう．

Transverse plane　横断面（第 1 章）．水平線と床に平行であるためそう名付けられた運動面で，身体を上部と下部に分け，上から見た感じである．回旋運動が起こる面である．XZ 面または水平面ともいう．

Transverse process　横突起（第 8 章）．各椎骨に 2 つある．棘突起の両側にあり，棘突起と椎弓板と一緒に椎弓を形成する．

Transverse tubular system　横行小管系（第 3 章）．“T” 管系．筋細胞の小胞体の構成要素で，筋線維のすべての部分に筋の活動電位を伝達するのを加速する．

Tremor　振戦（第 3 章）．身体の部位の律動的，不随意的，振動性の運動で，中枢神経系の損傷を示す．

Trendelenburg gait　トレンデレンブルグ歩行（第 9，12 章）．中殿筋の弱化に起因する病的歩行．立脚期において，中殿筋が骨盤のレベルを維持できないため反対側の殿部が落下する．

Trendelenburg sign　トレンデレンブルグ徴候（第 9 章）．一側の立脚中に，非荷重側で殿部が落下することで特徴づけられる臨床徴候．立脚下肢の重度に弱化または麻痺した中殿筋に関連する．

Triangular fibrocartilage（TFCC）　三角線維軟骨（第 7 章）．遠位または下位橈尺関節にある関節円板に与えられた名前で，その形によってそう命名されている．

Triaxial joint　3 軸性関節（第 1 章）．3 度の自由度をもつ軸周りに 3 面で動く関節で，股関節や肩甲上腕関節で見られる．

Triceps surae　下腿三頭筋（第 11 章）．内側および外側腓腹筋の表在後面のふくらはぎの筋はヒラメ筋とともに下腿三頭筋と呼ばれる．

Triplanar axis　3 面軸（第 11 章）．基本的な面に垂直ではない 3 面すべてと交差する．

Trochlea　滑車（第 6 章）．通常溝または切痕のような凹面と関節を成す骨性隆起．上腕骨遠位は滑車の例である．

Trochlear groove　滑車溝（第 11 章）．上腕骨の滑車の部分を分ける溝．顆間溝（Intercondylar groove）参照．

Trochlear notch　滑車切痕（第 6 章）．滑車と連結する凹面．例は，肘関節で上腕骨滑車と関節を成す尺骨近位の半月切痕である．

Trochlear ridge　滑車稜（第 6 章）．滑車の間を走る稜．上腕骨が遠位の関節で複数の骨―橈骨と尺骨―と関節を成すような場合に見られる.

Type I fiber　タイプI線維（第3章）．遅筋線維またはSO線維ともいう．たくさんの数のミトコンドリアと高濃度のミオグロビンを含んでおり，酸化酵素と有酸素代謝を利用し，疲労しにくい.

Type II fiber　タイプII線維（第3章）．速筋線維またはFG線維ともいう．ミトコンドリアとミオグロビンはほとんど含んでおらず，糖分解酵素と無酸素性代謝を利用し，疲労しやすい.

U

Ulnar abduction　尺側外転（第7章）．解剖学的肢位で，手部が身体の側および小指の側へ向かう前後軸を通る前額面での手関節の運動．尺屈または尺側偏位としても知られている.

Ulnar collateral ligament　内側側副靱帯（第6章）．肘関節の内側にある3部分から成る安定させる靱帯．前額面で主要な安定性に貢献する．medial collateral ligament medial collateral ligament ともいう.

Ulnar deviation　尺側偏位（第1，7章）．尺側外転（Ulnar abduction）参照.

Ulnar notch　尺骨切痕（第7章）．遠位橈尺関節の関節面として役立つ，橈骨にある遠位の尺側切痕. sigmoid notch ともいう.

Ulnar styloid process　尺骨茎状突起（第7章）．前腕回内位のとき，手関節の尺側で触診できる骨性突起．尺骨の末端である.

Ulnar tuberosity　尺骨粗面（第6章）．尺骨近位前面にある骨性ランドマークで，鉤状突起の下方にある．上腕筋の付着部位である.

Uniaxial joint　1軸性関節（第1章）．自由度1で1つの軸周りに1つの面で動く関節．蝶番関節と車軸関節の2種類を含んでいる.

Unipennate muscles　半羽状筋（第4章）．1つの平行な線維配列を有する線維の筋.

Unstable equilibrium　不安定平衡（第2章）．身体の重心が乱され，身体が重心を前の位置に戻せず転倒する.

Upper motor neurons　上位運動ニューロン（第3章）．中枢神経系中にあるニューロン.

V

Valgus　外反（第10章）．関節部分の遠位部が外方へまたは身体の正中線から離れて位置している状態．valgum ともいう.

Varus　内反（第10章）．関節部分の遠位部が内方へまたは正中線の法へ位置している状態．varum ともいう.

Vector quantity　ベクトル量（第2章）．二次元（大きさと方向）を持つ物理的な量．力（force）は方向の量である.

Velocity　速度（第2，12章）．時間特性．特定の方向の運動の率．歩行では，m/秒やマイル/時のように，時間の単位で扱われる距離.

Viscoelasticity　粘弾性（第4章）．粘性と弾性の両方の特性を持つ構造．ほとんどの組織が粘弾性である．粘弾性組織には，形が変えられるのを阻止するために力や負荷に耐える能力があるが，力が十分な場合構造の形が変化し，元の形に戻らない.

Viscosity　粘性（第4章）．構造の永続的変形を生じる外力や負荷に対して構造が持っている抵抗性.

W

Walking　歩行（第12章）．gait の特殊な形態．人の移動パターンで最も一般的なもの.

Weakness　弱化，筋力低下（第3章）．一般的レベルの筋力を生み出せないこと.

Weight　重さ（第2章）．質量に作用する重力の力．ポンド（lb）またはニュートン（N）.

White matter　白質（第3章）．主に神経路と軸索を含む中枢神経系の領域を述べるのに用いられる用語で，ミエリンに覆われている.

Z

Zygapophyseal joints　関節突起間関節（第8章）．椎間関節（facet joints または apophy seal joints）ともいう．これらの関節は上位の椎骨の下関節突起とすぐに隣接する下位の椎骨の上関節突起から成る．お互いに椎骨の両側の下位の椎骨と上位の椎骨で2つの関節突起間関節を形成する，1つの下関節突起と1つの上関節突起がある．関節突起間関節は滑膜関節である.

索引

さ

し

【監訳者略歴】

武　田　　功

1963 年　米田病院勤務
1973 年　国立身体障害者リハビリテーションセンター勤務
1974 年　英国・ストークマンデビル病院に国費留学
1978 年　日本大学法学部法律学科卒業
1983 年　京都大学医療技術短期大学部理学療法学科助教授
1991 年　中国・身障者リハ研究センター客員教授
1994 年　吉備国際大学保健科学部学部長・教授
2000 年　吉備国際大学大学院保健科学研究科長・教授
2001 年　川崎医療福祉大学大学院にて医療福祉学博士号
2002 年　鈴鹿医療科学大学保健衛生学部理学療法学科長・教授
2006 年　姫路獨協大学医療保健学部理学療法学科教授
2010 年　金城大学医療健康学部理学療法学科教授
2011 年　宝塚医療大学学長

弓　岡　光　徳

1977 年　九州工業大学工学部工業化学科卒業
1980 年　九州リハビリテーション大学校卒業
　　　　九州労災病院，ボバース記念病院，長行病院，誠愛リハビリテーション病院勤務を経験
2001 年　佐賀大学大学院にて経済学修士号
　　　　吉備国際大学保健科学部理学療法学科講師
2005 年　吉備国際大学保健科学部理学療法学科助教授
　　　　吉備国際大学大学院にて社会福祉学博士号
2006 年　姫路獨協大学医療保健学部理学療法学科教授
2011 年　宝塚医療大学理学療法学科教授

村　田　　伸

1986 年　長崎リハビリテーション学院卒業
1997 年　医療福祉専門学校緑生館理学療法学科専任教員
2000 年　佛教大学社会学部社会福祉学科卒業
2003 年　佐賀医科大学大学院にて看護学修士号
　　　　第一福祉大学人間社会福祉学部講師
2006 年　久留米大学大学院にて心理学博士号
　　　　姫路獨協大学医療保健学部理学療法学科助教授
2007 年　姫路獨協大学医療保健学部理学療法学科准教授
2008 年　西九州大学リハビリテーション学部リハビリテーション学科・理学療法学専攻教授
2012 年　京都橘大学健康科学部理学療法学科教授

森　　彩　子

2004 年　吉備国際大学保健科学部理学療法学科卒業
　　　　藤田病院勤務
2011 年　宝塚医療大学理学療法学科講師

溝　田　勝　彦

1974 年　九州大学教育学部卒業
1981 年　九州リハビリテーション大学校卒業
　　　　泰平病院，雁の巣病院，三野原病院勤務を経験
1995 年　医療福祉専門学校緑生館理学療法学科長
2002 年　九州産業大学にて経営学修士号
2004 年　幾央大学健康科学部理学療法学科教授
2007 年　西九州大学リハビリテーション学部リハビリテーション学科長・理学療法学専攻教授
（2011～2014 年　同大学リハビリテーション学部長）

ブルンストローム臨床運動学
原著第 6 版　　　ISBN978-4-263-21437-4

2013 年 12 月 10 日　第 1 版第 1 刷発行
2015 年 11 月 20 日　第 1 版第 3 刷発行
日本語版翻訳出版権所有

原　著　者　Peggy A. Houglum
　　　　　　Dolores B. Bertoti
統括監訳者　武　田　　功
発　行　者　大　畑　秀　穂
発行所　医歯薬出版株式会社

〒113-8612　東京都文京区本駒込 1-7-10
TEL. (03) 5395—7628（編集）・7616（販売）
FAX. (03) 5395—7609（編集）・8563（販売）
http://www.ishiyaku.co.jp/
郵便振替番号 00190-5-13816

乱丁，落丁の際はお取り替えいたします　　印刷・あづま堂印刷／製本・皆川製本所